口絵写真

- 牛 ……………………………………… *2*
- めん羊・山羊 ………………… *14*
- 馬 ……………………………………… *14*
- 豚 ……………………………………… *16*
- 家きんおよび鳥類 …………… *21*
- 犬・猫 ………………………… *26*
- 蜜蜂 …………………………… *31*
- 魚類 …………………………… *32*

牛

口蹄疫 （本文94頁）

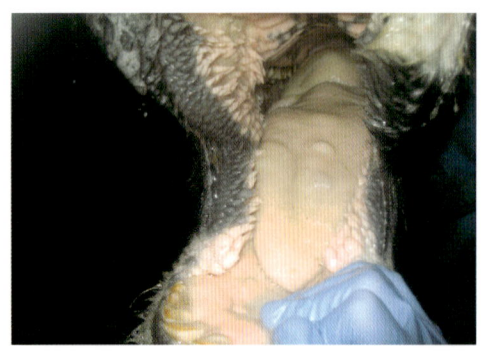

写真1　牛：舌の水疱形成（2010年の発生時における症例）

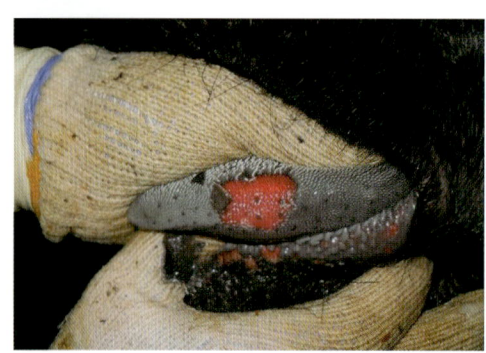

写真2　牛：舌の水疱破裂による上皮剥離と下唇潰瘍（同）

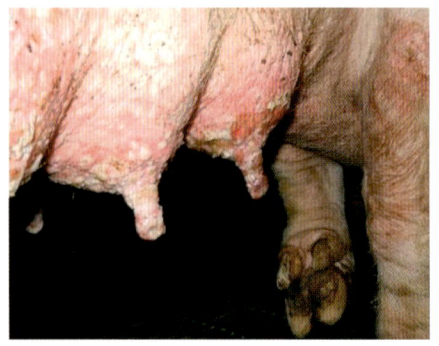

写真3　豚：乳房および乳頭の水疱とびらん（同）

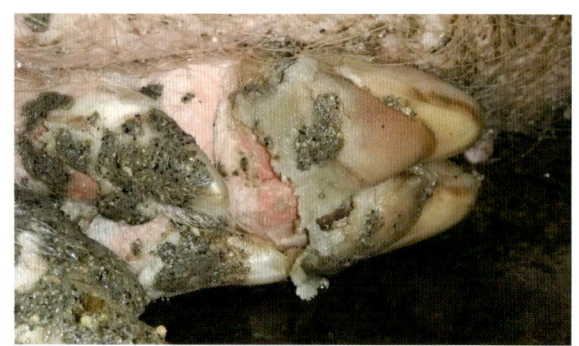

写真4　豚：蹄部の水疱形成と破裂した水疱上皮（同）

（写真1～4：宮崎県　提供）

牛疫 （本文95頁）

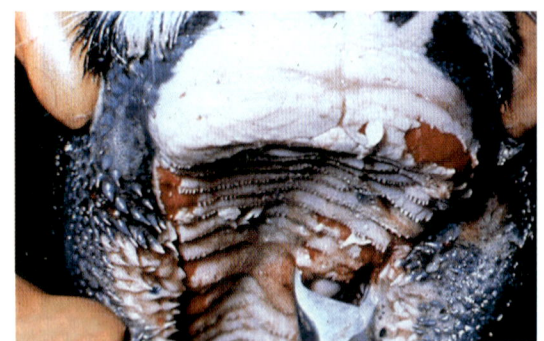

写真1　上顎のびらん

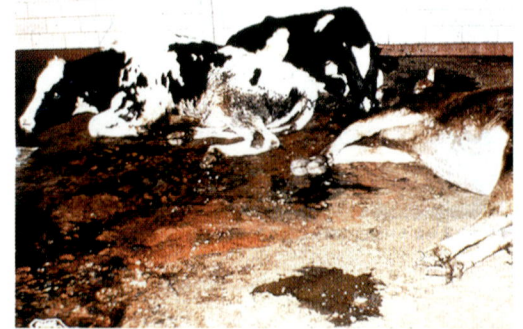

写真2　多量の壊死した粘膜を含む暗褐色の下痢便

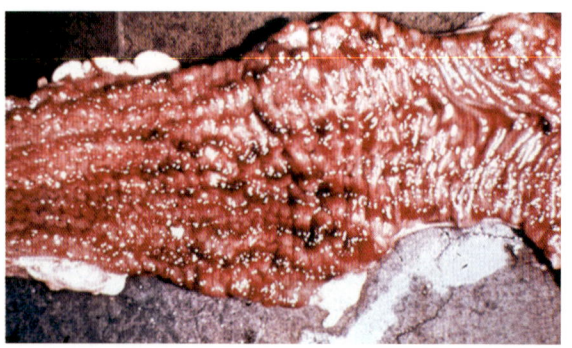

写真3　小腸の高度の充血および出血

（写真1～3：「図解海外家畜疾病診断便覧」より転載）

イバラキ病　（本文96頁）

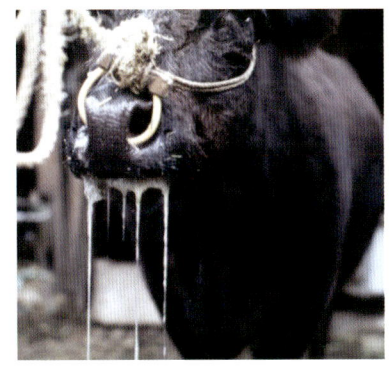

写真1　嚥下障害を呈している牛

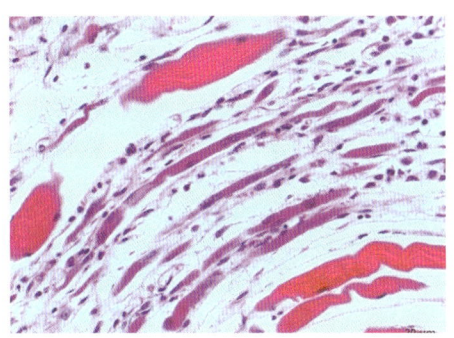

写真2　食道における筋線維の腫大および横紋の消失（硝子様変性）。筋細胞の再生像や結合織の増生も認められる

(写真1, 2：農研機構動衛研　提供)

牛伝染性鼻気管炎　（本文97頁）

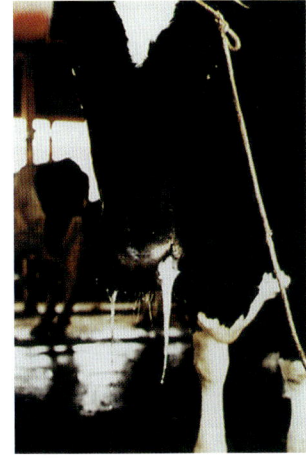

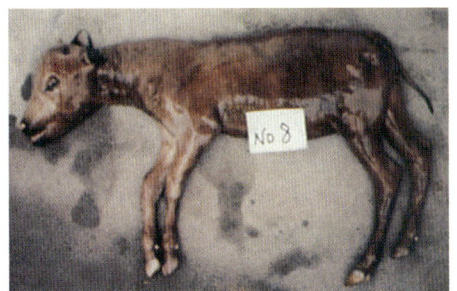

写真2　流産胎子

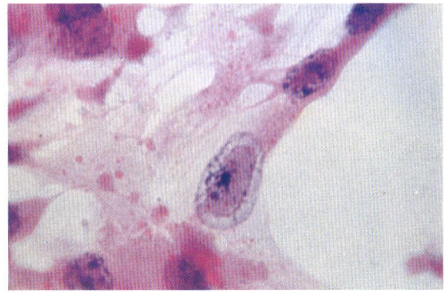

写真3　ウイルス感染牛腎培養細胞にみられるCowdry A型の核内封入体

写真1　発熱，呼吸促迫・喘鳴を伴い，膿様鼻汁がみられる

(写真1～3：農研機構動衛研　提供)

牛ウイルス性下痢　（本文98頁）

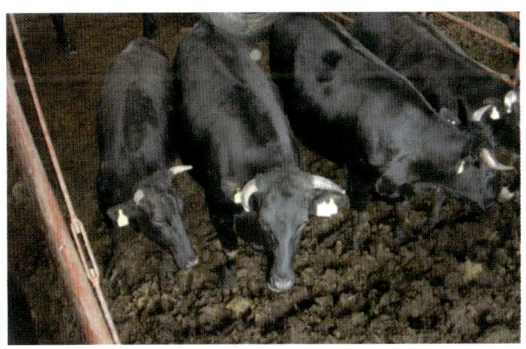

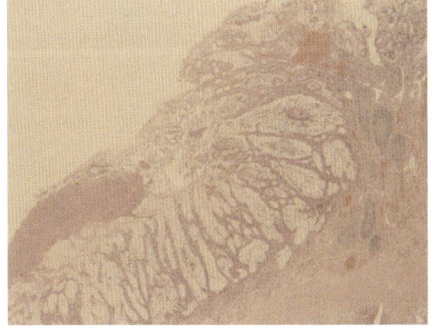

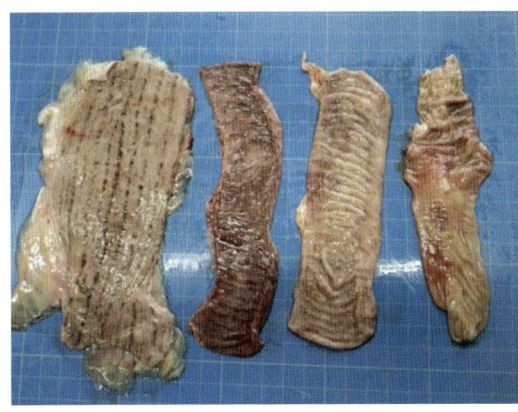

写真1（左上）　月齢の同じ健康牛に比べ，著しい発育不良を示すBVDV持続感染牛（最左）

(益田大動物診療所　提供)

写真2（右上）　回腸の陰窩腔内における剥離上皮細胞，好中球を含む粘液の貯留による陰窩拡張，粘膜下組織におけるパイエル板の軽度萎縮および水腫

(佐賀県中部家畜保健衛生所　提供)

写真3（左下）　剖検写真（右から空腸，回腸上部，回腸下部，結腸）。空腸および回腸パイエル板のびらん

(岩手県県南家畜保健衛生所　提供)

アカバネ病　（本文99頁）

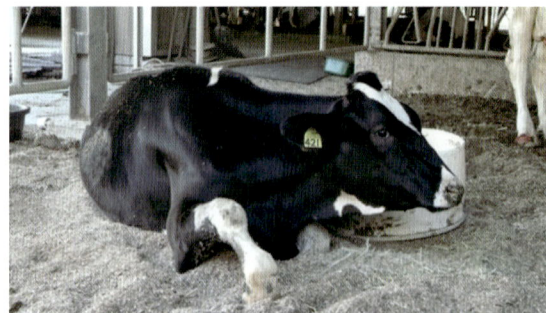

写真1　生後感染により脳脊髄炎を起こし，起立不能に陥った牛

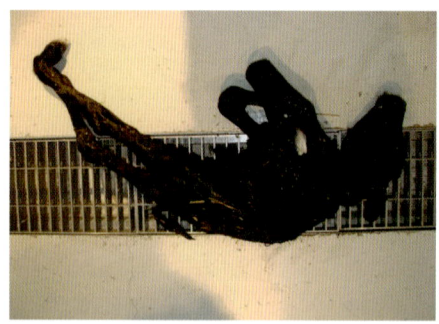

写真2　胎子感染により関節弯曲症を呈した子牛

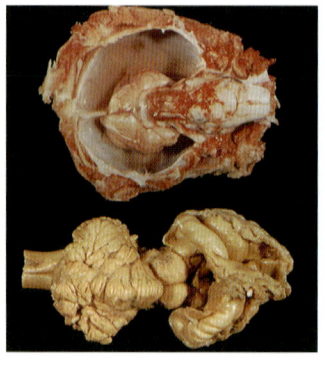

写真3　実験感染例の水無脳症。大脳皮質は膜状に菲薄化し，脳底部のみが残存する。膜内の空隙には脳脊髄液が貯留する

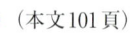

写真4　先天異常子牛にみられた脊柱のS字状弯曲

（写真1，2，4：鹿児島県　提供　　写真3：明石博臣氏　提供）

牛伝染性リンパ腫　（本文101頁）

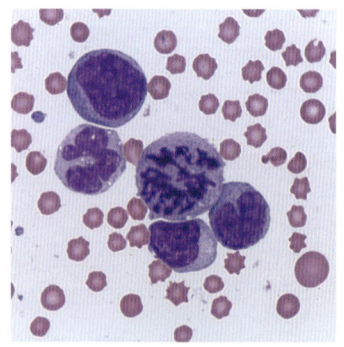

写真1　末梢血塗抹標本。核は大型で陥凹あるいは切れ込みを有する異形リンパ球および有糸分裂象が認められる

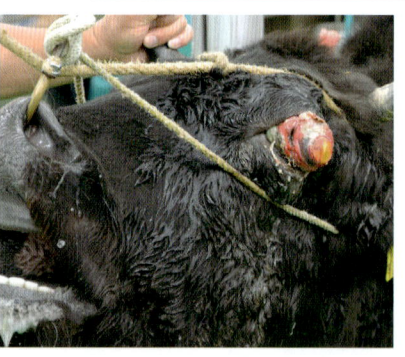

写真2　眼球の突出が認められる

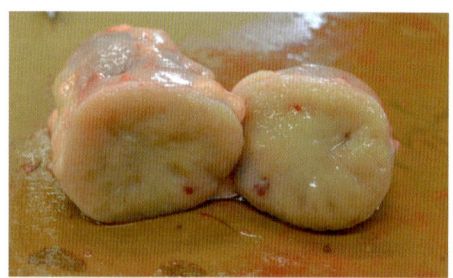

写真3　浅顎リンパ節の腫大。腫瘍細胞の浸潤により固有構造が消失している

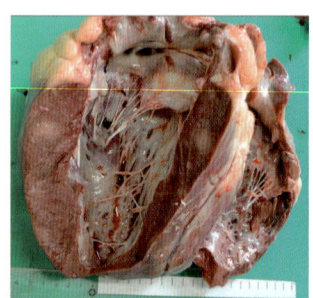

写真4　心筋への腫瘍細胞浸潤のため白色病巣が形成されている

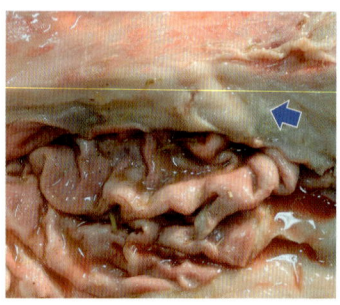

写真5　腫瘍細胞の浸潤による第4胃壁の著しい肥厚（矢印）

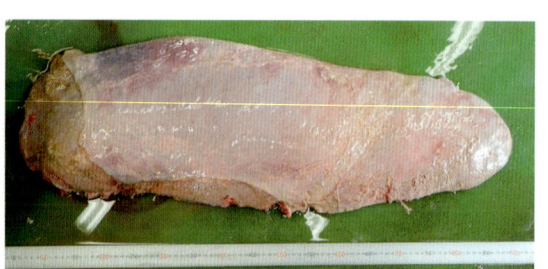

写真6　腫瘍細胞の高度浸潤による脾臓の腫大（巨脾）

（写真1～6：村上賢二　原図）

水疱性口内炎 （本文102頁）

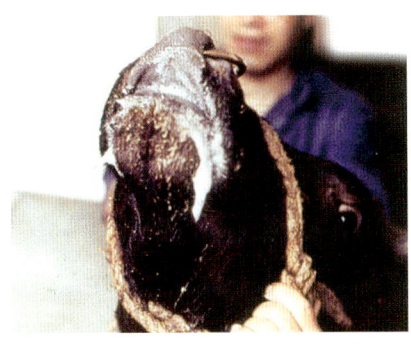
写真1　唾液分泌過多を呈した発症牛

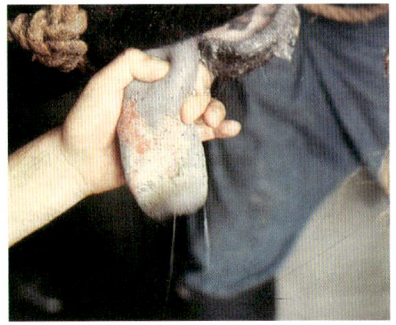
写真2　発症牛における舌の水疱形成

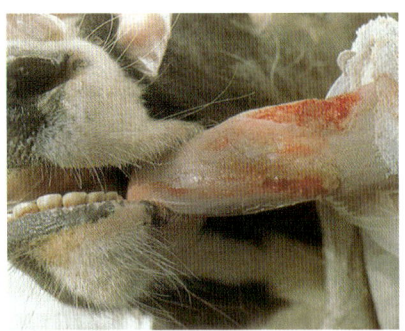
写真3　舌の上皮が剥離した発症牛

（写真1〜3：農研機構動衛研 提供）

牛流行熱 （本文103頁）

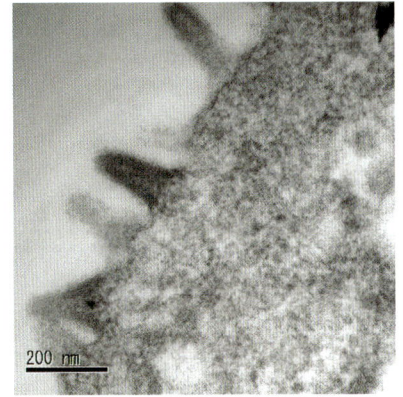
写真1　牛流行熱ウイルスの電子顕微鏡観察像
感染細胞から複数のウイルス粒子が出芽している
（農研機構動衛研 提供）

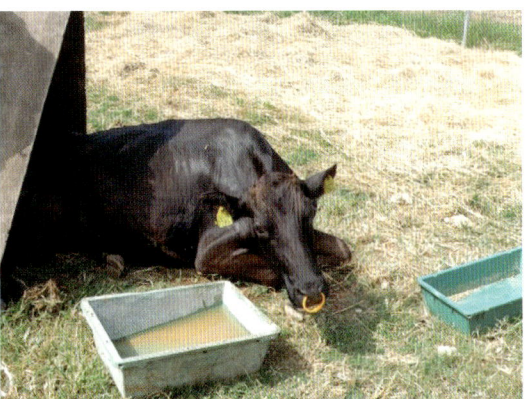
写真2　発熱，元気消失，起立困難を呈している牛
（沖縄県八重山家畜保健衛生所 提供）

牛RSウイルス感染症 （本文104頁）

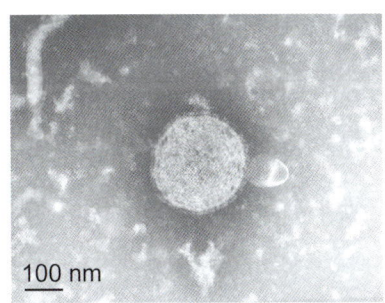
写真1　リンタングステン酸を用いたBRSVのネガティブ染色。直径約250nm，球形，エンベロープを持つウイルス粒子が認められる

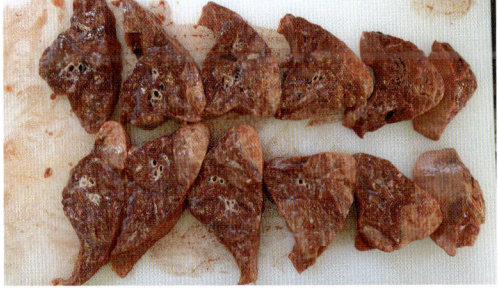
写真2　BRSV感染により死亡した牛の肺後葉の割面。背側の一部を除いて暗赤色化し，無気肺状を呈する

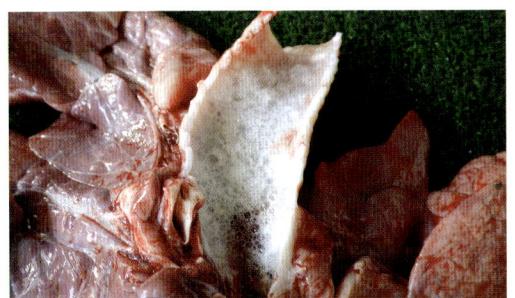
写真3　気管に泡沫性滲出物がみられる

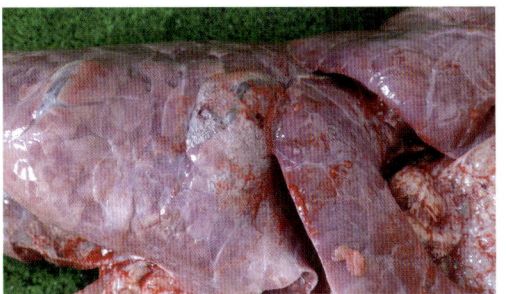
写真4　BRSV感染による肺気腫

（写真1：農研機構動衛研 提供　写真2〜4：北海道十勝家畜保健衛生所 提供）

◆ アデノウイルス感染症 ◆ （本文105頁）

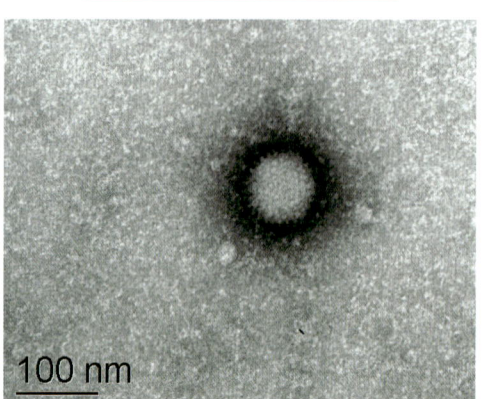

写真 リンタングステン酸を用いたBAdVのネガティブ染色。直径約90nm，正二十面体構造，エンベロープを持たないウイルス粒子が認められる

（北海道十勝家畜保健衛生所 提供）

◆ ロタウイルス感染症 ◆ （本文106頁）

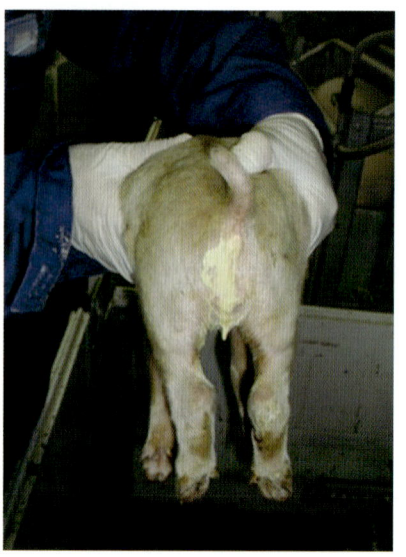

写真 哺乳豚におけるロタウイルスA感染症の野外発症例

（農研機構動衛研 提供）

◆ アイノウイルス感染症 ◆ （本文107頁）

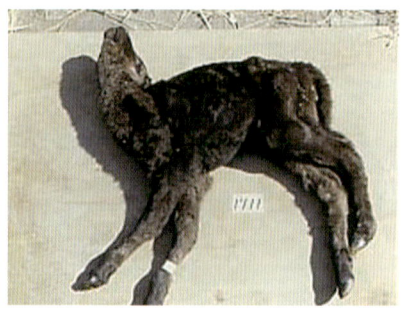 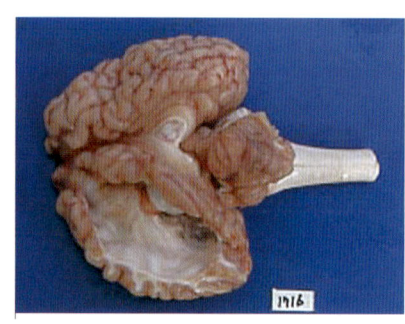

写真1 起立不能と斜頸を示す黒毛和種新生子牛　　**写真2** 先天異常牛の側脳室拡張，小脳形成不全，脳幹矮小

（写真1, 2：浜名克己氏 提供）

◆ 牛海綿状脳症 ◆ （本文115頁）

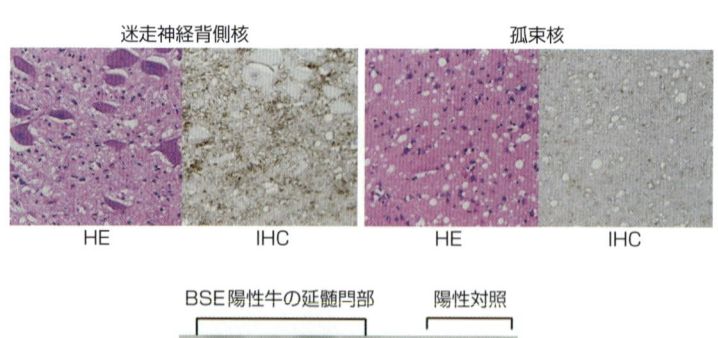
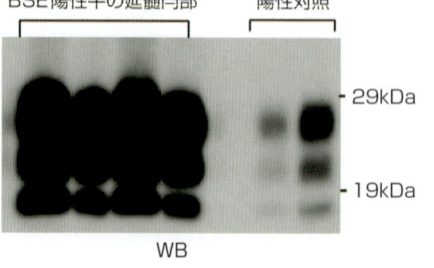

写真1 発症牛。運動失調のため，うまく牛房から出ることができない

写真2 BSEの確認検査。上：HE染色による空胞変性の確認と免疫組織化学（IHC）によるPrP^{Sc}の検出　下：ウエスタンブロット（WB）によるPrP^{Sc}の検出

（写真1：Veterinary Laboratories Agency, UK 提供
写真2：堀内基広 原図）

炭疽 (本文116頁)

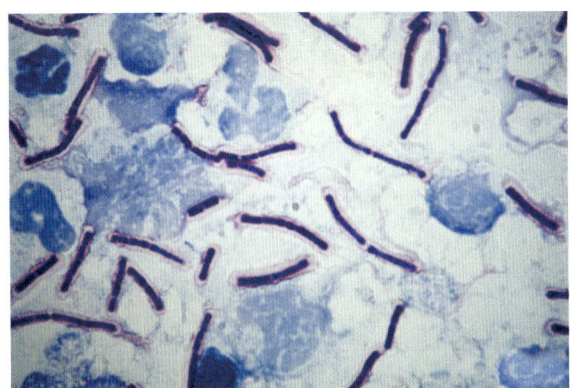

写真1 炭疽菌の莢膜。マウス感染実験例の脾臓
（メチレンブルー染色）

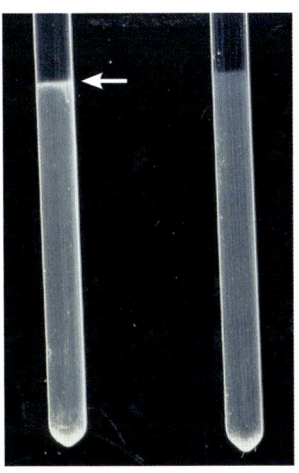

写真2 アスコリーテスト。室温で15分間静置している間に血清と抗原液の接触面に白輪（矢印）が生じた場合を陽性とする

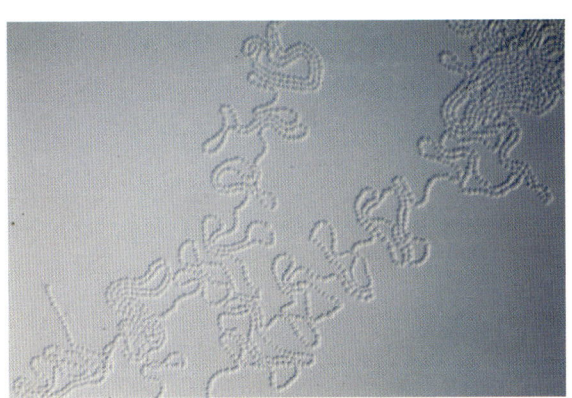

写真3 パールテスト。ペニシリンを含む寒天培地で，菌は真珠状の連鎖となる

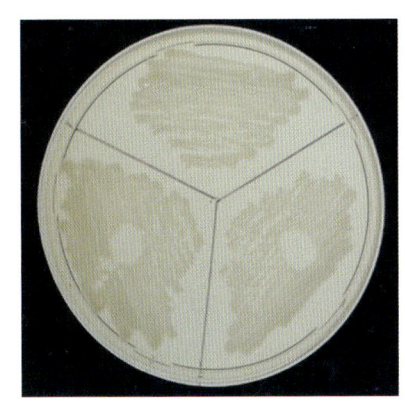

写真4 ファージテスト。普通寒天平板培地に菌を塗抹し，その中心部にγファージ液を滴下する。37℃，8〜18時間培養後，炭疽菌の場合，溶菌が認められる

（写真1〜4：農研機構動衛研 提供）

結核 (本文117頁)

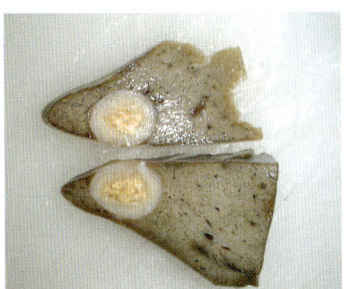

写真1 肝臓の乾酪性肉芽腫割面
（ホルマリン固定後）

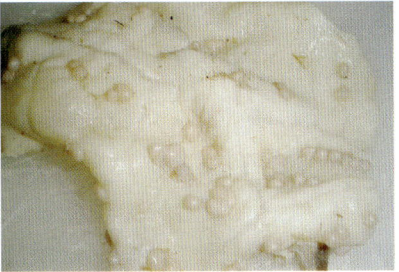

写真2 横隔膜の真珠様結節
（ホルマリン固定後）

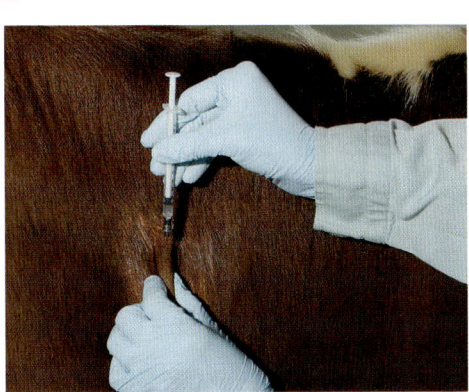

写真3 ツベルクリン検査
（牛型ツベルクリンPPDの頸部皮内接種）

（写真1〜3：農研機構動衛研 提供）

ブルセラ症 （本文118頁）

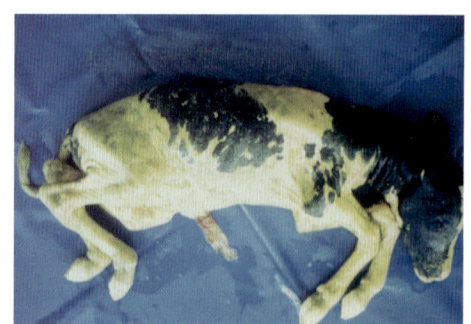

写真1　牛の流産胎子。妊娠7～8カ月の突然の流産

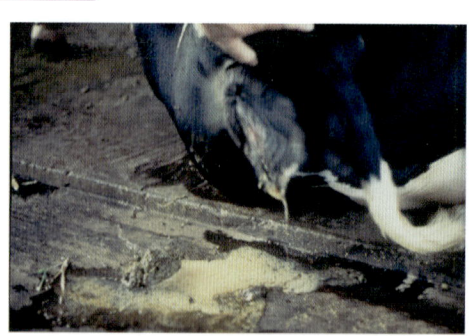

写真2　流産後の汚露の漏出

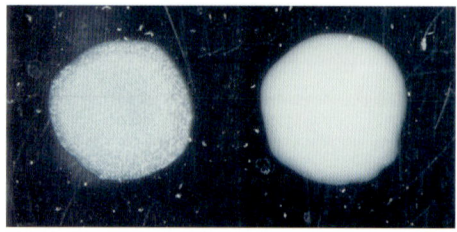

ブルセラ平板凝集反応（日本法）

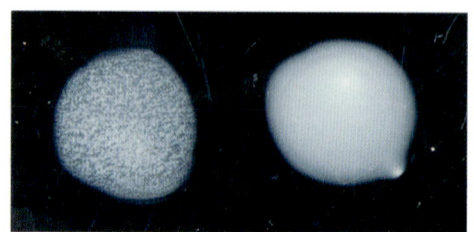

ブルセラ平板凝集反応（米国法）

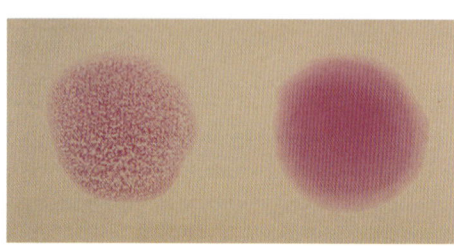

ブルセラローズベンガル平板凝集反応
（全世界で使用）

写真3　ブルセラ病の血清診断　反応陽性（左）と陰性（右）

（写真1, 2：呂　栄修氏　提供
写真3：伊佐山康郎氏　提供）

ヨーネ病 （本文119頁）

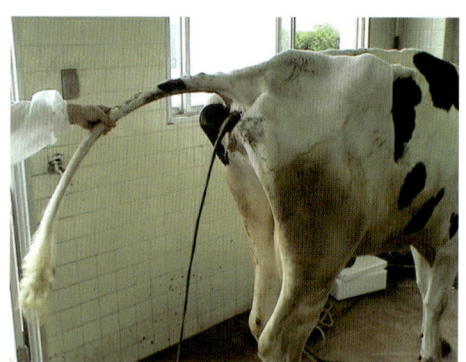

写真1　削痩，水様性下痢を呈するヨーネ病発症牛
（下痢便に100万個以上の菌が含まれる）

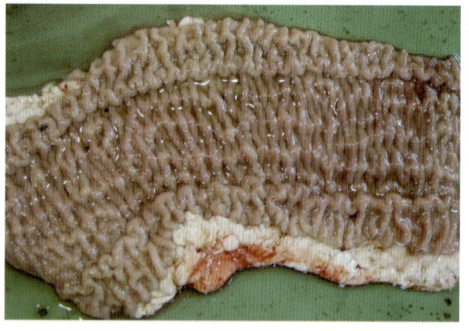

写真2　ヨーネ病発症牛における腸管病変。肥厚した粘膜面は"わらじ状"と表現される

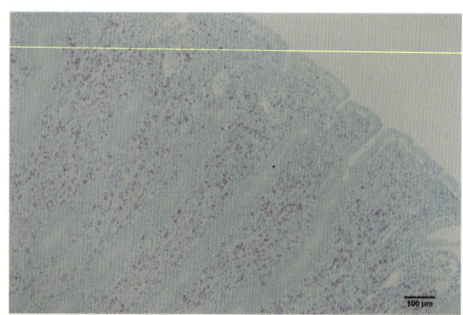

写真3　ヨーネ病発症牛の回腸粘膜に増殖した集塊状の菌
（抗酸菌染色で赤く染まる）

（写真1～3：農研機構動衛研　提供）

◆ 牛のサルモネラ症 ◆ （本文121頁）

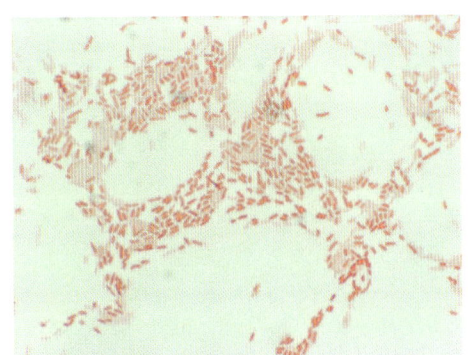

写真1　サルモネラ菌（グラム染色）

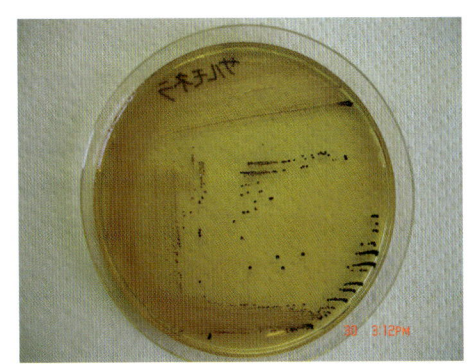

写真2　DHL寒天培地上のサルモネラ菌集落

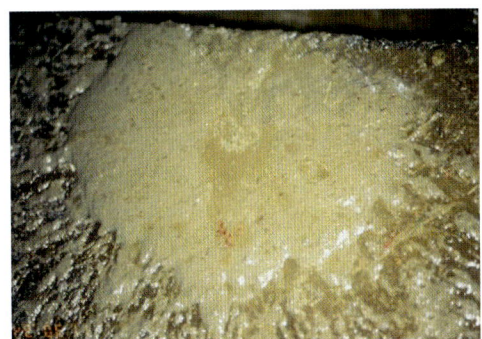

写真3　成牛の黄白色泥状下痢便

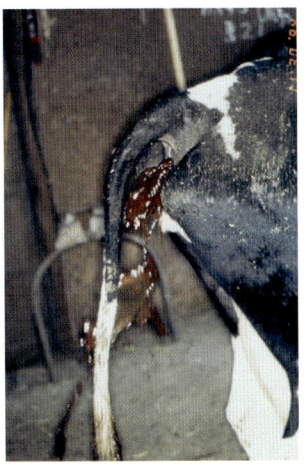

写真4　成牛の血性水様下痢便

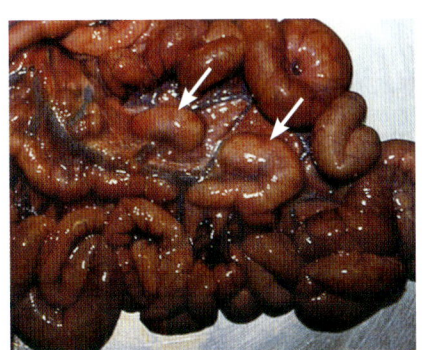

写真5　小腸の著しい充血と腸リンパ節の腫大（矢印）

（写真1，2：農研機構動衛研 提供　写真3，4：埼玉県中央家畜保健衛生所 提供　写真5：岐阜県東濃家畜保健衛生所 提供）

◆ 牛の出血性敗血症 ◆ （本文123頁）

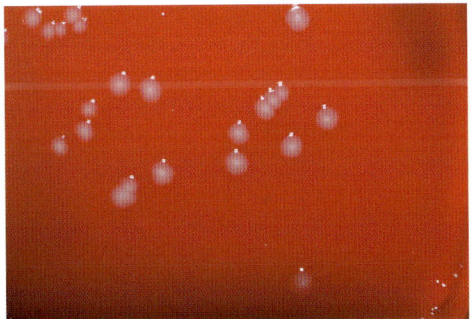

写真1　*Pasteurella multocida* の血液寒天培地上のコロニー

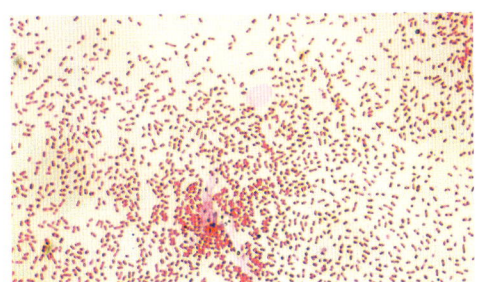

写真2　*P. multocida* はグラム陰性通性嫌気性の卵円形〜小桿菌で，極染色性を示す

（写真1，2：田邊太志 原図）

◆ レプトスピラ症 ◆ （本文125頁）

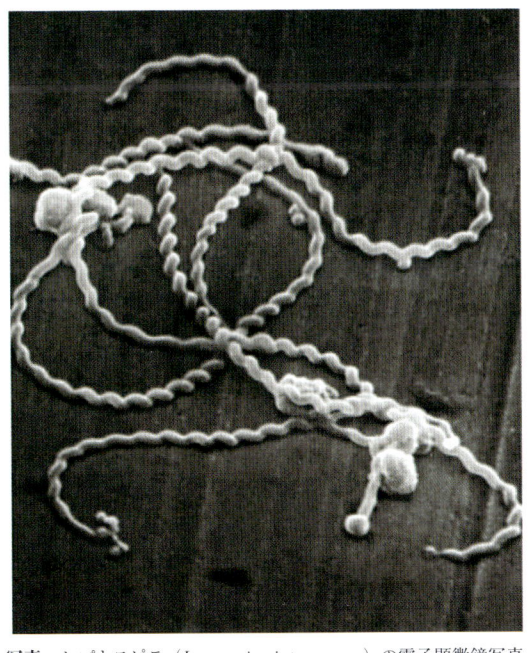

写真　レプトスピラ（*Leptospira interrogans*）の電子顕微鏡写真
（国立感染症研究所・細菌第一部 提供）

気腫疽 （本文126頁）

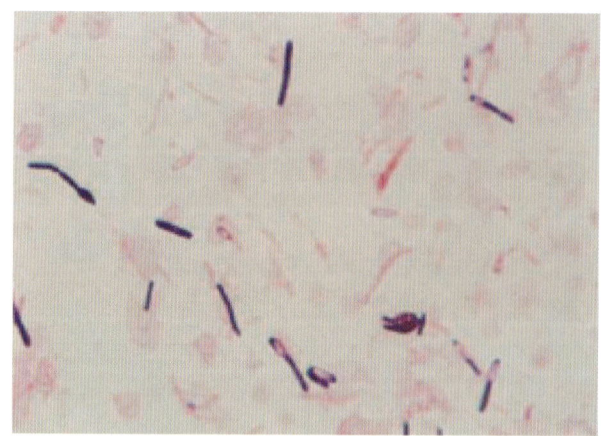

写真1 病変部の直接塗抹による *Clostridium chauvoei* のグラム染色像

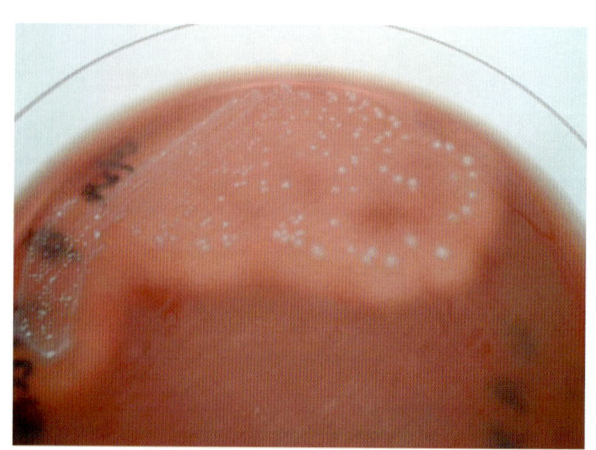

写真2 羊血液寒天培地上での *C. chauvoei* の集落
集落周辺が弱い溶血性を呈する

（写真1，2：向本雅郁 原図）

子牛の大腸菌性下痢 （本文129頁）

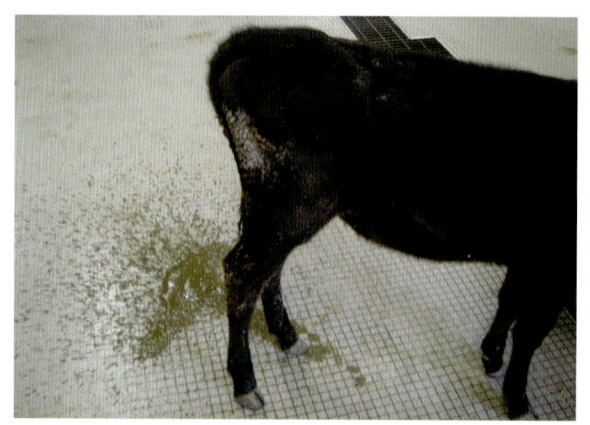

写真1 水様性下痢便の排泄。肛門付近は広範囲に汚染される

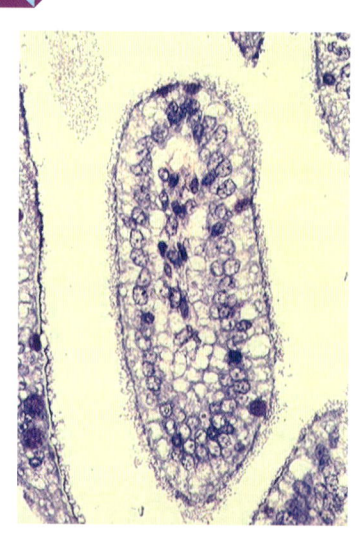

写真2 空腸粘膜の絨毛。粘膜上皮細胞刷子縁表面に多数の小桿菌が付着する。粘膜上皮細胞に著変は認められない。ギムザ染色

（写真1，2：末吉益雄 原図）

壊死桿菌症 （本文130頁）

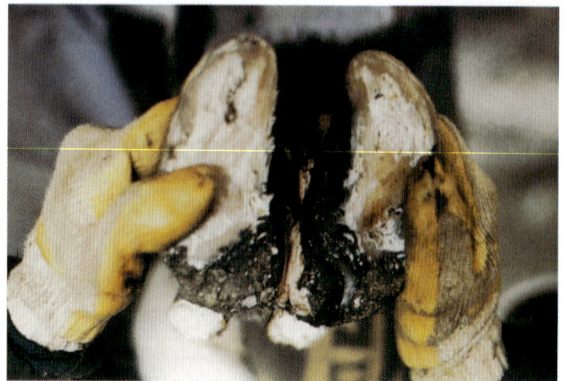

写真1 牛の趾間腐爛。蹄趾間部の重度の化膿と組織の壊死

（浜名克己氏 提供）

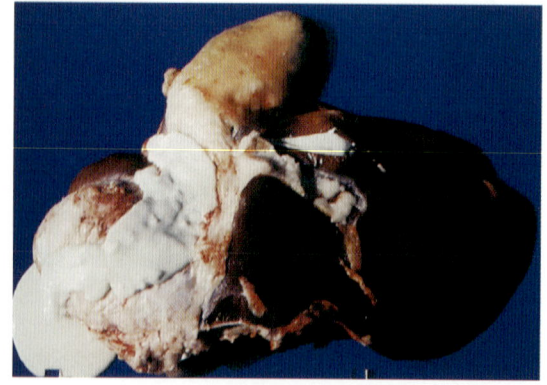

写真2 牛の肝膿瘍。膿瘍の内部は悪臭のあるクリーム様の膿で充満

（新城敏晴氏 提供）

牛の趾乳頭腫症 （本文133頁）

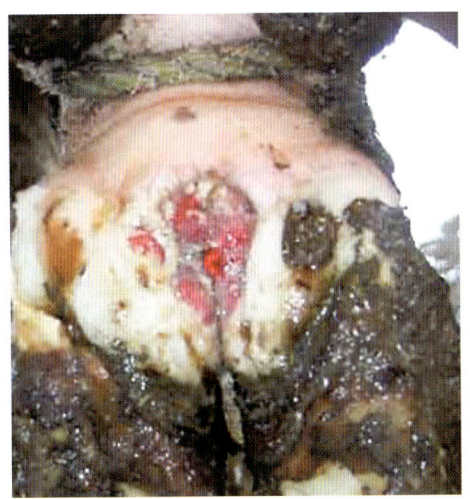

写真1 趾乳頭腫症急性期の肉眼像

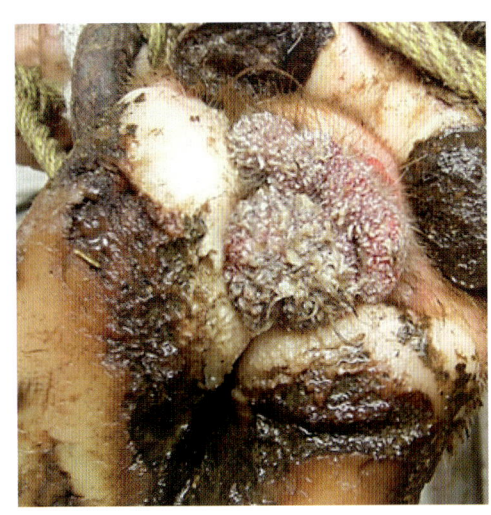

写真2 趾乳頭腫症慢性期の肉眼像

(写真1, 2：三澤尚明 原図)

牛肺疫 （本文134頁）

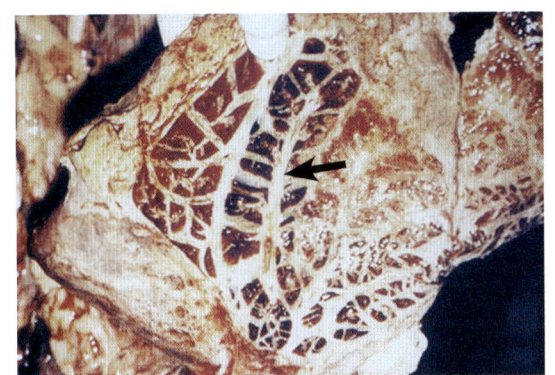

写真1 牛肺疫に特徴的な肺病変部の大理石紋様

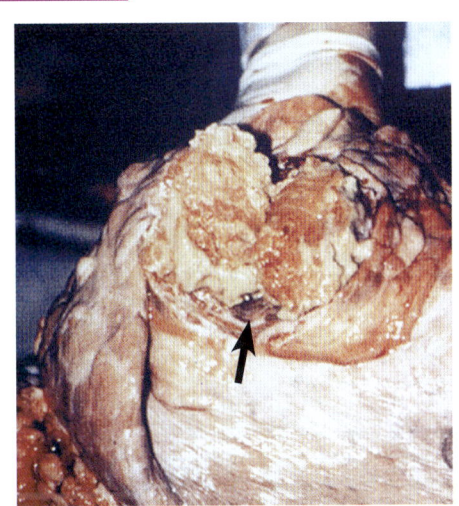

写真2 牛肺疫慢性耐過牛にみられる"sequestra"と呼ばれる壊死巣

〔写真1, 2：RAJ Nicholas（Veterinary Laboratories Agency, UK）提供〕

牛のマイコプラズマ肺炎 （本文135頁）

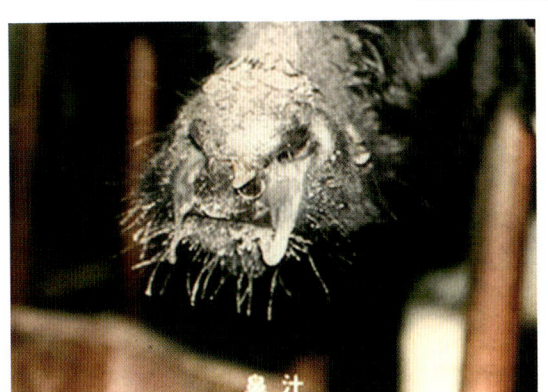

写真1 膿性鼻汁を漏出する感染牛

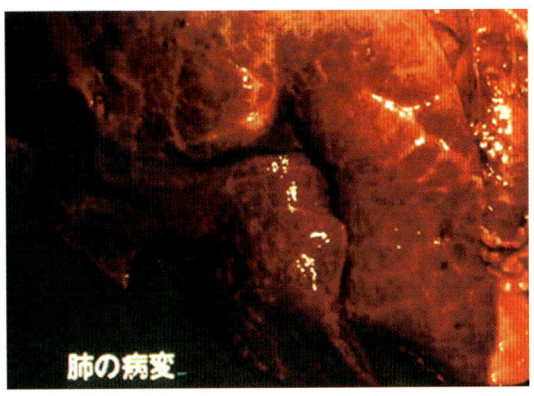

写真2 肺病巣を呈する肺の病変

(写真1, 2：北海道農政部 生産振興局畜産振興課 提供)

アナプラズマ症 （本文137頁）

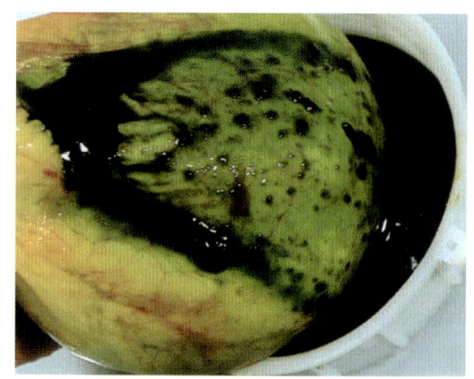

写真1　*Anaplasma marginale* 東風平株実験感染牛の剖検所見。胆嚢腫大，粘稠性の高い胆汁が多量にみられる

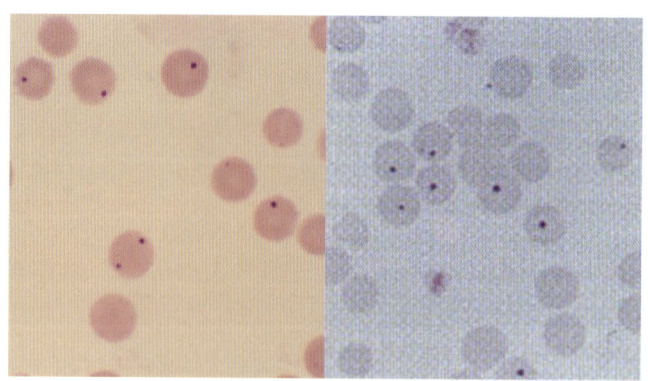

写真2　左：*A. marginale* 発症牛の末梢血塗抹標本（ギムザ染色）
　　　　右：赤血球中心部寄生性の *A. centrale* 青森株（実験感染例）

（写真1，写真2右：農研機構動衛研 提供　　写真2左：大城　守氏 提供）

アスペルギルス症 （本文142頁）

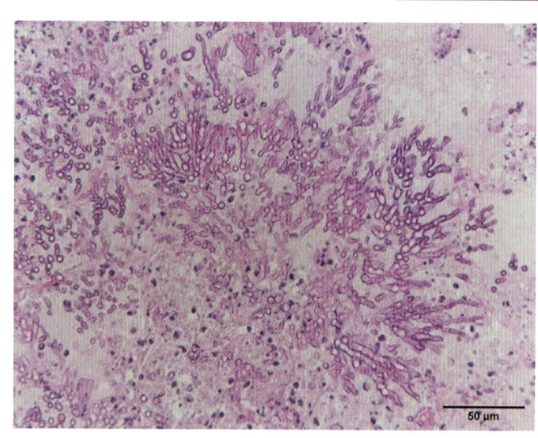
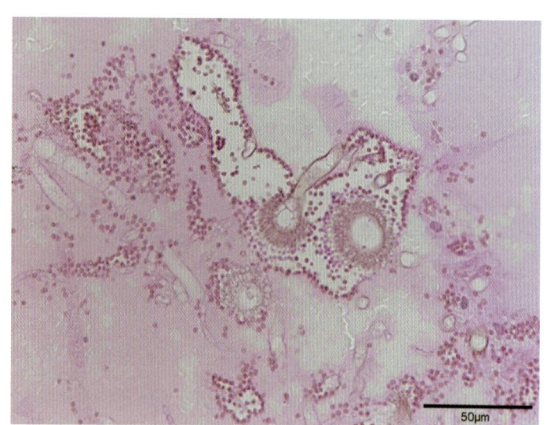

写真　牛の肺アスペルギルス症
　　　左：肺の結節状病変の中心にはY字に分岐したアスペルギルスに特徴的な菌糸の増殖が観察される。PAS反応
　　　右：気管にみられたアスペルジラ。PAS反応

（農研機構動衛研 提供）

牛のタイレリア症 （本文144頁）

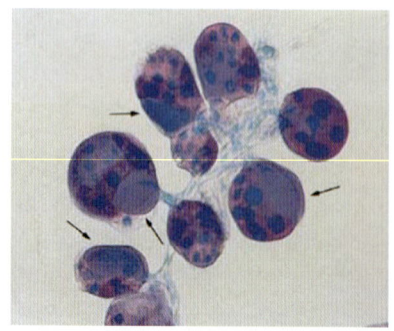

写真1　*Theileria orientalis* のスポロゾイト感染唾液腺腺胞。メチルグリーン・ピロニン染色により紫色〜濃青色に染色されるスポロゾイトが観察される（矢印）。×200

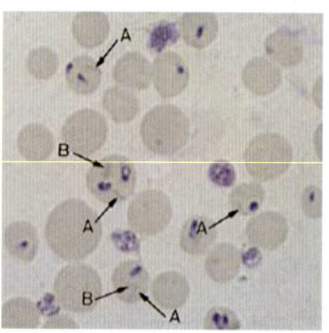

写真2　*T. orientalis* 感染牛血液のピロプラズム。×1,250。感染赤血球内には原虫（紫色）以外にBar(A)，Veil(B)という構造物が観察される

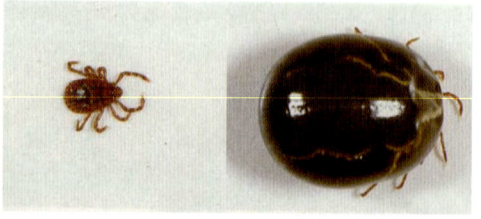

写真3　フタトゲチマダニ（*Haemaphysalis longicornis*）。未吸血成ダニ（左）は動物に付着し，約2週間の吸血により飽血した状態（右）になる。飽血ダニは動物から落下後，2,000〜3,000個以上産卵する

（写真1〜3：農研機構動衛研 提供）

牛のバベシア症　（本文145頁）

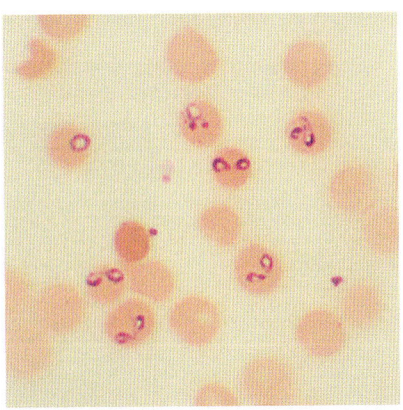

写真 1 ギムザ染色した *Babesia bovis* の感染牛赤血球。×1,250。試験管内培養した感染牛赤血球内にハの字に2分裂した双梨子状虫体や単梨子状虫体がみられる

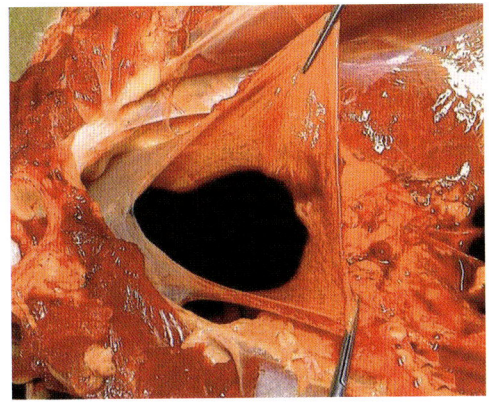

写真 2 *B. bigemina* 東風平株実験感染牛の血色素尿。血色素尿は原虫の赤血球寄生による血管内溶血に起因する

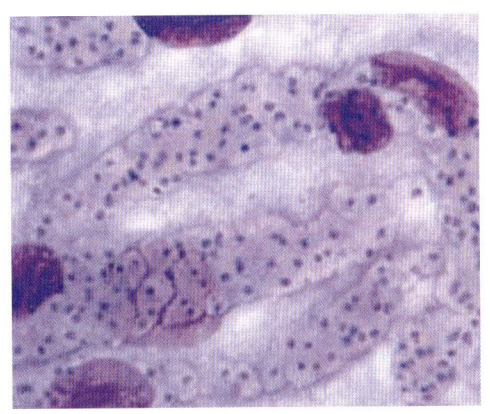

写真 3 *B. bovis* 豪州株実験感染牛の脳所見。毛細血管内皮に感染細胞が付着し，原虫感染赤血球集積により血流が障害される

（写真1：横山直明 原図　写真2, 3：農研機構動衛研 提供）

牛のトリパノソーマ症　（本文146頁）

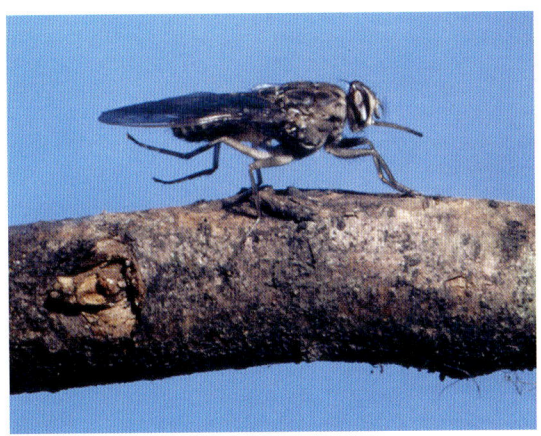

写真 1 ツェツェバエ

（杉本千尋氏 提供）

写真 2 *Trypanosoma vivax* 感染牛血液

（蛭海啓行氏 提供）

めん羊・山羊

スクレイピー （本文155頁）

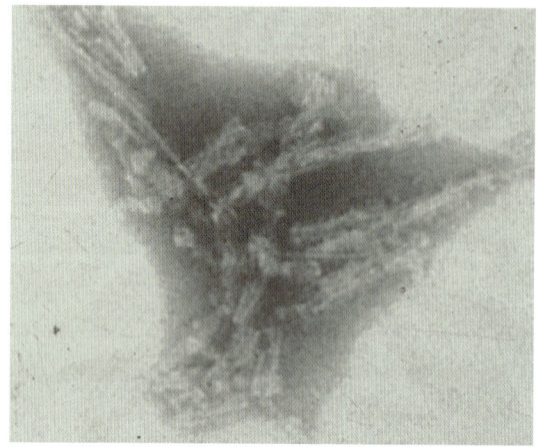

写真1 マウスのスクレイピー関連線維（SAF）の電子顕微鏡写真。×80,000

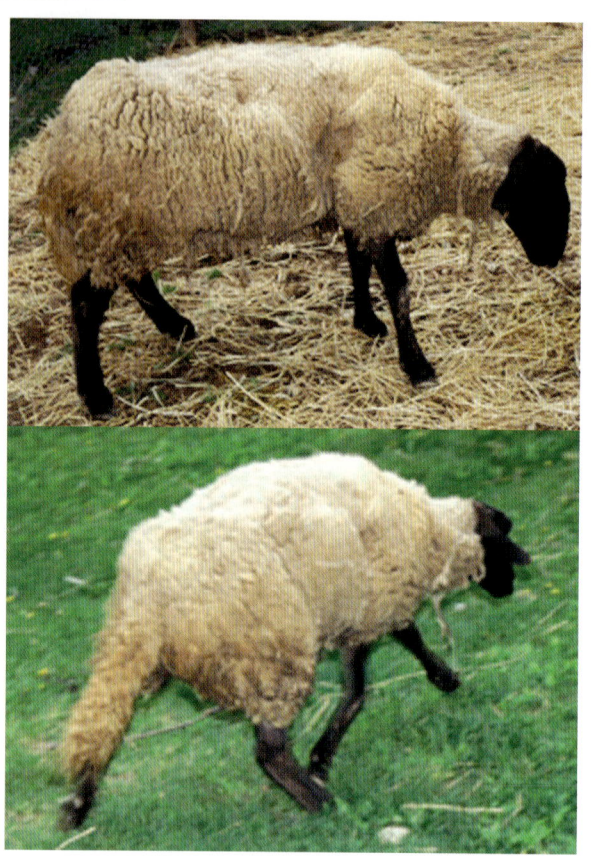

写真2 めん羊のスクレイピーの臨床症状
沈うつ症状（上）と歩様異常（下）を示す

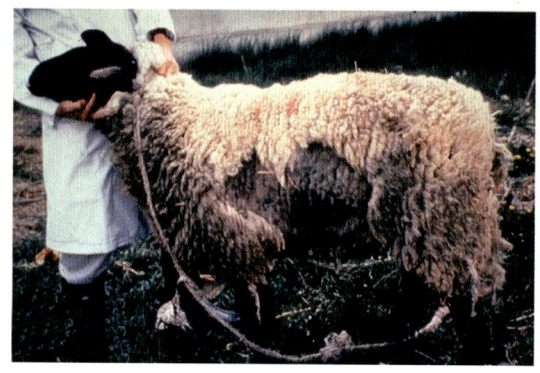

写真3 瘙痒症状により過度に牧柵などに体を擦りつけた結果、脱毛が顕著となる

（写真1〜3：堀内基広 原図）

馬

馬伝染性貧血 （本文160頁）

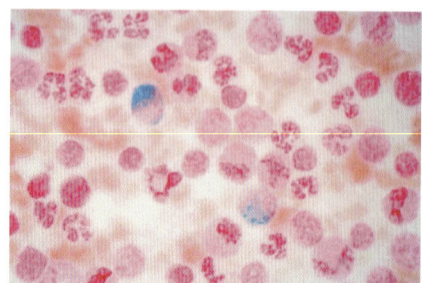 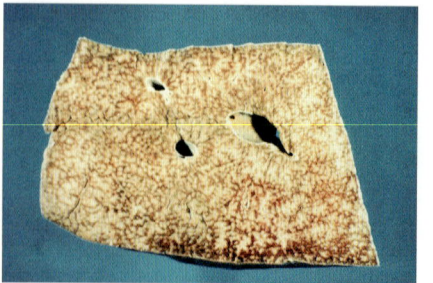 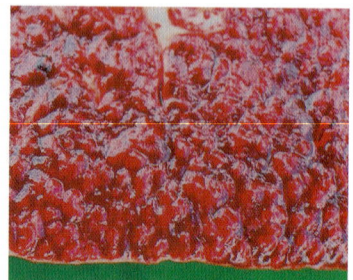

写真1 感染馬の末梢血中の担鉄細胞　　**写真2** 感染馬の肝臓　慢性うっ血のため腫大し堅さを増す　　**写真3** 感染馬の脾臓　濾胞の腫大と増数のため割面が膨隆する

（写真1〜3：日本中央競馬会競走馬総合研究所 提供）

馬鼻肺炎　（本文164頁）

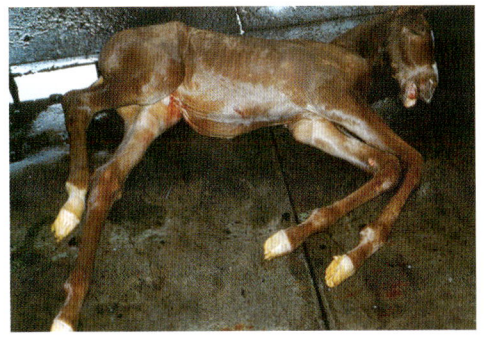

写真1　バリセロウイルス馬アルファ1（VVEA1）感染による流産胎子（胎齢約10カ月半）

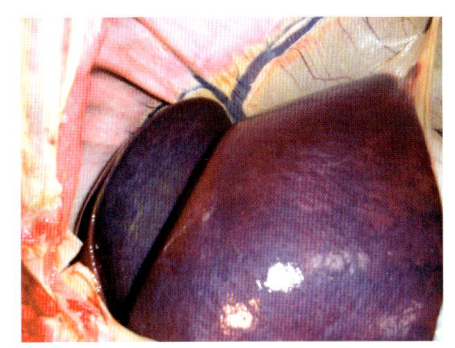

写真2　VVEA1感染流産胎子の肝臓白斑

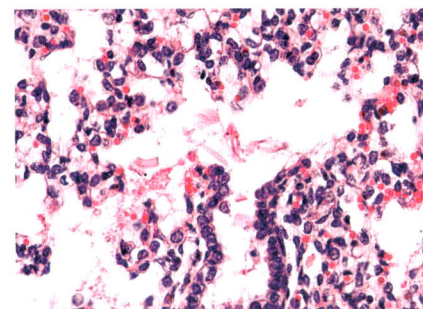 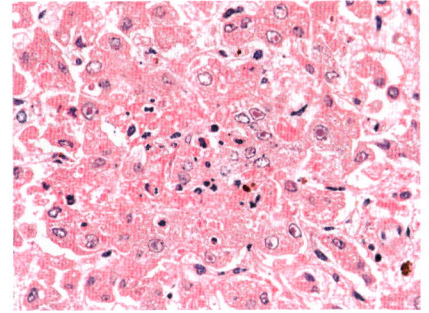

写真3　左：VVEA1感染流産胎子肺－細気管支上皮細胞における核内封入体。HE染色×400
　　　　右：VVEA1感染流産胎子肝臓の壊死巣と核内封入体。HE染色×400

（写真1：日本中央競馬会競走馬総合研究所　提供　　写真2,3：岡本　実氏　提供）

破傷風　（本文170頁）

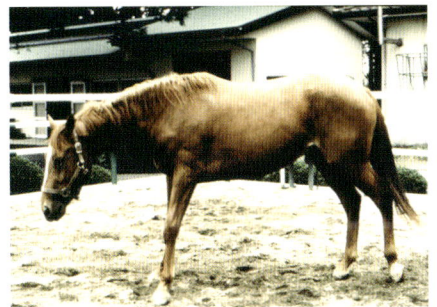

写真　破傷風発症馬に認められた木馬様姿勢
（日本中央競馬会競走馬総合研究所　提供）

馬伝染性子宮炎　（本文171頁）

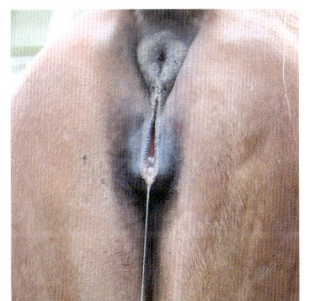

写真　発症馬に認められた粘調性の強い悪露
（日本中央競馬会競走馬総合研究所　提供）

馬のロドコッカス・エクイ症　（本文171頁）

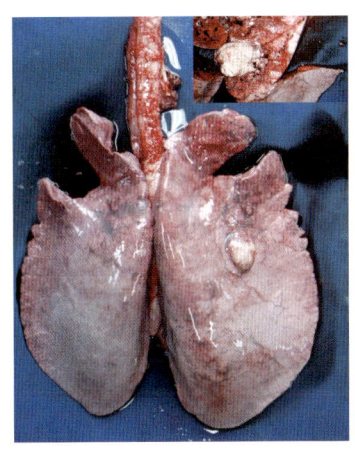

写真1　複数の膿瘍が形成された子馬の肺病変。右上は腫瘍の割面

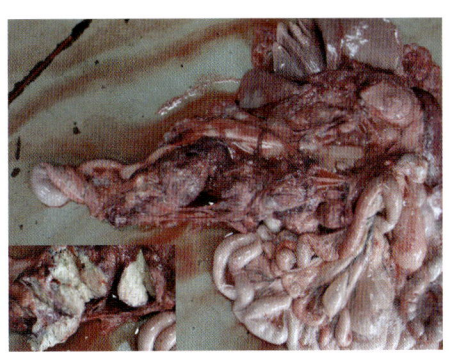

写真2　写真1と同じ子馬の腸間膜リンパ節膿瘍。膿瘍が融合して大きな塊を形成。左下はその塊の割面

（写真1,2：樋口　徹氏　提供）

馬のピロプラズマ症 （本文175頁）

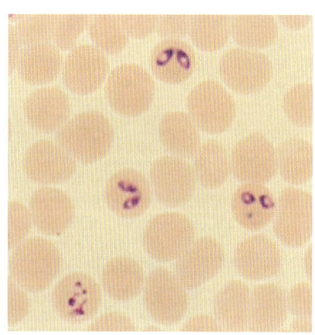
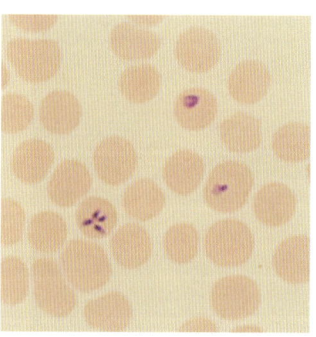

写真 ギムザ染色した大型の *Babesia caballi*（左）と小型の *Theileria equi*（右）の感染馬赤血球。×1,250。試験管内培養した感染馬赤血球内にハの字に2分裂した双梨子状虫体やマルタクロス状の4分裂虫体がそれぞれみられる

（横山直明 原図）

馬のトリパノソーマ症 （本文175頁）

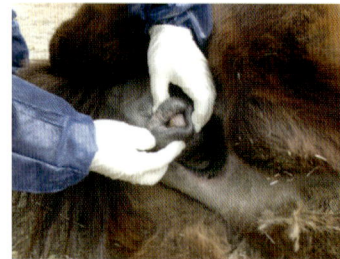
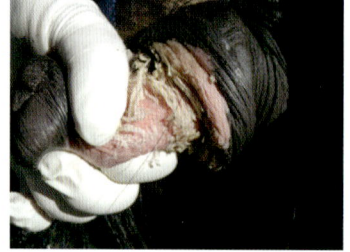
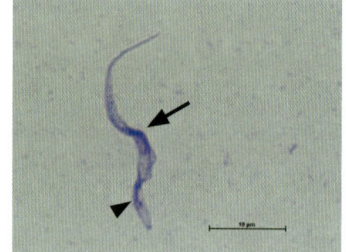

写真1 *Trypanosoma equiperdum* 感染による包皮の腫脹

写真2 感染馬の陰茎周囲に蓄積した多量の恥垢

写真3 尿道粘膜から分離された *T. equiperdum* 矢印：核，矢尻：キネトプラスト

（写真1〜3：井上 昇 原図）

豚

豚熱 （本文177頁）

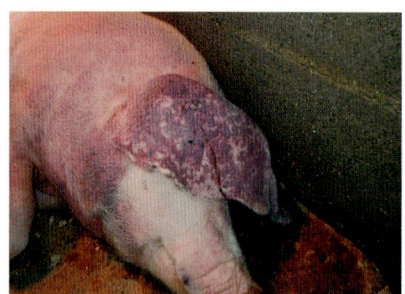
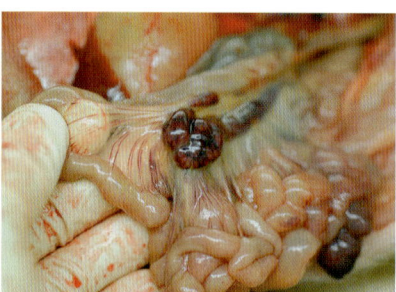
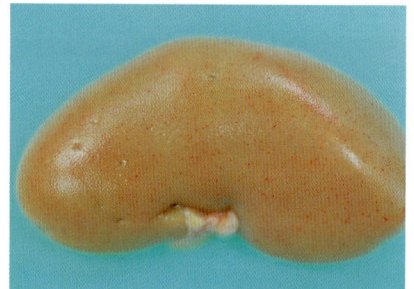

写真1 豚熱ウイルス感染によるチアノーゼ

写真2 腸間膜リンパ節の出血

写真3 腎臓の点状出血

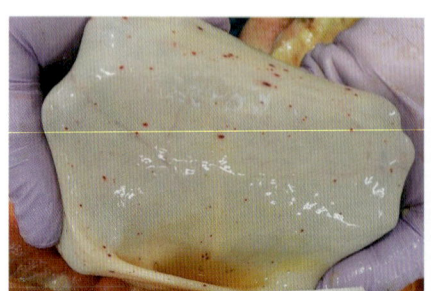
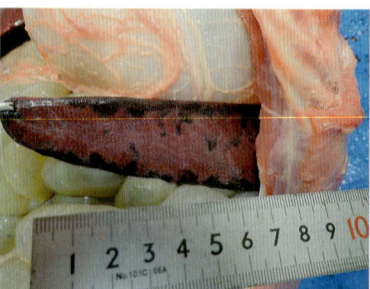
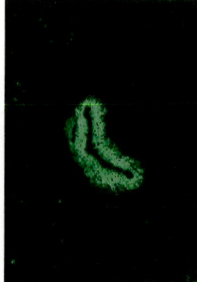
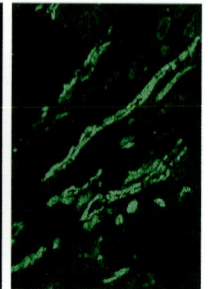

写真4 膀胱の点状出血

写真5 脾臓の出血性梗塞

写真6 豚熱ウイルス感染5日目の扁桃凍結切片材料の蛍光抗体像

写真7 豚熱ウイルス感染25日目の腎臓凍結切片材料の蛍光抗体像

（写真1，4，5：岐阜県中央家畜保健衛生所 提供　写真2，3，6，7：迫田義博 原図）

アフリカ豚熱　（本文178頁）

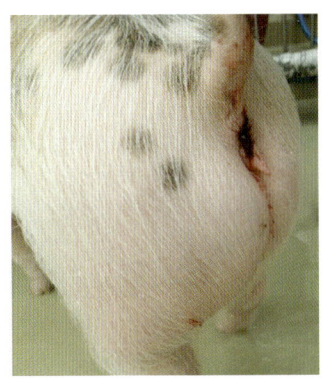
写真1　感染豚肛門からの出血（実験感染例）

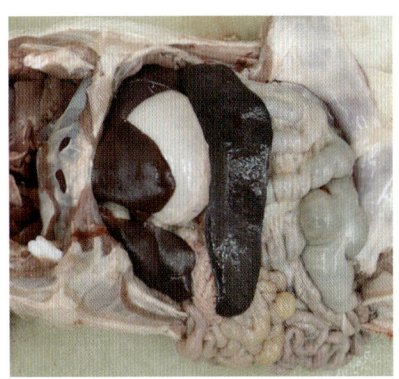
写真2　感染豚にみられる脾臓の黒色化と腫大（実験感染例）

（写真1，2：農研機構動衛研　提供）

豚の日本脳炎　（本文179頁）

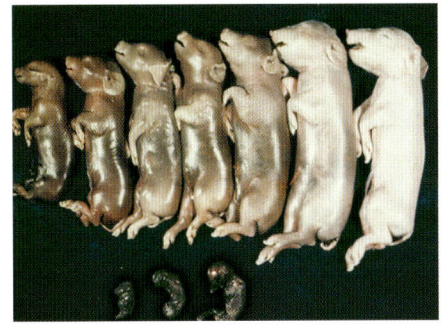
写真1　日本脳炎による豚の死産。下の3頭はミイラ化胎子，上の左5頭は黒子，右の2頭は脳水腫のみられた白子

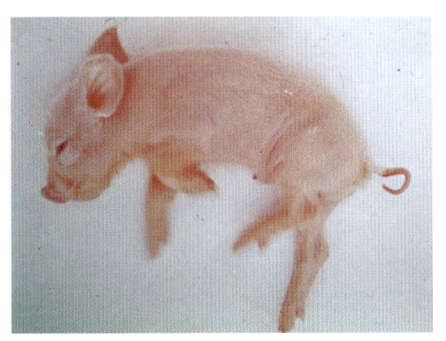
写真2　日本脳炎の発病初生豚。胎内で感染し，生後神経症状を示してまもなく死亡する例がみられる

（写真1，2：農研機構動衛研　提供）

オーエスキー病　（本文180頁）

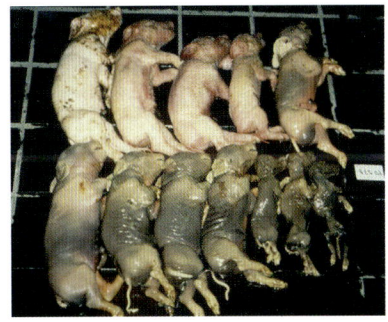
写真1　オーエスキー病ウイルスによる豚の異常産。黒子，白子等の様々な状態の胎子が混在している

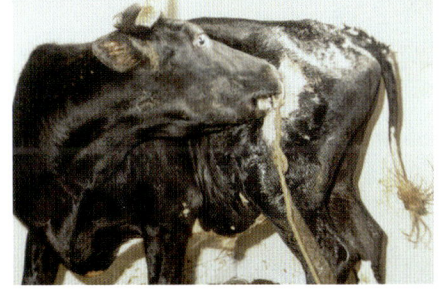
写真2　牛のオーエスキー病（実験感染）。瘙痒部居位をかじったり壁に擦りつけるため，真皮が露出するようになる

（写真1，2：農研機構動衛研　提供）

伝染性胃腸炎　（本文181頁）

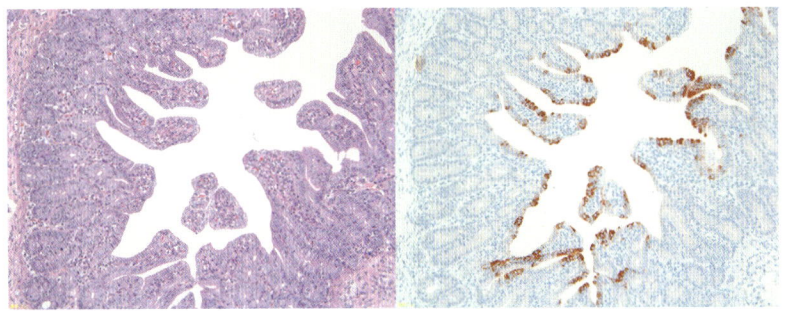
写真　伝染性胃腸炎ウイルス実験感染豚（10日齢）の空腸における絨毛の萎縮（左：HE染色）および絨毛上皮細胞におけるウイルス抗原（赤色）の検出（右：免疫組織化学染色）

（農研機構動衛研　提供）

豚繁殖・呼吸障害症候群 （本文182頁）

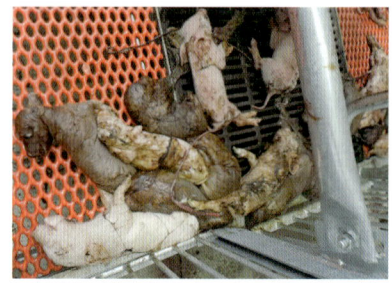

写真1　PRRSV感染による流死産（一部ミイラ胎子）

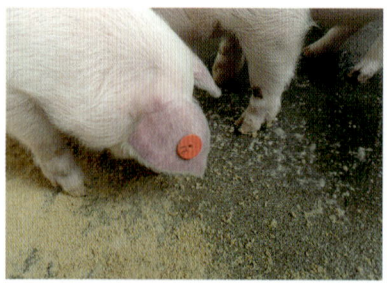

写真2　PRRSV感染による耳のチアノーゼ

（写真1, 2：農研機構動衛研 提供）

豚丹毒 （本文189頁）

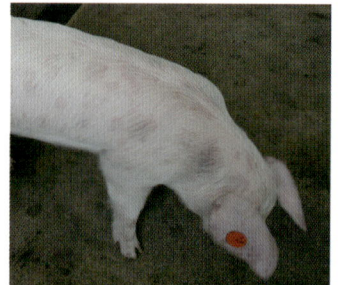

写真　豚丹毒発症豚（蕁麻疹型）

（農研機構動衛研 提供）

豚の大腸菌症 （本文192頁）

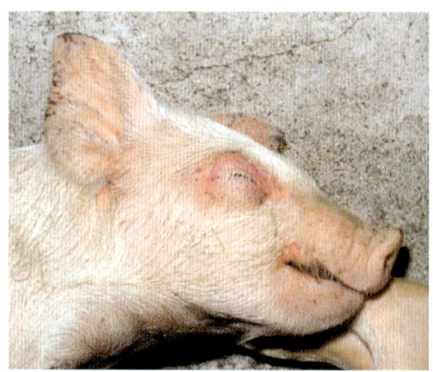

写真1　眼瞼周囲の著明な浮腫（浮腫病）

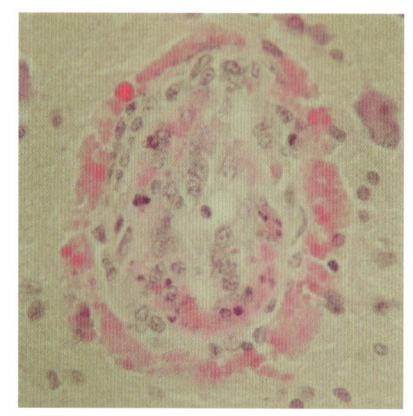

写真2　脳の細動脈。血管中膜の平滑筋細胞の壊死および血管周囲腔に認められる硝子滴

（写真1, 2：末吉益雄氏 提供）

豚のサルモネラ症 （本文193頁）

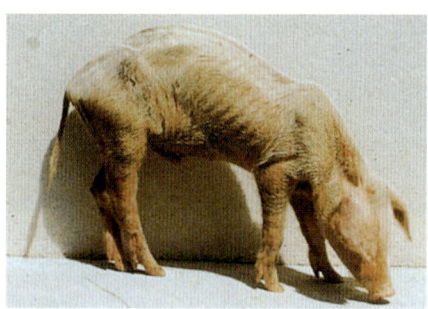

写真1　サルモネラ罹患豚にみられる顕著な痩削

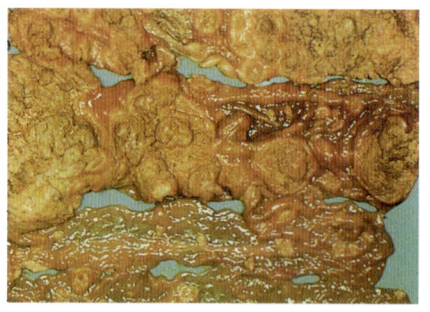

写真2　サルモネラ罹患豚における大腸の潰瘍

（写真1, 2：沖縄県家畜衛生試験場 提供）

豚赤痢 （本文194頁）

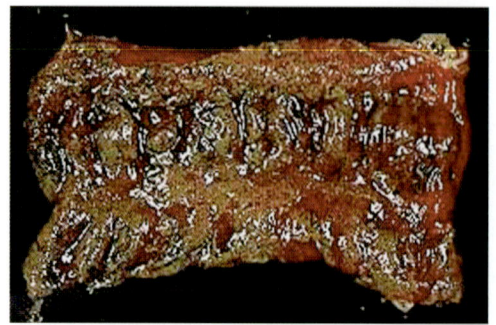

写真1　粘液，出血，線維素の混在した滲出液で覆われる結腸粘膜

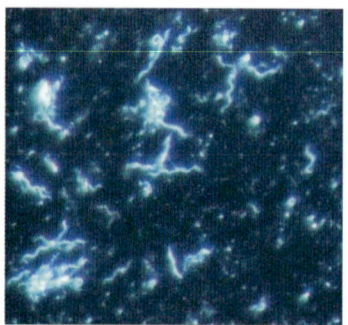

写真2　結腸粘液。運動性のある *Brachyspira hyodysenteriae*（大型らせん菌）が認められる。暗視野鏡検像

（写真1, 2：末吉益雄 原図）

豚胸膜肺炎 （本文196頁）

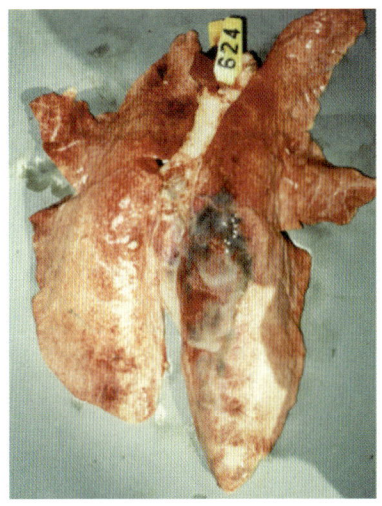

写真1 死亡例の肺。右葉には、出血のため暗赤色を呈している部分がある

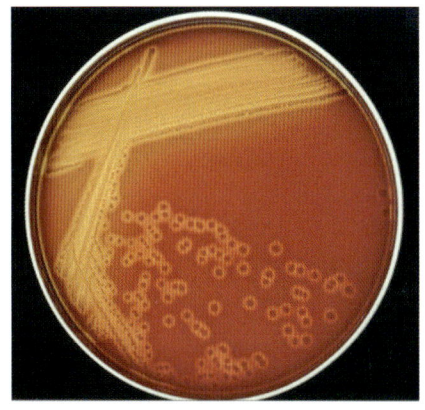

写真2 *Actinobacillus pleuropneumoniae* の血液寒天上の溶血像。本菌の病原因子である溶血毒（ApxⅠおよびApxⅡ等）によって赤血球が溶解されるため、コロニー周辺に溶血環が認められる

（写真1、2：山本孝史氏 提供）

豚のレンサ球菌症 （本文198頁）

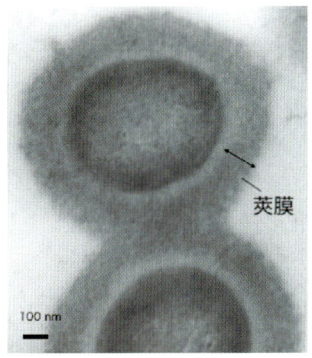

写真1 *Streptococcus suis* 血清型2型株の電子顕微鏡像

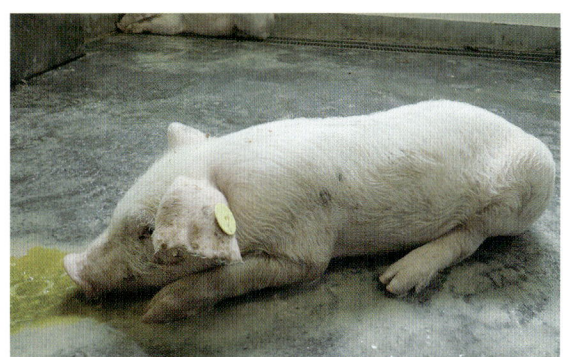

写真2 *S. suis* により起立不能を呈した豚

（写真1、2：大倉正稔 原図）

滲出性表皮炎 （本文199頁）

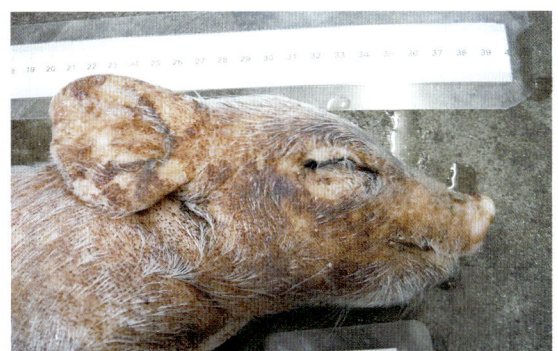

写真1 皮垢や塵埃が付着し黒褐色を呈する脂性滲出物
（写真1：千葉県中央家畜保健衛生所 提供）

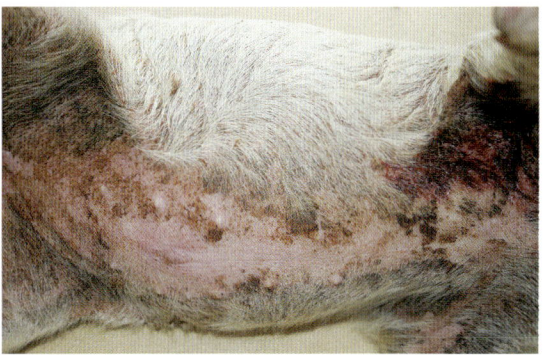

写真2 腹部皮膚の紅斑、滲出物、痂皮形成
（写真2：群馬県家畜衛生研究所 瀧澤勝敏氏 提供）

腸腺腫症候群 （本文200頁）

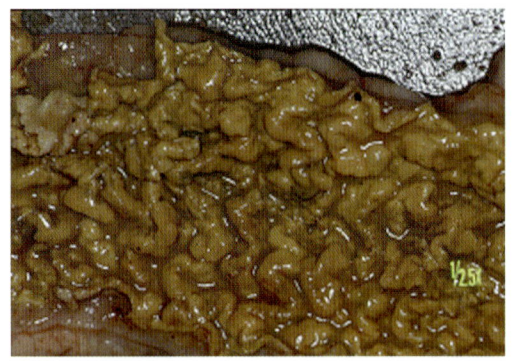

写真1 腸腺腫症の回腸粘膜。腸壁は著しく肥厚し，容易に剥離する偽膜で覆われる

（農研機構動衛研 提供）

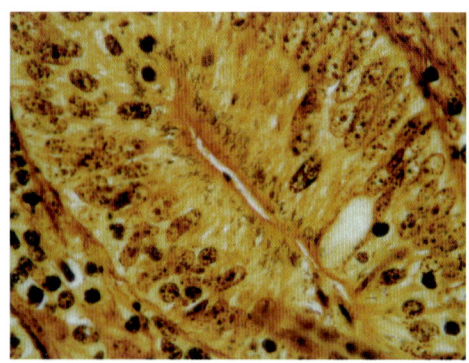

写真2 回腸粘膜の陰窩。陰窩上皮細胞の核上部細胞質内にみられる黒染したカンマ状小桿菌。ワルチン・スタリー染色

（末吉益雄 原図）

豚のマイコプラズマ症 （本文204頁）

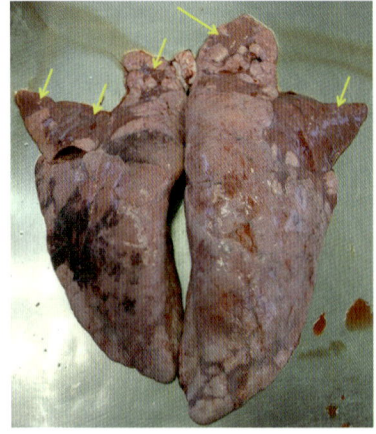

写真1 豚マイコプラズマ肺炎（5カ月齢）。健康部と明瞭に区別可能な肝変化した無気肺病変（矢印）を形成

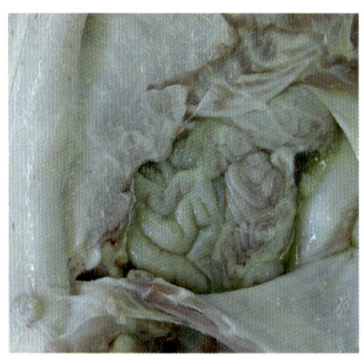
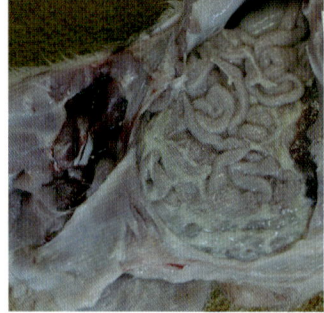

写真3 子豚の多発性漿膜炎。腹水貯留が著明な初期病状（左）と腹水が吸収されフィブリンの蓄積が明瞭な回復期（右）。いずれの子豚も55日齢

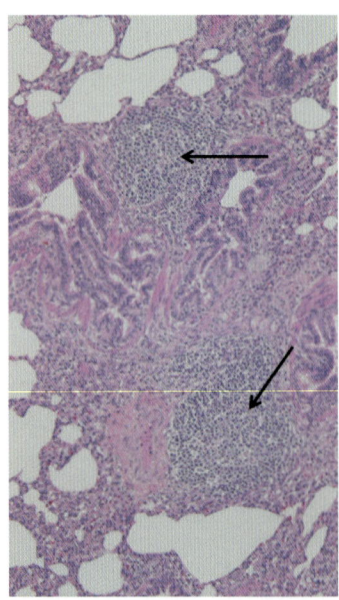

写真2 豚のマイコプラズマ肺炎の組織像（HE染色）。リンパ球が集簇し，リンパ濾胞（矢印）の形成がみられる

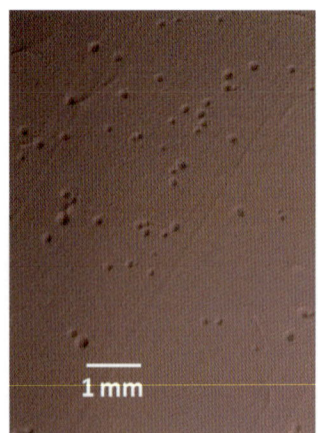
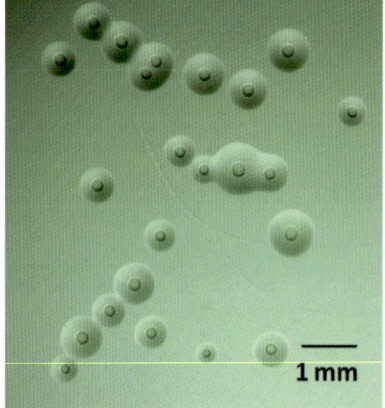

写真4 *M. hyopneumoniae*（左）と *M. hyosynoviae*（右）のコロニー

（写真1〜4：農研機構動衛研 提供）

◀ トキソプラズマ症 ▶ （本文206頁）

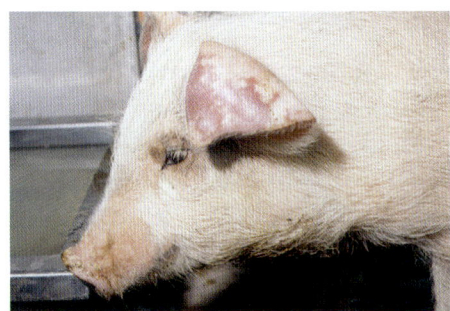

写真1 トキソプラズマ感染豚の耳翼の紫赤斑

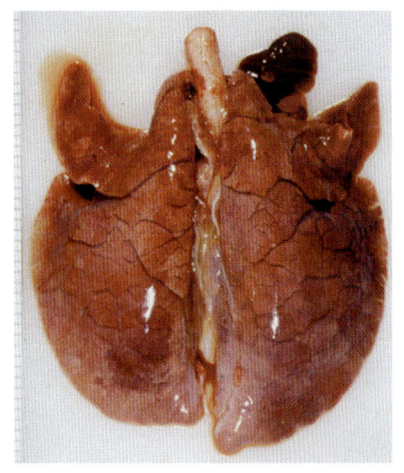

写真2 トキソプラズマ感染豚の肺病変。全葉性に認められる出血を伴った水腫性肺炎

（写真1，2：農研機構動衛研 提供）

家きんおよび鳥類

◀ ニューカッスル病 ▶ （本文208頁）

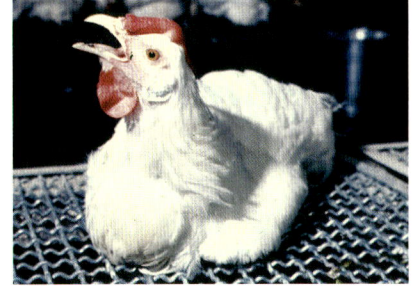

写真1 強毒内臓型での呼吸器症状。開口呼吸を示す

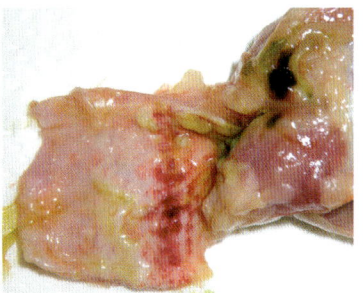

写真2 ニューカッスル病ウイルス強毒株実験感染鶏にみられた腺胃の出血

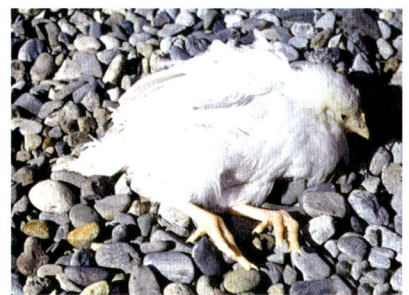

写真3 強毒神経型の神経症状。脚麻痺のため起立不能となる

（写真1，3：堀内貞治氏 提供　写真2：農研機構動衛研 提供）

◀ 高病原性鳥インフルエンザ ▶ （本文209頁）

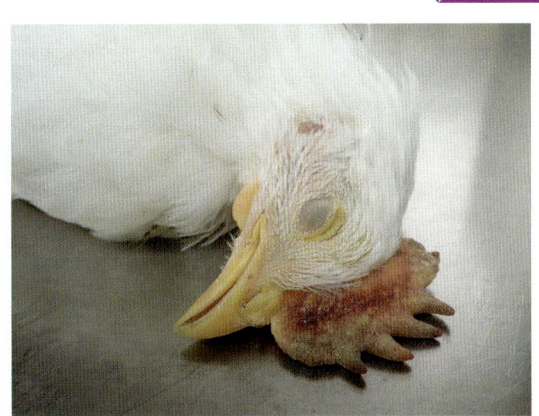

写真1 発症鶏にみられた肉冠のうっ血と顔面腫脹

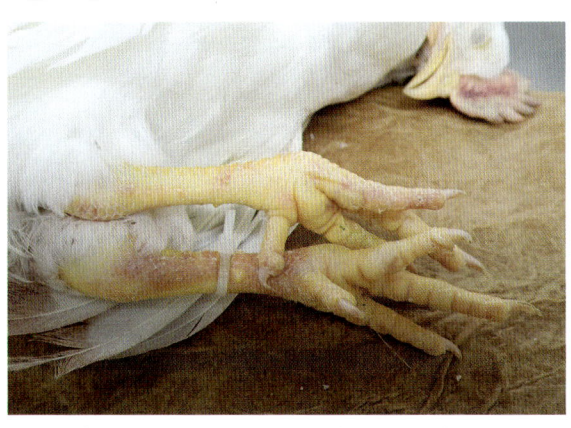

写真2 発症鶏にみられた脚部の皮下出血と関節の腫脹

（写真1，2：曽田公輔 原図）

鶏白血病 （本文210頁）

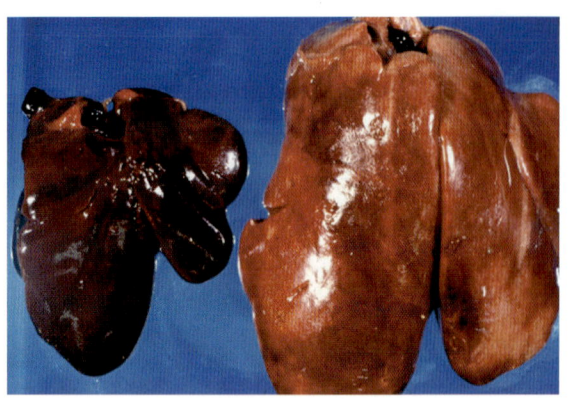

写真1 発症鶏にみられた肝臓の著しい腫瘍性腫大（右側：肝脹れ）。左側は非感染対照

（板倉智敏氏 提供）

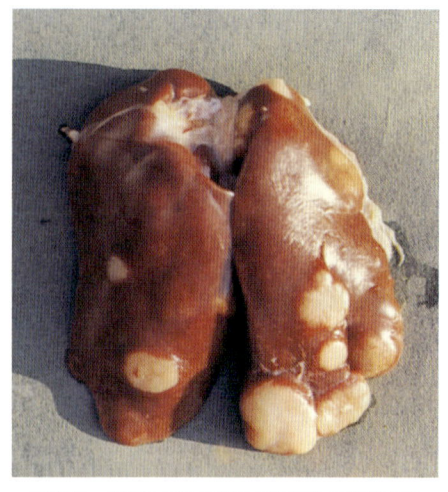

写真2 肝臓における白色の結節性の腫瘍病巣

（栃木県県央家畜保健衛生所 提供）

マレック病 （本文211頁）

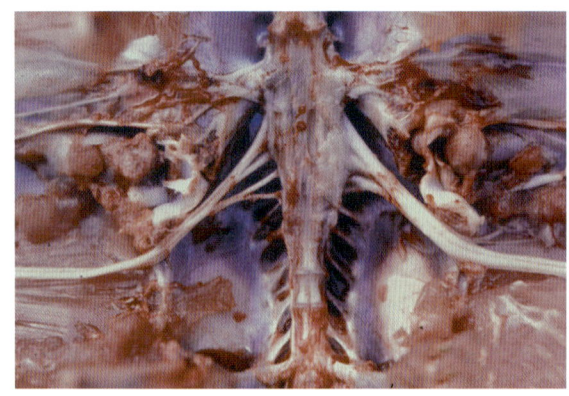

写真1 末梢神経の病変。坐骨神経や腰仙骨神経叢の著しい腫大（右側）

（板倉智敏氏 提供）

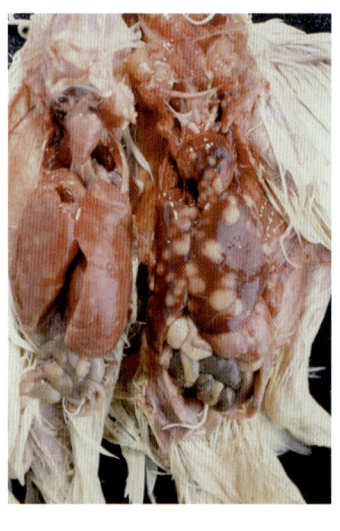

写真2 肝臓の腫瘍。肝臓の著しい腫大や多数の白色結節がみられる

（農研機構動衛研 提供）

鶏伝染性気管支炎 （本文212頁）

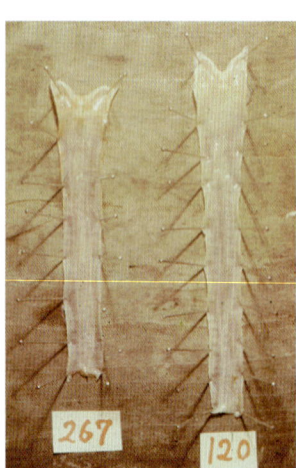

写真1 感染鶏の気管粘膜の充血・肥厚（左）と粘液の増加（右）

（堀内貞治氏 提供）

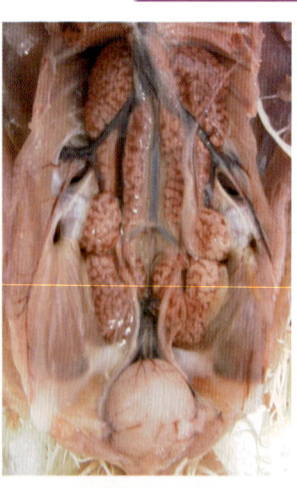

写真2 腎病性ウイルス感染による死亡鶏の腎臓の肉眼所見。退色と腫大、さらに尿酸塩沈着によって大理石様を呈する

（野牛一弘氏 提供）

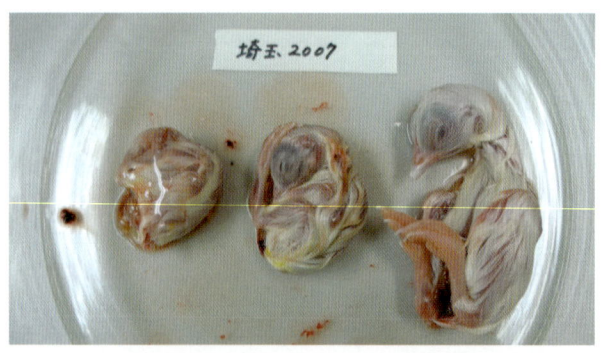

写真3 伝染性気管支炎ウイルス野外分離株を接種された鶏胚の変化。左2つに胎子の変性（カーリング、矮小化）がみられる。右は正常な鶏胚

（農研機構動衛研 提供）

鶏痘 （本文214頁）

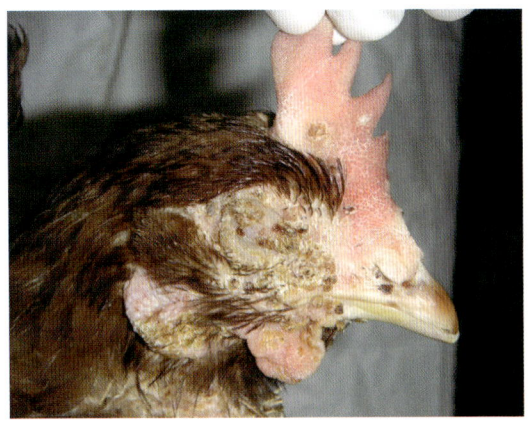

写真1 皮膚型鶏痘。重度の皮膚病変による眼瞼の閉鎖

（山口剛士 原図）

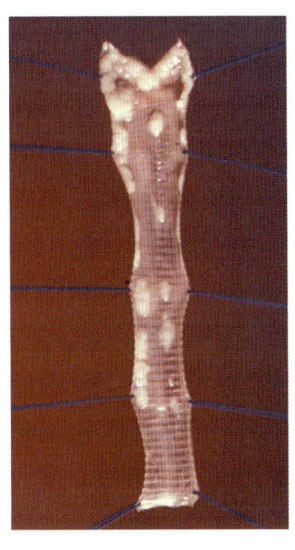

写真2 粘膜型鶏痘。喉頭および気管粘膜における発痘

（堀内貞治氏 提供）

伝染性ファブリキウス嚢病 （本文214頁）

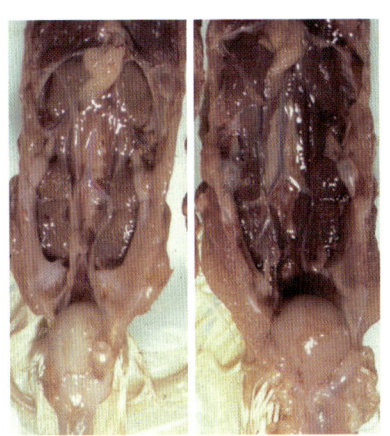

写真1 伝染性ファブリキウス嚢病ウイルス感染鶏のファブリキウス嚢と腎臓。感染鶏ではファブリキウス嚢の黄変化および腎臓の退色と腫大が認められる（左側）。右側は非感染対照鶏

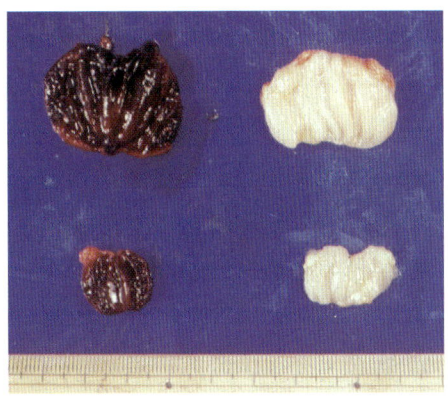

写真2 実験感染4日目のファブリキウス嚢に認められた病変。感染鶏では重度の出血が認められる（左側）。右側は非感染対照鶏
上列は10週齢，下列は3週齢

（写真1, 2：山口剛士 原図）

家きんのサルモネラ症 （本文223頁）

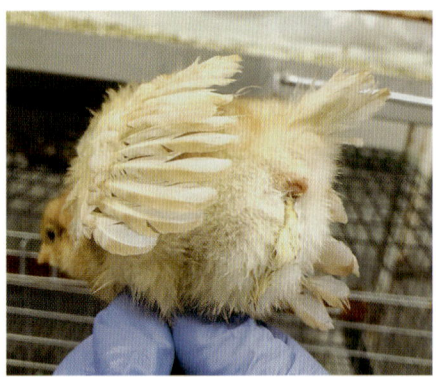

写真1 *S.* Pullorum実験感染ひなの総排泄腔周辺に付着した白色下痢便

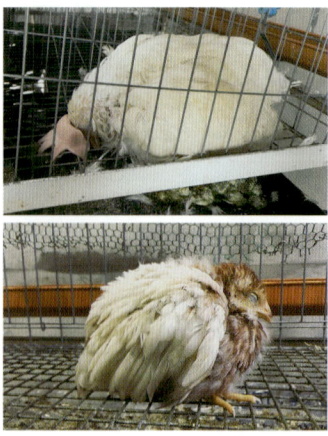

写真2 *S.* Gallinarum実験感染鶏が示す沈うつ・翼下垂（上）とひなが示す沈うつ・羽毛逆立（下）

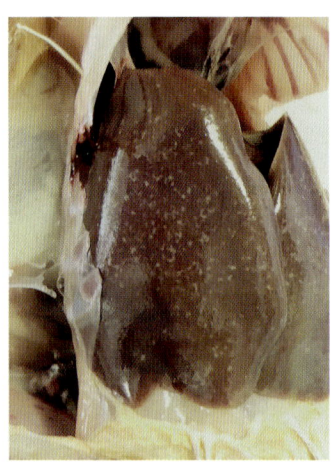

写真3 *S.* Gallinarum実験感染ひなの肝臓にみられた灰白色の壊死巣

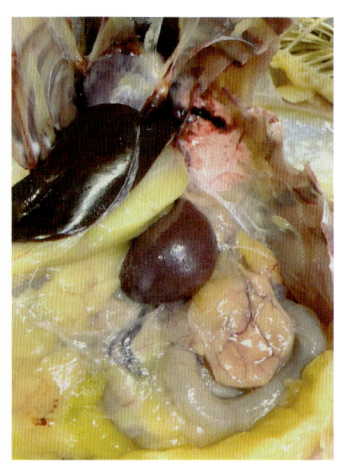

写真4 *S.* Gallinarum実験感染鶏の脾腫と混濁・微小壊死巣，卵巣の萎縮・変形

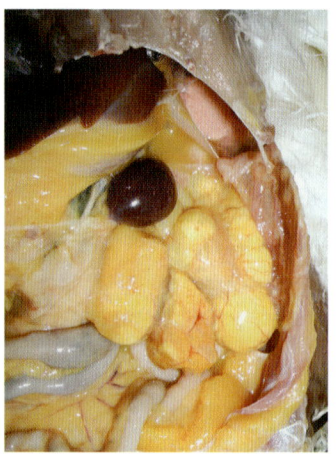

写真5 *S.* Enteritidis実験感染鶏の卵巣と卵管の混濁・萎縮・変形

（写真1～5：岡村雅史 原図）

家きんのクロストリジウム症 壊死性腸炎 （本文226頁）

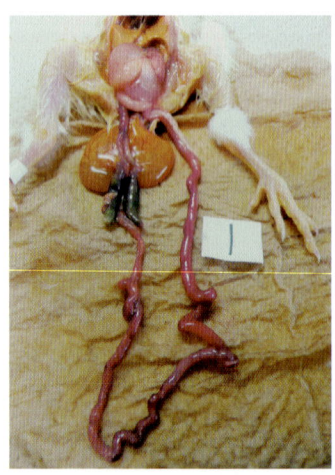

写真1 *Clostridium perfringens*が産生する毒素（Net B）を実験的に腹腔内接種した初生ひな1日後にみられた小腸の出血

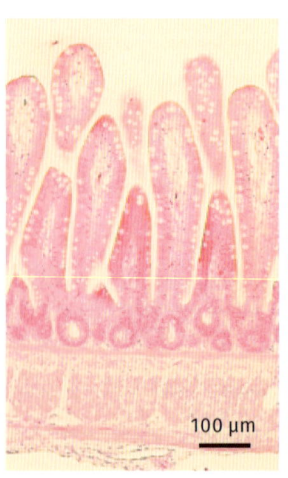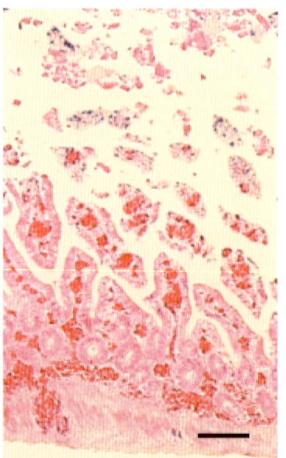

写真2 Net B接種ヒナ空腸の病理組織像（右）腸絨毛の脱落壊死と出血が顕著　左は正常な空腸絨毛組織

（写真1，2：向本雅郁 原図）

鳥類のクラミジア症　（本文234頁）

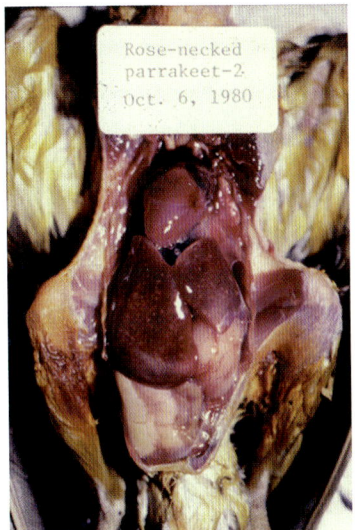

写真　ワカケホンセイインコの剖検。肝臓の腫大・壊死

（平井克哉氏　提供）

鶏のコクシジウム症　（本文235頁）

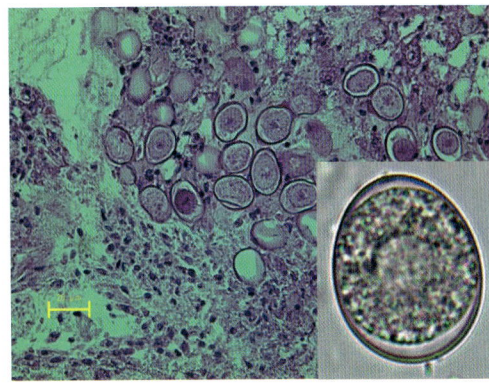

写真1　腸粘膜内で発育する *Eimeria brunetti* のオーシスト（右下は未成熟オーシスト）

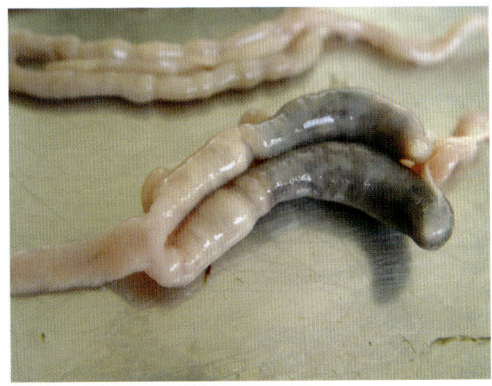

写真2　*E. tenella* 感染鶏における盲腸の腫大および出血

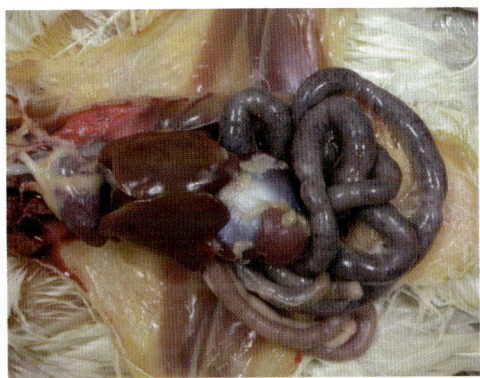

写真3　*E. necatrix* 感染鶏における小腸の腫大および出血

（写真1～3：川原史也氏　提供）

ロイコチトゾーン症　（本文236頁）

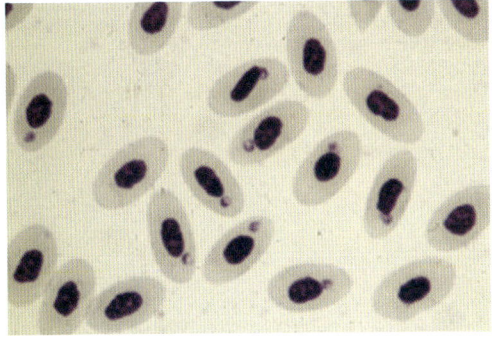

写真1　*Leucocytozoon caulleryi* のメロゾイト（Giemsa染色，×500）

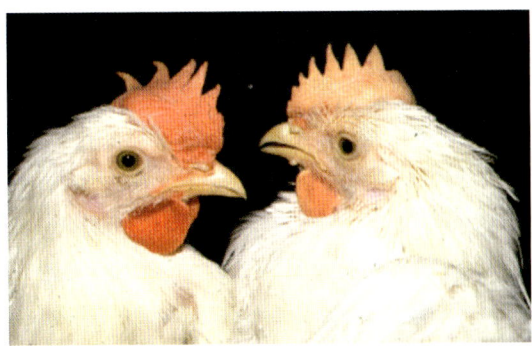

写真2　感染後19日目に認められた鶏のロイコチトゾーンによる貧血（右）。左は正常鶏

（写真1，2：磯部　尚氏　提供）

犬・猫

狂犬病 (本文238頁)

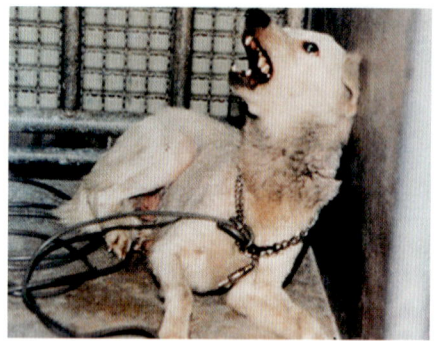
写真1 狂躁状態の発病犬

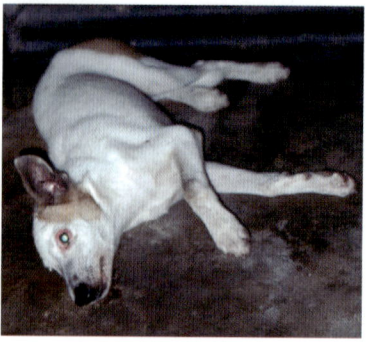
写真2 麻痺状態の犬

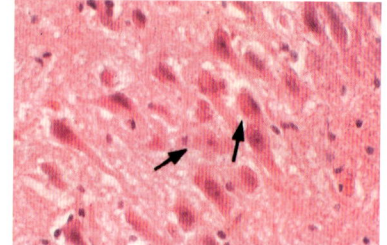
写真3 脳海馬の神経細胞におけるネグリ小体。ネグリ小体は神経細胞の細胞質内に球形あるいは楕円形の好酸性封入体として認められる（矢印）

(写真1〜3：源 宣之氏 提供)

犬ジステンパー (本文239頁)

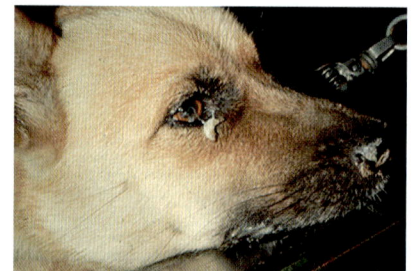
写真1 二次感染に伴う膿性の眼漏と鼻漏。てんかん様発作に伴う流涎もみられる

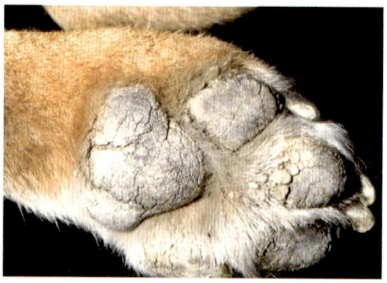
写真2 蹠球の角化亢進（硬蹠症）。神経型で多く出現する傾向がある

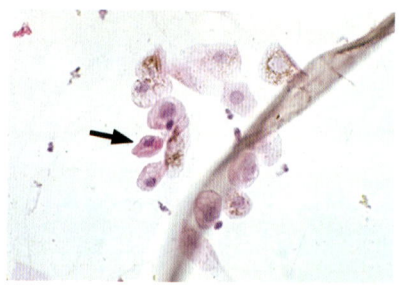
写真3 眼瞼結膜の擦過細胞にみられる好酸性細胞質内封入体（矢印）。HE染色

(写真1〜3：橋本 晃氏 提供)

犬パルボウイルス感染症 (本文240頁)

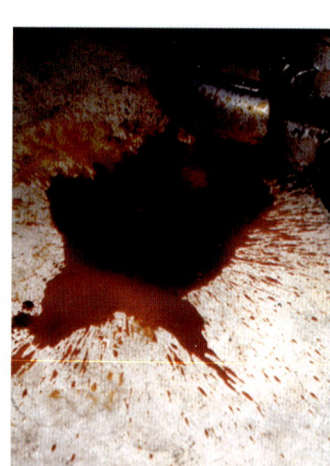
写真1 日本における流行初期の罹患犬でみられた激しい出血下痢便

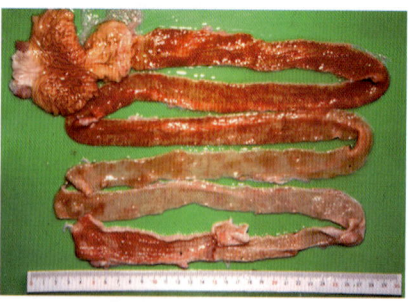
写真2 実験的感染犬の広範な出血性腸炎。腸粘膜は平滑になっている

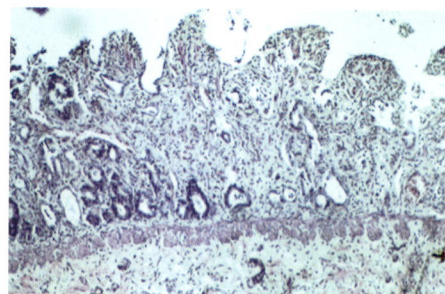
写真3 小腸粘膜の絨毛の変性壊死、脱落と腸陰窩の拡張や崩壊がみられる。HE染色

(写真1〜3：橋本 晃氏 提供)

◆ 犬伝染性肝炎 ◆ (本文241頁)

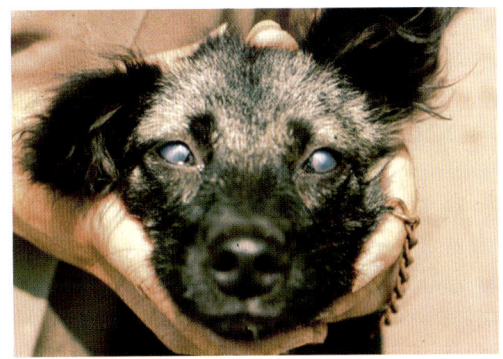

写真1 両側性の眼球角膜の白濁(ブルーアイ)

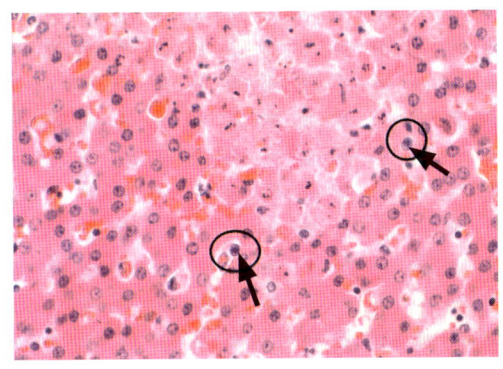

写真2 肝細胞の巣状壊死と類洞内皮細胞の好塩基性核内封入体(矢印)。HE染色

(写真1, 2：橋本 晃氏 提供)

◆ 犬ヘルペスウイルス感染症 ◆ (本文243頁)

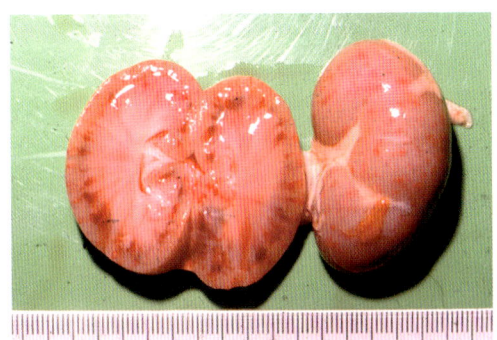

写真1 腎臓の出血斑。皮質と髄質境界部のくさび型出血斑が特徴的である

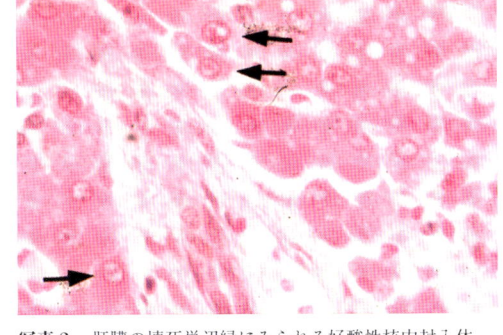

写真2 肝臓の壊死巣辺縁にみられる好酸性核内封入体(矢印)。HE染色

(写真1, 2：橋本 晃氏 提供)

◆ 猫白血病ウイルス感染症 ◆ (本文244頁)

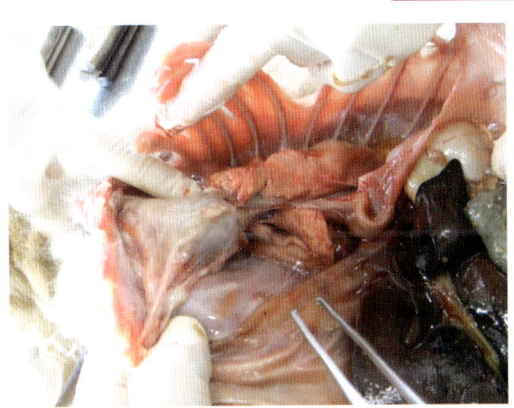

写真1 猫白血病ウイルス感染による縦隔型リンパ腫。胸腔内に腫瘍があり，心臓を取り巻いている。症例はFeLVサブグループA(FeLV-A)，サブグループB(FeLV-B)，サブグループD(FeLV-D)に重感染

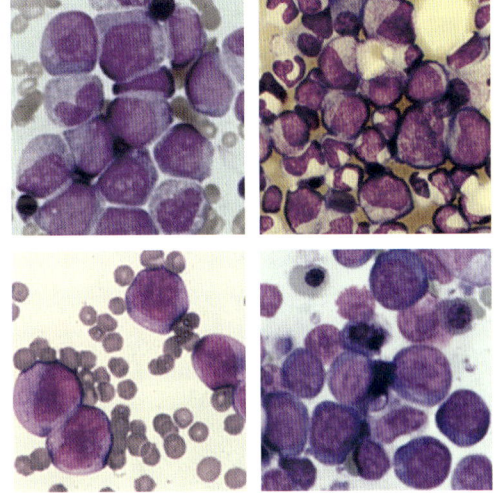

写真2 急性骨髄性白血病の骨髄塗抹。左上：骨髄芽球性白血病，右上：骨髄単球性白血病，左下：単球性白血病，右下：赤白血病

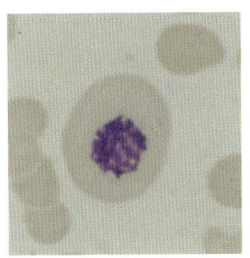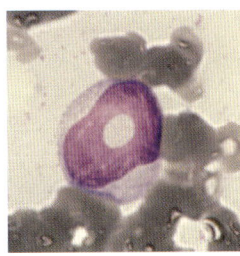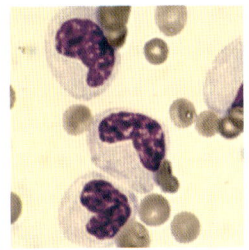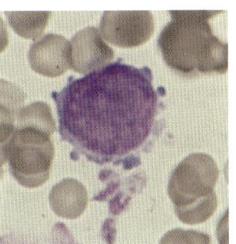

写真3 骨髄異形成症候群の血液塗抹。左から巨赤芽球様変化，輪状核好中球，偽ペルゲル核異常，微小巨核球

(写真1：西垣一男 原図　写真2, 3：久末正晴氏 提供)

猫免疫不全ウイルス感染症　（本文245頁）

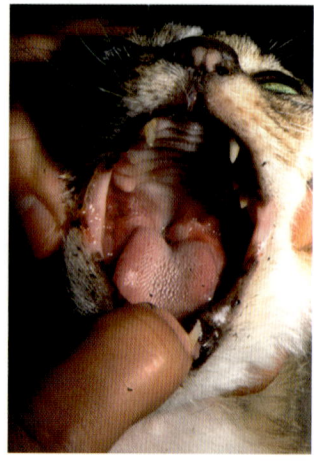

写真1　ARC期に認められた口腔深部の口内炎。左右に肉芽様の隆起がみられる

（橋本　晃氏 提供）

写真2　エイズ期に認められた Cryptococcus 属感染による左前肢の結節と潰瘍形成（矢印）

（宮沢孝幸 原図）

猫汎白血球減少症　（本文246頁）

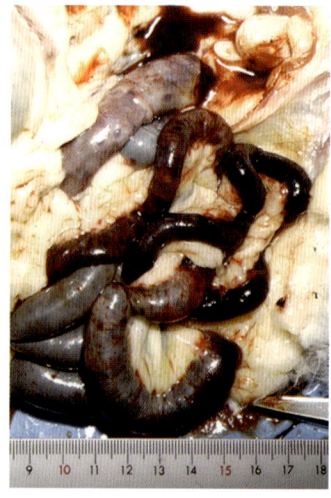

写真1　腸管や腹壁脂肪織の出血斑と小腸の著しい充血がみられる

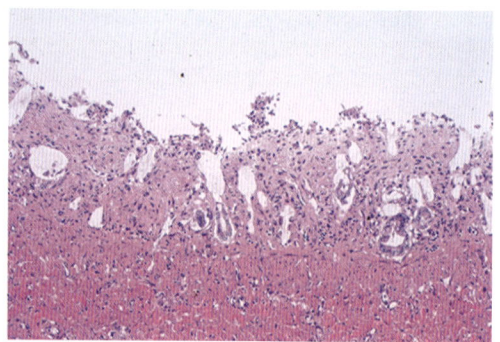

写真2　小腸絨毛は壊死，剥離している。腸陰窩の拡張と上皮細胞の脱落・消失がみられる。HE染色

（写真1, 2：橋本　晃氏 提供）

猫伝染性腹膜炎／猫腸コロナウイルス感染症　（本文247頁）

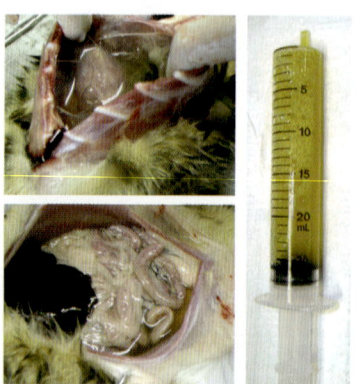

写真1　滲出型の猫伝染性腹膜炎。左上：胸水の貯留，左下：腹水の貯留，右：採取された腹水

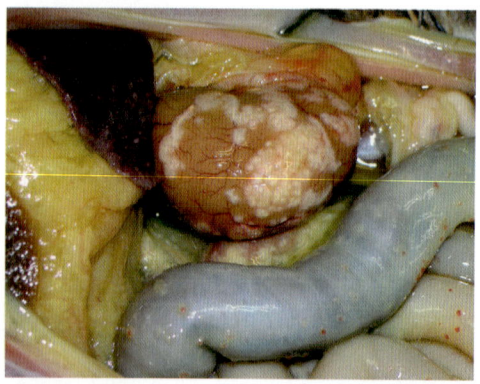

写真2　腎臓および腸管における化膿性肉芽腫病変の形成

（写真1, 2：髙野友美 原図）

猫カリシウイルス感染症 （本文249頁）

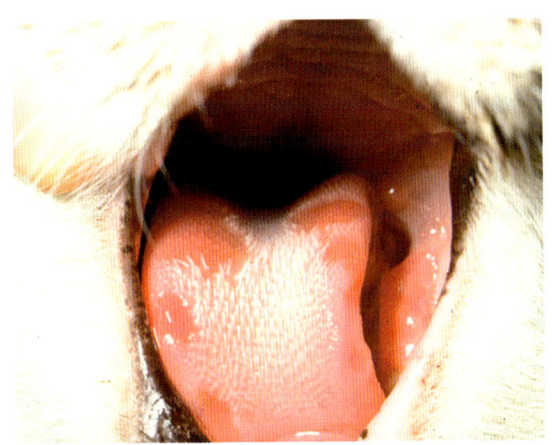

写真1 舌背に認められる境界の比較的明瞭な様々な大きさのびらん

（橋本　晃氏 提供）

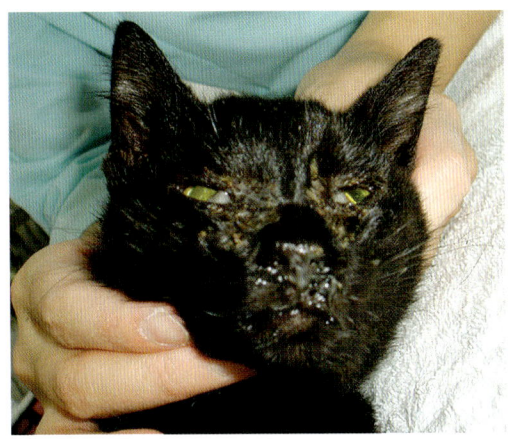

写真2 鼻汁，流涙，結膜浮腫を示す猫カリシウイルス感染猫

（江尻紀子氏 提供）

猫ウイルス性鼻気管炎 （本文250頁）

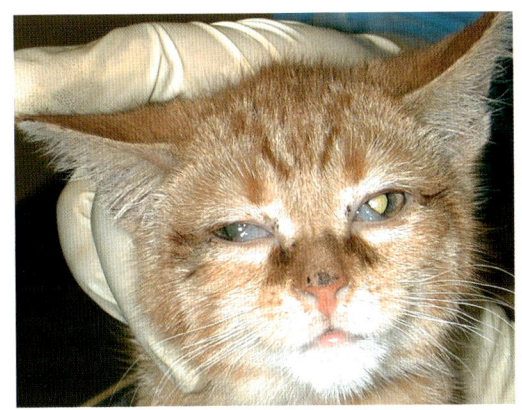

写真1 流涙，鼻水，結膜浮腫を示す感染猫

（前田　健 原図）

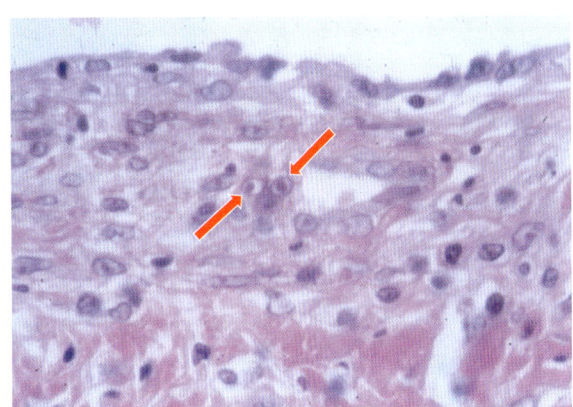

写真2 鼻腔粘膜上皮細胞の好酸性核内封入体（矢印）。HE染色

（橋本　晃氏 提供）

犬のレプトスピラ症 （本文252頁）

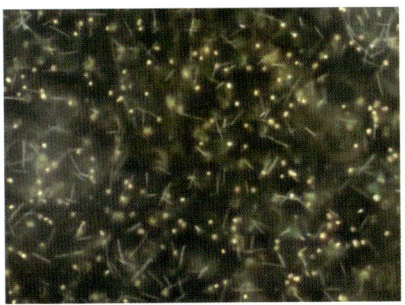

写真 レプトスピラ（*Leptospira interrogans*）の暗視野顕微鏡写真。細長い菌体がレプトスピラ。楕円形の菌体は大腸菌

（小泉信夫 原図）

犬のブルセラ症 （本文253頁）

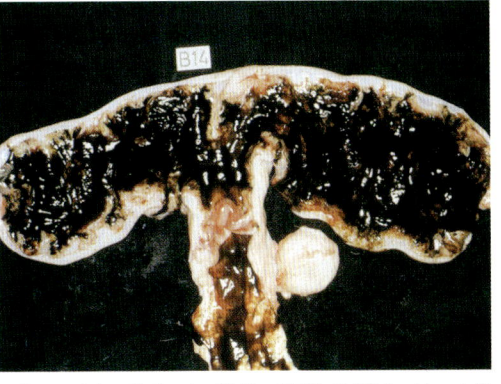

写真 子宮内の胎子および胎子の付属物が変性してタール状を呈している

（筒井敏彦氏 提供）

犬のライム病 （本文254頁）

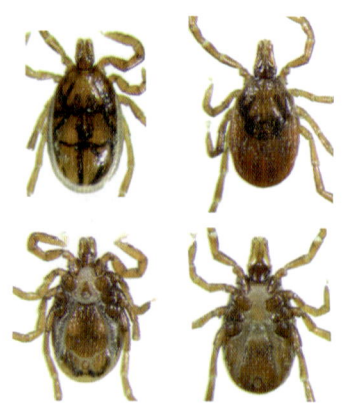
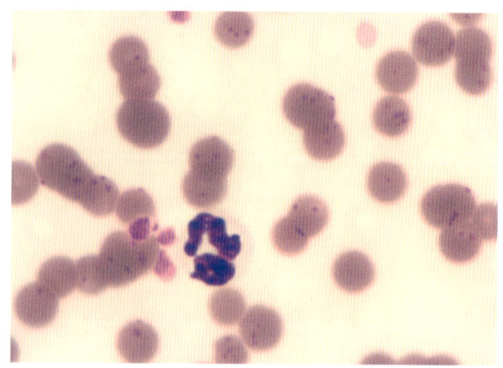

写真1　シュルツェマダニ(Ixodes persulcatus)
　　　（左段）雄の背面と腹面
　　　（右段）雌の背面と腹面

写真2　ヤマトマダニ(Ixodes ovatus)
　　　（左段）雄の背面と腹面
　　　（右段）雌の背面と腹面

（写真1，2：山内健生氏・高田　歩氏 提供）

猫ヘモプラズマ症 （本文257頁）

写真　赤血球表面に感染する多数のヘモプラズマ。赤血球上に散在，あるいは直鎖状に存在している

（遠藤泰之 原図）

犬・猫のクリプトコックス症 （本文259頁）

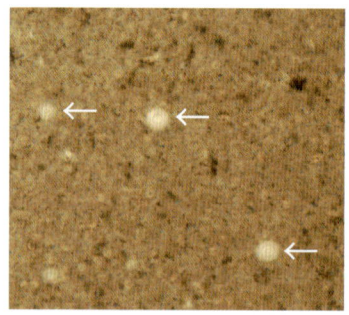
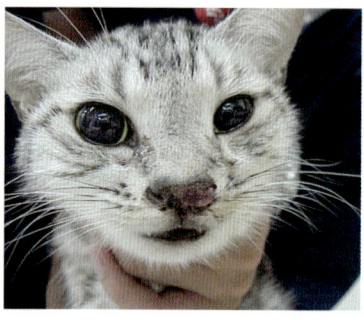
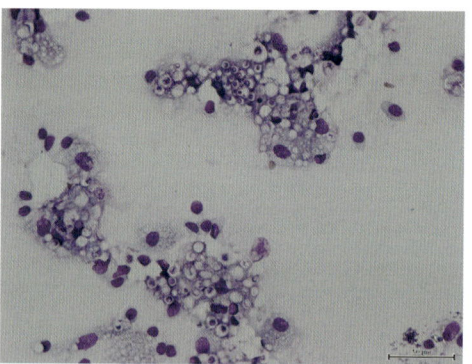

写真1　墨汁に懸濁したC. neoformans。菌体周囲の墨汁が莢膜によって弾かれて，光が透過している（←）

写真2　クリプトコックス症による鼻部から突出した肉芽腫性結節。網膜炎のため，瞳孔が散大している

写真3　猫のクリプトコックス症からのリンパ節の針吸引生検像。莢膜に覆われた多数の酵母を貪食したマクロファージが認められる（ライト染色）

（写真1〜3：加納　塁 原図）

犬・猫の皮膚糸状菌症 （本文260頁）

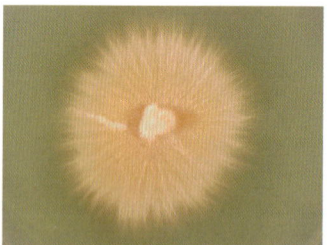
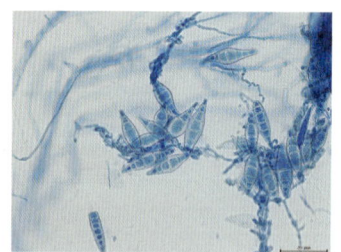

写真1　サブローブドウ糖寒天培地上のM. canisの集落。絨毛状で黄色の色素産生が認められる

写真2　M. canisの大分生子。紡錘形で細胞壁および隔壁が厚い

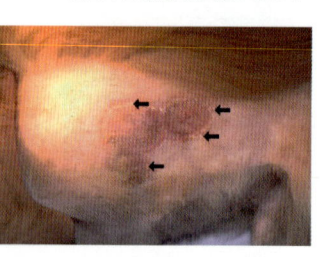
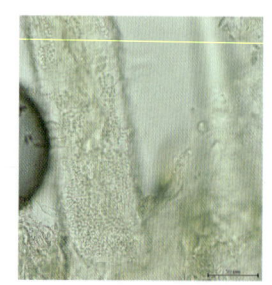

写真3　皮膚糸状菌症による環状紅斑。矢印の紅斑辺縁部を採取すると菌体が多い

写真4　被毛周囲に取り巻くM. canisの球形の分節分生子

（写真1〜4：加納　塁 原図）

犬・猫のトキソプラズマ症 （本文263頁）

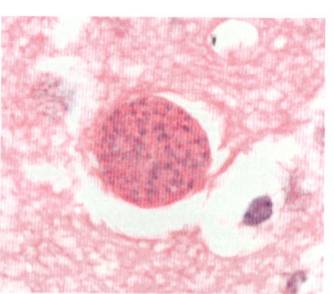

写真1　トキソプラズマの脳内シスト

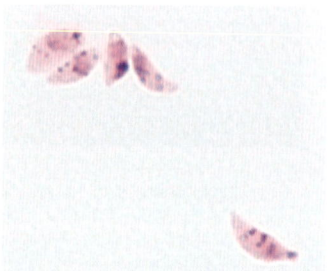

写真2　トキソプラズマのタキゾイト

（写真1，2：井上　昇 原図）

犬・猫のバベシア症 （本文265頁）

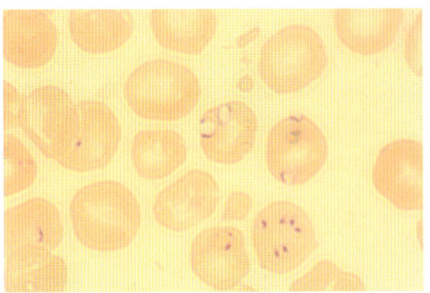

写真1　*Babesia gibsoni* の顕微鏡写真。小型で様々な形態の原虫が赤血球内に1～複数匹観察できる

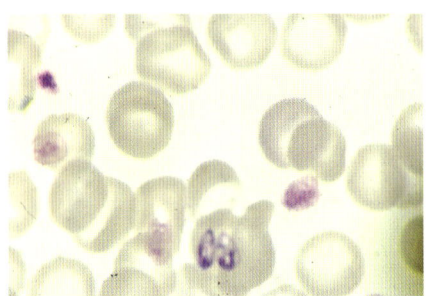

写真2　*B. canis* の顕微鏡写真。大型で卵円形の一対の原虫が赤血球内に観察できる

（写真1，2：前出吉光氏　提供）

蜜蜂

腐蛆病 （本文284頁）

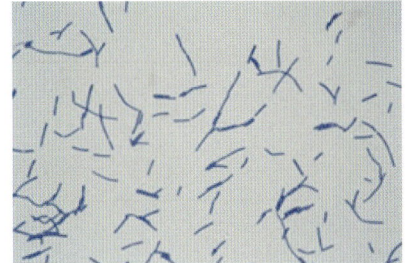

写真1　アメリカ腐蛆病菌のグラム染色像
（農研機構動衛研　提供）

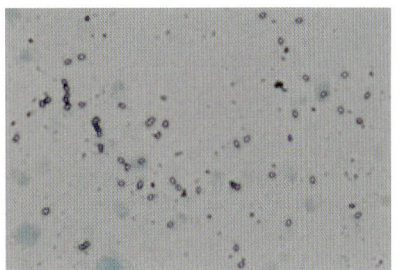

写真2　アメリカ腐蛆病菌の芽胞
（農研機構動衛研　提供）

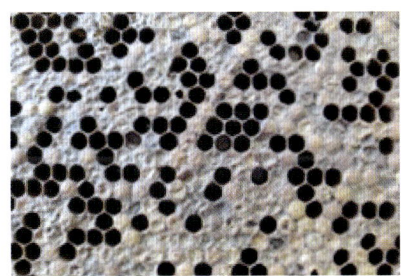

写真3　アメリカ腐蛆病を発症した蜂群の巣脾。蓋が凹んだり，穴が空いた巣房がみられる
（脇田嘉宏氏　提供）

写真4　アメリカ腐蛆病でみられる腐蛆。すくい上げると糸を引く
（牛山市忠氏　提供）

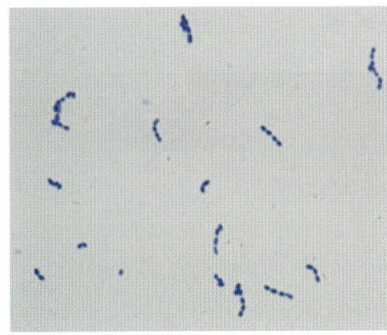

写真5　ヨーロッパ腐蛆病菌のグラム染色像
（農研機構動衛研　提供）

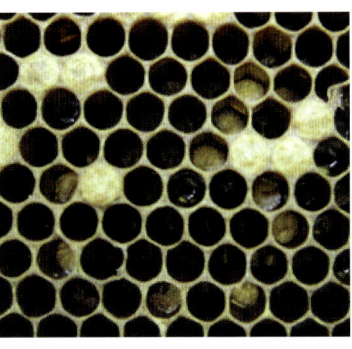

写真6　ヨーロッパ腐蛆病でみられる巣房内の腐蛆
（荒井理恵氏　提供）

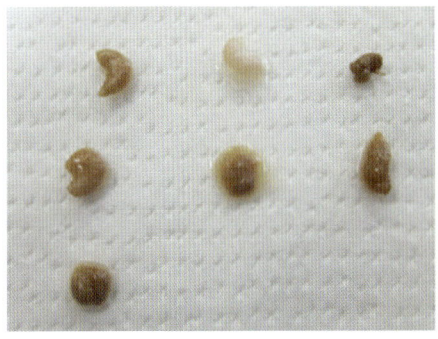

写真7　ヨーロッパ腐蛆病でみられる腐蛆。粘稠性はなく，水っぽい
（荒井理恵氏　提供）

魚類

マダイイリドウイルス感染症 （本文287頁）

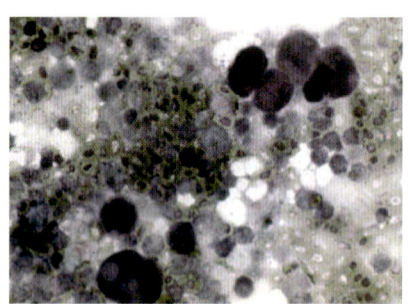

写真　イシガキダイ脾臓スタンプ標本に観察された異形肥大細胞。ギムザ染色

コイの上皮腫 （本文289頁）

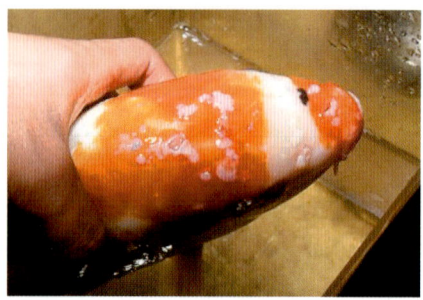

写真　ヘルペスウイルス感染（コイヘルペスウイルスとは別ウイルス）ニシキゴイに形成された頭部皮膚の上皮腫

リンホシスチス病 （本文289頁）

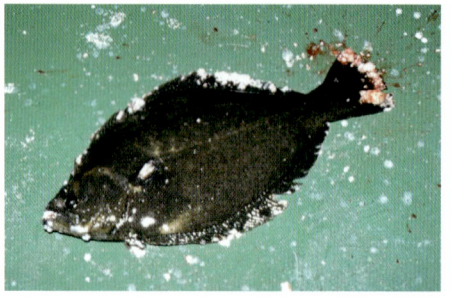

写真　ヒラメの体表と，鰭に形成されたリンホシスチス細胞の集塊からなる病巣

せっそう病 （本文291頁）

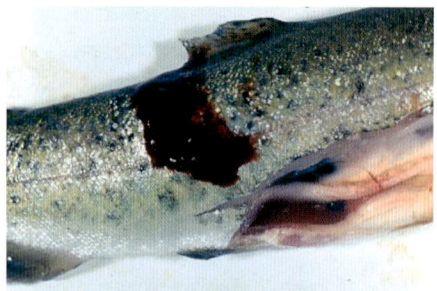

写真　体表に形成された膨隆患部の切開像。血液を混じた体液が流出

非定型エロモナス・サルモニサイダ症 （本文291頁）

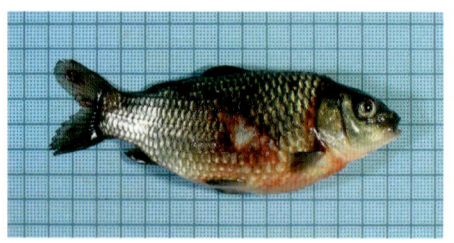

写真　コイ。体表の潰瘍形成と出血病変

細菌性冷水病 （本文292頁）

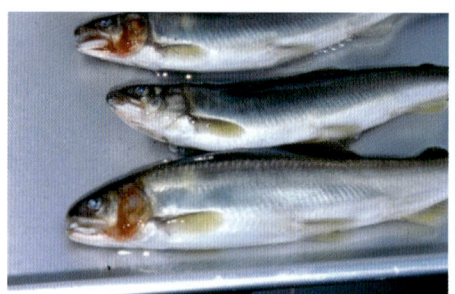

写真　罹患アユ鰓蓋の出血病変

類結節症（ブリのフォトバクテリウム症） （本文292頁）

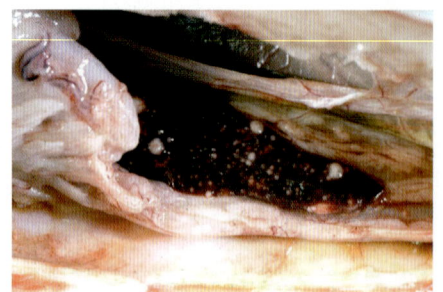

写真　ブリの脾臓に形成された多数の円形白色病巣

細菌性腎臓病 （本文293頁）

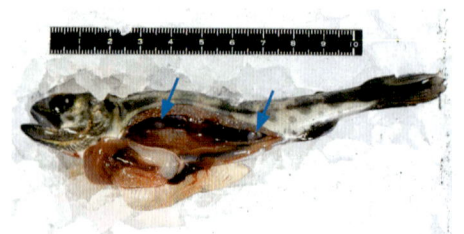

写真　ヤマメの腎臓に形成された膿瘍（矢印）

（写真すべて：児玉　洋氏　提供）

Infectious Diseases of Animals
5th Edition

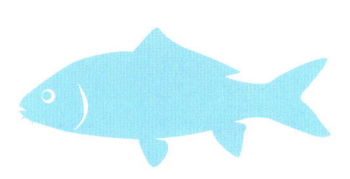

動物の感染症
〈第五版〉

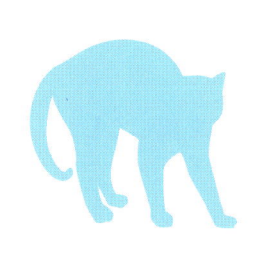

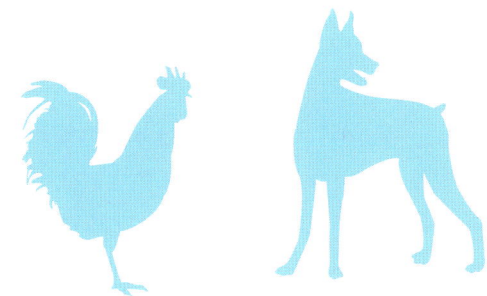
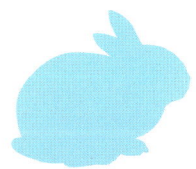

編 集

迫田義博

秋庭正人／末吉益雄／髙野友美

長井　誠／芳賀　猛／村瀬敏之

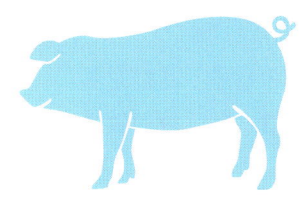
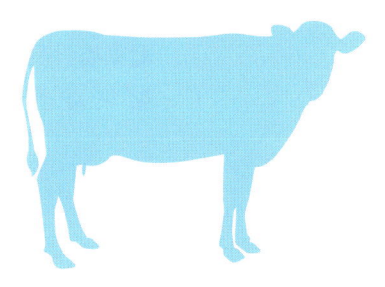
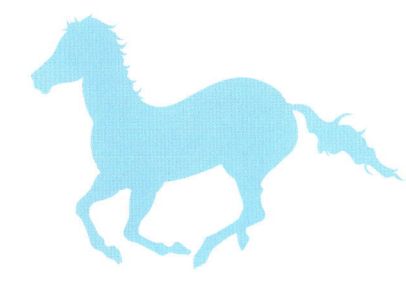

 近代出版

<第五版> 序

『動物の感染症〈第四版〉』刊行より6年が経過した。この間，動物感染症の発生状況はもとより，獣医学を取り巻く環境もさらに大きく変わりつつある。まず，高病原性鳥インフルエンザや豚熱に代表されるように野生動物に感染が拡大することにより，農場における感染症の発生リスクが高まっている。また野生動物における新興感染症の流行による産業動物，伴侶動物，人への感染や，2019年からの新型コロナウイルス感染症に代表されるように，人から動物に感染が広がる事例も顕在化してきた。さらに，家畜伝染病予防法に規定されている家畜伝染病および届出伝染病（監視伝染病）の27の名称については，国際的な名称の使用実態や，監視伝染病の名称が社会に与える影響が大きいこと，公益社団法人日本獣医学会から提言があったことを踏まえ，2020年（令和2）年に法律改正が行われ，名称が変更された。

一方，コア・カリキュラムに準拠した教科書も順次刊行され，動物感染症学については，近代出版から『獣医学教育モデル・コア・カリキュラム準拠 動物感染症学』が，また魚病学，家禽疾病学，寄生虫病学については他社から同様に出版されている。しかしこれまで発刊されているコア・カリキュラムに準拠している教科書は，各論の記載に量的に一定の制約を受けているため，獣医師，教員および学生がより深くその内容を学ぶために必要な詳細な最新情報を一括掲載することには限界がある。

前版の〈第四版〉では本書の前身である『獣医伝染病学』に立ち返って，総論の内容を新しくしながらコンパクト化することにより，なるべく新しく報告された感染症を採用するとともに，すでに採用されている感染症についても記述を充実させた。今回〈第五版〉では，〈第四版〉のコンセプトを継承した上で，まず総論について最新の知見を追記することが必要と考えた。さらに各論については，各感染症の名称を更新するとともに，新たに報告された感染症および野生動物に由来する動物の感染症についての記述を充実させることが必要と考えた。

以上のことから，〈第五版〉の編集方針を編集委員一同で以下のように定めた。
1．本書の母体である『獣医伝染病学』刊行の理念を踏襲する。
2．動物感染症分野の急速な技術革新と情報の蓄積に基づいて，最新の知識を提供する。
3．コアカリ準拠の教科書を補完する専門書として，個別疾病について読者の理解を深める。

病原体に対する理解が進み，ある程度発病の仕組みがわかってきた現在でも，撲滅された疾病の数は少ない。また野生動物における感染の拡大が動物や人に危害を加える状況は今後も懸念される。すべての動物の感染症の制御に立ち向かう獣医師，教員，学生の正しい知識と対策実行への一助となることを心から願っている。

2025年2月
編集委員長　迫田義博
編集委員　秋庭正人，末吉益雄，髙野友美
　　　　　長井　誠，芳賀　猛，村瀬敏之

獣医伝染病学初版への序

　前世紀の後葉，Kochによって発見された病原微生物は，その後多くの研究者によって続々発見され，また彼によって提唱された病原決定の3原則は，長く鉄則として信じられていた。

　このことは医学や獣医学に非常な進歩をもたらし，かつて策の施しようもなかった伝染病の防遏に道を拓いた世紀の大発見で，近代科学のうち人類の福祉に貢献した最も偉大なものの一つである。

　しかしながら，一方においてこのことは，当時扱われた人畜の伝染病が主として急性かつ激烈なものであったことにもよろうが，伝染病の病原論を極めて簡単なものにし，病原体さえあれば伝染病が成立するといった観念を植付ける結果になった。

　わたしは早くからこのことに疑問を抱き，さまざまな疾病を対象に長年研究の結果，人や動物の伝染病のうちには，病原体が必ず他からの伝播によって起こるものと，必ずしも他からの伝播によるものでなく常時健康な人や動物に保有されているものによって起こるもののあることを明らかにし，前者を他発性感染病，後者を自発性感染病としてすでに40数年前に自発性感染論を提唱した。

　自発性感染の場合，発病の要因は単に病原体側にあるのでなく宿主側にあるのであるが，その要因は極めて複雑で現在なお充分に解明されていないものが多い。また，多くの伝染病のうちには，かつてしばしばみられ，わたしが他発性感染病と呼んだもののなかには種々の防疫対策によって制圧され，家畜形態が画一的な多頭羽数飼育へと変遷したこともあって，今ではむしろ自発性感染病の範疇に入れられるべきものが多くなってきている。したがって現在では，古くから使われてきた伝染病という呼称はとかく誤解を招くおそれがあるので，できるならこの際，微生物によって起こる人畜の病気の総てを微生物病と呼ぶことにし，その中にかつてKochやPasteurらによって発見された伝染病もあるということにすればよいのであるが，伝染病あるいは感染病という呼称は古くから一般に使われているので今更それを変えることも問題である。

　呼称はともかく，微生物による疾病は前述のように理解されるべきであるというのがわたしの基本的な考え方であった。しかるに，従来の伝染病学者においてはほとんどこのような点にふれることなく，病原体病因論的に割り切った記載が多く，これでは伝染病を理解する上で大きな誤りを来すと思われたので，わたしは先にわたし共の研究をおりこんだ「家畜伝染病」（昭和33年8月，南江堂）を発行した。その後家畜伝染病の研究は急速に進み，20年前わたしが同書の序で述べておいたように，当時は種々の点から伝染病と考えられたが未だその病原が明らかでなかったもので現在は少なくとも主役を果たす原因が明らかとなったものもあり，さらに当時原因は明らかであるが発病要因が不明とされていたものが，現在ではそれらが明確となったものも出てきた。したがって，「家畜伝染病」はこの後版を重ねるごとに加筆訂正が行なわれたが，もはや根本的な改訂を行なわなければならない時期になったと考えていた。

　他方，わたし共獣医界が多年要望していた獣医教育の年限延長が漸く認められ，53年度から6年制教育が行なわれるようになった。これまでのような一般教養を含めての4年制教育においては，家畜伝染病は一授業科目としては講ぜられてはいたが到底充分な教育を行なうことができなかった。しかし，6年制教育においては，多くの大学において講座として取扱われるであろうから，授業時間も充分に割当てられるはずである。

　このような時期に，微生物による疾病を直接，間接にわたしと共に考えてきた，現在各大学において教鞭をとっている人たちがその教育体験を基に，新たな構想によるこの"獣医伝染病学"の刊行を企画した。

　本書の構成，内容については，上述のわたしの基本的な考え方のすべてを満たしているとは言えないが，その主たる目的が獣医教育にあること，さらに従来の成書には取りあげられていなかった"総論"には感染病を考える上に欠くことができない基本的な理論と実際防疫に必要な項目が盛り込まれていること，また各論においても実験動物，魚類の章が設けてあるなど，在来の型を破って多くの努力工夫がなされていることに対し，執筆者，編集委員に深く敬意を表したい。

　幸いに本書が，教育者，研究者ならびに家畜伝染病の防疫に携わっておられる実務家・臨床家の座右の書としてはもちろん，何よりもまず大学における教科書あるいは参考書として用いられるならば世に稗益するところ多大であると信ずる。この書が版を重ねながら発展してゆくことを期待しつつ，わたしの微生物による疾病についての考え方をいささか付け加えて序とした。

昭和54年1月　　越智　勇一

執筆者一覧 (五十音順)

※農研機構動衛研：農業・食品産業技術総合研究機構 動物衛生研究部門

(＊編集委員　＊＊編集委員長)

青木 博史	日本獣医生命科学大学獣医学部 獣医保健看護学科微生物・感染症学研究分野	
＊秋庭 正人	酪農学園大学獣医学群・獣医学類 感染・病理学分野獣医細菌学ユニット	
新井 暢夫	農研機構動衛研人獣共通感染症研究領域 腸管病原菌グループ	
池 郁生	理化学研究所バイオリソース研究センター	
伊藤 直人	岐阜大学応用生物科学部共同獣医学科 人獣共通感染症学研究室	
伊藤 直之	ヤマザキ動物看護大学動物看護学部	
伊藤 博哉	農研機構動衛研札幌研究拠点	
井上 昇	帯広畜産大学原虫病研究センター	
猪熊 壽	東京大学大学院農学生命科学研究科 獣医繁殖育種学研究室	
猪島 康雄	岐阜大学応用生物科学部共同獣医学科 食品環境衛生学研究室	
岩田 剛敏	農研機構動衛研人獣共通感染症研究領域 腸管病原菌グループ	
氏家 誠	日本獣医生命科学大学獣医学部獣医学科 獣医感染症学研究室	
笛吹 達史	鳥取大学農学部共同獣医学科 獣医衛生学	
内田 郁夫	酪農学園大学獣医学群	
内田 裕子	農研機構動衛研人獣共通感染症研究領域 新興ウイルスグループ	
遠藤 泰之	鹿児島大学共同獣医学部獣医学科 臨床獣医学講座伴侶動物内科学分野	
大倉 正稔	農研機構動衛研越境性家畜感染症研究領域 疫学・昆虫媒介感染症グループ	
大場 真己	東京農工大学農学部附属 感染症未来疫学研究センター	
大橋 和彦	北海道大学大学院獣医学研究院 国際連携推進室	
岡村 雅史	帯広畜産大学獣医学研究部門 基礎獣医学分野応用獣医学系微生物学	
小川 晴子	帯広畜産大学獣医学研究部門 基礎獣医学分野応用獣医学系	
小澤 真	鹿児島大学共同獣医学部獣医学科 病態予防獣医学講座	
小野 久弥	北里大学獣医学部獣医学科 人獣共通感染症学研究室	
甲斐知惠子	東京大学生産技術研究所 感染症制御学部門	
角田 勤	北里大学獣医学部獣医学科 獣医衛生学研究室	
片倉 文彦	日本大学生物資源科学部獣医学科 魚病/比較免疫学研究室	
加納 塁	帝京大学医真菌研究センター	
加茂前清尚	農林水産省消費・安全局 動物衛生課防疫企画班	
苅和 宏明	北海道大学大学院獣医学研究院 衛生学分野公衆衛生学教室	
河合 一洋	麻布大学獣医学部獣医学科 獣医衛生学研究室	
川治 聡子	農研機構動衛研動物感染症研究領域 細菌グループ	
川本 恵子	麻布大学獣医学部獣医学科 感染免疫学研究室	
木村久美子	農研機構動衛研衛生管理研究領域 病理・生産病グループ	
桐澤 力雄	東京大学大学院農学生命科学研究科 持続可能な自然再生科学研究寄付講座	
楠本 正博	農研機構動衛研人獣共通感染症研究領域 腸管病原菌グループ	
倉田 修	日本獣医生命科学大学獣医学部獣医学科 水族医学研究室	
小泉 信夫	国立感染症研究所細菌第一部第四室	
小西美佐子	農研機構動衛研越境性家畜感染症研究領域 疫学・昆虫媒介感染症グループ	
小林 芳史	農林水産省大臣官房環境バイオマス政策課	
近藤 高志	日本中央競馬会競走馬総合研究所 企画調整室	
今内 覚	北海道大学大学院獣医学研究院 病原制御学分野感染症学教室	
＊＊迫田 義博	北海道大学大学院獣医学研究院 微生物学教室	
佐々木宣哉	北里大学獣医学部獣医学科 実験動物学研究室	
芝原 友幸	農研機構動衛研衛生管理研究領域	
下地 善弘	ワクチノーバ株式会社	
下島 昌幸	国立感染症研究所ウイルス第一部第一室	
白藤 浩明	農研機構動衛研越境性家畜感染症研究領域 海外病グループ	
＊末吉 益雄	鹿児島大学共同獣医学部附属 南九州畜産獣医学教育研究(SKLV)センター	
鈴木 道雄	国立感染症研究所獣医科学部第一室	
須田 遊人	農研機構動衛研動物感染症研究領域 ウイルスグループ	
曽田 公輔	鳥取大学農学部共同獣医学科 獣医感染症学教育研究分野	
平 健介	麻布大学獣医学部獣医学科 寄生虫学研究室	
髙井 伸二	北里大学名誉教授	
髙木 道浩	農研機構動衛研疾病対策部	
＊髙野 友美	北里大学獣医学部獣医学科 獣医伝染病学研究室	
髙松 大輔	農研機構動衛研動物感染症研究領域 細菌グループ	

田仲 哲也	たなか てつや	東北大学大学院農学研究科・農学部 動物微生物学分野
田邊 太志	たなべ たいし	北里大学獣医学部獣医学科 獣医微生物学研究室
田原口智士	たはらぐちさとし	麻布大学獣医学部獣医学科 微生物学研究室
辻村 行司	つじむら こうじ	日本中央競馬会競走馬総合研究所 分子生物研究室
坪田 敏男	つぼた としお	北海道大学大学院獣医学研究院 野生動物学教室
遠矢 幸伸	とおや ゆきのぶ	日本大学生物資源科学部獣医学科 獣医微生物学研究室
朝長 啓造	ともなが けいぞう	京都大学医生物学研究所
*長井 誠	ながい まこと	麻布大学獣医学部獣医学科 伝染病学研究室
永田 礼子	ながた れいこ	農研機構動衛研疾病対策部 生物学的製剤製造室製造科
中村 純	なかむら じゅん	玉川大学名誉教授
西垣 一男	にしがき かずお	山口大学共同獣医学部共同獣医学科 獣医感染症学研究室
丹羽 秀和	にわ ひでかず	日本中央競馬会競走馬総合研究所 微生物研究室
根本 学	ねもと まなぶ	日本中央競馬会競走馬総合研究所 分子生物研究室
*芳賀 猛	はが たけし	東京大学大学院農学生命科学研究科 感染制御学研究室
秦 英司	はた えいじ	農研機構動衛研疾病対策部 生物学的製剤製造室安全管理科
畠間 真一	はたま しんいち	農業・食品産業技術総合研究機構 内部統制推進部研究インテグリティ室
早坂 大輔	はやさか だいすけ	山口大学共同獣医学部共同獣医学科 獣医微生物学教室
林谷 秀樹	はやしだに ひでき	東京農工大学大学院農学研究院 動物生命科学部門獣医衛生学研究室
林元 展人	はやしもと のぶひと	公益財団法人実中研 ICLASモニタリングセンター
坂内 天	ばんない ひろし	日本中央競馬会競走馬総合研究所 分子生物研究室
胡 東良	ふう どんりゃん	北里大学獣医学部獣医学科 人獣共通感染症学研究室
福士 秀人	ふくし ひでと	岐阜大学名誉教授
古谷 哲也	ふるや てつや	東京農工大学大学院農学研究院 獣医伝染病学研究室
星野尾歌織	ほしのお かおり	農研機構動衛研疾病対策部 生物学的製剤製造室品質保証科
堀内 基広	ほりうち もとひろ	北海道大学大学院獣医学研究院 獣医衛生学教室
前田 健	まえだ けん	国立感染症研究所獣医科学部
増田 恒幸	ますだ つねゆき	岡山理科大学獣医学部獣医学科 獣医動物衛生学
真瀬 昌司	ませ まさじ	農研機構動衛研人獣共通感染症研究領域
松井 裕佑	まつい ゆうすけ	農林水産省消費・安全局 動物衛生課病原体管理班
松鵜 彩	まつう あや	日本大学生物資源科学部獣医保健看護学科
松林 誠	まつばやし まこと	大阪公立大学大学院獣医学研究科 獣医学専攻獣医免疫学教室
松本高太郎	まつもとこうたろう	帯広畜産大学獣医学研究部門臨床獣医学分野 伴侶動物獣医療学系獣医内科学
丸山 総一	まるやま そういち	日本大学生物資源科学部獣医学科 獣医公衆衛生学研究室
三澤 尚明	みさわ なおあき	宮崎大学産業動物防疫リサーチセンター
水谷 哲也	みずたに てつや	東京農工大学農学部附属 感染症未来疫学研究センター
宮﨑 綾子	みやざき あやこ	農研機構動衛研動物感染症研究領域 ウイルスグループ
宮沢 孝幸	みやざわ たかゆき	京都生命科学研究所
向本 雅郁	むかもと まさふみ	大阪公立大学大学院獣医学研究科 獣医学専攻獣医感染症学教室
村上 晋	むらかみ しん	東京大学大学院農学生命科学研究科 獣医学専攻獣医微生物学研究室
村上 賢二	むらかみ けんじ	岩手大学獣医学部共同獣医学科 獣医微生物学研究室
*村瀬 敏之	むらせ としゆき	鳥取大学農学部共同獣医学科 病態獣医学講座獣医微生物学教育研究分野
村田 史郎	むらた しろう	北海道大学大学院獣医学研究院 病原制御学分野感染症学教室
森岡 一樹	もりおか かずき	農研機構動衛研越境性家畜感染症研究領域 海外病グループ
梁瀬 徹	やなせ とおる	農研機構動衛研越境性家畜感染症研究領域 疫学・昆虫媒介感染症グループ
山口 剛士	やまぐち つよし	鳥取大学農学部共同獣医学科 獣医衛生学教育研究分野
山﨑 真大	やまざき まひろ	岩手大学獣医学部共同獣医学科 小動物病態診断学研究室
山田 学	やまだ まなぶ	帯広畜産大学獣医学研究部門 基礎獣医学分野形態学系病理学
山田健太郎	やまだけんたろう	宮崎大学農学部獣医学科 獣医公衆衛生学研究室
大和 修	やまと おさむ	鹿児島大学共同獣医学部獣医学科 臨床獣医学講座臨床病理学分野
山中 隆史	やまなか たかし	日本中央競馬会競走馬総合研究所
山中 仁木	やまなか ひとき	信州大学基盤研究支援センター 動物実験支援部門
山根 大典	やまね だいすけ	東京都医学総合研究所 疾患制御研究分野
山本 佑	やまもと ゆう	農研機構動衛研衛生管理研究領域 病理・生産病グループ
山本 健久	やまもと たけひさ	農研機構動衛研越境性家畜感染症研究領域 疫学・昆虫媒介感染症グループ
横山 直明	よこやま なおあき	帯広畜産大学原虫病研究センター
和田 新平	わだ しんぺい	日本獣医生命科学大学獣医学部獣医学科 水族医学研究室
度会 雅久	わたらい まさひさ	山口大学共同獣医学部共同獣医学科 獣医公衆衛生学分野

（2025年1月現在）

凡　例

1. 用字・用語

用事・用語は特殊な専門用語以外は和文とし，次の辞典等を参考にした．
1) 日本獣医学会疾患名用語集 第七次改訂版(2023)：日本獣医学会疾患名用語委員会，https://ttjsvs.org/
2) 獣医微生物学 第5版(2025)：日本獣医学会 微生物学分科会，文永堂出版，東京.
3) 分子細胞生物学辞典(第2版)(2008)：村松正實・篠崎一雄他，東京化学同人，東京.
4) 微生物学用語集 英和・和英(2007)：日本細菌学会用語委員会編，南山堂，東京.
5) 第十八改正日本薬局方(2021)：医薬品医療機器レギュラトリーサイエンス財団編集，じほう，東京.
6) 生化学辞典(第4版)(2007)：今堀和友・山川民夫監修，東京化学同人，東京.
7) ステッドマン医学大辞典＜改訂第6版＞(2008)：メジカルビュー社，東京.
8) 新獣医学辞典(2008)：新獣医学辞典編集委員会，土井邦雄・山根義久監修，緑書房，東京.
9) 病性鑑定マニュアル第4版(2016)：農林水産省消費・安全局監修，
https://www.naro.affrc.go.jp/org/niah/disease_byosei-kantei2016/index.html

2. 病原微生物名・分類

　ウイルス：基本的に国際ウイルス分類委員会(ICTV)第9次報告〔Virus Taxonomy: Ninth Report of the International Committee on Taxonomy of Viruses(King AMQ, *et al.*, eds., Elsevier, 2011)〕に従ったが，同委員会の最新報告「Virus Taxonomy: 2023 Release」＜https://ictv.global/taxonomy＞と9次報告が異なる場合は，2023 Releaseに従った．

　細　　菌(リケッチア，クラミジア，マイコプラズマを含む)：学名は"List of Prokaryotic Names with Standing in Nomenclature(Euzéby JP)" https://lpsn.dsmz.deに従った．培養不可能な原核生物の暫定的な分類群は *Candidatus* を冠した．

　　※ただし，モリキューテス綱(マイコプラズマ)の分類の状況および属名 *Mycoplasma* の使用については各論冒頭(85頁)を参照．

　真　　菌：https://www.indexfungorum.org/names/names.aspに従った．

　原　　虫：①Parasitism: The diversity and ecology of animal parasites, (2nd ed.). Goater TM, *et al.*, Cambridge Univ. Press, 2014
　　　　　　②The Encyclopedia of Arthropod-transmitted Infections. Service MW, *et al.*, eds., CABI Publishing, 2002

3. 病　名

＜日本語の病名＞

下記に挙げる項目を考慮し，最も適当と思われるものを採用した．
1) 関連法規(家畜伝染病予防法等)で用いられている用例
2) 日本獣医学会が2019年に農林水産省に提言した伝染性疾病の名称に関する基本方針
　・ウイルス感染症に関しては「ウイルス名＋感染症」を用いる．
　・細菌，真菌および寄生虫による感染症については，「病原体名＋症」を用いる．
　・ただし地名，人名，症候名の後に「病」をつけた伝統的な疾患名が存在し，それらが一般的である場合にはそれに倣った．
3) 国際獣疫事務局(WOAH)等の国際機関が提唱する疾病名
4) 従来の慣用例
5) なお，病名の表示方法については次の事項を原則とした．
　① 特定の宿主における感染症が中心の場合，病名の前に「宿主名＋の」を付した．　例：豚の日本脳炎
　② 病名に宿主名が入っていて宿主名と病名の間に「の」を付さない場合
　　②-1) 監視伝染病　　例：牛伝染性鼻気管炎，牛カンピロバクター症，豚丹毒，豚赤痢，馬パラチフス
　　②-2) ウイルス名＋感染症による表示　　例：牛RSウイルス感染症
　　②-3) 慣用的な病名に宿主名が入っている場合　　例：豚インフルエンザ，豚胸膜肺炎，鶏パラチフス
　③ 同一病原体が多種類の宿主の病原となる場合で，その疾病を1カ所にまとめて記述する場合は宿主名を入れない．
　　　例：口蹄疫(牛のウイルス病の項目に収載するが，他の宿主についても記述する)
　④ 慣用的な病名であって，宿主が1種に限定される場合は宿主名を付さない．　　例：伝染性角結膜炎

＜英語の病名＞

文献で最も頻用されているものを用いた．学名・血清型以外の英語は，アメリカ英語で記載した．

4. 病名の後に上付で付した（複）（法）（届出）（特定）（人獣）（海外）

それぞれ次の意味を示す。

（複） ：同一微生物による種々の動物の重要な感染症であるが，複数の動物種について一括して記述したもの。
　　　　※ただし下記の場合は（複）を付さない。
　　　　・病名の前に「宿主名＋の」を付す場合（上記3.5)の①原則）
　　　　・監視伝染病における対象動物が，牛，めん羊・山羊，馬，豚，家きんおよび鳥類，犬・猫のどれかを含み，水牛，鹿，いのしし，およびその他の野生動物（野鳥）だけが追加される場合
　　　　・主たる宿主が，猿類，げっ歯類・うさぎ類，ミンク，蜜蜂，魚類，水生甲殻類，野生動物の場合
　　　　・監視伝染病以外は，主たる宿主が，分類学上近縁な種のみである場合（例：馬・ろば・らば）

（法） ：家畜伝染病（法定伝染病）
（届出）：届出伝染病
（特定）：持続的養殖生産確保法に規定された特定疾病
（人獣）：人と動物の共通感染症
（海外）：海外伝染病

略　語

2-ME:	2-mercaptoethanol　2-メルカプトエタノール	
AMP:	adenosine 5'-monophosphate　アデノシン5'-リン酸	
ATP:	adenosine 5'-triphosphate　アデノシン5'-三リン酸	
bp:	base pair　塩基対	
BSA:	bovine serum albumin　牛血清アルブミン	
cAMP:	cyclic AMP　サイクリックAMP（環状AMP）	
cDNA:	complementary DNA　相補的DNA	
CFU:	colony-forming unit　コロニー形成単位	
CPE:	cytopath (ogen) ic effect　細胞変性効果	
CO_2:	carbon dioxide, carbon dioxide gas　二酸化炭素，炭酸ガス	
COVID-19:	coronavirus disease 2019　新型コロナウイルス感染症	
DNA:	deoxyribonucleic acid　デオキシリボ核酸	
DNase:	deoxyribonuclease　デオキシリボヌクレアーゼ	
ED_{50}:	50% effective dose　50%効果量	
EDTA:	ethylenediaminetetraacetic acid　エチレンジアミン四酢酸	
ELISA:	enzyme-linked immunosorbent assay　酵素結合免疫吸着検査法（酵素免疫測定法）	
FAT:	fluorescent antibody technique　蛍光抗体法	
FCS:	fetal calf serum　牛胎子血清	
FITC:	fluorescein isothiocyanate　フルオレセインイソチオシアネート	
Hepes:	N-2-hydroxyethylpiperazine-N'-2-ethanesulfonic acid　N-2-ヒドロキシエチルピペラジン-N'-2-エタンスルホン酸	
HI:	hemagglutination inhibition　赤血球凝集抑制	
HPLC:	high-performance liquid chromatography　高速液体クロマトグラフィー	
ID_{50}:	50% infective or inhibiting dose　50%感染量（50%抑制量）	
IFN:	interferon　インターフェロン	
IL:	interleukin　インターロイキン	
IU:	international unit　国際単位	
kb:	kilobase　キロ塩基	
kDa:	kilodalton　キロダルトン	
LAMP:	loop-mediated isothermal amplification	
LD_{50}:	50% lethal dose　50%致死量	
LPS:	lipopolysaccharide　リポ多糖体	
LTR:	long terminal repeat　末端反復配列	
MEM:	minimum essential medium　最小必須培地	
MHC:	major histocompatibility complex　主要組織適合遺伝子複合体，主要組織適合(性)抗原	
MIC:	minimum inhibitory concentration　最小発育阻止濃度	
NaOH:	sodium hydroxide, caustic soda　水酸化ナトリウム，苛性ソーダ	
NAD:	nicotinamide adenine dinucleotide（V因子）　ニコチンアミドアデニンジヌクレオチド	
PAGE:	polyacrylamide gel electrophoresis　ポリアクリルアミドゲル電気泳動	
PBS:	phosphate-buffered saline　リン酸緩衝食塩液	
PCR:	polymerase chain reaction　ポリメラーゼ連鎖反応	
qPCR:	quantitative polymerase chain reaction　定量的ポリメラーゼ連鎖反応	
PFU:	plaque-forming unit　プラーク形成単位	
RT-PCR:	reverse transcriptase-polymerase chain reaction　逆転写-ポリメラーゼ連鎖反応	
RT-qPCR:	reverse transcriptase-quantitative polymerase chain reaction　逆転写-定量的ポリメラーゼ連鎖反応	
RNA:	ribonucleic acid　リボ核酸	
S:	Svedberg unit of sedimentation coefficient　スヴェドベリ沈降係数	
SDS:	sodium dodecyl sulfate　ドデシル硫酸ナトリウム	
SPF:	specific pathogen-free	
$TCID_{50}$:	median tissue culture infective dose　50%組織培養感染量	
TGF:	transforming growth factor　トランスフォーミング成長因子	
TNF:	tumor necrosis factor　腫瘍壊死因子	
U:	unit　単位

CF反応:	complement fixation reaction
HE染色:	hematoxylin eosin staining
PAS染色:	periodic acid-Schiff staining
VP試験:	Voges-Proskauer test

FAO:	Food and Agriculture Organization of the United Nations　国際連合食糧農業機関
WHO:	World Health Organization　世界保健機関
WOAH:	World Organization for Animal Health　国際獣疫事務局
農研機構 動衛研:	国立研究開発法人 農業・食品産業技術総合研究機構 動物衛生研究部門

目次

序 …………………………… ii
獣医伝染病学初版への序 ……… iii
執筆者一覧 …………………… iv
凡 例 ………………………… vi
略 語 ………………………… viii

口絵写真

牛 …………………………… 2
めん羊・山羊 ………………… 14
馬 …………………………… 14
豚 …………………………… 16
家きんおよび鳥類 …………… 21
犬・猫 ………………………… 26
蜜蜂 ………………………… 31
魚類 ………………………… 32

総 論

I 感染症の成立と発病機序 2

1. 感染症の成立 2
- 1 感染症と伝染病 2
- 2 宿主と病原体の関係 2
  - 1) 宿主と寄生体の闘い 3
  - 2) 宿主と病原体の共進化 3
  - 3) 病原体の強毒化と弱毒化
    —病原体への自然選択圧 5
- 3 感染症の成立要因 6
  - 1) 感染源 6
  - 2) 伝播経路 7
  - 3) 感染・発症に関与する宿主要因 8
- 4 新興・再興感染症 8
  - 1) 新興感染症（emerging infectious disease） 8
  - 2) 再興感染症（reemerging infectious disease） 8
- 5 人と動物の共通感染症（人獣共通感染症） 9
  - 1) 家畜から人に感染する疾患 10
  - 2) 犬，猫等の伴侶動物から人に感染する疾患 10
  - 3) 野生動物を介する人の疾病 10
  - 4) 食品が媒介する共通感染症 10
- 6 越境性動物感染症（越境性動物疾病, transboundary animal disease：TAD） 10

2. 感染と発病機序 11
- 1 細菌感染と発病 11
  - 1) 細菌の表面構造と宿主免疫系の反応 11
  - 2) 細菌の病原性 12
- 2 ウイルス感染と発病 14
  - 1) 侵入門戸 14
  - 2) ウイルスの体内での伝播 14
  - 3) ウイルスの病原性 14
- 3 発病機序 18
  - 1) 全身感染症 19
  - 2) 下痢 19
  - 3) 呼吸器性疾病 19
  - 4) 流産 20
  - 5) 神経症状，運動障害 21

3. 感染症の対策 21
- 1 感染症の対策 21
- 2 感染源対策 22

1) 消毒　22
　　　2) 感染動物の摘発と感染源の除去　22
　　　3) ベクター対策　22
　3　感染経路対策　22
　　　1) 検疫　22
　　　2) 閉鎖的飼育　23
　　　3) バイオセキュリティ　23
　　　4) HACCPによる衛生監視体制　23
　4　感受性宿主対策　23
　　　1) 発症前の対策　23
　　　2) 発症後の対策　24
　5　伝染病の撲滅　24
　6　家畜の疾病撲滅対策の意義　24

II　感染の経路と経過（局所感染と全身感染）　25
　1　感染の経路（侵入門戸）　25
　　　1) 皮膚　25
　　　2) 粘膜　25
　2　体内での拡散　26
　　　1) 血行性の拡散　26
　　　2) リンパ行性の拡散　27
　　　3) 神経行性の拡散　27
　　　4) 中枢神経系への侵入　28
　　　5) 胎子への感染　28
　3　感染の経過　28
　　　1) 急性感染　28
　　　2) 持続感染　28
　4　持続感染の成立機序　29
　　　1) 免疫寛容　29
　　　2) エスケープ変異　29
　　　3) 潜伏　29
　　　4) 遺伝子組み込み　29

III　感染症の実験室内診断とバイオハザード　30
1.　細菌，ウイルス，原虫，真菌感染症の病原・血清診断　30
　1　検査材料の取り扱い（採取，輸送）　30
　　　1) 検査材料の採取　30
　　　2) 主要検査材料別の採取方法　30
　　　3) 病原体別の検査材料採取　31
　　　4) 検査材料の輸送　32
　　　5) 分離株の保存　32
　2　検査法の概要　32
　　　1) 微生物の分離　33
　　　2) 微生物あるいはその構成成分の検出　35
　　　3) 血清学的検査法　37

　3　検査の進め方および結果の読み取り　39
2.　バイオハザード対策　39
　　　バイオハザードと病原体等の安全管理　39
　　　　＜国立感染症研究所病原体等安全管理規程＞　41

IV　感染症の予防と治療　44
1.　感染症の予防　44
　1　予防接種　44
　2　ワクチンの歴史　44
　3　動物感染症とその病原体を用いた
　　　ワクチン研究の歴史　45
　　　1) 家きんコレラ　45
　　　2) 炭疽　45
　　　3) 豚丹毒　45
　　　4) 狂犬病　45
　　　5) サルモネラ症と豚熱（旧 豚コレラ）　45
　　　6) 破傷風（トキソイドワクチンの開発）　46
　4　ワクチンの種類　46
　　　1) 弱毒生ワクチン　46
　　　2) 不活化ワクチン　46
　　　3) 核酸ワクチン　47
　　　4) アジュバント　47
　5　ワクチンの作用機序と病原体の排除　48
　　　1) 弱毒生ウイルスワクチン　48
　　　2) 弱毒生菌ワクチン　48
　　　3) 不活化ワクチン　48
　　　4) mRNAワクチン　48
　6　ワクチン接種による副反応　48
　　　1) 免疫反応による副反応　48
　　　2) 猫の注射部位肉腫　49
　　　3) ワクチン製剤の品質不備に起因する副反応　49
　7　感染症の予防・制御例　49
　　　1) ワクチンによる感染症の根絶　49
　　　2) 口蹄疫ワクチン（口蹄疫備蓄ワクチン）　50
　　　3) 牛伝染性リンパ腫の清浄化　51
　　　4) ベクターコントロールによる感染症制御　52
　　　5) 駆虫薬を使用した寄生虫病制御　52
　8　病原体の免疫回避　52
　　　1) 自然免疫からの回避機構　52
　　　2) 獲得免疫からの回避機構　52
　9　次世代の感染症予防法　54
　　　1) 核酸ワクチン　54
　　　2) 細菌ベクターワクチン　55
　　　3) 組換え植物経口ワクチン　55
　　　4) プロバイオティクス，プレバイオティクス　55
2.　細菌感染症に対する化学療法（抗菌化学療法）　56

1　抗菌薬の作用機序　*56*
　　1）ペプチドグリカン合成阻害薬　*56*
　　2）細胞膜阻害薬　*58*
　　3）蛋白質合成阻害薬　*58*
　　4）核酸合成阻害薬　*58*
　　5）代謝阻害薬　*58*
　　6）RNA合成阻害薬　*58*
2　抗菌薬の選択と使用　*58*
　　1）抗菌薬感受性とブレイクポイント　*58*
　　2）作用特性　*59*
　　3）体内動態　*59*
　　4）抗菌薬使用の実際　*59*
　　5）副作用　*60*
3　抗菌薬耐性　*60*
　　1）抗菌薬耐性とは　*60*
　　2）耐性の生化学的機構　*60*
　　3）耐性獲得の遺伝的機構　*61*
　　4）耐性菌の顕在化　*62*
　　5）適合負担（フィットネスコスト）　*62*
　　6）耐性菌の出現を防ぐための抗菌薬投与法　*62*
　　7）抗菌薬の慎重使用　*62*

V　関連法規の概要　*63*
1　家畜伝染病予防法（要約）　*63*
　　1）総則　*63*
　　2）家畜の伝染性疾病の発生の予防　*63*
　　3）家畜の伝染性疾病のまん延の防止　*66*
　　4）輸出入検疫　*68*
　　5）病原体の所持に関する措置　*68*
　　6）雑則　*69*
　　7）罰則　*69*
2　飼養衛生管理基準　*69*
　　1）飼養衛生管理基準の内容　*69*
　　2）口蹄疫等の発生を踏まえた改正（2011年）　*70*
　　3）改正後5年経過を踏まえた改正（2017年）　*70*
　　4）豚熱の発生を踏まえた改正（2020年）　*70*
　　5）大規模養鶏場における高病原性鳥インフルエンザの発生を踏まえた改正（2021年）　*70*
3　狂犬病予防法（要約）　*70*
　　1）適用範囲　*71*
　　2）通常措置　*71*
　　3）狂犬病発生時の措置　*71*
　　4）犬等の輸出入検疫規則（要約）　*71*
4　感染症の予防及び感染症の患者に対する医療に関する法律（感染症法：要約）　*72*
　　1）獣医師等の責務　*72*
　　2）定義等　*72*
　　3）獣医師の届出　*72*
　　4）感染症の病原体を媒介するおそれのある動物の輸入に関する措置　*72*
　　5）特定病原体等　*75*
5　家畜の伝染病防疫組織　*75*
　　1）国および地方公共団体の責務　*75*
　　2）家畜防疫実施体制の整備　*77*

VI　伝染病の防疫の実際　*78*
1　伝染病の防疫にかかわる法令や基準　*78*
2　伝染病の発生から終息まで〔例：高病原性鳥インフルエンザ（HPAI）を中心に〕　*78*
3　伝染病の検査と診断（例：HPAI）　*79*
　　1）農場での検査　*79*
　　2）都道府県家畜保健衛生所での検査　*79*
　　3）（国研）農業・食品産業技術総合研究機構動物衛生研究部門による確定検査　*80*
　　4）都道府県家畜保健衛生所における検査精度の管理・維持および検査方法の開発　*80*
　　5）ウイルス学的性状解析　*80*
Column　2010年口蹄疫防疫　*81*

VII　動物の感染症と微生物に関する主な事跡　*83*

各論

疾病別 主な症状一覧 ………… 86

牛

（ウイルス病）
1. 口蹄疫(複)(法)(海外) ……………… 94
2. 牛疫(複)(法)(海外) ………………… 95
3. イバラキ病(届出) …………………… 96
4. 牛伝染性鼻気管炎(届出) …………… 97
5. 牛ウイルス性下痢(届出) …………… 98
6. アカバネ病(複)(届出) ……………… 99
7. 牛伝染性リンパ腫(届出) …………… 101
8. 水疱性口内炎(複)(法)(人獣)(海外)
   ……… 102
9. 牛流行熱(届出) ……………………… 103
10. 牛RSウイルス感染症 ……………… 104
11. アデノウイルス感染症(複) ……… 105
12. ロタウイルス感染症(複)(人獣) …… 106
13. アイノウイルス感染症(届出) …… 107
14. チュウザン病(複) ………………… 108
15. 悪性カタル熱(複)(届出) ………… 108
16. 牛パラインフルエンザ …………… 109
17. 牛コロナウイルス感染症 ………… 109
18. 牛乳頭炎 …………………………… 110
19. 牛免疫不全ウイルス感染症 ……… 110
20. 牛丘疹性口内炎(届出)(人獣) …… 110
21. ランピースキン病(届出) ………… 111
22. 牛痘(人獣)(海外) ………………… 111
23. 偽牛痘(人獣) ……………………… 112
24. クリミア・コンゴ出血熱(人獣)(海外)
    …… 112
25. 牛乳頭腫 …………………………… 112
26. 牛ライノウイルス感染症 ………… 112
27. 牛エンテロウイルス感染症 ……… 113
28. 牛トロウイルス感染症 …………… 113
29. 牛パルボウイルス感染症 ………… 113
30. ジェンブラナ病(海外) …………… 113
31. シュマレンベルクウイルス
    感染症(海外) ……………………… 114
32. アストロウイルス感染症(複) …… 114
33. D型インフルエンザ(複) ………… 114
34. ピートンウイルス感染症 ………… 115
    □ブルータング(複)(届出)
      めん羊・山羊の項 150頁参照
    □リフトバレー熱(複)(法)(人獣)(海外)
      めん羊・山羊の項 152頁参照
    □ボルナウイルス感染症(複)(人獣)
      馬の項 167頁参照
    □レオウイルス感染症(複)(人獣)
      豚の項 187頁参照
    □狂犬病(複)(法)(人獣)(海外)
      犬・猫の項 238頁参照

（プリオン病）
35. 牛海綿状脳症(人獣)
    （伝達性海綿状脳症(法)） …… 115

（細菌病）
36. 炭疽(複)(法)(人獣) ………………… 116
37. 結核(複)(法)(人獣) ………………… 117
38. ブルセラ症(複)(法)(人獣) ………… 118
39. ヨーネ病(複)(法) …………………… 119
40. 牛のサルモネラ症(届出)(人獣) …… 121
41-1. 牛の乳房炎 ……………………… 122
41-2. 牛の腸内細菌目細菌による
      乳房炎 …………………………… 123
42. 牛の出血性敗血症(法) ……………… 123
43. 子牛のパスツレラ症 ……………… 124
44. 牛カンピロバクター症(届出) …… 125
45. レプトスピラ症(複)(届出)(人獣) … 125
46. 気腫疽(複)(届出) ………………… 126
47. 悪性水腫(複)(人獣) ……………… 127
48. エンテロトキセミア(複)(人獣) … 128
49. 牛の細菌性血色素尿症 …………… 128
50. 子牛の大腸菌性下痢(人獣) ……… 129
51. 壊死桿菌症(複) …………………… 130
52. リステリア症(複)(人獣) ………… 130
53. 牛のヒストフィルス・ソムニ症
    …… 131
54. 牛の膀胱炎および腎盂腎炎 ……… 131
55. 伝染性角結膜炎 …………………… 132
56. 牛の放線菌症 ……………………… 132
57. 牛のアクチノバチルス・リグニエ
    レジー症 ………………………… 133
58. 牛の趾乳頭腫症 …………………… 133
59. デルマトフィルス症
    （デルマトフィリス・コンゴレ
    ンシス症)(複)(人獣) ………… 133
60. 牛のノカルジア症(人獣) ………… 134
61. 牛のボツリヌス症 ………………… 134
    □類鼻疽(複)(届出)(人獣)(海外)
      馬の項 169頁参照
    □破傷風(複)(届出)(人獣)
      馬の項 170頁参照
    □馬のロドコッカス・エクイ症(複)(人獣)
      馬の項 171頁参照
    □トゥルエペレラ・ピヨゲネス症(複)
      豚の項 201頁参照

（マイコプラズマ病）
62. 牛肺疫(法) ………………………… 134
63. 牛のマイコプラズマ肺炎 ………… 135
64. 牛のマイコプラズマ乳房炎 ……… 136
65. ヘモプラズマ症
    （エペリスロゾーン症）(複) … 137

（リケッチア病）
66. アナプラズマ症(複)(法) ………… 137
67. 牛のコクシエラ症(Q熱)(人獣)
    …… 138
68. 放牧熱(複) ………………………… 139
69. 水心嚢(複)(海外) ………………… 139

（クラミジア病）
70. 牛の流産・不妊症 ………………… 139
71. 散発性牛脳脊髄炎 ………………… 139
72. 牛の多発性関節炎 ………………… 139

（真菌症）
73. 皮膚糸状菌症(複)(人獣) ………… 140
74. 真菌中毒症(複) …………………… 141
75. カンジダ症(複) …………………… 142
76. アスペルギルス症(複) …………… 142
77. ムーコル症(複) …………………… 143
78. 牛の真菌性乳房炎 ………………… 143
79. 牛の真菌性流産 …………………… 144

（原虫病）
80. 牛のタイレリア症(法)
    （ピロプラズマ症(法)） ……… 144
81. 牛のバベシア症(法)
    （ピロプラズマ症(法)） ……… 145
82. 牛のトリパノソーマ症(届出)(人獣)(海外)
    （トリパノソーマ症(届出)(海外)）

　　　　　　　　　　　　……146
83. 牛のネオスポラ症[届出]
　　　（ネオスポラ症[届出]）………147
84. 牛のトリコモナス症[届出]
　　　（トリコモナス症[届出]）……148
85. 牛のクリプトスポリジウム症[人獣]
　　　　　　　　　　　　……148
86. 牛のコクシジウム症………149
87. 牛のベスノイティア症[海外]…149
□サルコチスティス症[複][人獣]
　　　　豚の項 207頁参照

（外部寄生虫病）
88. 牛バエ幼虫症[複][届出][人獣]……149

めん羊・山羊

（ウイルス病）
1. 伝染性膿疱性皮膚炎[届出][人獣] 150
2. ブルータング[複][届出]………150
3. 山羊関節炎・脳炎[届出]………151
4. マエディ・ビスナ[届出]………151
5. リフトバレー熱[複][法][人獣][海外]
　　　　　　　　　　　　……152
6. ナイロビ羊病[届出][人獣][海外]……152
7. 小反芻獣疫[法][海外]…………153
8. 羊痘[届出][海外]，山羊痘[届出][海外]
　　　　　　　　　　　　……153
9. 跳躍病[人獣][海外]……………153
10. ウェッセルスブロン病[人獣][海外]
　　　　　　　　　　　　……154
11. 羊肺腺腫………………………154
12. ボーダー病……………………154
□口蹄疫[複][法][海外]
　　　　牛の項 94頁参照
□牛疫[複][法][海外]　牛の項 95頁参照
□アカバネ病[複][届出]
　　　　牛の項 99頁参照
□アデノウイルス感染症[複]
　　　　牛の項 105頁参照
□チュウザン病[複][届出]
　　　　牛の項 108頁参照
□悪性カタル熱[複][届出]
　　　　牛の項 108頁参照
□レオウイルス感染症[複][人獣]
　　　　豚の項 187頁参照
□狂犬病[複][法][人獣][海外]
　　　　犬・猫の項 238頁参照

（プリオン病）
13. スクレイピー
　　　（伝達性海綿状脳症[法]）……155

（細菌病）
14. 野兎病[複][届出][人獣]…………155
15. めん羊・山羊の仮性結核[人獣]
　　　　　　　　　　　　……156
16. めん羊赤痢……………………156
17. めん羊のクロストリジウム症
　　　　　　　　　　　　……156
18. めん羊の伝染性趾間皮膚炎……156
19. めん羊の豚丹毒菌症[人獣]……157
□炭疽
　　　　牛の項 116頁参照
□結核[複][法][人獣]
　　　　牛の項 117頁参照
□ブルセラ症[複][法][人獣]
　　　　牛の項 118頁参照
□ヨーネ病[複][法]
　　　　牛の項 119頁参照
□気腫疽[複][届出]
　　　　牛の項 126頁参照
□悪性水腫[複][人獣]
　　　　牛の項 127頁参照
□リステリア症[複][人獣]
　　　　牛の項 130頁参照
□デルマトフィルス症（デルマトフィリス・コンゴレンシス症）[複][人獣]
　　　　牛の項 133頁参照
□類鼻疽[複][届出][人獣][海外]
　　　　馬の項 169頁参照
□馬のロドコッカス・エクイ症[複][人獣]
　　　　馬の項 171頁参照

（マイコプラズマ病）
20. 山羊伝染性胸膜肺炎[届出][海外]
　　　　　　　　　　　　……157
21. 伝染性無乳症[届出]……………157
□ヘモプラズマ症（エペリスロゾーン症）[複]　牛の項 137頁参照

（リケッチア病）
22. 伝染性眼炎[海外]………………158
□放牧熱[複]　牛の項 139頁参照
□水心嚢[複][海外]
　　　　牛の項 139頁参照

（クラミジア）
23. 流行性羊流産[届出][人獣][海外]……158

24. めん羊の多発性関節炎[海外]…158

（真菌症）
□皮膚糸状菌症[複][人獣]
　　　　牛の項 140頁参照
□真菌中毒症[複]
　　　　牛の項 141頁参照
□カンジダ症[複]
　　　　牛の項 142頁参照

（原虫病）
□トキソプラズマ症[複][届出][人獣]
　　　　豚の項 206頁参照
□サルコシスティス症[複][人獣]
　　　　豚の項 207頁参照

（外部寄生虫病）
25. めん羊の疥癬[届出]（疥癬[届出]）
　　　　　　　　　　　　……159

馬

（ウイルス病）
1. 馬伝染性貧血[法]………………160
2. 馬の日本脳炎[人獣]（流行性脳炎[法]）
　　　　　　　　　　　　……160
3. ウエストナイルウイルス
　　　感染症[複][人獣][海外]
　　　（流行性脳炎[法]）…………161
4. アフリカ馬疫[法][海外]…………162
5. 東部馬脳炎[人獣]
　　　（流行性脳炎[法]）…………162
6. 西部馬脳炎[人獣]
　　　（流行性脳炎[法]）…………163
7. ベネズエラ馬脳炎[人獣][海外]
　　　（流行性脳炎[法]）…………164
8. 馬鼻肺炎[届出]…………………164
9. 馬インフルエンザ[届出]………165
10. 馬ウイルス性動脈炎[届出][海外] 166
11. ヘンドラウイルス
　　　感染症[届出][人獣][海外]……166
12. 馬痘[届出]………………………167
13. ボルナウイルス感染症[複][人獣]
　　　　　　　　　　　　……167
14. 馬のゲタウイルス感染症[人獣]
　　　　　　　　　　　　……168
15. 馬媾疹……………………………168
16. 馬鼻炎AおよびBウイルス感染症
　　　　　　　　　　　　……168
□水疱性口内炎[複][法][人獣][海外]

xiii

　　　　　　　　牛の項 102頁参照
□アデノウイルス感染症(複)
　　　　　　　　牛の項 105頁参照
□ロタウイルス感染症(複)(人獣)
　　　　　　　　牛の項 106頁参照
□ニパウイルス感染症(複)(届出)(人獣)
(海外)　　　　　豚の項 184頁参照
□狂犬病(複)(法)(人獣)(海外)
　　　　　　犬・猫の項 238頁参照

(細菌病)
17. 鼻疽(法)(人獣)(海外) ············169
18. 類鼻疽(複)(届出)(人獣)(海外) ······169
19. 破傷風(複)(届出)(人獣) ··········170
20. 馬伝染性子宮炎(届出)(海外) ····171
21. 馬のロドコッカス・エクイ症(複)
　　(人獣) ························171
22. 馬パラチフス(届出) ············172
23. 馬のアクチノバチルス症 ····173
24. 腺疫 ·························173
25. 馬のレンサ球菌症 ············173
□炭疽(複)(法)(人獣)
　　　　　　　　牛の項 116頁参照
□悪性水腫(複)(人獣)
　　　　　　　　牛の項 127頁参照
□デルマトフィルス症(デルマトフィ
　リス・コンゴレンシス症)(複)(人獣)
　　　　　　　　牛の項 133頁参照
□野兎病(複)(届出)(人獣)
　　　　　めん羊・山羊の項 155頁参照
□腸腺腫症候群(複)
　　　　　　　　豚の項 200頁参照

(リケッチア病)
26. 馬のポトマック熱(海外) ········174

(真菌症)
27. 仮性皮疽(届出)(人獣)(海外) ········174
28. 馬の皮膚糸状菌症(一部複)(一部人獣)
　　·····························174
29. 喉嚢真菌症 ····················174
□真菌中毒症(複)
　　　　　　　　牛の項 141頁参照
□ムーコル症(複)
　　　　　　　　牛の項 143頁参照

(原虫病)
30. 馬のピロプラズマ症
　　(ピロプラズマ症(法)) ········175
31. 馬のトリパノソーマ症

　　(トリパノソーマ症(届出))(海外)
　　·····························175

(外部寄生虫病)
□牛バエ幼虫症(複)(届出)(人獣)
　　　　　　　　牛の項 149頁参照

豚

(ウイルス病)
1. 豚熱(法) ·······················177
2. アフリカ豚熱(法)(海外) ········178
3. 豚の日本脳炎(人獣)
　　(流行性脳炎(法)) ············179
4. 豚水疱病(法)(海外) ············180
5. オーエスキー病(複)(届出) ·····180
6. 伝染性胃腸炎(届出) ············181
7. 豚繁殖・呼吸障害症候群(届出)
　　·····························182
8. 豚テシオウイルス性
　　脳脊髄炎(届出) ··············183
9. 豚流行性下痢(届出) ············184
10. 豚水疱疹(届出)(海外) ··········184
11. ニパウイルス
　　感染症(複)(届出)(人獣)(海外) ····184
12. 豚インフルエンザ(人獣) ······185
13. E型肝炎(人獣) ················185
14. 豚パルボウイルス感染症 ····185
15. 豚血球凝集性脳脊髄炎 ········186
16. 豚サーコウイルス関連感染症
　　1) 豚の離乳後多臓器性
　　　 発育不良症候群 ············186
　　2) 豚皮膚炎腎症症候群 ········187
17. 豚サイトメガロウイルス感染症
　　·····························187
18. レオウイルス感染症(複)(人獣) ····187
19. 豚呼吸器コロナウイルス感染症
　　·····························187
20. 豚のゲタウイルス感染症(人獣)
　　·····························188
21. 豚の脳心筋炎 ················188
22. 先天性振戦 ··················188
23. 豚痘 ·························188
24. 青目病 ······················189
25. セネカウイルス感染症 ········189
□口蹄疫(複)(法)(海外)
　　　　　　　　牛の項 94頁参照
□牛疫(複)(法)(海外)
　　　　　　　　牛の項 95頁参照
□アカバネ病(複)(届出)

　　　　　　　　牛の項 99頁参照
□水疱性口内炎(複)(法)(人獣)(海外)
　　　　　　　　牛の項 102頁参照
□アデノウイルス感染症(複)
　　　　　　　　牛の項 105頁参照
□ロタウイルス感染症(複)(人獣)
　　　　　　　　牛の項 106頁参照
□アストロウイルス感染症(複)
　　　　　　　　牛の項 114頁参照
□D型インフルエンザ(複)
　　　　　　　　牛の項 114頁参照
□狂犬病(複)(法)(人獣)(海外)
　　　　　　犬・猫の項 238頁参照

(細菌病)
26. 豚丹毒(届出)(人獣) ············189
27. 萎縮性鼻炎(届出) ············191
28. 豚の大腸菌症(人獣) ··········192
29. 豚のサルモネラ症
　　(サルモネラ症(届出))(人獣) ··193
30. 豚赤痢(届出) ················194
31. 豚のパスツレラ肺炎 ·········195
32. 豚胸膜肺炎 ··················196
33. グレーサー病 ················197
34. 豚のレンサ球菌症(人獣) ······198
35. 滲出性表皮炎 ················199
36. 腸腺腫症候群(複) ············200
37. トゥルエペレラ・ピヨゲネス症(複)
　　·····························201
38. 豚のブドウ球菌症 ············202
39. 豚の抗酸菌症 ················202
40. 豚のエルシニア症(人獣) ······203
41. 豚のアクチノバチルス症 ····203
42. 豚の膀胱炎および腎盂腎炎 ··204
43. 豚の緑膿菌症 ················204
44. 豚のバクテロイデス・フラジリス
　　症 ···························204
□炭疽(複)(法)(人獣)
　　　　　　　　牛の項 116頁参照
□結核(複)(法)(人獣)
　　　　　　　　牛の項 117頁参照
□ブルセラ症(複)(法)(人獣)
　　　　　　　　牛の項 118頁参照
□レプトスピラ症(複)(届出)(人獣)
　　　　　　　　牛の項 125頁参照
□悪性水腫(複)(人獣)
　　　　　　　　牛の項 127頁参照
□エンテロトキセミア(複)(人獣)
　　　　　　　　牛の項 128頁参照
□壊死桿菌症(人獣)

牛の項 130頁参照
□デルマトフィルス症(デルマトフィリス・コンゴレンシス症)(複)(人獣)
　　　　牛の項 133頁参照
□野兎病(複)(届出)(人獣)
　　　めん羊・山羊の項 155頁参照
□類鼻疽(複)(届出)(人獣)(海外)
　　　　馬の項 169頁参照
□馬のロドコッカス・エクイ症(複)(人獣)
　　　　馬の項 171頁参照

(マイコプラズマ病)
45. 豚のマイコプラズマ症 ……… 204
□ヘモプラズマ症(エペリスロゾーン症)(複)　牛の項 137頁参照

(クラミジア病)
46. 豚のクラミジア症 ………… 205

(真菌症)
47. 豚のニューモシスチス・カリニ症 …… 206
□皮膚糸状菌症(複)(人獣)
　　　　牛の項 140頁参照
□真菌中毒症(複)
　　　　牛の項 141頁参照
□カンジダ症(複)
　　　　牛の項 142頁参照
□ムーコル症(複)
　　　　牛の項 143頁参照

(原虫病)
48. トキソプラズマ症(複)(届出)(人獣) …… 206
49. サルコシスティス症(複)(人獣) …… 207
50. 豚の大腸バランチジウム症(人獣) …… 207

(線虫病)
51. 豚の旋毛虫症(人獣) ……… 207

家きんおよび鳥類

(ウイルス病)
1. ニューカッスル病(法)(人獣)
　　低病原性ニューカッスル病(届出)(人獣) ……… 208
2. 高病原性鳥インフルエンザ(法)(人獣)
　　低病原性鳥インフルエンザ(法)(人獣)
　　鳥インフルエンザ(届出) ……… 209
3. 鶏白血病(届出) …………… 210
4. マレック病(届出) ………… 211
5. 鶏伝染性気管支炎(届出) ……… 212
6. 鶏伝染性喉頭気管炎(届出) …… 213
7. 禽痘
　1) 鶏痘(届出) ……………… 214
　2) 鳩痘 …………………… 214
　3) カナリア痘 …………… 214
8. 伝染性ファブリキウス嚢病(届出) …… 214
9. 鶏のウイルス性関節炎／腱鞘炎 …… 215
10. 鶏脳脊髄炎 ……………… 216
11. 鶏アデノウイルス感染症 …… 216
12. 産卵低下症候群-1976 …… 217
13. 鶏貧血ウイルス感染症 …… 217
14. 家きんの鳥メタニューモウイルス感染症 …… 218
15. あひるウイルス性肝炎(届出) …… 218
16. あひるウイルス性腸炎(届出)(海外) …… 219
17. 細網内皮症ウイルス感染症 …… 219
18. 鶏腎炎ウイルス感染症 …… 220
19. ウイルス性腺胃炎 ………… 220
20. ブロイラーの発育不良症候群 220
21. 鳥類のパラミクソウイルス感染症 …… 220
22. うずら気管支炎(海外) ……… 221
23. 七面鳥のウイルス性肝炎(海外) …… 221
24. 七面鳥のコロナウイルス性腸炎(海外) …… 221
25. 七面鳥の出血性腸炎(海外) …… 221
26. 七面鳥のリンパ増殖病(海外) …… 222
27. 七面鳥のアストロウイルス感染症(海外) …… 222
28. がちょうパルボウイルス感染症 …… 222
29. オウム・インコ類のヘルペスウイルス感染症 …… 222
30. 鳥類のポリオーマウイルス感染症 …… 222
31. オウム・インコ類のサーコウイルス感染症 …… 223
32. あひるのテンブスウイルス感染症(海外) …… 223
□ロタウイルス感染症(複)(人獣)
　　　　牛の項 106頁参照
□ウエストナイルウイルス感染症(複)(人獣)(海外) (流行性脳炎(法))
　　　　馬の項 161頁参照
□ボルナウイルス感染症(複)(人獣)
　　　　馬の項 167頁参照

(細菌病)
33. 家きんのサルモネラ症
　1) ひな白痢(家きんサルモネラ症(法)) …… 223
　2) 家きんチフス(家きんサルモネラ症(法)) …… 224
　3) 鶏パラチフス(人獣) …… 224
　4) 鶏のサルモネラ症(サルモネラ症(届出))(人獣) …… 225
34. 家きんコレラ(法) ………… 225
35. 家きんのクロストリジウム症
　1) 潰瘍性腸炎(うずら病) …… 226
　2) 壊死性腸炎 …………… 226
　3) 壊疽性皮膚炎 ………… 227
　4) 鳥類のボツリヌス症 …… 227
36. 伝染性コリーザ ………… 227
37. 鶏の大腸菌症(人獣) ……… 228
38. 鶏のブドウ球菌症 ………… 229
39. 鳥結核(届出) ……………… 229
40. オルニソバクテリウム・ライノトラケアレ症 …… 230
41. 鶏のカンピロバクター症(人獣) …… 230
42. 鳥類の仮性結核 ………… 230
43. 家きんの豚丹毒菌症 ……… 230
44. 家きんのアナチペスティファー症 …… 231
45. 家きんのレンサ球菌症および腸球菌症 …… 231
46. 家きんのボレリア・アンセリナ症 …… 231
47. 七面鳥コリーザ …………… 231
48. 七面鳥のアリゾナ症 ……… 231
□野兎病(複)(届出)(人獣)
　　　めん羊・山羊の項 155頁参照

(マイコプラズマ病)
49-1. 鳥マイコプラズマ症(届出)(家きんの呼吸器性マイコプラズマ症) …… 232
49-2. 鳥マイコプラズマ症(届出)(家きんのマイコプラズマ滑膜炎) …… 233
50. 七面鳥のマイコプラズマ・メリアグリデス症 …… 233

(クラミジア病)
51. 鳥類のクラミジア症(人獣) ……234

(リケッチア病)
52. エジプチアネラ症(海外) ………234

(真菌症)
□皮膚糸状菌症(複)(人獣)
　　　　　　　牛の項　140頁参照
□真菌中毒症(複)
　　　　　　　牛の項　141頁参照
□カンジダ症(複)
　　　　　　　牛の項　142頁参照
□アスペルギルス症(複)(人獣)
　　　　　　　牛の項　142頁参照

(原虫病)
53. 鶏のコクシジウム症 ………235
54. ロイコチトゾーン症(届出) ……236
55. 鶏マラリア ………………236
56. ヒストモナス・メレアグリディス症 ……237
57. 鶏のクリプトスポリジウム症 ……237

犬・猫

(ウイルス病)
1. 狂犬病(複)(法)(人獣)(海外) ………238
2. 犬ジステンパー ……………239
3. 犬パルボウイルス感染症 ……240
4. 犬伝染性肝炎 ………………241
5. 犬伝染性喉頭気管炎 ………242
6. 犬パラインフルエンザウイルス感染症 ……………242
7. 犬ヘルペスウイルス感染症 …243
8. 犬コロナウイルス感染症 ……244
9. 猫白血病ウイルス感染症 ……244
10. 猫免疫不全ウイルス感染症 …245
11. 猫汎白血球減少症 …………246
12. 猫伝染性腹膜炎／猫腸コロナウイルス感染症 …247
13. 重症熱性血小板減少症候群（SFTS）(人獣) ……………249
14. 猫カリシウイルス感染症 ……249
15. 猫ウイルス性鼻気管炎 ………250
16. 犬のパピローマウイルス感染症 ……251
17. 犬呼吸器コロナウイルス感染症 ……251
18. 猫のポックスウイルス感染症(人獣) ………………251
19. 犬インフルエンザ……………252
20. 猫モルビリウイルス感染症 ‥252
□ロタウイルス感染症(複)(人獣)
　　　　　　　牛の項　106頁参照
□ボルナウイルス感染症(複)(人獣)
　　　　　　　馬の項　167頁参照
□オーエスキー病(複)(届出)
　　　　　　　豚の項　180頁参照
□レオウイルス感染症(複)(人獣)
　　　　　　　豚の項　187頁参照

(細菌病)
21. 犬のレプトスピラ症(届出)(人獣) 252
22. 犬のブルセラ症(人獣) …………253
23. 犬のライム病(人獣) ……………254
24. 犬・猫のカンピロバクター症(人獣) ……255
25. 犬・猫のサルモネラ症(人獣) ‥255
26. 犬・猫のボルデテラ・ブロンキセプチカ症 ………256
27. 猫ひっかき病(人獣) ……………256
28. 犬・猫のカプノサイトファーガ症(人獣) …………256
29. 犬・猫のパスツレラ症(人獣) ……256
30. 犬・猫の非結核性抗酸菌症(人獣) ……257
□デルマトフィルス症(デルマトフィリス・コンゴレンシス症)(複)(人獣)
　　　　　　　牛の項　133頁参照
□野兎病(複)(届出)(人獣)
　　　　　めん羊・山羊の項　155頁参照
□破傷風(複)(届出)(人獣)
　　　　　　　馬の項　170頁参照
□馬のロドコッカス・エクイ症(複)(人獣)
　　　　　　　馬の項　171頁参照

(マイコプラズマ病)
31. 猫ヘモプラズマ症(赤血球指向性マイコプラズマ症) ………257

(リケッチア病)
32. 犬のエールリヒア症(人獣) ……258
33. ロッキー山紅斑熱(人獣)(海外) …259
34. サケ中毒(海外) ………………259

(クラミジア病)
35. クラミジア・フェリス症(猫のクラミジア症) ……………259

(真菌症)
36. 犬・猫のクリプトコックス症(人獣) ……259
37. 犬・猫の皮膚糸状菌症(人獣) …260
38. 犬・猫のヒストプラズマ症(人獣) ……261
39. 犬・猫のカンジダ症(人獣) ……261
40. 犬・猫のマラセチア症(人獣) …261
41. 犬・猫のニューモシスチス肺炎 ……261
42. 犬・猫のブラストミセス症(人獣)(海外) ……………262
43. 犬・猫のコクシジオイデス症(人獣) ……262
44. 犬・猫のスポロトリコーシス症(人獣) ……………262
45. 犬・猫のリノスポリジウム症(人獣) ……262
46. 犬・猫のプロトテカ症(人獣) …263
□アスペルギルス症(複)(人獣)
　　　　　　　牛の項　142頁参照

(原虫病)
47. 犬・猫のトキソプラズマ症(人獣) ……263
48. 犬・猫の腸管内原虫感染症
　1) ジアルジア症(人獣) ………264
　2) トリコモナス症(人獣) ………264
　3) アメーバ症(人獣) …………264
　4) 大腸バランチジウム症(バランチジウム・コリ症)(人獣) ‥265
49. 犬・猫のバベシア症 ………265
50. 犬・猫のクリプトスポリジウム症(人獣) ……………266
51. 犬のネオスポラ・カニナム症 ……266
52. 犬・猫の腸管内コクシジウム病 ……267
53. 犬・猫のトリパノソーマ症(人獣)(海外) ……………267
54. 犬のリーシュマニア症(人獣)(海外) ……267
55. 犬・猫のエンセファリトゾーン・クニクリ症(人獣) ………268
56. 犬のヘパトゾーン症 ………268
57. 自由生活性アメーバ感染症 ‥268
58. サイトークゾーン・フェリス症(海外) ……………268

猿類

(ウイルス病)
1. Bウイルス感染症(人獣) ……269
2. マールブルグ病(人獣) ………269
3. エボラ出血熱(人獣) …………269
4. エムポックス(人獣) …………269
5. サル出血熱 ……………………270

(細菌病)
6. 猿の赤痢(人獣) ………………270
7. 猿の結核(人獣) ………………270

(原虫病)
8. 猿のマラリア(人獣) …………270
9. 猿のアメーバ赤痢(人獣) ……271

げっ歯類・うさぎ類

(ウイルス病)
1. 腎症候性出血熱(人獣) ………272
2. センダイウイルス感染症 ……272
3. マウス肝炎ウイルス感染症
   (マウスコロナウイルス感染症) ……272
4. マウスノロウイルス感染症 …272
5. 兎粘液腫(届出)(海外) …………273
6. 兎出血病(届出) ………………273
7. リンパ球性脈絡髄膜炎(人獣) …273
8. アルゼンチン出血熱(人獣) …273
9. ボリビア出血熱(人獣) ………274
10. ベネズエラ出血熱(人獣) ……274
11. ハンタウイルス肺症候群(人獣) ……274
12. ラッサ熱(人獣) ………………274
13. 唾液腺涙腺炎 …………………275
14. マウスパルボウイルス感染症 ……275
15. ラットパルボウイルス感染症 ……275
16. マウス幼子下痢 ………………275
17. エクトロメリア(奇肢症) ……276
18. 乳酸脱水素酵素上昇ウイルス感染症 ……276
19. マウス白血病 …………………276
20. マウスアデノウイルス感染症 ……276

(細菌病)
21. モルモット・うさぎの仮性結核(人獣) ……277
22. げっ歯類のサルモネラ症(人獣) ……277
23. ストレプトバチラス・モニリフォルミス症(人獣) ……277
24. ティザー病 ……………………277
25. ネズミコリネ菌症 ……………277
26. げっ歯類のローデンティバクター症 ……278
27. うさぎのパスツレラ症(うさぎのパスツレラ・マルトシダ症) ……278
28. げっ歯類のヘリコバクター症 ……278
29. げっ歯類の溶血レンサ球菌症 ……278
30. げっ歯類の肺炎球菌症 ………278
31. 気管支敗血症菌症 ……………279
32. マウスの腸粘膜肥厚症 ………279
33. うさぎのスピロヘータ症 ……279
34. 緑膿菌感染症 …………………279
35. マウス・ラットのフィロバクテリウム症(CARバチルス症) ……280
□ 野兎病(複)(届出)(人獣)
   めん羊・山羊の項 155頁参照

(マイコプラズマ病)
36. マウス・ラットのマイコプラズマ肺炎 ……280
37. ラットの関節炎 ………………280
38. マウスの回転病 ………………280

(真菌症)
□ 皮膚糸状菌症(複)(人獣)
   牛の項 140頁参照

(原虫病)
39. 実験動物のコクシジウム症 …281
40. うさぎのエンセファリトゾーン症(人獣) ……281
41. げっ歯類のジアルジア症(人獣) …281
42. スピロヌクレウス・ムリス症 ……281

ミンク

(ウイルス病)
1. ミンクアリューシャン病 ……282
2. ミンク腸炎 ……………………282

(プリオン病)
3. 伝達性ミンク脳症 ……………282

(細菌病)
4. ミンクの出血性肺炎 …………282
5. ミンクのボツリヌス症 ………282

蜜蜂

(ウイルス病)
1. サックブルード病 ……………284

(細菌病)
2. 腐蛆病(法)
   1) アメリカ腐蛆病 ……………284
   2) ヨーロッパ腐蛆病 …………284

(真菌症)
3. チョーク病(届出)
   (チョークブルード) ………285
4. ノゼマ症(届出) ………………285

(原虫病)
5. バロア症(届出) ………………285
6. アカリンダニ症(届出) ………286

魚類

(ウイルス病)
1. 伝染性膵臓壊死症 ……………287
2. 伝染性造血器壊死症 …………287
3. コイヘルペスウイルス感染症(特定) ……287
4. マダイイリドウイルス感染症 ……287
5. ウイルス性腹水症 ……………288
6. コイの春ウイルス血症(特定)(海外) ……288
7. ヒラメラブドウイルス感染症 …288
8. ウイルス性出血性敗血症(特定:Ⅳa型を除く) ……288
9. サケ科のヘルペスウイルス感染症 ……289
10. コイの上皮腫(ヘルペスウイルス性乳頭腫，ポックス病，鯉痘) ……289
11. リンホシスチス病 ……………289
12. ウイルス性神経壊死症 ………289
13. トラフグの口白症 ……………290
14. 赤血球封入体症候群 …………290

15. ウイルス性血管内皮壊死症 ‥290
16. 流行性造血器壊死症(特定)(海外)
　　　　　　　　　　　　‥‥290

（細菌病）
17. せっそう病 ……………………291
18. 非定型エロモナス・
　　サルモニサイダ症 ………291
19. エロモナス・ハイドロフィラ症
　　　　　　　　　　　　‥‥291
20. ビブリオ症 ……………………291
21. エドワジエラ症 ……………292
22. 細菌性冷水病 …………………292
23. カラムナリス病 ……………292
24. 細菌性鰓病 ……………………292
25. 類結節症（ブリのフォトバクテリウム症）………………292
26. 海水魚のノカルジア・セリオレ症
　　　　　　　　　　　　‥‥293
27. ラクトコッカス・ガルビエ症
　　　　　　　　　　　　‥‥293
28. 魚類のレンサ球菌症(人獣)‥293
29. 細菌性腎臓病 …………………293
30. 滑走細菌症 ……………………294
31. レッドマウス病(特定) ………294
32. 非結核性抗酸菌症(人獣)……294
33. アユのシュードモナス症
　　（細菌性出血性腹水症）……294
34. ピシリケッチア・
　　サルモニス症(特定)(海外)‥‥295
35. 細菌性溶血性黄疸 ……………295

（真菌症）
36. ミズカビ病 ……………………295
37. 流行性肉芽腫性アファノマイセス症（真菌性肉芽腫症）………295
38. サケ科魚類稚魚の内臓真菌症
　　　　　　　　　　　　‥‥295
39. オクロコニス症 ……………295

40. 胃鼓脹症 ………………………296

（原虫病）
41. 白点病 …………………………296
42. イクチオホヌス・ホフェリ症
　　　　　　　　　　　　‥‥296
43. アミルウージニウム・オセラタム症 ……………………………296
44. イクチオボド症 ……………296
45. ミクロスポリジウム・セリオレ症
　　　　　　　　　　　　‥‥296
46. グルゲア・プレコグロッシ症
　　　　　　　　　　　　‥‥297
47. ヘテロスポリス・アンギラルム症
　　　　　　　　　　　　‥‥297
48. キロドネラ症 …………………297
49. エピスチリス症 ……………297
50. トリコジナ症 …………………297
51. マイアミエンシス・アビダス症
　　　　　　　　　　　　‥‥297

（粘液胞子虫病）
52. 旋回病(特定)(海外) ……………298
53. 粘液胞子虫性側弯症 ………298
54. 粘液胞子虫性やせ病 ………298
55. コイ稚魚の鰓ミクソボルス症
　　　　　　　　　　　　‥‥298
56. 筋肉クドア症 …………………298

水生甲殻類

（ウイルス病）
1. バキュロウイルス性
　　中腸腺壊死症(特定) …………300
2. クルマエビ急性ウイルス血症
　　（ホワイト・スポット病）‥300
3. イエローヘッド病(特定)(海外) ‥300
4. 伝染性皮下造血器壊死症(特定)(海外)
　　　　　　　　　　　　‥‥300

5. バキュロウイルス・
　　ペナエイ感染症(特定)(海外)‥300
6. タウラ症候群(特定)(海外) ………300

（細菌病）
7. クルマエビのビブリオ症 ‥301
8. エビの急性肝膵臓壊死症(特定)
　　　　　　　　　　　　‥‥301

（真菌症）
9. フサリウム症 …………………301

その他の飼育動物および野生動物

（ウイルス病）
1. 海獣類のモルビリウイルス
　　感染症(海外) …………………302
2. ヤブノウサギ症候群(海外) ‥‥302
3. リッサウイルス感染症(人獣)(海外)
　　　　　　　　　　　　‥‥302
4. 重症急性呼吸器症候群
　　（SARS）(人獣)(海外) …………302
5. 中東呼吸器症候群
　　（MERS）(人獣)(海外) …………302
6. 新型コロナウイルス
　　（SARS-CoV-2)感染症(人獣)‥303

（プリオン病）
7. 慢性消耗病(海外) ……………303

（細菌病）
8. 象の結核(人獣)(海外) ……………303

（リケッチア病）
9. 日本紅斑熱(人獣) ………………303

（原虫病）
10. アライグマの回虫症 ………304

写真出典・提供者一覧 ………305
索引 ……………………………308

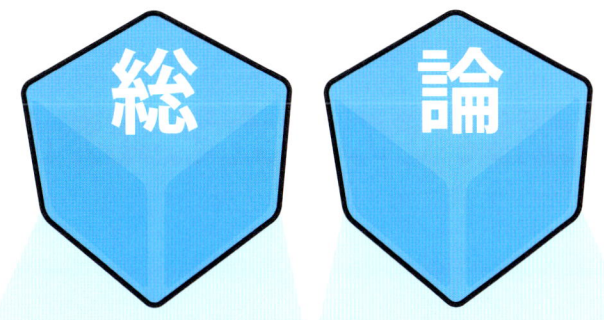

Ⅰ	感染症の成立と発病機序	2
Ⅱ	感染の経路と経過（局所感染と全身感染）	25
Ⅲ	感染症の実験室内診断とバイオハザード	30
Ⅳ	感染症の予防と治療	44
Ⅴ	関連法規の概要	63
Ⅵ	伝染病の防疫の実際	78
Ⅶ	動物の感染症と微生物に関する主な事跡	83

動物の感染症 総論

I 感染症の成立と発病機序

1. 感染症の成立

1 感染症と伝染病

病原微生物が動物体内に侵入，増殖して発病する疾病を感染症と呼ぶが，感染症と伝染病はしばしば混同して用いられている。狭義では伝染病は感染症のうち個体（人あるいは動物）から個体に感染が広がり重篤となる疾病をいう。感染症は必ずしも個体から個体への伝播だけではない。しかしながら，歴史的および行政的な理由から「家畜伝染病予防法施行令」で監視伝染病に定められている疾病には，狭義の伝染病に該当しない感染症も含まれている。

例えば，豚から豚に感染して，高い致死率を示す豚熱は伝染病である。しかし，芽胞で汚染された土壌から感染する破傷風や炭疽の自然感染事例，食品を介して感染する細菌性食中毒は感染症ではあるが，動物から動物に感染するわけではないので，狭義の伝染病には該当しない。

伝染病は人間の歴史に深い爪痕を残してきた。最も恐れられたのは黒死病，すなわちペストである。しかし多くの伝染病は抗菌薬やワクチンの開発と衛生環境の改善により制圧されてきた。また，科学的知見の蓄積で，多様な感染症の実態が判明し，以前，伝染病と呼ばれていたものも，狭義の伝染病の定義に当てはまらないものも出てきた。さらに人に関する感染症予防の中心となる法規の名称についても，明治年間に制定された「伝染病予防法」が1999年に廃止され，「感染症の予防及び感染症の患者に対する医療に関する法律」（いわゆる「感染症法」）が施行され，「伝染病」の文字が消えた。「感染症法」の前文には，過去に感染症の患者等に対するいわれのない差別や偏見が存在したという事実を重く受け止め，これを教訓として今後に生かすことが必要と謳われている。このようなことから，人では伝染病という言葉は次第に使われなくなり，感染症という場合が多い。

獣医領域においても，昔から家畜の伝染病は脅威とされ，最も恐れられたものは伝播力の強い牛疫や口蹄疫である。21世紀の今日でも，口蹄疫や高病原性鳥インフルエンザの発生は続いており，2010年宮崎県で発生した口蹄疫にみられるように，一旦発生すると社会的，経済的被害は甚大なものとなる。家畜に関しては，経済的価値や貿易への影響等から，殺処分等を含む強制的な措置が求められている感染症があり，感染症予防の中心となる法規が「家畜伝染病予防法」であることから，伝染病という言葉がしばしば使われている。

さらに2019年末からの新型コロナウイルス感染症（COVID-19）の世界的な流行（パンデミック）は，地球規模で未曾有の健康被害，経済被害等を引き起こしている。このように，家畜の伝染病を含む感染症は今なお，動物間のみならず，現代社会の脅威となっている。

2 宿主と病原体の関係

微生物（細菌やウイルス等）が宿主（動物）に感染する過程は宿主－寄生体関係（host-parasite relationship）と呼ばれ，微生物の感染は宿主（動物）と寄生体（微生物）の2種の異なる生物間の相互作用によって起こる。宿主と寄生体との組み合わせとして，両者が互いに利益を得る共生（symbiosis）と，寄生体が一方的に利益を得る寄生（parasitism）がある。

共生の例としては，牛とルーメン内の細菌叢の関係がある。ルーメン内の細菌叢は牛から栄養を得る一方で，牛が分解できないセルロースを分解することにより，牛がセルロースを食物として利用できるようにしている。また，共生の中で片方が利益を得ているのに対して，もう一方は何の利益も不利益も被らない関係を片利共生という。例えば，トリパノソーマ原虫とこれを媒介するツェツェバエの関係がそうであり，トリパノソーマ原虫は利益を得るが，ツェツェバエは原虫の寄生等で特段利益も不利益も被らない。寄生は，寄生体のみが利益を得て，宿主は害を受ける関係であり，多くの感染症が該当する。病原微生物は自らの生存のために宿主である動物に感染し，動物に障害（病気）を与える。この場合，宿主は病原微生物の感染に対して免疫等の様々な手段で対抗する。

現在，地球上で感染症を全く持たない生物は存在しない。地球上に生命が誕生してから，感染症はいつの時代から始まったのだろうか？

小さな細菌でも，これらに感染するウイルスが知られている。細菌より大きい多細胞生物でウイルス感染のない生物はいない。ウイルスが進化のどの時代に出現したかは明らかではないが，地球上に生命が出現した40億年ほど前と考えられる。また，細菌感染も進化の極めて古い時代からあったと考えられる。多細胞生物（宿主）は，この地球上に出現した極めて早い時期からウイルスや細菌の感染を受け，これらとの闘いの中でお互いに進化してきた。これを共進化という。

米国の生物学者Lynn Margulisは「すべての複雑な多細胞生物は簡単な単細胞生物を吸収して進化してきた，つまり寄生に始まり共生に至る」という説を提唱している。ここでいう共生の例として，真核生物が酸素を利用するのに不可欠な細胞器官であるミトコンドリアがある。「ミトコンドリアは細菌が真核生物に感染して進化の過程で共生したものと考えられる。地球上に最初の生命体として出現した原核生物である古細菌は嫌気性の条件下で発酵によりエネルギーを得ていた。しかし，光合成を行うラン藻類の出現により酸素が大量に発生し，嫌気性の古細菌にとっては有害となった。そこで酸素を利用してエネルギーを産生す

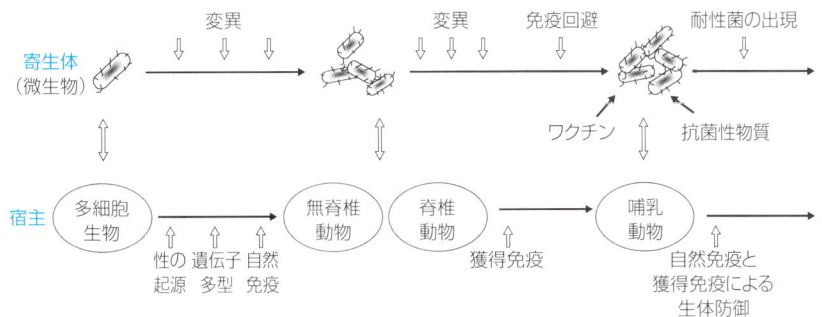

宿主は，微生物の感染に対して雄と雌の交配による遺伝子多型を作り出したり，免疫系の発達，抗菌性物質，ワクチンにより対抗してきた。一方，寄生体は急速な変異による免疫回避や耐性菌の出現等の逃避のメカニズムを進化させてきた。このように宿主・寄生体はともに共進化を続けている。

図I-1 宿主（動物）と寄生体（微生物）の共進化

る好気性細菌を寄生させたのがミトコンドリアであろう」というのがMargulisの共生説である。このミトコンドリアが真核生物に引き継がれて現在に至った。この事実は，細菌感染はすでに単細胞生物の時代からあったことを物語っている。宿主も寄生体も共進化することによって，敵対から最終的には適応という状態に至るのかもしれない。

病原微生物における宿主－寄生体関係の変遷は，微生物がどのように自然界で生存を図っているかを示している。感染症と微生物に関する主な事跡を「Ⅶ　動物の感染症と微生物に関する主な事跡」83頁に示した。

1）宿主と寄生体の闘い

感染症は地球上に生命が出現した早い時期からあったと考えられる。寄生体である微生物にとって，宿主体内は，変化の激しい自然環境とは異なり安定していて，栄養も供給されるので大変恵まれた環境である。しかし，宿主にとって一部の微生物は大変危険な存在であり，場合によっては命を奪われることもある。

そこで，宿主は免疫等の様々な防御機構を発達させて，寄生体を排除しようとした。一方で，寄生体である微生物は巧みに宿主の攻撃をすり抜けようとする。こうして宿主と寄生体の間では各々の生存のための戦いがなされ，以下の結果となる。

①宿主が敗北して死滅する。この場合，微生物は他の宿主に伝播（感染）しない限り死滅する。
②寄生体が敗北して体内から排除される。
③宿主と寄生体が妥協して共生関係を保つ。

宿主と寄生体の攻防は，常にどちらかの勝利で終わるわけではなく，現在でも宿主の防御機構と微生物の逃避機構の間で果てしない闘いが繰り広げられている。このような宿主と寄生体のせめぎ合いは軍拡競争に例えられる。さらに，宿主と寄生体の進化が並行して起こるという考え方は進化生物学では「赤の女王仮説」として知られる。これは『鏡の国のアリス』で赤の女王が「同じところにとどまろうとするならば，全速力で走らなければならないぞ」と述べたことによる。

図I-1は宿主（動物）と寄生体（微生物）の共進化の様態である。宿主は病原微生物の侵略に常に脅かされ，それに対処すべく進化してきたが，脊椎動物と微生物の闘いでは，世代交代の時間と変異の速度に著しい違いがあり，生命の進化という立場からみれば脊椎動物に不利である。遺伝的な進化は世代交代の時に起こるが，哺乳動物では雄と雌の交配時においてのみ遺伝的変異が起こる。世代交代の時間は，哺乳動物ではどんなに早くとも年単位のレベルであるが，微生物は時間単位のレベルであり，哺乳動物に比べると驚異的な速度で変異を遂げる。ゆえに脊椎動物の世代交代による遺伝的進化では微生物には勝てない。寄生体（微生物）の素早い変異に対して，脊椎動物が世代交代によらない対抗策として編み出したのが免疫学的多様性という戦略である。免疫学的多様性とは，多様な抗原に特異的な多くの種類の抗体を産生する等によって微生物がどのように突然変異を起こしても，あらかじめそれに対応するように準備しておくというものである。

2）宿主と病原体との共進化

宿主と寄生体は，互いに闘いながら共進化してきた。その結果，いくつかの例で微生物の弱毒化と宿主の抵抗性の獲得という共生の方向に向かっている。しかし，病原微生物が子孫を残す多様な方法（異種間伝播による宿主動物の拡大等）を獲得した場合は，弱毒化せず強毒のまま宿主を殺してしまう。

（1）自然選択圧による病原体の弱毒化

病原微生物が宿主に病気を起こす場合，病原性があるという。この微生物が持つ病原性を表す概念としてビルレンス（毒力，12頁）がある。病原微生物が強い病原性を持つことは宿主に重大な障害を与え，時には宿主を死に追いやることになり，寄生体としては常に新たな宿主をみつけなければ自身も宿主と運命をともにすることになる。したがって，強い病原性を持つことは寄生体にとって必ずしも有利な戦略とはいえない。むしろ，宿主の攻撃を巧みにかわしながら生き延びた方が多くの子孫を残すことができ，有利な場合がある。宿主と寄生体の共進化により弱毒したこ

動物の感染症 《総論》

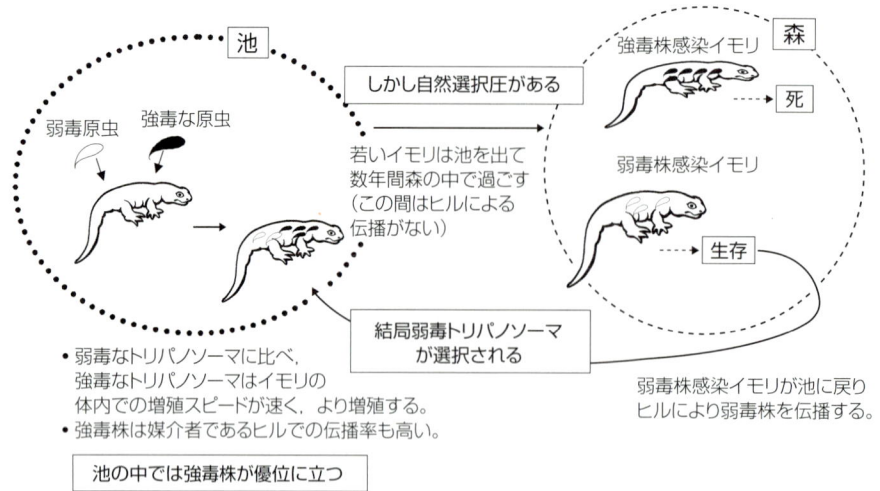

図 I-2　自然選択圧による寄生体の弱毒化

とで生存を図っているイモリに寄生するトリパノソーマの例を紹介する。

イモリに寄生するトリパノソーマ

イモリに寄生するトリパノソーマ原虫は，牛や人に寄生するものに比べて，非常に病原性が低い。ゆえにイモリでは血中に非常に多数の原虫が寄生していても一見健康そうにみえる。これは弱毒の原虫の方が子孫を残すのにより有利であったためと考えられる。イモリに寄生するトリパノソーマ原虫は池の中でヒルがイモリを吸血する場合にのみ他のイモリに伝播される。しかし，夏になると若いイモリは池を出て森に入り，成長するために森で数年間を過ごす。強毒の原虫は森で過ごすイモリを殺してしまい，他のイモリへ伝播できず，子孫を残すことができない。そして，弱毒の原虫だけが森の中でもイモリを殺さず，成長して池に戻ったイモリからヒルを通じて他のイモリに伝播して子孫を増やす。つまり，イモリは森で過ごす間に強毒のトリパノソーマ原虫に選択圧をかけた（図 I-2）。人や家畜に感染するトリパノソーマ原虫は吸血昆虫（ツェツェバエ）や野生動物の体内でも増殖できるので，牛や人に頼ることなく子孫を残す戦略を獲得し，極めて強毒のままである。

(2) 節足動物媒介性病原体とベクターの共進化

節足動物媒介性病原体の場合，病原体-ベクター宿主の複雑な関係により，病原体の宿主での感染が成立する。節足動物媒介性病原体がいかにベクターと共進化して宿主に効率よく感染を成立させるようになったかについて，ライム病の病原体であるボレリア菌（*Borrelia burgdorferi*）とその媒介ダニ *Ixodes scapularis* について記す。

ボレリア菌と媒介ダニの共進化

ダニにボレリア菌が侵入（感染）すると，ダニの唾液腺で，Salp15という蛋白質の合成が高まる。Salp15は，①ダニがマウスを吸血する際に，ダニの唾液腺に侵入したボレリア菌の菌体表面に結合して，ダニの吸血時にマウス体内に注入される。マウスではSalp15による免疫抑制が誘導され，ダニの吸血を助ける。と同時に，②マウス体内に注入されたボレリア菌は，特異抗体による免疫溶菌作用から菌体を保護することでマウス体内でのボレリア菌の増殖も助ける。Salp15の作用はボレリア菌に特異的であり，この戦略はボレリア菌とダニの長い共進化の過程で病原体-ベクターがともに効率よくマウスに寄生するために選択されてきたものであろう。

(3) 宿主と寄生体との共生

宿主と寄生体の関係は長い時間の中で，高い伝播力と病原性を持つ病原体による流行病（伝染病）から，より病原性の低い病原体による地方病，そしてついには宿主と寄生体の共生に至るといわれている。この有名な例がオーストラリアで野生うさぎ駆逐のために散布された兎粘液腫ウイルスの弱毒化である。このウイルスは散布当初は野生うさぎに対して，97～99％もの致死率を示したが，数年後には70％近くに低下した。

兎粘液腫ウイルスが短期間に弱毒化した理由として，このウイルスの伝播が蚊でのみなされるという選択圧が考えられる。つまり，弱毒ウイルスの方がうさぎをより長く生存させるので，蚊による伝播の可能性が高まり，徐々に弱毒株が選択され，同時にウイルスに抵抗性を示すうさぎ個体が増加したと考えられる。宿主と病原体の共進化の例として，マラリア流行地の黒人にみられるマラリア抵抗遺伝子について紹介する。

人とマラリア原虫との共進化

マラリアは熱帯地方を中心に年間約1億人もの人々が感染し，約150万人が死亡する。人をマラリアから守る遺伝子として鎌状赤血球貧血を発症する遺伝子が知られている。この遺伝子を1個ヘテロで受け継ぐと生存は可能であるが，2個をホモで受け継ぐとヘモグロビン分子の形成が破壊され貧血を呈し死亡する。この遺伝子の保有者は欧州人ではまれだが，アフリカの黒人では多い。この理由はマラリアへの抵抗力が鎌状赤血球貧血による死亡の危険性を上回るため，自然選択の原則により，この遺伝子がマラリア流行地であるアフリカの人々に残ったと考えられる。また，アフリカの人々ではMHCクラスIのHLA-Bw53の保有率が西洋人や東洋人に比べはるかに高い。HLA-Bw53は人をマラリアから守る遺伝子であり，マラリアがもたらした進化上の対応であった可能性がある。マラリア原虫は人の他，鶏にも感染するが，鶏では人に比べて被害はずっと少ない。これは鶏が人類の出現以前からマラリア原虫と闘い，その防御策を講じているのに対して，登場して日の浅

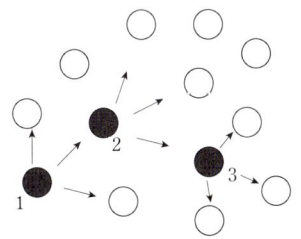
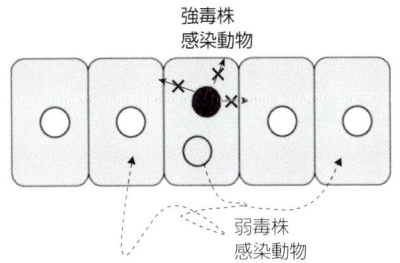

a. 集団(多頭)飼育(重症化)
集団内のように病原体が伝播しやすい状態の下では増殖が盛んな強毒株が選択され、それにより病気は重症化する。

b. アイソレーター(単頭)飼育(軽症化)
各個体が別々に飼育されており、病原体が伝播しにくい状態では強毒株感染動物は動き回れず伝播できない。
一方、弱毒株感染動物は動き回ることにより伝播できるため、病気は軽症化する。

図 I-3　伝染病の重症化と軽症化

い人類では防御策をまだ見出していないためかもしれない。

3) 病原体の強毒化と弱毒化—病原体への自然選択圧

長い時間のレベルでみると、動物(宿主)と微生物(寄生体)は共進化により共生に向かってきた。しかし、もっと短い時間のレベル(例えば、数カ月から数年のレベル)でみると、病原微生物が伝播しやすい条件(環境)にあると強毒化(病気の重症化)が起こり、病原微生物が伝播しにくい条件下では弱毒化(病気の軽症化)が起こる。

(1) 病原体の変異

生物は子孫を残す際にゲノムを複製しなくてはならない。この複製の際に、まれに遺伝子の一部に複製の誤り(変異)が生ずる。変異を持つ動物が環境の中で優位に適応して生き延びるならば、その生物集団の中でこの子孫の占める割合が徐々に大きくなっていく。これが自然淘汰による進化であるが、数年のような短期間では動物ゲノム中の遺伝子が変化する可能性は極めて小さい。一方、病原体はごく短時間で増殖する(例えば、大腸菌では約20分で世代交代する)ので、宿主である動物の遺伝子が変化しない短時間のうちに微生物の遺伝子は変化(変異)する。病原体の変異は強毒化あるいは弱毒化のどちらの方向にも起こるため、どちらの変異体が主になるかは、その病原体が伝播できるか否かという自然選択圧による。強毒株が選択され、伝染病が重症化する場合と、軽症化する場合について図 I-3で説明する。

(2) 伝染病の重症化(図 I-3a)

集団の中の動物間で病原体が伝播しやすい条件にある時、最初の感染動物の中で増殖した病原体のうち最も増殖の盛んな株(変異株)が選択されて、次の動物により伝播されやすくなる。2番目の感染動物でも同じことが起こり、結局増殖力が強く大量に複製する株が次々に選択されていく。この変異株は宿主体内で多量に増殖するので、重症化することが予想される。つまり、病原体にとって伝播しやすい条件があれば増殖力が強く高い病原性の株が選択され、病原性は強くなると考えられる。この例として、人免疫不全ウイルス感染による後天性免疫不全症候群(エイズ)について紹介する。

後天性免疫不全症候群(エイズ)の重症化

重症のエイズが世界中に広がったことも強毒株が伝播しやすい条件(環境)が生じたためと考えられている。エイズは初め、アフリカのとある地方で比較的軽い慢性の地方病として存在していた。しかし、アフリカ諸国の経済発展とともに、人の交流が盛んになり、観光客が世界中にウイルスを広めた。さらに、性的接触、汚染注射針により感染しやすいウイルス、つまり増殖が速く、高い病原性の変異株が自然選択されたと考えられる。

人と異なり、家畜や家きんは極めて高密度で飼育され、かつ動物は排泄物と一緒に生活している。そのような条件下では病原体の伝播は、接触感染(直接接触、間接接触)や空気感染、いずれの伝播様式でも起こる。家畜の伝染病は人の伝染病よりもはるかに広がりやすく、大量に増殖した変異株が選択される条件を満たしている。

(3) 伝染病の軽症化(図 I-3b)

病原体が伝播しにくい状態にあると、病気は軽症になるといわれている。なお、これは長期的視野での共生関係の成立とは全く異なる話である。

各個体がアイソレート(単頭飼育)された集団の中に病原体が侵入した場合、強毒株に感染した宿主は重症となり、病気の急性期には移動できない。したがって、アイソレートされた集団の中では強毒株は他の健康個体に広がりにくく、途絶えてしまう可能性が高い。一方で、弱毒株に感染した宿主は軽症のため、外を動き回ることで他個体に病原体を伝播する。つまり、各個体が単頭飼育された集団内では伝染病は広がりにくくなるだけでなく、仮に広がっても弱毒株が選択されるため病気は軽症となる。このような例として、人の細菌性赤痢とワクチンの集団接種を紹介する。

a 人の細菌性赤痢

赤痢は開発途上国では重症だが、先進国では軽症である。この理由は、途上国では重症の赤痢菌(志賀赤痢菌)が、先進国では軽症の赤痢菌(ソンネ菌)がまん延しているためとされている。上下水道が完備されていない地域では、激しい下痢を起こす人は移動できないが、その下痢便に出た赤痢菌(志賀赤痢菌)を水が遠くまで運ぶので、その水を飲んだ人が感染する。下痢が激しいほど大量の菌が排

出され，強毒菌ほどより多くの人に感染して子孫を残せる。一方，水道を完備し，水が塩素消毒される先進国では水による伝播は遮断され，軽症で移動できる患者の手を介して，弱毒のソンネ菌が伝播すると考えられる。

b　ワクチンの集団接種

ワクチンを接種した集団に病原体が侵入した場合も病原体は弱毒化する。ワクチン接種は集団のすべての動物に行わなくても，ある程度の接種率(70～80％)が維持されれば感染症の流行は抑えられる。さらに流行が抑えられるだけでなく，わずかに残っている野生株の病原体も弱毒化することになる。これは集団の中で多数の動物がワクチン接種で病原体に対して免疫が成立していれば，残っている強毒株が感染しても発症中に次の感受性動物に巡り会うのが難しいのに対して，弱毒株であれば感染した動物が移動することで，次の感受性動物に伝播できる可能性が高まるためである。

3　感染症の成立要因

細菌やウイルス等の病原微生物が動物の体内に侵入し，さらに組織内で増殖して宿主に形態の変化あるいは生理機能の障害を引き起こした時に感染が成立したという。

感染症の成立要因として，①感染源，②伝播(感染)経路，③感受性宿主の3要因が挙げられ，どれか1つが欠けても感染は成立しない。感染の成立は病原体と宿主応答のせめぎ合いであり，感染症の成立を防ぐ防御機構が免疫機構である。ある感染症の原因として病原体を特定しようとする場合，一般にはKochの4条件を満たす必要がある。この4条件は，①その疾病からは常に特定の病原体が証明される，②疾病から分離され，純培養で増殖・継代される，③その純培養の病原体を感受性動物に接種するとその疾病を起こす，④実験的に再現した疾病から再びその病原体が分離される，と規定されている。Kochの4条件は微生物学上の大原則となっている。しかし，最近では弱毒株や混合感染による発症等，この条件に合わない日和見感染の発生等が明らかとなってきており，今日ではこの4条件に修飾を加えている。現在は，感染症の原因として病原体を特定する場合，プリオン等の特殊な感染症を除き，病原体に対する宿主の免疫応答も考慮する必要があり，感染動物血清中の特異抗体の産生・上昇等も重要な項目となる。

1) 感染源

感染源とは病原体を保有し，それを散布して伝播の基となるものをいう。これには，①レゼルボア(感染巣)，②感染動物，③畜産物，④外部媒介物(フォーマイト：fomite)等がある。感染源から感受性動物に感染が成立するか否かは，感染源に含まれる病原体の病原性や量等に左右される。

(1) レゼルボア (reservoir)

レゼルボアとは病原体がそこで生活・増殖し，感受性動物に伝播される状態になっている場所であり，感染巣とも呼ばれる。レゼルボアは病原体が自然界で存続するための本来の棲家を意味しており，異種動物への感染源を指す場合が多い。オーエスキー病ウイルスのレゼルボアは豚で，感染豚から牛やめん羊が感染する。アフリカ豚熱ウイルスの場合，ダニの間で経卵感染によりウイルスの垂直伝播が起きる。そして，感染したダニがベクターとなり，豚が感染する。したがって，アフリカ豚熱ウイルスにとってダニ

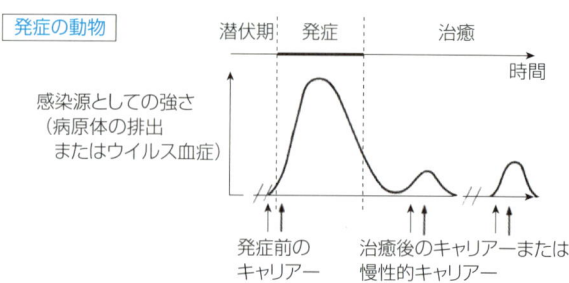

非発症の不顕性感染動物においても病原体を排出することがある。

図I-4　感染源としての感染動物の役割
(Toma B et al, 1997)

はベクターであると同時にレゼルボアの役目も果たす(178頁参照)。なお，レゼルボアは必ずしも生物である必要はない。炭疽菌や破傷風菌のように，芽胞が生存する土壌がレゼルボアとなる例もある。

(2) 感染動物

病原微生物は感染動物の病巣部から直接，あるいは分泌物や排泄物を介して排出され，新たな動物に伝播する。その排出経路は感染症の種類によって異なる。呼吸器感染症では，鼻汁や唾液等の分泌物が飛沫やエアロゾルとなり体外に排出され，健康動物の上部気道より感染する。消化器感染症では，主に糞便(下痢便)中に排出された病原体が飼料等を汚染して経口的に感染する。

図I-4に，感染動物が感染源として果たす役割を模式的に示した。感染動物には発症動物(不顕性から顕性感染動物)と非発症動物(不顕性感染動物)があり，発症動物はさらに発症中とキャリアー期の動物が含まれる。キャリアーとは，外観は健康であるにもかかわらず，その体内に病原体を保有して排出している動物を指す。ヘルペスウイルス感染の例では回復後，ウイルスが神経節細胞内等に潜伏する。その間に間欠的に潜伏ウイルスの再活性化が起こり，時には病気が再発する。発症中の動物はキャリアーに比べて多量の病原微生物を排出するが，発見が容易であり，隔離等の処置をとりやすい。しかし，キャリアーは発見が困難であり，発見するまで病原体を排出し，感染を広める危険性が高く重要な感染源である。キャリアーには回復期キャリアー，健康なキャリアーおよび潜伏期キャリアーがある。

a　回復期キャリアー

治癒後も病原体を間欠的または継続的に排出する動物。伝染性胃腸炎の回復子豚は数日～数週間，糞便中にウイルスを排出する。ヘルペスウイルス感染症でも，治癒後，再活性化によりウイルスを排出する。

b　健康なキャリアー

感染しても発病せず不顕性感染を示すが，病原体を排出している動物。牛伝染性リンパ腫ウイルス感染牛の多くは不顕性感染であるが，血中にウイルス感染細胞を含み感染源となる。

c 潜伏期キャリアー

発症前の潜伏期にもすでに病原体を排出している動物。口蹄疫では，水疱が出現する1～3日前から咽頭粘膜や乳汁中に多量のウイルスが排出される。また，狂犬病の場合は，潜伏期にある犬の80％において発症前に唾液中にウイルスが検出される。

(3) 畜産物

汚染畜産物は発症動物よりキャリアーから生産されることが多い。感染源となる畜産物としては牛乳，ハム，ソーセージ，肉骨粉，受精卵等がある。肉骨粉による感染として牛海綿状脳症が，ハム等による感染として豚熱やアフリカ豚熱等がある。汚染畜産物が人の食用に供された場合，人と動物の共通感染症の原因となることがある（サルモネラ症，ブルセラ症，リステリア症等）。

(4) 外部媒介物（フォーマイト：fomite）

感染動物の排泄物や汚染畜産品により外部環境が汚染されることがある。汚染源となるフォーマイトには土，畜舎，牧草地，車両，水，風等様々なものがある。大部分の病原体は外部環境では増殖できず感染源とはならないが，炭疽や破傷風等の原因菌は土壌で芽胞の状態で長期間生存する。芽胞は温度，湿度，有機物栄養源等の特定の環境条件が整った場合に生体内で発芽・増殖し，流行の原因となる。これらの疾病は土壌病と呼ばれる。風は病原体をエアロゾルの形で遠方に運ぶ（口蹄疫ウイルス等）。

2）伝播経路

病原体が感染源から他の動物に伝わる（感染する）ことを伝播という。伝播は病原体が自然界で存続するために必須である。伝播様式には水平伝播と，親から子に伝播する垂直伝播がある。自然界での伝播の多くは水平伝播である。

(1) 水平伝播（horizontal transmission）

水平伝播とは，集団内で個体から個体への伝播であり，これには，①感染源となる動物との直接ないし間接的な接触伝播，②空気伝播，③水・飼料を介する伝播，④媒介昆虫による伝播等がある。

a 接触伝播

ⅰ）直接接触による伝播

感染動物と鼻先等での接触（各種の呼吸器感染症），皮膚や粘膜への接触（ブルセラ症，伝染性膿疱性皮膚炎），交尾感染（ブルセラ症，馬伝染性子宮炎，馬媾疹，媾疫，牛カンピロバクター症，牛伝染性鼻気管炎ウイルスによる性器感染），乳汁を介しての伝播（ブルセラ症，牛伝染性リンパ腫，結核），咬むことによる伝播（狂犬病，パスツレラ症）等がある。

ⅱ）間接接触による伝播

汚染された畜産物を摂取して感染する伝播が最も一般的であるが，飼育管理者の手や衣服，家畜運搬車両，飼料の容器等が汚染され伝播することもある。

ⅲ）その他

高病原性鳥インフルエンザ（野鳥）やアフリカ豚熱（イノシシ）にみられるように，野鳥や野生動物を介する伝播も知られている。

b 空気伝播

呼吸器感染症では感染動物のくしゃみや咳により病原体が多量の飛沫やエアロゾルとして放出され，それを吸入した動物が感染する。このような伝播を空気伝播（飛沫感染や飛沫核感染）と呼ぶ。尿や乳汁からも病原体が飛沫やエアロゾルとして空中に散布される。オウム病，ニューカッスル病，口蹄疫等があり，特に口蹄疫は発症動物の鼻汁から排出されたウイルスがエアロゾルとなり，数十キロも運ばれ感染を広げることからwind-borne diseaseとも呼ばれる。

c 飲料水・飼料を介する伝播

飲料水や食品，飼料が病原体に汚染されている場合，広範囲に伝播することがある。人の食中毒は食品による中毒の典型的な例である。食中毒を起こす細菌のうち，サルモネラは主として家畜の腸管に，カンピロバクターは鶏の腸管に，大腸菌O157は牛の腸管に存在し，食品を汚染して食中毒を起こす。また，人の赤痢やクリプトスポリジウム症は飲料水を介して伝播する。レプトスピラ症は河川の水を介して伝播する。飼料を介する伝播として，感染動物由来の臓器や肉が飼料に含まれていて，残飯・厨芥を介する豚の疾病（豚熱，アフリカ豚熱，豚水疱疹）や，汚染肉骨粉の飼料添加による牛海綿状脳症の発生例がある。

d 媒介昆虫による伝播

媒介節足動物（ベクター）による伝播には，生物学的伝播と機械的伝播がある。

ⅰ）生物学的伝播

病原体がベクター体内で増殖して伝播する。例えば，蚊は日本脳炎ウイルスやマラリア原虫等を伝播し，ヌカカはアカバネウイルス，牛流行熱ウイルス，ブルータングウイルス，アイノウイルス，イバラキウイルス，カスバ（チュウザン）ウイルス，ロイコチトゾーン原虫等を伝播する。ダニは，アフリカ豚熱ウイルス，ダニ脳炎ウイルス，ライム病ボレリア，Q熱リケッチア，タイレリア原虫，バベシア原虫等を伝播する。トリパノソーマ原虫はツェツェバエにより伝播する。

増幅動物と終末宿主：日本脳炎では，感染豚は高力価のウイルス血症が数日間持続するので吸血したコガタアカイエカを高率に有毒蚊とする。これら有毒蚊は人，馬，ねずみ等の哺乳動物を吸血してウイルスを伝播する。豚のように病原体を増幅して他の宿主に供給できる動物を増幅動物（amplifier）と呼ぶ。豚は日本脳炎ウイルスの主要なレゼルボアであるが，豚以外の動物はウイルス血症が微弱で吸血蚊を有毒蚊とすることができないので，このような動物を終末宿主（dead-end host）と呼ぶ。

ⅱ）機械的伝播

病原体はベクター体内では増殖せず，吸血時に節足動物の口吻に付着して他の動物に伝播する。サシバエやアブによる牛伝染性リンパ腫ウイルスや馬伝染性貧血ウイルス，ヌカカやワクモによる鶏痘ウイルス等の例がある。

(2) 垂直伝播（vertical transmission）

垂直伝播は，病原体が親から子へ直接伝播するものであり，妊娠期間中に起こることが多く，胎子の死産や流産をもたらす場合がある。垂直伝播には子宮内感染や産道感染がある。染色体に組み込まれての伝播（多くのレトロウイルス），胎盤から胎子への感染（アカバネウイルス，馬鼻肺炎ウイルス，ブルセラ菌等），出産時の経産道感染（犬ヘルペスウイルス感染症等）等がある。また，乳汁を介する感染（牛伝染性リンパ腫ウイルス，ビスナ/マエディウイルス，ヨーネ菌等）も広い意味では垂直伝播に含めることがある。鶏では介卵感染があり，卵殻形成前に病原体が卵中

に侵入するin egg（鶏脳脊髄炎ウイルス，鶏白血病ウイルス，産卵低下症候群ウイルス等）と，卵殻形成後に侵入するon egg（鶏パラチフス菌や大腸菌等）がある。

（3）胎内感染による免疫寛容動物

妊娠中に胎内感染を受け，病原体を保有する免疫寛容動物が出現することがある。これらの免疫寛容動物は一見正常であるが，感染した病原体に対して抗体を産生せず，持続的に病原体を排出する。そのため，重要な感染源となり管理衛生上注意を要する。豚熱ウイルス，牛ウイルス性下痢ウイルス（BVDV），羊のボーダー病ウイルスなどのペスチウイルス感染等がある。

3）感染・発症に関与する宿主要因

病原体が宿主に侵入してもすべての宿主が同じように感染・発症することは少ない。宿主側の要因により，病原体に対する感受性（susceptibility）に差があるためである。また，同じ個体でも各種のストレス等で感染防御能が低下した場合は感染を受けやすくなる。このような動物を易感染宿主と呼び，日和見感染を受けやすい。

（1）日和見感染

a 弱毒株による日和見感染

感染症は宿主－寄生体の関係で成立するため，健康な動物にとっては非病原性あるいは弱毒の微生物が宿主の健康状態により発症を引き起こすことがある。このような感染を日和見感染（opportunistic infection）と呼び，人や家畜で大きな問題となっている。

人の場合，悪性腫瘍，栄養不良，過度なストレスや放射線治療，臓器移植等の要因により，感染防御能が低下して易感染状態に陥り，それが引き金となり，日和見感染を起こす。動物でも日和見感染は，飼育管理の不備，各種ストレスや白血病等の基礎疾患により感染防御能の低下を背景として起こる。子牛を輸送するとしばしば呼吸器疾患がみられる。健康な牛に牛パラインフルエンザ3型ウイルスが感染しても，多くは症状を示さない不顕性感染であるが，輸送等のストレスが加わると，不顕性感染していた病原体が活発化して発症する。これを輸送熱と呼ぶ（19頁参照）。他にも，高密度で飼育され衛生環境が悪化した場合に幼犬等にみられる犬伝染性気管気管支炎（kennel cough）等がある。また，日和見感染を起こしやすい病原体としては，ヘルペスウイルス，アデノウイルス，エンテロウイルスや，ブドウ球菌，肺炎球菌，緑膿菌等の細菌，カンジダやクリプトコックス等の真菌，トキソプラズマ原虫等がある。

b 菌交代現象による日和見感染

抗菌薬の投与は日和見感染の直接の原因とはならないが，大量かつ長期にわたる使用により正常細菌叢が変動して，ある種の菌が異常に増殖すること（菌交代現象）がある。増殖した菌により宿主に障害を生じた場合，これを菌交代症（microbial substitution）という。菌交代症も一種の日和見感染症とみなすことができる。

（2）宿主側の要因による発症度合いの違い

宿主側の要因による発症の度合いに違いが生じるものとして，以下の要因が考えられる。

年齢：一般に幼若動物は成熟動物に比較して感染症に罹患しやすい。幼若動物では成熟動物に比べて獲得免疫が十分でないことによると考えられる。

性：性に関連する疾病として，分娩性低カルシウム血症（乳熱），乳房炎，子宮炎等がある。牛のブルセラ菌は，子宮に嗜好性があるため，妊娠牛に流産を起こすが，子牛は抵抗性である。繁殖障害に関与する病原体では，性別により病原性が異なる。

品種（遺伝的要因）：感染症に及ぼす宿主側の品種（系統）差は遺伝子型によるものと，表現型によるものの2つに分けられる。遺伝子型は環境との共同作用によって表現型を決定するので，両者の疾病への関与は重複部分が多く，実際には明確に区別できない。鶏において，鶏白血病やマレック病等いくつかの疾病で主要組織適合抗原の違いによる疾病感受性の差が報告されている。牛や他の家畜でも主要組織適合抗原の違いによる疾病感受性の差が報告されているが，鶏ほど明確ではない。

宿主（個体・集団）の免疫状態：疾病の拡散と持続は感受性宿主の個体ならびに集団（群）での免疫状態によっても影響を受ける。ワクチン接種による免疫において，その集団での免疫率が70～80％以上であると流行が起こらないとされている。このような集団全体の抵抗力を集団免疫（herd immunity）といい，ワクチンによる感染予防の際の目安とされている。

（3）その他

動物種の感受性や分布密度は，感受性異種動物間で維持されている感染の連鎖（感染環）に影響を与える。

4 新興・再興感染症

1970年代，人の感染症は制圧されたかにみえたが，1980年代に入って米国でエイズが広がり，その後，アジアやアフリカでも急激に患者数が増加していった。さらに，人，食品，飼料，家畜が国境を越えて移動する経済のグローバル化に伴い，エイズのみならず越境性動物感染症病原体をはじめ多くの病原体も地球上に広がるという感染症のグローバル化が生じた。このような背景の下，1990年代には，感染症は制圧された過去のものではなく，新たなものが出現し（新興感染症），過去のものも復活する（再興感染症）という「新興・再興感染症」の概念が米国で提唱された。

1）新興感染症（emerging infectious disease）

新興感染症とは，これまで潜在していたが，新たに集団の中で問題となった感染症をいう。新興感染症の病原体のほとんどは野生動物が保有するもので，中でもウイルスによるものはエボラ出血熱，マールブルグ病に代表されるように激しい症状と高い致死率を示す。また，2019年末からCOVID-19のパンデミックが起っている。表I−1に主な新興・再興感染症を示す。

新興感染症の病原ウイルスの自然宿主はすべて野生動物であり，これらのウイルスと自然宿主とは共存関係を保っている。しかし，農業の発展，都市化による森林開発等で人や家畜がウイルスの生息環境に入り込むことで家畜や人への感染が起こった。ウイルス以外の新興感染症としては，志賀毒素産生性（腸管出血性）大腸菌O157感染症，*Vibrio cholerae* O139によるコレラ，クリプトスポリジウム症等がある。

2）再興感染症（reemerging infectious disease）

再興感染症とは，一旦社会的に問題とならなくなった

表Ⅰ-1 最近50年間における主な新興・再興感染症

年	病気	病原体	種類	自然宿主	発生地域など
1967	マールブルグ病	マールブルグウイルス	ウイルス	不明	輸入ミドリザルでドイツで発生
1969	ラッサ熱	ラッサウイルス	ウイルス	マストミス	アフリカ
〃	急性出血性結膜炎	エンテロウイルス70	ウイルス	人	別名：アポロ病
1976	エボラ出血熱	エボラウイルス	ウイルス	不明	ザイール，スーダンで発生
〃	下痢	クリプトスポリジウム	原虫		
1977	在郷軍人病	レジオネラ属菌	細菌		米国での発生
〃	リフトバレー熱*	リフトバレーウイルス	ウイルス	めん羊，山羊，牛	エジプトで大流行
〃	下痢	カンピロバクター	細菌		
1979	エボラ出血熱*	エボラウイルス	ウイルス	不明	スーダンでの発生
1980	人T細胞白血病	HTLV-1	ウイルス	人	日本，カリブ海での地方病
1981	エイズ	人免疫不全ウイルス	ウイルス	人	米国等
1982	ライム病	ボレリア菌	細菌		米国
〃	毒素性ショック症候群	TSST毒素産生ブドウ球菌	細菌		
〃	腸管出血性大腸菌症	大腸菌O157	細菌		
1983	胃潰瘍	ヘリコバクター菌	細菌		
1985	牛海綿状脳症	BSEプリオン	プリオン		
1988	突発性発疹	人ヘルペスウイルス6型	ウイルス	人	
〃	E型肝炎	E型肝炎ウイルス	ウイルス	人	
1989	C型肝炎	C型肝炎ウイルス	ウイルス	人	
1991	エボラウイルス感染	エボラウイルス・レストン株	ウイルス	不明	輸入猿の致死的感染
1992	ベネズエラ出血熱	グアナリトウイルス	ウイルス	コットンラット	
〃	コレラ	コレラ菌O139	細菌		
1993	猫ひっかき病	バルトネラ・ヘンセレ	リケッチア		
〃	リフトバレー熱*	リフトバレーウイルス	ウイルス	めん羊，山羊，牛	エジプトでの再流行
1994	ハンタウイルス肺症候群	ハンタウイルス	ウイルス	シカネズミ	米国南西部
1995	エボラ出血熱*	エボラウイルス	ウイルス	不明	コートジボワールでの研究者の感染
〃	ヘンドラウイルス感染症	ヘンドラウイルス	ウイルス	オオコウモリ	オーストラリアでの馬と人の致死的感染
〃	ブラジル出血熱	サビアウイルス	ウイルス	げっ歯類？	
1996	エボラ出血熱	エボラウイルス	ウイルス	不明	ザイールでの大流行
1997	エボラ出血熱*	エボラウイルス	ウイルス	不明	ガボンでの流行，南アフリカでの発生
1998	リフトバレー熱*	リフトバレーウイルス	ウイルス	めん羊，山羊，牛	ケニア，ソマリアでの発生
1998～99	鳥インフルエンザ	鳥インフルエンザウイルス	ウイルス	鳥	香港での発生
1999	ニパウイルス病	ニパウイルス	ウイルス	オオコウモリ	マレーシアでの発生
〃	マールブルグ病*	マールブルグウイルス	ウイルス	不明	コンゴ民主共和国での発生
1999～09	ウエストナイル熱	ウエストナイルウイルス	ウイルス	鳥	全米各地で発生
2002～03	SARS	SARSコロナウイルス	ウイルス	不明	中国～世界各国
2003～08	高病原性鳥インフルエンザ	インフルエンザウイルス	ウイルス	かも	東南アジア，トルコ，日本
2005	マールブルグ病*	マールブルグウイルス	ウイルス	不明	アンゴラ
2011	重症熱性血小板減少症候群	重症熱性血小板減少症候群ウイルス	ウイルス	不明	中国，日本（2013年に初の報告）
2012	MERS	MERSコロナウイルス	ウイルス	不明	サウジアラビア等の中東諸国
2014～15	エボラ出血熱	エボラウイルス	ウイルス	不明	西アフリカ諸国
2015～16	ジカウイルス感染症	ジカウイルス	ウイルス	不明	南アフリカ諸国
2018	豚熱*	豚熱ウイルス	ウイルス	豚，いのしし	日本
2019～	新型コロナウイルス感染症(COVID-19)	SARSコロナウイルス2型	ウイルス	不明	世界各地（2019年中国で初の報告）
2022～	エムポックス（サル痘）	エムポックスウイルス	ウイルス	不明	欧州諸国等

＊再興感染症

が，再び浮上した既知の感染症である。このうち結核，狂犬病，デング熱，コレラ，ペスト，マラリア等が注目されている。結核は20世紀後半，BCG接種による予防，ストレプトマイシンをはじめとする抗結核薬の導入等により激減した。しかし，2000年以降，米国，日本等で結核の新患者数が増加しつつある。結核が増加した原因としては，エイズの増加による免疫低下や結核に免疫を有さない人の増加，BCGが効かない結核菌や非定型抗酸菌の出現等が考えられる。最近では高齢者の結核が指摘されているが，加齢に伴う免疫系の低下等で結核が再発するものと思われる。

5 人と動物の共通感染症（人獣共通感染症）

脊椎動物と人の間で自然に伝播する感染症を人と動物の共通感染症（zoonosis，ズーノーシス），ないしは人獣共通感染症と呼ぶ。人と動物の共通感染症はレゼルボアとなる動物の種類が哺乳動物，鳥類，爬虫類，魚類など極めて多様であり，しかも病原体に対する感受性や症状も動物種ごとに様々である。例えば，狂犬病や炭疽のように人と動物の両方で重篤な症状を示すもの，ニューカッスル病のように鶏で重篤であっても人では軽症のもの，逆に腎症候性出血熱のように動物では不顕性感染を示すが人では重症になり致死率の高いもの等である。また，狂犬病やペストのように，野生動物を含めた多種類の哺乳動物間で感染環が形成される場合，野生動物の制御が困難なため，その予防対

表I-2 主な人と動物の共通感染症

疾病名	病原体	レゼルボア(感染巣)	日本での発生
狂犬病	ウイルス	犬，きつね，肉食獣	−
日本脳炎		豚，馬，牛，野鳥	+
ニューカッスル病		鳥類	+
腎症候性出血熱		ラット，野生げっ歯類	+
ラッサ熱		野生げっ歯類	−
マールブルグ病		野生哺乳類	−
リフトバレー熱		家畜	−
炭疽	細菌	牛，馬，豚	+
ブルセラ症		牛，豚，めん羊，犬	+
結核		牛	+
サルモネラ症		豚，鶏，犬，亀等	+
大腸菌症		家畜，家きん，伴侶動物	+
豚丹毒		豚，魚類	+
リステリア症		牛，めん羊，豚	+
パスツレラ症		犬，猫	+
ペスト		野生げっ歯類	−
エルシニア症		牛，豚，犬，猫，げっ歯類	+
レプトスピラ症		犬，豚，牛等	+
ライム病		犬，野生動物	+
Q熱	リケッチア	野生動物，家畜，伴侶動物	+
		鳥類	+
オウム病	クラミジア	鳥類	+
トキソプラズマ症	原虫	猫，豚，めん羊，犬	+
クリプトスポリジウム症		家畜，家きん，伴侶動物	+
牛海綿状脳症	プリオン	牛	+

策は極めて難しい。表I-2に，主な人と動物の共通感染症を挙げる。また，家畜(法定)伝染病と届出伝染病の中でも人と動物の共通感染症が大きな割合を占めている(64頁参照)。

一般に人獣共通感染症の病原体は人と動物の双方への伝播が可能であるが，実際には動物から人への感染が多い。動物から人へ感染する疾患は咬傷(狂犬病)，蚊の吸血によるもの(日本脳炎，ウエストナイル熱)，飲水(クリプトスポリジウム症)や食品(サルモネラ症，大腸菌O157感染症等)を介する感染等である。

1）家畜から人に感染する疾患

家畜の疾病が予防されるに従い家畜を介する人の疾病も減少している。しかし，人に感染した場合，炭疽，ブルセラ症，結核，鼻疽，狂犬病は重篤な臨床症状を引き起こし問題となる。また，症状の度合いや感染の機会から考えて，これらの疾病ほど大きな被害は引き起こさないが，サルモネラ症，トキソプラズマ症，レプトスピラ症，リステリア症，破傷風等も問題となる。

2）犬，猫等の伴侶動物から人に感染する疾患

狂犬病，猫ひっかき病，パスツレラ症等がある。狂犬病はウイルス感染犬の咬傷により，猫ひっかき病は猫のひっかき傷を介して感染・伝播する。犬・猫では高率にパスツレラ菌を保有しているので，これらの動物との接触，あるいは創傷から菌が感染し，パスツレラ症を発症する。レプトスピラ症，Q熱，オウム病等は，病原体が糞尿中に排出され，それを吸入経口摂取することで感染・発症する。トキソプラズマ症は，加熱不十分な汚染豚肉を食して感染・発症する。

3）野生動物を介する人の疾病

野生動物から人に感染する疾患として，野兎病やエルシニア症等が知られている。また日本でもみられる野生動物を介する人の疾病として，野ねずみからダニを介して伝播するライム病，バベシア症，いのししや鹿の肉，肝臓の生食により感染・発症するE型肝炎がある。また近年，国内で野生哺乳動物等からダニを介して伝播すると考えられている重症熱性血小板減少症候群(SFTS)も報告されている。野生動物を介する疾病はその感染環が複雑であり，防疫は極めて困難である。

4）食品が媒介する共通感染症

エルシニア症やサルモネラ症等があり，病原菌の多くは食中毒菌である。食肉の安全性に関してはと畜場における食肉検査が重要であるが，カンピロバクター症，腸管出血性大腸菌症，リステリア症等は家畜が健康であるため食肉検査での検出は期待できず，生産現場から流通までの衛生管理が重要である。

6　越境性動物感染症(越境性動物疾病，transboundary animal disease：TAD)

伝播力が強く，国境に関係なく，急速に感染拡大(まん延)する可能性が高い動物感染症を越境性動物感染症〔越境性動物疾病(transboundary animal disease：TAD)〕という。国際連合食糧農業機関(FAO)の定義では，「国境を越えてまん延し，発生国の経済，貿易および食料の安全保障にかかわる重要性を持ち，その防疫には多国間の協力が必要となる疾病」とされている。近年，経済のグローバル化に伴い，食品，畜産物，飼料，家畜(生きた家畜や鶏卵・ひな等)が国境を越えて移動することで，感染症のグ

表I-3 病原細菌の宿主への主な侵入経路

経路	病原体	疾病(動物)
経口	*Escherichia coli*	大腸菌症(牛,豚,鶏),浮腫病(豚)
	Salmonella enterica	サルモネラ症(牛,豚,馬),ひな白痢(鶏)
	Brachyspira hyodysenteriae	豚赤痢
	Clostridium perfringens	壊死性腸炎(牛,豚)
	Mycobacterium paratuberculosis	ヨーネ病(牛)
	Erysipelothrix rhusiopathiae	豚丹毒
経気道	*Bordetella bronchiseptica*	萎縮性鼻炎(豚)
	Actinobacillus pleuropneumoniae	胸膜肺炎(豚)
	Haemphilus parasuis	グレーサー病(豚)
	Histophilus somni	ヒストフィルス・ソムニ感染症(牛)
	Pasteurella multocida	出血性敗血症(牛),家きんコレラ,萎縮性鼻炎,肺炎(豚)
	Mycoplasma spp.	マイコプラズマ肺炎(牛,豚),牛肺疫
	Mycobacterium bovis	牛結核
泌尿生殖器	*Taylorella equigenitalis*	馬伝染性子宮炎
	Brucella spp.	ブルセラ症(牛,豚,犬)
	Campylobacter fetus	カンピロバクター症(牛)
	Corynebacterium renale	腎盂腎炎(牛)
皮膚の創傷	*Clostridium tetani*	破傷風(馬)
	Bacillus anthracis	炭疽(牛)
	Staphylococcus spp.	ブドウ球菌症(鶏),滲出性表皮炎(豚)
乳腺	*Staphylococcus* spp., *Streptococcus* spp., *E. coli*, *Klebsiella* spp., *Mycoplasma* spp.	乳房炎(牛)
節足動物の刺傷	*Moraxella bovis*	伝染性角結膜炎(牛)
	Borrelia burgdorferi	ライム病(犬)
	Francisella tularensis	野兎病(うさぎ)

ローバル化が生じている。また,媒介節足動物が気流や人・動物(野生動物を含む)に付着して越境・侵入する場合もある。かつて「海外悪性伝染病」といわれていたものであり,重要なものとして口蹄疫,アフリカ豚熱があり,他にも,高病原性鳥インフルエンザ,豚熱,牛肺疫,リフトバレー熱,小反芻獣疫等がある。なお,牛疫は,2011年に世界的な撲滅が宣言されているが,他の疾病はその汚染地域を拡大する傾向にあり,その制御には検疫等の国際的な連携強化の取り組みが必要である。

2. 感染と発病機序

感染(infection)とは,病原体が単に宿主に侵入するのみではなく,生体に侵入した上で定着・増殖することを意味し,その結果,生体に機能障害をもたらして病的状態を呈することを発病(onset of disease)という。感染が成立しても発病しない場合を不顕性感染(inapparent infection)という。

細菌や真菌は独立生命体であり,動物に感染後,宿主細胞の合成系を利用することなく増殖できる。細菌は,細胞表面の構造に巧みな免疫回避機構を備えており,宿主の免疫系からの攻撃に対して多彩な防御反応を示す。

一方,ウイルスは,感染から増殖までの大部分を宿主に依存している。そのためウイルス感染においては,ウイルス側の因子と宿主側の因子の相互作用が,ウイルスの細胞指向性(トロピズム),宿主における体内分布,そして病原性発現を規定する(「Ⅱ 感染の経路と経過」25頁参照)。

1 細菌感染と発病

病原細菌は様々な侵入門戸から宿主体内に侵入する(表I-3)。主な侵入門戸は体表(眼,皮膚),呼吸器(口,鼻),消化器,泌尿生殖器である。侵入門戸と増殖部位の関係から,局所感染と全身感染に分けることができる(「Ⅱ 感染の経路と経過」参照)。

1) 細菌の表面構造と宿主免疫系の反応

細菌は表層細胞壁の構造の違いにより,グラム陽性菌,グラム陰性菌,細胞壁を持たないマイコプラズマに分けられる。図I-5にグラム陽性菌とグラム陰性菌の菌体表面の模式図を示す。

グラム陽性菌は外膜を持たず,最外層に細胞壁,その内側に細胞質膜がある。細胞壁は強固で主成分は架橋された厚いペプチドグリカン(細胞壁成分の40〜90%)からなり,これに多糖と蛋白質が共有結合している。ペプチドグリカンが最外層のため,リゾチーム(lysozyme)による細胞壁の分解を受けやすいが補体の攻撃に対して抵抗性を示す。

グラム陰性菌は,最外層にリポ多糖(LPS),リン脂質,蛋白質からなる外膜があるため,細胞壁のペプチドグリカン(細胞壁成分の10%以下)はリゾチームによる分解を受けない。しかし,グラム陰性菌の外膜のLPSは補体第二経路を活性化するため,活性化の最終産物である膜侵襲複合体(MAC)が菌体表面に透過孔を形成し,この孔からリゾチームが侵入する。そしてリゾチームによるペプチドグリカン層の切断により細胞壁が失われ球状となり破綻することがある。外膜のLPSは内毒素(エンドトキシン)とも呼ばれ,多彩な生物活性を示す。

真菌の最外層を構成する細胞壁は,キチンを骨格として

動物の感染症 総論

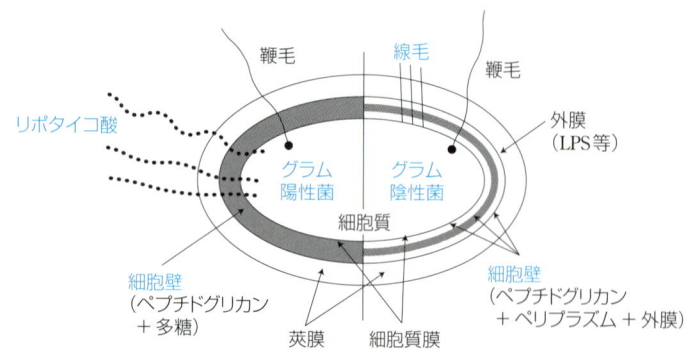

図I-5 細菌表面の模式図

グルカンやマンナン等を主成分とする。これらはアジュバント活性を示す。

2）細菌の病原性

細菌は，宿主の侵入門戸に付着・定着し，体内組織に侵入して組織破壊等を引き起こす。その能力が侵襲性（invasiveness）であり，細菌の病原性を規定する。侵襲性には多くの因子が関与しており，鉄獲得能や菌体外酵素，毒素産性能等がある。感染症を起こす病原体側の能力を病原性（pathogenicity）またはビルレンス（virulence，毒力）という。

（1）宿主細胞への細菌の付着と定着

動物の体内に侵入した細菌にとって，付着（adherence）は感染の成立を決める重要な因子の1つである。付着は細菌の鞭毛運動による走化性と非鞭毛性細菌のブラウン運動により促進される。細菌と宿主細胞表面の結合を可能にしている菌側の付着因子がアドヘジン（adhesin）である（線毛性アドヘジンと非線毛性アドヘジンがある）。

グラム陰性菌の多くは線毛（pili）を持ち，宿主細胞に付着する。線毛の付着特異性は，線毛先端部にあるアドヘジンと宿主細胞表面レセプター間の特異性に規定される。このアドヘジン-レセプター結合の特異性が，細菌の細胞（組織）特異性，さらには宿主特異性を規定する要因の1つである。家畜の腸管毒素原性大腸菌（ETEC）ではF4，F5というアドヘジンが知られており，これに対する抗体で感染症を予防できる。グラム陽性菌は，通常線毛を持たないので付着機構はより複雑である。例えば，レンサ球菌（Streptococcus pyogenes）では，第1段階としてリポタイコ酸による非特異的な疎水性付着が起こり，次いで非線毛性アドヘジンであるM蛋白質，フィブロネクチン結合蛋白質（F蛋白質等），またはビトロネクチン結合蛋白質等による特異的結合が起こる。

（2）細菌の侵入

動物の体の体管腔を覆う粘膜上皮は，外界と接して病原体の侵入を防ぐ生体防御の最前線である。病原細菌はこの粘膜上皮細胞に付着・定着し，さらに一部の菌は細胞内に侵入する。上皮細胞は非貪食性なので菌を自ら取り込む能力はないが，細菌は様々な方法で上皮細胞に貪食運動を誘導し，細胞内に侵入する。このような細菌を侵入性細菌（invasive bacteria）と呼び，エルシニア属菌，サルモネラ属菌，赤痢菌，リステリア属菌等がこれに当たる。また，結核菌，レジオネラ属菌，クラミジア，リケッチアのように食細胞の中で生存できる細胞内寄生細菌も，一般に細胞侵入性を備えている。さらに腸管病原性大腸菌，A群溶血性レンサ球菌，百日咳菌等，本来粘膜上皮へ付着して病原性を発揮する細菌の中にも細胞への侵入性を示すものがある。

a 細菌の細胞侵入性蛋白質産生

細菌が産生する細胞侵入性蛋白質として，エルシニア属菌の外膜蛋白質（インベーシン：invasin），分泌性蛋白質であるサルモネラ属菌のSip蛋白質，赤痢菌のIpa蛋白質等がある。サルモネラ属菌や赤痢菌等は，Ⅲ型分泌装置を持ち，これを介して直接宿主細胞内に機能性蛋白質（エフェクター蛋白質）を注入する。注入されるエフェクター蛋白質は病原性に深く関与するため，この分泌装置の欠損株では病原性が低下する。したがって，グラム陰性菌の蛋白質分泌装置はそれ自身がビルレンスを決定するものとなっている。

b 細菌の細胞内および細胞間拡散

侵入性細菌は，細胞に侵入後細胞質内でアクチンを重合し，これを原動力として細胞質内を活発に移動する。リステリア属菌や赤痢菌は細胞に侵入後，直ちにファゴゾームを溶解して細胞質中へ逃れる。そして分泌する蛋白質等が関与して菌体の周囲にFアクチンを凝集してコメット状のFアクチンの凝集束（アクチンコメット）を形成する。アクチンコメットを形成した菌は細胞質内を移動するのみでなく，隣接した周囲の上皮細胞への感染拡大も起こす。

細菌が分泌する細胞侵入性蛋白質が上皮細胞に作用して貪食運動が引き起こされ，細菌が体内に取り込まれる。細菌が体内にどのように侵入するか，腸粘膜上皮細胞への侵入を例として図I-6に沿って説明する。

①上皮細胞外寄生細菌：コレラ菌やETECは，上皮細胞内や上皮細胞下に侵入することなく，外毒素を産生して粘膜上皮から水分を流出させて下痢を起こす。

②組織破壊侵入性細菌（細胞外寄生細菌）：組織を破壊して侵入する菌には，黄色ブドウ球菌，化膿レンサ球菌，肺炎レンサ球菌があり，黄色ブドウ球菌は，外毒素や菌体外酵素によって組織を破壊して炎症反応を誘導する。

③上皮細胞内侵入性細菌：赤痢菌は経口的に消化管に入り，大腸粘膜のリンパ濾胞に隣接するM細胞から細胞直下のマクロファージに侵入し，アポトーシスを誘導して破壊する。細胞外へ出た赤痢菌は基底膜下へは向かわず，炎症性サイトカインの刺激で緩んだ上皮細胞層の細胞間に移動する。そこでエンドサイトーシスを誘導して上皮細胞の

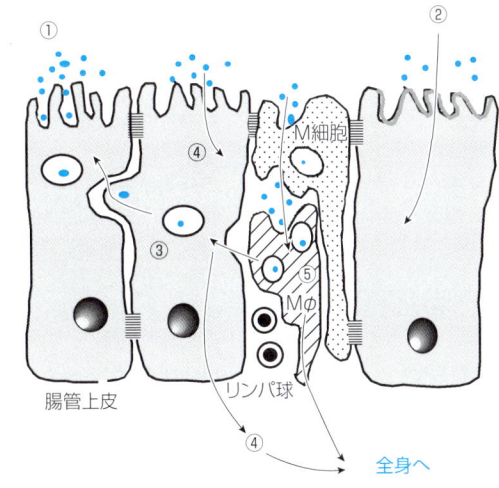

①上皮細胞外寄生細菌
　例：コレラ菌，毒素原性大腸菌
　小腸上皮に結合するが侵入はせず，細胞外に寄生。

②組織破壊侵入性細菌
　例：ブドウ球菌，化膿レンサ球菌，肺炎レンサ球菌
　細胞外寄生菌であるが，外毒素や菌体外酵素により組織が破壊され炎症反応を起こして侵入する。

③上皮細胞内侵入性細菌
　例：赤痢菌
　小腸上皮に結合した後にM細胞，Mφ（マクロファージ）を介して上皮細胞に侵入する。

④上皮細胞下侵入性細菌
　例：チフス菌，パラチフスA菌等を含むサルモネラ
　小腸上皮に結合後，エンドサイトーシスにより上皮細胞に侵入し，エキソサイトーシスにより上皮細胞下に出て増殖する。感染が血流を介し全身に広がることもある。

⑤細胞内寄生細菌
　例：結核菌，リステリア属菌
　マクロファージや単球等の食細胞に食菌されても殺されずに増殖し，全身に伝播する。

図 I-6　細菌の腸粘膜上皮からの感染

側面から細胞内に侵入する。感染を受けた上皮細胞は変性壊死により剝離し，さらに潰瘍へと進行し血性下痢（赤痢）となる。

④上皮細胞下侵入性細菌：チフス菌は，回腸下部のM細胞や上皮細胞からエンドサイトーシスにより侵入し，次いでエキソサイトーシスによって細胞下に出て，基底膜に達して増殖する。また，一部のサルモネラ属菌は血管やリンパ管内に侵入して全身に広がる。エルシニア属菌の外膜蛋白質（インベーシン）は細胞表面のβ1インテグリンを認識してパイエル板のM細胞に付着する。この刺激で細胞による菌体の取り込みが誘導され，容易に細胞内に侵入する。

⑤細胞内寄生細菌：ブルセラ菌，結核菌やリステリア属菌等は，マクロファージのような食細胞に貪食されても殺菌されずに増殖できる。

(3) 細菌の鉄獲得能

宿主体内では遊離した鉄イオンはほとんどなく，血液中のトランスフェリンやヘモグロビン，分泌液中のラクトフェリン等の鉄結合性蛋白質と結合している。鉄は生物に必須の元素であり，細菌が宿主体内での生存に必要な鉄を得るために，宿主の鉄結合蛋白質から鉄を奪い取るためのレセプターを持つ細菌もある。例えば，腸管感染大腸菌，サルモネラ属菌，赤痢菌等は，鉄キレート分子（シデロフォア）の1種であるエロバクチンを産生し，宿主の鉄結合蛋白質から鉄をキレートして自らのエロバクチンレセプターを介して鉄を菌体内に取り込む。この他にも，トランスフェリンレセプターを菌体表面に発現させて結合したトランスフェリンから鉄を獲得する細菌や，外毒素によって細胞を傷害して細胞中の鉄を取り込む細菌も存在する。宿主から鉄を奪い取る能力（鉄獲得能）は細菌の重要な侵襲因子である。

(4) 細菌の毒素産生性

a　外毒素

細胞外寄生細菌は外毒素（蛋白質毒素）を産生して宿主細胞を破壊し，免疫抑制等を引き起こす。コレラ毒素等があり，一部の外毒素（ボツリヌス毒素，破傷風毒素等）は分泌されにくく，菌の自己融解で放出されるものもある。また，黄色ブドウ球菌が産生するエンテロトキシンはスーパー抗原であるが，これも外毒素である。グラム陽性菌とグラム陰性菌ともに外毒素を産生する。外毒素は作用部位から神経毒，腸管毒，細胞毒等に分類でき，その作用は，①ボツリヌス毒素のように毒素で汚染された食品を介して食中毒を起こす，②大腸菌やコレラ菌のように腸管内での菌の増殖に伴いエンテロトキシンを産生して下痢を起こす，③破傷風菌が産生する毒素は血行，リンパ系，神経系を介して中枢神経に付着し，主に筋肉の強直，痙攣を起こす。なお，破傷風菌等の外毒素は，ホルマリン処理で毒性はないが免疫原性を持つトキソイドワクチンとして利用されている。代表的な外毒素の作用と生体反応を表 I-4 に示す。大腸菌やコレラ菌の他，ブドウ球菌，クロストリジウム属菌，エロモナス属菌，エルシニア属菌等もエンテロトキシンを産生する。

b　内毒素

細菌の自己融解で遊離される耐熱性菌体毒素が内毒素（エンドトキシン）である。内毒素の本態は，グラム陰性菌の細胞壁のLPSであり，リピドA（糖と脂肪酸の複合体）にエンドトキシン活性がある。LPSが血中に入ると，血小板と好中球の減少，発熱，Shwarzman現象，微小循環内の播種性血管内凝固（DIC），補体活性化等の生体反応が起こる。また，LPSはマクロファージや単球上のCD14に結合し，Toll様受容体（TLR4）を介して，これらの細胞を活性化する。これらエンドトキシン活性は細菌種間での違いは少なく，グラム陰性菌に共通している。内毒素による生体反応を以下に示す。

発熱：内毒素が視床下部の体温調節中枢へ作用して，またマクロファージへの作用により内因性発熱因子インターロイキン-1（IL-1）の産生が促進されて起こる。

内毒素ショック：悪寒や発熱等を伴い，急速な血圧降下，末梢循環障害を引き起こしてショック状態となり，死亡することがある。

表I-4　代表的な外毒素とその作用

病原体	毒素	作用	生体反応
Clostridium perfringens	α毒素	レシチナーゼC活性	溶血毒，細胞壊死
C. tetani	神経毒	運動神経細胞シナプスの抑制 物質の放出阻害	運動神経の亢進 筋の痙攣
C. botulinum	神経毒	アセチルコリンの放出阻害	筋収縮の阻害と麻痺
Vibrio cholerae	エンテロトキシン	アデニル酸シクラーゼを活性化し，細胞内cAMP濃度が上昇	腸管上皮細胞に作用して，電解質と水分吸収阻害による下痢
Escherichia coli	エンテロトキシン	同上	同上
Staphylococcus aureus	エンテロトキシン	中枢神経の嘔吐中枢に作用	嘔吐，下痢はまれ
Streptococcus pyogenes	ストレプトリジンO, S	溶血毒	赤血球を破壊
Shigella dysenteriae 1	志賀毒素	神経毒，腸管毒	出血性下痢
腸管出血性大腸菌（EHEC）	ベロ毒素	腸管毒	出血性下痢，溶血性尿毒症

志賀赤痢菌の産生する志賀毒素と腸管出血性大腸菌が産生するベロ毒素1（志賀毒素様毒素1）は同一のものである。

Shwarzman現象：うさぎ皮内に少量の内毒素を接種し，24時間後に再度投与すると，先に投与した皮膚局所に激しい出血壊死が起こる。内毒素の投与で好中球が毛細血管内膜を傷害し，再度の投与で集積した好中球と血小板が沈着し，血液凝固と小血栓が形成されて組織の壊死が起こる。Shwarzman現象はDICの特異な例である。

DIC：内毒素による血管内皮への血小板沈着による血管閉塞に伴う臓器の虚血や壊死である。

アナフィラトキシン，走化性反応，膜障害等：内毒素により補体第二経路が誘導され，補体が関与する種々の反応が起こる。

(5) 食細胞（好中球やマクロファージ）に抵抗する因子

細菌は食細胞に貪食されて殺菌されるが，多くの病原細菌は食菌に抵抗する。ブドウ球菌は，菌体表面にプロテインAを持ち，IgGのFc部位に結合して，抗体によるオプソニン化を阻害する。菌体表面の多糖からなる莢膜（ただし，炭疽菌の莢膜はD-グルタミン酸のポリペプチド），細胞壁表面に存在する蛋白質（レンサ球菌），線毛等は貪食作用を阻害するが，莢膜やM蛋白質に対する抗体が作用すると菌体がオプソニン化され，食細胞に貪食されやすくなる。

食細胞に取り込まれても寿命の短い好中球では殺菌されず，寿命の長いマクロファージ内でも生存・増殖できる細菌（細胞内寄生体：intracellular parasite）がある。これらの食細胞内での殺菌回避機構には，①食細胞内の食胞（ファゴソーム）から細胞質内への脱出，②食胞とリソソームとの融合阻止，③リソソーム内の消化酵素に対する抵抗性等がある。

2　ウイルス感染と発病

ウイルスは，感染と増殖を宿主細胞に依存しているため，ウイルスが個体に感染して病気を起こすまでにはウイルス側因子（病原性）と生体側の防御因子との間に多くの相互作用が起こる。ウイルスが細胞に感染した場合，通常，以下の3つの様式をとる。このうち，どの型をとるかはウイルスの性質による。

細胞破壊型：感染細胞の破壊によりウイルスが細胞外に放出され，それが新たな細胞に侵入して伝播する（ポリオウイルス，アデノウイルス等）。

細胞非破壊型：ウイルスが増殖しても細胞を破壊せずに出芽等でウイルスを放出する（ヘルペスウイルス，レトロウイルス，パラミクソウイルス等）。

腫瘍化する型：ウイルスの感染により細胞が癌化する場合であり，鶏や猫の肉腫ウイルスはこの型をとる。

1）侵入門戸

ウイルスは，まず皮膚，呼吸気道，消化管等の体表面の細胞に吸着して感染する。体表のうち粘膜の占める割合は大きく，さらにその粘膜面の80～90％を消化器粘膜が占めており，病原微生物の侵入門戸として粘膜の重要性が理解できる。粘膜にはラクトフェリンやリゾチームのような非特異的抗菌・殺菌物質を含む粘液や分泌液が存在しており，粘膜からの微生物感染を防御する。図I-7にウイルスの個体への侵入部位を，表I-5には体表や粘膜から侵入するウイルスとその代表的な疾病を示す（「II　感染の経路と経過」参照）。

2）ウイルスの体内での伝播

ウイルスが感染して細胞で複製する際に，最初に利用する宿主分子は宿主細胞表面のレセプターであり，レセプターが存在しない細胞には感染は成立しない。レセプターとウイルス粒子表面分子の結合が，ウイルス感染を第一義的に決定している。これまでに動物由来ウイルスで多くのレセプターが同定されているが，多くのウイルスは宿主細胞表面の分子をウイルス特異レセプターとして用いている（表I-6）。

ウイルスは体内侵入部位の細胞で増殖後に最終標的組織に到着して，そこで再び増殖してウイルス特異的疾患を引き起こす。

3）ウイルスの病原性

ウイルスの病原性（pathogenicity）とは，宿主に感染して病気を起こす能力をいう。病原性ウイルスは宿主に病気を起こすが，非病原性（non-pathogenic）ウイルスは感染・増殖しても病気を起こさない。ウイルスの病原性（毒力）に関係するものとして，ウイルスの増殖性，体内伝播能，宿主免疫系の攪乱や組織破壊性等がある。

(1) ウイルスの増殖性と病原性

多くのウイルスで，野生株は病原性を示すが，人工的な操作等で野生株の増殖性を低下させたウイルスは病原性も

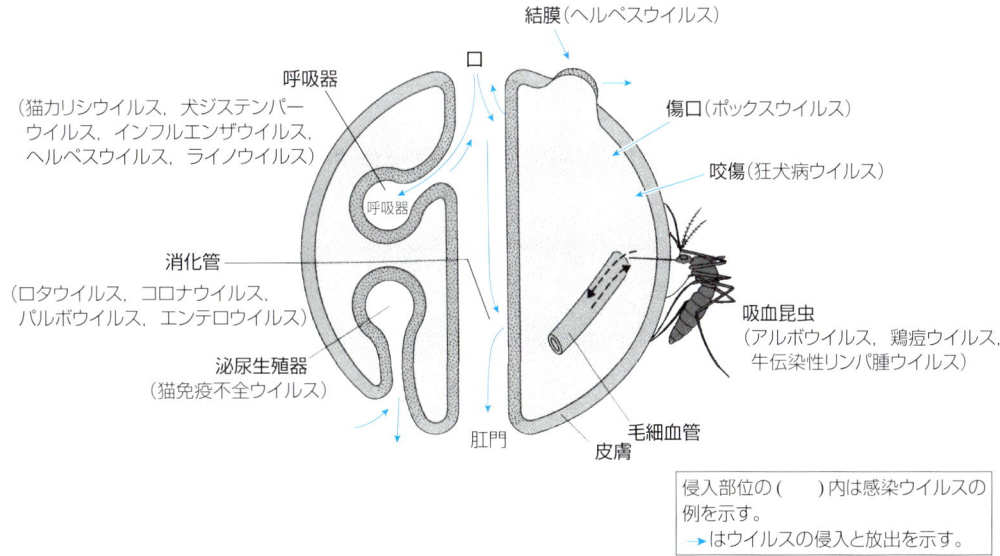

図I-7 ウイルスの宿主への侵入部位(Mims & Wite, 1984を改変)

表I-5 体表や粘膜から侵入するウイルスとその感染症

侵入部位	ウイルス	疾 病
体表の創傷	ポックスウイルス	牛痘，牛丘疹性口内炎，鶏痘等
	ヘルペスウイルス	牛乳頭炎等
	パピローマウイルス	牛乳頭腫
脊椎動物の咬傷	ラブドウイルス	狂犬病
汚染注射針	レトロウイルス	牛伝染性リンパ腫，馬伝染性貧血
気 道	ヘルペスウイルス	牛伝染性鼻気管炎，鶏伝染性喉頭気管炎，犬ヘルペスウイルス感染症，猫ウイルス性鼻気管炎
	ペスチウイルス	牛ウイルス性下痢
	アデノウイルス	アデノウイルス感染症，犬伝染性肝炎，犬伝染性喉頭気管炎
	ニューモウイルス	牛RSウイルス感染症
消化器	ロタウイルス	ロタウイルス感染症
	コロナウイルス	牛コロナウイルス感染症，伝染性胃腸炎，豚流行性下痢
	パルボウイルス	牛パルボウイルス感染症，犬パルボウイルス感染症，猫汎白血球減少症
節足動物による刺咬		
機械的	ポックスウイルス	鶏痘，豚痘
	レトロウイルス	牛伝染性リンパ腫，馬伝染性貧血
生物学的	フラビウイルス	馬の脳炎，日本脳炎
	ブニヤウイルス	アカバネ病，アイノウイルス感染症，リフトバレー熱
	ラブドウイルス	牛流行熱，水疱性口内炎
	オルビウイルス	ブルータング，アフリカ馬疫
生殖器	ヘルペスウイルス	馬鼻肺炎，馬媾疹
	アルテリウイルス	馬ウイルス性動脈炎
結 膜	ヘルペスウイルス	牛伝染性鼻気管炎

低下する。しかし，ウイルスによっては増殖性と病原性は必ずしも一致しない。

ニューカッスル病ウイルス(NDV)やインフルエンザウイルスは，ウイルス因子が切断を受けるプロテアーゼの違いにより強毒株と弱毒株に分けられる。この違いが病原性の差となっていると同時に，ウイルス感染が全身性となるか，局所性となるかをも決定している。これらのウイルスでは，病原性とウイルスのエンベロープに存在する糖蛋白質であるF蛋白質(NDV)やHA蛋白質(インフルエンザウイルス)との関連が明らかにされている。

NDVは鶏に急性致死性疾病を引き起こす。強毒株は組織特異性がなく，全臓器で増殖し致死的であるが，弱毒株は気道，消化管等の限定された組織でしか増殖できず，病原性は低い。強毒株と弱毒株ともにウイルスレセプターは全身臓器に分布するシアル酸であり，特定臓器に限定されているわけではない。NDVの細胞への感染は，ウイルスエンベロープと細胞膜が膜融合を起こすために，NDV F蛋白質(F0)の開裂(F1とF2のサブユニットに分解される)が必須のプロセスであり，この開裂は宿主細胞の蛋白質分解酵素により起こる。強毒NDV株のF蛋白質は全身臓器に存在するフーリン(furin)のような酵素で開裂されるが，弱毒株F蛋白質は特定臓器(気道と消化器)にのみ存在する蛋白質分解酵素で開裂され，感染性が賦与される。したがって，強毒株は全身臓器で増殖できるが，弱毒株は気道や

動物の感染症 総論

表I-6 ウイルスに対する細胞側の受容体（レセプター）

ウイルス	レセプター
アデノウイルス	CAR，インテグリン等
ヘルペスウイルス	ヘパラン硫酸
ワクチニアウイルス	上皮細胞増殖因子（EGF）レセプター
犬パルボウイルス，猫汎白血球減少症ウイルス	トランスフェリンレセプター
ミンクアリューシャン病ウイルス	シアル酸
ロタウイルス	アシアロGM1
口蹄疫ウイルス	インテグリン
ポリオウイルス	CD155（immunoglobulin superfamily）
ライノウイルス，コクサッキーウイルス	ICAM-1（intracellular cell adhesion molecule 1）
猫カリシウイルス	JAM-1（junctional adhesion molecule 1）
牛ウイルス性下痢ウイルス	CD46（membrane cofactor protein）
C型肝炎ウイルス	CD81
猫伝染性腹膜炎ウイルス	アミノペプチターゼN（CD13）
伝染性胃腸炎ウイルス	豚アミノペプチターゼN
マウス肝炎ウイルス	CEACAM1（carcinoembryonic antigen-related cell adhesion molecule 1）
SARSコロナウイルス	ACE2（angiotensin-converting enzyme 2）
SARSコロナウイルス2（COVID-19の病原ウイルス）	
豚繁殖・呼吸障害症候群ウイルス	CD169（シアル酸結合型レセプター），CD163（ヘモグロビンスカベンジャーレセプター）
犬ジステンパーウイルス	SLAM（signaling lymphocyte activation molecule, CD150），CD46
狂犬病ウイルス	アセチルコリンレセプター，CD56（神経細胞接着因子），神経増殖因子レセプター
インフルエンザA, B型ウイルス	シアル酸（N-acetyl neuraminic acid）
ラッサ熱ウイルス	α-dystroglycan
猫白血病ウイルスB型	Pit-1（phosphate transporter protein 1）
猫免疫不全ウイルス	CD134（主受容体），CXCR4（副受容体）

表I-7 ウイルスによる宿主免疫系の抑制

現象	ウイルス	機序（ウイルスの作用）
補体の作用から逃れる	ヘルペスウイルス	補体調節因子の類似分子を産生し，補体活性化を阻害する。
	ポックスウイルス	ポックスウイルスでは補体類似分子を産生し，膜攻撃複合体（MAC）形成を阻害してウイルス感染細胞の溶解を防ぐ。
サイトカインの作用を妨害	ポックスウイルス ヘルペスウイルス	サイトカインとそのレセプター類似分子（virokinesやviroceptors）を産生し，サイトカインの作用を妨害することにより生体防御系から逃避する。
IFN生産・応答経路の阻害	インフルエンザウイルス ハンタウイルス ポックスウイルス	パターン認識レセプター（RIG-IやMda5等）を分解や阻害すること，ウイルスゲノムの修飾でIFN産生経路を阻害する。IFN応答に重要なJAK-STAT経路を阻害する
IFNの作用を妨害	ポックスウイルス ヘルペスウイルス	可溶性IFNレセプターやIFN様分子を産生し，IFNの作用を妨害することによりウイルスの感染を拡大する。
免疫系細胞に傷害を与える	猫免疫不全ウイルス（T細胞） 鶏ファブリキウス嚢病ウイルス（B細胞） 犬ジステンパーウイルス（マクロファージ）	（　　）内の白血球や食細胞に感染し，傷害を与えて生体防御から免れる。
アポトーシスを抑制	ポックスウイルス アデノウイルス レトロウイルス	カスパーゼカスケードの阻害，細胞周期の制御等によりアポトーシスを抑制して細胞破壊を阻害し，ウイルスの増殖を図る。

腸管でしか増殖できず，それが病原性を規定している。インフルエンザウイルスの場合も同様の現象がHA蛋白質でみられる。

(2) ウイルスの神経伝播と病原性

ウイルス株により神経伝達性が異なる場合がある。例えば，単純ヘルペスウイルス1型のgD糖蛋白質は神経伝達にかかわっており，gD糖蛋白質のアミノ酸を変化させると末梢に接種したウイルスが中枢神経系へ伝播できなくな

り，病原性を発揮できずに排除される。ブニヤウイルスでもGc糖蛋白質が末梢から中枢神経への侵入に重要なことが示されている。

(3) ウイルスによる宿主免疫系の抑制（表I-7）

ウイルスには，宿主の生体防御を修飾する分子を産生するものがある。ヘルペスウイルスやポックスウイルスは補体類似分子を産生して補体の作用から逃れている。サイトカインはウイルス感染初期から全感染期を通じて生体防御

表 I-8 宿主免疫系から逃れるウイルスの戦略

現象	ウイルス	機序(ウイルスの作用)
CPEを示さない感染	猫白血病ウイルス 猫免疫不全ウイルス ハンタウイルス ヘルペスウイルス	宿主感染細胞の核酸・蛋白質合成を阻害せず,細胞を殺さないで感染を持続させる(ウイルス抗原の発現も最小限に抑え,宿主の攻撃から逃れる)。
膜融合による感染で細胞に伝播	犬ジステンパーウイルス ヘルペスウイルス 猫免疫不全ウイルス	細胞外にフリーの状態で放出されるというよりは,細胞融合により感染を拡大するため中和抗体の作用を受けにくい。
中和抗体から逃避	エボラウイルス アレナウイルス	特異抗体に結合するおとり分子を産生し,中和抗体の作用から逃れる。
抗体依存性感染増強	猫伝染性腹膜炎ウイルス デングウイルス	抗体が結合したオプソニン化ウイルスが,Fcレセプターを介して容易にマクロファージに感染を拡大してゆく。
MHCの発現抑制	アデノウイルス ヘルペスウイルス 人免疫不全ウイルス	アデノウイルス感染細胞ではウイルスの作用によりMHCクラスI発現が低下する。そのことによりキラーT細胞による傷害作用が妨害されウイルスの感染が持続する。
免疫チェックポイント分子の発現による免疫回避	牛伝染性リンパ腫ウイルス等(慢性感染症を引き起こす多くの病原体)	感染細胞に種々の免疫チェックポイント分子(PD-L1等)を発現し,活性化T細胞上のレセプター(PD-1等)を介してT細胞の疲弊化を誘導して免疫回避する。
免疫寛容	牛ウイルス性下痢ウイルス 豚熱ウイルス マウスリンパ球性脈絡髄膜炎ウイルス	感染母体からウイルスの胎内伝播を受けて生まれた新生獣はウイルスを異物と認識せず,免疫寛容を起こし,免疫系の攻撃から逃れる。
変異	人免疫不全ウイルス 口蹄疫ウイルス 猫白血病ウイルス インフルエンザウイルス	次々にウイルス構造蛋白質の抗原性が変化したウイルスが生じることにより免疫系の攻撃から逃れる。
異物として認識されない	ヘルペスウイルス	中枢神経系に潜伏感染するヘルペスウイルスは潜伏感染時,ウイルス遺伝子発現をほとんどせず異物と認識されず免疫系から排除されない。

という面で重要な役割を担っているが,ポックスウイルスやヘルペスウイルスはサイトカインあるいはそのレセプター類似分子をコードする遺伝子を持っている。インターフェロン(IFN)はウイルス感染初期の防御因子として重要であるが,ポックスウイルスが産生するIFNレセプター類似分子は,宿主細胞が産生・放出するIFNの本来のレセプターへの結合を阻害して抗ウイルス作用を妨害する。また,IFN産生・応答経路を直接制御することで免疫抑制を起こすウイルスも多く存在する。例えば,パターン認識レセプター(RIG-IやMda5等)を分解あるいは阻害したり(インフルエンザウイルスやヘルペスウイルス等),ウイルスゲノムを修飾することでパターン認識レセプターに認識されにくくしたり(ハンタウイルスやボルナウイルス等),IFN応答のJAK-STAT経路を阻害する(ポックスウイルスやパラミクソウイルス等)。ポックスウイルスは他にも増殖時に腫瘍壊死因子(TNF)レセプター,IL-1レセプター様分子を産生してサイトカインの作用を妨害する。これらのウイルスはケモカインやケモカインレセプター様分子も産生し,生体防御を撹乱することで宿主の攻撃から逃れている。

また,宿主免疫系を直接妨害する場合として,ウイルスの標的細胞が免疫担当細胞の場合がある。T細胞,特にCD4⁺T細胞に感染する猫免疫不全ウイルスや猫白血病ウイルス,B細胞に感染する伝染性ファブリキウス嚢病ウイルス,単球・マクロファージに感染する犬ジステンパーウイルスやアフリカ豚熱ウイルス等がある。免疫担当細胞であるT細胞やB細胞にウイルスが感染して細胞傷害を起こすと,それにより生体防御能が低下してウイルス排除が不十分となる。

(4) 宿主免疫系から逃れるウイルスの戦略

ウイルスが体内に侵入して増殖・伝播する過程で,宿主の免疫反応から逃れる戦略を持たないウイルスは排除される。病原ウイルスと呼ばれるウイルスは種々の戦略を用いて宿主の免疫系から逃れて病原性を発揮する(表I-8)。多くのレトロウイルス(猫白血病ウイルス,猫免疫不全ウイルス等)は,増殖しても感染細胞を破壊せず,中和抗体等から逃れている。ヘルペスウイルスの場合はより顕著で,宿主体内での免疫系により増殖が抑制されると,神経節等に潜伏感染する。潜伏感染した細胞ではウイルス蛋白質の発現が抑えられるため,宿主免疫系は異物と認識できず排除できないので感染が持続する。犬ジステンパーウイルスのように細胞融合によって感染が広がるウイルスの場合,細胞外に遊離型のウイルスが放出されない。そのため,中和抗体の作用を受けずに感染が拡大する。

ウイルス感染に対する生体の獲得免疫として,中和抗体とキラーT細胞が重要である。エボラウイルスやアレナウイルスは抗体様分子を自ら産生して中和抗体の作用から逃れる。また,単球・マクロファージに感染する猫伝染性腹膜炎ウイルス(FIPV)は単球・マクロファージに取り込まれても細胞内で殺されず増殖する。FIPV感染猫ではFIPVに結合した抗体のFc部位を用いて効率よく単球・マクロファージに感染して全身に伝播する(抗体依存性感染増強)。すなわち,FIPVに対する抗体のある猫の方が,ウイルスが全身に伝播して症状が悪化するため,FIPのワクチンによる予防を困難にしている。また,病原性(造腫瘍性)アデノウイルスは感染細胞表面の主要組織適合遺伝

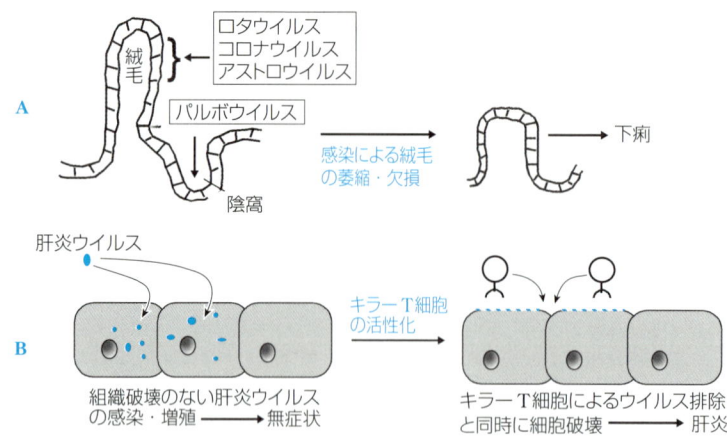

A：腸管の絨毛上皮細胞に感染するウイルスのうちパルボウイルスは陰窩付近に，ロタ，コロナおよびアストロウイルスは絨毛上部に感染し，いずれも絨毛の萎縮・欠損を引き起こす。これが吸収阻害となり下痢の要因となる。
B：肝炎ウイルスは肝細胞に感染し，ウイルスは増殖してもさほど危害を与えない。しかしキラー T 細胞がウイルス感染肝細胞を攻撃してウイルスを排除すると同時に肝炎を発症する。

図 I-8　組織破壊により病原性を示す例

子複合体(MHC)クラス I 抗原の発現低下を誘導して，キラー T 細胞による認識や攻撃から逃れている。

牛伝染性リンパ腫ウイルスやヨーネ菌等の病原体は，長期間宿主体内に存在して病態を形成する。これらの病原体は，感染細胞に PD-L1 等の免疫チェックポイント分子を発現させ，活性化した T 細胞上に発現する PD-1 等のレセプター分子に結合し，T 細胞の疲弊化を引き起こして免疫回避する。この機序は，慢性難治性感染症を引き起こす多くの病原体が用いていると考えられる。

宿主の免疫系から逃れる戦略の別の例として，牛ウイルス性下痢ウイルスやマウスリンパ球性脈絡髄膜炎ウイルス等のように妊娠母体に感染して胎子に垂直伝播するウイルスがある。この場合，胎子ではウイルスに対して免疫寛容(T，B 細胞ともに)が誘導され，生後，垂直伝播したウイルスに対して免疫応答が起こらず感染が持続する。

病原体が免疫系の攻撃を回避する最も一般的な方法として抗原変異がある。病原体の抗原変異で有名なものとしてトリパノソーマ原虫やレトロウイルスがある。レトロウイルス科のウイルス(ビスナ/マエディウイルス，人免疫不全ウイルス，馬伝染性貧血ウイルス等)はウイルスゲノム RNA から逆転写反応によってプロウイルス DNA が複製され，宿主細胞ゲノムに組み込まれるが，逆転写反応は複製エラーが高頻度に起こるとされている。人免疫不全ウイルスの場合は，複製エラーに加えて複数のウイルス間の組み換えにより急速な変異を遂げていく。

(5) ウイルス感染に伴う組織破壊と病原性

ウイルスは体内に侵入後増殖して宿主の組織破壊をもたらす。しかし，ウイルスの病原性は培養細胞での細胞傷害性(CPE の形成等)とは必ずしも一致しない。培養細胞で細胞傷害性を示して増殖するウイルスでも病気を起こさない例が多い(腸管に感染するエンテロウイルス等)。一方，培養細胞で細胞傷害性を示さないウイルスが致死的感染を示す例もある。レトロウイルスは培養細胞に多核巨細胞を形成するが細胞は破壊しない。狂犬病ウイルスの街上毒も細胞破壊性はないが，これらのウイルスは生体に感染すると致死的である。

a　直接組織破壊をもたらし病原性を示す場合

呼吸器から感染するインフルエンザウイルスや，消化器粘膜から感染して下痢を起こすウイルスは組織を破壊して病気を起こす。腸管粘膜に感染するロタウイルスやコロナウイルス等は，腸管絨毛上皮に感染増殖することで絨毛の萎縮や欠損を起こし，腸管絨毛の吸収能を阻害して下痢の主因となる(図 I-8)。

b　組織に傷害を与えず病原性を示す場合

感染してもほとんど組織破壊を起こさないが，病原性を発揮するウイルスがある。多くの場合，これは感染細胞に対して宿主免疫系がウイルス排除のために過剰に反応する結果，重篤な病気を起こすものである。

肝炎ウイルスやマウスリンパ球性脈絡髄膜炎ウイルスは，感染だけでは重篤な組織傷害を与えないが，$CD8^+T$ 細胞(キラー T 細胞)が強く活性化されてウイルス感染細胞を攻撃することで重篤な組織傷害を与える。ビスナ/マエディウイルスの感染では，$CD4^+T$ 細胞が炎症反応を誘起して，TNF-α 等を放出する結果，脳脊髄炎等が引き起こされる。デングウイルスには 4 血清型があり，初感染では感染した人間はその血清型に対する抗体を産生するが，2 回目に別の血清型に感染すると，以前の感染によって産生された抗体はウイルスに結合するが中和できない。さらに抗体の Fc 部位を介してより効率よく血中の単球に感染して全身性のデング出血熱を発症する。

(6) ウイルス遺伝子産物の毒素としての機能

ウイルスの遺伝子産物が毒素として働く例はまれであるが，ロタウイルスの非構造蛋白質である NSP4 は細菌が持つエンテロトキシン様作用を示して腸炎を誘発する。

3　発病機序

病原体は体内に侵入し，宿主の防御機構に打ち勝ち，標的器官や臓器・組織で増殖して病気を起こす。どのようにして病気が起こるのか，①全身感染症(例として犬ジステンパー)，②下痢，③呼吸器性疾病，④流産，⑤脳神経系

疾病の発病機序について述べる(各疾病の発病機序については各論参照)。

1) 全身感染症

　気道内に侵入した犬ジステンパーウイルスは，粘膜上皮で増殖後，マクロファージに担われて気管支リンパ節で増殖する。増殖したウイルスは血中に入り，単核球に侵入して増殖し，第一次ウイルス血症を呈して全身臓器に到達する。感染後1週間ほど各臓器で増殖したウイルスは再び血中に出て，第二次ウイルス血症を起こす。ウイルスが全身臓器・組織で増殖することにより発熱とIFN-α，-βが産生されウイルス増殖の抑制がみられる。感染後8〜10日頃までに中和抗体が出現した犬ではウイルスは排除され回復する。

　一方，感染後9日までに検出できるレベルの抗体が陰性であり，2週後でも低レベルの犬ではウイルスは全身から排除されず，腸管，気道，尿道の上皮細胞や皮膚での増殖が盛んとなる。胃腸での増殖は嘔吐・下痢の原因となり，呼吸器での増殖は気管支炎(時に肺炎)を起こし，皮膚での増殖は皮膚炎の原因となる。

　内臓で増殖後，ウイルスが血管周囲，外膜から脳に侵入するとグリア細胞やニューロンに感染が広がる。神経系に感染が広がると異常行動や麻痺が回復後にしばしばみられる。一見回復したようでも40〜60日後に脱髄を特徴とする脳炎がみられることがあり，この場合は致死的である。回復後は長期間，多分一生涯免疫が成立する。まれではあるが，回復後，神経系に残っているウイルスがゆっくりと増殖して数年後に老犬脳炎を起こすことがある(麻疹ウイルスによる汎硬化性脳症と類似)。

2) 下痢

　幼若動物では免疫機構等が未熟で防御能が低いため，下痢や肺炎を起こしやすく，次に示す多くの病原体が下痢の原因となる。

細菌：大腸菌，サルモネラ属菌，クロストリジウム属菌，ヨーネ菌等
ウイルス：ロタウイルス，コロナウイルス，パルボウイルス，アデノウイルス，エンテロウイルス等
原虫：クリプトスポリジウム，コクシジウム等

　その発生機序として，以下のようなことが考えられる。

(1) 透過性の亢進による滲出性の下痢

　腸管上皮細胞の接合部には非常に小さな孔があり，細胞自体の呼吸・分泌以外に，この孔を介した水分や物質の流れが存在する。血液から腸管腔内へ向かう流れが滲出である。炎症の際には，この腸粘膜の小孔が拡張し血液から腸管腔へ水分流出が増加して下痢が起こる。牛のヨーネ病の慢性下痢がこの範疇に入るが，血漿蛋白質の漏出が著しく急激に削痩する。Clostridium perfringens 感染に伴う壊死性腸炎では，小孔が数μmに拡大し(正常は0.5 nm)，出血性滲出を示す。

(2) 分泌過剰や吸収阻害による下痢

　正常な腸管では，水分・栄養分を吸収するとともに，腸管腔内へ水分と電解質の分泌も行っている。この分泌が過剰な状態や吸収が阻害された場合に分泌性の下痢が生じる。過分泌による下痢はcAMP，cGMP，Caイオン等の細胞内メディエーターを介して起こり，粘膜の損傷はみられない。主な要因としてコレラ毒素，大腸菌のエンテロトキシン等がある。

(3) 吸収不良による下痢

　吸収されない物質が腸管内に貯留することにより，腸管内外の浸透圧差が生じ，水分が腸管内腔に貯留されてしまうために下痢が生じる。腸管内に吸収されない物質が存在する原因としては腸微絨毛の萎縮・欠損あるいは損傷がある。例えば，牛コロナウイルス，牛ロタウイルス，伝染性胃腸炎ウイルス等は選択的に粘膜上皮細胞で増殖するため，微絨毛は萎縮し吸収能が障害される。

(4) 腸管の運動異常による下痢

　蠕動亢進により腸粘膜と内容物の接触時間が短くなり，消化・吸収不良を起こして下痢が生じる。一方で，子牛や子豚の腸管毒素原性大腸菌による下痢では腸内容物の移動速度が速くなるが，これは蠕動亢進によるものではなく，腸管が弛緩して筒状になり，エンテロトキシンの作用で内容物の水分含量が増加するためである。

(5) 腸陰窩細胞の破壊による出血性下痢

　腸陰窩細胞は絨毛基部に位置しており，腸粘膜細胞の摩耗に伴う再生に重要な役割を持つ。犬パルボウイルス2型や猫汎白血球減少症ウイルスは，若齢動物に感染して出血性下痢を起こす。これらのウイルスは，経口・経気道で侵入し咽喉頭リンパ節等での増殖後に全身感染を起こすが，分裂の盛んな細胞が標的細胞であり，その1つである腸陰窩細胞の破壊で出血性下痢が生じる。

3) 呼吸器性疾病

　呼吸器性疾病を起こす病原因子の侵入経路には経気道と血行性があり，一般には経気道感染が多い。気道経由の場合は，気管支炎から末梢の付属肺胞に炎症は拡大する。気道から吸い込まれた微粒子(1〜5μm)は容易に気道深部に到達でき呼吸細気管支に病変を形成する。一方で全身性病変に続いて，血行性にウイルス血症や敗血症を起こし，肺に病変を形成することもある。

(1) インフルエンザ

　インフルエンザウイルス感染では，ウイルスが気道の奥深くに侵入するが，多くは線毛の運動で排除される。粘膜上皮に到達したウイルスも，粘膜上皮には細胞側のウイルスレセプターであるシアル酸と類似の糖蛋白質が存在しており，これがウイルスの粘膜上皮細胞表面への結合を阻害している。これに対してウイルスの側では，エンベロープ上に存在するノイラミニダーゼが，この糖蛋白質を破壊してウイルスの粘膜上皮への結合を助ける。粘膜上皮に到達したウイルスは粘膜上皮細胞に侵入・増殖して気道内に放出された子ウイルスが周辺細胞に感染を広げる。感染の拡大に伴い粘膜上皮細胞の破壊と同時にサイトカイン産生が誘導され，炎症細胞を含む滲出液の増加がみられる。

　インフルエンザウイルスは局所感染であり，通常は不顕性から軽度の上部気道感染にとどまる。しかし，細菌等の二次感染があると呼吸器症状は重篤化し間質性肺炎を発症することがある。宿主が回復した場合やワクチンを受けていた場合は感染粘膜上に存在する特異IgAにより再感染ウイルスは中和され感染は成立しない。

(2) 輸送熱 (shipping fever)

　輸送熱は，気温変動，飼育管理の不備，輸送などの各種の環境ストレスにより免疫機能が低下した時に，呼吸器粘

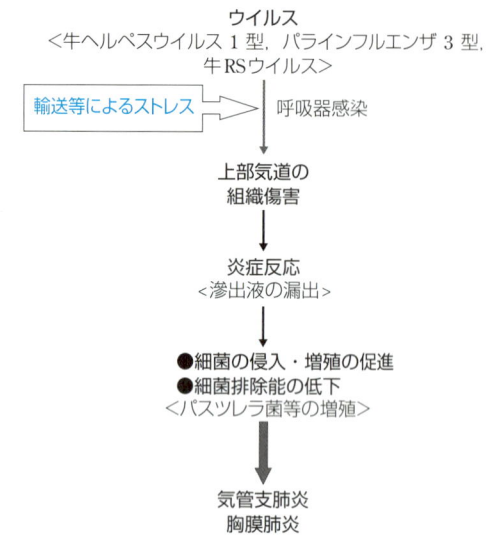

図 I-9 輸送熱による呼吸器症状の発現

膜上皮細胞に親和性のある呼吸器ウイルス(牛ヘルペスウイルス1，牛パラインフルエンザウイルス3，牛RSウイルス等)が感染することで，呼吸器に常在する細菌が増殖して起こる。呼吸器感染ウイルス，マイコプラズマ，細菌等が混合感染(mixed infection：同一宿主に2種以上の病原体がほぼ同時に感染している状態)して気管支肺炎や線維素性胸膜肺炎を発症し，北米のフィードロット牧場では被害の大きな疾病の1つである。

輸送熱による呼吸器症状の発現を図 I-9に示す。ウイルスが呼吸器で増殖すると，食細胞の傷害や肺胞粘膜上皮の破壊で炎症反応が誘導される。粘膜が傷害を受け，食細胞機能が低下した環境は常在細菌(*Pasteurella multocida*, *Mannheimia haemolytica* 等)の増殖や呼吸粘膜内部への侵入を助長する。また，傷害された細胞は，細胞内の鉄または鉄結合蛋白質を放出し，細菌の増殖が促進される(「細菌の鉄獲得能」13頁参照)。

輸送熱の主な原因菌である *P. multocida* 感染による組織傷害には内毒素の役割が大きい。内毒素は肺胞マクロファージと血管内の単球を活性化させ，TNF-α，プロテアーゼ，各種の活性酸素を放出させる。これが直接・間接的に炎症反応を介して組織傷害を起こす。*M. haemolytica* 感染の場合は，菌体外毒素であるロイコトキシンによる好中球の破壊と，それに伴う肺組織傷害が指摘されている。

輸送熱の予防は，二次感染(secondary infection：2種の微生物の混合感染で両者の感染時期にずれがある場合，後の感染を二次感染という)する細菌に対処するより，ワクチン接種によるウイルス感染の阻止の方が効果的である。これは，*P. multocida* は牛の上部気道に常在しており，この菌の排除は難しいためである。また *M. haemolytica* 感染に対してはロイコトキシンと菌体莢膜抗原を用いたワクチンも開発されている。抗菌薬による治療も効果はあるが，膿瘍形成がみられる例では抗菌薬の治療効果は低い。回復した子牛でもしばしば発育不良が続き虚弱となるので，輸送熱の予防は重要である。

4) 流産

妊娠母体が病原体に感染した場合，胎盤感染により胎子に感染が及び流産・死産を起こすことがある。原因のわかっている流死産の約90％は感染症による。胎盤感染を起こす主な病原体とその疾病を表 I-9 に示す。

なお，病原体が胎盤を通過して胎子に感染しても必ず流産が起こるわけではない。流産が起こるか起こらないかは病原体の病原性，感染時の胎齢によって異なる。胎盤における母体と胎子間の血管の交差は動物によって異なるが，母体血中の病原体の胎子血中への侵入を防いでいる。胎子感染について，以下に例を挙げて説明する。

(1) 馬ヘルペスウイルス感染による流産

馬ヘルペスウイルス1型(EHV1)は流産を起こすが，4型(EHV4)はほとんど起こさない。これは，EHV1はリンパ球に感染できるが，EHV4はリンパ球に感染できず，ウイルス血症をほとんど起こさず胎盤を通過できないためと考えられる。EHV1は，妊娠馬の上部気道から感染し，粘膜上皮のバリアを通過して，感染後1日以内に皮下組織に侵入する。皮下組織へ侵入したウイルスは局所リンパ節で増殖し，ウイルス感染したリンパ球によるウイルス血症を引き起こす。血中の感染リンパ球は子宮で，子宮内膜の血管内皮細胞に付着する。この付着によりEHV1はリンパ球から子宮の血管内皮細胞に効率的に伝播される。EHV1が引き起こす子宮内膜の血管の炎症(血管炎)に伴う組織損傷が，ウイルスが胎盤を通過して胎子に到達する機序の重要な一因となっている。

(2) ブルセラ属菌による流産

Brucella abortus は主に流産胎子とともに排出された菌に汚染された飼料や牧草等から経口的に感染し，腸管から侵入する。体内に侵入した菌はマクロファージに貪食されるが消化に抵抗し，マクロファージ内で増殖して，菌血症を引き起こし血行性に全身に広がる。感染前期には菌は全身に分布するが，後期には乳房やその周辺リンパ節に限局する。ブルセラ属菌は特に妊娠子宮に指向性が強く，子宮内で増殖して胎子に感染する。妊娠動物が感染した場合，他の臓器に比較して胎盤や胎子において菌の増殖がみられる。感受性は性成熟に左右され，また子牛では抵抗性であ

表 I-9 胎盤感染を起こす主な病原体とその病気

病原体	病 気
ヘルペスウイルス	牛伝染性鼻気管炎
	馬鼻肺炎
	オーエスキー病
オルトブニヤウイルス	アカバネ病
	アイノウイルス感染症
オルビウイルス	チュウザン病
ペスチウイルス	牛ウイルス性下痢
	豚熱
フレボウイルス	リフトバレー熱
アルテリウイルス	馬ウイルス性動脈炎
	豚繁殖・呼吸障害症候群
ブルセラ	牛・豚・犬等のブルセラ症
カンピロバクター	カンピロバクター症
サルモネラ	馬パラチフス
	家きんのサルモネラ症
リステリア	リステリア症
クラミジア	牛の流産・不妊症
	流行性羊流産
ネオスポラ	牛のネオスポラ症

り，成牛になると感受性になり妊娠して胎盤が形成されると最高に達する。

ブルセラ属菌による流産は，菌増殖による栄養膜巨細胞の機能阻害とサイトカインバランスの崩壊によると考えられている。胎盤における菌の増殖は栄養膜巨細胞において特異的にみられ，栄養膜巨細胞を介して胎子に感染する。栄養膜巨細胞は胎盤の形成・維持に極めて重要な機能を担っており，菌の増殖による機能阻害が流産の一誘因になっている。妊娠母体内では，妊娠を維持するために胎子に対する免疫拒絶反応を抑制してTh細胞の極性がTh2＞Th1となっているが，ブルセラ属菌の感染により，Th1優位に傾くことで(Th2＜Th1)，サイトカインバランスを崩して流産を誘導する。

5）神経症状，運動障害

微生物感染により神経症状を示す疾病の多くは，狂犬病ウイルスのように病原体が中枢神経に侵入することにより起こる。

(1) 狂犬病ウイルスの神経内伝播・病理発生

狂犬病ウイルスは，咬傷により体内に侵入する。ウイルスはまず筋肉内で増殖し，十分なウイルス量になると知覚神経か運動神経末端に到達して，神経末端のアセチルコリンレセプターか他の神経細胞増殖レセプター等の受容体に特異的に結合する。次にウイルスは，神経末端から知覚神経や運動神経に侵入し，神経内での第二次ウイルス増殖とともに軸索内を上向する。軸索内を上向するに従って神経の機能不全がみられる。ウイルスが大脳辺縁に到達して，そこで増殖して異常行動を伴う狂躁型か麻痺型の神経症状を発症させる。

咬まれてから発病までの潜伏期間は通常14～90日(平均1カ月)であるが，数年に及ぶこともある。これはウイルスが神経末端から神経に侵入する前の筋肉内での増殖がゆっくりであるためと考えられる。中枢神経ではウイルス抗原が陽性で機能障害があるにもかかわらず神経細胞の傷害は少ない。またウイルスは，脳で増殖すると同時に，中枢から神経を下向して副腎皮質，唾液腺等の多くの組織に到達する。特に唾液腺に到達したウイルスは，粘膜細胞で増殖して腔内に放出され，唾液中に多量のウイルスを含むようになり，他の動物を咬むことで新たな感染が起こる。

狂犬病の病理発生で特徴的なことは，ウイルスが中枢神経系へ伝播して臨床症状を発現してもほとんど免疫反応を示さないことである。これは狂犬病のウイルス抗原は免疫原性が高いにもかかわらず，ウイルスが増殖する筋肉や神経細胞内で抗原が隠れて存在し，ほとんど抗原提示されないためと思われる。感染防御や発症予防には中和抗体が重要であり，それは咬まれた後，治療のために曝露後免疫(post-exposure vaccination)としてワクチンを免疫グロブリンと組み合わせて接種した時に効果があることからも明らかである。しかし，免疫応答は初期の筋肉内でのウイルス増殖と神経系への侵入に対して阻害効果はあるが，咬傷部位が頭部に近いか，ウイルスが直接神経末端に入り込むような場合は曝露後免疫も効果がない。

3. 感染症の対策

1　感染症の対策

日本の家畜伝染病は，その多くが衛生管理と診断技術の向上，ワクチンの開発により制圧されてきた。

ところが，2000年に口蹄疫が，2001年にBSEが発生し，輸入汚染飼料による可能性が強く示唆された。そして，2010年4月に再び口蹄疫が発生し，日本の獣医畜産界を震撼させたが，その後の防疫対応により7月に終息し，2011年2月にWOAHが清浄化を認めた。また近年，高病原性鳥インフルエンザの発生がほぼ毎年報告されており，野鳥を介した日本への侵入が重要と考えられている。さらに2018年9月に岐阜県で豚熱の発生が豚や野生イノシシで確認された。国内では1996年から国として撲滅事業に取り組み，2007年に清浄国となっていたが，「豚熱に関する特定家畜伝染病防疫指針」に従い，防疫措置を実施している。

これまで地理的あるいは時間的に制限されていた感染症が，動物，畜産品，飼料等の流通の国際化と輸送時間の短縮により，容易に日本に侵入する危険性は大きい。これら感染症の国内への侵入を監視する国内・国際防疫が重要である。

疾病の制御は，監視と疫学情報の把握を基礎とした，①発生前の衛生対策と予防，②発生時の早期診断と治療，③発生後の撲滅である。

感染症の対策は，①サーベイランス(surveillance：発生状況やその推移を継続的に監視し，系統的に収集，分析，解釈し，定期的にフィードバックすること)とモニタリング(monitoring)による疾病の監視，②国内，国際検疫による侵入防止，③疫病の早期発見，かつ重要な感染症に対しては，④撲滅計画を策定しての清浄化が行われる。

日本では，家畜伝染病予防法により重要疾病が発生した場合の届出が義務づけられており，届出義務のある疾病として，監視伝染病(家畜伝染病と届出伝染病：64頁　**表V－1，2**)と新疾病(すでに知られている家畜の伝染性疾病とその病状または治療の結果が明らかに異なる疾病)が指定されている。これらの疾病は，発生状況やその推移が常に監視されており(サーベイランス)，発生の届出を受けて予算措置が講じられ，防疫と対策が行われる。

感染症は，疾病の早期発見と適切な診断がその帰転を左右し，早期発見により被害を最小限に食い止めることができる。疾病の発生は家畜の障害出現により確認されるので，発見には家畜の飼育者と臨床獣医師の役割は大きい。例として，2000年に宮崎県で発生した口蹄疫の早期発見がある。

感染症の診断は，感度，特異性，再現性，簡易性，そして安価な方法が望まれる。実用的診断法を確立し，野外の疾病の状況を常に把握することが感染症の早期診断に結びつく。

口蹄疫の早期発見で拡大を防いだ例：2000年3月12日に飼育者の依頼により農業共済組合連合会の獣医師が診察し，発咳，発熱等の呼吸器症状を確認した。その後，同様の症状が同居牛に広がり，鼻腔内のびらんも認めたため，獣医師は口蹄疫を疑い，同月21日に家畜保健衛生所に届け出た。この届出が日本での92年ぶりの口蹄疫の発見となった。

動物の感染症 総論

届出を受け，農林水産省 家畜衛生試験場（現 農研機構動衛研）で検査を行ったところ，PCRにより口蹄疫ウイルスの遺伝子断片と，血清検査により抗体が検出された。届出が早期でその後の診断，防疫が的確であったことが，日本国内での口蹄疫の広がりを防ぎ，9月には再度清浄国に復帰できた（2010年に発生した口蹄疫に対する対応については「Ⅵ　伝染病の防疫の実際」78頁参照）。

2　感染源対策

感染源にはレゼルボア，感染動物，ベクター，フォーマイト（外部媒介物：飼料，土壌，水，衣服等）等が含まれ，感染源対策はこれらに含まれる病原体を排除することにある。

感染源から病原体を排除する際，病原体を完全に殺す必要はなく，感染が成立しない程度に感染量を減少させることを基本とする。感染源対策としては，①消毒，②感染源動物の摘発と感染源の除去，③ベクター対策がある。

1）消毒

家畜の感染症には，強毒株による急性伝染病の他，宿主の抵抗性が低下した場合に発症する日和見感染症や飼育管理に起因した生産病がある。生産病とは生産性を上げることに付随して発生した疾病で，呼吸器障害，繁殖障害，循環器障害および運動器障害等が含まれる。今日の畜産現場では，家畜の多頭羽飼育化が進み，より高い生産性と収益性が求められており，不適切な飼料の給与等によって起こる。

急性伝染病に対しては主に衛生管理とワクチン接種により対処するが，日和見感染症や生産病に対しては消毒等の衛生対策に加え，発生要因の排除として飼養環境（飼料，温度，湿度，光，音，ベクター対策等）の整備が大事である。

病原微生物に汚染された畜舎や器具の消毒は，感染症の防疫上極めて重要であるが，土壌，水系等の対象環境の広域性を考えるとその効果は限定的である。しかし，日常的に管理者の手の消毒，搾乳時の乳頭の消毒等は重要であり，外科手術における局所の消毒は感染を阻止する上で必須である。

消毒薬の作用は，菌体細胞内蛋白質の変性，細胞膜脂質の脱脂，酵素の破壊等である。したがって，ウイルスでは脂質二重膜を構成するエンベロープに対してより効果が高い。

消毒薬の効果は，消毒薬が直接病原微生物に接触した場合に高いが，ウイルスが粘液，糞尿等で覆われていると低下する。

消毒を目的として用いられる殺菌性化合物には生体消毒薬（antiseptics）と非生体消毒薬（disinfectant）がある。生体消毒薬は主に動物の組織での感染の抑制に用いられ，非生体消毒薬は無生物表面に使用する。

獣医・畜産領域で使用されている消毒薬としては，塩素類（次亜塩素酸ナトリウム，さらし粉），ヨウ素類（ヨードホール），アルデヒド類（ホルムアルデヒド），界面活性剤，フェノール類（クレゾール）等がある。

2）感染動物の摘発と感染源の除去

感染動物の摘発と感染源の除去として，患畜ならびに疑似患畜（「Ⅴ　関連法規の概要」63頁参照）を発見した場合は，これらの動物を直ちに隔離して農場内へのまん延を防止する。口蹄疫や高病原性鳥インフルエンザのように伝播力の強い家畜（法定）伝染病が発生した場合，同一農場内の全動物の安楽死措置と消毒が行われる。

家畜の安楽死措置は経済的損失を伴うが，家畜疾病の防疫では極めて有効な措置である。また，畜舎は，新たな導入動物への感染を防止するため，オールインオールアウト方式が行われる。これは畜舎から一旦全動物を除いて消毒清掃後，一定期間空けた後モニター動物を飼育し，清浄化を確認してから導入するものである。

3）ベクター対策

ベクター対策としては，通常，殺虫剤の散布，防虫ネット等が用いられるが，完全に排除するのは極めて難しい。アルボウイルス感染症のようにベクターを介して感染が成立する場合，有効なワクチンがあれば，その使用は効果的である。その際，節足動物の活動時期が夏場に限られている時は，その時期に動物が免疫（抗体価の上昇）を獲得しているようにワクチンを接種する。

3　感染経路対策

感染経路とは，感染源に含まれる病原体の感受性宿主への侵入経路（伝播様式）をいい，主に感染源との直接，ないしは間接的な接触による伝播がある。

直接伝播は感染源との直接接触，吸入，経口等の経路をとるため，感染源や宿主に対する対策に重点が置かれる。

間接伝播は空気，水，飼料，乳，土壌，衣服，ベクター等によって起こるので，対策としては，消毒（水，土壌，衣服，飼料，乳等）やベクターとなる節足動物の駆除が有効な防疫手段である。

具体的な感染経路対策としては，①検疫，②閉鎖的飼育（一貫経営とSPF動物の利用），③バイオセキュリティ，④HACCP（危害分析重要管理点）の導入が基本となる。

1）検疫

海外からの病原体の侵入防止には，輸出入検疫が行われている。国内においても，県境を越えての家畜の移動には一定の制限を課す必要がある。また，個別の農場でも，外部からの動物の導入に際しては，隔離けい留（検疫）等の対応が必要である。

2009年まで口蹄疫清浄国であった日本では口蹄疫の国内侵入を防ぐため発生国からの動物および畜産物等の輸入禁止措置をとっていた。しかし，2010年1月から日本の周辺国で口蹄疫が発生し，4月には国内発生をみたため，清浄国への輸出は制限された。その後，清浄国に復帰をしたが，輸出制限の解除には時間がかかった。

口蹄疫以外にも，アフリカ豚熱等，国内に侵入すれば畜産に重大な影響を及ぼすおそれのある海外悪性伝染病が発生あるいは流行している国からの家畜や畜産品については，輸入禁止の措置がとられている（68頁参照）。

（1）WOAHリスト疾病

WOAH（World Organization for Animal Health，旧名OIE）は家畜の輸出入に伴う感染症侵入の危険度評価を行い，国境を越えて急速に伝播し重大な経済被害をもたらす疾病をリストA疾病，国内で伝播し経済被害の大きい疾

病をリストB疾病としていた。しかし，現在ではこれらの疾病を「WOAHリスト疾病（WOAH listed diseases）」として国際的な監視の対象としている。2024年の対象疾病として，ブルセラ3菌種によるブルセラ症を含んだ多宿主感染疾病26，牛疾病12，めん羊・山羊疾病12，馬疾病11，豚疾病6，家きん疾病14，うさぎ疾病2，蜂疾病6，らくだ疾病2，魚類疾病11，軟体動物疾病7，甲殻類疾病10，両生類疾病3を挙げている（64頁　表V-1，2参照）。

2）閉鎖的飼育

閉鎖的飼育は，繁殖・育成・生産（肥育）までの過程を他施設に移動することなしに1農場施設で行うため，外部からの病原体の侵入を阻止するためにはよい方法である。

(1) 一貫経営

外部からの病原体の侵入は主にキャリアーによる導入によるが，キャリアーの摘発は容易でない。外部からの家畜の導入を最小限にとどめ，閉鎖的に飼育することが集団防疫上重要である。養豚では自家繁殖豚から生産された子豚を肥育生産する閉鎖的経営形態（一貫経営）が主流となっている。ブロイラー生産では極めて閉鎖的に行われており，一度に孵化したひなを一群とし，各群を隔離状態で飼育する。このような閉鎖的飼育によって病原体の侵入を防いでいる。

(2) SPF動物

感染源と感染経路対策で有効な方法は，きれいな（病原体を持たない）動物を，きれいな環境で飼育することである。

それを実現したのがSPF（specific pathogen-free）動物（特定の病原体を保有していない動物）であり，養豚，養鶏現場で使われている。SPF豚は子宮摘出術，または帝王切開で分娩直前の胎子を無菌的に取り出し準無菌的に育成し，閉鎖的に飼育したものである。特定病原体等としては，豚のマイコプラズマ肺炎，萎縮性鼻炎，豚赤痢等，予防や清浄化が困難な疾病の病原体がある。SPF鶏は清浄卵を孵化させ，増やしたもので，鶏白血病やマイコプラズマ症の排除を主目的とする。

3）バイオセキュリティ

バイオセキュリティ（biosecurity）とは，家畜の生命と生活を脅かす病原体，節足動物，野生動物の侵入と感染の危険性を防止するために取りうる，または取るべきすべての対策をいう。

先進国の畜産の多くは，多数の家畜が集団飼育されている。この集団飼育農場に，一度感染症が発生すると，感染はその集団の家畜に伝播し，畜産経営において甚大な被害をもたらす。これを防ぐためには，集団飼育の家畜に病気を発生させないためのマネージメント，すなわちバイオセキュリティが重要である。

なお，バイオセキュリティの基本概念の中には，病原体の危険度評価を行い，それに対応して病原体取り扱い上の危害を防止するためのハード，ソフト両面のガイドラインを作成することも含まれる。

病原微生物の農場への侵入を阻止し家畜の健康と生産物の安全性を守ることが農場バイオセキュリティである。人，家畜，飼料，車両，動物，水等の流れをコントロールし，病原微生物の農場への侵入を防ぎ，農場内での伝播，まん延を防ぐため，例えば，米国の養豚場では検疫，導入豚の血液検査，人の移動制限，害虫駆除，養豚場の隔離（他の養豚場から離す），車両の入場制限等が行われている。

4）HACCPによる衛生監視体制

HACCPとはHazard Analysis and Critical Control Point（危害分析重要管理点）の略で，もともと食品の衛生品質管理のためのシステムであるが，農場HACCPとして家畜の飼養管理にも応用されている。

HACCPの重要項目である危害分析（hazard analysis）は飼育過程における病原体の汚染，感染症の発生，薬物の体内残留等について分析を行い，防止対策を立てる。それに基づいて消毒，オールインオールアウト，ワクチン接種，投薬またはその休止等を実施する。これらの実施効果は，臨床病理検査や食品衛生検査によって確認する。

そのHACCPにより家畜・家きんの疾病を排除して畜産食品の衛生監視体制を確立する。HACCPによって，感染源の特定が容易になり，感染症対策が系統化されるばかりでなく，畜産物の病原体汚染や薬物残留等の危害防止を通じて安全な畜産品の供給が可能となる。

4　感受性宿主対策

1）発症前の対策

発症前の対策として，衛生・飼養管理，ワクチン接種，例外的に鶏のコクシジウム症における抗菌薬の飼料添加による予防措置がある。発症後の対策として，疾病の感染性や経済性等を考慮して行う治療と安楽死措置がある。

なお，抗菌薬の飼料添加による予防措置には法的規制がある。特に抗菌薬の飼料添加は耐性菌の出現と畜産物中の薬物残留が公衆衛生上の問題となっているため，使用には十分注意する。抗菌薬の飼料添加による予防措置に代わるものとして幼若動物の免疫機能を非特異的に高める免疫増強剤（アジュバント）や免疫調整剤の投与が試みられている。

(1) 衛生・飼養管理

過密飼育等の飼育管理等の不手際によって宿主の生理機能が低下し，これに伴って常在する細菌等の微生物が急激に増殖して発症することがある（易感染宿主：compromised host）。易感染動物では，免疫機能の低下のため，健康状態では問題のない弱毒なウイルス，細菌や真菌等でも発症する。このような日和見感染症に対する対策は，飼育環境の改善と衛生管理に注意し，易感染状態の防止に努める。

(2) ワクチン

ワクチン接種は，発症前の対策として最も広く行われている（「IV　感染症の予防と治療」44頁参照）。

(3) 抗病性動物

鶏では感染症感受性と遺伝的系統の関係が報告され，抗病性品種として飼育現場で導入・利用されている。しかし，家畜ではまだ実用化された抗病性品種は作出されていない。

(4) プロバイオティクス

最近では，プロバイオティクス（腸内細菌叢のバランス改善）による疾病予防が人をはじめ獣医領域でも広がりつつある。腸内細菌叢は宿主と共生しながらアレルギーや自

己免疫疾患等の予防にかかわっていると考えられており，この作用を積極的に利用しようとするのがプロバイオティクスの考え方である（「Ⅳ　感染症の予防と治療」44頁参照）。

2）発症後の対策

治療や安楽死措置は疾病の臨床症状の激しさ，広がり方，経済的被害等を考慮して行う。

5　伝染病の撲滅

伝染病の撲滅（「Ⅳ　感染症の予防と治療」44頁参照）とは，特定の国，地域で微生物封じ込め施設以外に特定の病原体が存在しない状態を指す。ある感染症を国家レベルで撲滅しようとして計画・策定する際の条件として，目標にする疾病は，家畜衛生上ないしは公衆衛生上撲滅が必要であり，撲滅によって得られる経済的利益が撲滅に必要な経費よりも明らかに大きいことがある。

その上で撲滅しようとする疾病の，
① 確実な診断法とその実施体制が整っていること
② 移動制限や安楽死等の強制措置を可能とする環境，法制，補償制度が整備されていること
③ 飼育者等の関係者の理解と協力，そのための教育と広報が実施できること
が必要である。

そして，目標とする疾病について，その疫学的特性がよくわかっており，有効な対策を取りうることが重要である。それは撲滅しようとする疾病の疫学的特性に撲滅の成否がかかっているからである。

唯一，世界的に撲滅が達成された人の感染症である天然痘がよい例である。しかし，すべての感染症が同じように撲滅できるわけではない。野生動物に感染が拡大し撲滅達成が困難な疾病も存在する。

6　家畜の疾病撲滅対策の意義

家畜の疾病が畜産に及ぼす経済的損失の中には，動物の死亡および罹患に伴う直接的損失と，それ以外の間接的損失がある。間接的損失には，動物の価値低下に伴う経済的損失（例えば，出荷停止による損失ならびに風評被害等による市場の喪失等も含む），動物の治療や予防に要する費用，公衆衛生面での問題等が含まれる。

家畜疾病の撲滅政策には多額の費用を要する。そのため，撲滅政策がとられる疾病としては，一般的に，口蹄疫や高病原性鳥インフルエンザのように伝播力が強く，直接的損失の大きな疾病，あるいはBSEのように，公衆衛生上危険な疾病が挙げられる。

一方，牛伝染性リンパ腫や牛ウイルス性下痢は口蹄疫や高病原性鳥インフルエンザのように直接的損失はそれほど高くないにもかかわらず，欧州では撲滅政策がとられている。これは経済的な価値基準をベースとして疾病対策を行う経済評価に基づく政策であり，撲滅政策のあり方として重要な示唆を含むものである。

（大橋和彦）

Ⅱ 感染の経路と経過（局所感染と全身感染）

病原体は侵入門戸から感受性宿主体内に入ると，局所あるいは全身で増殖する。この過程で宿主が異常を示せば，感染症として認識される。病原体が侵入した箇所の周囲に限局して感染するものを局所感染(local infection)という。また，体内に侵入した病原体が，血液やリンパ系等を介して，全身に広がっていく感染を全身感染(systemic infection)という。感染後，短期間で病原体の増殖に伴う症状と徴候が現れるものが急性感染症である。一般に急性期を耐過した個体では病原体は体内から排除される。中には感染が持続し，慢性感染や潜伏感染等を起こすものもある。

1 感染の経路（侵入門戸）

感染が成立するためには，病原体が感染源から特定の感染経路を通って感受性の宿主体内に入ることが必要である。

感染源としては，感染症を発症している動物や，感染しているにもかかわらず異常を示さない動物(無症状キャリアー)そのもの，また，これらの動物から分泌される病原体を含んだ体液や排泄物，病原体に汚染された飼料や飲み水等がある。生体から離れた環境で，長時間感染性を保持する環境耐性の高い病原体では，病原体が付着したもの(例：土壌中の芽胞，汚染された畜産物等)が感染源となって，経口感染や接触感染が成立するものもある。病原体によって汚染され，新たな宿主へと間接的に病原体を伝播することができる衣類，靴，器具等の無生物は，フォーマイト(fomite：外部媒介物)と呼ばれる。フォーマイトは，病原体が付着していることを意識していないと，感染源や感染経路としての盲点になりやすい。特に外部環境でも長時間，感染性を保持できる病原体の場合，フォーマイトによる病原体の新たな宿主との接触や，農場への持ち込み等には注意が必要である。

最初に病原体が侵入するのは，病原体に曝露される宿主の傷口(創傷，刺傷，咬傷等)や粘膜(呼吸器，消化器，泌尿器，生殖器，眼球等)である。皮膚や粘膜は，微生物の侵入を防ぐ最初のバリアーとして重要な役割を果たす。哺乳類や鳥類の正常な皮膚は，表面は死んだ細胞で覆われた物理的なバリアーとなっているため，一般的には病原体の侵入部位とならない。ただし，魚類のようにケラチン層の上皮がないものでは，体表が粘膜上皮として多くのウイルスの侵入を最初に許す部位となる。

1）皮膚

哺乳動物の体表の健常な皮膚はケラチンの外層に覆われ，微生物の侵入に対して強力な物理的バリアーとなっている。体表は皮脂腺から分泌される脂肪酸や，正常細菌叢として皮膚表面に共生する細菌が皮脂を分解して生じる脂肪酸で覆われ，さらに汗腺から分泌される乳酸等によりpHが低く保持され，化学的なバリアーとなっている。また，ランゲルハンス細胞等の体内を移動するタイプの樹状細胞をはじめ，宿主の免疫が生物的なバリアーとなっている。

(1) 創傷

創傷で微生物が皮膚から体内に侵入し，増殖する病原体がある。皮膚の局所感染を起こす細菌としては，ブドウ球菌がある。パピローマウイルスは上皮細胞自体が標的となるウイルスで，創傷から侵入したウイルスが基底層に達して感染が成立する。また，深い傷により，皮下の血管やリンパ，神経が病原体に曝露されると，そこから全身に広がることがある。皮膚から入ったウイルスが全身感染症を引き起こす例としては，ランピースキン病，羊痘がある。

(2) 刺傷

蚊やサシバエ等の吸血昆虫が，刺傷によって病原体を持ち込むことがある。馬伝染性貧血や牛伝染性リンパ腫等の原因となるレトロウイルス，兎粘液腫，鶏痘等の原因となるポックスウイルスは，昆虫の体内では増殖せず，吸血器に付着したウイルスが感受性宿主体内に機械的に持ち込まれることで伝播するため，機械的伝播と呼ばれる。

蚊やダニ等の吸血活動をする節足動物の体内で増殖し，伝播される様式は生物的伝播と呼ばれ，節足動物媒介性(arthropod-borne)に感染が広がるウイルスという疫学的な意味合いからアルボウイルスと呼ばれる。日本脳炎(フラビウイルス)，アカバネ病(ブニヤウイルス)，牛流行熱(ラブドウイルス)，ブルータング(レオウイルス)，イバラキ病，アイノウイルス感染症，チュウザン病等は，アルボウイルス感染症である。

(3) 咬傷

狂犬病ウイルスは唾液中にウイルスが排出され，感染した犬や野生動物等の動物の咬傷によって新たな個体の体内に侵入する。狂犬病ウイルスは，筋肉での増殖を経て，神経細胞に侵入し，上行性にウイルスが伝播し，中枢神経に到達する。

(4) 獣医療行為

ワクチン接種時に注射針を使い回しすると，獣医療行為に伴う感染リスクが生じる。この場合，注射針が病原体の皮膚通過を許すことになる。牛伝染性リンパ腫ウイルスは，注射針に付着した血液中の感染リンパ球を介して伝播することから，獣医療行為に伴う感染拡大が問題となり，家畜で1頭1針を徹底する1つのきっかけとなった。

2）粘膜

(1) 呼吸器

咳やくしゃみ，鼻水は，鼻腔や上部気道に侵入した異物を体外に排除しようとする生理的防御反応だが，同時に病原体を含んだ鼻汁や唾液の飛沫は呼吸器感染症の感染源となる。病原体を含む飛沫は，呼吸器等から体外へ排出された後，比較的粒子サイズが大きいものは重力により近く

（1〜2 m以内）に落下するのに対し，小さな飛沫は落下する前に水分が蒸発して核となった粒子（飛沫核）が，長い時間，空中を浮遊する。空中に浮遊する液体または個体の粒子で，気道において吸入可能な大きさのもの（通常，10 μm未満）をエアロゾルといい，病原体を含んだエアロゾルを吸入することによる感染を空気感染という。従来，エアロゾルの粒子サイズの閾値として，肺の奥まで到達するとされる5 μm以下が示されていたが，COVID-19の空気感染に関する疫学的知見や流体物理学的研究の蓄積から，空気感染における5 μmの根拠が不明確であることが浮き彫りとなり，ウイルスの空気感染については，ウイルス学的視点からさらに検討することが求められている。

呼吸器の上皮細胞は，ウイルスの増殖を許すことがあるため，杯（ゴブレット）細胞から分泌される粘液によって守られているが，特に密飼い状態で飼育されている家畜の場合，呼吸器感染は，非常に頻繁にみられる。

呼吸器感染を起こすウイルスとして，呼吸器の局所で増殖し病変を起こすインフルエンザウイルスや，呼吸器から侵入し，全身へ広がるジステンパーウイルス等がある。ライノウイルスは一般的に低温で複製するため，鼻腔等の上部気道で効率よく複製される。それに対し，牛RSウイルスは下部気道の上皮細胞で効率よく複製される。牛伝染性鼻気管炎等のヘルペスウイルス，犬伝染性喉頭気管炎等のアデノウイルスも呼吸器から侵入する。

(2) 消化管

汚染された水や餌を経口的に摂取することで消化管感染が成立する。侵入門戸として，口腔内や食道（反芻動物では前胃）は，比較的の感染を起こしにくい部位であるが，扁桃に感染するものは多い。感染防御のため，胃は酸性に保たれ，粘度の高い粘液で腸管上皮が守られている。腸管の正常細菌叢は，相互に干渉し合いながら調和を保ち，病原細菌が定着しにくい環境を作り上げている。また，消化酵素，胆汁や膵液が病原体を失活させたり，デフェンシンや腸管関連リンパ組織（gut-associated lymphatic tissue：GALT）から分泌される分泌型IgA等も感染防御に働く。

腸管から感染するタイプの病原体は，腸管粘膜や，パイエル板のM細胞等を介して感染する。

ロタウイルスやエンテロウイルスのように，経口的に侵入するタイプの病原体の多くは，胃酸や胆汁に耐性を持っている。しかし，胃酸や胆汁で失活してしまうウイルスも，重要な腸管感染症を引き起こす。コロナウイルスに属する伝染性胃腸炎ウイルスの場合，若齢動物では飲んだミルクが胃の中で胃酸に対して緩衝的に作用するため，ウイルスの感染力が保持される。

一部のウイルスは，消化酵素に耐性というだけでなく，むしろ酵素によって感染性が増強される。ロタウイルスや一部のコロナウイルスは，腸管の蛋白分解酵素により，カプシドやエンベロープに存在するレセプター結合蛋白質が開裂し，宿主細胞にウイルスゲノムを放出することによって感染が成立する。ロタウイルス，コロナウイルス，トロウイルス，アストロウイルスは，動物の下痢の主な原因となるウイルスである。エンテロウイルスやアデノウイルスの大部分は，感染しても無症状である。

パルボウイルスやモルビリウイルスも消化管に感染し，下痢症状を示すことがあるが，これらは経口感染によるものではなく，ウイルス血症による全身感染の結果，胃腸まで達した病原体により引き起こされたもので，消化管への侵入経路が異なっている。

(3) 生殖器

ヘルペスウイルスやパピローマウイルス等，生殖器を介して侵入する病原体がある。性行為（交尾）に伴う感染症は，人では性行為感染症（sexually transmitted disease：STD）と呼ばれる。

馬では，馬パラチフス（*Salmonella* Abortusequi）や馬伝染性子宮炎（*Taylorella equigenitalis*）等の細菌感染症，馬ウイルス性動脈炎等のウイルス感染症が生殖器を介して感染する。馬動脈炎ウイルスは，一見健康なキャリアーから数カ月〜数年にもわたってウイルスが精液に排出され，交尾の際に感染する。

人工授精が盛んな畜産分野では，病原体の混入した精子が感染症を広げる可能性がある。こういった背景から，国境を越えて監視が必要な病原体（口蹄疫，牛肺疫，牛海綿状脳症，水疱性口内炎，狂犬病，リフトバレー熱，オーエスキー病，出血性敗血症およびトリパノソーマ症等）については，精液の輸出入に際し病原体の混入に注意が必要となる。

(4) 結膜・眼球

結膜や眼球には，皮膚のように異物侵入を防ぐケラチン層がないため，物理的バリアー機能が弱く，病原体の侵入を受けやすい。これらの表面は，涙腺より分泌される涙液によって病原体が持続的に排除される仕組みがある。涙液は物理的に異物を洗い流すだけでなく，リゾチームやラクトフェリンといった抗菌性物質を含有している。リゾチームは細菌の細胞壁を構成する多糖類を分解することで抗菌作用を発揮する。ラクトフェリンは，初乳中に多く含まれることでも知られるが，細菌の増殖に必要な鉄を奪い取ることで細菌の増殖を抑制する。

2 体内での拡散

病原体が侵入局所で増殖した後，全身へと広がって感染を起こすことがある。どのようなルートで病原体が体内に入り拡散するかは，基本的には病原体と宿主の関係で決まるが，そのパターンは多様である（図Ⅱ-1）。

ウイルス感染の場合，粘膜上皮細胞から放出される成熟ウイルスの方向性が，全身へと拡散するかどうかを規定する上で重要である。極性を持った粘膜上皮細胞の体表側（腸管や呼吸器等の管腔側）にウイルスが放出されれば局所感染にとどまる（哺乳類のインフルエンザウイルスやロタウイルス等）が，体内側（基底膜側）に放出されると，血行性（またはリンパ行性）に全身へ広がることが多い（ワクチニアウイルスや水疱性口内炎ウイルス等）。

通常，ウイルスが侵入した局所では，その組織損傷の程度に応じた炎症反応が起こる。炎症は，局所の血流や血管透過性を変え，結果としてウイルスの拡散に影響を与える。アルボウイルスの場合，ウイルスの侵入門戸となった刺傷部の炎症反応の程度が，その後の病態に大きく影響する。

全身へと病原体が広がる経路には，血液の流れに乗る血行性，あるいはリンパ系や神経細胞を介して広がるもの等がある。

1）血行性の拡散

全身を循環する血液は，病原体にとって急速に広がるに

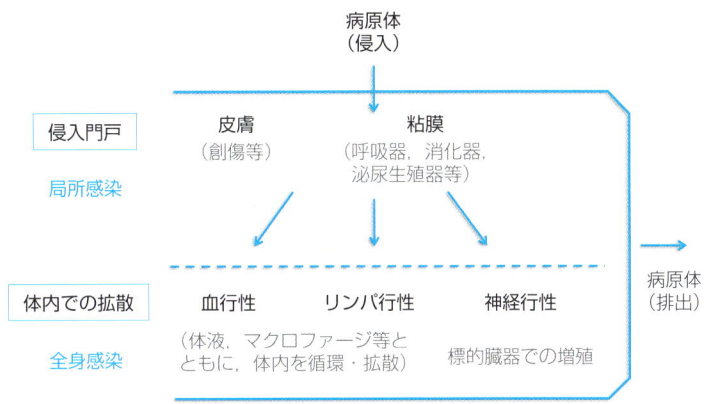

図Ⅱ-1　局所感染と全身感染

は最も効率がよい媒体である。ウイルスの場合，侵入局所で増殖したウイルスが最初に血液に入った状態を第一次ウイルス血症(primary viremia)と呼ぶが，この段階では通常，宿主は無症状である。第一次ウイルス血症により感染部位から離れた増殖の主たる標的臓器へと到達したウイルスは，そこで大量に増殖した後，再び血管に入る。この状態を第二次ウイルス血症(secondary viremia)と呼び，この段階で臨床症状が顕著になる。

血液中でウイルスは，白血球や赤血球，あるいは血小板の中や表面に存在するものと，血漿中に細胞から遊離した(フリーの)状態で存在するものとがある。パルボウイルス，エンテロウイルス，トガウイルス，フラビウイルスは，通常，フリーの状態で血流を循環する。血中の細胞に感染または付着するウイルスは，個々のウイルスに親和性のある細胞とともに移動する。例えば，犬ジステンパーウイルスは単球性のウイルス血症，マレック病ウイルスはリンパ球性のウイルス血症を起こす。

また，本来無菌であるはずの血中に細菌が入って全身を循環する状態を菌血症(bacteremia)と呼ぶが，病原細菌による感染症において，細菌自身やその代謝産物が体内の感染巣から持続的に血中に流出し，生命を脅かすような重篤な全身症状が出ている状態を，敗血症(sepsis)と呼ぶ。

2) リンパ行性の拡散

リンパは，血管から滲み出した組織液等の液性成分(リンパ液)と，血管から流出した白血球等の細胞性成分からなる。体内をくまなく監視する免疫担当細胞も，このリンパ液の流れに乗ってリンパ管に入り，近隣の付属リンパ節に流れ込む。

上皮のバリアーを通過し，皮下へと侵入したウイルスがリンパ行性に広がるには，食作用を持っている白血球(樹状細胞やマクロファージ等)に乗って移動する場合と，感染した上皮細胞から基底膜側にウイルスが排出され，フリーの状態でリンパ液の流れに乗る場合がある。

皮膚や粘膜表面にはランゲルハンス細胞等の樹状細胞が多く存在し，侵入した異物に対する最初の生体防御反応としての自然免疫やその後の獲得免疫に大きくかかわっている。ウイルスの中には，これらの細胞に感染し感染性を保持したまま上皮表面から近隣の付属リンパ節に運び込まれ，そこで最初の拡散を起こすものがある。通常リンパ節では，ウイルスは感染性を失ってマクロファージや樹状細胞に取り込まれて抗原提示され，獲得免疫が動き出すことになるが，マクロファージや樹状細胞，リンパ球の中で複製するようなタイプのウイルスは，リンパ節で増殖する。このようなウイルスは，付属リンパ節から輸出リンパ管を通って血管に入り，速やかに全身へと広がっていく。血液を濾過する臓器として，肺，肝臓，脾臓等の臓器はこういったウイルス拡散の際の標的になりやすい。

多くのレトロウイルスや，オルビウイルス，犬ジステンパーウイルス等のモルビリウイルス，豚繁殖・呼吸障害症候群ウイルス(PRRSV)等のアルテリウイルス，ヘルペスウイルスの一部等が，樹状細胞やリンパ球で複製する。

ウイルスとマクロファージとの関係は，ウイルスの病原性の違いや宿主の防御能の違いにより影響を受ける可能性がある。もともと食作用の能力が高いマクロファージだが，微生物が産生する特定の物質や，インターフェロンγ等のサイトカインによって，その食作用や抗菌活性が変化する。また，マクロファージは表面にFc受容体やC3受容体を持ち，抗体や補体が結合した微生物(オプソニン化)が取り込まれやすくなっている。しかし，マクロファージの中で増殖するウイルスにとっては，このようにオプソニン化によってマクロファージに取り込まれやすくなることで，感染が効果的に進むことになる。猫伝染性腹膜炎ウイルス，人のデングウイルスやレトロウイルスでは，このような現象がみられる。

3) 神経行性の拡散

狂犬病やボルナ病，一部のアルファヘルペスウイルス感染症(オーエスキー病，Bウイルス感染症，牛ヘルペスウイルス5型脳炎)等は，末梢神経が感染の重要な経路となっている。

ヘルペスウイルスは，軸索の細胞質から神経鞘のシュワン細胞へ感染しながら，中枢神経へと至る。狂犬病ウイルスやボルナウイルスも，軸索の細胞質からウイルスが中枢神経へと侵入するが，通常，神経鞘ではなく，知覚神経あるいは運動神経が関与する。これらのウイルスは神経の中枢に向かって移動していくため，細胞間接合部位を通過する必要がある。狂犬病ウイルスやオーエスキー病ウイルスは，シナプス接合部位を通過することも知られている。

狂犬病ウイルスは唾液中に排出され，しばしば咬傷部位から体内に侵入する。その後，ウイルスは筋肉細胞で複製し，神経-筋接合部から神経に入り，上行性にウイルスが中枢神経へと向かう。

また，狂犬病の特徴として，感染後ウイルスが中枢神経

に達して臨床症状を示すまでの間，免疫反応がほとんど現れないことが挙げられる。したがって，抗体検査による感染の診断ができない。しかしながら，ワクチン接種では抗体の上昇が防御の指標となり，また曝露後も迅速で効果的なワクチンと免疫グロブリンの投与で，ほとんどの場合，発症防御ができる。狂犬病は感染してから発症するまでの潜伏期が一般に1～3カ月，長いものでは1～2年に及ぶため，感染初期に十分な抗体が産生（および投与）され，ウイルスが中和されれば，筋肉内でのウイルス増殖と神経への侵入が阻害され，発症を防御することができる。

4）中枢神経系への侵入

中枢神経系への血行性の拡散に対しては，脳血液関門(blood-brain barrier)が存在し，血管内皮細胞の物理的，解剖学的なバリアーが中枢神経系を守っている。中枢神経系にはリンパ液ではなく，脳脊髄液が存在する。

病原体が中枢神経系に達するためには，狂犬病ウイルス等のように末梢から神経を介して上行性に侵入するか，脳血液関門を突破して侵入することが必要である。ビスナウイルスや人免疫不全ウイルス(HIV)等のレンチウイルスによる脳炎では，感染マクロファージが脳血液関門を越えて脳内に侵入し，ウイルス感染を広げることが知られている。また，脈絡叢では血管内皮細胞が薄く，脳血液関門のバリアー機能が弱いため，感染細胞の侵入が起こりやすい。

5）胎子への感染

妊娠母体がウイルスに感染しても胎子に影響を与えないことが多いが，重篤な場合には，胎子の流死産が起こることがある。また，一部のウイルスは胎盤を通過し，胎子へと感染する。このような事例は若い母体で多く，それはまだ当該ウイルスに曝露されたことがないか，あるいは適切なワクチン接種を受けていないために免疫を持たないことに起因する。胎子感染が胎子にどのような影響を与えるかは，ウイルスの病原性の強さや胎齢による。

流産の起こりやすさは動物種によって異なる。妊娠の維持に必要なプロゲステロンを胎子が産生する羊等の動物は特に流産を起こしやすいが，豚のように母体に由来するプロゲステロンで妊娠が維持される多産の動物では，流産は比較的起こりにくい。

催奇形性ウイルスは，子宮内で胎子に感染することで発育異常をもたらす。異常の状況は胎齢期によって大きく異なる。例えばアカバネウイルス，牛ウイルス性下痢ウイルス(BVDV)，ブルータングウイルス等が臓器の発生に重要な時期に感染すると，胎子は脳欠損等の重篤な奇形を示す。胎子の免疫機能は妊娠中期に発達してくるが，それ以前の胎子にウイルス感染があった場合，それらは自己とみなされて，免疫の対象として排除されることがなくなる（免疫寛容）。そのため，この時期に感染した胎子は，生後もそのウイルスに対する免疫応答がないまま感染が持続する。牛のBVDVやマウスのリンパ球性脈絡髄膜炎ウイルス(Lymphocytic choriomeningitis virus：LCMV)がこういった事例に当たる。

3 感染の経過

1）急性感染

これまで述べたように，病原体は様々な感染経路を経て宿主の体内に侵入し，増殖・拡散に伴って宿主へ様々な影響を及ぼす。感染から2～3日以内程度の短期間で，宿主に症状が現れるものを急性感染症という。急性感染症は，病原体の病原性が強く，宿主に十分な抵抗力がない場合，宿主を死に追いやることがある。

一般に，病原体が体内に侵入し増殖すると宿主の防御免疫が誘導され，その病原体が排除されるように働くため，急性期を耐過した宿主では病原体は消失する。しかし，中には，症状が消えても感染は持続して，病原体が体内にとどまることもある（持続感染）。

感染の経過は，病原体と宿主との関係によって異なる。例えば，口蹄疫ウイルスの場合，感受性が高い牛では，少量のウイルスでも容易に感染発病し，多くは急性期を経て回復するが，一部はウイルスが咽頭等に持続感染してキャリアーとなる。また，水牛では比較的症状が現れにくく，長期間，持続感染する。感受性が低い豚では，感染成立には牛の場合と比較して大量のウイルスに曝露される必要があるが，感染すると牛の100～1,000倍のウイルスを排出する。しかし，牛や水牛と異なり急性期を耐過するとウイルスは排除され，持続感染は成立しない。

2）持続感染

持続感染は，体内で感染性のウイルス産生がみられるかどうか等により，慢性感染，潜伏感染等に分けられる。

(1) 慢性感染

宿主の体内で感染性の微生物が長期間にわたって産生され続ける状態であり，病原体が持続的または断続的に排出されるため，個体レベルでは感染源となりうる。一般的に感染した宿主では免疫が惹起され，病原体が免疫による防御機構に晒されるので，慢性感染では何らかの免疫回避の仕組みが働いている。

(2) 潜伏感染

ウイルスが感染していながら潜んでいる状態をいい，再活性化されない限り，病原体が分離できない。例えば，バリセロウイルス牛アルファ1感染による性感染症である伝染性囊胞性外陰腟炎(infectious pustular vulvovaginitis)は，再発しない限りウイルスの分離ができない。潜伏感染の間，ヘルペスウイルスは感染維持に必要な，いわゆる潜伏関連因子と呼ばれる遺伝子のみが発現している。免疫抑制やホルモンあるいはサイトカインによって再活性化が起こると，全ゲノムの遺伝子発現が再開される。潜伏感染の期間は，このようにしてウイルスが宿主の免疫機構から逃れているが，長期間にわたって感染が持続する結果，腫瘍性の変化をもたらしたり，ストレスや免疫抑制等が引き金となって再活性化により再び発病することがある。

(3) 遅発性感染

病原体が感染してから発病するまで数カ月から数年以上という非常に長い潜伏期があり，進行はゆっくりだが確実に進行して致死的となる一連の感染様式を遅発性感染と呼ぶ。レトロウイルス科のレンチウイルス属(lentiは，slowの意味のラテン語lentusに由来する)には，人のエイズの病原体であるHIVも含まれるが，古くから知られる羊のビスナ／マエディウイルス等のように遅発性感染症を引き起こすものが多い。

パラミクソウイルス科に属する犬ジステンパーウイルスは急性感染を起こした後，まれに老犬脳炎(old dog encephalitis：ODE）という遅発性感染症を起こすことがある。ODEは症例数が少ないため機序には不明な点が多いが，同じパラミクソウイルス科の麻疹ウイルスによる人の亜急性硬化性全脳炎（SSPE）は，急性期にリンパ球とともに脳内に侵入したウイルスが長年残存し，成熟に関与するM蛋白の変異で出芽機能を欠如したウイルスが神経細胞に徐々に広がり，致死的となる遅発性感染症であると考えられている。

プリオン病は，プリオン（異常プリオン蛋白質）という特殊な病原体によって起こる疾病で，その発病機序には感染性，遺伝性，孤発性と3通りあるが，感染性の場合，遅発性感染症となる。羊のスクレイピーや牛海綿状脳症等の伝達性海綿状脳症が含まれる。人のプリオン病であるクールー病はパプアニューギニアの風土病で，死んだ人の脳を食べるという食人の儀式から濃厚に伝播されたが，1950年代に食人習慣を止めることで終息に向かった。その後の発病者（食人習慣を止める前に病原体曝露を受けた人）の疫学的研究から，潜伏期間が50年以上にわたるものがあることが報告されている。

プリオン病は，もともと体内にあった正常型プリオン蛋白質が変異し蓄積することで発病に至るが，病原体に対する免疫反応がみられないという特徴がある。

（4）造腫瘍性ウイルス感染症

動物における腫瘍ウイルスの存在は，鶏におけるラウス肉腫の病原体等古くから知られるものがあり，様々な腫瘍ウイルスがみつかっている。ラウス肉腫ウイルスや牛伝染性リンパ腫ウイルス等のレトロウイルスは，その複製の過程でゲノムRNAが逆転写されてDNAとなり，宿主の染色体の中に組み込まれプロウイルスとなる（インテグレーション）。体内でプロウイルスとなった完全長のウイルスゲノムが挿入された宿主細胞が生存している限り，感染動物はウイルスを産生する可能性がある。

DNAウイルスでは，パピローマウイルス，ヘルペスウイルス等で発癌性がみつかっている。人パピローマウイルスにより癌化した人の子宮頸癌細胞では，宿主染色体に挿入されたウイルスゲノムが認められる。パピローマウイルスのゲノムは閉鎖環状DNAであるが，癌細胞ではE2蛋白質のコード領域の途中で切断され線状になったウイルスゲノムが宿主の染色体に組み込まれていることが多い。E2蛋白質はE6やE7といった発癌に関与するウイルス蛋白質の発現を抑制しているため，E2領域が破壊されたゲノムを持つ細胞ではE6やE7が過剰発現し，癌化を促進すると考えられている。

4　持続感染の成立機序

一般に急性感染の後，宿主にとって異物である病原体は免疫により排除されるが，排除されずに感染が持続する場合がある。持続感染は，若齢で免疫が未熟な状態で感染した宿主や免疫抑制時等にもみられることがある。

1）免疫寛容

免疫機能の発達段階にある宿主（胎子）が垂直感染によりウイルスに曝露され，それを異物として認識できないまま発生が進むと免疫寛容が成立する。

BVDVが妊娠牛に感染すると，胎齢によっては感染胎子に免疫寛容が成立するが，その場合，ウイルスは胎子に持続感染し，出生後も抗体の産生がないままウイルスを保持し排出する。BVDVと同じペスチウイルスに属する豚熱やボーダー病の病原体も同様である。

2）エスケープ変異

トリパノソーマ原虫では，細胞表面に高密度に発現している糖蛋白質（VSG）が頻繁に変異を繰り返し，抗原変異を起こすことにより，感染した牛の体内で抗体からの攻撃を逃れている。

馬伝染性貧血の病原体であるレトロウイルス（馬伝染性貧血ウイルス：EIAV）は，ゲノム複製の際に使うRNA依存性DNAポリメラーゼ（逆転写酵素）が読み間違いを起こしやすく，変異体が出現しやすい。EIAVの複製過程で，免疫で中和されない（エスケープ）変異体が現れると，その変異体が体内で急増し，発熱等の症状が出る。やがて，変異体に対して新たに中和抗体が産生されるようになるとその変異体は中和され，排除される。しかし，その過程で，また新たなエスケープ変異体が出現する，といった繰り返しにより，臨床的には回帰熱のように一定期間に症状が現れては消えるというパターンを繰り返す。

3）潜伏

ヘルペスウイルスやパピローマウイルスでは，ウイルスゲノムが宿主の染色体に組み込まれることなく，細胞質や核の中で浮いた状態（エピソーマルの状態）で存在することがある。ヘルペスウイルスによる感染では，神経細胞（単純ヘルペスウイルスやオーエスキー病ウイルス等）や免疫細胞（マレック病ウイルスやEBウイルス等）に長期間，ウイルスの蛋白質発現がない状態で感染が持続する。

パピローマウイルスが感染する上皮細胞では免疫が機能しにくい。上皮細胞は，表皮に向かって細胞が分化するが，パピローマウイルスは分化依存的にウイルス蛋白質が発現される。そのため，パピローマウイルスがまず感染する基底細胞では，ウイルス蛋白質の発現がほとんどみられない状態（植物ステージ）で維持される。

ストレスや紫外線曝露，免疫抑制等によってエピソーマルに存在しているウイルスゲノムが再活性化され，発症することがある。

4）遺伝子組み込み

レトロウイルスはプロウイルスという形でまれに宿主の生殖細胞に入ることがある。このような場合，世代を超えてウイルスゲノムが受け継がれる。完全長のプロウイルスは，何らかの刺激によってウイルス粒子を産生することがあるが，一部の遺伝子が欠損している場合もある。このようなレトロウイルスを内在性レトロウイルスと呼ぶ。

生殖細胞にプロウイルスが入った場合，次世代以降の動物は，生まれながらにしてウイルスゲノムを持った状態となる。鶏白血病ウイルスでは，このようなことが起こるため，ウイルスフリーの動物を作るには育種から始めなければならない。感染母鶏の一部が垂直伝播を起こすが，垂直感染したひなは免疫寛容になっており，終生ウイルスを排出し続ける。垂直感染したひなと同居飼育されたひなは孵化後まもなく水平感染し，抗体保有鶏になる。発症時期は産卵期が多く，発症率は前者で高く，後者ではまれである。

〔芳賀　猛〕

動物の感染症 総論

III 感染症の実験室内診断とバイオハザード

1. 細菌, ウイルス, 原虫, 真菌感染症の病原・血清診断

　診断の基本は, 正確さと迅速さである。しかし, この2つは両立が難しい。「迅速さ」は実験室内診断技術の進歩とともに, 飛躍的に改良されてきた。一方,「正確さ」は今でもKochの4原則が生きていることでもわかるように, 時代の進歩とともに飛躍的に改善されたとはいいがたい。蛋白質レベルや遺伝子レベルでの微生物の存在確認方法および抗体の鋭敏な検出法の進歩に伴い, 微生物の存在は比較的簡単に早く, かつ正確に判断することができる。目前に存在する感染症が, 検出された微生物に起因するかどうかについては, 感染症の疫学的解析, 環境要因の影響, 宿主の飼育状況等, 様々な因子を総合的に判断する獣医師の知識と経験が必要である。

　実験室内検査法の発達には目を見張るものがあるが, 検査を正確に行い, 結果を正しく読み取るためには, 適切な検査材料を用いることが必要不可欠である。また, 動物の病原体には, 人にも病気を引き起こす人獣共通感染症の病原体が含まれている。検査材料の採取はこのことを念頭に置き, 慎重な検査材料の取り扱いが必要とされる。交通機関の発達や輸送方法の進歩に伴い, 検査材料の輸送にかかる時間が大幅に短縮され, かつ低温での輸送が可能になり, 検査材料が宅配便等で送られるケースが増えている。輸送中の不慮の事故のため, 検査材料中の病原体が飛散漏出しないよう輸送基準に適合した容器で送付されねばならない。

　具体的な検査法, 検査の進め方, 結果の読み方については多くの成書があり, 各論においても触れられているため, ここでは「検査法の概要」「検査の進め方および結果の読み取り」について記す。

1 検査材料の取り扱い(採取, 輸送)
1) 検査材料の採取
　検査材料の採取時期, 採取部位, 採取方法および検査材料の保管, 輸送の適否は診断の精度を左右する重要事項であるため, 注意事項等を述べる。
(1) 検査材料の採取時期と採取部位
　通常, 病原微生物が最も増殖している時期は, 臨床症状の極期にほぼ一致する。そのため, 検査材料の採取は臨床症状の出始めから最も激しい時期になされるのが一般的である。また, 採材部位も臨床症状を呈している部位が選ばれる。しかし, これは一般論であって, 同一の病原体による疾病でも個体によって症状が異なるように, 最適な検査材料の採取時期や部位は異なってくる。例えば, 病巣が拡大している場合は, 一般的に病巣が新鮮な部分を採材するのが望ましい。一方で結核等の結節の場合, 病原体が中心部にのみ存在することもあり, 注意を要する。したがっ

て, 採材を行う者の知識や経験が重要であることはいうまでもない。また, 発症個体の診断以外にも, 同居群の感染状況調査, あるいは特定感染症のサーベイランス等, 検査目的は多様であるため, 検査目的によっても検査材料の内容や数量が異なってくる。

(2) 検査材料採取上の注意
　検査材料の採取にあたっては, 人に対する感染の危険性を考慮の上, 採取者の安全が十分確保できるように行うことは当然であるが, 同時に採取される動物が他の動物や人の病原体に曝露されることのないよう, 慎重かつ安全に行わねばならない。採取時には滅菌手袋を装着する。また, 検査材料の採取は動物に対しストレスやダメージを与えるので, 動物福祉にも配慮した採材手法が求められる。

　検査材料は, 可能な限り環境中の微生物に汚染されないように採取する。滅菌された採材器具を用いるのは当然であるが, 採材器具を使い回す場合も消毒用アルコールで消毒してから用いる等, 微生物の混入に注意しなければならない。死亡した動物や, 安楽死措置後剖検する場合も, 内臓を内容物に汚染されないように注意して, 無菌的に採取することが必要である。発症個体由来の微生物であっても, 検査材料への微生物の人為的混入は診断を誤らせる場合があるからである。

　検査材料は取り違えを避けるため, 表面に必要事項を記入した滅菌容器に手早く移し, 氷上等の低温下で保管した後, 速やかに検査施設に搬送する(「検査材料の輸送」32頁参照)。個々の疾病における検査材料の採取時期, 部位, 手法等は, 各論にも一部述べられているので参照していただきたい。

2) 主要検査材料別の採取方法
(1) 組織・臓器
　感染症になった動物の微生物学的あるいは病理組織学的な検査を行う場合に, 組織・臓器が検査材料として採取される。一般的には, 死亡した動物や瀕死状態のため安楽死措置された動物から採材される。微生物の分離を目的とした材料の採取にあたっては微生物の人為的混入や消毒薬の混入が起こらぬように注意する。赤熱した金属スパーテル等で臓器表面を焼いて滅菌した後, 臓器内部から採材することもある。

　採取した材料は冷蔵保管の後, なるべく速やかに検査することが望ましい。準備等で検査までに時間がかかる場合は凍結保存する場合もある。

　病理組織学的検査のための材料は, 組織・臓器を適当な大きさに切り出し, 材料の10倍量以上の中性緩衝ホルマリン溶液中に保存する。凍結切片を用いた蛍光抗体法等の

特殊な目的を除けば，病理組織学的検査材料の凍結は避ける。

(2) 血液

生化学的検査や微生物の分離培養，原虫等の直接観察を目的とする場合は，ヘパリン等の抗凝固剤入り採血管を使用し，無菌的に採血する。一部のウイルスはヘパリンにより感染が阻害されるため，ウイルス分離を目的とする場合はヘパリンを使用せず，EDTA等の抗凝固剤を使用する。

抗体診断用の血液材料は，抗凝固剤を含まない採血管を使用し，血液凝固後分離した血清を用いる。確定診断のために，発症期(急性期)と発症後2～4週後(回復期)に採血する。採血は通常，牛では頸静脈ないし尾静脈，豚では前大静脈，家きんでは翼下静脈から行われるが，目的によっては心臓採血も含めて他の採血法も使われる。やむを得ない場合を除いて，血清に抗凝固剤や防腐剤を加えることはしない。血清は通常-20℃以下で凍結保存される。血清反応に際して補体の影響を除くため，56℃，30分間の非働化が行われる場合がある。

(3) 糞便

検査材料として新鮮糞便や直腸便が使用される。糞便は多数の細菌を含むため，長期間の保存は避ける。

(4) 皮膚

水疱は水疱液や水疱上皮を用いる(「a 水疱材料が得られる場合」参照)。水疱基底部の細胞拭い液を用いる場合もある。発疹や潰瘍等の皮膚病変部は，外科的に切除後，採取するか，滅菌綿棒で拭い液を採取する。

(5) 生殖器

滲出液や洗浄液の他，生殖器各部の拭い液が検査材料となる。

(6) 眼

眼各部位の拭い液や外科的に切除した病変部位が検査材料となる。

(7) 鼻汁

鼻腔拭い液や鼻汁が検査材料となる。気管支炎や肺炎を疑う症例では，気道深部の拭い液を採取する必要がある。また，常在菌による汚染も起こりやすく，培養結果の解釈には注意する必要がある。

(8) ミルク

乳頭口を消毒用エタノールでよく拭い，ひと搾り目を捨てた後，採材する。採材者由来細菌の混入を避けるため，特に滅菌手袋の装着が必要である。

(9) 環境の材料

採材する場所，量，方法は検査目的によって異なる。

3) 病原体別の検査材料採取

病原性の強い微生物による急性感染症では，一般的に臨床症状，病変が明瞭であるため，検査材料の採取は比較的容易な場合が多い。しかし，最近では，ワクチンの普及や衛生管理の改善のため，典型的な急性感染症の発生は減少しており，日和見感染症が増加傾向にある。また，急性感染症においても定型的な臨床症状や病変を示さない例が増えてきている。このため，検査材料の採取にあたっては，環境中の微生物混入を避けることや原因微生物を多く含むと考えられる病変部を的確に採取することが必要となる。

細菌

検査材料は新鮮な病変部から採取するのが望ましいが，死後時間の経過した動物から採材する場合は，死亡後に増殖した菌が検査材料に含まれる可能性があるため，培養結果の解釈は慎重に行う。また，症状から炭疽が疑われる時は，バイオハザードとバイオセキュリティの観点から剖検は避けるべきである。

感染症の発生現場では，獣医師の診断による治療が開始されるのが普通である。細菌感染症を疑う症例では原因菌の特定よりも抗菌薬投与が優先されることが多く，治療開始後に採取された材料では，抗菌薬により原因菌の増殖が抑えられ，分離が困難となることもある。そのため，原則として採材は抗菌薬治療を開始する前に行うべきである。ただし，原因菌が投与薬剤にもともと非感受性の場合もあり，投薬開始後であっても症状の改善が認められない場合は，必要に応じて検査材料を採取する。

真菌

感染症を起こす真菌の多くが常在菌叢の一部であり，土壌等の動物が飼養されている環境中に腐生菌として分布しているため，真の原因病原体であるかどうかの識別は容易ではない。

真菌症は感染部位によって，深在性真菌症(深在性皮膚真菌症，内臓真菌症，全身性真菌症)と，表在性真菌症(浅在性真菌症)に大別される。真菌症の診断においては，病巣内に存在する原因真菌を確認することが最も重要かつ確実である。表在性真菌症の場合は，直接鏡検，病理組織学的検査，培養検査，分子生物学的検査等により，原因真菌を同定することが可能であるが，深在性真菌症においては直接的な観察や分離培養が困難なことが多く，血清学的に診断することも必要である。

ウイルス

ウイルス分離のための検査材料採取では，発症してから採取までの時間が短いほど分離の効率は高くなる。一般的に，発症直後の病変部位ではウイルスが活発に増殖しており，病変部を採材する。剖検材料から分離を行う場合も，主に病変を示す臓器，組織を採取する。また，侵入部位と増殖部位の異なるウイルスの多くはウイルス血症を示すことから，発症時の血液も検査材料となる。

ウイルス分離の試みは，材料を組織培養細胞・発育鶏卵に接種し，細胞変性効果(CPE)を指標として行われるため，材料中への細菌の混入は分離を著しく困難にする。このため，材料採取はできる限り無菌的に行い，細菌混入の可能性のある場合は抗菌薬を加えたり，濾過滅菌する。

材料の採取方法，保存方法，処理方法等はウイルスや採取部位によって異なるが，一例として，口蹄疫に関する特定家畜伝染病防疫指針に基づく発生予防およびまん延防止措置の実施にあたっての留意事項に定められた口蹄疫を疑う疾病材料の採材方法を以下に示す。

(1) 病性鑑定材料の採取および送付の方法(口蹄疫の場合)

a 水疱材料が得られる場合

材料：水疱上皮1g以上(異常家畜の舌または口腔内のものが最良であるが，蹄部のものでもよい。水疱上皮は新鮮

な破裂前のものが望ましく，同一群であれば複数頭から集めてもよい．発病当日のものが理想的である）．

水疱上皮の保存：pH7.2〜7.6に調製された0.04mol/Lのリン酸緩衝液または最小必須培地に入れる．

材料の処理：保存液（水疱液そのものが得られた場合には保存液は不要）を入れた送付容器に入れ，密栓し容器の外側は4％炭酸ソーダ液で消毒し，破損や水漏れがないように，さらに包装を厳重にし，保冷（非凍結）して運搬する．

b 水疱材料が得られない場合

材料：病変部拭い液，食道咽頭粘液等（食道咽頭粘液については，採取器による採取後，広口びんに入れ，性状を観察し細胞成分が含まれていることを確認する．胃内容物や血液が混入した場合には，水または緩衝液で口腔を洗浄し再度採取する）．

食道咽頭粘液の保存液：0.08mol/Lのリン酸緩衝液に牛血清アルブミン0.01％，フェノールレッド0.002％，抗菌性物質（ペニシリン1,000単位，ストレプトマイシン1,000μg/mL，ファンギソン2.5μg/mL）を添加し，pH7.2〜7.6の範囲に調製する．

材料の処理：食道咽頭粘液は，採取後直ちにその2mLを等量の保存液が入った送付容器に入れて混和密栓する．容器の外側は4％炭酸ソーダ溶液で消毒し，保冷（非凍結）して運搬する．病変部拭い液または扁桃拭い液は，拭った綿棒が確実に浸る量の細胞培養液（pHは中性に調製）を入れた送付容器に綿棒ごとつけ込み，密栓して外側を4％炭酸ソーダ溶液で消毒し保冷（非凍結）して運搬する．

c 血液採取

材料：血清〔常法により血液を採取し，密栓試験管に入ったまま凝固させる．いかなる血液凝固防止剤（ヘパリン等）も用いないこと〕．

材料の処理：外側を消毒し破損しないように包装を厳重にして，容器に収めて保冷（非凍結）して運搬する．

d 材料の運搬

農研機構 動衛研海外病研究拠点（東京都小平市）への運搬は事前に連絡の上，直接連絡員が持参する．最も早く確実な運搬方法を選ぶ．検査材料には必ず病性鑑定依頼書を添付する．

この他，高病原性鳥インフルエンザ，豚熱，牛海綿状脳症，牛疫，牛肺疫，アフリカ豚熱について特定家畜伝染病防疫指針に基づく留意事項が定められ，病性鑑定あるいはモニタリングの検査方法等が規定されている．口蹄疫の場合は水疱形成を伴う疾病の材料採取法であり，高病原性鳥インフルエンザや豚熱は，それぞれの疾病に特有の材料採取法や診断法等が記載されている．

その他の一般的な疾病では，『病性鑑定マニュアル第4版』（農林水産省消費・安全局監修）に病性鑑定材料採取時の一般的な留意点が述べられている．いずれの場合も基本的な材料採取の考え方は同様である．

サーベイランスやモニタリング等の疫学調査は，調べようとする病原体の病原性，感染様式，伝播力，検査法の感度や特異性によって大きな影響を受けるため，疫学手法を用いて綿密な材料採取計画を立てる必要がある．

4）検査材料の輸送

送付する検査材料を取り違えた場合，陽性材料を誤って陰性と診断し，疾病のまん延を許したり，陰性材料を陽性と診断することによって不必要な治療等を行うことになる．したがって，検査材料には取り違えが起こらないように内容を明瞭に示すラベルの貼付と情報が記載された文書の添付が必要である．

ラベルに関しては，動物種（品種，性別，年齢，その他の個体識別にかかわる情報等を含む），検査材料（部位，数量等）や特に診断に際して有用であると考えられる特記事項（薬剤の含有や浮遊液の組成等）を記載する．その他，検査目的，疾病の発生状況（発生場所，飼養頭数，発生頭数，臨床症状，過去の病歴，すでにとった処置等），材料および送付の状況等の情報を別に添付する．

病性鑑定を行う者が直接検査材料を採取し速やかに検査を行うことが望ましいが，採取者と検査者が異なったり，遠隔地に検査材料を送付し病性鑑定を依頼することも多い．病原体を含む検査材料の輸送にあたっては定められた法規（郵便法，郵便法施行規則，万国郵便条約，国際郵便規則，内国郵便約款等）に従って送付する．内国郵便約款では，びん，缶，その他の適当な容器に入れ，これを内容物が漏出しないよう密封した上，外部の圧力に耐える堅固な箱に納め，箱には万一容器が破損しても完全に内容物の漏出を防ぐ措置をすることとなっている．また，郵便物の表面のみやすいところに品名および「危険物」の文字を朱記することが定められている．

国際連合でも国際間の危険物の輸送に関する勧告により，伝染性物質の輸送用容器の基準を定めており，容器表面に図Ⅲ-1の輸送許可物件表示ラベル（分類番号6.2）を貼付することとされている（ドライアイスを梱包した場合は，分類番号9）．なお，ドライアイスが入る容器は密封性のないものに限る．例えば，3重包装による梱包でドライアイスを用いる場合，ドライアイスは2次容器よりも外側（3次容器）に入れ，2次容器内には絶対に入れてはいけない．加えて3次容器が密閉性でないことを確認する．2次容器にドライアイスを入れ，爆発した事例が報告されている．

5）分離株の保存

分離後，純粋培養された微生物（分離株）の生物学的性状，遺伝学的性状を解析することにより，多くの情報を得ることができる．特に，分子系統樹解析による遺伝子の塩基配列の比較から，分離株がどのように進化してきたかを知ることも可能である．また，流行地の異なる分離株同士の疫学的関連についても推定することができる．このため，分離株は分離当初の生物学的，遺伝学的性状が変異しないよう，可能な限り少ない継代数で保存することが望ましい．一般的に，細菌ではグリセリン添加培地懸濁，ウイルスでは培養液のまま，超低温冷凍冷蔵庫で保存されることが多いが，安定的な長期保存のためには，凍結乾燥保存が推奨される．保存方法の詳細は専門書を参照されたい．

2 検査法の概要

感染症の診断は，微生物の感染を証明することから始まる．このためには，①微生物を分離する，②微生物あるいはその構成成分を検出する，③微生物の感染によって起こる宿主の免疫反応を検出（血清学的検査）する，等が行われる．しかし，複合病や二次感染の場合，検出された微生物が必ずしも主とする病原体でないことがあり，注意を要す

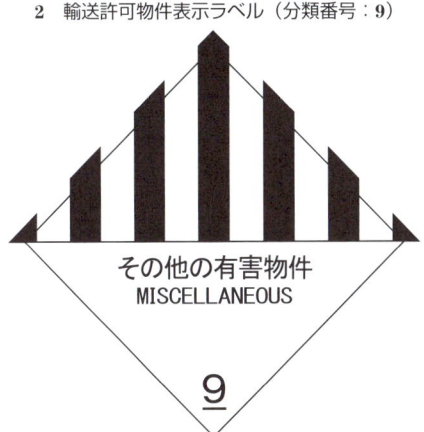

1　輸送許可物件表示ラベル（分類番号：6.2）

2　輸送許可物件表示ラベル（分類番号：9）

図Ⅲ-1　輸送許可物件表示ラベル

る。宿主の非特異的炎症反応を検出することで，微生物感染を知る場合もあるが，ここでは特異的検査法について概説する。図Ⅲ-2には一般的な感染症の病原・血清学的検査の進め方を示した。検査手技はそれぞれの感染症で異なるので，詳細は各論を参照されたい。

1）微生物の分離

微生物の感染を知る最も確実な診断法である。細菌，真菌の場合は分離用培地（人工培地）を用い，ウイルスは培養細胞に接種する。人工培地や培養細胞で分離が困難な微生物にあっては，発育鶏卵，実験小動物，本来の宿主動物等を用いる場合もある。

細菌

細菌感染症の原因となる細菌の種類は多種多様であり，発育条件も菌種により異なることがある。基本的には，検査材料を直接寒天培地にスタンプするか，液体培地または滅菌生理食塩水等でホモジナイズや希釈した後，培地に接種し，適当な発育環境下で培養する。

（1）菌の分離培養

a　検査材料と培地

推測される原因菌に応じて，適切な検査材料の採取部位および分離培養法を選択する。一般的には，本来無菌であるべき部位から採取した検査材料は，そこに存在するいかなる細菌も確実に発育させるように培養する。

この目的には，選択因子を含まない栄養が豊富な培地，例えばチョコレート寒天培地，血液寒天培地等，できるだけ多種類の細菌の発育を支持する培地を用いる。一方，検査材料中の菌数が少ないことが予想される場合は，適当な培地で増菌した後，分離培地で培養する。検査材料が想定される細菌以外の微生物に汚染されている可能性のある場合は，目的とする細菌以外の菌の発育を抑え，かつ目的とする細菌の発育に影響を与えない選択剤を加えた選択培地で培養する。

b　培養方法

細菌の発育には，温度，湿度，CO_2濃度，酸素濃度，培養時間等が影響する。通常は37℃で培養するが，菌種によってはこの温度以外での発育が良好な場合もある。好気培養を行う時は，通常湿度に注意を払う必要はないが，CO_2培養等では適度な加湿も重要である。目的とする菌種により，好気培養，CO_2培養，微好気培養，嫌気培養を使い分ける。それぞれの培養のためのガス発生器材には多くの市販品があり，それらを使うと簡便である。発育の遅い特殊な細菌を除いて，通常の好気培養では最低2日間は観察する。CO_2培養，微好気培養では，1週間程度の観察が望ましい。

c　培養結果の判定

分離培養の結果，「培養陰性」「塗抹陽性」となる場合もある。その場合は使用した培地，培養条件，培養時間が適当でないことが考えられる。

本来無菌であるべき検査材料から分離された菌は，原因菌である可能性が高い。一方，例えば下痢原性大腸菌等の場合，腸管常在菌である非病原性の大腸菌との鑑別が重要である。しかし，このような常在菌が含まれている可能性のある検査材料でも，急性期に採取された材料であれば，原因菌が有意に培養される場合が多い。原因菌と推定される細菌はクローニングの後，コロニー形態の観察やグラム染色等による菌体の顕微鏡観察を行う。

（2）菌種の同定

菌種の同定には，市販の簡易同定キットが利用できる。ただし，多くの市販簡易同定キットは人由来細菌の検査成績を基に作製されているため，菌種により同定不能となることがある。また，時に誤った同定結果が得られる場合もある。そのため，同定にあたっては，細菌学の知識を必要とする。近年はMALD-TOF MSや16S rRNAの遺伝子解析により同定することも多い。

菌種の同定はコロニーの観察から始まり，各種生化学的性状による特徴づけを行い，すでに知られている，どの菌種に最も近いかを判断する作業である。しかし，最終判定は検査材料の由来，採取部位，採取方法，採取時期等，様々な条件を勘案して行うべきであり，疾病の発生状況から予想される菌種名と異なる場合は別種の確認試験を行う等，細心の注意が必要である。分離菌の性状を詳細に把握するためにも，必要に応じて血清型別，プラスミド型別を行う。

腐敗の進行が激しく，分離培養が困難な検査材料中の菌の証明（炭疽），菌数が少ないことが予想される検査材料中の菌の証明（炭疽，ブルセラ症，気腫疽，レプトスピラ症，悪性水腫等），検査材料あるいは培養上清中の毒素の証明（ボツリヌス症，牛，豚，鶏の壊死性腸炎等）を目的とする場合は，感受性小動物に検査材料を接種する。接種後，死亡あるいは発症した小動物から病原体を分離する。また，

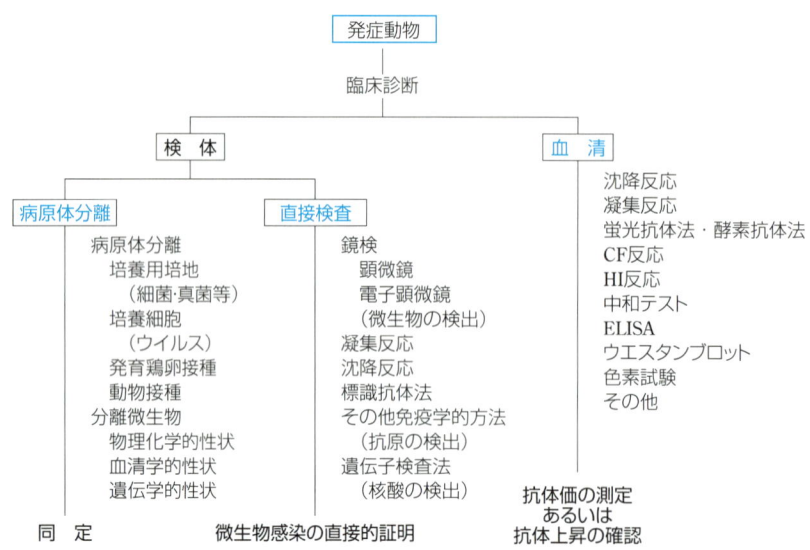

図Ⅲ-2　微生物の病原・血清学的検査

毒素の証明は検査材料接種によって起こる特徴的な症状の発現あるいは死亡が特異抗体(抗毒素/中和抗体)によって阻止されるか否かを指標にして行われる。

真菌

真菌培養の方法は、細菌培養法と基本的には同じであるが、使用する培地の種類、接種法、培養温度、培養日数等が異なる。糸状菌の中には、菌株の植え替え時に分生子が飛散しやすいものがあり、他の検査材料や検査室の汚染を避けるため、隔離された専用の場所で取り扱うことが望ましい。

(1) 菌の分離培養

a 培地

検査材料から原因菌を分離するための選択培地には通常、抗菌薬等の選択物質が添加される。しかし、真菌の種類によっては選択物質による発育阻害を受ける場合があるため、サブロー・ブドウ糖寒天培地等の非選択培地を併用する。

b 培養方法

真菌の発育至適温度は、一般に細菌のそれより低いが、一部の病原真菌は35～37℃でもよく発育する。しかし、低温培養より早くコロニーを形成するため、培養は25℃と37℃で行うことが望ましい。酵母は数日以内に発育するが、糸状菌の中には発育の遅いものがあり、4～6週間は培養を続ける。

(2) 菌種の同定

集落の観察はコロニーが十分な大きさに発育した時点で行う。2種類以上の糸状菌が発育した場合、そのまま放置すると分生子が飛散し、純粋培養菌が得られなくなるおそれがあるので、早めに移植し保存する。

菌種の同定には、形態観察が重要である。コロニーの発育速度、表面の外観(色調、きめ)、裏面の色調、培地の着色等を観察する。莢膜の有無、形状と大きさ、着生様式、配列、表面構造、細胞壁の厚さ、隔壁の有無や数、菌糸の修飾によって作られる特殊器官の形態等は顕微鏡で観察する。病原真菌の同定は、検査材料の採取部位を知ることで容易となる。

次に、検査材料から分離された真菌が原因菌であるか判断しなければならない。病変部から分離された真菌が強毒病原真菌の場合は、分離菌数の多寡にかかわらず原因菌とみなされる。その他の真菌であれば、どのような検査材料から分離されたかが、病原学的意義を決める上で重要となる。常在菌の場合には、分離菌数、分離頻度が病原学的意義を推定するのに重要である。

血液、髄液、体腔、臓器等、本来無菌であるべき検査材料から分離された真菌は、どんな菌種であっても原因菌の可能性を持つと考えるべきである。

ウイルス

ウイルスは生きた細胞の中でしか増殖できないので、ウイルス分離のために生きている動物、発育鶏卵、培養細胞等を用意する必要がある。

(1) ウイルス分離

a 分離材料

感受性動物や細胞に接種するために、臓器・組織等の乳剤、糞便や各種拭い液等の検査材料をPBSや培養液(ハンクス液、アール液、イーグル液等)で浮遊ないし希釈する。この際、血清アルブミンや血清を添加することもあるが、血清はウイルスに対する抗体を含む場合があるので注意する。浮遊液には、細菌や真菌の増殖を防ぐため、抗菌薬や抗真菌薬(ペニシリン、ストレプトマイシン、カナマイシン、マイコスタチン等)をあらかじめ加えておく。浮遊液に細胞片等の夾雑物が少ない場合は、450 nmのメンブランフィルターで濾過した無菌的材料を接種する。この際、濾過膜にウイルスが静電気的に吸着する場合があるので、可能なら非濾過材料からの分離も同時に試みるべきである。

b 分離方法

ⅰ) 培養細胞接種法

分離には、病原ウイルスに最も高い感受性を持つ培養細胞を用いるべきであるが、通常、腎臓等の臓器をトリプシン等の酵素で消化し培養した初代培養細胞が適している。もし疫学的に病原ウイルスの可能性が絞り込めるなら、感受性の高い継代細胞を使用することも可能である。ウイル

ス接種後は，毎日CPEを観察する。接種材料中のウイルス量やウイルスの性状によって，培養初代でCPEを起こす場合もあるが，盲継代（CPEが出現しない場合，新しい細胞に継代接種すること）を重ねた後に，初めてCPEを示す場合も多い。特徴的なCPE（多核巨細胞や封入体形成等）を呈する場合，その形態からウイルスの推定が可能な場合もある。

ウイルスと使用する細胞の組み合わせによっては，増殖はするがCPEを示さない場合や細胞の形質転換を起こす場合もある。この場合，END（exaltation of Newcastle disease virus）法（豚熱ウイルスおよび牛ウイルス性下痢ウイルス），干渉法やRIF（resistance inducing factor）テスト（鶏白血病ウイルス）等を用いることにより，それぞれのウイルス増殖を確認することができる。この他，ウイルスの性状を利用した赤血球吸着反応や，抗原抗体反応を利用した蛍光抗体法，CF反応，寒天ゲル内沈降反応等によりウイルス増殖を確認することも可能である。最近は，PCRやRT-PCRによるウイルス遺伝子検出を併用する場合が多い。

ⅱ）発育鶏卵接種法

鳥類のウイルスやインフルエンザウイルス，ポックスウイルス等では，発育鶏卵を分離に使用することもある。この場合，目的とするウイルスによって鶏胚の日齢や接種経路，ウイルス増殖の指標が異なる。卵黄嚢内接種法では5〜10日卵，漿尿膜上接種法では10〜13日卵，尿膜腔内接種法では10〜11日卵，羊膜腔内接種法では7〜13日卵，静脈内接種法では10〜14日卵を用いる。ウイルスの増殖は鶏胚の死や発育状況によって判断し，ウイルスによっては漿膜上のポック形成や，羊水，尿液の赤血球凝集性によって確認される場合もある。

ⅲ）実験動物接種法

宿主動物自体や実験小動物でウイルスの分離・継代を行った時代もあったが，ウイルスが培養細胞では増殖しない等，特殊な場合を除き，現在ではほとんど使われない。ただ，アルボウイルスのように多くのウイルスが哺乳マウスの脳内で増殖するため，現在でも哺乳マウスの脳内接種法がウイルス分離に使用される例もある。2005年に改正された「動物の愛護及び管理に関する法律」に基づいた指針通り，代替法のある場合は極力実験動物の使用を回避し，また使用数を減らす努力をすることを常に念頭に置かねばならない。

（2）分離ウイルスの同定

分離ウイルスの同定は，核酸型，粒子形態，エンベロープの有無（脂質溶剤に対する感受性），酸や熱に対する感受性等の物理化学的性状を基に行うが，ある程度予想がつく場合は，既知ウイルスの免疫血清を用いて蛍光抗体法，CF反応，寒天ゲル内沈降反応，HI反応，中和テスト等で血清学的に同定することもできる。特に，血清型の多いウイルスの最終的な同定は，交差中和テストによらねばならない。

PCRやRT-PCRによってウイルス遺伝子が増幅できる場合は，極めて短時間でウイルスの同定が可能である。近年は次世代シークエンスによる同定も多く試みられている。

ウイルスが分離された場合，発病動物群内で分離ウイルスに対する抗体上昇が認められる等，疫学調査の結果と併せて最終的な診断を下す。分離されたウイルスが宿主に持続感染していたり，病変形成の引き金になっただけで病変そのものは別の病原体によって引き起こされた可能性もあるので注意を要する。

2）微生物あるいはその構成成分の検出

（1）病理組織学的検査法

細菌

a　直接塗抹標本

検査材料の直接塗抹標本の作製，染色，鏡検を実施する。直接塗抹標本の観察により，時に培養結果を待たずに原因菌種を推定できる場合もあり，また，分離された菌が原因菌であるか否かの判断の参考にもなりうる。有意な原因菌が分離されなかった場合は，分離培養法が適切であったかどうかの検証も可能である。

液状の検査材料は3,000 rpm，10分間遠心後，その沈渣の1白金耳量を塗抹するとよい。綿棒で採取した検査材料は，スライドグラスに軽く押しつけ，回転させながら塗抹する。水様性下痢便は1白金耳量を，軟便であればスライドグラス上で希釈して塗抹する。濃厚な塗抹は菌体の観察が困難となる。組織材料は直接塗抹するか，滅菌生理食塩水でホモジナイズしたものを少量塗抹する。

メタノール固定後，グラム染色，抗酸菌染色，その他の染色を行う。グラム染色法としてはハッカーの変法が一般的に使用されてきたが，最近では，Bartholomew & Mittwer法もよく使われる。鏡検は細菌の染色性，形，数，芽胞や莢膜の有無，炎症細胞の有無や細胞数，貪食細胞による細菌の貪食像等に注意して行う。急性感染では，同じ染色性と形状を示す菌体が多数観察されることが多い。

b　病理組織切片標本

病理組織切片標本についても，直接塗抹標本と同様に病原体の検索，観察を行う。症状から特定の原因菌が疑われる場合には，免疫染色による抗原の検出も診断の参考になる。

真菌

a　直接塗抹標本

血液，脳，脊髄液，胸水，腹水，関節液，耳垢，口腔粘膜，膿汁，尿，腟分泌液，糞便等の検査材料，および皮膚，鱗屑，毛，粘膜等の直接鏡検は，検査材料中の真菌の有無を簡便かつ迅速に直接確認できるため，診断の意義は大きい。直接鏡検では無染色による観察の他，グラム染色，蛍光染色，墨汁染色，PAS染色等を行い観察する。直接塗抹標本で真菌を認める場合は，原因菌の可能性が高い。表在性真菌症の鱗屑等の検査には20〜40% KOHスライド法が使われる。この方法は，深在性真菌症の材料検査にも有効である。

原虫

a　直接塗抹標本

組織内原虫は，塗抹あるいは新鮮標本によって観察できる。検査材料中に存在する原虫の種が予想される時は，免疫染色も有効である。豚のバランチジウム，種々の家畜や家きんのコクシジウム等の消化管壁や消化管内腔に寄生する原虫の多くは，栄養型虫体，シストまたはオーシストとして糞便とともに排出されるため，糞便中の原虫を集め，

新鮮標本あるいはギムザ染色標本を作製し形態を観察する。ピロプラズマ，マラリア，ロイコチトゾーン，トリパノソーマ等の血液中に寄生する原虫は，血液の薄層塗抹標本を作製し，ギムザ染色して観察する。

b 病理組織切片標本

剖検材料は，病理組織学的検査により，それぞれの原虫感染症によく認められる変化を観察すると同時に，HE染色やPAS染色して組織内の原虫を観察する。トキソプラズマの増殖型およびシスト，コクシジウムの様々な発育ステージのもの，ロイコチトゾーンのシゾント，サルコチスティスのシスト等が観察対象となる。

ウイルス

a 直接電子顕微鏡観察

下痢便，鼻汁，水疱液等，高濃度にウイルスを含有する材料では，濃縮や部分精製により夾雑物を除去後，ネガティブ染色によって直接ウイルス粒子を観察できる。もし，ウイルス粒子が特異な形態（例えば，ポックスウイルス，コロナウイルス，ロタウイルス等）を持っていれば同定も可能である。しかし，鏡検材料中に少なくとも10^6個/mL以上の粒子がないと観察は難しい。このため，検査材料を濃縮することによりウイルス濃度を上げて観察したり，同定を行う目的を兼ねて既知の免疫血清を使用した免疫電子顕微鏡法も用いられる。

b 超薄切片電子顕微鏡観察

電子顕微鏡による病変部の超薄切片観察によって，ウイルス粒子を確認できる場合がある。ただし，特異な形態を持つウイルス粒子も，切る方向が変わると形が変わってみえる場合や，組織の固定・染色方法によって非特異的な像が観察される場合があり，この方法のみで同定することは難しい。

(2) 免疫学的検査法

抗原抗体反応を利用し，微生物そのものや微生物の構成成分，微生物感染に伴って特異的に産生される物質等を検出する方法である。

免疫学的検査を行うに際しては，様々な理由による偽陰性や偽陽性の出現，検査法の検出限界等に配慮すること，特異性の検証のため陽性・陰性対照を置くこと等が重要である。

a 凝集反応

特異性の高い抗体を，抗原（微生物そのものや，微生物の構成成分，微生物感染に伴って特異的に産生される物質）に直接反応させたり，あるいは粒状担体（赤血球，ラテックス粒子，ゼラチン粒子，細菌等）に結合させ，抗原と反応させる。細菌と直接的に反応させる方法は細菌種の同定や血清型別に使用され，毒素検出等に利用される抗体結合粒状担体は，ウイルスを含めて広範囲の抗原検出に使用可能である。

ⅰ）菌体凝集反応

うさぎ等の小動物を免疫して得た特異抗体と菌体を，ガラス板上あるいは試験管内で直接反応させ，凝集塊を観察する方法である。サルモネラ属菌や大腸菌等の血清型別等に利用されている。

ⅱ）共同凝集反応

黄色ブドウ球菌が産生するプロテインAが免疫グロブリンのFc部分と結合する性質を利用した反応で，プロテインA産生性の高い黄色ブドウ球菌（Cowan Ⅰ株等）を担体として特異抗体を結合させ，抗原との間の抗原抗体反応を観察可能にしたものである。*Actinobacillus pleuropneumoniae*やその他の菌の血清型別，菌種同定，菌の直接検出等に応用されている。

ⅲ）逆受身凝集反応

担体としてラテックス粒子を用い，表面に特異抗体を結合させたもので，担体の凝集によって抗原の存在を知ることができる。各種微生物に応用可能である。また，ラテックス粒子の他に，ゼラチン粒子や赤血球を担体として用いる場合がある。

b 沈降反応

可溶性抗原と特異抗体の反応を，肉眼で観察できる方法である。抗原と抗体を寒天ゲル内で拡散させ，抗原-抗体反応を沈降線として観察する寒天ゲル内沈降反応が一般的で，寒天ゲル内免疫拡散法（agar gel immunodiffusion technique）とも呼ばれる。

細菌ではアスコリーテスト（炭疽）が有名である。これは末梢血や脾臓乳剤中の菌体を抗原とし，毛細ガラス管内で抗体液に重層し抗原抗体複合物を白線として観察するもので，重層法と呼ばれる。また，*Erysipelothrix rhusiopathiae*, *A. pleuropneumoniae*, *Pasteurella multocida*等の血清型別やウイルスの抗原検出に寒天ゲル内沈降反応が利用される。

c 標識抗体法

特異抗体（または免疫グロブリン）を酵素，蛍光物質，放射性物質等で標識し，抗原-抗体複合物を標識に使った物質の特性を利用して検出する方法である。微生物に対する特異抗体を標識して用いる直接法と，抗原と反応した特異抗体に対する抗体を標識して用いる間接法がある。間接法は，作業時間が長く非特異反応が強い傾向がある。蛍光抗体法，酵素抗体法，ラジオイムノアッセイ等があり，蛍光抗体法および酵素抗体法が主に用いられる。

ⅰ）蛍光抗体法

フルオレセイン等の蛍光色素で標識した特異抗体を用い，抗原に結合させた後，蛍光顕微鏡により紫外線照射下で蛍光を検出する方法である。細菌等では病変部の組織切片標本や直接塗抹標本中の菌体の検出，ウイルスでは剥離細胞の塗抹標本や非固定の感染組織をクリオスタットで薄切し，抗原検出を行う。特異抗体を用いるため，微生物の種の同定も同時に行うことができる。

ⅱ）酵素抗体法

ペルオキシダーゼ等の酵素で標識した特異抗体と反応した抗原を，標識酵素に反応する基質および発色剤を加えることによって生じる発色を指標に観察する方法である。蛍光抗体法と同様，組織切片標本や直接塗抹標本中の抗原検出に用いられる。

ⅲ）イムノクロマト法

イムノクロマトグラフィーによる迅速診断法が普及し，動物用の簡易診断キットとして市販されている。そのほとんどが犬・猫用の診断キットであり，犬・猫の各種ウイルス，犬糸状虫，犬のエキノコックス等を検出する。産業動物用には鶏用のインフルエンザウイルス検出キット等が承認されている。

(3) 遺伝子検査法

検査材料中に存在する微生物のゲノムや遺伝子を高感度

に検出できるPCRおよびRT-PCRは，微生物のゲノム解析が進むにつれ，多くの細菌やウイルスで利用可能となっている．術式が共通しているため，微生物種に特異的なプライマーを使用することにより，広い範囲で応用可能である．「分離株の保存」の項に記載した通り（32頁参照），PCR産物の塩基配列を決定すれば，分子系統樹解析によって微生物の疫学的解析も可能である．

ハイブリダイゼーションによる遺伝子の検出も応用可能であるが，感度に難点があり，現在では分離された病原体の同定，型別に応用されている．

a PCR，RT-PCRおよびリアルタイムPCR

耐熱性DNAポリメラーゼにより，DNA合成反応を繰り返す技術である．特定遺伝子を増幅させる方法とランダムにDNA断片を増幅させる方法〔arbitrarily primed PCRやrandom amplified polymorphic DNA（RAPD）〕がある．また，RNAウイルスでは逆転写酵素を用いてcDNAを合成した後，PCRを行うRT-PCRが用いられる．PCRによる増幅を経時的に測定することにより，鋳型DNAの量を測定することが可能なリアルタイムPCRも用いられている．TaqManプローブを用いたリアルタイムPCRは定量性ばかりでなく特異性も非常に高く，診断として有用である．また，一定の温度で標的DNAを増幅できるためサーマルサイクラーの使用が不要で，かつ結果を目視で確認できるloop-mediated isothermal amplification（LAMP）法も簡易迅速診断法として利用されている．

感染症の診断には，主として病原体に特異的な遺伝子を増幅させる方法が用いられる．検査材料中に存在する病原体に特異的な遺伝子を直接検出できるところから，病原体が分離培養できない，あるいは分離培養に時間のかかる感染症の診断にも有用性が高い．また，検査材料への微生物の混入により，原因微生物の分離培養が困難な場合にも有用である．糞便や腸内容物中のヨーネ菌の検出は前者の例であり，生殖器拭い液中の馬伝染性子宮炎原因菌の検出は後者の例である．既知のウイルスはゲノムの塩基配列が明らかとなっており，PCR，RT-PCR，リアルタイムPCR，LAMP等による遺伝子検査が日常的に行われている．その他，真菌や原虫感染症の検査でも一般的な検査法になりつつある．

一方，検査対象の微生物を診断のために検査室で取り扱っている場合，検査材料への混入が起こりやすく，増幅効率の高さゆえに，わずかの量の混入が誤診断を招く．また，プライマーの塩基配列の類似性や非特異的結合のため，対象微生物核酸とは別のDNAやRNAを増幅してしまう欠点がある．さらに，プライマー配列に変異を持つ微生物の核酸を増幅できない場合もある．このため，PCRでバンドが出た場合も，制限酵素による切断パターン解析，ハイブリダイゼーション，PCR産物の塩基配列解析等，いくつかの方法を併用して対象とする微生物由来であるか確認することが必要である．TaqManプローブを用いたリアルタイムPCRは特異性を高めるのみならず，定量性があるため病気への関与も検討することができる特徴がある．

b ハイブリダイゼーション

熱やアルカリで1本鎖に変性した核酸（DNAまたはRNA）は，適当な温度条件下で塩基配列に相補性の1本鎖核酸と結合して2本鎖となる．ハイブリダイゼーションはこの性質を利用し検出しようとする微生物に特異的な核酸断片（プローブ）を放射性同位元素や酵素で標識して，最終的に微生物核酸の存在を知る方法である．PCRに比べ感度が劣り，手技も煩雑なため，分離病原体の同定や型別にのみ応用される．また，ハイブリダイゼーションでは，相同性の高い遺伝子を持つ微生物を識別することは難しい．TaqManプローブを用いたリアルタイムPCRは，診断の特異性を高めるためPCRにハイブリダイゼーションを組み合わせた手法である．

c 次世代シークエンス

近年，検査材料中に存在する遺伝子の塩基配列を網羅的に決定する次世代シークエンスが比較的安価に実施できるようになってきた．検査材料中に存在する微生物の遺伝子を網羅的に決定し，データベースと照合して微生物の存在を知ることができる．また，決定された断片の数により半定量的な解析も可能である．しかし，臨床検体中には宿主由来の核酸も含め様々な核酸が存在するため，病原体がそれほど増殖していない場合は検出が困難なことが多い．実際は，分離ウイルスの同定ができない場合かつ，ウイルスの濃縮が可能な場合に用いられているのが現状であるが，今後検査に要する費用が安くなるとより診断に用いられると期待される．

細菌分野では，1回の解析で全ゲノム配列の決定も可能であり，multilocus sequence typing（MLST）やパルスフィールドゲル電気泳動に代わる型別・疫学調査に利用されつつある．

3）血清学的検査法

感染した動物は通常，体内に侵入した微生物に対する抗体を産生する．微生物に対する抗体を検出すれば，その微生物の感染を証明することができる．この特異的な抗体を各種方法で検出し，診断を行う．

（1）血清学的検査法

感染動物が産生する免疫は，主として液性免疫と細胞性免疫に分けられる．感染症の診断には液性免疫の抗体が用いられる場合が多い．したがって，抗体検査の材料は血清を用いる．血液を採取した後，血清分離が可能になれば，なるべく早く行うことが望ましい．長時間放置した血液は溶血を起こし，血清診断における非特異反応の要因となる．

動物が特定の微生物に対して抗体を保有していれば，過去にその微生物が体内に侵入した証拠となる．しかし，抗体は病原体，宿主動物，抗体の種類によって持続期間が様々である．したがって，抗体を検出したのみでは，いつ感染したかを特定することは難しい．過去に感染，治癒しており，検査対象の疾病とは全く関係ない場合もありうるからである．このため，「主要検査材料別の採取方法（2）血液」（31頁参照）で述べた通り，急性期と回復期に血清を採取（ペア血清）し，検査することが重要である．

ペア血清が得られない場合，血清中のIgM抗体を測定することにより感染の時期を推定できる場合がある．一般的に初感染ではIgG抗体に先立ってIgM抗体が上昇する場合が多く，しかも持続期間が短い．簡便法として，もし検出された抗体が血清を2-メルカプトエタノール（2-ME）で処理することによって消失すれば（IgMが2-ME感受性のため），感染の初期であることを推定できる．また，実験室レベルでIgM捕捉ELISAが開発されているウイルス感染症もある．しかし，この方法のみで感染時期を特定す

動物の感染症 総論

るのは困難で，臨床症状などとともに総合的に診断する必要がある。

(2) 血清反応

a 沈降反応

「微生物あるいはその構成成分の検出」(35頁参照)で述べた方法で，既知の抗原を使用すれば抗体を検出できる。主に寒天ゲル内沈降反応が用いられる。抗原または抗体を一方向にのみ拡散させる一元免疫拡散法，平板中で抗原と抗体の双方を拡散させる二重免疫拡散法(Ouchterlony法)，支持体に抗原または抗体を混合し沈降輪を形成させる放射免疫拡散法の他に，電気泳動を組み合わせた免疫電気泳動法やロケット免疫電気泳動法等，種々の方法がある。

本法を始め，ELISA，蛍光抗体法，CF反応等は，ウイルス粒子内部の蛋白質を抗原とする場合が多いことから，群共通抗原(group-specific antigen)に対する抗体を検出することができ，血清型の多いウイルスに対する抗体の検出に向いている。手技が非常に簡便で，所要時間も短いが，非特異反応には注意が必要である。

b 凝集反応

本法も「微生物あるいはその構成成分の検出」の項(35頁参照)で述べた方法で，菌体そのものや担体に微生物由来蛋白質を結合させ，抗体を検出する。スライドグラス上で行う急速凝集反応や，試験管内で行う試験管凝集反応等がある。

c 蛍光抗体法・酵素抗体法

感染組織や感染培養細胞中の既知抗原に結合した抗体を，抗イムノグロブリン抗体によって検出する間接蛍光抗体法・酵素抗体法が用いられる。どちらの方法も，被検血清中の抗体の検出に経験が必要であり，多検体処理も難しい。

d CF反応

既知の抗原と被検血清を混合し抗原-抗体複合物が産生されると，補体が結合し消費される。この反応を可視化するため，めん羊赤血球と抗めん羊赤血球抗体(溶血素，赤血球との混合物を感作血球と呼ぶ)に補体を添加すると溶血反応が起こることを利用し，抗原-抗体複合物により消費された補体の量を感作血球の溶血の程度から測定し，そこから抗原-抗体複合物の産生量を測定する。検査血清中の補体あるいは抗補体作用物質を失活する必要があることから，血清を加熱することにより補体を非働化する。猿，犬，うさぎ，ハムスター等の血清では63℃，20分間，馬やマウスでは60℃，20分間が用いられる。

通常，補体としてモルモットの新鮮血清が使用されるが，牛や鶏の抗体はモルモットの補体第1成分(C1q)とは結合しづらいため，検査対象動物の補体をアクセサリーファクターとして添加する必要がある。このように，蛍光抗体法や免疫拡散法と比較すると判定が容易で，50%溶血法や補体希釈法等を使うと抗体検出の精度を上げることができる反面，手技が複雑で反応に関与する因子が多いため，それぞれに対照を置き，非特異反応のないことを確かめる必要がある。

e HI反応

赤血球凝集性を持つウイルスであれば，赤血球とウイルス蛋白質(赤血球凝集素)の結合を抗体によって阻止することで抗体価を測定することができる。これを赤血球凝集抑制(HI)反応と呼び，その抗体をHI抗体と呼ぶ。HI反応は，中和テストと同様に後述の血清型特異抗体を検出でき，反応時間が短時間で済むという利点を持つ。

一方，血液中には非特異的に赤血球凝集素と結合する物質や，用いる赤血球と非特異的に結合する物質が存在することがあり，非特異物質を除去する操作が必要となる。赤血球凝集素と結合する物質の除去には，receptor destroying enzyme(RDE)，過ヨウ素酸，中性カオリン，エーテル等が使用される。抗体測定に用いる動物と異種の動物の赤血球を使用する場合，赤血球と非特異的に結合する物質が存在する場合が多い。このため，反応には抗体測定と同種の動物の赤血球を使うか，抗体測定用の血清を反応に使用する赤血球で吸収することが必要である。

f 中和テスト

中和テストはウイルスに対する抗体価測定のゴールドスタンダードである。培養細胞，発育鶏卵，実験動物等で増殖可能であれば，ほぼすべてのウイルスで抗体測定法として使用可能である。ウイルス粒子表面に位置し，細胞のレセプターに吸着しうる蛋白質が抗原となる。この蛋白質が抗体と結合すると，レセプターと結合できず，細胞への吸着・侵入が阻止される。培養細胞では，CPEの発現阻止，プラック数の減少等を指標とし，発育鶏卵では，鶏胚の生存，羊水や尿液中の赤血球凝集性の阻止，漿膜上のポック形成阻止，実験動物では動物の生存や発病阻止を指標として判定する。この反応を中和テストといい，抗体量の測定のために一定のウイルス量と階段希釈した血清を混ずる「血清希釈法」と，血清濃度を一定にし，ウイルスを希釈する「ウイルス希釈法」の2種がある。通常，血清希釈法がよく用いられ，抗体価は一定のウイルス量($100TCID_{50}$程度)を中和する血清の最高希釈倍数で表す。中和テストに用いる動物血清は56℃，30分間加熱する。これは，血清中に含まれる補体を不活化する目的で，補体成分は時に非特異的にウイルスを中和することがあるためである。また，ヘルペスウイルス等では，感染初期に補体要求性の中和抗体が出現することが知られており，補体添加時と非添加時の中和抗体価を比較する。

ウイルス粒子表面の蛋白質は変異の度合いが一般的に高く，同一のウイルスでありながら中和テストやHI反応で区別される株が存在する場合がある。これを血清型と呼び，中和テストやHI反応で検出される抗体を血清型特異抗体(type-specific antibody)と呼ぶ。したがって，これらの血清反応は原因ウイルスを細かく同定できるが，流行ウイルスが標準株と血清型が異なる場合，抗体の測定が難しい場合もありうる。また，培養細胞の準備も含めると，判定までに1週間以上の時間がかかる場合がある。

g ELISA

特異的な抗原-抗体反応であれば，ほぼすべての反応を検出することができる。抗原をプラスチックのマイクロプレートに固相化し，希釈した血清を加え抗体を反応させた後，酵素標識抗体(抗体測定に用いる動物種の抗イムノグロブリン抗体に，アルカリホスファターゼやペルオキシダーゼ等の酵素を標識したもの)を反応させる。基質を加え，抗原-抗体複合物に結合した標識酵素の量に応じた呈色反応によって抗体量を測定する。固相化する抗原は，微生物そのものや微生物構成蛋白質が用いられる場合がある。

標準抗体と抗原の結合を血清中に含まれる抗体で阻止す

ることによって，阻止率から抗体量を測定する競合ELISA（competitive ELISA）も使用される。また，モノクローナル抗体を標準抗体に使用し，特異性を高めることも行われる。簡便で鋭敏な反応であるが，非特異反応も起こりやすく，標準陽性血清，陰性血清の他に，弱陽性血清の対照を置くなど再現性に注意する必要がある。

h　ウエスタンブロット

微生物そのものや微生物感染細胞をSDSで可溶化し，ポリアクリルアミドゲル電気泳動を行う。泳動によって分離した蛋白質やペプチドを，電気的にニトロセルロース等の膜に転写した後，膜上で抗原−抗体反応を起こさせ，酵素標識抗体と基質による呈色反応で検出する。手技は複雑で，専用の機材がないと行えない点，多検体処理が難しい点から，一般的な方法ではないが，抗体の有無と同時に抗原の特定が可能なところから，特定の抗原に対する抗体の消長をみる場合に用いられる。

i　色素試験

トキソプラズマ症の特異抗体検出法である。アルカリ性メチレンブルーに対する虫体の染色性が抗体の有無によって変化することを利用した方法であり，信頼性が高く，感染初期の診断に利用される。

j　その他

感染症によっては細胞性免疫を測定することにより，感染を知ることができる。in vivo での遅延型過敏反応，in vitro でのマクロファージ遊走阻止試験，リンパ球幼若化反応，細胞傷害試験，抗原刺激後のインターフェロンの産生等によって検出できる。遅延型過敏反応を利用した診断には，ツベルクリン反応（結核），ヨーニン反応（ヨーネ病），マレイン反応（鼻疽）等がある。

3　検査の進め方および結果の読み取り

感染症の診断に当たっては正確性，迅速性が求められる。そのためには，あらゆる可能性を考慮に入れ慎重に検査材料を採取し，臨床症状，疫学所見とともに病原体の分離・同定，その病原体に対する血清学的・免疫学的検査および病理学的検査等を組み合わせて総合的に診断を行う必要がある。

感染症診断のための検査法は様々であり，その中で分離培養は最も信頼性の高い検査法で必ず行うべきである。市販されている病原細菌の簡易同定キットは人由来病原細菌のデータベースを元に作製されているため家畜衛生領域で扱う細菌が同定不能，あるいは誤同定されることがある。正確に結果の妥当性を判断するためには検査法の原理および限界を熟知しておくことが必要である。また，病原菌によっては分離培養が困難な場合や長時間を要することもありうるので，PCR等の遺伝子診断法の併用も必要となる。しかし，PCRは，施設内や使用器材に付着・残存する検査対象遺伝子の検査材料への汚染があれば，それが増幅され偽陽性となるため，厳格な汚染防止対策を行うことが必要である。さらに，病原体の種類を特定するために免疫染色による病原体の直接検出が可能な場合もあるため，病変部の病理組織学的検査は可能な限り行うべきである。

一般的に病原微生物の直接証明は採材時期に大きく左右されるため，血清学的に最終診断をする場合も多い。発症と感染の時間的関係を知るためにも，ペア血清の採取が必要である。また，血清学的検査は個体診断に適用される他，群内における感染動向の把握や病原体浸潤状況の調査等，診断精度を上げる目的にも使われる。

検査には必ず過誤が伴うので，それを早期に発見し，かつ最小限に抑えることで，検査精度を一定に保持することが重要となる。このため精度管理に留意する必要がある。精度管理には内部精度管理と外部精度管理がある。内部精度管理は，自らの試験室内で日常行う精度管理で，再現性，すなわち精密度を管理するために実施される。そのためにはまず，検査手法や検査機器管理等を文書化した標準作業手順書を作成し，同様の手順で毎回検査を行う必要がある。また，統一的なフォーマットを用い検査結果を記載し，第三者による検証を可能にすべきである。同時に，再検査が可能なように，材料は一定期間保存する。さらに，適切な対照の設定は検査結果の信憑性の確保に不可欠である。一方，外部精度管理は，第三者機関より，参加希望する施設に同一の検体を配布し，参加施設が施設間の平均値または目標値にどの程度一致する測定値を得ているか，正確度を確認するために実施される。近年，家畜衛生分野においても診断の信頼性確保のために精度管理の導入が進められている。

（前田　健，長井　誠）

2．バイオハザード対策

2009年にメキシコで発生した新型インフルエンザ，2012年にサウジアラビアで発生した中東呼吸器症候群（MERS），さらに2019年末に中国で発生した新型コロナウイルス感染症（COVID-19）等に代表されるように，危険度の高い人獣共通感染症の世界的な流行が数年おきに繰り返し発生している。コロナ禍において定着した「ソーシャルディスタンス」という言葉に表れているように，近年バイオハザード対策に対する社会的意識が一段と高まっている。このような危険度の高い病原体のみならず，様々な人や家畜に対する病原微生物は多くの研究施設や大学で取り扱われており，それらの研究対象となる病原微生物は常に外部環境への漏出リスクを抱えているといえる。各研究施設において，「研究用微生物安全管理マニュアル」が制定されており，各機関によって機関承認制度を設ける等の万全を期してはいるが，天災，人災による微生物漏出の危険が常に存在する。ここではそのようなリスクを最小限に抑えるための対策およびその根拠となる考え方について概説する。

バイオハザードと病原体等の安全管理

バイオハザード（biohazard：生物学的危害または生物災害）とは，ウイルスや細菌，寄生虫，真菌，プリオン等の構成成分，それらの産生する物質，またはそれらの感染そのものが人の健康，畜産業に損害を与えることを総称したものである。病原微生物を取り扱う従事者の実験室内感染および病原微生物が外部に漏れ出すことによって起こる二次感染は，社会的に大きな問題となる。そのため，日本を含めた各国は，バイオハザード防止を目的とした病原微生

表Ⅲ-1　BSL取り扱い基準

レベル	
BSL 1	（1）通常の微生物学実験室を用い，特別の隔離の必要はない。 （2）一般外来者は当該部の管理者（部長等，室長，管理運営委員）の許可および管理者が指定した立ち会いの下，立ち入ることができる。
BSL 2	（1）通常の微生物学実験室を限定した上で用いる。 （2）エアロゾル発生の恐れのある病原体等の実験は必ず生物学用安全キャビネットの中で行う。 （3）オートクレーブは実験室内，ないし前室（実験室につながる隣室）あるいはさらにその周囲の部屋に設置し使用する。できるだけ実験室内に置くことが望ましい。 （4）実験室の入り口には国際バイオハザード標識を表示する。 （5）実験室の入り口は施錠できるようにする。 （6）実験室のドアは常時閉め，一般外来者の立ち入りを禁止する。
BSL 3	（1）BSL3区域は，他の区域から実質的，機能的に隔離し，二重ドアにより外部と隔離された実験室を用いる。 （2）実験室の壁，床，天井，作業台等の表面は洗争および消毒可能なようにする。 （3）ガス滅菌が行える程度の気密性を有すること。 （4）給排気系を調節することにより，常に外部から実験室内に空気の流入が行われるようにする。 （5）実験室からの排気はヘパフィルターで濾過してから大気中に放出する。 （6）実験室からの排水は消毒薬またはオートクレーブで処理してから排出し，さらに専用の排水消毒処理装置で処理してから一般下水に放出する。 （7）病原体を用いる実験は，生物学用安全キャビネットの中で行う。 （8）オートクレーブは実験室内に置く。 （9）BSL3区域の入り口には国際バイオハザード標識を表示する。 （10）BSL3区域の入り口は施錠できるようにする。 （11）入室を許可された職員名簿に記載された者および管理にかかわる者以外の立ち入りは禁止する。
BSL 4	（1）BSL4区域は他の区域から実質的，機能的隔離を行い独立した区域とし，BSL4実験室とそれを取り囲むサポート域を設ける。また，独立した機器室，排水処理施設，管理室を設ける。 （2）実験室の壁，床，天井はすべて耐水性かつ気密性のものとし，これらを貫通する部分（給排気管，電気配線，ガス，水道管等）も気密構造とする。 （3）実験室への出入り口には，エアロックとシャワー室を設ける。 （4）実験室内の気圧は隔離の程度に応じて，気圧差を設け，高度の隔離域から，低度の隔離域へ，また低度の隔離域からサポート域へ空気が流出しないようにする。 （5）実験室への給気は，1層のヘパフィルターを通す。実験室からの排気は2層のヘパフィルターを通して，外部に出す。この排気濾過装置は予備を含めて2組設ける。 （6）実験室内の滅菌を必要とする廃棄物等の滅菌のために，実験室とサポート域の間には両面オートクレーブを設ける。 （7）実験室からの廃水は専用オートクレーブにより121℃以上に加熱滅菌し冷却した後，専用排水消毒処理装置でさらに処理してから，一般下水へ放出する。 （8）実験は完全密閉式のグローブボックス型安全キャビネット（クラスⅢ安全キャビネット）の中で行う。 （9）BSL4区域の入り口には国際バイオハザード標識を表示する。 （10）BSL4区域の入り口は施錠できるようにする。 （11）入室を許可された職員名簿に記載された者および管理にかかわる者以外の立ち入りは禁止する。

物の取り扱い基準を定めている。

　動物の病原体を取り扱う場合においても，微生物を取り扱う検査室や研究室から病原微生物が漏出することで他の動物に感染し，畜産業に甚大な被害を及ぼす場合がある。その例が2007年英国サリー州において発生した口蹄疫であり，この際に広まったウイルスは，同国動物衛生研究所と製薬会社メリアルが共同で使用している，パーブライト研究所から分与された，ワクチン製造に使用したウイルスが漏出したことによるものとされている。このように，取り扱う微生物に対する安全対策は動物の病原体取扱者にとっても重要な問題であるといえる。

　微生物を取り扱う検査室や研究室における室内感染対策において最も重要な点として，微生物取り扱い作業中に発生するエアロゾルの制御が挙げられる。エアロゾルの発生要因としては，ピペッティング操作，感染臓器や細胞の破砕，超音波処理，遠心沈殿および遠心上清のデカント，白金耳による塗布や火炎滅菌，真空容器を開ける動作等が挙げられる。これらの汚染は，作業を注意深く行い，また適切な設備や器具を使用することによって危険性をほぼなくすことができる。

　また，病原体が研究施設等から意図的に持ち出され，生物テロリズム（バイオテロ）に悪用される事例も実際に起きている。2001年に米国で炭疽菌芽胞の入った手紙の送付により22名が肺炭疽を発症し，5名が死亡するという事件が起こった。このように天然痘ウイルスや炭疽菌等の致死性の高い病原微生物がバイオテロの道具として拡散される可能性が問題視されている。

　厚生労働省は，バイオテロに使用されるおそれのある病原体等であって，国民の生命および健康に影響を与えるおそれがある感染症の病原体等の管理の強化のため，2006年に「感染症の予防及び感染症の患者に対する医療に関する法律（感染症法）」の一部を改正し，2007年6月1日から施行されることとなった。改正の趣旨は，人の生命や健康に与える影響の大きい病原体を特定病原体等に指定し，その危険度を基に一種病原体等から四種病原体等に区分したことである。さらに，これら「特定病原体等」の管理体制（所持や輸入の禁止，許可，届出，基準の遵守等）を細かく規定することで病原体による危害を防止することを目的

表Ⅲ-2　ABSL取り扱い基準

レベル		
ABSL 1	（1）	通常の実験室とは独立していること。一般外来者の立ち入りを禁止する。
	（2）	防護服等を着用する。
	（3）	標準作業手順書を作成し周知する。
	（4）	従事者は微生物および動物の取り扱い手技に習熟していること。
	（5）	動物実験施設への昆虫や野ねずみの侵入を防御する。
	（6）	動物実験施設からの動物逸走防止対策を講じる。
	（7）	実験施設の壁・床・天井，作業台，飼育装置等の表面は洗浄および消毒可能なようにする。
ABSL 2	（1）	入室は許可された者に限る。
	（2）	入り口は施錠できるようにする（動物実験施設の入り口でも可）。
	（3）	動物安全管理区域の入り口には国際バイオハザード標識を表示する。
	（4）	動物安全管理区域内の飼育室等には動物種に応じた逸走防止対策を講じる。
	（5）	エアロゾル発生の恐れのある操作は生物学用安全キャビネットまたは陰圧アイソレーターの中で行う。感染動物がエアロゾルを発生する恐れがある場合は飼育も含める。
	（6）	糞尿，使用後の床敷・ケージ等は廃棄または洗浄する前に滅菌する。
	（7）	動物実験施設内にオートクレーブを設置する。
	（8）	滅菌を必要とする廃棄物等は密閉容器に入れて移動する。
	（9）	個人防護装備を着用する。
	（10）	手洗い器を設置する。
	（11）	メス，注射針等の鋭利なものの取り扱いに注意する。
ABSL 3	（1）	入室者を厳重に制限する。
	（2）	動物安全管理区域の入り口は二重のドアになっていること。
	（3）	ガス滅菌が行える程度の気密性を有すること。
	（4）	給排気系を調節することにより，常に外部から飼育室等内部に空気の流入が行われるようにする。
	（5）	排気はヘパフィルターで濾過してから大気中に放出する。
	（6）	排水は消毒薬またはオートクレーブで処理してから排出する。
	（7）	オートクレーブを動物安全管理区域内に設置する。
	（8）	滅菌を必要とする廃棄物等は動物安全管理区域内で滅菌する。
	（9）	全操作および飼育を生物学用安全キャビネットまたは陰圧アイソレーターの中で行う。
ABSL 4	（1）	BSL4に準拠する。

としている。この感染症法の改正や情勢の変化に応じて，病原体等の盗難や紛失，不正流用や意図的な放出を防止するための枠組みが追加要求されることとなり，国立感染症研究所は病原体等安全管理規程を全面改正した。バイオハザードやバイオテロを起こさないため，改正された感染症法や国立感染症研究所病原体等安全管理規程を参考に，各研究機関や学会がバイオハザード防止のための微生物取扱規程を定めている。各大学は1998年1月に文部省（現：文部科学省）より通達のあった「大学等における研究用微生物安全管理マニュアル（案）」を基に，個別に微生物安全管理マニュアルを定めていたが，感染症法，家畜伝染予防法および国立感染症研究所病原体等安全管理規程の改正に伴い，各大学が研究用微生物安全管理マニュアルを改正している。

危険度の高い微生物ほど厳密な取り扱いが必要であり，よって汚染を防ぐ施設・器具も安全度の高いものが要求される。検査室および実験室内で特定病原体等を用いる際にエアロゾル対策として設置が義務づけられているのが，安全キャビネットである。安全キャビネットは検体のみを保護する目的で設計されたクリーンベンチと異なり，キャビネット内は陰圧に保たれ，実験者をエアカーテンにより仕切ることで，検体と実験者を同時に保護する構造となっている。キャビネット内を循環する空気は高性能（high efficiency particulate air：HEPA）フィルターを介して吸気と排気が行われており，また不使用時にはキャビネット内の殺菌灯を一定時間照射することで無菌状態を保てる仕様となっているものもある。安全キャビネットは，密閉度，HEPAフィルターの透過性，気流バランスについて，設定した能力を維持していることが要求される。

危険度の高い病原体を取り扱う際は，より高度に安全性に配慮した施設が必要となる。このような病原微生物等への曝露を予防するための基準を，バイオハザードに対する安全対策という意味でバイオセーフティ（biosafety）と呼ぶ。国立感染症研究所病原体等安全管理規程（2007年6月全面改正，2010年6月一部改正）では，病原体等のリスク群分類を基準とし病原体等のリスク評価を行うことによって，各病原体のバイオセーフティレベル（BSL）を定めている。また，それぞれの病原体を扱う際の手技や安全機器および実験室の設備についても定めている。

病原体を用いた動物実験の場合は，実験動物および人への感染のリスク評価を行うことによって，別途動物バイオセーフティレベル（ABSL）が規定されている。

＜国立感染症研究所病原体等安全管理規程＞
病原体のリスク群による分類
リスク群1（「病原体等取扱者」および「関連者」*に対するリスクがないか低リスク）：人あるいは動物に疾病を起こす見込みのないもの。
リスク群2（「病原体等取扱者」に対する中等度リスク，「関連者」に対する低リスク）：人あるいは動物に感染すると疾病を起こしうるが，病原体等取扱者や関連者に対し，重大な健康被害を起こす見込みのないもの。また，実験室内の曝露が重篤な感染を時に起こすこともあるが，有効な治療法，予防法があり，関連者への伝播のリスクが低いもの。

表Ⅲ-3　国立感染症研究所および農研機構 動衛研においてBSL 3以上に指定されている微生物

BSL 4

フニンウイルス（一種病原体等）
マチュポウイルス（一種病原体等）
ラッサウイルス（一種病原体等）
クリミア・コンゴ出血熱ウイルス（一種病原体等）
アイボリーコーストエボラウイルス（一種病原体等）
ザイールエボラウイルス（一種病原体等）
スーダンエボラウイルス（一種病原体等）
レストンエボラウイルス（一種病原体等）
レイクビクトリアマールブルグウイルス（一種病原体等）
バリオラ（痘瘡）ウイルス（major, minor）（一種病原体等）
ガナリトウイルス（一種病原体等）[*1]
サピアウイルス（一種病原体等）[*1]

動物の病原としてBSL3より厳重な管理の必要な微生物

アフリカ馬疫ウイルス
アフリカ豚熱ウイルス
口蹄疫ウイルス
小反芻獣疫ウイルス
牛疫ウイルス

BSL3（ウイルス，プリオン）

ハンタンウイルス（三種病原体等）
リフトバレー熱ウイルス（三種病原体等）
SARSコロナウイルス（二種病原体等）
新型コロナウイルス（四種病原体等）
MERSコロナウイルス（三種病原体等）[*1]
重症熱性血小板減少症候群ウイルス（三種病原体等）[*1]
キャサヌル森林病ウイルス（三種病原体等）
マレーバレー脳炎ウイルス
ポワッサンウイルス
セントルイス脳炎ウイルス
ダニ媒介脳炎ウイルス（三種病原体等）
ウエストナイルウイルス（四種病原体等）
黄熱ウイルス（17Dワクチン株を除く）（四種病原体等）
Bウイルス（三種病原体等）
インフルエンザAウイルス（四種病原体等）
（H5N1またはH7N7の強毒株，新型インフルエンザ等感染症の病原体）
コロラドダニ熱ウイルス
人免疫不全ウイルス1, 2
狂犬病ウイルス（街上毒）（三種病原体等）
チクングニアウイルス
マヤロウイルス
ベネズエラ馬脳炎ウイルス（三種病原体等）
ソウルウイルス（三種病原体等）[*1]
ドブラバーベルグレドウイルス（三種病原体等）[*1]
プーマラウイルス（三種病原体等）[*1]
アンデスウイルス（三種病原体等）[*1]
シンノンブレウイルス（三種病原体等）[*1]
ニューヨークウイルス（三種病原体等）[*1]
バヨウウイルス（三種病原体等）[*1]
ブラッククリークカナルウイルス（三種病原体等）[*1]
ラグナネグラウイルス（三種病原体等）[*1]
ニパウイルス（三種病原体等）[*1]

ヘンドラウイルス（三種病原体等）[*1]
ラゴスバットウイルス，モコラウイルス他[*1]
跳躍病ウイルス[*1]
オムスク出血熱ウイルス（三種病原体等）[*1]
東部馬脳炎ウイルス（三種病原体等）[*1]
ゲタウイルス[*1]
セムリキ森林ウイルス[*1]
西部馬脳炎ウイルス（三種病原体等）[*1]
Ateline herpesvirus 2 [*2]
豚熱ウイルス[*2]
デングウイルス[*2]
ランピースキン病ウイルス[*2]
リンパ球性脈絡髄膜炎ウイルス[*2]
エムポックスウイルス（三種病原体等）[*2]
オニョンニョンウイルス[*2]
ポリオウイルス[*2]
成人性T細胞白血病ウイルス[*2]
ロシア春夏脳炎ウイルス[*2]
タカリベウイルス[*2]
水疱性口内炎アラゴアスウイルス[*2]
水疱性口内炎インディアナウイルス[*2]
水疱性口内炎ニュージャージーウイルス[*2]
プリオン（Scrapie agentを除く）[*2]

BSL 3　（細菌）

Coxiella burnetii（三種病原体等）
Orientia tsutsugamushi
Rickettsia Spotted fever group（三種病原体等を含む）
Rickettsia Epidemic typhus group（三種病原体等を含む）
Bacillus anthracis（34F2株を除く）（二種病原体等）
Brucella 全菌種（三種病原体等を含む）
Burkholderia mallei（三種病原体等）
Burkholderia pseudomallei（三種病原体等）
Francisella tularensis subsp. *tularensis*（二種病原体等）
Mycobacterium tuberculosis（三または四種病原体等）
Mycobacterium bovis（BCG株を除く）
Pasteurella multocida（出血性敗血症菌，家きんコレラ菌）
Mycobacterium africanum [*1]
Salmonella enterica serovar Paratyphi A（四種病原体等）[*1]
Salmonella enterica serovar Typhi（四種病原体等）[*1]
Yersinia pestis（二種病原体等）[*1]
Mycoplasma mycoides subsp. *mycoides*（V株を除く）[*2]

BSL 3　（真菌，寄生虫・原虫は指定なし）

Histoplasma farciminosum
Blastomyces dermatitidis [*1]
Coccidioides immitis（三種病原体等）[*1]
Histoplasma capsulatum [*1]
Paracoccidioides brasiliensis [*1]
Penicillium marneffei [*1]

青字は両研究機関で同レベルに指定されているもの
[*1]：国立感染症研究所でのみ指定されているもの
[*2]：農研機構 動衛研でのみ指定されているもの

リスク群3(「病原体等取扱者」に対する高リスク,「関連者」に対する低リスク):人あるいは動物に感染すると重篤な疾病を起こすが,通常,感染者から関連者への伝播の可能性が低いもの。有効な治療法,予防法があるもの。

リスク群4(「病原体等取扱者」および「関連者」に対する高リスク):人あるいは動物に感染すると重篤な疾病を起こし,感染者から関連者への伝播が直接または間接に起こりうるもの。通常,有効な治療法,予防法がないもの。

*:「関連者」とは病原体等取扱者と感染の可能性がある接触が直接あるいは間接的に起こりうるその他の人々を指す。

　BSLは上記の基準に沿って決定され,病原体(原核生物,真菌,ウイルス,ウイロイド,原虫,寄生虫およびプリオンを含む)のレベルによって取り扱うことのできる実験室の安全設備および運営要領が**表Ⅲ-1**の通り定められている。同様に,動物実験施設における病原体の取り扱いの際の安全設備や運営基準についても**表Ⅲ-2**の通り別途定められており,ABSL1の動物実験は通常の動物実験施設,ABSL2以上については動物実験施設内病原体等安全管理区域(動物安全管理区域)内で行うこととされる。

　人に対するBSLと動物に対するBSLは,動物種による微生物の病原性の違いから必ずしも一致しない。すなわち,人に感染する能力を持たないが,本来の宿主である動物には強い病原性や高い感染力を持ち,甚大な経済的被害をもたらす微生物は,対人のレベルは低いが対動物レベルは高くなる。反対に,動物への感染では不顕性であっても,人に感染すると重篤な疾病を引き起こし,公衆衛生上問題となる微生物も存在する。そこで,動物疾病の研究機関である農研機構 動衛研(旧:農林水産省 家畜衛生試験場)では,人に対するBSLに,動物に対する病原性の強さを加味した独自のBSLを定めている(農研機構 動衛研微生物等取扱規程)。国立感染症研究所および農研機構 動衛研でそれぞれ定められているBSL3以上の病原体について,個別病原体の一覧(**表Ⅲ-3**)に示されている通り,いくつかの微生物は両基準において異なるレベルに分類されている。

　現代のバイオテクノロジーにより改変された生物が,生物の多様性の保全および持続可能な利用に及ぼす可能性のある悪影響を防止する目的で,バイオセーフティに関するカルタヘナ議定書が定められたことを受けて,日本でも遺伝子組換え生物等の使用等の規制による生物の多様性の確保に関する法律が制定された。これは従来のDNA組換え指針に替わるものであるが,組換えDNA実験施設において,遺伝子組換え微生物が実験者,器物,外部へ伝播拡散することを防止するための物理的封じ込めレベルは文部科学省の告示として受け継がれている。物理的封じ込め(physical containment)のレベルであるP1～4はBSLとは異なるものであるが,もともと病原体を物理的に封じ込めることで安全性を担保する考え方が,遺伝子組換え生物等の拡散防止という安全対策に応用されたものであり,実験室の安全基準等については多くの共通点を持っている。

　このように,微生物のBSLは人,動物,遺伝子組換え生物におけるDNA供与体としての危険度に従った,それぞれ異なる基準が混在しているが,いずれの基準においても基本的な理念は,微生物や微生物に由来するDNAが人,動物,環境に悪影響を及ぼさないことを目的とすることで一貫している。

　また,実験室内においてはバイオハザード対策のみならず,使用する試薬(ケミカルハザード等)や機器等によって引き起こされる危険性への対策も必要である。これらを取り扱う者は,それらの特性をよく理解した上で,起こりうる様々な危険性を想定しながら,細心の注意を払って取り扱わねばならない。

(山根大典)

Ⅳ 感染症の予防と治療

1. 感染症の予防

感染症予防の3原則は，感染源と感染経路の遮断と感受性動物への予防接種による免疫賦与である。一部，抗菌薬を用いた化学療法による予防措置も行われているが，薬剤耐性菌の出現等の問題が世界規模で指摘され，近年では健康動物に対して，病原体増殖抑制を目的とした抗菌薬の予防的な使用は原則禁止されている。また，感染症を治療する目的で家畜へ抗菌薬を使用する場合でも，家畜由来の食品中の使用薬物の残留について十分注意が必要となる。

宿主への免疫の賦与には能動的および受動的免疫賦与がある。能動的免疫賦与とはワクチンによる予防接種であり，予防接種された動物は特異的な免疫が賦与（免疫記憶）され，野外株の感染ないし発症防御が可能となる。受動的免疫賦与とは免疫血清の投与であり，ワクチンによる予防が困難な若齢動物や，抗体産生を待たずに緊急に感染動物に抗体を賦与して発病を防ぐ場合に行われる。例えば，破傷風の発症を防ぐ抗毒素血清療法や狂犬病ウイルス曝露（咬傷）後の抗ウイルス抗体（人ガンマグロブリン製剤）接種等である。

1 予防接種

動物は病原微生物の侵入に対して，食細胞を中心とした自然免疫とリンパ球による獲得免疫の協調作用により病原微生物に対抗する。このうち獲得免疫では，抗原特異的なリンパ球が体内で長期間維持され，同じ病原体の再侵入時に速やかな免疫応答を起動することで病原体を排除する。この現象が免疫記憶である。予防接種（ワクチネーション）とは，病原性を減弱した微生物あるいは微生物由来の物質を抗原（厳密にはこの抗原をワクチンという）として人工的に接種し，免疫記憶を賦与することで，実際の病原体感染時に特異病原体に対する液性免疫または細胞性免疫を効率的かつ速やかに誘導させるものである。ワクチンによる免疫方法は，このように能動免疫であり，免疫動物において感染防御するものと，感染は許容するが発症を防ぐものに大別される。

2 ワクチンの歴史

人類は昔から，一度罹患し回復すると同じ感染症に罹らない，または罹ったとしても悪化しない抵抗性を獲得する，いわゆる「二度なし現象」を経験的に認知していた。この知見を背景としたワクチンによる感染症の予防は，1796年に英国の医師Edward Jennerが人の天然痘（痘瘡）の予防に牛痘を接種し，免疫を賦与することに成功したことに始まる。これはJennerが牛痘感染牛に接触した農婦らが天然痘を発症しないことを発見したことによる。Jennerは8歳の少年の腕に牛痘を接種した後に，天然痘患者由来の膿胞を接種すると発病しないことを証明し，後の天然痘ワクチンの礎となった。しかし，免疫学として成立するまでには，Jennerの知見から約80年を要した。フランスの生化学者Louis Pasteurは，1880年に病原微生物の長期培養，高温培養，異種動物での継代培養によって病原性が減弱することを次々に見出した。Pasteurは，これらを応用して作製した弱毒病原体を動物に免疫すると感染防御（発症予防）が可能であることを発表し，ワクチン開発の基礎を構築した。PasteurはJennerの功績を記念して，牛痘（Variolae vaccinae）の名前から予防接種を意味するワクチネーション（vaccination）および予防接種に用いる抗原物質をワクチン（vaccine）と名づけた。

長年，人類を最も脅かしてきた感染症の1つである天然痘は，1977年の患者を最後に報告がなく，ついには1980年に世界保健機関（WHO）から根絶宣言がなされた。天然痘の根絶には，当時WHOの世界天然痘根絶対策本部長であった日本人医師の蟻田功らが貢献した。なお，Jennerが牛痘接種に使用したウイルスは，牛痘ウイルスではなく馬痘ウイルスに近縁であったことが近年の遺伝子解析により明らかとなっている。

天然痘の根絶が可能であった大きな理由としては，有効なワクチンの存在に加え，天然痘ウイルスは人のみに感染し野生動物等がウイルスを媒介するキャリアーになりえなかったこと等が挙げられる。同様に，小児麻痺を引き起こすポリオウイルスについても人しか感染しないため，WHOによる世界ポリオ根絶活動が行われており，近い将来でのポリオ根絶が期待されている。2022年現在，野生株ポリオウイルス（WPV）による症例数は全世界で30症例であり，35万以上の症例数だった1988年と比べると大幅に減少しており，3種の血清型のうち，2型WPVは2015年，3型WPVは2019年に根絶が宣言されている。1型WPVについては2023年現在，パキスタンとアフガニスタンで流行が認められている。一方で，ポリオはWHOにより2014年に「国際的に懸念される公衆衛生上の緊急事態（PHEIC）」が宣言されているが，1型WPVおよび伝播型ワクチン由来ポリオウイルス（cVDPV）1型，2型，3型感染の散発的な国際的な広がりを踏まえ，PHEICを2024年4月からも延長することを発表した。2024年8月には，cVDPV2型の感染がパレスチナでも確認され，ポリオ制圧活動は世界各国で引き続き行われている。

天然痘ウイルスに近縁なエムポックスウイルスの感染によるエムポックス（旧サル痘）は，1970年にコンゴ民主共和国で初めて人での感染が確認され，日本では人の感染症法において四類感染症に指定されている。エムポックスは人獣共通感染症で，感染した野生げっ歯類，猿，うさぎ等の

動物と接触することで人に感染する。また，人―人間においては感染者の皮膚の病変，血液，体液との接触(性的接触を含む)等により感染する。天然痘撲滅後，散発的な発生にとどまっていたが，2022年5月に欧州で患者が報告されて以来，世界各地で患者が急増し，WHOは7月23日にPHEICを宣言した。2022年から大流行したウイルスは，従来の強毒ウイルス(clade I)ではなく，clade II bのウイルスが原因で男性同性愛者や両性愛者を中心に患者が発生し，2024年1月時点で日本を含む117カ国で93,921名の患者が報告され，179名が死亡した。2022年7月から，エムポックスウイルスに交差する天然痘ウイルスのワクチン(増殖欠損型ワクチニアウイルスワクチン)をハイリスク者へ接種する等の緊急対策が行われた結果，患者数は減少し，2023年5月11日に宣言は解除された。なお，エムポックス対策に寄与した天然痘ワクチンや抗ウイルス薬は，天然痘撲滅後にバイオテロに備えて開発されたものであった。しかし，2024年からは致死率の高いclade Iのウイルスがアフリカを中心に拡大し，WHOは8月14日に2度目のPHEICを宣言した。感染者は15,000人を超え，死者も548人に達しており，エムポックス制圧活動は世界各国で引き続き行われている。

2019年12月に中国湖北省武漢市の原因不明の肺炎の集団発生から始まり，世界的な大流行に至った新型コロナウイルス感染症(COVID-19)は，重症急性呼吸器症候群コロナウイルス2(SARS-CoV-2)による感染症である。2020年1月30日にWHOよりPHEICが宣言されたCOVID-19は2023年4月時点で，全世界の累積感染者数は763,665,000人，累積死亡者数は6,912,000人とされる。2020年末，SARS-CoV-2に対するmRNAワクチンが，超法規的措置として短時間で人類に導入されてからは一定の効果を示し，重症化の抑制および死者数の減少に貢献している。COVID-19に対するWHOのPHEIC宣言は約3年3カ月にも及び，2023年5月5日に終了に至った。また，日本では2020年1月から人の指定感染症(二類相当)であったCOVID-19だが，2023年5月8日から五類感染症に移行された。しかし，WHOは，COVID-19が世界の健康上の危機から排除されたわけではなく，引き続き警戒が必要であることを警鐘している。mRNAワクチンは1990年代から開発が始まり，ハンガリー出身の研究者Katalin Karikoらが2005年に，mRNAを構成する「Uridine(ウリジン)」を「Pseudouridine(シュードウリジン)」に置換すると炎症反応を抑え発現効率を高める方法を発表した。この知見がCOVID-19に対するワクチン開発に応用され，2020年末にmRNAワクチンとして短期間で実用化された。この成果を基盤として，現在，様々な感染症や癌に対するmRNAワクチンの開発が試みられている。2023年10月，Karikoらのワクチン開発に関する功績に対してノーベル生理学・医学賞が授与された。

3　動物感染症とその病原体を用いたワクチン研究の歴史

PasteurによるPasteurella multocida(家きんコレラ起因菌)強毒株を改変したワクチン研究は，現行の弱毒生ワクチン作製法の礎となっている。Pasteurは，この現象が感染症に普遍的であると考え，狂犬病ウイルスや，羊や牛の炭疽菌を用いて応用研究を続けて知見を深めた。Pasteurの知見は以降の免疫学研究の礎となっており，細菌学者として著明であるだけでなく，免疫学の開祖でもある。JennerやPasteurだけでなくワクチン研究や開発の歴史において，動物感染症の病原体が用いられたことが多くあり，獣医学領域とゆかりが深い。

1) 家きんコレラ

Pasteurは家きんコレラの病原菌である*Pasteurella multocida*を長期間培養すると病原性が弱まることを偶然にも発見した。さらに，長期培養株を鶏へ接種した後に新鮮培養株(強毒株)を接種した鶏は発症しないことも確認し，家きんコレラ弱毒株がワクチンとして応用できることを1880年に報告した。なお，菌の学名である*Pasteurella*はPasteurに由来する。

2) 炭疽

炭疽菌(*Bacillus anthracis*)は，1876年にRobert Kochによって発見された。その数年後，Pasteurは，炭疽菌を高温(42℃)で培養すると病原性が弱まることを発見した。これは，体温が高い鶏は炭疽に対して抵抗性が強いことに加え，高温で長期培養した菌は弱毒化するだけでなく，それを30〜35℃に戻して培養しても病原性が復帰しないことから証明された。この現象については近年，高温培養によって病原性に関与するプラスミドが脱落するためであることが明らかになった。Pasteurは，この現象を100年以上も前に発見し，病原プラスミド脱落株は炭疽生ワクチン(II苗)として，日本を含めた世界中で使用されている(日本では1977年度まで市販されていた)。

3) 豚丹毒

Pasteurは，豚丹毒菌(*Erysipelothrix rhusiopathiae*)を本来の宿主でないうさぎで継代すると病原性が弱まることを発見し，異種動物を用いた病原性弱毒化法の基礎を築いた。

4) 狂犬病

狂犬病研究におけるPasteurの最大の功績は，狂犬病ワクチンの開発である。彼は，狂犬病ウイルスに感染した犬の脊髄をうさぎに接種し，継代を重ねることで発症までの潜伏期間が一定になることを確認(固定毒)した上，薬剤を用いて減毒した。1885年には実際に人に接種し，発症を防ぐことに成功している(曝露後予防の礎)。

5) サルモネラ症と豚熱（旧 豚コレラ）

1886年に米国のDaniel E. SalmonおよびTheobald Smithは豚熱罹患豚から分離された細菌(当初は*Bacillus choleraesuis*と呼ばれていた)を加熱すると，病原性は喪失するが免疫原性は保持されたままであることを発見した。なお，豚熱はフラビウイルス科ペスチウイルス属の豚熱ウイルスが原因で起こる疾病である。しかし，Salmonが研究を行っていた時代は，ウイルスが発見される以前で，病因は細菌であると誤認されており，当然この加熱死菌は豚熱ウイルス罹患豚に対して防御効果が認められなかった。しかし，Salmonらのこの知見は，現行の不活化ワクチンの礎となり，また同研究によって分離された菌は後にSalmonの名が属名として冠せられ，*Salmonella choleraesuis*（現

Salmonella enterica）と呼ばれるようになり，これが人や動物の重要な病原体としてのSalmonella菌群発見につながった。

6）破傷風（トキソイドワクチンの開発）

1890年にEmil von Behringと北里柴三郎は，破傷風毒素をうさぎに接種すると血清中に毒素を中和する抗毒素が産生されることを発見した。さらに1924年にはフランスのGaston Ramonがジフテリア菌の毒素をホルマリン処理すると免疫原性を保持したまま毒性を除去すること（トキソイド化）が可能なことを報告し，トキソイドがワクチンとして使用できることを明らかにした。

4　ワクチンの種類

ワクチンの目的は，接種した動物に病原体に対する獲得免疫を賦与することにある。獲得免疫の確立には自然免疫の活性化も重要であり，自然免疫と獲得免疫の共役により抗病原体免疫が誘導される。弱毒生ワクチンは直接自然免疫を活性化し，獲得免疫を誘導するが，不活化ワクチンは自然免疫の活性化能が弱くアジュバントが必要となる。このようにワクチンとして用いる病原微生物を不活化するか否かで弱毒生ワクチンか不活化ワクチンに大別される。

1）弱毒生ワクチン

自然界に存在する病原性が低い病原体か，長期継代培養等によって人為的に病原性を低くした病原体を使用するため弱毒生ワクチンといわれる。それぞれの弱毒生ワクチンによって免疫持続期間は異なるものの，生体内で増殖するため，通常1回ないし2回の接種によって長期間免疫が持続する。また，CD4陽性T細胞による細胞性免疫やB細胞・形質細胞の誘導による抗体産生（液性免疫）だけでなく，病原体感染細胞に対して傷害活性を発揮するCD8陽性T細胞による細胞性免疫も誘導する。弱毒生ワクチンは，アジュバントの必要性がないことに加え，液性および細胞性免疫の両方を誘導する等の利点があり，ワクチン効果が大きい。しかし，弱毒株の作出までに時間を要することに加え，移行免疫の影響を受けやすく，病原性復帰の可能性が否めないことや幼若動物や免疫不全動物へ接種した場合の影響等，安全性の問題点も残るため安全面に関する研究開発が継続されている。

近年，病原性を減弱させるための技術面での進展が著しく，動物用の新規生ワクチンの開発や実用化が進んでいる。遺伝子欠損ワクチンは，自然または人工的に遺伝子を欠損させた弱毒生ワクチンである。豚のオーエスキー病ワクチンの場合は，ウイルスの病原性に関与するチミジンキナーゼ（TK）遺伝子が欠損している。また，野外株と区別するためにウイルスの糖蛋白遺伝子（gI）を自然欠損した株が使用されている。その他，遺伝子組換え技術でaroA遺伝子を欠損させた鶏大腸菌ワクチンやN^{pro}遺伝子およびE^{rns}遺伝子を欠損させた牛ウイルス性下痢ウイルスワクチンも承認されている。

弱毒化したウイルスや細菌をベクターとして，このベクターに目的とする病原微生物の感染防御抗原をコードする遺伝子を組み込み，生体内で抗原を発現させる遺伝子組換え（ベクター）ワクチンもある。ウイルスではワクチニアウイルス，アデノウイルス，ポリオウイルス，カナリア痘ウイルス等，細菌ではサルモネラ等がベクターとして利用されている。猫白血病ウイルス感染症に対する防御抗原遺伝子をカナリア痘ウイルスに組み込んだウイルスベクターワクチンは，動物医薬品ではカルタヘナ法に基づく第一種使用規程の承認を経て，国内で初めて市販された。ニューカッスル病ウイルス由来F蛋白遺伝子導入マレック病ウイルス1型生ワクチンも日本で開発され，承認されている。本ワクチンは，マレック病ウイルスゲノムの非必須領域であるgB蛋白質遺伝子領域にニューカッスル病ウイルス由来のF蛋白質遺伝子を挿入したもので，鶏に対し病原性を示すことなく，マレック病ウイルスおよびニューカッスル病ウイルス両方に対して防御効果を示し，また組換えウイルス自体も接種された宿主体外へ排出されないという特徴を有する。

2）不活化ワクチン

不活化ワクチンは病原体全体または一部の成分をワクチンの主成分とするもの（死滅させたウイルスや細菌等）である。一般的に不活化処理としてホルマリンが使用され，病原体は生体内で増殖はしないが免疫原性は保持される。不活化ワクチン接種により，生体には液性免疫が誘導され，中和抗体によって病原体は不活化される。不活化ワクチンは病原性復帰の可能性がなく安全性が高い反面，免疫誘導能が生ワクチンより低く，多量の抗原を必要としたり，アジュバントによる免疫増強が必要なことや免疫持続のために追加免疫を必要とする等の問題点がある。

不活化ワクチンとは総称としての呼び名であり，以下に分類される

（1）全粒子ワクチン

病原体をホルマリン等の化学処理でそのまま不活化して製造したワクチンで，病原体は生体での増殖能を失っているが，病原体の構成成分はすべて保たれている。そのため，他の不活化ワクチンよりも強い免疫効果を発揮するが，副反応（発熱等）の頻度も高い。

（2）スプリットワクチン

全粒子ワクチンから核酸や脂質層を除去したワクチンで，精製したウイルス粒子をエーテル等の処理により分解し，ホルマリンで不活化することで製造する。全粒子ワクチンに比べ安全とされるが，自然免疫の誘導能が低い。

（3）サブユニットワクチン

病原体を不活化した後に免疫を誘導する抗原蛋白質のみを濃縮，精製したワクチンで安全性が高い。成分（コンポーネント）ワクチンとは同義語で，全粒子ワクチンに比べ副作用が少ない。一般的に単体では免疫原性が低いためアジュバントを併用する。

（4）ペプチドワクチン

サブユニットワクチンで使用される抗原よりも小さく，T細胞やB細胞が認識可能な抗原由来のエピトープ部分を，人工的に10数個のアミノ酸からなるペプチドとして合成し，抗原として用いたワクチンである。

（5）コンジュゲートワクチン（結合型ワクチン）

免疫誘導能が弱い抗原とキャリア蛋白質（破傷風トキソイド等）を結合させ免疫原性を高めたワクチンで，キャリアー蛋白質によりT細胞を活性化させ，ヘルパーT細胞によるB細胞補助機構により特異抗体産生を誘導することが可能なワクチンである。

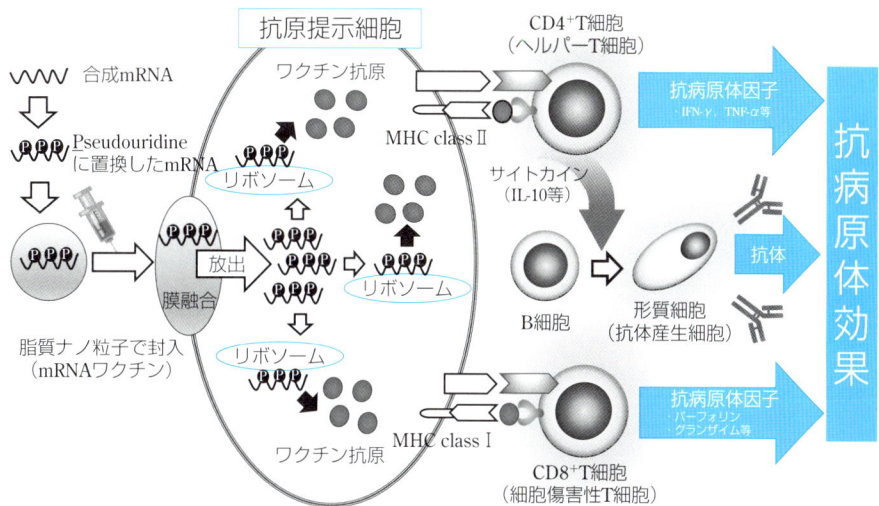

図Ⅳ-1　mRNAワクチンの効果メカニズム

(6) 多糖体ワクチン

細菌の莢膜多糖体を精製し，抗原として使用したワクチン。肺炎球菌ワクチンとして使用されている。

(7) ウイルス様粒子（Virus-like particle：VLP）ワクチン

遺伝物質を含まず感染性を持たないウイルスの表面抗原だけを発現した粒子(VLP)を分子生物学的に作製し，ワクチン抗原としたものである。

(8) ナノパーティクル（粒子）ワクチン

ワクチン抗原をVPLよりもさらに極小にしてナノ粒子サイズに設計したワクチン。

(9) トキソイドワクチン

細菌由来の外毒素をホルマリン等の処理により不活化し，免疫原性を有した状態でその毒性を消失させ(トキソイド)，抗原としたものである。トキソイドワクチンは，外毒素に対する中和抗体を誘導することにより発症を抑える。破傷風トキソイド等が該当する。

(10) 樹状細胞ワクチン

患者由来の樹状細胞を生体外で分離し，ワクチン抗原を加え培養した後，生体内でのワクチンの効率的な抗原提示によるT細胞の活性化を期待して，再び患者へ投与する免疫療法の1つ。癌治療で応用されている。

(11) 植物組換えワクチン

感染防御に重要な病原微生物の抗原を発現する植物(野菜，果物，牧草等)を遺伝子組換え技術により作製し，抗原発現植物を摂取することで免疫を賦与する経口ワクチンである。いわゆる食べるワクチンといわれ，摂取した抗原は腸管リンパ組織に認識されて免疫が誘導される。

3）核酸ワクチン

(1) DNAワクチン

目的とする病原微生物由来のワクチン抗原をコードする遺伝子をプラスミドに組み込み，金粒子と混合して遺伝子銃を用いて生体の皮下に接種する。直接的またはリポソーム等に封入し，筋肉内や皮下へ接種する場合もある。サイトメガロウイルスなどのプロモーターが挿入されたDNAプラスミドが用いられる。海外ではCOVID-19に対するDNAワクチンが承認されている。

(2) mRNAワクチン（図Ⅳ-1）

目的とする病原微生物由来のワクチン抗原をコードするmRNAを用いたワクチン。mRNAは体内のRNA分解酵素で容易に破壊されるため，構造の改変・最適化をした後，分解を防ぐために脂質ナノ粒子(lipid nanoparticle：LNP)に包まれカプセル化されている。LNPの脂質はアジュバントとして自然免疫を刺激する作用もある。mRNAが細胞内に取り込まれると，細胞内でワクチン抗原が産生され，そのワクチン抗原に対する中和抗体産生や細胞性免疫応答が誘導される。

(3) レプリコンワクチン（次世代mRNAワクチン）

自己増殖型のmRNAワクチン。現行のmRNAワクチンの10～100分の1程度の接種量で十分な抗体が誘導される。短期間での製造が可能であり，接種量が少ないことから副反応の低減が期待されている。

4）アジュバント

不活化ワクチンは弱毒生ワクチンと比べ免疫原性が弱いことから，強固な免疫を賦与するために，多くの不活化ワクチンやトキソイドワクチン（および一部の生ワクチン）にはアジュバントが添加されている。アジュバントの語源はラテン語のadjuvate（助ける）に由来し，ワクチンの免疫応答を効率よく強める物質をいう。アジュバントはワクチン抗原と混合して使用することにより接種部位に抗原を長く残留させ，持続的に免疫担当細胞を刺激する効果がある。また，抗原を食細胞に貪食されやすくすることで効果的に抗原提示を行わせる作用や，自然免疫を活性化させる作用もある。

アジュバントとして最も多く使用されているのは毒性が低いアルミニウムゲルで，水酸化またはリン酸化アルミニウムゲルアジュバントがある。オイルアジュバントも汎用されており，ワクチン抗原を含む水溶液と流動パラフィン等のオイルを乳化させてエマルジョン状態にすることで効率的に細胞性免疫を誘導する。新しいアジュバントの開発も進んでいる。不活化ワクチンには，その作製過程で樹状細胞等の自然免疫レセプター(パターン認識受容体，pattern recognition receptors：PRRs)を刺激する病原体関連分子パターン(pathogen-associated molecular patterns：

PAMPs)を喪失してしまっているものが多く，アジュバントの添加が必要である。Toll様受容体(Toll-like receptor：TLR)やTLRリガンドによる自然免疫系と炎症応答の研究から，樹状細胞やマクロファージを活性化するTLRリガンドが新規のアジュバントとして注目されている。例として，TLR-3のアゴニストであるポリイノシン・ポリシチジン酸(polyinosinic-polycytidylic acid：Poly-IC)，TLR-4のアゴニストであるモノホスホリルリピドA(monophosphoryl lipid A：MPL)やTLR-9のアゴニストであるCpGオリゴデオキシヌクレオチド(CpG oligodeoxynucleotides：CpG-ODNs)等が今後のワクチンアジュバントとして期待されている。

5　ワクチンの作用機序と病原体の排除

一般的に生ワクチンは細胞性免疫を誘導しやすく，不活化ワクチンは細胞性免疫を誘導しにくいとされる。これはそれぞれのワクチン抗原がどのようにT細胞に認識されるかという作用機序の差によるものである。樹状細胞等の貪食細胞内で分解されたワクチン抗原はペプチドとなり主要組織適合性抗原(major histocompatibility complex：MHC)と会合する。これらの抗原提示細胞は，細胞表面でMHC分子(MHC class IまたはMHC class II)にペプチドが挟み込まれた状態でT細胞に初めて抗原提示がなされる。MHC class Iを介した抗原提示は細胞傷害性を有するCD8陽性細胞傷害性T細胞の活性化を誘導する。一方，MHC class IIを介した抗原提示はCD4陽性ヘルパーT細胞の活性化を誘導する。ヘルパーT細胞は細胞性免疫を惹起するTh1細胞と液性免疫(抗体産生)を惹起するTh2細胞に大別される。

1）弱毒生ウイルスワクチン

接種された弱毒生ウイルスは細胞内で増殖し，ウイルス抗原はプロテアソームで酵素の作用を受けペプチドへと分解される。分解されたウイルスペプチドはトランスポーターにより粗面小胞体に運ばれ，ここでMHC class Iと会合する。その後，ゴルジ装置を経て細胞表面に発現される。このウイルスペプチド-MHC class I複合体はCD8陽性細胞傷害性T細胞へ抗原提示され，細胞性免疫が誘導される。一方，増殖に伴い細胞外に放出されたウイルス抗原は抗原提示細胞に貪食されMHC class IIに会合することで抗体も産生する。このように弱毒生ウイルスワクチンはアジュバントの必要性がないことに加え，液性および細胞性免疫の両方を誘導する有用なワクチンである。

2）弱毒生菌ワクチン

結核菌やサルモネラ属菌のような細胞内寄生菌は，マクロファージや樹状細胞内で増殖する。弱毒生菌を接種するとマクロファージや樹状細胞内の細胞質小胞内で増殖し，菌体抗原は細胞内小胞体で分解され，ペプチドとなる。この分解された菌体由来ペプチドはエンドソームに運ばれ，ここでMHC class IIと会合し，細胞表面に発現される。この菌体ペプチド-MHC class II複合体は，不活化ワクチンの機序と異なり，CD4陽性Th1細胞へ抗原提示され，細胞性免疫が誘導される。抗原提示によって活性化されたTh1細胞はinterferon-γ(IFN-γ)等のサイトカインを分泌しマクロファージや樹状細胞を活性化して遅延型過敏反応(IV型アレルギー)を引き起こし，細胞内寄生菌の排除を行う。結核菌のBCGワクチンの作用機序はこれに相当する。一方，増殖に伴い細胞外に放出された抗原は抗原提示細胞に貪食され，MHC class IIに会合することで結果的に抗体産生が起こる。

3）不活化ワクチン

不活化ワクチン抗原は生体内に入るとマクロファージや樹状細胞に貪食され，エンドソーム内で蛋白分解酵素により10数個のペプチドに分解される。分解されたペプチド断片は粗面小胞体で形成されたMHC class IIと会合した後，細胞表面に輸送され発現し，CD4陽性ヘルパーT細胞(Th2細胞)へ抗原提示される。Th2細胞はinterleukin-4(IL-4)やIL-10を分泌し，B細胞の抗体産生細胞(形質細胞)への分化を促し，液性免疫(抗体産生)が誘導される。一般的に不活化ワクチンは増殖能がないため，細胞傷害性T細胞は誘導せず，主に液性免疫を誘導すると考えられている。

4）mRNAワクチン

脂質ナノ粒子に包まれたmRNAは，分解されることなく生体内のリボソームでワクチン抗原を翻訳し，樹状細胞等からの抗原提示により他のワクチンの免疫応答誘導メカニズム同様，T細胞の活性化(細胞性免疫)や形質細胞からの抗体産生(液性免疫)によって抗病原体効果を発揮する(図IV-1)。

6　ワクチン接種による副反応

薬剤に副作用があるように，ワクチンも接種後に副反応や有害事象を示す場合がある。有害事象は，ワクチンを含む医薬品との因果関係が明らかなもの，因果関係がないまたは不明なもの，他の原因によるもの等，すべてを含む(医薬品が原因であるかどうかを問わない事象も含まれる)。一方，副反応は，ワクチンを接種したことが原因で発生した健康上の問題のことをいう(免疫の付与以外の反応)。すなわち，ワクチンを接種した後に発生したすべての健康上の問題のことを有害事象といい，その中でワクチンが原因で発生したものを副反応という。副反応の症状，程度，頻度，発生までの時間等は，ワクチンの種類や接種回数，年齢等によって異なる。ワクチンは，感染防御または病態の軽減に有効であるが，一定の副反応のリスクを認識して使用する必要がある。

1）免疫反応による副反応

ワクチン製剤に含まれる自然免疫受容体(パターン認識受容体)を活性化する成分が副反応を引き起こす場合がある。不活化ワクチンの場合には，ワクチン抗原やアジュバント成分により自然免疫が活性化して炎症反応が発生することがある。ワクチン製剤にグラム陰性菌の細胞壁を構成するリポ多糖体(LPS：エンドトキシン)が含まれる場合，発熱等の副反応が認められ，エンドトキシンショックに至る場合もある。また，ワクチン製剤製造過程で使用された成分が残留した場合，その成分に対してアレルギー反応やアナフィラキシーを示す場合もある。鶏卵を使って製造したワクチンを卵アレルギーの人へ接種したことで，アレルギー反応やアナフィラキシーショックを示した事例が認め

られている。ワクチン接種後，すぐに発生する即時型のアナフィラキシーショック（IgE抗体を介したⅠ型アレルギー）は，接種後時間が経過してから発生する遅延型のアレルギー反応よりも重篤な症状を示すことが多い。アナフィラキシーショックを起こした犬や猫に現れる症状は，嘔吐，下痢，急激な血圧低下，頻脈，極度の脱力状態，呼吸困難，痙攣，意識低下，体温低下，貧血，顔面浮腫，発赤，蕁麻疹等で，注意が必要である。アナフィラキシーを発現した動物に対しては，アドレナリン（エピネフリン），ステロイド，抗ヒスタミン薬の単独または併用投与の他，輸液による処置や酸素吸入が行われる。

2）猫の注射部位肉腫

猫ではワクチン接種部位に肉腫が発生することがある。以前は，不活化ワクチンに含まれるアジュバントを原因とする悪性腫瘍とされてきたが，ワクチンとは関係のない抗菌薬注射，持続型ステロイド製剤注射，皮下輸液等の行為でも同様の肉腫が発生することが確認され，現在では注射部位肉腫と呼称される。注射部位肉腫の発生率は0.01〜0.02％（1万回接種当たり1〜2件）程度とされるが，局所浸潤性が極めて高く，局所再発率が高いため罹患した場合は注意が必要である。

3）ワクチン製剤の品質不備に起因する副反応

人では，ホルマリン濃度がジフテリアトキソイドの無毒化に不十分であったことによる死亡例や不活化されていない野生株ポリオウイルスがワクチン製剤に混入したことによる死亡例が報告されている。鶏用生ワクチンでも製造過程で使用した培養細胞に含まれていた迷入ウイルスが生ワクチンに混入し，副反応の原因となった事例が報告されている。現在では，迷入ウイルス否定試験やマイコプラズマ否定試験等により品質管理を徹底の上，製造・販売されている。

7　感染症の予防・制御例
1）ワクチンによる感染症の根絶

ワクチンは感染症に対する最も有効な制御手段である。ワクチンによる予防対策の成果は，達成レベルにより3段階に分けられる。第1段階は制圧（control）で，感染症の発生頻度や病態を無害なレベルにまで減少させた場合。第2段階は排除（elimination）で，国内での発生は制圧（清浄化）したが，国外から再び侵入するおそれがあるため，定期的ワクチン接種による予防を必要とする場合。第3段階が根絶（eradication）で，ワクチン接種を中止しても，その後，感染症の発生がない状態である。これまでに感染症の根絶が達成されたのは，天然痘と牛疫のみである。

（1）天然痘

ワクチンを用いて感染症の根絶が達成された最たる例として，人の天然痘が挙げられる（「2　ワクチンの歴史」の項44頁を参照）。

1980年WHOは天然痘ウイルスの根絶を宣言した。天然痘が撲滅できたのは次の条件が揃っていたためである。

①人のみに感染するウイルスであり，宿主が限られている，②有効なワクチンがある（種痘），③顕性感染である（不顕性感染しないことから感染者を容易に区別できる），④急性一過性感染である（回復すればウイルスは体内からなくなりキャリアーがいない），⑤全身感染である（獲得免疫が得られ再感染しにくい）。

WHOの作戦は監視と封じ込め戦略であった。天然痘が残っている途上国で患者発生の監視を続け，患者がみつかるとその地域の交通を遮断し，患者の周りの人々にだけ種痘を行った。患者が回復するまで交通遮断を行えば，その場所のウイルスは消滅する。これを繰り返して，ついに地球上から天然痘を根絶した。

（2）牛疫

牛疫は，パラミクソウイルス科の牛疫ウイルスの感染により偶蹄類動物に下痢，発熱，白血球減少症等を引き起こす急性感染症で，極めて伝播力が強く，牛では致死率が高い悪性感染症である。牛疫は古代ローマ時代から発生記録があり，1711年にBernardino Ramazziniによって伝染病であると報告されたが，甚大な被害を伴う大流行を繰り返すも原因は長年不明であった。口蹄疫ウイルスが動物ウイルスとして最初に発見された5年後の1902年に牛疫ウイルスが発見されたが，古くから対策が試みられてきた歴史ある感染症である。

また，1917年に蠣崎千春によって感染牛の脾臓乳剤をグリセリン処理して作られたのが世界最初の不活化牛疫ワクチンである。蠣崎らは，より免疫持続効果が長いトリオール不活化ワクチンも開発した（1922年）。その後，中村稕治によってうさぎ順化ワクチンや鶏胚に順化し単独接種が可能な弱毒生ワクチンが開発された。1960年代に培養細胞（Vero細胞や牛腎臓細胞）を用いた弱毒生ワクチンが樹立された。1994年にFAOは，集団ワクチン接種による根絶プログラムを発足させ，世界各国で実施した結果，2000年頃までには主な流行地域であったアジアおよびアフリカの牛疫はほぼ制圧され，遂には2011年にFAOならびにWOAHから牛疫根絶宣言がなされた。これは，1980年にWHOが宣言した天然痘の根絶に次いで2番目の感染症根絶例となった。この2つの偉業はワクチンにより達成されたもので，ワクチンの最大の成果であり，牛疫の根絶には多くの日本人研究者が貢献した。

（3）豚熱

豚熱は豚熱ウイルスの感染により起こる家畜（法定）伝染病の1つである。①人の天然痘と同様に，病原体の抗原性が単一であり，不顕性感染がほとんどない，②有効な診断法があり，さらに有効かつ安全性の高いワクチンがある，ことから豚熱は撲滅可能な疾病と考えられている。2018年9月時点では，北米，欧州やオーストラリア等，日本を含む34カ国で清浄化が達成されていた一方，ロシア等の東欧や，近隣諸国を含む多くのアジア・アフリカ諸国では流行が確認されていた。日本では以下のとおり，1996年から国として撲滅事業に取り組み，2007年に清浄国となった。しかし，2018年9月に岐阜県で豚や野生いのししでの発生が26年ぶりに確認され，「豚熱に関する特定家畜伝染病防疫指針」に従い，防疫措置を実施している。

日本では1993年以降，豚熱の発生がなかったこと，貿易自由化，家畜生産コストの低減，衛生管理の徹底等から，1996年度から国家レベルでの豚熱撲滅事業を開始した（図Ⅳ-2）。この撲滅事業では，最初に豚熱生ワクチン（GPE-株）接種を徹底して，野外の強毒ウイルスをなくしてから，ワクチン接種を全面的に中止して，清浄化を達成し，その後は国外からの病原体侵入を防ぐための検疫の強

年　度	豚熱の発生状況と撲滅計画
1888年(明治21)	日本で豚熱発生
1969年(昭和44)	豚熱ワクチン(GPE⁻)の使用により発生が激減
1992年(平成4)	熊本県で最後の発生
1995年(　7)	農水省で撲滅について検討開始
1996年(　8)	豚熱の撲滅計画の開始
1997年(　9)	<第1段階> ・ワクチン接種の徹底 ・病原検査，抗体検査の推進
1999年(　11)	<第2段階> ・清浄化が確認された地域からワクチン接種を中止 　99年～鳥取・岡山・香川・三重・島根・高知県でワクチン接種を中止 　00年～北海道他25府県で接種中止 ・病原検査，抗体検査の推進
2000年(　12)	
2001年(　13)	<第3段階> ・全国的にワクチン接種の中止 　(ただし，都道府県知事の許可によるワクチン接種が可能であり，2005年でも関東・九州の14都県で使用) ・疫学調査(病原体，抗体調査)の実施
2005年(　17)	
2006年(　18)	「豚熱に関する特定家畜伝染病防疫指針」を策定し，ワクチン接種の例外なしの全面中止
2007年(　19)	豚熱の撲滅達成，清浄国宣言(以降，清浄化サーベイランスを継続して実施) (豚熱清浄化維持のための臨床検査・抗体検査の実施)
2018年(　30)	岐阜県で養豚・野生いのししでの発生が確認され，防疫措置を実施
2019年(令和元)	いのしし感染陽性地域で飼養豚にワクチン接種を開始
2024年(　6) 8月現在	養豚：21都県で93事例の豚熱発生，野生いのしし：38都府県で感染を確認 養豚への予防的ワクチン接種，野生いのししの捕獲強化による個体数削減や経口ワクチンの散布を実施中

図Ⅳ-2　日本での豚熱撲滅計画の推進と現状

化へと移行するものである。

第1段階：1996年からワクチン接種を徹底し，同時に病原検査および抗体検査の推進を開始。

第2段階：清浄化が確認された地域から順次ワクチン接種を中止して，病原検査および抗体検査の推進を開始。

第3段階：2000年から原則としてワクチン接種を全面中止(なお，一部地域では，その後もワクチン接種を実施)。この間，全国の家畜保健衛生所により，精力的に病原検査および抗体検査が実施されており，その結果，2005年12月までに野外で豚熱ウイルスの存在を示唆する結果は得られなかった。

これを受けて2006年に，発生予防およびまん延防止措置の方向性を示すために「豚熱に関する特定家畜伝染病防疫指針」を策定して，全国的にワクチン接種の全面的な中止が実施された。そしてワクチン接種の全面的な中止から1年を経過して豚熱の発生がないことから，2007年4月，豚熱の清浄国としてWOAHに報告し，清浄化を宣言した。

WOAH規約による清浄国の条件は，12カ月以上ワクチン接種を禁止していること，サーベイランス検査が実施されていて12カ月以上の発生のないこと，とされており，清浄国として報告後も，国内では継続して清浄化サーベイランスが実施されてきた。清浄国では，ワクチンを使用しない防疫体制に移行することで，ワクチン接種経費(日本では年間約40億円)を節減でき，さらに清浄国への畜産物等の輸出が可能である。しかし，2018年9月に26年ぶりに豚熱が国内で発生し，2024年8月現在，21都県の飼養豚において計93事例の感染が確認され，約40万3,000頭が安楽死措置となった。現在，豚熱は野生いのししにもまん延し，38都府県で感染が確認され，捕獲強化による個体数削減や経口ワクチン散布による免疫付与が実施されている。野生いのししの感染が確認されている地域では，衛生対策のみで飼育豚への感染を防ぐことは困難であるため，予防的ワクチン接種も行われている。日本において，野生動物も対象とする家畜伝染病対策は未曾有の事態であり，一刻も早い終息と清浄国への復帰が願われる。

(4) 狂犬病

狂犬病ウイルスの感染による狂犬病は，一旦発症すれば効果的な治療法はなく，ほぼ100%死亡する。一方で，感染動物に咬まれるなど感染した疑いがある場合には，その直後から連続したワクチン接種(曝露後ワクチン接種)をすることで発症を抑えることが可能である。

狂犬病ウイルスは犬のみならず家畜や鳥類，野生動物も感染し，感染動物から人への伝播も多発している。アカギツネは欧州における感染野生動物の一種であることから，生息域である森林に遺伝子組換え狂犬病ワクチンを含む餌(bait vaccine)を散布した例がある。すなわち感染環を考慮した経口免疫を行うことで野生動物間の感染を遮断しようとした試みである。その結果，きつねをはじめとする野生動物から犬，猫，家畜への狂犬病ウイルスの感染例が減少し，ひいては人の狂犬病の発生を抑えたというワクチネーションの成功例がある。

日本においては，1950年に900頭以上の犬に狂犬病の発生があったが，同年に犬の登録，野犬等の抑留の徹底および犬全頭に不活化ワクチン接種を義務づける狂犬病予防法が施行された結果，3年後には176頭，5年後には23頭に激減，ついには1957年の猫での発生を最後に狂犬病は撲滅された。人の患者も1956年を最後に，海外で感染し国内で発症した輸入感染症例を除けば発生がなく，狂犬病予防法が施行後7年間という短期間で，日本は清浄化に成功した。しかし，今なお世界中の多くの国で狂犬病は発生しており，死者数も非常に多い。日本は世界で数少ない狂犬病清浄国である。

2) 口蹄疫ワクチン（口蹄疫備蓄ワクチン）

口蹄疫は，口蹄疫ウイルスの感染によって起こる偶蹄類を主とした家畜の伝染病で，家畜(法定)伝染病に指定されている。極めて伝播力が強く，2010年の日本での発生では315の感染農場で飼育されていた牛と豚合わせて約21万頭が安楽死措置となり，約2,350億円の被害を与えた。口蹄疫ウイルスには互いにワクチン効果がない7種類の血清型が存在し，北米や欧州，オセアニアを除く世界各国に分布し，アフリカとアジアでは発生が続いている。口蹄疫常在国や周辺国では本病に対する不活化ワクチンが使用され，日本においても緊急用として備蓄されている。日本では，2010年の発生時に流行地の家畜に対して，不活化ワクチンが初めて使用された。同ワクチンは，感染防御を目的としたものではなく，感染拡大を遅らせるために使用された(リングワクチネーション)。そのため，ワクチン接種動物はすべて殺処分の対象となり，1,047農場の87,094頭が安楽死措置・埋却された。これはワクチン接種と自然感染の鑑別診断が困難なことに加え，ワクチンを接種しても完全

には口蹄疫ウイルスの感染防御や排除ができず，キャリアーとして感染源になりうる可能性があるためである。口蹄疫ウイルスは様々な血清型がある上，流行株の抗原変異によってワクチン効果が認められないか，あっても効果が弱く感染を阻止できないという問題が残されており，有効なワクチンとその使用法についてのさらなる研究開発が望まれている。

3）牛伝染性リンパ腫の清浄化

牛伝染性リンパ腫は牛の悪性リンパ腫（リンパ肉腫）で，主に牛伝染性リンパ腫ウイルス（BLV）の感染により引き起こされる。牛がBLVに感染すると，症状を示さない期間（無症候期：AL）を経て，約30％の感染牛がリンパ球増多症（PL）となる。さらに1～5％の感染牛が地方病性牛伝染性リンパ腫（EBL）と呼ばれるリンパ腫を発症し，全身にリンパ肉腫を呈して死に至る。BLV感染からEBL発症までには一般的に3年以上を要し，一部の感染牛のみがEBLを発症するが，EBLの発症機序には不明な点が多く残されている。牛伝染性リンパ腫は監視伝染病に指定されており，届出義務がある。2023年の届出数は4,492頭で，牛の監視伝染病の中で最多である。1998年の発生数（99頭）と比べるとその数は45倍以上に増加しており，有効なワクチンや治療法がないゆえ，発生に歯止めがかかっていない。リンパ腫を発症した牛は淘汰対象となり，牛肉は全部廃棄となる。また，リンパ腫を発症していない感染牛でも乳量の減少，枝肉量の減少，免疫低下に伴う疾病感受性の上昇等が顕著で経済損失が大きい。日本におけるBLV感染率は極めて高く，感染牛の摘発・淘汰による清浄化の実施は極めて困難な状況である。一方で欧州諸国（デンマーク，フィンランド，ノルウェー，スウェーデン，英国，アイスランド，スイス，ベルギー，オランダ等）やオーストラリア，ニュージーランド等では牛伝染性リンパ腫はすでに清浄化に至っている。欧州諸国では，BLV感染率が低い時期に，以下の国家プロジェクトで摘発淘汰を実施した結果，清浄化に至っている。

（1）欧州諸国の取り組み

a　デンマークにおける牛伝染性リンパ腫の清浄化達成

1950年まで多くの牛伝染性リンパ腫の発生で苦しんでいたデンマークでは，1960年代から以下のような摘発・淘汰を基本とした清浄化の取り組みを始め，1991年に清浄化を達成した。

1959～1968年：臨床的に白血病やリンパ腫を疑う症例，と畜場で腫瘍を認めた症例について病理学検査を実施。牛伝染性リンパ腫牛を認めた牧場では，全頭の血液検査（白血球数と異型リンパ球の検査）を実施し，陽性牛の摘発・淘汰。

1969～1978年：全国規模の血液検査を1969～1971年，1972～1974年，1975～1978年の3回実施。これにより全国横断的な牛伝染性リンパ腫の摘発・淘汰を推進。

1979～1981年：血液検査に代え，血清診断（抗体検出）による全国調査（主に2歳以上の牛を対象）を実施。

1982～1985年：血清診断による全国横断的調査に加え，と畜場搬入牛（2歳以上）の1/6を検査。陽性牛が検出された時は，当該牧場の成牛（2歳以上）の全頭検査を実施。

1986～1991年：肉用牛についても感染検査を実施。

と殺牛の1/6～1/12を検査。1989年からは乳用牛のバルク乳を用いた抗体検査を実施。

1991年：7月1日，BLV清浄化を宣言。引き続きと畜場搬入牛のうち1/6の2歳以上の牛の感染検査を継続。乳用牛は3年ごとにバルク乳を用いた全牧場の感染検査を継続。

b　スウェーデンにおける牛伝染性リンパ腫清浄化プログラム

1990年から実施されたスウェーデンの牛伝染性リンパ腫の清浄化プログラムはBLV感染牛を早期摘発し，速やかに牧場内から排除して感染拡大を防ぐ内容であった。

① 12カ月齢以上の牛は可能な限り速やかに防疫プログラムに参加し，抗体検査を受ける。

② 抗体陽性牛は2カ月以内に殺処分。

③ 殺処分の後，その牧場は引き続き4カ月ごとに全頭BLV検査を受ける。2回続けて全頭が抗体陰性の場合，BLV陰性牧場と認定される。

以上の方法により，1990年以降全国で6,000牧場の55,000頭余の牛を摘発・淘汰（殺処分）した。これによりスウェーデンは2001年1月にBLV清浄化を宣言している。

c　英国におけるBLVスクリーニングプログラム

英国は牛海綿状脳症（BSE）の発生に伴い1996年以降，英国生まれと英国内に輸入されたすべての牛はパスポートを保持することが義務づけられた。英国でも泌乳牛ではバルク乳を，若齢牛と肉用牛は血清を用いて検査するBLVスクリーニングプログラムを実施している。これにより英国では，1996年に最後の牛伝染性リンパ腫が発生して以降，発生はなく，1999年7月1日にBLV清浄化を宣言した。それ以降も引き続き，国家レベルのスクリーニングプログラムを継続している。

（2）日本における牛伝染性リンパ腫対策

牛群内で広がるBLVの水平感染の原因は，接触感染（創傷感染），医原性感染および吸血昆虫が主である。医原性感染では同一注射針によるワクチン等の連続接種や連続直腸検査でのプラスチック手袋を介した感染が確認されている。現在では注射針の1頭1針に加え，プラスチック手袋の1頭1枚も推奨されている。また，出血を伴う除角，削蹄，断尾，去勢，耳標の装着等で使用した器具に感染血液が付着していると新たな感染のリスクが生じる。このことから，獣医師だけでなく，生産者，牛群へ入る削蹄師や人工授精師へのBLVの伝播リスクについての啓発活動も重要となる。

アブやサシバエ等の吸血昆虫による伝播も重要な感染経路である。興味深いことに，感染牛を吸血したサシバエ（口器）は，吸血後1時間では感染力がないことが示されており，牛の隔離や分牧により短期連続吸血させないことが重要である。北海道では，冬季間にBLVの新規感染率が低下するとの報告もあり，これらの知見からも吸血昆虫対策は重要と考えられる。駆虫薬に加え，防虫ネットによる新規陽転率の低下も報告されている。2015年4月に農林水産省は，「牛伝染性リンパ腫（旧名牛白血病）に関する衛生対策ガイドライン」を策定し，まん延防止・清浄化対策を推進している。これらを実施すれば，高度汚染牧場でも一定の効果があることが報告されている。

日本におけるBLVの感染率は極めて高く，感染牛の全頭淘汰による清浄化の実施は極めて困難な状況である。こ

のことから牛伝染性リンパ腫の発症を予測する診断法の開発も進められている。同技術は，BLVと近縁の人T細胞白血病ウイルス(HTLV-1)が原因となる成人T細胞白血病の早期診断・検査に有用であることが示されており，獣医畜産領域に導入されれば，牛伝染性リンパ腫による畜産被害の軽減に寄与することも期待される。

4）ベクターコントロールによる感染症制御

病原体の一部は蚊やマダニ等の吸血性節足動物(ベクター)によって媒介される。ベクター媒介性病原体による感染症において，ワクチンがいまだ開発されていないものも多いため，病原体を媒介するベクター自体を標的とした感染症対策も行われている。マラリア流行地では媒介する蚊の幼虫ならびに成虫に対する殺虫剤散布が行われている。アフリカ睡眠病やナガナ病の原因であるアフリカトリパノソーマを媒介するツェツェバエに対しては殺虫剤の使用の他，誘引剤を用いた補虫器(ツェツェバエトラップ)による駆虫，放射線照射により不妊化したハエを野外に放ち繁殖を妨げる不妊防除法も実践されている。マダニは吸血の際に様々な病原体の伝播を媒介し，家畜生産や公衆衛生上の深刻な問題となっている(ピロプラズマ症，タイレリア症，アナプラズマ症，ダニ媒介性脳炎，重症熱性血小板減少症候群，ライム病，ダニ媒介性回帰熱等)。他のベクター同様，殺虫剤による動物への塗布や薬浴によるマダニ駆除が行われている。しかし，薬剤耐性ダニの出現や薬剤散布による環境汚染，畜産製品への薬剤残留等の問題が指摘されている。

薬剤に代わるものとしてマダニに対するワクチンも一部使用されている。抗マダニワクチンとは，吸血に関与するマダニ由来因子等を抗原として牛等の宿主に免疫することで吸血を阻害し，産卵量や孵化率の低下により野外のマダニ個体数の減少を期待するワクチンである。バベシア原虫を媒介するオウシマダニに対する抗マダニワクチンが実用化され，オーストラリアやブラジル等で使用されている。

5）駆虫薬を使用した寄生虫病制御

エキノコックス症は，きつねや犬の糞便に含まれるエキノコックスの虫卵を人が経口摂取した時に感染する人獣共通寄生虫症である。主に肝臓に幼虫が寄生し，外科的切除以外に根治療法はない。日本では北海道が主な流行地とされ，きつねの感染率は40％前後で推移しており，患者も毎年20名ほど発見されている。エキノコックス症対策として，駆虫薬(プラジクアンテル)を入れたベイトを野外に散布し，きつねに食べさせて感染個体を駆虫する方法の有効性が報告されている。北海道札幌市において，きつねの糞の半分以上からエキノコックスの虫卵が発見された地区で行われた対策では，無雪期に毎月1回，1個/haの密度でベイト散布を行い，散布前後にきつねの糞を採集してエキノコックス虫卵の有無を調査した。その結果，散布前に53％だった虫卵陽性率は散布開始後0％になった例が報告されている。

8　病原体の免疫回避

動物は精巧な免疫機構を備え持っており，病原体の感染防御のみならず異物の無毒化や除去，自己組織抗原を特異的に免疫寛容することで生体を正常な状態に保っている。しかし，一部の病原体はさらに巧みな免疫回避機構を駆使して宿主免疫から逃れ，宿主に感染，定着，増殖し，時には死に至らしめる。感染症の制御法の確立は，常に病原体の免疫回避機構とのせめぎ合いであり，ワクチン開発が困難な感染症や難治性の感染症の制御には，このような病原体の免疫回避機構を先回りした新規制御法となりうる薬剤やワクチン等の開発が必要である。

1）自然免疫からの回避機構
(1) 細菌の免疫回避機構

結核菌，ヨーネ菌，リステリア属菌等の細胞内寄生菌は，マクロファージ等の細胞に侵入することで抗体を主とする体液性免疫から逃れるが，細胞内に到達し定着するまでは自然免疫を回避しなければならない。すなわち，エンドサイトーシス経路によるリソソームでの分解，オートファジーによる分解，細胞内のパターン認識受容体を介した自然免疫応答から逃れることで細胞内に侵入する。本来，エンドサイトーシスによって取り込まれた細菌はエンドソームを介してリソソームに運ばれ分解されるが，細胞内寄生菌はエンドソームの成熟阻害やエンドソーム自体を破壊することでリソソームによる分解排除から逃れる。また，エンドソームから脱出した菌はオートファゴソーム膜に取り込まれ，オートファジー依存的に分解されるが，細胞内寄生菌は菌体表面に発現する蛋白質を介してオートファゴソーム膜による取り込みから逃れることが可能である。さらに結核菌は，亜鉛メタロプロテアーゼを分泌することでIL-1β等のサイトカイン産生やカスパーゼ1の活性化を抑制し，パターン認識受容体を介した自然免疫応答から逃れている。

細胞外寄生菌の場合は，補体経路または好中球やマクロファージ等の貪食細胞による貪食という自然免疫から逃れ定着する。すなわち補体構成蛋白質を阻害することによる補体活性化阻害や多糖体で構成される莢膜を被覆することで補体の付着を阻害し貪食から逃れる等の機序がある。

(2) ウイルスの免疫回避機構

ウイルスの自然免疫からの回避機構にはIFNまたはIFN活性化遺伝子群の阻害による種々の機序が知られている。ウイルスによるIFNの産生抑制は，直接的な細胞内のパターン認識受容体とそのアダプター分子の活性化の阻害や分解，転写因子の分解や核移行を阻害する等の機序による。エンテロウイルスやA型/C型肝炎ウイルスは，保有するプロテアーゼ因子がTLR3下流のアダプター分子TRIFを分解することでシグナル経路を遮断する。人免疫不全ウイルス(HIV)は蛋白質分解酵素により，retinoic acid-inducible gene-I(RIG-I)をリソソームに誘導することで分解してIFNの産生を抑えたり，VprやVifにより転写因子IRF3を分解することで自然免疫から逃れている。また，エボラウイルスやパラインフルエンザウイルスはリン酸化STAT1の核への移行を阻害し，IFN活性化遺伝子群の発現を抑制することで自然免疫を回避している。

2）獲得免疫からの回避機構
(1) 抗原変異による免疫回避

獲得免疫は抗原提示細胞による免疫記憶を持つT細胞への抗原提示によって開始される。すなわち生体の中で，抗原提示細胞を介して病原体や腫瘍由来抗原を認識したナイ

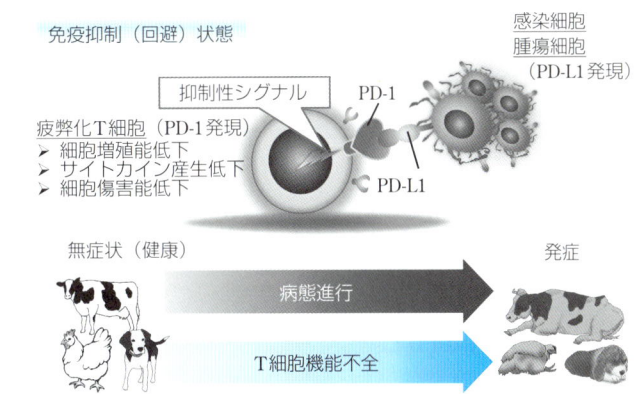

図Ⅳ-3　動物疾病における病態進行に伴うT細胞の疲弊化
牛：牛伝染性リンパ腫，ヨーネ病，マイコプラズマ症，アナプラズマ症等，
鶏：マレック病，犬：悪性腫瘍疾患

ーブ細胞（未分化リンパ球）が活性化し，認識した抗原だけに反応する単一な細胞集団へと分化する。この抗原特異的に分化した細胞をエフェクター細胞といい，感染細胞等の標的細胞を破壊し生体内の恒常性を保っている。病原体の獲得免疫からの主たる回避機構には，病原体表面抗原の変異機構等が挙げられる。アフリカ睡眠病病原体 Trypanosoma brucei は宿主体内でその表面抗原（variant surface glycoprotein：VSG）を変化させることにより，宿主の免疫（主に抗体）からの攻撃を逃れて持続感染を成立させる。このような表面抗原の変異機構は多くの原虫感染症（マラリア，バベシア症，タイレリア症等）やウイルス感染症（HIV等多数）等で認められ，ワクチン開発を妨げている要因の１つになっている。

（2）MHC機能阻害による免疫回避

T細胞は，抗原提示細胞上のMHCに提示された異物を認識することで活性化する。例えば，ウイルス感染細胞の場合は，宿主のMHCにウイルス分子の一部が提示され，それがT細胞に認識されることで細胞傷害性T細胞等の活性化T細胞によって感染細胞が排除される。しかし，ヘルペスウイルス等の一部のウイルスは，MHCの機能を阻害したり，発現そのものを抑制したりすることで自身の感染細胞がT細胞に認識されなくなるため，宿主免疫から逃れている。さらにサイトメガロウイルスやヘルペスウイルスではウイルス自身がMHC様分子を発現し正常細胞を装うことにより，非自己の認識から逃れる回避機構も明らかとなっている。

（3）免疫疲弊化

獲得免疫によって導かれた抗病原体エフェクター細胞が，標的抗原が存在するにもかかわらず細胞性免疫の機能を発揮できない免疫回避機構も知られている。主に難治性の慢性感染症や腫瘍疾患で認められる現象であり，この状態をリンパ球の疲弊化という（図Ⅳ-3）。近年の研究からprogrammed cell death 1（PD-1）/PD-ligand 1（PD-L1）機構を代表とする種々の免疫抑制因子が，この免疫疲弊化に強く関与することが示唆され，難治性疾病の病態進行および維持に関連することが明らかにされている。すなわち，PD-1が抗原特異的T細胞（エフェクター細胞）上で発現上昇し，感染細胞や腫瘍細胞で発現したPD-L1と結合することでエフェクター細胞の疲弊化を誘導する。PD-1の細胞内領域には，免疫抑制レセプターの細胞内にみられる immunoreceptor tyrosine-based inhibitory motif（ITIM；I/L/V/S/TxYxxL/V/I）が２カ所存在する。PD-1とPD-L1が結合するとITIMによって２つのチロシン脱リン酸化酵素SHP-1およびSHP-2が誘導され，抑制性シグナルが細胞内に伝達される。この抑制性シグナルが，近傍のCD3/CD28からの活性化シグナルを阻害することでIL-2, tumor necrosis factor-α（TNF-α）やIFN-γ等のサイトカインの転写活性を低下させ，免疫寛容が起こっていると考えられている。結果的にPD-1からの抑制性シグナルを受けたT細胞は，抗原提示等の活性化刺激を受けても反応しない無応答（アネルギー）という状態に陥り，細胞増殖能，サイトカイン産生能，パーフォリンやグランザイム依存性の細胞傷害機能が著しく低下する。

慢性感染症の例を挙げると，HIV感染症，人T細胞白血病ウイルス１型（HTLV-1）感染症，B型およびC型肝炎，エプスタイン・バーウイルス感染症，結核，リステリア症，マラリア，トキソプラズマ症等で報告されている。また，慢性感染症だけではなく，メラノーマ，非小細胞肺癌，ホルモン療法耐性前立腺癌，腎細胞癌，大腸癌等の種々腫瘍性疾患においてもPD-1/PD-L1機構の関連が示唆されている。これらの報告以外にも，種々のウイルス感染症，自己免疫疾患，細菌感染や寄生虫感染でも関連があることが報告されており，PD-1/PD-L機構は免疫異常を引き起こしている様々な疾患において，非常に重要な役割を果たしている。また，近年の解析で，抗原特異的リンパ球に発現するcytotoxic T-lymphocyte antigen 4（CTLA-4），lymphocyte-activation gene 3（LAG-3），T-cell immunoglobulin and mucin domain-containing protein 3（Tim-3）等のPD-1/PD-L1機構以外の免疫抑制作用を持つ因子についても免疫疲弊化への関与が明らかにされ，解析が進められている。

一方，この免疫疲弊化は可逆的であることから，抗体等を用いて抗原特異的リンパ球の免疫賦活化を図る研究も行われている（図Ⅳ-4）。各種動物感染モデルや腫瘍モデルにおいて，免疫制御因子に対する抗体の投与によって細胞性免疫が再活性化され，病原体の排除効果や腫瘍の退縮ならびに延命効果が報告されており，人では新規抗癌薬として臨床応用されている。

動物における免疫チェックポイント分子（免疫にブレーキをかける免疫制御分子）とその働きに関する研究は，牛

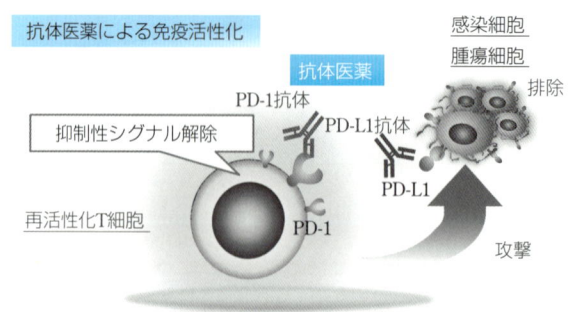

図Ⅳ-4　PD-1/PD-L1経路を標的とした免疫賦活化
（抗体医薬等による抗腫瘍効果や抗病原体効果）

の慢性感染症や犬の腫瘍疾患，鶏のウイルス性腫瘍疾患を中心に進められている。免疫チェックポイント分子の遺伝子配列は，すでに様々な動物種で決定されており，哺乳類（人，マウスを含む）については各遺伝子の相同性が高く，細胞質内の抑制性シグナルモチーフも保存されていたことから，研究が進んでいる人やマウスの免疫チェックポイント分子と同様の機能があると予想されている。さらに各動物種における慢性疾患等の病態解析の結果，牛（牛伝染性リンパ腫，ヨーネ病，アナプラズマ症，マイコプラズマ症，牛ウイルス性下痢等），豚（サーコウイルス感染症，豚熱，豚繁殖・呼吸障害症候群等），犬（リーシュマニア症や悪性黒色腫，骨肉腫，血管肉腫，乳腺腺癌等の腫瘍疾患），猫（猫免疫不全ウイルス感染症），鶏（マレック病）等の各疾病で，PD-1/PD-L1をはじめとした免疫チェックポイント分子が病態進行に伴って過剰発現していることが報告されている。このことから動物の慢性疾患においても，免疫チェックポイント分子が起点となってT細胞の疲弊化が誘導され，腫瘍細胞や感染細胞による免疫回避や疾病の病態悪化に寄与することが示唆されている。免疫チェックポイントを標的とした抗体医薬は疾病横断的，かつ動物種横断的な新たな治療法・制御法としての応用も期待されている。

9　次世代の感染症予防法

ワクチンによる感染症の予防は，抗菌薬の使用量を減らし，昨今世界規模で問題となっている薬剤耐性病原体出現のリスクを減らすことができる極めて重要な疾病防御法である。動物の健康だけでなく，人への食品生産や公衆衛生の安全のためにも不可欠であることから，動物用ワクチンの重要性が高まり，その需要（動物ワクチン市場）も急速に伸びていくと予想されている。しかし，今なお，多くの動物の感染症において有効なワクチンが未開発のまま残されている。また，現行のワクチンも期待通りの感染ならびに発症予防効果が得られない事例も報告されている。近年の薬剤耐性病原体の増加は世界レベルで問題となっており，抗菌薬の動物への使用はますます制限されることは避けられない。よって動物の感染症に対する新たな感染症予防法の開発が必須である。

人では病原体の詳細な遺伝子解析を基盤とした新規のワクチンが次々と開発されている。さらに次世代ワクチンとして悪性腫瘍に対するワクチン開発が精力的に行われている他，アレルギー，アルツハイマー病，生活習慣病に対するワクチン開発も行われている。次世代ワクチンでは効果の向上に加え，安全性ならびに利便性の向上も求められている。動物用ワクチンについても接種回数が少なく，投与法が簡便で無痛，かつ保存法や作製が容易である等の利便性が求められる。より効果的で安全な次世代ワクチンの開発には，病態解析に基づく有用性の高いワクチン抗原の選定，適切なワクチン抗原を用いてより効率的に獲得免疫を誘導可能なアジュバントの選定，ワクチン抗原を効率的に抗原提示細胞へ導くドラックデリバリー（手段）の構築も重要である。

次世代ワクチンとして粘膜ワクチンや核酸ワクチンがある。病原体は気道，腸管，生殖器等の粘膜を経由して感染する場合が多い。しかし，現行のワクチンは筋肉内注射や皮下注射によって行われ，主に中和抗体（IgG）を誘導することを目的としているものが大部分を占める。そこで病原体の侵入経路を考慮し，感染予防効果の向上を目指すワクチンとして粘膜ワクチンの開発が進んでいる。粘膜ワクチンは，粘膜に投与することで粘膜防御に重要なIgAを誘導し，病原体の体内侵入を粘膜上で防ぐことを目的としている。人では経口粘膜ワクチンとしてポリオワクチン，腸チフスワクチン，コレラワクチン，ロタウイルスワクチン，経鼻ワクチンとしてインフルエンザワクチンの他，スギ花粉成分を用いた舌下ワクチンが承認されている。粘膜ワクチンの利点の1つとして針を使用せず痛みを伴わない点も挙げられている。このことは獣医療においても接種時の動物保定労力の軽減，接種時の痛みによるストレス解消，医療廃棄物の処理問題の解消等が期待され，さらに発展途上国での利便性を考えると実用化が待たれる。

1）核酸ワクチン

DNAワクチンは病原体に対するワクチン抗原をコードする遺伝子を挿入した発現プラスミドを使用する次世代ワクチン候補の1つである。接種されたDNAワクチンは生体内の細胞に取り込まれ，DNAにコードされたワクチン抗原が細胞内で発現し，抗原特異的な免疫応答が誘導される。弱毒ワクチンのように生体内で強毒復帰する危険性や感染性もないため，より安全に細胞性および体液性免疫の両方が誘導される。また，DNAワクチンは使用する核酸プラスミド自体がDNAセンサーを介して免疫を活性化（TANK-binding kinase-1を介した自然免疫活性化等）させることから，アジュバントとして機能する。このような理由に加え，加工や調整が比較的容易で安価での大量合成が可能なことや，化学的安定性が高く長期保存が可能で低温での保存を必要としない等の利点があることからも，次世

表Ⅳ-1 日本と欧米で承認されている遺伝子組換えウイルスワクチン

	ウイルス	対象疾病
欧米	鶏痘ウイルス	鳥インフルエンザ，ニューカッスル病，伝染性喉頭気管炎，鶏脳脊髄炎
	カナリア痘ウイルス	馬インフルエンザ，ウエストナイル熱，狂犬病，猫白血病ウイルス感染症，犬ジステンパー
	ワクチニアウイルス	狂犬病
	黄熱ワクチンウイルス	ウエストナイル熱
	ニューカッスル病ウイルス	鳥インフルエンザ
	七面鳥ヘルペスウイルス	ニューカッスル病，伝染性ファブリキウス嚢病，伝染性喉頭気管炎
	豚サーコウイルス1型	豚サーコウイルス2型感染症
日本	マレック病ウイルス	ニューカッスル病
	カナリア痘ウイルス	猫白血病ウイルス感染症

表Ⅳ-2 研究中の組換え植物経口ワクチン

植物	対象疾病
トウモロコシ	ニューカッスル病，伝染性胃腸炎，狂犬病
イネ	ニューカッスル病，回虫症，伝染性ファブリキウス嚢病
ジャガイモ	伝染性気管支炎，兎出血病
トマト	口蹄疫，ロタウイルス感染症，狂犬病
アルファルファ等の牧草	口蹄疫，牛ウイルス性下痢，ロタウイルス感染症，大腸菌性下痢症
オオムギ	大腸菌性下痢症
落花生葉	牛疫
パパイヤ	嚢虫症
タバコ	口蹄疫，牛伝染性鼻気管炎，大腸菌性下痢症，ロタウイルス感染症，牛乳頭腫，ブルータング，皮膚乳頭腫，ニューカッスル病，伝染性ファブリキウス嚢病，伝染性胃腸炎，豚流行性下痢，狂犬病

代ワクチンとして期待されている。米国国立衛生研究所データベースによると，2016年現在，100件以上の人のDNAワクチンの臨床試験が行われており，そのうち69件がウイルス感染症（HIV，インフルエンザ，ウイルス性肝炎，ヘルペスウイルス感染症等）に対する試験である。獣医学領域では人に先駆けて馬のウエストナイル熱（米国で承認），サケ伝染性造血器壊死症（カナダで承認）の他，犬悪性黒色腫や豚成長ホルモン放出ホルモン治療のDNAワクチンが実用化されている。また，口蹄疫や鳥インフルエンザに対するDNAワクチンの有用性も報告され，開発が進んでいる。

先述したmRNAワクチンの最大のメリットは，既存のワクチンに比べ，極めて早く設計，製造が可能な点である。mRNAワクチンを用いた研究成果によると，同じ標的を狙った組換え蛋白質ワクチンやDNAワクチンよりもmRNAワクチンの方が，免疫応答（抗体産生）が早く誘導され，より顕著なワクチン効果を示す例も報告されている。mRNAワクチンの安全性の検証等が必要とされているが，今後も様々な疾病に対するmRNAワクチンの開発が急速に進むと予想されている。動物用mRNAワクチンはいまだに存在しないが，今後，獣医領域でも様々なワクチン研究が活発化すると予想され，製造コストやコールドチェーン（低温輸送）の問題が解決されれば，獣医界でのmRNAワクチン実用化もありうると考えられる。

2）細菌ベクターワクチン

ウイルスや細菌のゲノムを応用したワクチン開発も進んでいる。これはウイルスや細菌のゲノムに病原体を中和可能な抗体を誘導する抗原エピトープ等の感染防御抗原遺伝子を挿入したワクチンで，投与対象動物に対して病原性を持たないことや安全性が確認されているウイルス等をベクターとして用いる。利点として，長期にわたり免疫（抗体や細胞性免疫）を誘導可能な点の他，製造規模の拡大が可能であることや培養困難な病原体に対するワクチンとして応用可能であることが挙げられている（表Ⅳ-1）。細菌ベクターについては大腸菌，乳酸菌等を用いた研究が行われているが，異種の病原体由来の遺伝子を挿入した細菌ベクターワクチンとして承認を受けたものはまだない。

3）組換え植物経口ワクチン

組換え植物経口ワクチン（食べるワクチン）とは，病原体の感染防御抗原を植物で発現し，経口的に投与または摂取させるワクチンで，摂取した抗原は腸管リンパ組織に認識されて免疫が誘導される。最大の利点は摂食可能な作物（穀物，野菜，果物，葉，藻類）で発現することで直接的に経口投与可能で，従来のワクチン生産に必要だった大型施設を必要としない上，煩雑な抽出や精製過程がなく安価に生産可能な点である。また従来，ワクチンの流通には低温に保って輸送および保存するためのコールドチェーンが必須であったが，植物発現因子は常温でも保存が可能であることから輸送や保存においても有利とされる。さらに従来の注射によるワクチン接種に対し，餌として経口で投与可能であることからワクチン接種にかかる労力負担の軽減が図られ，動物用ワクチンとして期待されている。表Ⅳ-2のような動物用ワクチン研究が進行中で，それぞれにおいて感染防御効果や抗体産生等が実証されている。なお，日本では犬の歯周病の予防を目的とした，イチゴで生産した犬インターフェロンαが組換え植物での最初の動物医薬品として承認されている。

4）プロバイオティクス，プレバイオティクス

近年，薬剤耐性病原体の出現が相次ぎ，家畜のみならず人の健康も脅かしている。畜産分野においては，家畜および家きんの成長促進と疾病予防を目的として抗菌薬を飼料に添加し，抗菌性発育促進物質（antimicrobial growth promotor）として長年使用してきた。しかし，一部の薬剤

耐性病原体が家畜感染症対策で使用された抗菌薬の長期乱用によって生じたことが明らかとなり，欧州諸国では1980年代から成長促進目的での抗菌薬の使用が禁止されている。抗菌薬の使用規制により人への健康危害リスクは低減された反面，家畜においては感染性疾病の増加に伴う成長率低下や飼料転換効率の低下等，家畜生産上の問題が生じており，抗菌薬のみに頼らない家畜の感染症対策，健全育成が切望されている。抗菌性発育促進物質の代替候補としてプロバイオティクス，プレバイオティクス（腸内で特定の細菌の増殖や活性を誘導するオリゴ糖等の難消化性因子），有機酸，精油混合物，亜鉛や銅の化学物質等が挙げられている。プロバイオティクス（probiotics）は抗菌薬（antibiotics）に対比する言葉で，FAOおよびWHOにより「十分な量を接種した時に宿主に有益な健康効果をもたらす生きた微生物」と定義されている。プロバイオティクスは人や動物において抗病原体効果を含む有用性が多く報告されている。抗菌薬に代わる家畜および家きんの疾病対策法として，ビフィドバクテリウム属，ラクトバチルス属，エンテロコッカス属，ラクトコッカス属，ロイコノストック属，ペディオコッカス属，ストレプトコッカス属，バチルス属，サッカロミセス属，アスペルギルス属が家畜飼料として使用されている。これらのプロバイオティクスは腸管内病原体に対して，腸管への接着の競合阻害，病原体との栄養素競合，ディフェンシンやバクテリオシン等の抗菌物質の産生誘導等の機序により抗病原体効果を発揮するとされ，牛ではロタウイルスによる下痢症の症状の軽減，サルモネラ属菌や腸管出血性大腸菌等への感染防除や抗菌効果，豚でも腸内免疫の改善による腸管内病原体への抑制効果が報告されているが，詳細な作用機序については不明な点も多く，解明が待たれる。

（今内　覚）

2. 細菌感染症に対する化学療法（抗菌化学療法）

　1929年，Alexander Flemingは青カビの分泌産物がブドウ球菌の増殖を阻害することを偶然発見し，その物質をペニシリンと名づけた。その後，Howard FloreyとErnst Chainが1941年にペニシリンの臨床応用に成功した。ペニシリンは「魔法の弾丸」と呼ばれ，多くの細菌感染症患者を救った。こうして近代抗菌化学療法の幕が開いた。

　宿主には害を与えずに病原微生物に特異的に作用して，その増殖を抑制または死滅させる化合物を用いた治療法を化学療法（chemotherapy）と呼ぶ。今日ではウイルスや癌細胞に対しても有効な化学療法薬が開発されているので，混乱を避けるために細菌感染症に対する化学療法を，特に抗菌化学療法と呼ぶこともある。

　化学療法薬（chemotherapeutic）は微生物が産生する抗生物質と化学的に合成される合成抗菌薬（synthetic antimicrobial agent）に大別される。しかし，現在では多くの抗生物質が完全合成または半合成で製造されており，このような区別が難しくなっているため，両者を合わせて抗菌薬と表現することが一般的である。

　なお，「抗菌薬」と「抗菌剤」という用語の区別については，「薬」は成分または作用に着目した用語であり，「剤」は用法に着目した用語と考えられる。本稿では「抗菌薬」を使用する。

1　抗菌薬の作用機序

　細菌細胞の構造と抗菌薬の一時作用点を図Ⅳ-5に，動物用医薬品として承認されている抗菌薬を表Ⅳ-3に示した。

1）ペプチドグリカン合成阻害薬

　ペプチドグリカンは細胞壁の主要な構成成分の1つであり，浸透圧の変化に抵抗して細胞の形態を維持することに役立っている。人も含めた動物細胞はペプチドグリカンを持たないので，細胞壁合成を阻害する抗菌薬は選択毒性が高い。グラム陽性菌では細胞質膜の外側に厚いペプチドグリカン層が存在し，グラム陰性菌では外膜と内膜の間に比較的薄いペプチドグリカン層が存在する。いずれの場合もペプチドグリカンの合成が阻害されると細胞壁が不完全となり，細胞形態が変化し，正常に分裂増殖することができず，死滅する。

　ペプチドグリカンはN-アセチルムラミン酸とN-アセチルグルコサミンの繰り返し構造からなるグリカン鎖を「縦糸」とし，それらをつなぐ「横糸」としてのペプチド鎖か

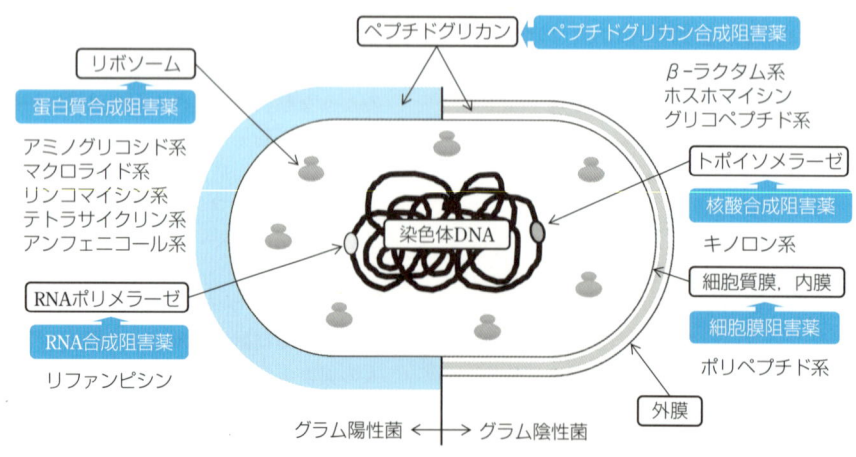

図Ⅳ-5　細菌細胞の構造と抗菌薬の一次作用点

表IV-3 動物用医薬品として承認されている抗菌薬と対象動物種

系統	抗菌薬名	略号	牛	馬	豚	鶏	犬	猫	蜜蜂
ペニシリン系	アモキシシリン	AMPC	○		○	○	○	○	
	アンピシリン	ABPC	○		○	○	○		
	クロキサシリン	MCIPC	○						
	ジクロキサシリン	MDIPC	○						
	ベンジルペニシリン	PCG	○	○	○	○	○		
セファロスポリン系	セファゾリン	CEZ	○						
	セファレキシン	CEX					○		
	セファロニウム	CEL	○						
	セフォベシン	CFV					○	○	
	セフキノム	CQN	○		○				
	セフチオフル	CTF	○		○				
	セフポドキシムプロキセチル	CPDX					○		
	セフロキシム	CXM	○						
アミノグリコシド系	アプラマイシン	APM			○				
	カナマイシン	KM	○		○	○	○		
	ゲンタマイシン	GM	○		○	○	○		
	ジヒドロストレプトマイシン	DSM	○	○	○	○			
	ストレプトマイシン	SM	○		○	○			
	フラジオマイシン	FRM	○		○		○	○	
マクロライド系	エリスロマイシン	EM	○	○	○	○	○		
	チルバロシン	TVS(AIV-TS)			○	○			
	タイロシン	TS	○		○	○			○
	チルミコシン	TMS	○		○				
	ミロサマイシン	MRM			○	○			○
	ガミスロマイシン	GATM	○						
	チルジピロシン	PMT			○				
	ツラスロマイシン	TLTM	○		○				
リンコサミド系	リンコマイシン	LCM			○	○	○	○	
	クリンダマイシン	CLDM					○		
	ピルリマイシン	PLM	○						
テトラサイクリン系	オキシテトラサイクリン	OTC	○		○	○	○	○	
	クロルテトラサイクリン	CTC	○		○	○			
	ドキシサイクリン	DOXY			○	○			
アンフェニコール系	クロラムフェニコール	CP					○	○	
ペプチド系	コリスチン	CL	○		○				
	チオストレプトン	TST					○	○	
その他の抗菌薬	チアムリン	TML			○				
	バルネムリン	VML			○				
	ビコザマイシン	BCM	○		○				
	ホスホマイシン	FOM	○						
抗真菌性抗菌薬	ナナフロシン	NNF	○						
	ピマリシン	PMR					○		
	イトラコナゾール	ITCZ					○		
	クロトリマゾール	CLZ					○		
	ケトコナゾール	KCZ					○		
	ナイスタチン	NYS					○	○	
	ミコナゾール硝酸塩	MCZ					○	○	
サルファ剤	スルファジメトキシン	SDMX	○	○	○	○	○		
	スルファモノメトキシン	SMMX	○	○	○	○	○		
	スルファジミジン	SDD			○				
	スルファドキシン	SDOX			○				
	スルファメトキサゾール	SMX			○	○			
	スルファモイルダプソン	SMD			○				
アンフェニコール系	チアンフェニコール	TP	○		○	○			
	フロルフェニコール	FFC	○		○	○			
キノロン系	オキソリン酸	OXA	○		○	○			
	エンロフロキサシン	ERFX	○		○	○	○	○	
	オフロキサシン	OFLX					○	○	
	オルビフロキサシン	OBFX	○		○		○		
	ダノフロキサシン	DNFX	○						
	ノルフロキサシン	NFLX							
	マルボフロキサシン	MBFX	○		○		○	○	
	ロメフロキサシン	LFLX		○			○		
その他の合成抗菌薬	オルメトプリム	OMP	○		○	○			
	トリメトプリム	TMP			○	○			
合成抗真菌薬	テルビナフィン	TER					○		

らなる。その合成はN-アセチルグルコサミンへのピルビン酸エノールエーテルの付加反応から出発するが、この反応を阻害するものとしてホスホマイシンがある。その後、いくつかの段階を経て二糖ペンタペプチド(ムレインモノマー)が合成され、それが細胞質膜外に輸送される。ペンタペプチドのC末端はD-Ala-D-Alaで、ペプチド転移活性を有するペニシリン結合蛋白質(penicillin binding protein: PBP)はこれを認識して結合し、ペプチド鎖の架橋を形成する。β-ラクタム系薬はPBPに結合することでペプチドグリカンの高次構造形成を阻害する。

一方、バンコマイシン等のグリコペプチド系薬はムレインモノマーのD-Ala-D-Alaに強固に結合する。そのため、ムレインモノマーが既存のペプチドグリカンに組み込まれなくなり、ペプチドグリカンの高次構造形成が阻害される。なお、動物用医薬品として承認されているβ-ラクタム系薬にはペニシリン系薬とセファロスポリン系薬がある。

2) 細胞膜阻害薬

細胞膜はすべての生物が保有するので一般的に選択毒性を期待することが難しく、副作用も強い。代表的な抗菌薬としてはポリペプチド系薬がある。動物用医薬品として唯一使用されるコリスチンはグラム陰性菌の外膜表面のリポ多糖に結合し、陽イオン系界面活性剤として働いて膜障害を起こす。グラム陽性菌に対しては無効である。

3) 蛋白質合成阻害薬

リボソームはRNAと蛋白質から構成される高分子複合体で、mRNAに結合して蛋白質の合成を行う。細菌のリボソームの沈降係数が70Sであるのに対して人を含む動物のリボソームの沈降係数は80Sである。また、細菌のリボソームは30Sと50Sのサブユニットから構成されるのに対して動物のリボソームは40Sと60Sのサブユニットから構成される。このような構造の相違に基づいて選択毒性が発揮される。抗菌薬としてアミノグリコシド系、マクロライド系、リンコサミド系、テトラサイクリン系、アンフェニコール系等がこの範疇に含まれる。

アミノグリコシド系薬とテトラサイクリン系薬は主にリボソームの30Sサブユニットに結合し蛋白質合成を阻害するが、ゲンタマイシンは50Sサブユニットにも結合する。マクロライド系、リンコマイシン系、アンフェニコール系は50Sサブユニットに結合して蛋白質合成を阻害する。

4) 核酸合成阻害薬

トポイソメラーゼのうち、DNAジャイレースとDNAトポイソメラーゼⅣは細菌がDNAを複製する際に一時的にDNAを切断、再結合する酵素である。キノロン系抗菌薬はこれらの酵素とDNAとの複合体に結合することによってDNAの複製を阻害する。フルオロキノロン系薬はキノロン骨格にフッ素が導入されたもので、オールドキノロン系薬と比べて抗菌スペクトルが広く、抗菌力が増大している。

5) 代謝阻害薬

細菌の多くは葉酸合成系を有するが、動物細胞には存在しないため、葉酸合成阻害薬であるサルファ薬は高い選択

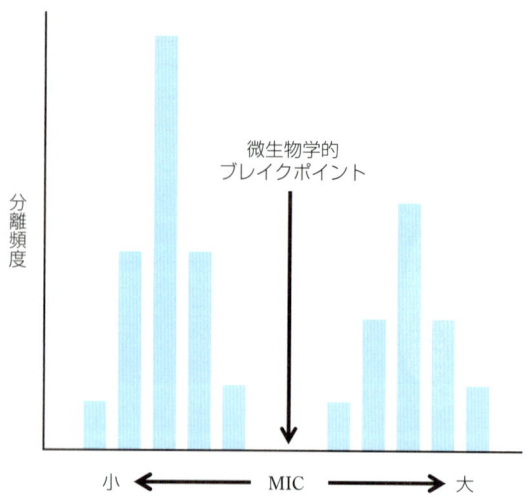

図Ⅳ-6 最小発育阻止濃度(MIC)のヒストグラム

毒性を有する。トリメトプリムは葉酸合成経路上のサルファ薬とは別の部位を阻害する。作用点の異なる2つの葉酸合成阻害薬の併用により、抗菌力が相乗的に増強される。サルファ薬とトリメトプリムが配合されたST合剤が使用されている。

6) RNA合成阻害薬

リファンピシンは細菌のRNAポリメラーゼに選択的に作用してmRNAの合成を阻害する。動物のRNAポリメラーゼには作用しない。

2 抗菌薬の選択と使用
1) 抗菌薬感受性とブレイクポイント
(1) 抗菌薬感受性の測定法

同じ細菌種であっても株によって抗菌薬に対する感受性は異なる。したがって、病巣から分離された細菌の抗菌薬に対する感受性を調べることは、抗菌薬選択のための第一の要件である。感受性を調べる方法については寒天平板希釈法や微量液体希釈法等によって最小発育阻止濃度(minimum inhibitory concentration: MIC)を測定する方法と、より簡便な方法として市販の感受性ディスクを用いたディスク拡散法等がある。

(2) MIC測定の意義とブレイクポイント

MICは抗菌薬の有効性に対する指標の1つであり、試験管内で細菌の増殖を抑制できる最小の濃度である。この値が小さいほど抗菌活性が強いと考えられる。測定された各菌株のMICについて感受性と耐性を区別する基準がブレイクポイントであり、濃度(mg/Lまたはμg/mL)で表示される。

供試菌株がすべて感受性である場合、MICのヒストグラムは一峰性のピークを描くが、耐性株が含まれる場合はMICの高いところにもう1つのピークが出現し、二峰性のヒストグラムとなる。2つのピークの中間値が微生物学的ブレイクポイントである(図Ⅳ-6)。MICが微生物学的ブレイクポイントより低い場合は感受性、高い場合は耐性と判定できる。

抗菌薬は生体内で様々な代謝を受けることや組織移行性が異なること等から、この方法で感受性と判定された抗菌

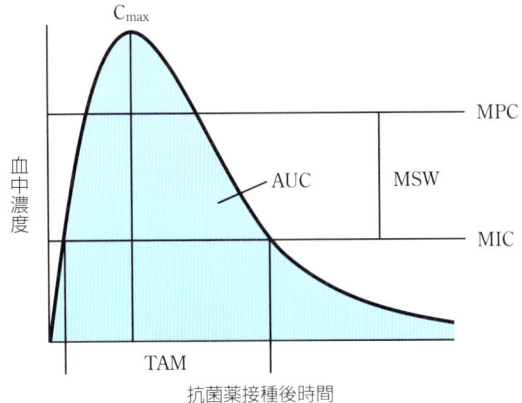

C_{max}	最高血中濃度
AUC	血中濃度曲線下面積
TAM	MIC以上の血中濃度を示す時間
MPC	変異菌抑制濃度
MIC	最小発育阻止濃度
MSW	耐性菌選択濃度域

図Ⅳ-7 薬物動態のパラメーターと耐性菌選択濃度域

薬が必ずしも有効であるとは限らない。そこで医療の現場では抗菌薬の吸収，分布，排出に関する情報と臨床効果を考慮した臨床的ブレイクポイントが設定されている。獣医領域ではこれらの情報が不十分で臨床的ブレイクポイントを設定できる段階にない。

2）作用特性

抗菌薬の作用は殺菌作用（bactericidal action）と静菌作用（bacteriostatic action）に大別され，さらに殺菌作用は溶菌的作用と非溶菌的作用に分けることができる。ただし，このような作用特性は抗菌薬の濃度にも依存するので，明確に区別することは難しい。一般的にβ-ラクタム系薬やアミノグリコシド系薬はともに殺菌的に作用するが，β-ラクタム系薬が溶菌的に作用するのに対し，アミノグリコシド系薬は非溶菌的である。一方，マクロライド系薬等は静菌的作用を示すことが多い。

細菌にMIC濃度以上の抗菌薬を作用させた後，抗菌薬を除去しても増殖の抑制が持続することがある。この現象をpost-antibiotic effect（PAE）と呼ぶ。PAEの高い抗菌薬は常にMIC以上の濃度を維持する必要がない。PAEは抗菌薬の適切な投与法を考える上で重要な要素である。

3）体内動態

薬物動態（pharmacokinetics：PK）とは投与後の薬物の生体内における吸収，分布，排出等の動態を示し，最高血中濃度（C_{max}）や血中濃度曲線下面積（area under the curve：AUC）をパラメーターとする。一方，薬力学（pharmacodynamics：PD）は薬物濃度と作用の関係性を示し，抗菌薬の場合，MICを代表的なパラメーターとする。抗菌薬には濃度に依存して効果を示すもの（濃度依存型）と，時間に依存して効果を示すもの（時間依存型）が存在する。濃度依存型の抗菌薬のPK-PDパラメーターはC_{max}/MICまたはAUC/MICで，時間依存型のそれは「MIC以上の血中濃度を示す時間（time above MIC：TAM）」で示される。これらのパラメーターを図Ⅳ-7に示した。

アミノグリコシド系薬およびキノロン系薬はPAEが強く，持続的なので，その効果は濃度依存型である。これらの抗菌薬を用いる時はC_{max}またはAUCが高くなるように投与量と投与法を設定する。一方，β-ラクタム系薬はPAEが弱く持続性が期待しにくいので，TAMを長くする必要のある時間依存型である。なお，マクロライド系薬，リンコサミド系薬およびテトラサイクリン系薬のPAEは持続的であるが，AUCを高く設定する時間依存型に分類される。

4）抗菌薬使用の実際

（1）原因菌の推定

抗菌薬は病原菌を分離・同定し，感受性を確認した上で選択するのが理想であるが，臨床の現場ではそこまで待てない場合も多く，病原菌を推定して抗菌薬を投与することがしばしば行われる。病原菌を推定する方法としては病変部直接塗抹標本のグラム染色が推奨されている。病変部のサンプリングが難しい場合は臨床症状，疫学情報等から原因菌を推定する。

（2）抗菌薬の選択

正常細菌叢に及ぼす影響をできるだけ小さくするため，第一選択薬は抗菌スペクトルの狭いものを選ぶ。感受性試験で耐性と判定された抗菌薬と同系統のものは交差耐性（ある抗菌薬に対して耐性化した細菌が化学構造や作用機序の類似した他の抗菌薬にも耐性を獲得すること）を示すことがあるので注意が必要である。人の感染症治療薬として重要な第3世代セファロスポリン系薬，フルオロキノロン系薬，コリスチン等は第二選択薬として使用することが基本である。添付文書を参考に，組織への移行性や排出経路にある臓器等を考慮しながら選択する。

（3）効果の判定と対応

抗菌薬投与開始後の症状や血液性状の変化等から治療効果を判定し，使用の継続か，切り替えるかを判断する。通常の感染症の場合，抗菌薬投与開始後2～3日で原因菌が分離されなくなり，その後，臨床症状が改善される。投与開始後3～5日経過しても臨床症状に改善が認められない場合は抗菌薬の切り替えを考慮すべきである。

その場合，抗菌薬感受性試験の結果から，感受性の認められる抗菌薬へと変更する。原因菌が投与した抗菌薬に感受性であるにもかかわらず臨床症状の改善が認められない場合は患畜の免疫機能に異常はないか，基礎疾患がないかどうかを調べる。異常が認められない場合は感染組織への移行性の高い抗菌薬に変更するか，殺菌性の抗菌薬に変更するかを早期に決定する。

（4）使用禁止期間と休薬期間

ともに医薬品残留の可能性がある畜水産物が食卓に運ばれることを防ぐために定められた期間である。使用禁止期間は食用に供するためのと殺や搾乳前に抗菌薬等を使用してはならない期間のことで，休薬期間は抗菌薬投与後，投与動物から可食組織または生産物を採取するまでの期間をいう。

農林水産省は動物用医薬品ごとに使用対象動物，用法・用量，使用禁止期間等，使用者が遵守すべき基準（使用基準）を定めている。獣医師には使用基準以外の使用方法により動物用医薬品を処方することが認められているが，そ

表Ⅳ-4 抗菌薬の主な副作用

抗菌薬	主な副作用
β-ラクタム系	薬剤過敏症（ショック，溶血性貧血，蕁麻疹，接触性皮膚炎，消化器障害）
アミノグリコシド系	腎障害，第8脳神経障害（前庭機能障害および聴神経障害）
マクロライド系	肝障害，消化器障害，薬過敏症
エリスロマイシン	心臓障害（犬）
リンコマイシン系	
リンコマイシン	ケトーシス（牛），下痢（牛，豚）
テトラサイクリン系	肝障害，光線過敏症，薬剤過敏症，骨の発育阻害，歯牙の着色，催奇形性，消化器障害
塩酸ドキシサイクリン	心臓脈管系障害（馬）
クロルテトラサイクリン	乳房注入により乳腺損傷（牛）
サルファ剤	腎・尿路障害，血液・造血器障害，薬剤過敏症，消化器障害，肝障害，催奇形性，関節障害
アンフェニコール系	
クロラムフェニコール	血液・造血器障害，消化器障害，グレイ症候群（新生児）
キノロン系	中枢神経系症状，腎障害，関節障害（特に幼若犬）

の場合は出荷制限指示書により使用者に対して出荷制限を指示しなければならない。

（5）抗菌薬の併用

抗菌薬は単剤での投与が原則であるが，抗菌スペクトルの拡大や抗菌力の増強を目的として異なる2つの抗菌薬を併用する場合がある。ただし，組み合わせによっては抗菌力が互いに減弱する拮抗がみられたり，可食部位への残留期間が延長する場合もあるので慎重に行う必要がある。

5）副作用

（1）一般的な副作用

抗菌薬は対象動物に影響がなく，細菌に対してのみ毒性を示すものが望ましいが，多くの抗菌薬で対象動物に対して悪影響を与える場合のあることが報告されている。副作用とは医薬品を使用した時に，その疾患治療の目的に沿わないか，あるいは生体に対して不都合な作用を意味する。抗菌薬の主な副作用を表Ⅳ-4に示した。

（2）併用による副作用

抗菌薬の併用では，両者の投与量を減らす結果，副作用の軽減が期待できる組み合わせがある一方で，それぞれの副作用の増強が問題になる場合もある。これまでに副作用の発現増強が報告，警告されている併用例を表Ⅳ-5に示した。

3　抗菌薬耐性

1）抗菌薬耐性とは

抗菌薬に感受性が低く，高濃度の抗菌薬存在下でも発育できる性質を抗菌薬耐性（antimicrobial resistance）といい，自然耐性（natural resistance），獲得耐性（acquired resistance），生理的耐性（physiological resistance）等に大別される。

（1）自然耐性

内在耐性（intrinsic resistance）とも呼ばれ，細菌が生来有している抗菌薬抵抗性を意味する。したがって，遺伝的変化は伴わない。例えば，マイコプラズマは細胞壁構成成分としてのペプチドグリカンを欠くため，ペプチドグリカンの生合成を阻害するβ-ラクタム系抗菌薬はマイコプラズマには無効である。疎水性の強いマクロライド系抗菌薬は緑膿菌，大腸菌，サルモネラ属菌等の細胞外膜を通過しにくいため，これらの細菌はマクロライド系抗菌薬に対して自然耐性を示す。グラム陰性菌が保有する多剤排出ポンプや染色体性β-ラクタマーゼも自然耐性に貢献する。多剤排出ポンプは構造的に関連のない多種類の化学物質を細胞外へ排出するが，これによる抵抗性のレベルは高くない。染色体性β-ラクタマーゼは恒常的に発現しておらず，細胞壁の分解産物により発現が誘導される。

（2）獲得耐性

細菌が何らかの遺伝的変化によって恒常的に高レベルの耐性を獲得したもので，抗菌薬耐性といえば通常はこれを指す。

（3）生理的耐性

特殊な増殖条件下で細菌が抗菌薬耐性を示すことであり，人の囊胞性線維症においてバイオフィルム中の緑膿菌が抗菌薬に低感受性となること等がその例である。

2）耐性の生化学的機構

抗菌薬耐性の機構は図Ⅳ-8に示す4つのカテゴリーに分けられる。これらの機構は自然耐性と獲得耐性の両方において認められる。すなわち，細菌が生来保有する場合と遺伝的変化により獲得する場合がある。

（1）不活化

抗菌薬が活性を示さなくなることを不活化といい，様々な分解酵素や修飾酵素が関与する。細菌が産生する酵素によって分解や修飾を受けた抗菌薬は作用点への親和性が失われることにより不活化される。β-ラクタム系抗菌薬を加水分解するβ-ラクタマーゼやアミノグリコシド系抗菌薬のアデニル化，アセチル化，リン酸化にかかわる酵素等がその例である。

（2）作用点の変化

作用点の構造が変化し，抗菌薬が結合できなくなることで細菌が耐性化する。キノロン系抗菌薬はDNAの複製に関与する酵素であるDNAジャイレースやDNAトポイソメラーゼⅣとDNAの複合体に結合して，その機能を阻害するが，これらの酵素遺伝子の点変異によりアミノ酸置換が起こると，キノロン系抗菌薬が結合できなくなり，細菌が耐性を示すようになること等がその例である。

（3）細胞内への流入阻止

グラム陰性菌の場合，ポーリンという膜貫通蛋白質が細胞外膜に存在し，拡散による様々な分子の流入に関与している。ポーリンの数が減ることで細胞内に流入する抗菌薬が減少すると細菌が耐性化する。

表Ⅳ-5　併用によって副作用の発現増強が報告,警告されている主な薬剤

抗菌薬	併用薬	相互作用
β-ラクタム系		
ベンジルペニシリン	スルファジメトキシン	動脈血圧低下,中枢刺激作用（馬静脈注射）
アミノグリコシド系		
ストレプトマイシン・カナマイシン	デキストラン,アルギン酸ナトリウム（腎障害を起こす可能性のある血液代用薬）	腎毒性の増強
ストレプトマイシン・カナマイシン	麻酔剤・筋弛緩剤	呼吸抑制
カナマイシン	フロセミド等の利尿剤	腎毒性および聴器毒性の増強の可能性
マクロライド系		
エリスロマイシン	テオフィリン,ワルファリン	肝代謝抑制による併用薬の血中濃度の上昇
	エルゴタミン含有剤	四肢の虚血
	ジゴキシン	作用の増強
	塩酸リンコマイシン	拮抗作用
リンコマイシン系		
塩酸リンコマイシン	末梢性筋弛緩剤（塩化スキサメトニウム,塩化ツボクラリン等）	筋弛緩作用の増強
テトラサイクリン系		
クロルテトラサイクリン	ペニシリン	拮抗作用
アンフェニコール系		
クロラムフェニコール	骨髄抑制を起こす可能性のある薬剤	骨髄抑制作用の増強
	クマリン誘導体,血糖降下剤（トリブタミド,クロルプロパミド）,抗痙攣薬（ジフェニルヒダントイン）	血中濃度半減期の延長
チアムリン	ポリエーテル系抗菌薬（サリノマイシン,モネンシン等）	運動失調等（豚）,併用薬の代謝抑制による毒性の発現（鶏）
キノロン系	非ステロイド系消炎鎮痛剤	神経症状の増強
	テオフィリン	テオフィリン血中濃度の上昇

(4) 細胞外への能動的排出

細胞内膜に存在する排出ポンプ(efflux pump)により様々な抗菌薬を能動的に細胞外へ排出することで,細菌が耐性化する。

3) 耐性獲得の遺伝的機構

一般的に自然耐性のレベルはそれほど高くなく,耐性菌が顕在化する最初のステップにはほとんどの場合,遺伝的な変化が伴う。耐性にかかわる遺伝的変化には自然突然変異(spontaneous mutation)と遺伝子の水平伝播(horizontal gene transfer)がある。

(1) 自然突然変異

細菌が生来保有する遺伝子に点変異,重複等が起こって耐性化する場合がある。アミノ酸置換を伴うDNAジャイレースやDNAトポイソメラーゼⅣ遺伝子上の点変異はその一例である。また,蛋白質の合成にかかわるリボソームはリボソームRNAと蛋白質から構成されるが,そのリボソームRNAに点変異が入ることでマクロライド系抗菌薬が結合できなくなり,結果としてマクロライド系抗菌薬に耐性化する。重複等により抗菌薬の分解や修飾にかかわる酵素の遺伝子のコピー数が増えることで細菌が耐性化することもある。

(2) 遺伝子の水平伝播

抗菌薬の分解,修飾にかかわる酵素や排出ポンプの遺伝子等は抗菌薬耐性遺伝子と呼ばれる。細菌は抗菌薬耐性遺伝子を獲得して耐性化する。その際,プラスミド,トランスポゾン,挿入配列(insertion sequence：IS),バクテリオファージ等の可動性遺伝因子(mobile genetic element)が重要な役割を果たす。

プラスミドは染色体DNAとは独立して自律的に複製を

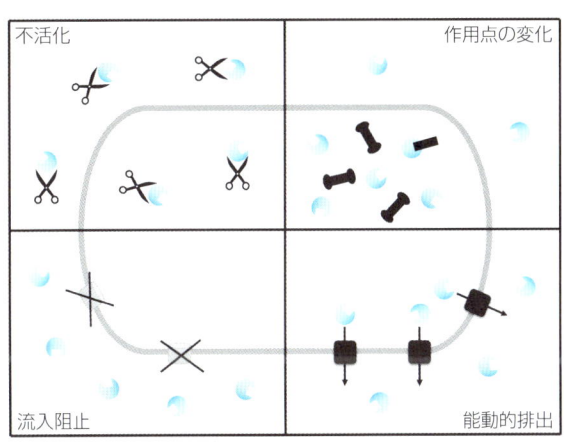

図Ⅳ-8　抗菌薬耐性の生化学的機構

行う遺伝単位で,時に抗菌薬耐性遺伝子を含む。自らを他の細菌に移動させるための伝達装置の遺伝子を含むことがあり,そのようなプラスミドを自己伝達性プラスミド(self-transmissible plasmid)と呼ぶ。自己伝達性プラスミド上に存在する抗菌薬耐性遺伝子は他の細菌に伝播するので注意が必要である。

トランスポゾンは動く遺伝子と説明されるが,最小のトランスポゾンであるISの場合,自らの切り出しと挿入に関与する酵素であるトランスポゼースをコードする遺伝子と両端の逆方向反復配列のみから構成される。ISが転移する際に周辺の遺伝子を伴うことがあり,プラスミドから染色体へ,あるいは染色体からプラスミドへ遺伝子を転移

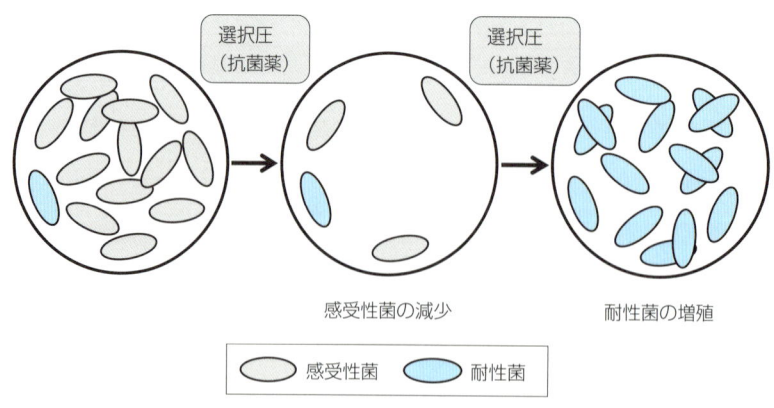

図Ⅳ-9　抗菌薬耐性菌の顕在化

させる。染色体上に存在した抗菌薬耐性遺伝子がISの転移に伴い，自己伝達性プラスミドに転移すれば，その遺伝子は他の細胞に伝播することができる。

バクテリオファージは細菌に感染するウイルスで，抗菌薬耐性遺伝子を保有する場合，感染した細菌に耐性を付与する。

4）耐性菌の顕在化

自然突然変異や遺伝子の水平伝播といった遺伝的変化は抗菌薬が誘導するものではなく，$1/10^{6～9}$の頻度で偶然に生じる。抗菌薬耐性に関与する遺伝的変化が生じたとしても，それが顕在化するためには抗菌薬の作用によって感受性菌が死滅し，生き残った耐性菌が選択的に増殖するという過程が必要である（図Ⅳ-9）。

一方，プラスミド等の遺伝因子に複数の異なる系統に対する耐性遺伝子が存在する場合，1つの抗菌薬の使用で選択された細菌が，選択に用いたのと異なる系統の抗菌薬に対しても耐性を示すことになる。これを共選択（co-selection）と呼ぶ。

5）適合負担（フィットネスコスト）

抗菌薬耐性にかかわる遺伝的な変化は抗菌薬の存在下では細菌にとって有利に働くが，非存在下ではむしろ不利な場合が多い。例えば，DNAジャイレースやDNAトポイソメラーゼⅣは細菌遺伝子の複製に関与している。キノロン系抗菌薬が結合できなくなる点変異は細菌の耐性化に貢献するが，これら酵素の本来の機能を低下させ，遺伝子の複製速度が落ちる場合がある。この時，変異株の増殖速度が野生株より遅くなるので，前者が生き残るためには何らかの代償が必要となり，これをフィットネスコストと呼ぶ。他の遺伝子領域に代償的な変異が入ることで増殖速度が上がればフィットネスコストは低下する。また，耐性遺伝子の重複やプラスミド獲得に伴う遺伝子量の増加はゲノムの複製に必要なエネルギーの増加をもたらし，フィットネスコストは上昇する。通常，選択圧がなくなれば抗菌薬耐性菌はフィットネスコストの低い感受性菌に置き換わると考えられる。

6）耐性菌の出現を防ぐための抗菌薬投与法

図Ⅳ-7に示したように，生体に抗菌薬が投与されるとその血中濃度は一過性に上昇し，その後，時間の経過とともに低下する。細菌のMICを上回るように処方される抗菌薬の血中濃度は一過性に上昇してMICを超え，その後，MIC以下に低下する。遺伝的変化に基づく耐性の程度は様々で，細菌がMICを超える濃度に耐性化したとしても，無限に高い濃度に耐えられるわけではない。耐性菌が生存できない抗菌薬濃度の下限を変異菌抑制濃度（mutant prevention concentration：MPC）と呼び，MPCとMICの間で耐性菌が選択されることから，この血中濃度を耐性菌選択濃度域（mutant selection window：MSW）と呼んでいる。理論的にはMPC以上に抗菌薬の血中濃度を維持すれば耐性菌の出現を抑えることが可能で，これまでにフルオロキノロン系薬，テトラサイクリン系薬，マクロライド系薬，β-ラクタム系薬等の黄色ブドウ球菌，大腸菌，結核菌，肺炎球菌，マイコプラズマ等に対する有効性が証明されている。

7）抗菌薬の慎重使用

医療現場で抗菌薬耐性菌のまん延が世界的に問題となっており，その供給源の1つとして大量の抗菌薬が消費される家畜の生産現場が重要視されている。そのため，動物用抗菌薬については内閣府食品安全委員会によるリスク評価が適宜行われ，結果によっては農林水産省がリスク管理措置として使用制限を設定する場合がある。抗菌薬は家畜衛生上，重要な対策資材の1つであり，今後も使用できる抗菌薬の選択肢は確保していく必要がある。

そのためには使用基準等の法令や用法・用量を遵守し，使用上の注意を守り正しく使用する「適正使用」に加えて，抗菌薬耐性菌の出現を極力抑え，抗菌薬の有効性を最大限に発揮する「慎重使用」を徹底しなければならない。具体的には，飼養衛生管理の徹底やワクチンの使用により感染症の発生を減らし，抗菌薬の使用機会も減らすことと，抗菌薬の使用を真に必要な場合に限定することである。

（秋庭正人）

V 関連法規の概要

1 家畜伝染病予防法（要約）

目的：家畜の伝染性疾病（寄生虫病を含む）の発生を予防し，およびまん延を防止することにより，畜産の振興を図ることを目的とする。

家畜伝染病（法第2条）：表V-1の伝染性疾病を家畜伝染病という。ピロプラズマ症，アナプラズマ症，家きんサルモネラ症については省令（家畜伝染病予防法施行規則）第1条において対象となる病原体が定められており，省令第1条の2において病原性の高いニューカッスル病の定義が定められている。

　2011年（平成23年）4月の改正によって，従来，高病原性鳥インフルエンザとして定められていたH5およびH7血清亜型インフルエンザA型ウイルス感染症が，その病原性によって高病原性鳥インフルエンザと低病原性鳥インフルエンザに分けられ，ニューカッスル病についても，その病原性によってニューカッスル病と低病原性ニューカッスル病に分けられた。また，小反芻獣疫が追加され，計28疾病が指定されている。対象家畜は法第2条および政令（家畜伝染病予防法施行令）第1条に定められている。家畜伝染病のうち，特に総合的に発生の予防およびまん延の防止のための措置を講じる必要がある疾病として，法第3条の2においては，牛疫，牛肺疫，口蹄疫，豚熱，アフリカ豚熱，高病原性鳥インフルエンザおよび低病原性鳥インフルエンザが，省令第1条の3では，牛海綿状脳症（BSE）が定められており，それらの疾病については，総合的に発生の予防およびまん延の防止のための措置を実施するための指針を農林水産大臣が作成・公表している（法第3条の2）。

患畜（法第2条第2項）：家畜伝染病（腐蛆病を除く）にかかっている家畜。

疑似患畜（法第2条第2項）：患畜である疑いがある家畜および牛疫，牛肺疫，口蹄疫，狂犬病，豚熱，アフリカ豚熱，高病原性鳥インフルエンザまたは低病原性鳥インフルエンザの病原体に触れたため，または触れた疑いがあるため，患畜となるおそれがある家畜。

届出伝染病（法第4条第1項）：家畜伝染病以外の伝染性疾病のうち，表V-2の伝染性疾病（省令第2条）を届出伝染病という。

新疾病（法第4条の2）：すでに知られている家畜の伝染性疾病とその病状または治療の結果が明らかに異なる疾病。

監視伝染病（法第5条第1項）：家畜伝染病と届出伝染病を総称して監視伝染病という。

1）総則

（1）家畜の所有者・国・都道府県・市町村・関連事業者の責務の明確化（法第2条の2～第2条の4）

　法では，家畜の伝染性疾病の発生の予防およびまん延防止のため，国や都道府県，家畜の所有者等が講ずべき具体的措置を規定しているところ，法第2条の2から第2の4においては，それぞれの主体がこれらの措置を講ずべきこととされている趣旨を明らかにし，それぞれの自覚を促すことを目的として，主体ごとの責務が定められている。

2）家畜の伝染性疾病の発生の予防

（1）届出伝染病の届出義務（法第4条）

　届出伝染病にかかり，またはかかっている疑いがある家畜を診断し，またはその死体を検案した獣医師は，遅滞なく，知事にその旨を届け出なければならない。知事は届出があった時は，当該家畜またはその死体の所在地を管轄する市町村長に通報するとともに農林水産大臣に報告する。

（2）新疾病の届出義務（法第4条の2）

　新疾病にかかり，またはかかっている疑いがある家畜を診断し，またはその死体を検案した獣医師は，遅滞なく都道府県知事にその旨を届け出なければならない。

　①知事は，家畜の所有者に家畜防疫員の検査を受けるよう命じ（法第4条の2第3項），②その結果，当該疾病が新疾病であり，かつ家畜の伝染性疾病であると判明し，当該疾病の発生を予防することが必要であると認めた時は，知事はその旨を農林水産大臣に報告し，当該家畜またはその死体の所在地を管轄する市町村長に通報しなければならない（法第4条の2第4項）。③また知事は，その家畜の所有者に対して，発生の状況を把握し，病原と病因を検索するために家畜防疫員の検査を受けるように命じる（法第4条の2第5項）。④命令は省令による手続きに従い，実施期日の3日前までに以下の事項を公示して行う（法第4条の2第6項）。

公示事項
1. 実施の目的，2. 実施する区域，3. 実施の対象となる家畜またはその死体の種類および範囲，4. 実施の期日，5. 検査の方法

（3）監視伝染病の発生状況等を把握するための検査等（法第5条）

　知事は，家畜またはその死体の所有者に対し，監視伝染病の発生を予防し，またはその発生を予察するため必要がある時は，その発生の状況および動向を把握するための家畜防疫員の検査を受けるべき旨を命じることができる。命令は省令による手続きに従い，実施期日の10日前（緊急の場合は3日前まで短縮できる）までに新疾病と同じ事項を公示して行う。ヨーネ病については少なくとも5年ごとに，伝達性海綿状脳症については毎年行うことになってお

動物の感染症 総論

表V−1　家畜(法定)伝染病

(令和4年6月 法第68号 家畜伝染病予防法第2条　令和2年6月 政令第201号 同施行令第1条)

疾病名	対象家畜(太字は法第2条で,細字は施行令第1条で指定されている家畜)	人獣共通感染症[a]	海外家畜伝染病[b]	WOAHリスト疾病[c]	日本での発生[d] 2019年	2020年	2021年
01. 牛疫	**牛,めん羊,山羊,豚,水牛,鹿,いのしし**		海外	○			
02. 牛肺疫	**牛,水牛,鹿**		海外	○			
03. 口蹄疫	**牛,めん羊,山羊,豚,水牛,鹿,いのしし**		海外	○			
04. 流行性脳炎[1]	**牛,馬,めん羊,山羊,豚,水牛,鹿,いのしし**	人獣		○	1(牛)	1(豚)	
05. 狂犬病[2]	**牛,馬,めん羊,山羊,豚,水牛,鹿,いのしし**	人獣	海外	○			
06. 水疱性口内炎	**牛,馬,豚,水牛,鹿,いのしし**	人獣	海外	○			
07. リフトバレー熱	**牛,めん羊,山羊,水牛,鹿**	人獣	海外	○			
08. 炭疽	**牛,馬,めん羊,山羊,豚,水牛,鹿,いのしし**	人獣		○			
09. 出血性敗血症	**牛,めん羊,山羊,豚,水牛,鹿,いのしし**			○			
10. ブルセラ症	**牛,めん羊,山羊,豚,水牛,鹿,いのしし**	人獣		○			
11. 結核	**牛,山羊,水牛,鹿**	人獣		○			
12. ヨーネ病	**牛,めん羊,山羊,水牛,鹿**			○	380(牛),1(めん羊)	399(牛),1(めん羊)	446(牛),3(山羊),1(鹿)
13. ピロプラズマ症[3]	**牛,馬,水牛,鹿**			○			1(馬)
14. アナプラズマ症[4]	**牛,水牛,鹿**			○		1(牛)	
15. 伝達性海綿状脳症[5]	**牛,めん羊,山羊,水牛,鹿**	人獣		○			
16. 鼻疽	**馬**	人獣	海外	○			
17. 馬伝染性貧血	**馬**			○			
18. アフリカ馬疫	**馬**		海外	○			
19. 小反芻獣疫	**めん羊,山羊,鹿**		海外	○			
20. 豚熱	**豚,いのしし**			○	45(豚)	10(豚)	15(豚)
21. アフリカ豚熱	**豚,いのしし**		海外	○			
22. 豚水疱病	**豚,いのしし**		海外				
23. 家きんコレラ	**鶏,あひる,うずら,七面鳥**			○			
24. 高病原性鳥インフルエンザ	**鶏,あひる,うずら,きじ,だちょう,ほろほろ鳥,七面鳥**	人獣		○		33(鶏)	25(鶏),3(あひる)
25. 低病原性鳥インフルエンザ	**鶏,あひる,うずら,きじ,だちょう,ほろほろ鳥,七面鳥**	人獣		○[8]			
26. ニューカッスル病[6]	**鶏,あひる,うずら,七面鳥**	人獣		○			
27. 家きんサルモネラ症[7]	**鶏,あひる,うずら,七面鳥**			○			
28. 腐蛆病	**蜜蜂**			○	33(蜜蜂)	39(蜜蜂)	33(蜜蜂)

1) 流行性脳炎:日本脳炎(馬,豚),東部馬脳炎,西部馬脳炎,ベネズエラ馬脳炎,馬のウエストナイルウイルス感染症を含む。
2) 狂犬病予防法第2条で,①犬,②猫その他の動物(牛,馬,めん羊,山羊,豚,鶏,あひるを除く)として猫,あらいぐま,きつね,スカンクが定められている。
3) ピロプラズマ症:*Theileria parva* と *T. annulata* (牛),*Babesia bovis* と *B. bigemina* (牛),*T. equi* と *B. caballi* (馬)による疾病が対象。
4) アナプラズマ症:*Anaplasma marginale* による疾病が対象。
5) 伝達性海綿状脳症:牛海綿状脳症,スクレイピー,慢性消耗病を含む。
6) ニューカッスル病: 1. 鶏の初生ひなにおけるその病原体のICPI(脳内接種試験により得られた病原体の病原性の高さを表した指数をいう)が0.7以上であるニューカッスル病。
   2. 以下のいずれにも該当するニューカッスル病
     a. その病原体のF蛋白質の113番目から116番目までのアミノ酸残基のうち3以上がアルギニン残基またはリジン残基であると推定されること。
     b. その病原体のF蛋白質の117番目のアミノ酸残基がフェニルアラニン残基であると推定されること。
7) 家きんサルモネラ症:*Salmonella enterica* (血清型がGallinarumであるものであって,生物型がPullorumまたはGallinarumであるものに限る)
8) 低病原性鳥インフルエンザ:家きんおよび飼養鳥の低病原性鳥インフルエンザのうち,人への自然感染が立証され,重篤な健康被害を生じさせるものに限る。
a) 人にも感染する人と動物の共通感染症を示す。
b) 長期間,国内で発生をみない伝染性疾病を海外家畜伝染病とした。
c) 国際獣疫事務所(WOAH)は,国際的に重要な91疾病をWOAHリスト疾病と指定して注意を喚起している。該当疾病を○印で示す。
d) 監視伝染症発生年報より。発生報告のない疾病を空欄とした。
(注)牛疫は2011年5月25日のWOAH総会において,全加盟国を含む198の国・地域で清浄化されたとする評価案が決議され,世界から撲滅が宣言された。
口蹄疫は2010年4月宮崎県で発生したが,その後の防疫対応により7月に終息し,2011年2月,WOAHが清浄化を認めた。

表V−2　届出伝染病

(令和4年12月 省令第67号 家畜伝染病予防法施行規則第2条)

疾病名	対象家畜	人獣共通感染症[a]	海外家畜伝染病[b]	WOAHリスト疾病[c]	日本での発生[d] 2019年	2020年	2021年
01. ブルータング	牛,水牛,鹿,めん羊,山羊			○	1(牛),2(めん羊)	2(めん羊)	2(めん羊)
02. アカバネ病	牛,水牛,めん羊,山羊					1(牛)	
03. 悪性カタル熱	牛,水牛,鹿,めん羊					1(牛)	
04. チュウザン病	牛,水牛,山羊						
05. ランピースキン病[1]	牛,水牛			○			
06. 牛ウイルス性下痢	牛,水牛			○	207	148	109
07. 牛伝染性鼻気管炎	牛,水牛			○	9	5	12
08. 牛伝染性リンパ腫	牛,水牛			○	1,944	2,075	2,179
09. アイノウイルス感染症	牛,水牛				1		

V 関連法規の概要

疾病名	対象家畜	人獣共通感染症[a]	海外家畜伝染病[b]	WOAHリスト疾病[c]	日本での発生[d] 2019年	2020年	2021年
10. イバラキ病	牛, 水牛			○			
11. 牛丘疹性口内炎	牛, 水牛	人獣			3	4	5
12. 牛流行熱	牛, 水牛				4		
13. 類鼻疽	牛, 水牛, 鹿, 馬, めん羊, 山羊, 豚, いのしし	人獣	海外				
14. 破傷風	牛, 水牛, 鹿, 馬	人獣			88(牛), 1(馬)	117(牛), 2(豚)	98(牛)
15. 気腫疽	牛, 水牛, 鹿, めん羊, 山羊, 豚, いのしし				1(牛)	1(牛), 1(馬)	1(牛)
16. レプトスピラ症[2]	牛, 水牛, 鹿, 豚, いのしし, 犬	人獣			24(犬)	1(牛), 33(犬)	27(犬)
17. サルモネラ症[3]	牛, 水牛, 鹿, 豚, いのしし, 鶏, あひる, うずら, 七面鳥	人獣			62(牛), 113(豚), 4(鶏)	94(牛), 95(豚), 2(鶏)	67(牛), 81(豚), 8(鶏)
18. 牛カンピロバクター症	牛, 水牛			○	1		
19. トリパノソーマ症	牛, 水牛, 馬			○	1(牛)		
20. トリコモナス症	牛, 水牛			○			
21. ネオスポラ症	牛, 水牛				3	7	7
22. 牛バエ幼虫症	牛, 水牛	人獣					
23. ニパウイルス感染症	馬, 豚, いのしし	人獣	海外	○			
24. 馬インフルエンザ	馬			○			
25. 馬ウイルス性動脈炎	馬		海外	○			
26. 馬鼻肺炎	馬			○	17	19	13
27. ヘンドラウイルス感染症	馬	人獣	海外				
28. 馬痘	馬						
29. 野兎病	馬, めん羊, 豚, いのしし, うさぎ	人獣		○			
30. 馬伝染性子宮炎	馬		海外				
31. 馬パラチフス	馬					1	2
32. 仮性皮疽	馬	人獣	海外				
33. 伝染性膿疱性皮膚炎	鹿, めん羊, 山羊	人獣			1(めん羊)		
34. ナイロビ羊病	めん羊, 山羊		海外	○			
35. 羊痘	めん羊		海外	○			
36. マエディ・ビスナ	めん羊		海外	○			
37. 伝染性無乳症	めん羊, 山羊		海外	○			
38. 流行性羊流産	めん羊	人獣	海外	○			
39. トキソプラズマ症	めん羊, 山羊, 豚, いのしし	人獣			23(豚)	14(豚)	16(豚)
40. 疥癬	めん羊						
41. 山羊痘	山羊		海外	○			
42. 山羊関節炎・脳炎	山羊			○	2	2	2
43. 山羊伝染性胸膜肺炎	山羊		海外	○			
44. オーエスキー病	豚, いのしし			○			
45. 伝染性胃腸炎	豚, いのしし			○	1(豚)		2(豚)
46. 豚テシオウイルス性脳脊髄炎	豚, いのしし						
47. 豚繁殖・呼吸障害症候群	豚, いのしし			○	25(豚)	19(豚)	18(豚)
48. 豚水疱疹	豚, いのしし		海外				
49. 豚流行性下痢	豚, いのしし				137(豚)	35(豚)	34(豚)
50. 萎縮性鼻炎	豚, いのしし					1(豚)	
51. 豚丹毒	豚, いのしし	人獣			292(豚)	277(豚)	255(豚)
52. 豚赤痢	豚, いのしし				41(豚)	35(豚)	31(豚)
53. 鳥インフルエンザ	鶏, あひる, うずら, 七面鳥	人獣					
54. 低病原性ニューカッスル病	鶏, あひる, うずら, 七面鳥						1(鶏)
55. 鶏痘	鶏, うずら				16(鶏)	11(鶏), 1(うずら)	19(鶏)
56. マレック病	鶏, うずら				67(鶏)	63(鶏)	62(鶏)
57. 鶏伝染性気管支炎	鶏			○	15	25	28
58. 鶏伝染性喉頭気管炎	鶏			○	1	7	8
59. 伝染性ファブリキウス嚢病	鶏			○	10	14	13
60. 鶏白血病	鶏				5	6	2
61. 鳥結核	鶏, あひる, うずら, 七面鳥				1(鶏)		
62. 鳥マイコプラズマ症	鶏, 七面鳥			○	7(鶏)	7(鶏)	1
63. ロイコチトゾーン症	鶏				10	15	19
64. あひるウイルス性肝炎	あひる			○			
65. あひるウイルス性腸炎	あひる		海外				
66. 兎出血病	うさぎ			○	2	7	1
67. 兎粘液腫	うさぎ		海外	○			
68. バロア症	蜜蜂			○	51	35	34
69. チョーク病	蜜蜂				33	35	19
70. アカリンダニ症	蜜蜂			○	74	66	89
71. ノゼマ症	蜜蜂				3		1

1) ランピースキン病：2024年に日本国内で発生あり。
2) レプトスピラ症：*Leptospira interrogans* 血清型 Pomona, Canicola, Icterohaemorrhagiae, Grippotyphosa, Hardjo, Autumnalis および Australis による疾病が対象。
3) サルモネラ症：*Salmonella enterica* 血清型 Dublin, Enteritidis, Typhimurium, Choleraesuis による疾病が対象。
a)〜d) 前頁参照。

動物の感染症 総論

り，省令別表第 に検査の術式，方法等が規定されている。

家畜以外の動物（野生動物等）が家畜伝染病にかかり，またはかかっている疑いが発見された場合，家畜における家畜伝染病の発生を予防するための措置として，知事は，当該動物についての当該伝染性疾病の発生の状況および動向を把握するための検査を当該都道府県の職員に実施させることができる（法第5条第3項）。

(4) 発生予防のための注射，薬浴または投薬（法第6条）

知事は，特定疾病（法第4条の2第5項の検査の実施の目的として公示されたものをいう。以下同じ。）または監視伝染病（法第5条第1項）の発生を予防するため必要がある時は，家畜の所有者に対し，家畜防疫員による注射，薬浴または投薬を受ける旨を命ずることができる。

(5) 衛生管理区域における消毒設備の設置等の義務（法第8条の2）

家畜の所有者は，衛生管理区域（畜舎その他省令で定める施設およびその敷地）の出入口付近に特定疾病または監視伝染病の発生を予防するために必要な消毒設備を設置しなければならない。

(6) 発生予防のための消毒方法等の実施（法第9条）

知事は，特定疾病または監視伝染病の発生を予防するため必要がある時は，区域を限り，家畜の所有者に対し，省令の定めるところにより，消毒方法，清潔方法またはねずみ，昆虫等の駆除方法を実施すべき旨を命ずることができる。

(7) 伝染性疾病の病原体により汚染された場所の消毒等（法第10条）

知事は，家畜以外の動物が家畜伝染病にかかっていることが発見された場合において，当該伝染性疾病が当該動物から家畜に伝染するおそれが高いと認める時は，当該動物がいた場所またはその死体があった場所その他当該伝染性疾病の病原体により汚染したおそれがある場所または物品を当該都道府県の職員に消毒させることができ，また，消毒する場所の付近を通行する者に対し，身体や車両の消毒を受けるよう求めることができる。知事または市町村長は，家畜以外の動物が牛疫，牛肺疫，口蹄疫，豚熱，アフリカ豚熱，高病原性鳥インフルエンザまたは低病原性鳥インフルエンザにかかっていることが発見された場合，当該伝染性疾病の病原体による家畜伝染病の発生を予防するため緊急の必要がある時は，政令で定める手続に従い，72時間を超えない範囲内において期間を定め，通行の制限や遮断を行うことができる（法第10条3項）。

(8) 飼養衛生管理基準（法第12条の3～第12条の3の4）

農林水産大臣は，家畜の飼養規模の区分に応じ，省令で家畜の飼養に係る衛生管理（焼却または埋却が必要となる場合に備えた土地の確保その他の措置を含む）の方法に関して家畜の所有者が遵守すべき基準（飼養衛生管理基準）を定め，知事が飼養衛生管理基準の遵守の改善を図るための措置の実施に関する指針（飼養衛生管理指導等指針）を定めなければならない。知事は，飼養衛生管理指導等指針に即して，飼養衛生管理指導等計画を定めなければならない。

(9) 定期の報告（法第12条の4）

飼養衛生管理基準が定められた家畜の所有者は，毎年家畜の頭羽数や飼養に係る衛生管理状況に関し，省令で定める事項を知事に報告しなければならない。

(10) 指導および助言（法第12条の5），勧告等（法第12条の6）

知事は，飼養衛生管理指導等計画に即して，家畜の所有者に対して，飼養衛生管理基準に定めるところにより適切な衛生管理が行われるよう必要な指導・助言をすることができる。知事が指導・助言をした場合，家畜の所有者がなお飼養衛生管理基準を遵守していない場合，知事は期限を定めて衛生管理の方法を改善すべきことを勧告することができ，当該勧告に従わない時は，期限を定めて勧告に係る措置をとるべきことを命ずることができる。また，知事は，正当な理由なくその命令に従わなかった時は，その旨を公表することができる。

(11) 家畜の飼養に係る衛生管理の状況等の公表（法第12条の7）

農林水産大臣は，飼養衛生管理基準が定められた家畜の衛生管理状況，飼養衛生管理指導等計画の実施状況および家畜防疫員確保の状況について公表する。

3）家畜の伝染性疾病のまん延の防止

(1) 患畜等の届出義務（法第13条）

患畜や疑似患畜を診断し，またはその死体を検案した獣医師（獣医師による診断や検案を受けていない場合は所有者）は，遅滞なくに知事に届け出なければならない。届出があった時は，知事は遅滞なくその旨を公示するとともに当該家畜またはその死体の所在地を管轄する市町村長および隣接市町村長，関係知事に通報し，かつ農林水産大臣に報告しなければならない。ただし，輸入検査（法第40条），輸出検査（法第45条）で発見した場合等には適用しない。

(2) 農林水産大臣の指定する症状を呈している家畜の届出義務（法第13条の2）

家畜が，農林水産大臣が家畜の種類ごとに指定する症状（特定症状）を呈していることを発見した時は，当該家畜を診断し，またはその死体を検案した獣医師（獣医師による診断や検案を受けていない場合は所有者）は，遅滞なく知事に届け出なければならない。知事は，遅滞なく農林水産大臣へ報告するとともに，大臣の指定する症状を呈している家畜が複数の畜房内で発見された時（省令第26条の4）は，家畜防疫員に検体を採取させ，これを農林水産大臣に提出しなければならない。

(3) 隔離の義務（法第14条）

患畜または疑似患畜の所有者は，遅滞なく当該家畜を隔離しなければならない。家畜防疫員は，患畜もしくは疑似患畜と同居していたため，またはその他の理由により患畜となるおそれがある家畜（疑似患畜を除く）の所有者に対し，21日を超えない範囲内で期間を限り，当該家畜を一定の区域外へ移動させてはならない旨を指示することができる。

(4) 通行の制限または遮断（法第15条）

知事または市町村長は，家畜伝染病のまん延防止のため緊急必要がある時は，72時間を超えない範囲内で期間を定め，牛疫，牛肺疫，口蹄疫，豚熱，アフリカ豚熱，高病原性鳥インフルエンザまたは低病原性鳥インフルエンザの患畜または疑似患畜の所在場所とその他の場所との通行を制限し，または遮断することができる。

(5) と殺の義務（法第16条）

牛疫，牛肺疫，口蹄疫，豚熱，アフリカ豚熱，高病原性

鳥インフルエンザまたは低病原性鳥インフルエンザの患畜または疑似患畜（牛肺疫は患畜のみ）の所有者は，家畜防疫員の指示に従い，当該家畜を直ちに殺さなければならない。家畜防疫員は，家畜伝染病のまん延を防止するため緊急の必要がある時は，自らこれを殺すことができる。

(6) 患畜等の殺処分（法第17条）

知事は，家畜伝染病のまん延を防止するため必要がある時は，以下の20疾病の患畜と11疾病の疑似患畜の所有者に対し，期限を定めて，当該家畜を殺すよう命じることができる。また，所有者不明の場合で緊急の必要がある時は，知事は，家畜防疫員に当該家畜を殺させることができる。

患畜：流行性脳炎，狂犬病，水疱性口内炎，リフトバレー熱，炭疽，出血性敗血症，ブルセラ症，結核，ヨーネ病，ピロプラズマ症，アナプラズマ症，伝達性海綿状脳症，鼻疽，馬伝染性貧血，アフリカ馬疫，小反芻獣疫，豚水疱病，家きんコレラ，ニューカッスル病，家きんサルモネラ症

疑似患畜：牛肺疫，水疱性口内炎，リフトバレー熱，出血性敗血症，伝達性海綿状脳症，鼻疽，アフリカ馬疫，小反芻獣疫，豚水疱病，家きんコレラ，ニューカッスル病

(7) 患畜等以外の家畜の殺処分（法第17条の2）

農林水産大臣は，家畜において口蹄疫またはアフリカ豚熱がまん延し，またはまん延するおそれがある場合（家畜以外の動物が当該伝染性疾病にかかっていることが発見された場合であって，当該動物から家畜に伝染することにより家畜において当該伝染性疾病がまん延するおそれがある時を含む）において，そのまん延防止が困難であり，かつ，その急速かつ広範囲なまん延を防止するため，当該伝染性疾病の患畜および疑似患畜以外の家畜でも殺すことがやむを得ないと認める時は，必要な最小限度の範囲に限ってその地域（指定地域）および殺す必要のある家畜（指定家畜）を指定することができる（法第17条の2第1項および第2項）。指定地域および指定家畜の指定があった時は，知事は当該指定家畜の所有者に対し，期限を定めて当該指定家畜を殺すべき旨を命ずるものとする（法第17条の2第5項）。命令を受けた者が従わない時や，当該指定家畜の所有者もしくはその所在が不明の場合において緊急の必要がある時は，知事は家畜防疫員に当該指定家畜を殺させることができる（法第17条の2第6項）。

(8) 死体の焼却等の義務（法第21条）

以下の患畜および疑似患畜の死体の所有者は，家畜防疫員の指示に従い，遅滞なく，当該死体を焼却し，または埋却しなければならない。また，家畜防疫員の許可なく，他の場所へ移し，損傷し，または解体してはならない（法第21条第3項）。

① 牛疫，牛肺疫，口蹄疫，狂犬病，水疱性口内炎，リフトバレー熱，炭疽，出血性敗血症，伝達性海綿状脳症（焼却のみ），鼻疽，アフリカ馬疫，小反芻獣疫，豚熱，アフリカ豚熱，豚水疱病，家きんコレラ，高病原性鳥インフルエンザ，低病原性鳥インフルエンザまたはニューカッスル病の患畜または疑似患畜の死体

② 流行性脳炎，ブルセラ症，結核，ヨーネ病，馬伝染性貧血または家きんサルモネラ症の患畜または疑似患畜の死体（と畜場で殺したものを除く）

③ 指定家畜の死体

焼却および埋却は，省令第30条に定める基準を，消毒は省令別表第3に定める基準その他の事情を勘案し，当該措置の目的を十分に達成できるような方法により行う（施行規則別表第3）。

(9) 汚染物品の焼却等の義務（法第23条）

家畜伝染病の病原体により汚染し，または汚染したおそれのある物品の所有者は，家畜防疫員の指示に従い，遅滞なく，焼却し，埋却し，または消毒しなければならない（伝達性海綿状脳症では焼却のみ）。

ただし，家きんサルモネラ症の病原体により汚染し，または汚染したおそれがある物品は指示を待たないで焼却し，埋却し，または消毒することを妨げない。

(10) 畜舎等の消毒の義務（法第25条），伝染性疾病の病原体により汚染された衛生管理区域周辺以外の場所の消毒等（法第25条の2）

患畜もしくは疑似患畜またはこれらの死体の所在した畜舎，船舶，車両，その他これに準ずる施設およびその敷地（要消毒畜舎等）の所有者は，家畜防疫員の指示に従い，要消毒畜舎等を消毒しなければならない。ただし，家きんサルモネラ症に係るものその他省令で定めるものについては指示を待たないで消毒することを妨げない。

要消毒畜舎等の所有者は，消毒が終了するまでの間，要消毒畜舎等に消毒設備を設置しなければならない（法第25条第4項）。当該消毒設備が設置されている要消毒畜舎等に車両を入れ，または当該要消毒畜舎等から車両を出す者は，当該車両の消毒をしなければならない（法第25条第6項）。

また，家畜以外の動物における牛疫，牛肺疫，口蹄疫，豚熱，アフリカ豚熱，高病原性鳥インフルエンザまたは低病原性鳥インフルエンザのまん延による当該伝染性疾病の病原体の拡散を防止するため必要がある場合には，知事は，当該都道府県の職員に必要な限度において，当該動物がいた場所を消毒させることができ，当該場所とその他の場所との通行を制限し，または遮断することができる（法第25条の2）。

(11) 家畜等の移動制限（法第32条）

知事は，家畜伝染病のまん延を防止するため必要がある時は，規則を定め，家畜，その死体または家畜伝染病の病原体を拡散するおそれがある物品の当該都道府県区域内での移動，当該都道府県内への移入または当該都道府県外への移出を禁止し，または制限することができる。また，農林水産大臣は，区域を指定し，家畜，その死体または家畜伝染病の病原体を拡散するおそれがある物品の当該区域外への移出を禁止し，または制限することができる。

(12) 家畜集合施設の開催等の制限（法第33条），放牧等の制限（法第34条）

知事は，家畜伝染病のまん延を防止するため，競馬，家畜市場，家畜共進会，と畜場や化製場の事業を停止し，または制限することができる。また，放牧，種付，と畜場以外でのと殺またはふ卵を停止し，または制限をすることができる。

(13) 勧告等（法第34条の2）

知事は，家畜伝染病のまん延を防止するため，家畜の所有者に対し，飼養衛生管理基準のうち，法第12条の3第2項第3号および第4号に掲げる事項に係る基準について遵守していないと認める時は，指導・助言を経ずに改善す

べきことを勧告し，当該家畜の所有者がその勧告に従わない時は，その者に対し，期限を定めてその勧告に係る措置をとるべきことを命ずることができる。また，正当な理由なくその命令に従わなかった時は，その旨を公表することができる。

(14) 発生の原因の究明(法第35条の2)

農林水産大臣は，牛疫，牛肺疫，口蹄疫，豚熱，アフリカ豚熱，高病原性鳥インフルエンザまたは低病原性鳥インフルエンザが発生した時は，速やかにその発生の原因を究明するよう努めるものとする。

(加茂前清尚)

4）輸出入検疫

(1) 輸入禁止(法第36条，省令第43条)

次の①および②に掲げるものは原則として輸入が禁じられているが，試験研究用に供する場合等，農林水産大臣の許可を受けた時は，この限りではない。

① 省令で定められている地域(省令第43条)から発送され，またはこれらの地域を経由した法第37条第1項各号の物であって農林水産大臣が指定するもの(平成二十九年農林水産省告示第三百六号)。

② 監視伝染病の病原体および家畜の伝染性疾病の病原体であって，すでに知られているもの以外のもの

(2) 輸入のための検査証明書の添付(法第37条，省令第45条)

次の①～③までに掲げる物であって農林水産大臣の指定するもの(指定検疫物：省令第45条)は，輸出国政府機関発行の検査証明書がなければ原則として輸入できない。

① 動物，その死体または骨肉卵皮毛類およびこれらの容器包装

② 穀物のわら(省令で定めた飼料用以外のものは除く)および飼料用の乾草

③ ①および②を除き，監視伝染病の病原体を拡散するおそれがある敷料その他これに準ずる物

(3) 輸入場所の制限(法第38条，省令第47条)

指定検疫物は，省令で指定された港，飛行場以外の場所で輸入してはならない。

(4) 動物の輸入に関する届出(法第38条の2，省令第47条の2～第47条の4)

農林水産大臣の指定する動物(省令第47条の2)を輸入しようとする者は，省令で定めるところ(省令第47条の3)により，動物の種類，数量，場所等，その他省令で定める事項(省令第47条の4)を動物検疫所に届け出なければならない。

(5) 輸入検査(第40条)

指定検疫物を輸入した者は，遅滞なくその旨を動物検疫所に届け出て，その物につき，原状のままで，家畜防疫官による検査を受けなければならない。家畜防疫官は，入国者の携帯品に指定検疫物または要検査物が含まれるかどうかを判断するため，必要な質問および検査を行うことができる。

(6) 輸出検査(法第45条，省令第53条)

輸入国政府が，家畜の伝染性疾病の病原体を広げるおそれの有無についての輸出国の検査証明を必要としている動物その他の物または農林水産大臣が国際動物検疫上必要と認めて指定するもの(省令第53条)を輸出しようとする者は，あらかじめ家畜防疫官の検査を受け，かつ，輸出検疫証明書の交付を受けなければならない。

家畜防疫官は，出国者の携帯品に輸出検疫証明書の交付が必要な物が含まれるかどうかを判断するため，必要な質問および検査を行うことができる。

(7) 検査のための係留期間(省令第50条)

生きた動物の輸入検査と輸出検査は係留して行うものとし，省令第50条において動物の種類ごとに係留期間を定めている。ただし，輸出検査の場合，輸入国政府がそれ以上の期間を必要とする場合は当該期間とする。

(8) 検査に基づく処置(法第46条)，入国者および出国者に対する質問等(法第46条の2)，入国者および出国者の携帯品の消毒(法第46条の3)，協力の要請(法第46条の4)

家畜防疫官は，輸出入検査の結果，発見された違反畜産物について，省令で定める基準に基づき廃棄することができる。また，家畜防疫官は，入国者および出国者の携帯品に要消毒物品が含まれるかどうかを判断するため，必要な質問および検査を行うことができ，要消毒物品が含まれていた場合，必要な限度において消毒することができる。動物検疫所長は，輸出入検査等を円滑に実施する必要がある時は，船舶もしくは航空機の所有者もしくは長または港もしくは飛行場管理者等に協力を求めることができ，協力の求めを受けた者は応ずるよう努めなければならない。

(小林芳史)

5）病原体の所持に関する措置

(1) 家畜伝染病病原体の所持の許可に関する事項(法第46条の5～第46条の22)

省令で定める家畜伝染病病原体を所持しようとする者は，農林水産大臣の許可を受けなければならない(法第46条の5)。農林水産大臣は，病原体所持の目的が①検査，治療，医薬品その他省令で定める製品の製造または試験研究であることおよび②取扱施設が省令で定める基準を満たし，家畜伝染病が発生し，またはまん延するおそれがないことを満たしていない場合は許可をしてはならない(法第46条の6)。農林水産大臣は，許可をした時は許可証を交付しなければならない(法第46条の7)。許可所持者は，許可事項の変更をしようとする時は，原則として農林水産大臣の許可を得なければならない(法第46条の8)。農林水産大臣は，許可所持者が許可の基準等に適合しなくなった時，許可の取り消し，または許可の効力を停止することができる(法第46条の9)。家畜伝染病病原体は，原則譲り渡し，または譲り受けてはならない(法第46条の10)。許可所持者が，家畜伝染病病原体を所持することを要しなくなった場合または許可を取り消され，もしくは許可の効力を停止された場合，家畜伝染病病原体の滅菌もしくは無害化またはその譲渡をしなければならない(法第46条の11)。その他，病原体所持開始前の家畜伝染病発生予防規程の作成(法第46条の12)，病原体取扱主任者の選任(法第46条の13)，許可所持者の教育訓練(法第46条の14)，許可所持者の保管，使用，滅菌等に関する事項その他発生予防およびまん延防止に関する必要事項の記帳義務(法第46条の15)，取扱施設の基準(法第46条の16)，家畜伝染病病原体保管等の基準(法第46条の17)，災害時の応急措置(法第46条の18)等について定められている。

届出伝染病等病原体についても，所持の開始から7日以

内に大臣に届け出なければならない（法第46条の19）。また，届出伝染病等病原体については，家畜伝染病病原体の規定を準用し，記帳の義務，施設の基準，保管の基準および災害時の応急措置が定められている（法第46条の20）。

農林水産大臣は，家畜伝染病病原体または届出伝染病等病原体を扱う事業者の事業を所管する大臣に対し，必要な措置を講じるよう依頼することができる（法第46条の21）。

（松井祐佑）

6）雑則

(1) 立入検査等（法第51条）

家畜防疫官または家畜防疫員は，家畜の伝染性疾病を予防するため必要がある時は，競馬場，家畜市場，家畜共進会場，衛生管理区域，化製場，と畜場，倉庫，船舶，車両，航空機，家畜の伝染性疾病の病原体により汚染したおそれがあるその他の場所等に立ち入って動物等を検査し，関係者に質問し，または血液等を採取することができる（法第51条第1項）。また，農林水産大臣は，その職員に病原体許可所持者等の事務所または事業所に立ち入って書類等を検査させ，関係者に質問させ，または検査に必要な限度において，監視伝染病病原体もしくはこれにより汚染したおそれがある物を集取させることができる（法第51条第2項）。

(2) 伝染性疾病の発生の状況等に関する情報の収集および公表（法第52条の2）

農林水産大臣は，外国における家畜の伝染性疾病の発生状況等に関する情報を収集し，整理・分析を行い，積極的に公表するものとする。

(3) 家畜防疫官および家畜防疫員（法第53条）

法に規定する事務に従事させるため，農林水産省に家畜防疫官を置く。

また，知事は，都道府県職員のうち獣医師等を家畜防疫員として任命するとともに，獣医師を職員として採用することにより，法に規定する事務を処理するために必要となる数の家畜防疫員を確保するよう努めなければならない（法第53条第3項および第4項）。

(4) 手当金（法第58条）

国は，法に基づき殺された家畜，焼却し，または埋却した物品等について，その評価額の一部を，当該家畜等の所有者に対して手当金として交付する（法第58条第1項）。なお，牛疫，牛肺疫，口蹄疫，豚熱，アフリカ豚熱，高病原性鳥インフルエンザおよび低病原性鳥インフルエンザについては，手当金の他に，特別手当金を交付する（法第58条第2項）。ただし，家畜の伝染性疾病の発生予防やまん延を防止するための措置を講じなかった者には，手当金および特別手当金の一部または全部を交付せず，またはすでに交付した場合は返還させるものとする。

(5) 家畜伝染病予防費（法第60条第1項）

国は，知事または家畜防疫員が法を執行するために必要な費用を負担する。

(6) 移動制限等による売上げの減少額，指定家畜に係る補償等（法第60条第2項，第60条の2）

国は，移動制限等による農場の売上げの減少額等に相当する額を知事が家畜，死体または物品の所有者に交付した額の2分の1を負担する（法第60条第2項）。国は，所有する指定家畜を殺し，または殺されたために損失を受けた者に対し，政令で定める損失を補償しなければならない（法第60条の2第1項）。

(7) 厚生労働大臣および環境大臣との関係（法第62条の2），連絡および協力（法第62条の3）

農林水産大臣は，家畜から人に伝染するおそれが高い家畜の伝染性疾病の発生予防またはまん延防止の措置を講じようとする場合，必要があると認める時は，厚生労働大臣に意見を求めることができ（法第62条の2第1項），また，厚生労働大臣は意見を述べることができる（法第62条の2第2項）。農林水産大臣は，家畜伝染病が野生動物から家畜へ伝染するおそれが高いため法の規定による発生予防またはまん延防止のための措置を講じようとする場合，必要があると認める時は，環境大臣に意見を求めることができ（法第62条の2の第4項），また環境大臣は意見を述べることができる（法第62条の2の第5項）。農林水産大臣および関係行政機関の長は，法の施行に当たり，家畜の伝染性疾病の発生予防またはまん延防止に関する事項について，相互に緊密に連絡し，協力しなければならない（法第62条の3）。

7）罰則

2020年7月に改正された家畜伝染病予防法では，法に違反した場合の罰則が強化された。主な事項としては，

①輸出入検疫に係る違反および患畜等の届出義務違反に係る罰金を「百万円以下」から「三百万円以下」に引き上げ（法第63条）

②飼養衛生管理基準の遵守に係る命令違反に係る罰金を「三十万円以下」から「百万円以下」に引き上げ（法第66条）

③法人の代表者等がその業務に関して法第63条の違反に係る行為をした場合の罰金刑を「百万円以下」から「五千万円以下」に引き上げ（法第69条）

④家畜の所有者の知事に対する家畜の飼養に係る衛生管理の状況に関する定期の報告違反に係る過料を「十万円以下」から「三十万円以下」に引き上げ（法第70条）

等の改正がされた。

（加茂前清尚，小林芳史）

2　飼養衛生管理基準

（関連する家畜伝染病予防法の条文：法第8条の2，第12条の3～第12条の7，第13条の2）

家畜の伝染性疾病の発生を予防するためには，家畜の所有者において日頃から適切な飼養衛生管理を徹底することが重要である。このため，家畜伝染病予防法において，牛，豚および鶏等，政令で定める家畜について，その飼養に係る衛生管理の方法に関し，家畜の所有者が遵守すべき基準として，農林水産大臣が飼養衛生管理基準を定めることとされている（法第12条の3第1項）。2003年の家畜伝染病予防法改正により，農林水産大臣が同基準を制定することとなったが，その後，国内における疾病発生に際して得られた新たな知見や課題を踏まえ，累次の改正が行われている。

1）飼養衛生管理基準の内容

2001年9月に日本で初めてBSEが発生したが，この際の初動対応が不十分なものとなり，混乱を招いたことを受

動物の感染症 総論

けて，2003年に関係省庁および都道府県が緊密に連携し，家畜伝染病の発生予防およびまん延防止措置を講じるために家畜伝染病予防法が改正され，家畜の伝染性疾病の中には，家畜の所有者が衛生管理を徹底することでその発生を予防できるものもあることから，農林水産大臣が飼養衛生管理基準を定めることが法に規定された。同基準の制定に向けた議論が行われる中，2004年1月に日本で79年ぶりとなる高病原性鳥インフルエンザの発生があったことから，この際の防疫対応も踏まえた上で，家畜伝染病予防法施行規則に同基準が規定され，同年12月から施行された。当時の飼養衛生管理基準は，牛，豚および鶏を対象とし，畜舎等の清掃または消毒を定期的に行うこと，手指・作業靴の消毒等を行うこと，農場に出入りする車両の消毒に努めること等衛生対策の基本となる10項目で構成されていた。

2）口蹄疫等の発生を踏まえた改正（2011年）

2010年4月に宮崎県において発生した口蹄疫は，牛，豚等の家畜約30万頭を殺処分する日本の畜産史上最大規模の発生となった。また，同年11月以降，高病原性鳥インフルエンザが9県24事例発生し，約183万羽が殺処分された。

これらの事例を踏まえ，2011年の法改正において，飼養衛生管理基準に関連する内容として，家畜の所有者は衛生管理区域（畜舎やその敷地等）の出入口付近に消毒設備を設置し，当該衛生管理区域に入る人，物品および車両を消毒しなければならないこと（法第8条の2），農林水産大臣は飼養衛生管理基準を少なくとも5年ごとに再検討すること（法第12条の3第4項），家畜の所有者は毎年，飼養している家畜の頭羽数および当該家畜の飼養に係る衛生管理の状況（飼養衛生管理基準の遵守状況）を報告しなければならないこと（法第12条の4），知事は飼養衛生管理基準を遵守していない家畜の所有者に対し，必要な指導・助言，勧告および命令をすることができること（法第12条の5〜第12条の7）等が規定された。

飼養衛生管理基準については，2011年9月の改正において，畜種ごとの飼養実態に合わせる観点から，畜種別の基準〔①牛等（牛，水牛，鹿，めん羊および山羊），②豚等（豚およびいのしし），③家きん等（鶏，あひる，うずら，きじ，だちょう，ほろほろ鳥および七面鳥），④馬〕となり，衛生管理区域の設定，衛生管理区域への立ち入りの制限，埋却等の準備，通報ルールの作成等大幅な内容の追加が行われた。

3）改正後5年経過を踏まえた改正（2017年）

2011年の改正から5年が経過する間，2014年に豚に水様性の下痢を引き起こす豚流行性下痢の発生や，都道府県による飼養衛生管理基準の指導の徹底を促す家畜伝染病対策に関する行政評価・監視に基づく勧告（2015年11月，総務省公表）等が示されたことから，こうした新たな知見や社会的要請を踏まえ，2017年1月に飼養衛生管理基準の一部改正を行った。

主な改正内容として，①豚およびいのししの基準に食品循環資源を原材料とする飼料に生肉が含まれる可能性がある場合の加熱処理，②家畜の死体の保管場所への野生動物の侵入防止措置，③家畜の死体および排泄物を移動する場合の適切な措置の実施等が追加された。

4）豚熱の発生を踏まえた改正（2020年）

2018年9月の岐阜県において，日本で26年ぶりに発生が確認された豚熱については，北海道を除く全国で飼養豚へのワクチン接種等の対策が行われているが，現在（2024年1月時点）もなお終息に至っていない。特に豚熱の感染が拡大した要因として，農場における飼養衛生管理の徹底が不十分であった点や，野生いのししによって広域に病原体が拡散し，伝播を引き起こした点が指摘されている。

このため，2020年の法改正において，飼養衛生管理基準に関連する内容として，家畜の所有者は衛生管理区域ごとに，家畜の飼養を行う者等の監督等を行う飼養衛生管理者を選任しなければならないこと（法第12条の3の2），農林水産大臣は，知事が行う指導・助言，勧告，命令その他衛生管理の改善を図るための措置の実施に関する指針である飼養衛生管理指導等指針を定めなければならず，知事は飼養衛生管理指導等指針に則した飼養衛生管理指導等計画を定めなければならないこと（法第12条の3の3および第12条の3の4），飼養衛生管理基準を遵守していない旨の勧告を受けた家畜の所有者が，知事から当該勧告に係る措置をとるべき旨の命令を受け，当該命令に従わなかった場合にはその旨を公表できること（法第12条の6第3項）等が規定された。

飼養衛生管理基準については，農場内への物品の持ち込みや消毒等のルールを定める飼養衛生管理マニュアルの作成，野生動物の侵入防止措置の強化等の追加が行われ，特に豚，いのししの基準については，食品循環資源の処理および管理の方法の見直し等の追加が行われた。

5）大規模養鶏場における高病原性鳥インフルエンザの発生を踏まえた改正（2021年）

2020年11月以降翌年3月までの間に，高病原性鳥インフルエンザが52事例発生し，約987万羽が殺処分対象となり，当時過去最大の規模での発生となった。特に，100万羽を超える大規模養鶏場での発生もあったことから，大規模農場における飼養衛生管理や防疫措置の適切かつ円滑な実施が課題となった。

このため，2021年9月の飼養衛生管理基準の改正において，豚の場合は3千頭（肥育豚にあっては1万頭）以上，鶏およびうずらの場合は10万羽以上，ならびにあひる，きじ，だちょう，ほろほろ鳥および七面鳥の場合は1万羽以上を飼養する大規模所有者が講ずる措置として，畜舎ごとに衛生管理者を配置すること，大規模所有者のうち，特に家畜の飼養頭羽数が多く監視伝染病が発生した場合の殺処分等に多大な時間を要すると知事が認める者については，監視伝染病が発生した際の当該農場における具体的な防疫対応の計画を策定することが追加された。また，豚および家きんの所有者については，防疫措置に必要となる埋却地等を事前に確保することが追加された。

（松井裕佑）

3　狂犬病予防法（要約）

目的：「狂犬病の発生を予防し，そのまん延を防止し，及びこれを撲滅することにより，公衆衛生の向上及び公共の福祉の増進を図ること（第1条）」であり，その所管は厚生

労働省であるが，対象動物(犬等)の検疫に関する事務・業務については農林水産省の所管である(法第7条2項，農水省令・犬等の輸出入検疫規則)。また，狂犬病予防員(以下，予防員)については，都道府県知事等が当該都道府県等の職員かつ獣医師から任命する(法第3条)。

1) 適用範囲 (法第2条)

本法がすべて適用となる動物は「犬」で，部分的に適用される動物は「狂犬病を人に感染させるおそれが高いものとして政令で定めるもの(猫，あらいぐま，きつねおよびスカンク)」で，これら動物を「犬等」としている。

2) 通常措置 (法第4〜7条)

登録(法第4条)：犬の所有者は，犬を取得した日から30日以内に，その犬の所在地を管轄する市町村長(特別区では区長)に犬の登録申請を行い，交付された鑑札を犬に装着させなければならない。ただし，「動物の愛護及び管理に関する法律(第39条7項・狂犬病予防法の特例)」に基づき，マイクロチップにより犬の登録を行った場合には，この特例制度に参加する市町村においてマイクロチップは犬の鑑札とみなされる。

予防注射(法第5条)：犬の所有者は，その犬に狂犬病の予防注射を毎年1回受けさせ，交付された注射済票を装着させる義務がある。注射済票の色は黄・赤・青の順で毎年度変更される(施行規則第12条第3項第4号)。

抑留(法第6条)：
①予防員は，未登録，鑑札未装着，狂犬病予防注射未接種，もしくは注射済票未装着の犬を認めた時は，この犬を抑留しなければならず，都道府県知事等が指定した捕獲人を使用して，抑留すべき犬を捕獲できる。ただし，登録・予防注射の対象が生後91日以降の犬であることから，生後90日以内の犬は抑留の対象とならない。また，第21条(抑留所の設置)において，犬を収容するための抑留所の設置とその予防員による管理が義務づけられている。
②抑留した犬に関して，所有者の判明している犬についてはその所有者に引き取るべき旨の通知を，判明していない犬については捕獲した場所を所轄する市町村長にその旨を通知し，市町村長はその旨を2日間公示しなければならない。
③予防員は，通知および公示後に引き取り手のない抑留犬については，処分することができる(義務ではないことに注意)。ただし，犬を処分する場合には，その前に評価人3人以上の合議により，その犬を評価させておかなければならない(処分前の評価・施行令第5条)。

輸出入検疫(法第7条)：犬等について，検疫を受けなければ輸出または輸入してはならず，その検疫に関する事項は後述の農水省令(犬等の輸出入検疫規則)で定められている。

3) 狂犬病発生時の措置 (法第8〜19条)

届出義務(法第8条)：狂犬病に罹患した犬等(疑い例を含む)，またはこれらの犬等に咬まれた犬等について，診断もしくは死体の検案を行った獣医師は，その犬等の所在地を管轄する保健所長にその旨を届け出る義務がある。ただし，保健所を設置する市または特別区においては，保健所長への届け出は市長または区長を経由して行う(施行令第6条)。さらに保健所長から都道府県知事へ報告の義務があり，報告のあった都道府県知事は厚生労働大臣への報告と，近隣都道府県知事への通報が義務づけられている。

隔離義務(法第9条)：8条において診断した獣医師は，その犬等を直ちに隔離しなければならない。人命に危険があり緊急でやむを得ない場合は，その犬等を殺すことも妨げていない。しかし，そのためには予防員の許可を受けなければならない(殺害禁止・法第11条)。

公示およびけい留命令等(法第10条)：都道府県知事は，狂犬病(疑似症を含む)の発生を認めた時は，直ちにその旨を公示し，区域および期間を定めて，その区域内のすべての犬に口輪をかけるか，係留を命ずる義務がある。

病性鑑定のための措置(法第14条)：予防員は，政令の定めるところにより病性鑑定のために必要に応じて，都道府県知事の許可を受けて，犬等の死体を解剖または解剖のため狂犬病に罹患した犬等を殺すことができるが，そのためには前述の「処分前の評価」が必要である。

以下の条項は，狂犬病が発生した場合に，都道府県知事がそのまん延防止および撲滅等のために必要と認める場合に，期間および区域を定めて執ることのできる措置である。

検診および予防注射(法第14条)：予防員に犬の一斉検診または臨時の予防注射を行わせることができる。

移動の制限(法第15条)：犬またはその死体の当該都道府県の区域内における移動，当該都道府県内への移入または当該都道府県外への移出を禁止または制限することができる。

交通のしゃ断または制限(法第16条)：緊急の場合，犬またはその死体の当該都道府県の区域内における移動，当該都道府県内への移入または当該都道府県外への移出を，禁止または制限することができる。

集合施設の禁止(法第17条)：犬の展覧会やその他の集合施設の禁止を命ずることができる。

けい留されていない犬の抑留(法第18条)：第10条の規定による係留の命令が発せられているにもかかわらず係留されていない犬を，予防員に抑留させることができる。

けい留されていない犬の薬殺(法第18条の2)：緊急で，かつ抑留を行うにあたり著しく困難な事情がある場合には，第10条の規定による係留の命令が発せられているにもかかわらず係留されていない犬を，予防員に薬殺(毒餌の設置)させることができる。実施にあたり，都道府県知事は当該区域内およびその近傍の住民に対して，その旨(毒餌を設置する区域，期間，時間，薬品の種類，ならびに毒餌の状態)を事前に文書，掲示板および新聞または放送により周知させなければならない(施行令第8条)。毒餌の設置は午後10時から翌日午前5時までで，毒餌ごとに毒餌であることを示した紙片を添えなければならず，予防員に毒餌の置かれた場所を巡視させなければならない(施行令第7条)。毒餌に使用する薬品は，硝酸ストリキニーネとなっている(施行規則第17条)。

4) 犬等の輸出入検疫規則(要約)

①犬等を輸入する場合，到着予定日の40日前までに「狂犬病予防法に基づく動物の輸入に関する届出書」を到着

する港（空港）の動物検疫所に届け出を行い，犬等の到着後に遅滞なく輸入申請書を動物検疫所に提出して，家畜防疫官の行う検疫を受けなければならない（第1，2条）。犬等を輸出する場合，予め申請書を動物検疫所に提出し，指示された日時に家畜防疫官の行う検疫を受けなければならない（第3条）。

②農林水産大臣の指定する地域（指定地域：アイスランド，オーストラリア，ニュージーランド，フィジー諸島，ハワイおよびグアム ※2024年10月時点）から犬等を輸入する場合，必要事項が記載された輸出国政府機関発行の証明書等があれば，動物検疫所での係留期間は12時間以内となる（第4条第1項の表の区分1）。必要事項とは，当該犬等が狂犬病（疑い含む）に罹患していないこと，マイクロチップによる個体識別，指定地域で2年間狂犬病の発生のないこと，指定地域において180日以上飼養もしくは生後指定地域のみで飼養されていたこと，である。この時，当該地域で飼養された期間（輸出前飼養日数）が180日に満たない犬等の係留期間は，180日から輸出前飼養日数を引いて得た日数となる（第4条第1項の表の区分2）。

③指定地域以外から犬・猫を輸入する場合に，狂犬病（疑い含む）に罹患していないこと，マイクロチップによる個体識別，2回以上の狂犬病予防注射，基準値以上の抗体価の確認，その採血日から到着日までの日数（採血後日数）が180日間を超えることが輸出国政府機関発行の証明書等から確認できた場合には係留期間は12時間以内となるが，採血後日数が180日に満たない場合は，その差が係留期間となる（第4条第1項の表の区分3）。

④指定地域以外からきつね，あらいぐま，またはスカンクを輸入する場合の係留期間は原則180日である（第4条第1項の表の区分5）。

⑤動物検疫所長が，係留中の犬等について災害救助のためやその他の特別な事情があると認めた時は，狂犬病予防上必要な管理方法等を指示して，一時的に動物検疫所の敷地外に当該犬等を出させることができる（第4条第5項）。

⑥家畜防疫官の指示なく検疫終了前の犬等を船舶または飛行場から搬出することは禁止されている（第7条）。家畜防疫官は必要に応じて船舶内または飛行場（航空機内を含む）で犬等や外国から到着した犬等の死体について検疫・検査を行うことができる（第8条）。輸入検疫の終了した犬等については，輸入検疫証明書が交付される（第9条）。

（山田健太郎）

4 感染症の予防及び感染症の患者に対する医療に関する法律（感染症法：要約）

目的（法第1条）：感染症の予防および感染症の患者に対する医療に関し必要な措置を定めることにより，感染症の発生を予防し，およびそのまん延の防止を図り，もって公衆衛生の向上および増進を図ることを目的とする。

1）獣医師等の責務（法第5条の2）

獣医師その他の獣医療関係者は，感染症の予防に関し国および地方公共団体が講ずる施策に協力するとともに，その予防に寄与するよう努めなければならない。動物等取扱業者は，その輸入し，保管し，貸出しを行い，販売し，または展示する動物またはその死体が感染症を人に感染させることがないように，感染症の予防に関する知識および技術の習得，動物またはその死体の適切な管理その他の必要な措置を講ずるよう努めなければならない。

2）定義等（法第6条）

「感染症」とは，一類感染症，二類感染症，三類感染症，四類感染症，五類感染症，新型インフルエンザ等感染症，指定感染症および新感染症をいう（表Ⅴ-3）。

「特定病原体等」とは，一種病原体等，二種病原体等，三種病原体等および四種病原体等をいう（表Ⅴ-4）。

3）獣医師の届出（法第13条，施行令第5条，施行規則第5条）

獣医師は，一類感染症，二類感染症，三類感染症，四類感染症または新型インフルエンザ等感染症のうちエボラ出血熱，マールブルグ病その他の政令で定める感染症ごとに当該感染症を人に感染させるおそれが高いものとして政令で定める猿その他の動物について，当該動物が当該感染症にかかり，またはかかっている疑いがあると診断した時は，直ちに，当該動物の所有者の氏名その他厚生労働省令で定める事項を最寄りの保健所長を経由して都道府県知事に届け出なければならない（表Ⅴ-5）。ただし，当該動物が実験のために当該感染症に感染させられている場合は，この限りでない。

4）感染症の病原体を媒介するおそれのある動物の輸入に関する措置

(1) 輸入禁止（法第54条，平成11年厚生省・農林水産省令第2号第1条）

何人も，感染症を人に感染させるおそれが高いものとして政令で定める動物（以下「指定動物」という）であって次に掲げるものを輸入してはならない（表Ⅴ-6）。ただし，厚生労働省令，農林水産省令で定める地域から輸入しなければならない特別の理由がある場合において，厚生労働大臣および農林水産大臣の許可を受けた時は，この限りでない。

指定動物（施行令第13条）：政令で定める動物は，イタチアナグマ，コウモリ，猿，タヌキ，ハクビシン，プレーリードッグおよびヤワゲネズミとする。

(2) 輸入検疫（法第55条）

指定動物を輸入しようとする者（以下「輸入者」という）は，輸出国における検査の結果，指定動物ごとに政令で定める感染症にかかっていない旨またはかかっている疑いがない旨その他厚生労働省令，農林水産省令で定める事項を記載した輸出国の政府機関により発行された証明書またはその写しを添付しなければならない。指定動物は，農林水産省令で定める港または飛行場以外の場所で輸入してはならない。輸入者は，農林水産省令で定めるところにより，当該指定動物の種類および数量，輸入の時期および場所その他農林水産省令で定める事項を動物検疫所に届け出なければならない。この場合において，動物検疫所長は，次項の検査を円滑に実施するため特に必要があると認める時は，当該届出をした者に対し，当該届出に係る輸入の時期または場所を変更すべきことを指示することができる。輸

表V-3 感染症法における疾病分類
(法第6条,施行令第1条,施行規則第1条)

分類	感染性の疾病
一類感染症	1. エボラ出血熱, 2. クリミア・コンゴ出血熱, 3. 痘そう, 4. 南米出血熱, 5. ペスト, 6. マールブルグ病
二類感染症	1. 急性灰白髄炎, 2. 結核, 3. ジフテリア, 4. 重症急性呼吸器症候群(SARSコロナウイルスに限る), 5. 中東呼吸器症候群(MERSコロナウイルスに限る), 6. 鳥インフルエンザ(インフルエンザウイルスA属インフルエンザAウイルスであってその血清亜型がH5N1とH7N9に限る。「特定鳥インフルエンザ」という)
三類感染症	1. コレラ, 2. 細菌性赤痢, 3. 腸管出血性大腸菌感染症, 4. 腸チフス, 5. パラチフス
四類感染症	1. E型肝炎, 2. A型肝炎, 3. 黄熱, 4. Q熱, 5. 狂犬病, 6. 炭疽, 7. 鳥インフルエンザ(特定鳥インフルエンザを除く), 8. ボツリヌス症, 9. マラリア, 10. 野兎病
四類感染症(政令で定めるもの)	ウエストナイル熱,エキノコックス症,エムポックス,オウム病,オムスク出血熱,回帰熱,キャサヌル森林病,コクシジオイデス症,ジカウイルス感染症,重症熱性血小板減少症候群(SFTSウイルスに限る),腎症候性出血熱,西部ウマ脳炎,ダニ媒介脳炎,チクングニア熱,つつが虫病,デング熱,東部ウマ脳炎,ニパウイルス感染症,日本紅斑熱,日本脳炎,ハンタウイルス肺症候群,Bウイルス病,鼻疽,ブルセラ症,ベネズエラウマ脳炎,ヘンドラウイルス感染症,発しんチフス,ライム病,リッサウイルス感染症,リフトバレー熱,類鼻疽,レジオネラ症,レプトスピラ症,ロッキー山紅斑熱
五類感染症	1. インフルエンザ(鳥インフルエンザおよび新型インフルエンザ等感染症を除く), 2. ウイルス性肝炎(E型肝炎およびA型肝炎を除く), 3. クリプトスポリジウム症, 4. 後天性免疫不全症候群, 5. 性器クラミジア感染症, 6. 梅毒, 7. 麻しん, 8. メチシリン耐性黄色ブドウ球菌感染症
五類感染症(省令で定めるもの)	アメーバ赤痢,RSウイルス感染症,咽頭結膜熱,A群溶血性レンサ球菌咽頭炎,カルバペネム耐性腸内細菌目細菌感染症,感染性胃腸炎,急性弛緩性麻痺(急性灰白髄炎を除く),急性出血性結膜炎,急性脳炎(ウエストナイル脳炎,西部ウマ脳炎,ダニ媒介脳炎,東部ウマ脳炎,日本脳炎,ベネズエラウマ脳炎およびリフトバレー熱を除く),クラミジア肺炎(オウム病を除く),クロイツフェルト・ヤコブ病,劇症型溶血性レンサ球菌感染症,細菌性髄膜炎(第16号から第18号までに該当するものを除く),ジアルジア症,新型コロナウイルス感染症(病原体がSARSコロナウイルス-2であるものに限る),侵襲性インフルエンザ菌感染症,侵襲性髄膜炎菌感染症,侵襲性肺炎球菌感染症,水痘,性器ヘルペスウイルス感染症,尖圭コンジローマ,先天性風しん症候群,手足口病,伝染性紅斑,突発性発しん,播種性クリプトコックス症,破傷風,バンコマイシン耐性黄色ブドウ球菌感染症,バンコマイシン耐性腸球菌感染症,百日咳,風しん,ペニシリン耐性肺炎球菌感染症,ヘルパンギーナ,マイコプラズマ肺炎,無菌性髄膜炎,薬剤耐性アシネトバクター感染症,薬剤耐性緑膿菌感染症,流行性角結膜炎,流行性耳下腺炎,淋菌感染症
新型インフルエンザ等感染症	1. 新型インフルエンザ:新たに人から人に伝染する能力を有することとなったウイルスを病原体とするインフルエンザであって,一般に国民が当該感染症に対する免疫を獲得していないことから,当該感染症の全国的かつ急速なまん延により国民の生命および健康に重大な影響を与えるおそれがあると認められるものをいう。 2. 再興型インフルエンザ:かつて世界的規模で流行したインフルエンザであってその後流行することなく長期間が経過しているものとして厚生労働大臣が定めるものが再興したものであって,一般に現在の国民の大部分が当該感染症に対する免疫を獲得していないことから,当該感染症の全国的かつ急速なまん延により国民の生命および健康に重大な影響を与えるおそれがあると認められるものをいう。 3. 新型コロナウイルス感染症:新たに人から人に伝染する能力を有することとなったコロナウイルスを病原体とする感染症であって,一般に国民が当該感染症に対する免疫を獲得していないことから,当該感染症の全国的かつ急速なまん延により国民の生命および健康に重大な影響を与えるおそれがあると認められるものをいう。 4. 再興型コロナウイルス感染症:かつて世界的規模で流行したコロナウイルスを病原体とする感染症であってその後流行することなく長期間が経過しているものとして厚生労働大臣が定めるものが再興したものであって,一般に現在の国民の大部分が当該感染症に対する免疫を獲得していないことから,当該感染症の全国的かつ急速なまん延により国民の生命および健康に重大な影響を与えるおそれがあると認められるものをいう。
指定感染症	すでに知られている感染性の疾病(一類感染症,二類感染症,三類感染症および新型インフルエンザ等感染症を除く)であって,第3章から第7章までの規定の全部または一部を準用しなければ,当該疾病のまん延により国民の生命および健康に重大な影響を与えるおそれがあるものとして政令で定めるものをいう。
新感染症	人から人に伝染すると認められる疾病であって,すでに知られている感染性の疾病とその病状または治療の結果が明らかに異なるもので,当該疾病にかかった場合の病状の程度が重篤であり,かつ,当該疾病のまん延により国民の生命および健康に重大な影響を与えるおそれがあると認められるものをいう。

表V-4 感染症で規定規定されている特定病原体
(法第6条,施行令第1条,第2条)

分類	病原体
一種病原体等	1. アレナウイルス属ガナリトウイルス,サビアウイルス,フニンウイルス,マチュポウイルスおよびラッサウイルス 2. エボラウイルス属アイボリーコーストエボラウイルス,ザイールウイルス,スーダンエボラウイルスおよびレストンエボラウイルス 3. オルソポックスウイルス属バリオラウイルス(別名痘そうウイルス) 4. ナイロウイルス属クリミア・コンゴヘモラジックフィーバーウイルス(別名クリミア・コンゴ出血熱ウイルス) 5. マールブルグウイルス属レイクビクトリアマールブルグウイルス
一種病原体等(政令で定めるもの)	1. アレナウイルス属チャパレウイルス 2. エボラウイルス属ブンディブギョエボラウイルス

動物の感染症 総論

分 類	病原体
二種病原体等	1. エルシニア属ペスティス(別名ペスト菌) 2. クロストリジウム属ボツリヌム(別名ボツリヌス菌) 3. ベータコロナウイルス属SARSコロナウイルス 4. バシラス属アントラシス(別名炭疽菌) 5. フランシセラ属ツラレンシス種(別名野兎病菌)亜種ツラレンシスおよびホルアークティカ 6. ボツリヌス毒素(人工合成毒素であって,その構造式がボツリヌス毒素の構造式と同一であるものを含む)
三種病原体等	1. コクシエラ属バーネッティイ 2. マイコバクテリウム属ツベルクローシス(別名結核菌)〔イソニコチン酸ヒドラジド,リファンピシンその他結核の治療に使用される薬剤として政令で定めるもの(モキシフロキサシンまたはレボフロキサシン,ベダキリンまたはリネゾリド)に対し耐性を有するものに限る〕 3. リッサウイルス属レイビーズウイルス(別名狂犬病ウイルス)
三種病原体等 (政令で定めるもの)	1. アルファウイルス属イースタンエクインエンセファリティスウイルス(別名東部ウマ脳炎ウイルス),ウエスタンエクインエンセファリティスウイルス(別名西部ウマ脳炎ウイルス)およびベネズエラエクインエンセファリティスウイルス(別名ベネズエラウマ脳炎ウイルス) 2. オルソポックスウイルス属モンキーポックスウイルス(別名エムポックスウイルス) 3. コクシディオイデス属イミチス 4. シンプレックスウイルス属Bウイルス 5. バークホルデリア属シュードマレイ(別名類鼻疽菌)およびマレイ(別名鼻疽菌) 6. ハンタウイルス属アンデスウイルス,シンノンブレウイルス,ソウルウイルス,ドブラバーベルグレドウイルス,ニューヨークウイルス,バヨウウイルス,ハンタンウイルス,プーマラウイルス,ブラッククリークカナルウイルスおよびラグナネグラウイルス 7. フラビウイルス属オムスクヘモラジックフィーバーウイルス(別名オムスク出血熱ウイルス),キャサヌルフォレストディジーズウイルス(別名キャサヌル森林病ウイルス)およびティックボーンエンセファリティスウイルス(別名ダニ媒介脳炎ウイルス) 8. ブルセラ属アボルタス(別名ウシ流産菌),カニス(別名イヌ流産菌),スイス(別名ブタ流産菌)およびメリテンシス(別名マルタ熱菌) 9. フレボウイルス属SFTSウイルスおよびリフトバレーフィーバーウイルス(別名リフトバレー熱ウイルス) 10. ベータコロナウイルス属MERSコロナウイルス 11. ヘニパウイルス属ニパウイルスおよびヘンドラウイルス 12. リケッチア属ジャポニカ(別名日本紅斑熱リケッチア),ロワゼキイ(別名発しんチフスリケッチア)およびリケッチイ(別名ロッキー山紅斑熱リケッチア)
四種病原体等	1. インフルエンザウイルスA属インフルエンザAウイルス〔血清亜型が政令で定めるものであるもの(H2N2,H5N1,H7N7,H7N9)または新型インフルエンザ等感染症の病原体に限る〕 2. エシェリヒア属コリー(別名大腸菌)(腸管出血性大腸菌に限る) 3. エンテロウイルス属ポリオウイルス 4. クリプトスポリジウム属パルバム(遺伝子型が1型または2型であるものに限る) 5. サルモネラ属エンテリカ(血清亜型がタイフィまたはパラタイフィAであるものに限る) 6. 志賀毒素(人工合成毒素であって,その構造式が志賀毒素の構造式と同一であるものを含む) 7. シゲラ属(別名赤痢菌)ソンネイ,デイゼンテリエ,フレキシネリーおよびボイデイ 8. ビブリオ属コレラ(別名コレラ菌)(血清型がO1またはO139であるものに限る) 9. フラビウイルス属イエローフィーバーウイルス(別名黄熱ウイルス) 10. マイコバクテリウム属ツベルクローシス(前項第2号に掲げる病原体を除く)
四種病原体等 (政令で定めるもの)	1. クラミドフィラ属シッタシ(別名オウム病クラミジア) 2. フラビウイルス属ウエストナイルウイルス,ジャパニーズエンセファリティスウイルス(別名日本脳炎ウイルス)およびデングウイルス 3. ベータコロナウイルス属のコロナウイルス(SARSコロナウイルス-2に限る)

表V-5　獣医師が届け出るべき感染症と対象動物
(施行令第5条)

感染症	動　物
エボラ出血熱	猿
マールブルグ病	猿
ペスト	プレーリードッグ
重症急性呼吸器症候群(病原体がSARSコロナウイルスであるものに限る)	イタチアナグマ,タヌキ,ハクビシン
細菌性赤痢	猿
ウエストナイル熱	鳥類
エキノコックス症	犬
結核	猿
鳥インフルエンザ(H5N1・H7N9)	鳥類
新型インフルエンザ等感染症(新型コロナウイルス感染症および再興型コロナウイルス感染症を除く)	鳥類
中東呼吸器症候群(病原体がMERSコロナウイルスであるものに限る)	ヒトコブラクダ

表V-6 指定動物の輸入禁止地域
(法第54条第1号の輸入禁止地域等を定める省令)

指定動物	地域
イタチアナグマ,コウモリ,タヌキ,ハクビシン,プレーリードッグおよびヤワゲネズミ	すべての地域
猿	すべての地域〔試験研究機関または動物園(感染症を人に感染させるおそれがない施設として厚生労働大臣および農林水産大臣が指定したものに限る)において業として行われる試験もしくは研究または展示の用に供されるものにあっては,次に掲げる地域を除く〕 1. アメリカ合衆国 2. インドネシア共和国,ガイアナ協同共和国,カンボジア王国,スリナム共和国,中華人民共和国,フィリピン共和国およびベトナム社会主義共和国

入者は,動物検疫所または定められた港もしくは飛行場内の家畜防疫官が指定した場所において,指定動物について,政令で定める感染症にかかっているかどうか,またはその疑いがあるかどうかについての家畜防疫官による検査を受けなければならない。ただし,特別の理由がある時は,農林水産大臣の指定するその他の場所で検査を行うことができる。

輸入検疫の対象となる感染症(施行令第14条):指定動物ごとに政令で定める感染症は,猿について,エボラ出血熱およびマールブルグ病とする。

(3) 検査に基づく措置(法第56条)

家畜防疫官が,政令で定める感染症にかかり,またはかかっている疑いがある指定動物を発見した場合において,動物検疫所長は,直ちに,当該指定動物の輸入者の氏名その他厚生労働省令で定める事項を最寄りの保健所長を経由して都道府県知事に通知するものとする。通知を受けた都道府県知事は,直ちに,当該通知の内容を厚生労働大臣に報告しなければならない。動物検疫所長は,指定動物について,農林水産省令で定めるところにより,家畜防疫官に隔離,消毒,殺処分その他必要な措置をとらせることができる。

(4) 輸入届出(法第56条の2)

動物(指定動物を除く)のうち感染症を人に感染させるおそれがあるものとして厚生労働省令で定めるものまたは動物の死体のうち感染症を人に感染させるおそれがあるものとして厚生労働省令で定めるもの(以下「届出動物等」という)を輸入しようとする者は,厚生労働省令で定めるところにより,当該届出動物等の種類,数量その他厚生労働省令で定める事項を記載した届出書を厚生労働大臣に提出しなければならない(表V-7)。この場合において,当該届出書には,輸出国における検査の結果,届出動物等ごとに厚生労働省令で定める感染症にかかっていない旨またはかかっている疑いがない旨その他厚生労働省令で定める事項を記載した輸出国の政府機関により発行された証明書またはその写しを添付しなければならない。

5) 特定病原体等
(1) 一種病原体等
一種病原体等の所持の禁止(法第56条3〜5):何人も,一種病原体等を所持してはならない。ただし,特定一種病原体等所持者が,試験研究が必要な一種病原体等として政令で定めるもの(以下「特定一種病原体等」という)を,厚生労働大臣が指定する施設における試験研究のために所持する場合は,この限りではない。

(2) 二種病原体等
二種病原体等の所持の許可(法第56条の6〜15):政令で定めるところにより,厚生労働大臣の許可を受けなければならない。

(3) 三種病原体等
三種病原体等の所持の届出(法第56条の16,17):政令で定めるところにより,当該三種病原体等の所持の開始の日から7日以内に,当該三種病原体等の種類その他厚生労働省令で定める事項を厚生労働大臣に届け出なければならない。

5 家畜の伝染病防疫組織
1) 国および地方公共団体の責務(家伝法第2条の3)

①国は,最新の科学的知見ならびに家畜の伝染性疾病のわが国および外国における発生の状況および動向を踏まえ,家畜の伝染性疾病の発生の予防およびまん延の防止に関する施策を総合的に策定し,および実施するとともに,地方公共団体における家畜の伝染性疾病の発生の予防およびまん延の防止のための措置の適切な実施を確保するために必要な助言その他の措置ならびに輸出入検疫の適切な実施に必要な措置を講ずるよう努めなければならない。

②都道府県は,その区域内における家畜の飼養に係る衛生管理の状況ならびに家畜の伝染性疾病の発生の状況および動向その他の地域の実情に応じ,国および市町村と連携を図りながら,家畜の伝染性疾病の発生の予防およびまん延の防止のための措置を適切に講ずるために必要な体制の整備を図りつつ,これらの措置を一体的かつ効果的に実施するよう努めなければならない。

③市町村は,国および都道府県の施策に協力して,家畜の伝染性疾病の発生の予防およびまん延の防止に資する措置を講ずるよう努めなければならない。

④国および地方公共団体は,協議会の開催等により,家畜の伝染性疾病に関する正しい知識の普及のための広報活動その他の家畜の伝染性疾病の発生の予防およびまん延の防止に関する施策の実施について相互に連携するとともに,地域における家畜の伝染性疾病の発生の予防およびまん延の防止に寄与するものである家畜の所有者またはその組織する団体が行う家畜の伝染性疾病の発生の予防のための自主的措置を助長するため,これらの者に対し,必要な助言および指導を行うよう努めなければならない。

表V-7 輸入届出に際し，動物ごとに必要な証明内容

第一欄（届出動物等）	第二欄（感染症）	第三欄（事項）
1. げっ歯目に属する動物〔法第54条に規定する指定動物（以下「指定動物」という）および次項の第一欄に掲げるものを除く〕	ペスト，狂犬病，エムポックス，腎症候性出血熱，ハンタウイルス肺症候群，野兎病およびレプトスピラ症	1. 輸出の際に，狂犬病の臨床症状を示していないこと。 2. 過去12カ月間に第二欄に定める感染症が発生していない保管施設（厚生労働大臣が定める基準に適合するものとして輸出国の政府機関の指定したものに限る。第6項の第三欄において同じ）において，出生以来保管されていたこと。
2. げっ歯目に属する動物（指定動物を除く）であって，感染性の疾病の病原体に汚染され，または汚染された疑いのないことが確認され，動物を介して人に感染するおそれのある疾病が発生し，またはまん延しないよう衛生的な状態で管理されているもの（厚生労働大臣が定める材質および形状に適合する容器に入れられているものに限る）	ペスト，狂犬病，エムポックス，腎症候性出血熱，ハンタウイルス肺症候群，野兎病およびレプトスピラ症	1. げっ歯目に属する動物が次のいずれにも該当する保管施設において，他の区域から隔離され，当該げっ歯目に属する動物以外の動物が存在しない場所で出生以来保管されていたこと。 イ．獣医師その他の関係者から構成される協議会の監督を受けて飼養管理（当該げっ歯目に属する動物およびその繁殖，出荷，死亡等に関する情報の管理を含む。ホにおいて同じ）および衛生管理が行われていること。 ロ．動物の侵入を防止するための措置が講じられていること。 ハ．動物が当該施設に持ち込まれる際に，感染性の疾病の病原体に汚染されていないことについての確認が行われ，動物を介して人に感染するおそれのある疾病の病原体の侵入が防止されていること。 ニ．施設内の動物に対し，感染性の疾病の病原体の有無に関する検査が定期的に行われていること。 ホ．帳簿を備えつけて当該げっ歯目に属する動物の飼養管理および衛生管理に関する事項を記録し，かつ，当該帳簿を保存していること。 2. 出生以来，感染性の疾病の病原体を用いた実験の用に供されていないことおよび当該実験の用に供された動物と接触していないこと。
3. うさぎ目に属する動物〔家畜伝染病予防法（昭和26年法律第166号）第37条第1項に規定する指定検疫物（以下「指定検疫物」という）を除く。第8項および第9項において同じ〕	狂犬病	1. 輸出の際に，狂犬病の臨床症状を示していないこと。 2. 次のいずれかに該当すること。 イ．狂犬病の発生していない地域として厚生労働大臣の指定する地域（以下この号において「指定地域」という）で，過去6カ月間または出生もしくは捕獲以来保管されていたこと。 ロ．指定地域以外の地域で，過去12カ月間狂犬病が発生していない保管施設において，過去12カ月間または出生以来保管されていたこと。 ハ．指定地域以外の地域で，検疫施設（輸出国の政府機関の監督を受けて，他の動物との直接または間接の接触のない状態で隔離された動物群について，必要な期間の観察，検査および処置を行う施設をいう。以下この表において同じ）において，過去6カ月間または出生以来係留されていたこと。 ニ．指定地域以外の地域から指定地域に輸入されたもので，当該輸入の際にロまたはハのいずれかに該当することが確認され，かつ，当該輸入以来指定地域で保管されていたこと。
	野兎病	1. 輸出の際に，野兎病の臨床症状を示していないこと。 2. 過去12カ月間野兎病が発生していない保管施設において，過去12カ月間または出生以来保管されていたこと。 3. マダニの駆除を受けたこと。 4. 検疫施設において，過去15日間または出生以来係留されていたこと。
4. 哺乳類に属する動物〔指定動物，前3項の第一欄に掲げるもの，狂犬病予防法（昭和25年法律第247号）第2条第1項各号に掲げるものおよび指定検疫物を除き，陸生のものに限る〕	狂犬病	前項の第二欄の狂犬病の区分に対応する第三欄に定める事項
5. 鳥類に属する動物（指定検疫物を除く）	ウエストナイル熱ならびに高病原性鳥インフルエンザおよび低病原性鳥インフルエンザ	1. 輸出の際に，ウエストナイル熱ならびに高病原性鳥インフルエンザおよび低病原性鳥インフルエンザの臨床症状を示していないこと。 2. 出生以来飼養されていたものにあっては，日本国が加盟している国際機関が高病原性鳥インフルエンザおよび低病原性鳥インフルエンザの発生していないとする地域のうち厚生労働大臣が指定する地域（次号において「指定地域」という）で，保管施設（蚊の侵入を防止するための措置が講じられているものに限る）において，過去21日間または出生以来保管されていたこと。 3. 出生以来飼養されていたもの以外のものにあっては，指定地域で，検疫施設（蚊の侵入を防止するための措置が講じられているものに限る）において，過去21日間または出生以来係留されていたこと。

第一欄（届出動物等）	第二欄（感染症）	第三欄（事項）
6. げっ歯目に属する動物の死体（次項の第一欄に掲げるものを除く。第三欄において同じ）	ペスト，エムポックス，腎症候性出血熱，ハンタウイルス肺症候群，野兎病およびレプトスピラ症	過去12カ月間第二欄に定める感染症が発生していない保管施設において出生以来保管されていたげっ歯目に属する動物の死体であること。
7. げっ歯目に属する動物の死体であって，ホルムアルデヒド溶液（濃度が3.5w/w％以上のものに限る。以下同じ）またはエタノール溶液（濃度が70w/w％以上のものに限る。以下同じ）のいずれかの溶液中に密封されたもの	ペスト，エムポックス，腎症候性出血熱，ハンタウイルス肺症候群，野兎病およびレプトスピラ症	1. 輸出の際に，ホルムアルデヒド溶液またはエタノール溶液のいずれかの溶液中に浸漬し，死体の中心まで当該溶液を浸透させたものであること。 2. 輸出の際に，密封容器（日常の取扱いまたは通常の保存状態において，気体または微生物の侵入するおそれのない容器をいう。）に当該溶液および死体が入れられたものであること。
8. うさぎ目に属する動物の死体（次項の第一欄に掲げるものを除く。第三欄において同じ）	野兎病	第3項の第二欄の野兎病の区分に対応する第三欄第2号から第4号までのいずれにも該当するうさぎ目に属する動物の死体であること。
9. うさぎ目に属する動物の死体であって，ホルムアルデヒド溶液またはエタノール溶液のいずれかの溶液中に密封されたもの	野兎病	第7項の第三欄に定める事項

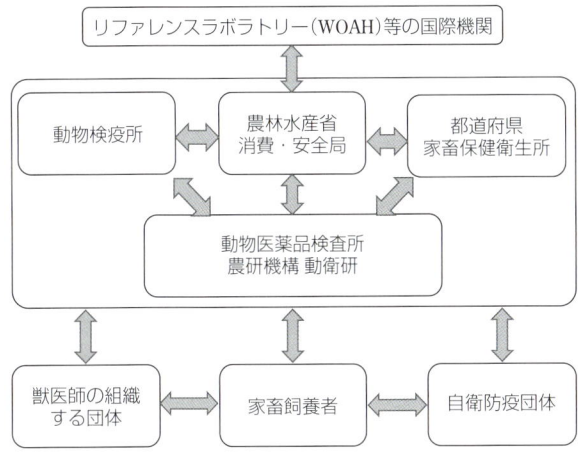

図Ⅴ-1 日本の家畜の伝染病防疫組織

2）家畜防疫実施体制の整備（家畜防疫を総合的に推進するための指針，農林水産省平成13年9月6日）

国，県，市町村，関係団体，家畜所有者等の果たすべき役割（図Ⅴ-1）

国および県は，相互に連携し，次の取り組みを行う。
①家畜の各種伝染性疾病の検査等による発生および浸潤状況の把握
②家畜防疫に関する情報の分析および還元による自衛防疫の推進
③家畜伝染病発生時の防疫措置の企画，実施および指導
④国における的確な輸入検疫および県における輸入家畜の着地検査の実施
⑤家畜防疫に関する調査・研究の推進および普及
⑥病性鑑定体制の整備
⑦家畜防疫の実施にあたる人材の確保

市町村は，次の取り組みを行う。
①家畜所有者等が行う自衛防疫の推進および連絡調整
②家畜所有者の行うべき防疫措置の実施に対する支援
③県が行う防疫活動への協力

自衛防疫活動の指導・推進を目的とする団体（以下「自衛防疫団体」という）を中心に，関係団体は国，県，市町村等と連携し，次の取り組みを行う。
①組織的かつ統一的に行うべき自衛防疫の実施
②家畜所有者個々が行う自衛防疫の推進
③家畜所有者等への家畜衛生知識の普及・啓発
④防疫推進方向についての家畜所有者等の意見集約
⑤県が行う防疫活動への協力

獣医師の組織する団体は，県等と連携し，その組織的推進を図るとともに，獣医師は次の取り組みを行う。
①最新の家畜衛生知識の習得
②家畜所有者への家畜衛生知識の普及・啓発
③団体が行う自衛防疫活動への協力
④伝染性疾病を疑う症例の通報等疾病発生情報の県への提供
⑤県が行う防疫活動への協力

関係業者は，相互に連携し，次の取り組みを行う
①健康家畜の出荷および導入
②農場および関係施設入出場車両の消毒等一般衛生管理，予防接種，自主検査その他自衛防疫の実施
③異常家畜の有無の観察および発見時の早期措置
④県が行う防疫活動への協力

（前田　健）

動物の感染症 総論

VI 伝染病の防疫の実際

1 伝染病の防疫にかかわる法令や基準

国内で家畜の伝染病が発生した場合に，国や都道府県が行う防疫措置は家畜伝染病予防法（V章参照。以下，「家伝法」）で定められており，こうした措置には発見時の通報，感染畜の殺処分，殺処分した家畜の死体の処分，農場の消毒，周辺農場の移動制限，殺処分した家畜に対する手当金の支払い等の他，同法に違反した場合の罰則（懲役や罰金等）も規定されている。また，これらの措置の対象となる疾病（家畜伝染病）についても，28疾病が具体的に規定されている。

このような制度になっているのは，生産者が所有する財産である家畜に対して殺処分や検査といった防疫措置を実施することは，国民である生産者の権利を制限することに当たるためで，同法の内容を変更するためには，国民の代表で構成される国会の審議を得る必要がある。一方，同法の適用にあたっての具体的な取り決め（手当金にかかる最高限度額等）や手続きの詳細（家畜伝染病が発生した場合に届け出る際の内容等）は，国会の審議を必要としない政令（家畜伝染病予防法施行令等）や省令（家畜伝染病予防法施行規則等）で規定されている。

同法に基づく個別の伝染病に対する具体的な防疫対応は疾病ごとに異なり，例えば，伝染病を疑う通報を行うべき条件も，口唇や蹄等の水疱が特徴的な口蹄疫と，集団の中での死亡数の増加として異状が把握される高病原性鳥インフルエンザ（HPAI）では大きく異なる。また，伝染病の発生時に移動制限を行うべき範囲も，病原体の伝播力等を考慮して決定する必要があり，例えば空気伝播する口蹄疫では豚熱よりも広く設定する必要がある。

疾病の発生ごとに，同法に基づくこうした対応の具体的な方法を検討する場合，発生してから対策を検討するのでは，迅速な防疫措置に支障をきたすことに加えて，防疫措置の影響が及ぶ範囲に公平さを欠く可能性がある。このため，国内で発生するおそれがある疾病のうち，伝播力が特に強く発生時の影響が甚大である等，同法の規定を総合的に適用して対応する必要がある疾病（牛疫，牛肺疫，口蹄疫，豚熱，アフリカ豚熱，高病原性鳥インフルエンザおよび低病原性鳥インフルエンザ，牛海綿状脳症）については，防疫措置の詳細を定めた特定家畜伝染病防疫指針（以下，「防疫指針」）が定められている。

例えば，高病原性鳥インフルエンザと低病原性鳥インフルエンザについては，「高病原性鳥インフルエンザ及び低病原性鳥インフルエンザに関する特定家畜伝染病防疫指針」（以下，「HPAI防疫指針」）が定められており，最新版は農林水産省ホームページで公表されている。なお，防疫指針は実際の発生時に生じた問題等を踏まえて，少なくとも3年ごとに再検討が行われ，必要に応じて改正されるので，常に最新版を参照するように注意する必要がある。HPAI防疫指針では，感染を疑う事例の通報の条件，感染を診断する基準，殺処分の範囲，発生農場における防疫措置，移動制限の範囲や制限対象の物品を例外的に輸送するための条件，発生農場と周辺農場の清浄確認の方法，農場の再開までの必要な手続き等が記載されている他，平常時に実施される，早期摘発のためのサーベイランスについても規定されている。

なお，防疫指針が作成されている疾病以外でも，特に国内で発生がある疾病を中心に，清浄化のための対策等をまとめた防疫対策要領やガイドライン等が定められている場合がある。具体的な対象疾病として，ヨーネ病，牛伝染性リンパ腫，牛ウイルス性下痢，オーエスキー病等についてこうした要領等が定められている。また，都道府県が，防疫指針やこれらの要領等に準じた都道府県独自の対応をまとめた防疫指針等を定めていることもある。

さらに，家畜伝染病や届出伝染病の検査方法や診断基準については，国内の検査機関ごとに一定の方法を採用する必要があることから，防疫指針が作成されている疾病については防疫指針に検査や診断の方法が定められている他，これらの疾病を含めた各種疾病を網羅した「病性鑑定マニュアル」が作成されている。

2 伝染病の発生から終息まで〔例：高病原性鳥インフルエンザ（HPAI）を中心に〕

伝染病発生時の防疫対応として最も重要なのは，早期発見である。伝染病の症状は多様であり，また，家畜は伝染病以外の要因によっても伝染病に似た臨床症状を示したり死亡したりすることがあるため，伝染病を疑う異状が認められた場合には，安易に伝染病を否定せず伝染病の検査を受ける必要がある。特に，口蹄疫，鳥インフルエンザ等の伝播力が強い疾病についてはできる限り早期に発見し，被害を最小限に抑えるため，感染を疑って通報するべき具体的な症状や異状が家伝法に定められており，生産者，獣医師に届出の義務を課している（罰則規定あり）。

HPAIについても，死亡羽数の増加等が規定の条件（HPAIの検査と診断については3で詳述）に当てはまる場合には，異状を認めた生産者や生産者からの連絡を受けて診断を行った獣医師等は，農場が所在する都道府県（具体的には家畜保健衛生所）にその旨を通報する。通報を受けた都道府県は，当該農場に家畜防疫員（獣医師）を派遣し，当該家畜防疫員は農場の家きんの状況や，異状が認められるまでの経過や農場の飼養設備（換気や給水等）の異状の有無を確認するとともに，HPAIにかかるA型インフルエンザウイルスを検出する検査（簡易検査）等の一連の検査を行う。

これらの検査で感染が確認された場合，農場のすべての家きんと，当該農場と飼養管理者が同一である等の理由から感染している可能性が高い農場の家きんが殺処分の対象となる。殺処分の対象となる農場の特定と並行して，当該農場に家きんを出荷した農場や，当該農場から家きんを導入した農場等，感染した可能性のある農場を特定するための疫学調査も行われる。疫学調査で特定された関連農場については，必要に応じて出荷を止める等の措置を講じた上で，一定期間後に検査を行って感染していないことを確認する。

殺処分の対象農場では，CO_2等を用いてすべての飼養家きんを殺処分するとともに，埋却や焼却等の方法で死体を処分する。農場内の卵，堆肥や飼料についても，ウイルスに汚染している可能性があることから，処分の対象となる。家きんを殺処分した後，発生農場ではさらに，農場全体の洗浄，消毒が繰り返された後，家きん舎の清浄確認のためのおとり鶏を導入してHPAIウイルスがないことを確認した上で，経営が再開される。

一方，発生と同時に，発生農場から一定区域内（HPAIでは原則として半径3km以内）の農場について，家きん，卵や堆肥等の移動が禁止される（移動制限区域）。ただし，例えば卵の移動を制限すると農場内に大量の卵が滞留するといった問題が生じることから，制限対象農場の飼養家きんを検査しHPAIに感染していないことを確認する等の条件を満たした場合に限り，制限の対象外として移動が認められる場合もある。発生農場から原則として半径10km以内の農場に対しては，当該区域外への移動のみが制限される（搬出制限区域）。これらの制限区域内を通行する車両等については，病原体のまん延を防止するため，消毒等を実施する必要があることから，移動制限区域と搬出制限区域の主要道路には消毒ポイントが設置される。なお，発生農場が非商用農場（鶏の飼養羽数が100羽未満等の小規模な農場）である場合には，制限区域の設定等が行われない場合がある。

移動制限区域内の農場については，一定期間を置いて，感染がないことの検査が実施されることとなっており，こうした検査で新たな感染がみつからなければ，搬出制限区域，移動制限区域の順に制限が解除される。この際，発生農場での防疫作業の終了から28日までは，移動制限区域または搬出制限区域であった地域は監視強化区域に指定され，区域内のすべての農場に対して毎日の死亡羽数の報告等が義務づけられる。すべての制限区域が解除されれば一連の防疫措置が終了したこととなり，その後，発生農場が新たに家きんの飼養を開始すれば，生産活動も発生前の状態に徐々に回復していくことになる。

これらの防疫措置において，感染農場での家きんの殺処分，卵等の汚染物品の処分に加えて，移動制限による出荷の制限といった措置は，発生農場や関連する農場での経済的な損失を伴う。このため，家伝法においては，これらの損失を生じた生産者等に対して，処分した家きん等の評価額に応じた手当金や制限によって生じた売上げの減少額等の一部を交付することが定められている。また，家伝法に基づく手当金のみでは，再導入する家畜を購入する費用等，経営再開に必要な費用が不足する可能性があるため，国は家畜防疫互助基金支援事業を実施しており，生産者は前もって一定の掛け金を事業者に支払うことにより，伝染病発生後に経営再開に向けた互助金を受けることができる。なお，異状の通報が遅れる，飼養管理の方法に問題がある等，生産者に過失が認められた場合には，その程度に応じて手当金や互助金が減額される場合がある。

こうした一連の対応は，疾病の特性（特徴的な臨床症状の有無や伝播経路，伝播力）や発生の背景（国内発生の有無やワクチン接種の有無）等によって異なる。例えば，HPAIと豚熱を比較した場合，HPAIの診断では，農場での簡易検査の後，都道府県の家畜保健衛生所で遺伝子検査を行い，その結果を農研機構 動衛研が確認する。それに対し豚熱では，都道府県の家畜保健衛生所でペスチウイルス特異的な遺伝子検査を行い，陽性となった場合には，検体を農研機構 動衛研に送付して，豚熱ウイルスの同定やワクチン株との識別を行う。また，HPAIでは発生農場周辺の移動制限が実施されるが，豚熱が豚熱ワクチン接種地域で発生した場合には，発生農場の殺処分等が実施されるのみで，発生農場周辺の移動制限は実施されない。

（山本健久）

3　伝染病の検査と診断（例：HPAI）
1）農場での検査

農場の同一の家きん舎内で，1日当たりの死亡率が増加（当日から遡った21日間の平均家きん死亡率の2倍以上となる場合），HPAI感染鶏の症状として現れる鶏の肉冠，肉垂等のチアノーゼ，沈うつ，産卵率の低下を家きんが呈している，もしくは5羽以上の家きんがまとまって死亡・うずくまっていることが認められた場合，家きんの所有者，獣医師等から所轄の都道府県家畜保健衛生所へHPAI発生を疑う旨の届け出がされる。また，民間獣医師等が実施したA型インフルエンザウイルスを検出する簡易検査や血清抗体検査によって陽性となった場合にも，同様に所轄の家畜保健衛生所に届出がされる。このように届出された後，速やかに，家畜防疫員は家きん舎に入り，死亡羽数の推移，死亡家きんおよび異状家きんの状況を確認する。異状が認められる家きん舎ごとに死亡家きんおよび異状家きん，もし異状家きんが認められない場合には生きた家きんについて，発生の見逃しを防ぐためにそれぞれ複数羽から1羽につき気管もしくはクロアカスワブを採取してA型インフルエンザを検出する簡易検査を実施する。簡易検査が陽性になった場合，当該気管もしくはクロアカスワブ，血液および死亡家きんの臓器は，後述する遺伝子検査およびウイルス分離検査用の材料として用いられる。簡易検査が陽性であることが確認された場合，その確認されたA型インフルエンザ抗原の亜型がH5またはH7亜型か否かを判定する遺伝子検査に移行するが，その結果が出る間に，伝染病のまん延を防ぐために，直ちに当該農場の家きんおよびその死体等の移動制限，農場の排水，排泄物，家きん卵，敷料等の適切な管理および処理，農場内への人および物品の出入りの管理等の防疫措置を講ずる。

2）都道府県家畜保健衛生所での検査

都道府県の家畜保健衛生所では，前述した簡易検査を実施した気管およびクロアカスワブについて，H5またはH7亜型に特異的な遺伝子を検出する検査（遺伝子検査）を実施する。遺伝子検査は，A型インフルエンザでありかつH5またはH7亜型を特異的に検出する系であり，方法として

コンベンショナルPCR法およびリアルタイムPCR法を用いる。それぞれの方法で異なる検出領域を設定することにより、インフルエンザウイルスの変異にも対応できるようにしている。HPAIは、鶏に対しては感染すると致死的であることから、異状家きんとして検出されやすいが、一方であひるおよびだちょうでは感染しても死亡しない症例がこれまで認められており、農場での家きん間でのウイルス感染や感染によるウイルス排泄期間のピークが過ぎ去ると、ウイルス自体が検出されない場合も考えられる。そのため、A型インフルエンザウイルス抗原に対する血清抗体を検出する検査も、家畜保健衛生所では実施しており、そのような宿主での感染を確認するためには大変有用な手段となっている。また、簡易検査を実施した気管もしくはクロアカスワブを発育鶏卵に接種してのウイルス分離検査も行い、後述する農研機構 動衛研での病原性の確認、亜型の決定、ウイルス学的性状解析等に用いられる。

家きん農場における鳥インフルエンザの発生の要因として、野鳥による海外から国内、さらに国内に入ったウイルスが野生動物、人等を介して家きん舎内に持ち込まれると考えられている。都道府県では野鳥等の家きん以外の鳥類やその死体、糞便等でHPAIウイルスが確認された場合には、その確認地点の消毒・通行制限や遮断、確認地点を中心に半径3km以内の区域の農場への立入検査、注意喚起、健康観察の徹底指導等の措置が取られている。

3）（国研）農研機構 動衛研による確定検査

農研機構 動衛研では、都道府県の家畜保健衛生所で実施した検査の結果を受け、それらの検体について、ウイルスHA亜型特定検査、HA領域の遺伝子解析および鶏への接種試験による病原性判定試験または赤血球凝集抑制（HI）反応を行い、それらの結果については農林水産省に報告する。ウイルスのHA亜型およびHA領域の遺伝子解析による病原性は、家きんから採取した気管もしくはクロアカスワブを用いて、そこに含まれるウイルスの遺伝子配列を解読し、公表データベースにあるウイルス遺伝子配列との相同性やHA領域で高病原性と規定されるHA1とHA2開裂部位における既報の連続した塩基性アミノ酸配列の有無により判定を行っている。病原性判定試験は分離されたウイルスと鶏を用いた方法で実施することもあり、WOAHが定める判定基準により、6週齢の鶏で静脈内接種した際、病原性指標（intravenous pathogenicity index）が1.2以上であるか、4〜8週齢の鶏に静脈内接種した後少なくとも75％の致死率を示す場合を高病原性としている。ウイルスの亜型特定に、農研機構 動衛研で揃えているH1〜H16亜型までのインフルエンザウイルス抗血清を用いて、分離されたウイルスの亜型をHI反応により判定する場合もある。また、家きんからウイルスは検出されないが、A型インフルエンザウイルスに対する抗体が検出された場合、どの亜型に対する抗体であるのかを確認することもある。農研機構 動衛研で保持しているあらゆる亜型のウイルスや農場に侵入する可能性のある亜型のウイルスを用いたHI反応を実施して、抗体が認識する亜型を決定している。

農場で異状家きんが認められた場合、以上のように都道府県および農研機構 動衛研でHPAIに関する検査を実施しているが、最終的な病性の判定は農林水産省が行う。まず、①農場における家きんの死亡率の推移、都道府県が行う臨床検査、簡易検査および遺伝子検査の結果により判定する。なお、異状家きんが発生農場と疫学的関連のある農場で飼養される場合には、遺伝子検査の結果によらず、簡易検査の結果により判定できる。①にて病性が判定されない場合は、②都道府県が行うウイルス分離検査および農研機構 動衛研が行うウイルス亜型特定検査の結果に基づき判定する。②により病性が判定されなかった場合には、②により分離されたウイルスについて農研機構 動衛研が行う病原性判定試験の結果に基づき判定することとなる。農林水産省はこの病性の判定結果に基づき、患畜または疑似患畜と判定する。

4）都道府県家畜保健衛生所における検査精度の管理・維持および検査方法の開発

都道府県家畜保健衛生所が実施する家畜疾病検査について、家畜保健衛生所法施行令および施行規則に基づき2019年4月より家畜保健衛生所における精度管理が義務づけられており、HPAIの検査もこの調査の対象となっている。これらの検査の精度管理は、国内での家畜の伝染性疾病のサーベイランスの観点のみならず、日本の家畜の伝染性疾病の診断体制に対する輸出先国の信頼を確保する観点からも必要とされる。家畜保健衛生所は、所内で検査の標準作業手順書の作成等の内部精度管理を行いつつ、同一の検体について全国の家畜保健衛生所で検査・測定し、自他施設の結果を比較する外部精度管理調査も定期的に実施して検査の精度を確認する。また、都道府県で実施する遺伝子検査はPCR法であることから、ウイルスの遺伝子検出精度はプライマーやプローブ配列にも依存し、ウイルスの変異が蓄積することによって検出不能になる可能性もある。そのため、農研機構 動衛研では、流行するウイルスの動向調査、遺伝子配列を検索し、家畜保健衛生所での検査の有用性の検証を行い、適切にウイルス検出ができるように検査系の改良等も行っている。また、検出範囲が簡便かつ特異的、検出感度が高い等、精度が高い検査手法の開発も並行して実施している。

5）ウイルス学的性状解析

国内家きん農場の発生要因となったウイルスについて、ウイルスの由来、侵入経路の推定、野鳥で検出されたウイルスとの関連性および鶏への感染時の病態を明らかにすることは、毎年飛来する渡り鳥により持ち込まれるHPAIウイルスの農場での防疫策を講ずる一助となる。農研機構 動衛研では分離されたウイルスについて、全ゲノムの解読を行い、A型インフルエンザウイルスが保有する8つの遺伝子分節の由来とともに、同時期に国内で検出された野鳥由来のHPAIウイルスを含む国内外の関連性の高いウイルスが検出されている時期や場所を調べることで、国内へのウイルス侵入経路を推定している。また、HPAIウイルスの鶏での病態を調べるために、自然での感染経路を想定したウイルスの鶏への経鼻接種を行い、感染の可否、特徴的な症状の有無、感染して死亡するまでの期間の測定、ウイルス接種から死亡するまでの呼吸器および腸管からのウイルス排泄動態を観察している。これらの感染試験でみられた特徴は、農場でのHPAIの早期発見の手がかりとなり、また農場で使用されるA型インフルエンザウイルス検出簡易検査や遺伝子検査に適する検体および排泄ウイルス量

による検査の有用性の検証にも役立てられている。

(内田裕子)

Column 2010年口蹄疫発生時の防疫
What happened at the site of the foot-and-mouth disease outbreak in 2010

　2010年4月20日，宮崎県児湯郡都農町の一農家の飼養牛に口蹄疫の疑似患畜が確認され，その後，隣接の畜産の町である川南町に伝播し，瞬く間にまん延した。同町では，「町が消滅した」と例えられた。口蹄疫は風による伝播も報告されている。近距離密集地域ではローカルスプレッド，いわゆる，あらゆる環境因子である風，人，ねずみ，ハエ等の野生動物・昆虫等による伝播が起きたと考えられた。防ぎようのない絶望感が漂う壮絶な約130日間に及ぶ口蹄疫との闘いであった。被災した生産者との会話からは，怒り，不満，諦め，虚しさあるいは将来への不安等が重く伝わってきた。最終的に，発生件数は疑似患畜が5市7町315農場で210,714頭（牛37,389頭，豚173,261頭，他64頭）で，緊急ワクチン接種件数は1,064農場の125,668頭，安楽死件数は計5市7町の1,362農場297,808頭（牛69,454頭，豚227,949頭，他405頭）に及んだ。

　発生現場は，被害をいかに最小限に抑え込むかが緊急で最重要課題であった。現場の防疫従事者は，やれど，進めど，ゴールがみえてこない中での達成感の得られない激務を強いられた。しかし，必ず，ゴールがあることを信じ，ウイルスの驚異的な伝播力に加えて猛暑，梅雨との戦いや，休息日のシフト制が遅れる中で，体力・気力を絞り出しながら作業を続ける毎日であった。新規疑似患畜が発見される限り，防疫作業に終わりがないことはわかっていた。我々は皆，まだ，カウントダウンにならないのか，峠はまだ越してはいないのか，その日が1日でも早く来ることを期待していた。しかし，それどころか，処理数より疑似患畜発見数の方が膨れ上がっていった。

　緊急ワクチン接種後1～2週間経過し，1日当たり10～15件あった病性鑑定数が6月になってようやく3～4件に減少してきた。いよいよ待望のゴールがみえてきた……と，思えた矢先の6月9日，児湯郡から約70km離れたワクチン未接種区域であった，日本一の畜産地帯である都城市で陽性牛が確認された。今までのはまだ，口蹄疫アウトブレイクの序章だったのか？　これから，処分予定が何百万頭に膨れるのだろうか。九州内で抑えられるだろうか。さらに本州へ飛び火する発生拡大地図がとっくに疲労のピークを過ぎていた防疫従事者の頭をよぎった。

　7月5日にすべての埋却処理が終了し，7月27日に移動制限解除，8月27日に終息宣言，8月31日から「観察牛」導入が防疫完了した農場で開始され，10月6日にWOAHへ「清浄国復帰」の申請手続きがなされ，2011年2月5日に国際的清浄国に復帰した。海外諸国からは大成功（金メダル級）とその防疫措置が賞賛された。なぜなら，口蹄疫被害頭数は2010年の日本の約30万頭に対して，2010～2011年の韓国では約350万頭，1997年の台湾では約400万頭，2001年の英国では約600万頭の犠牲が出ている。口蹄疫とは，それほど悪性であり，防疫が困難な伝染病として認識されている。そのような背景があるから，わずか3カ月間ですべての防疫作業が終了し，宮崎県内だけでまん延防止ができたことについて世界から賞賛された。しかし，発生地元では，もっと小さく被害を抑え込むことができたはずだと，今回の一連の防疫工程は失敗だと認識されている。

■ 防疫業務（一部紹介）
1）病性鑑定

　異状患畜の通報を受けて，管轄家畜保健衛生所（家保）から現地農場へ向かう。往路時，2つ以上の車両消毒ポイントを通り，ドライバーの所属と「どこからどこへ」を告げ，記帳された。農場到着前，農場主に許可してもらった場所（できるだけ農場外）に車を駐め，新しい防護服を着用した。出発前，消毒・洗浄済みつなぎとカッパは着ておいた。消毒・洗浄済み長靴または農場専用の長靴を履く。新しい長い手袋，短い手袋，マスク・キャップを着用した。バケツを2つ用意し，口蹄疫ウイルスに効く，適切な濃度の消毒液を作った。消毒・洗浄済みブラシを1本ずつ入れておいた。その他，必要な資材を事前に消毒・洗浄済みカゴに入れて持って行った。農場での作業は，疫学調査班の調査前に予備的に聞き取り調査した。その後，発症している動物を最後にして，農場全体の動物の状態を観察した。検体動物を選定し，体温測定，蹄部，乳房，乳頭，口唇，舌等の口腔部，鼻腔部等の病変部を観察後，写真撮影し，採血，口腔および鼻腔粘液等の材料を採取した。農場での作業後は，農場を出る前にバケツに溜めた消毒液2つを，必要に応じて系列分けし，長靴，長靴底をブラシで念入りに消毒した。防護服を脱ぐ際に，表面に付着しているおそれのあるウイルスが飛散しないように防護服の上から消毒液をポータブル噴霧器で噴霧し，表面を内側に折り込んで防護服を脱ぎ，順に手袋，マスク，帽子，カッパ，長靴と脱ぎ，焼却するものと，消毒後再生するものに仕分けして，厚めの90Lビニール袋に詰めた。材料，聞き取り表，カメラ，懐中電灯についてもビニール袋に密封した。最後に，車体とタイヤ周りを念入りに消毒した。長靴から履いてきたサンダルに履き替え，手指を消毒した。農場を出る際には，既存の消毒施設で再度，車輌消毒した。復路時，2つ以上の車両消毒ポイントを通り，ドライバーの所属と「どこからどこへ」

動物の感染症 総論

を告げ，記帳された。
　ワクチン接種開始1週間後くらいから，口蹄疫特定症状が軽減化してきた。症状があっても食欲を取り戻している牛，蹄病変があっても鼻に水疱がない豚，また，逆に鼻に水疱があっても蹄病変がないケース等が散見された。検査として，ウイルス検出，ELISAによる抗体検査を実施するが，ワクチン接種後の病性鑑定は，接種以前より困難となった。

2）防疫先遣隊

　病性鑑定での疑似患畜報告を受けて，現地防疫リーダー（家畜防疫員）は，口蹄疫現地対策本部の指揮下にて，作業予定日前夜のうちに当該農場に発生現場に赴き，畜主と動物舎配置，動物数，区分け，埋却地予定場所，動線を確認した。まん延防止のため，当該異常を認めた宿主については，その場で安楽死措置がとられ，現地の地形など全体像を把握し，家保に帰所後，翌日の防疫をシミュレーションし，防疫資材調達の準備をした。

3）スタンピングアウト防疫業務

　作業当日，早朝から獣医師，保定班，埋却班，自衛隊等の班構成を立案し，現地到着後，農場主から全工程の確認を取り，ゾーンニングを実施し，クリーンゾーンとダークゾーンの境界を決め，応援人員の更衣場所と消毒ポイントを決定した。応援人員がバスにて到着後，まず，保定班，獣医師班ごとに班分けをした。各人員の防護服の胸部と背中部に，30〜50m離れていても判別できるように保定班にはH印，獣医師班にはV印を赤色または黄色ラッカースプレーでマークし，背中上部にカタカナで姓を大きく記した。保定班，獣医師班，シート係班，運送班，消毒班，自衛隊，埋却班，評価班ごとに経験者の有無を確認し，経験者がいた場合には班長の任を依頼し，頭数，畜舎構造，動線，作業の流れを指示した。スタンピングアウトは，反芻動物の場合は静注で，豚の場合は電気，静注あるいはCO_2を使用した安楽死措置がとられた。作業後，応援員（獣医師，保定係，シート係，消毒係，自衛隊，埋却係，評価係）がバスで帰った後，使用トラック，重機の消毒を終え，作業場をチェック・後片づけした後，畜主と頭数等を確認し，現地本部に帰り，評価表書類（耐水紙）を消毒してパソコン入力し，翌日の資材を準備した。連日，これが繰り返された。
　ワクチン接種圏外において発生があった場合，封じ込め・まん延防止が最優先され，徹夜で実行された。防疫現場では，昼夜，悪天候でも，作業場の前や後ろ横をホイルローダー，フォークリフト，トラックが所狭しと，すれすれで行き交っていた。注意を怠ったら大事故につながる緊張の中での重労働であった。

〔末吉益雄〕

Ⅶ 動物の感染症と微生物に関する主な事跡

年代	事跡
BC 2300頃	バビロンのエシュナ法典に狂犬病の最初の記載。狂犬病という病名は紀元前3000年サンスクリットの中のrabhas(狂暴にふるまう)に由来。
BC 1122頃	中国で天然痘と思われる病気の記事。皮膚に膿疱ができ，増数して膿汁を作り，回復した。
BC 1100頃	古代エジプト国王ラムゼスⅤ世のミイラに発痘(天然痘)。
BC 1000頃	メソポタミアの法律に狂犬病と思われる病気に罹った犬について，飼い主の義務に関する記述。
BC 460	ヒポクラテス(BC 460～BC 377)：エーゲ海のコス島に生まれ，コス医学創設。ミアスマ病因説(瘴気説)提唱。
BC 79頃	ベスビアス火山爆発直後，イタリアで家畜に炭疽と思われる病気がまん延した。
164	イタリアでガレンの悪疫と呼ばれる疾病によって多数が死亡。アントニーの悪疫とも呼ばれる。189年頃まで続いた。天然痘の最初の記録。
376	欧州で牛の流行病の大流行。アキテーヌの詩から，古代ローマ領のパンノニアが牛疫の起源。
542頃	コンスタンチノープルに始まった腺ペストは地中海沿岸の国で大流行し，50年間に約1億人が死亡。
801	カール大帝統治下で801，810，820年牛疫大発生。547，561，570，801年にすでに発生があり，その後欧州各地に拡大したことが記録されている。
900	東ローマ帝国の皇帝レオⅥ世はボツリヌス症と思われる食中毒のため血液ソーセージの食用を禁止。
1200	Maimonides M：牛の結核について記述。
1546	Fracastro G：疫学の創始。De Contagion(接触伝播)とseminaria(種，微生物)の概念を提唱。
1638	十三朝紀聞(1641刊)に牛疫の西日本での大流行の記録。
1664	Sellejsel：馬の腺疫について記載〔日本で1413年，足利義持が手写させた「蒼鷹祕伝記」に内羅(腺疫)の記述〕。
1673	van Leeuwenhoek A：顕微鏡の作製，1676年細菌を鏡検。
1708	イタリアで狂犬病の流行。
1711/14	欧州で牛ペスト(牛疫)の大流行。
1711	Lancisi JM：牛疫を初めて診断。Ramazzini B：牛疫の基礎研究を行い，牛疫が伝染性であることを報告。
1713/14	欧州で牛疫大流行。シレジアで10万頭，フランダースで30万頭，ローマで3万頭の牛が死亡。
1735	南米で犬ジステンパーが初めて発生。
1736	野呂元丈：1716～35年に狂犬病が日本各地で発生したことを「狂犬病咬傷治法」に記述。
1745/49	牛疫の被害増大。デンマークで牛28万頭，オランダで20万頭が死亡(欧州全体で1711～79年の68年間に約2億頭)。
1771	Adámi P：動物の伝染病の予防法の原則を提唱(獣医衛生行政対策の父と呼ばれる)。
1773	Müller OF：細菌の最初の記述。
1774	Jesty B：天然痘に対して牛痘接種法を試みる。
1776	Adámi P：口蹄疫の計画感染による免疫。
1796	Jenner E：種痘法を発見。
1822	フランスで豚熱様疾病発生。
1834	Delafond HMD：炭疽病獣血液中に小桿体。後の炭疽菌。
1840	Henle FGJ：「病原微生物病因論」。病原とみなすための条件，contagium animatum(伝染性生物)の概念再構築。
1847	森 枳園：鶏痘を「遊相医話」に記述。
1858	Virchow R：細胞病理学樹立。人へ伝播する動物の感染病をzoonosisと呼ぶ。
1861	Pasteur L(1822～95)：自然発生説否定，狂犬病ワクチンの創製，炭疽の予防法。
1870頃	ロシアに牛疫まん延，約35万頭死亡。シベリア，中国北東部を経て朝鮮へ拡大し，1872年日本へ侵入。
1876	Koch R：炭疽菌の研究によって細菌が病因となることを明確化。
1878	Lister J：乳酸発酵と細菌の純粋培養。
1880	Pasteur L：家きんコレラ菌の弱毒化とそれによる防御。Laveran CLA：マラリア原虫を発見。
1881	Koch R：細菌の純粋培養のための固形培地。Pasteur L：狂犬病の伝染性を実験的に証明。炭疽ワクチンの開発，加熱滅菌法を実験に使用。Hesse F：寒天固形培地を細菌培養に使用することを提案。
1882	Koch R：結核菌の発見。炭疽菌の純培養。Metchnikoff E：食細胞現象の発見，細胞免疫説提唱。
1883	Mauson P：中国で象皮病を研究，蚊が伝播することを発見，昆虫媒介のはじめ。1877年マラリアが蚊で媒介されることを示唆した。
1884	Gram HC：細菌のグラム染色法。Koch R：結核の病因決定にコッホの3原則提唱。Chamberland C：細菌濾過器(素焼きの陶器製)を開発。
1885	Pasteur L：狂犬病ワクチンの実地応用。
1890	Behring E，Kitasato S：破傷風とジフテリアの血清療法と受身免疫の概念確立。抗毒素を作製，防御効果を確認。Koch R：結核の治療薬として，結核菌の抽出液ツベルクリンを報告。ツベルクリンと同じ方法で鼻疽の診断液マレインを開発。
1891	Ehrlich P：抗体の免疫への関与を確認。Bang B：牛結核の診断へツベルクリンの応用。Koch R：遅延型アレルギーの発見。
1892	Ivanovski DI：タバコモザイク病の病原の濾過性を証明。ウイルスの最初の発見。
1895	Bordet J：補体を発見。Bang B，Striobolt V：牛の伝染性流産の原因としてブルセラ菌と牛のブルセラ症の発見。
1898	Bang B：牛の伝染性流産の起因菌の発見に関する研究を公表。Loeffler F，Frosch P：口蹄疫の病原体を発見，濾過性，顕微鏡で不可視であることを確認。動物ウイルスの最初の発見。
1900	Reed W：黄熱が蚊によって媒介されるウイルスであることを明らかにした。ウイルスによって起こる人の病気の最初の報告。

動物の感染症 総論

年	事項
1900	Landsteiner K：ABO式血液型。
1903	Remlinger P：狂犬病病原体の濾過性。
	Dorset M, Schweinitz A：豚熱ウイルスの発見。
	Negri A：狂犬病の細胞内封入体（ネグリ小体）の発見。
1904	Vallé H, Carré H：馬伝染性貧血ウイルスの発見。
1905	Carré H：犬ジステンパーウイルスの発見。
1907	Harrison RG：動物組織のガラス器内培養。組織培養法のはじまり。
	Marek J：鶏の多発性神経炎マレック病の発見。
1908	Ellerman V, Bang O：鶏白血病ウイルスの発見。
1909	Ricketts HT：ロッキー山紅斑熱の病因微生物の発見，リケッチアの発見。
1912	Halasz F：ハンガリーでニューカッスル病様疾病発生を報告。
1918/19	豚に由来するスペインかぜ（インフルエンザ）の大流行。ウイルスは1933年に分離され，後にH1N1型とされた。
1920	Creutzfeldt HG, Jakob AM：クロイツフェルト・ヤコブ病を報告。1968年Gajdusek Dが伝染性を報告するまでは遺伝性と思われていた。
1924	国際獣疫事務局（WOAH）設立。日本で日本脳炎発生。
1926	インドネシア（Kraneveld FC）と英国（Doyle TM）で鶏のニューカッスル病の発生。
1929	Fleming A：ペニシリンを発見。
1931	Elford WJ：種々の孔径の濾過膜が作製可能なコロジオン膜を開発。
1932	Knoll M, Ruska E：電子顕微鏡を初めて作製。
1942	Cooms AH, Creech HJ, Jones RN, Berliner E：蛍光抗体法の創案。
	Freund J, McDemott K：結核菌の加熱死菌を含む油中水滴型フロイントアジュバントを開発。
1944	Waksman SA, Schatz A, Bugie E：ストレプトマイシンの発見と結核への応用。1941年Waksman SA, 抗生物質という語を創始。
1953	Watson J, Crick F, Wilkins M：DNAの二重らせん構造提唱，核酸の分子構造と生体における情報伝達に対するその意義。
1957	Kornberg A：大腸菌のDNA合成酵素によるDNA試験管内合成。
1959	Burnet FM：抗体産生でのクローン選択説提唱。
1960	Jacob Fら：細菌遺伝子の制御にオペロン説。
1961	Nierenberg M, Matthaei JH：遺伝子コード解明，トリプレット説，遺伝子塩基に対応してアミノ酸合成。
1965	Arber W：細菌体内にDNAの特定部位を切断する制限酵素を発見。
1969	ナイジェリアでラッサ熱の発生。
1970	Baltimore D, Mizutani S, Temin H：逆転写酵素の発見。
1971	Engvall E, Perlman P：ELISAの開発。
	Diener TO：植物のウイロイドの発見。
1973	Cohen S, Chang A, Helling R, Boyer H：組換えDNAの作製と発現，遺伝子操作技術の創始。
1975	Koeller G, Millstein C：モノクローナル抗体作製。
1977	Gilbert W, Sanger F：DNA配列の決定法。
1978	犬パルボウイルス2型の世界的大流行。
	米国，豚熱撲滅宣言。
1980	天然痘撲滅宣言。1977年ソマリアで最後の発生。
1981	エバーメクチン（動物薬）販売開始→2015年ノーベル生理学・医学賞（大村　智）
1982	Prusiner S：羊のスクレイピーの原因プリオン。
1983	Montagnier L, Gallo R：HIVの発見。
	米国ペンシルベニア州で鳥インフルエンザ（家きんペスト）H5N2型の大発生。被害約4億ドル。
1985	Mullis K：PCRの創案。
	英国でBSE発生。
1990	ペルーでエルトールコレラ発生，4,000人死亡。
1994	FAO 2010年を目標に世界牛疫撲滅計画開始。
1995	Haemophilus influenzaeの全遺伝子配列を決定。
1996	日本で豚熱撲滅対策事業を開始。
1996	英国ロスリン研究所で世界初の哺乳類の体細胞クローン羊ドリー誕生。
1997	香港で高病原性鳥インフルエンザウイルスH5N1型が流行。鶏から人へ感染し6名死亡。2003〜04年韓国，日本，中国，東南アジアで同型ウイルスが流行。
1998/99	マレーシアで人と豚のニパウイルス感染症が発生し，105名の死者と90万頭の豚を安楽死措置。
1999/03	ニューヨーク市で，西半球では初めてウエストナイル熱が発生。人，馬，野鳥が感染，徐々に拡大。2002年全米各地で流行。2003年死者264名。
2000	口蹄疫が日本に侵入したが摘発淘汰で半年後に清浄国に復帰。
2001	日本でBSE発生。
2003	日・米等，6カ国の国際チームによる人ゲノムの解読が完了。
2003	感染性と致死性の高い新しい呼吸器病，重症急性呼吸器症候群（SARS）が香港で発生。
2004	高病原性鳥インフルエンザ（H5N1型）の日本への侵入，2005年，2006年にも発生。
2007	日本，豚熱の清浄国となる。
2007	京都大の山中教授らは，人人工多能性幹細胞（iPS細胞）の樹立に成功。再生医療への大きな一歩に。
2009	新型インフルエンザ（豚インフルエンザH1N1型）まん延防止のためWHOパンデミック警報。
2010	米国Venter JCのグループは，合成DNA断片を接続させた細菌ゲノムから「人工細菌」を誕生させた。人工生命の創造に近づくか。
2010	宮崎で口蹄疫が大流行。ワクチン接種を実施し，牛・豚の計約30万頭に安楽死措置をして終息。
2011	日本が口蹄疫ワクチン非接種清浄国となる（WOAH認定）。
2011	牛疫の撲滅をWOAH総会において宣言。
2012	日本がニューカッスル病清浄国への復帰宣言。
2013	日本が無視できるBSEリスク国に認定される（WOAH認定）。
2015	豚熱清浄国として認定される（5月WOAH認定，2007年4月清浄宣言）。
2018	日本で豚熱が発生（9月）。
2019	中国で新型コロナウイルス感染症（COVID-19）が発生。
2020	COVID-19パンデミックに関してWHOがPHEIC（国際的に懸念される公衆衛生上の緊急事態）宣言を出したことを受け，日本でも緊急事態宣言。
	2018年に日本で豚熱が発生したことを受け，WOAHによる豚熱清浄国認定が消失。
2022	欧米を中心にエムポックスが流行。日本でも感染者が発生し，PHEIC宣言が出される。
2023	COVID-19に関するPHEIC宣言が終了。感染症法上の位置づけが二類相当から五類感染症に移行。
2024	エムポックスに関して2回目のPHEIC宣言が出される。
	ランピースキン病が日本で初めて発生。

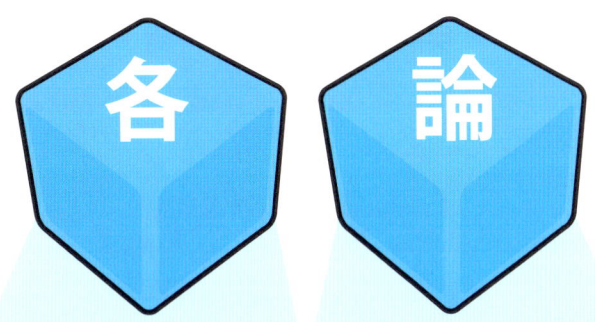

牛	家きんおよび鳥類	ミンク	その他の飼育動物
めん羊・山羊	犬・猫	蜜蜂	および野生動物
馬	猿類	魚類	
豚	げっ歯類・うさぎ類	水生甲殻類	

1. 病名

1) 特定の宿主における感染症が中心の場合，病名の前に「宿主名＋の」を付した。　例：豚の日本脳炎
2) 病名に宿主名が入っていて宿主名と病名の間に「の」を付さない場合
   ①監視伝染病　　例：牛伝染性鼻気管炎，牛カンピロバクター症，豚丹毒，豚赤痢，馬パラチフス
   ②ウイルス名＋感染症による表示　　例：牛RSウイルス感染症
   ③慣用的な病名に宿主名が入っている場合　　例：豚インフルエンザ，豚胸膜肺炎，鶏パラチフス
3) 同一病原体が多種類の宿主の病原となる場合で，その疾病を1カ所にまとめて記述する場合は宿主名を入れない。
   例：口蹄疫（牛のウイルス病の項目に収載するが，他の宿主についても記述する）
4) 慣用的な病名であって，宿主が1種に限定される場合は宿主名を付さない。　　例：伝染性角結膜炎
5) 病名の後に上付で付した（複）（法）（届出）（特定）（人獣）（海外）はそれぞれ次の意味を示す。
   （複）　：同一微生物による種々の動物の重要な感染症であるが，複数の動物種について一括して記述したもの。
       ※ただし下記の場合は（複）を付さない。
       ・病名の前に「宿主名＋の」を付す場合
       ・監視伝染病における対象動物が，牛，めん羊・山羊，馬，豚，家きんおよび鳥類，犬・猫のどれかを含み，水牛，鹿，いのしし，およびその他の野生動物（野鳥）だけが追加される場合
       ・主たる宿主が，猿類，げっ歯類・うさぎ類，ミンク，蜜蜂，魚類，水生甲殻類，野生動物の場合
       ・監視伝染病以外は，主たる宿主が，分類学上近縁な種のみである場合（例：馬・ろば・らば）
   （法）　：家畜伝染病（法定伝染病）
   （届出）：届出伝染病
   （特定）：持続的養殖生産確保法に規定された特定疾病
   （人獣）：人と動物の共通感染症。
   （海外）：海外伝染病

2. 宿主

家畜（法定）伝染病，届出伝染病の対象動物はゴシック体で示した。なお，家畜（法定）伝染病は法律で指定されているものと，政令で指定されているものの区別はしていない。この区別については64頁を参照。

3. モリキューテス綱（マイコプラズマ）の分類の状況および属名 *Mycoplasma* の使用

Mycoplasma 属を含むモリキューテス綱に属する菌種に関する分子系統解析に基づく新たな分類体系が2018年以降に提案された。この結果，従前の *Mycoplasma* 属（動物や人の病原体を含む）の一部が新たな属名に変わることとなり，それにより生じる混乱が指摘され，新分類を却下することを求める論文も公表された。その後2022年に国際原核生物分類命名規約裁定委員会が，新分類の提案を有効と認めるとともに，これまでの分類群の名称を使用できるとする等の内容を記載した裁定文を公表した。そこで本書では，従前の属名である *Mycoplasma* を病原体の名称として使用した。ただし，分類や名称に関する議論が続き，今後も変化する可能性がある。以下に，本書で紹介する病原体のうち新分類において命名された属名（括弧内）を示す。*M. agalactiae, M. bovis, M. bovigenitalium, M. californicum* および *M. synoviae*（以上，*Mycoplasmopsis* 属）。*M. dispar, M. hyopneumoniae* および *M. hyorhinis*（以上，*Mesomycoplasma* 属），*M. alkalescens, M. canadens* および *M. hyosynoviae*（以上，*Metamycoplasma* 属）。*M. gallisepticum*（*Mycoplasmoides* 属）。なお，*M. mycoides, M. wenyonii, M. capricolum, M. putrefaciens* および *M. suis* は新分類においても *Mycoplasma* 属である。

疾病別 主な症状一覧

法：家畜伝染病（法定伝染病）　　届出：届出伝染病（家畜伝染病予防法施行令で指定されている疾病）
特定：持続的養殖生産確保法に規定された特定疾病
人獣：人と動物の共通感染症　　海外：海外伝染病（日本での発生が報告されていない疾病）

1．呼吸器症状を示す感染症

病　名	その他の症状	動物種	掲載頁
口蹄疫（法）（海外）	皮膚・体表・外貌の異常	牛，めん羊，山羊，豚	94
イバラキ病（届出）	消化器症状	牛	96
牛伝染性鼻気管炎（届出）	消化器症状，異常産・繁殖障害	牛，めん羊，山羊，豚	97
牛ウイルス性下痢（届出）	消化器症状，異常産・繁殖障害	牛，めん羊，山羊，豚	98
水疱性口内炎（法）（人獣）（海外）	皮膚・体表・外貌の異常	牛，馬，豚	102
牛流行熱（届出）	神経症状・運動障害	牛	103
牛RSウイルス感染症		牛，めん羊，山羊	104
アデノウイルス感染症	消化器症状	牛，めん羊，馬，豚	105
悪性カタル熱（届出）	消化器症状，皮膚・体表・外貌の異常，神経症状・運動障害，急性死	牛，めん羊	108
牛パラインフルエンザ	消化器症状	牛	109
牛コロナウイルス感染症	消化器症状，出血・血尿（便）	牛	109
牛ライノウイルス感染症		牛	112
牛エンテロウイルス感染症	消化器症状，異常産・繁殖障害	牛	113
牛パルボウイルス感染症	消化器症状	牛	113
D型インフルエンザ		牛，めん羊，山羊，馬，豚	114
炭疽（法）（人獣）	消化器症状，出血・血尿（便），急性死	牛，めん羊，山羊，馬，豚，犬	116
結核（法）（人獣）		牛，山羊，豚	117
牛のサルモネラ症（届出）（人獣）	消化器症状，皮膚・体表・外貌の異常，神経症状・運動障害，急性死	牛	121
牛の出血性敗血症（法）	皮膚・体表・外貌の異常，出血・血尿（便），急性死	牛，めん羊，豚	123
子牛のパスツレラ症		牛	124
牛のヒストフィルス・ソムニ症	神経症状・運動障害，急性死	牛	131
牛のボツリヌス症	神経症状・運動障害，急性死	牛	134
牛肺疫（法）	急性死	牛	134
牛のマイコプラズマ肺炎		牛	135
放牧熱	異常産・繁殖障害	牛，めん羊，山羊	139
水心嚢（海外）	神経症状・運動障害	牛，めん羊，山羊	139
散発性牛脳脊髄炎	神経症状・運動障害	牛	139
アスペルギルス症（人獣）	消化器症状，異常産・繁殖障害，皮膚・体表・外貌の異常，神経症状・運動障害	牛，馬，鳥類，犬，猫	142
牛のタイレリア症（法）（ピロプラズマ症（法））	貧血・黄疸，急性死	牛	144
ブルータング（届出）	異常産・繁殖障害，皮膚・体表・外貌の異常	牛，めん羊，山羊	150
山羊関節炎・脳炎（届出）	神経症状・運動障害	山羊	151
マエディ・ビスナ（届出）	皮膚・体表・外貌の異常，神経症状・運動障害	めん羊	151
羊肺腺腫		めん羊，山羊	154
野兎病（届出）（人獣）		めん羊，山羊，馬，豚，鳥類，犬，猫，うさぎ，げっ歯類	155
山羊伝染性胸膜肺炎（届出）（海外）	消化器症状，急性死	めん羊，山羊	157
アフリカ馬疫（法）（海外）	皮膚・体表・外貌の異常，出血・血尿（便），急性死	馬	162
馬鼻肺炎（届出）	異常産・繁殖障害，神経症状・運動障害	馬	164
馬インフルエンザ（届出）		馬，犬	165
馬ウイルス性動脈炎（届出）	異常産・繁殖障害，皮膚・体表・外貌の異常	馬	166
ヘンドラウイルス感染症（届出）（人獣）	神経症状・運動障害，急性死	馬	166
馬鼻炎AおよびBウイルス感染症		馬	168
鼻疽（法）（人獣）（海外）	皮膚・体表・外貌の異常，急性死	馬	169
類鼻疽（届出）（人獣）（海外）	皮膚・体表・外貌の異常，神経症状・運動障害，急性死	牛，めん羊，山羊，馬，豚，犬，げっ歯類	169
馬のロドコッカス・エクイ症（人獣）	消化器症状，神経症状・運動障害	牛，山羊，馬，豚，犬，猫	171
馬のアクチノバチルス症	消化器症状，神経症状・運動障害，急性死	馬	173
腺疫		馬	173
馬のレンサ球菌症	皮膚・体表・外貌の異常	馬	173
アフリカ豚熱（法）（海外）	消化器症状，異常産・繁殖障害，皮膚・体表・外貌の異常，神経症状・運動障害，出血・血尿（便），急性死	豚	178
オーエスキー病（届出）	異常産・繁殖障害，神経症状・運動障害，急性死	牛，めん羊，山羊，豚，犬，猫	180
豚繁殖・呼吸障害症候群（届出）	異常産・繁殖障害，皮膚・体表・外貌の異常	豚	182
ニパウイルス感染症（届出）（人獣）（海外）	神経症状・運動障害	馬，豚	184
豚インフルエンザ（人獣）		豚	185
豚血球凝集性脳脊髄炎	神経症状・運動障害	豚	186
豚サイトメガロウイルス感染症	異常産・繁殖障害	豚	187
レオウイルス感染症（人獣）	消化器症状	牛，めん羊，山羊，豚，犬，猫	187
豚呼吸器コロナウイルス感染症		豚	187
豚の脳心筋炎	異常産・繁殖障害，神経症状・運動障害，急性死	豚，げっ歯類	188
萎縮性鼻炎（届出）	皮膚・体表・外貌の異常，出血・血尿（便）	豚	191
豚のパスツレラ肺炎	急性死	豚	195
豚胸膜肺炎	急性死	豚	196
グレーサー病	神経症状・運動障害，急性死	豚	197
豚のアクチノバチルス症	皮膚・体表・外貌の異常，急性死	豚	203
豚のマイコプラズマ症	皮膚・体表・外貌の異常，神経症状・運動障害，貧血・黄疸	豚	204
豚のクラミジア症	消化器症状，異常産・繁殖障害，皮膚・体表・外貌の異常	豚	205
豚のニューモシスチス・カリニ症		豚	206
トキソプラズマ症（届出）（人獣）	異常産・繁殖障害，皮膚・体表・外貌の異常，神経症状・運動障害，急性死	めん羊，山羊，豚	206
ニューカッスル病（法）（人獣） 低病原性ニューカッスル病（届出）（人獣）	消化器症状，異常産・繁殖障害，神経症状・運動障害，急性死	鳥類	208
高病原性鳥インフルエンザ（法）（人獣） 低病原性鳥インフルエンザ（法）（人獣） 鳥インフルエンザ（届出）	消化器症状，異常産・繁殖障害，皮膚・体表・外貌の異常，神経症状・運動障害，急性死	鳥類	209
鶏伝染性気管支炎（届出）	肝・腎他臓器症状，異常産・繁殖障害	鳥類	212
鶏伝染性喉頭気管炎（届出）	異常産・繁殖障害，出血・血尿（便），急性死	鳥類	213
禽痘	皮膚・体表・外貌の異常	鳥類	214
産卵低下症候群－1976	消化器症状，異常産・繁殖障害	鳥類	217
家きんの鳥メタニューモウイルス感染症	異常産・繁殖障害，皮膚・体表・外貌の異常，神経症状・運動障害	鳥類	218
鳥類のパラミクソウイルス感染症	異常産・繁殖障害	鳥類	220
うずら気管支炎（海外）	急性死	鳥類	221
オウム・インコ類のサーコウイルス感染症	消化器症状，皮膚・体表・外貌の異常，免疫不全	鳥類	223
家きんコレラ（法）	皮膚・体表・外貌の異常，急性死	鳥類	225
伝染性コリーザ	異常産・繁殖障害，皮膚・体表・外貌の異常	鳥類	227
鶏の大腸菌症（人獣）		鳥類	228
オルニソバクテリウム・ライノトラケアレ症	消化器症状，異常産・繁殖障害，神経症状・運動障害	鳥類	230
鳥類の仮性結核	消化器症状，肝・腎他臓器症状	鳥類	230
家きんのアナチペスティファー症	神経症状・運動障害	鳥類	231
七面鳥コリーザ		鳥類	231
鶏マイコプラズマ症（届出） （家きんの呼吸器性マイコプラズマ症）	異常産・繁殖障害，皮膚・体表・外貌の異常	鳥類	232
七面鳥のマイコプラズマ・メリアグリデス症	異常産・繁殖障害，神経症状・運動障害	鳥類	233
鳥類のクラミジア症（人獣）	消化器症状，急性死	鳥類	234
鶏のクリプトスポリジウム症		鳥類	237
犬ジステンパー	消化器症状，神経症状・運動障害	犬	239
犬伝染性肝炎	肝・腎他臓器症状，皮膚・体表・外貌の異常，神経症状・運動障害，出血・血尿（便），急性死	犬	241
犬伝染性喉頭気管炎		犬	242
犬パラインフルエンザウイルス感染症		犬	242
犬ヘルペスウイルス感染症	消化器症状，異常産・繁殖障害，出血・血尿（便），急性死	犬	243
猫免疫不全ウイルス感染症	消化器症状，皮膚・体表・外貌の異常，貧血・黄疸，免疫不全	猫	245
猫カリシウイルス感染症	皮膚・体表・外貌の異常，神経症状・運動障害	猫	249
猫ウイルス性鼻気管炎	異常産・繁殖障害，皮膚・体表・外貌の異常，神経症状・運動障害	猫	250

(1. 呼吸器症状を示す感染症)

病名	その他の症状	動物種	掲載頁
犬のパピローマウイルス感染症	皮膚・体表・外貌の異常	犬	251
犬呼吸器コロナウイルス感染症		犬	251
犬インフルエンザ		犬, 猫	252
犬・猫のボルデテラ・ブロンキセプチカ症		鳥類, 犬, 猫, げっ歯類	256
犬・猫のパスツレラ症(人獣)	皮膚・体表・外貌の異常	犬, 猫	256
犬のエールリヒア症(人獣)	皮膚・体表・外貌の異常, 神経症状・運動障害, 出血・血尿(便)	牛, 馬, 犬	258
クラミジア・フェリス症(猫のクラミジア症)	異常産・繁殖障害, 皮膚・体表・外貌の異常	猫	259
犬・猫のクリプトコックス症(人獣)	皮膚・体表・外貌の異常, 神経症状・運動障害	鳥類, 犬, 猫	259
犬・猫のヒストプラズマ症(人獣)	肝・腎他臓器症状, 出血・血尿(便), 貧血・黄疸	牛, 犬, 猫	261
犬・猫のカンジダ症(人獣)	消化器症状, 異常産・繁殖障害, 皮膚・体表・外貌の異常	鳥類, 犬, 猫	261
犬・猫のニューモシスチス肺炎		犬, 猫	261
犬・猫のブラストミセス症(人獣)(海外)	皮膚・体表・外貌の異常, 神経症状・運動障害	犬, 猫	262
犬・猫のコクシジオイデス症(人獣)	肝・腎他臓器症状, 皮膚・体表・外貌の異常, 神経症状・運動障害	犬, 猫	262
犬・猫のリノスポリジウム症(人獣)	皮膚・体表・外貌の異常	馬, 鳥類, 犬, 猫	262
犬・猫のトキソプラズマ症(人獣)	異常産・繁殖障害, 皮膚・体表・外貌の異常	鳥類, 犬, 猫	263
サイトークゾーン・フェリス症(海外)	神経症状・運動障害, 貧血・黄疸	猫	268

2. 消化器症状を示す感染症

病名	その他の症状	動物種	掲載頁
牛疫(法)(海外)	皮膚・体表・外貌の異常, 急性死	牛, めん羊, 山羊, 豚	95
イバラキ病(届出)	呼吸器症状	牛	96
牛伝染性鼻気管炎(届出)	呼吸器症状, 異常産・繁殖障害	牛, めん羊, 山羊, 豚	97
牛ウイルス性下痢(届出)	呼吸器症状, 異常産・繁殖障害	牛, めん羊, 山羊, 豚	98
アデノウイルス感染症	呼吸器症状	牛, めん羊, 馬, 豚	105
ロタウイルス感染症(人獣)		牛, 馬, 豚, 鳥類, 犬, 猫, うさぎ, げっ歯類	106
悪性カタル熱(届出)	呼吸器症状, 皮膚・体表・外貌の異常, 神経症状・運動障害, 急性死	牛, めん羊	108
牛パラインフルエンザ	呼吸器症状	牛	109
牛コロナウイルス感染症	呼吸器症状, 出血・血尿(便)	牛	109
牛エンテロウイルス感染症	呼吸器症状, 異常産・繁殖障害	牛	113
牛トロウイルス感染症		牛	113
牛パルボウイルス感染症	呼吸器症状	牛	113
ジェンブラナ病(海外)	皮膚・体表・外貌の異常, 出血・血尿(便)	牛	113
シュマレンベルクウイルス感染症(海外)	異常産・繁殖障害	牛, めん羊, 山羊	114
アストロウイルス感染症	神経症状・運動障害	牛, めん羊, 山羊, 豚, 犬, 猫	114
炭疽(法)(人獣)	呼吸器症状, 出血・血尿(便), 急性死	牛, めん羊, 山羊, 馬, 豚, 犬	116
ヨーネ病(法)		牛, めん羊, 山羊	119
牛のサルモネラ症(届出)(人獣)	呼吸器症状, 皮膚・体表・外貌の異常, 神経症状・運動障害, 急性死	牛	121
エンテロトキセミア(人獣)	神経症状・運動障害, 出血・血尿(便), 急性死	牛, めん羊, 馬, 豚	128
子牛の大腸菌性下痢(人獣)	出血・血尿(便)	牛	129
真菌中毒症	肝・腎他臓器症状, 異常産・繁殖障害, 神経症状・運動障害, 免疫不全	牛, めん羊, 馬, 豚, 鳥類	141
カンジダ症	皮膚・体表・外貌の異常	牛, めん羊, 馬, 豚, 鳥類, 犬, 猫	142
アスペルギルス症(人獣)	呼吸器症状, 異常産・繁殖障害, 皮膚・体表・外貌の異常, 神経症状・運動障害	牛, 馬, 鳥類, 犬, 猫	142
ムーコル症	異常産・繁殖障害	牛, めん羊, 馬, 豚, 犬, 猫	143
牛のバベシア症(法)(ピロプラズマ症)(法)	異常産・繁殖障害, 神経症状・運動障害, 貧血・黄疸, 急性死	牛	145
牛のクリプトスポリジウム症(人獣)		牛, めん羊, 山羊, 馬, 鳥類, 犬, げっ歯類	148
牛のコクシジウム症	出血・血尿(便), 貧血・黄疸	牛	149
ナイロビ羊病(届出)(人獣)(海外)	異常産・繁殖障害	めん羊, 山羊	152
小反芻獣疫(法)(海外)	異常産・繁殖障害, 皮膚・体表・外貌の異常, 急性死	めん羊, 山羊	153
めん羊赤痢	急性死	めん羊	156
めん羊のクロストリジウム症	肝・腎他臓器症状	めん羊	156
ボルナウイルス感染症(人獣)	神経症状・運動障害, 急性死	牛, めん羊, 馬, 鳥類, 猫, げっ歯類	167
馬のロドコッカス・エクイ症(人獣)	呼吸器症状, 神経症状・運動障害	牛, 山羊, 馬, 豚, 犬, 猫	171
馬のアクチノバチルス症	呼吸器症状, 神経症状・運動障害, 急性死	馬	173
馬のポトマック熱(海外)	異常産・繁殖障害, 皮膚・体表・外貌の異常, 急性死	馬	174
馬のピロプラズマ症(ピロプラズマ症)(法)	神経症状・運動障害, 出血・血尿(便), 貧血・黄疸	馬	175
豚熱(法)	異常産・繁殖障害, 皮膚・体表・外貌の異常, 神経症状・運動障害, 急性死	豚	177
アフリカ豚熱(法)(海外)	呼吸器症状, 異常産・繁殖障害, 皮膚・体表・外貌の異常, 神経症状・運動障害, 出血・血尿(便), 急性死	豚	178
伝染性胃腸炎(届出)	急性死	豚, 犬, 猫	181
豚流行性下痢(届出)	急性死	豚	184
レオウイルス感染症(人獣)	呼吸器症状	牛, めん羊, 山羊, 豚, 犬, 猫	187
豚の大腸菌症(人獣)	皮膚・体表・外貌の異常, 神経症状・運動障害, 急性死	豚	192
豚のサルモネラ症(サルモネラ症)(届出)(人獣)		豚	193
豚赤痢(届出)	出血・血尿(便), 急性死	豚	194
滲出性表皮炎	皮膚・体表・外貌の異常, 急性死	豚	199
腸腫瘍候群	出血・血尿(便), 貧血・黄疸, 急性死	馬, 豚	200
豚のエルシニア症(人獣)		羊, 豚, 犬, 猫, げっ歯類	203
豚のクラミジア症	呼吸器症状, 異常産・繁殖障害, 皮膚・体表・外貌の異常	豚	205
サルコシスティス症(人獣)	出血・血尿(便), 貧血・黄疸	牛, めん羊, 山羊, 馬, 豚, 犬, 猫	207
豚の大腸バランチジウム症(人獣)		牛, 豚, 犬, げっ歯類	207
豚の旋毛虫症(人獣)	皮膚・体表・外貌の異常	豚, 鳥類, 犬, 猫, げっ歯類	207
ニューカッスル病(法)(人獣) 低病原性ニューカッスル病(届出)(人獣)	呼吸器症状, 異常産・繁殖障害, 神経症状・運動障害, 急性死	鳥類	208
高病原性鳥インフルエンザ(法)(人獣) 低病原性鳥インフルエンザ(法)(人獣) 鳥インフルエンザ(届出)	呼吸器症状, 異常産・繁殖障害, 皮膚・体表・外貌の異常, 神経症状・運動障害, 急性死	鳥類	209
鶏白血病(届出)	肝・腎他臓器症状, 異常産・繁殖障害, 皮膚・体表・外貌の異常, 神経症状・運動障害, 貧血・黄疸	鳥類	210
伝染性ファブリキウス嚢病(届出)	免疫不全	鳥類	214
産卵低下症候群-1976	呼吸器症状, 異常産・繁殖障害	鳥類	217
あひるウイルス性腸炎(届出)(海外)	異常産・繁殖障害, 皮膚・体表・外貌の異常, 出血・血尿(便), 急性死	鳥類	219
鶏腎炎ウイルス感染症	肝・腎他臓器症状	鳥類	220
ウイルス性腺胃炎		鳥類	220
ブロイラーの発育不良症候群	皮膚・体表・外貌の異常, 神経症状・運動障害	鳥類	220
七面鳥のコロナウイルス性腸炎(海外)	異常産・繁殖障害	鳥類	221
七面鳥の出血性腸炎	出血・血尿(便), 貧血・黄疸	鳥類	221
七面鳥のアストロウイルス感染症(海外)	皮膚・体表・外貌の異常, 急性死	鳥類	222
がちょうパルボウイルス感染症		鳥類	222
オウム・インコ類のヘルペスウイルス感染症	肝・腎他臓器症状, 急性死	鳥類	222
鳥類のポリオーマウイルス感染症	肝・腎他臓器症状, 皮膚・体表・外貌の異常	鳥類	222
オウム・インコ類のサーコウイルス感染症	呼吸器症状, 皮膚・体表・外貌の異常, 免疫不全	鳥類	223
家きんのサルモネラ症	肝・腎他臓器症状, 異常産・繁殖障害	鳥類	223
オルニソバクテリウム・ライノトラケアレ症	呼吸器症状, 異常産・繁殖障害, 神経症状・運動障害	鳥類	230
鶏のカンピロバクター症(人獣)	異常産・繁殖障害	鳥類	230
鳥類の仮性結核	呼吸器症状, 肝・腎他臓器症状	鳥類	230
鳥類のクラミジア症(人獣)	呼吸器症状, 急性死	鳥類	234

(2. 消化器症状を示す感染症)

病名	その他の症状	動物種	掲載頁
鶏のコクシジウム症	異常産・繁殖障害, 出血・血尿(便), 貧血・黄疸	鳥類	235
ロイコチトゾーン症(届出)	異常産・繁殖障害, 出血・血尿(便), 貧血・黄疸, 急性死	鳥類	236
ヒストモナス・メレアグリディス症		鳥類	237
犬ジステンパー	呼吸器症状, 神経症状・運動障害	犬	239
犬パルボウイルス感染症	出血・血尿(便), 貧血・黄疸, 急性死	犬, 猫	240
犬ヘルペスウイルス感染症	呼吸器症状, 異常産・繁殖障害, 出血・血尿(便), 急性死	犬	243
犬コロナウイルス感染症	神経症状・運動障害, 皮膚・体表・外貌の異常	犬	244
猫白血病ウイルス感染症	異常産・繁殖障害, 皮膚・体表・外貌の異常, 神経症状・運動障害, 貧血・黄疸, 免疫不全	猫	244
猫免疫不全ウイルス感染症	呼吸器症状, 皮膚・体表・外貌の異常, 貧血・黄疸, 免疫不全	猫	245

病名	その他の症状	動物種	掲載頁
猫汎白血球減少症	出血・血尿(便), 異常産・繁殖障害, 急性死	猫	246
猫伝染性腹膜炎/猫腸コロナウイルス感染症	皮膚・体表・外貌の異常, 神経症状・運動障害	猫	247
犬・猫のカンピロバクター症(人獣)		牛, 豚, 鳥類, 犬, 猫, げっ歯類	255
犬・猫のサルモネラ症(人獣)		鳥類, 犬, 猫	255
サケ中毒(海外)	出血・血尿(便)	犬	259
犬・猫のカンジダ症(人獣)	呼吸器症状, 異常産・繁殖障害, 皮膚・体表・外貌の異常	鳥類, 犬, 猫	261
犬・猫の腸管内原虫感染症		牛, 羊, 豚, 犬, 猫, げっ歯類	264
犬・猫のクリプトスポリジウム症(人獣)		犬, 猫	266
犬・猫の腸管内コクシジウム病	出血・血尿(便), 急性死	犬, 猫	267
犬のリーシュマニア症(人獣)(海外)	肝・腎他臓器症状, 皮膚・体表・外貌の異常, 貧血・黄疸	犬	267

3. 肝・腎他臓器症状を示す感染症

病名	その他の症状	動物種	掲載頁
クリミア・コンゴ出血熱(人獣)(海外)	出血・血尿(便)	牛, めん羊, 山羊	112
レプトスピラ症(届出)(人獣)	異常産・繁殖障害, 出血・血尿(便), 貧血・黄疸	牛, 豚	125
真菌中毒症	消化器症状, 異常産・繁殖障害, 神経症状・運動障害, 免疫不全	牛, めん羊, 馬, 豚, 鳥類	141
めん羊のクロストリジウム症	消化器症状	めん羊	156
E型肝炎(人獣)		豚	185
豚の膀胱炎および腎盂腎炎	異常産・繁殖障害, 出血・血尿(便), 急性死	豚	204
鶏白血病(届出)	消化器症状, 異常産・繁殖障害, 皮膚・体表・外貌の異常, 神経症状・運動障害, 貧血・黄疸	鳥類	210
鶏伝染性気管支炎(届出)	呼吸器症状, 異常産・繁殖障害	鳥類	212
あひるウイルス性肝炎(届出)	急性死	鳥類	218
細網内皮症ウイルス感染症	神経症状・運動障害	鳥類	219
鶏腎炎ウイルス感染症(海外)	消化器症状	鳥類	220
七面鳥のウイルス性肝炎(海外)	急性死	鳥類	221
オウム・インコ類のヘルペスウイルス感染症	消化器症状, 急性死	鳥類	222
鳥類のポリオーマウイルス感染症	消化器症状, 皮膚・体表・外貌の異常, 急性死	鳥類	222
家きんのサルモネラ症	消化器症状, 異常産・繁殖障害, 急性死	鳥類	223
鶏のブドウ球菌症	皮膚・体表・外貌の異常, 神経症状・運動障害, 急性死	鳥類	229

病名	その他の症状	動物種	掲載頁
鳥結核(届出)	皮膚・体表・外貌の異常	鳥類	229
鳥類の仮性結核	呼吸器症状, 消化器症状	鳥類	230
家きんの豚丹毒菌症	異常産・繁殖障害, 出血・血尿(便), 急性死	鳥類	230
家きんのボレリア・アンセリナ症	皮膚・体表・外貌の異常, 神経症状・運動障害, 貧血・黄疸	鳥類	231
鶏マラリア	貧血・黄疸	鳥類	236
犬伝染性肝炎	呼吸器症状, 皮膚・体表・外貌の異常, 神経症状・運動障害, 出血・血尿(便), 急性死	犬	241
猫モルビリウイルス感染症		犬, 猫	252
犬のレプトスピラ症(届出)(人獣)	貧血・黄疸, 急性死	牛, 豚, 犬, げっ歯類	252
犬のライム病(人獣)	皮膚・体表・外貌の異常, 神経症状・運動障害	犬, げっ歯類	254
犬・猫のヒストプラズマ症(人獣)	呼吸器症状, 出血・血尿(便)	牛, 犬, 猫	261
犬・猫のコクシジオイデス症(人獣)	呼吸器症状, 皮膚・体表・外貌の異常, 神経症状・運動障害	犬, 猫	262
犬・猫のバベシア症	貧血・黄疸	犬, 猫	265
犬のリーシュマニア症(人獣)(海外)	消化器症状, 皮膚・体表・外貌の異常, 貧血・黄疸	犬	267
犬・猫のエンセファリトゾーン・クニクリ症(人獣)	神経症状・運動障害, 急性死	犬, 猫, うさぎ, げっ歯類	268

4. 異常産・繁殖障害・産卵異常(鶏)を示す感染症

病名	その他の症状	動物種	掲載頁
牛伝染性鼻気管炎(届出)	呼吸器症状, 消化器症状	牛, めん羊, 山羊, 豚	97
牛ウイルス性下痢(届出)	呼吸器症状, 消化器症状	牛, めん羊, 山羊, 豚	98
アカバネ病(届出)	神経症状・運動障害	牛, めん羊, 山羊, 豚	99
アイノウイルス感染症		牛, めん羊, 山羊, 馬, 豚	107
チュウザン病(届出)		牛, めん羊, 山羊	108
牛エンテロウイルス感染症	呼吸器症状, 消化器症状	牛	113
シュマレンベルクウイルス感染症(海外)	消化器症状	牛, めん羊	114
ピートンウイルス感染症		牛, めん羊	115
ブルセラ症(法)(人獣)		牛, めん羊, 山羊, 豚	118
牛カンピロバクター症(届出)		牛, めん羊	125
レプトスピラ症(届出)(人獣)	肝・腎他臓器症状, 出血・血尿(便), 貧血・黄疸	牛, 豚	125
リステリア症(人獣)	神経症状・運動障害, 急性死	牛, めん羊, 山羊, 馬, 豚, 鳥類, げっ歯類	130
牛のコクシエラ症(Q熱)(人獣)		牛, めん羊, 山羊, 馬, 豚, 犬, 猫	138
放牧熱	呼吸器症状	牛, めん羊, 山羊	139
牛の流産・不妊症		牛	139
真菌中毒症	消化器症状, 肝・腎他臓器症状, 神経症状・運動障害, 免疫不全	牛, めん羊, 馬, 豚, 鳥類	141
アスペルギルス症(人獣)	呼吸器症状, 消化器症状, 皮膚・体表・外貌の異常, 神経症状・運動障害	牛, 馬, 鳥類, 犬, 猫	142

病名	その他の症状	動物種	掲載頁
ムーコル症	消化器症状	牛, めん羊, 馬, 豚, 犬, 猫	143
牛の真菌性流産		牛	144
牛のバベシア症(法)(ピロプラズマ症(法))	消化器症状, 神経症状・運動障害, 貧血・黄疸, 急性死	牛	145
牛のトリパノソーマ症(届出)(人獣)(海外)(トリパノソーマ症(海外))	皮膚・体表・外貌の異常, 神経症状・運動障害, 貧血・黄疸	牛, 馬, 犬	146
牛のネオスポラ症(ネオスポラ症(届出))		牛, めん羊, 山羊, 犬	147
牛のトリコモナス症(トリコモナス症(届出))		牛	148
ブルータング(届出)	呼吸器症状, 皮膚・体表・外貌の異常	牛, めん羊, 山羊	150
リフトバレー熱(法)(人獣)(海外)	出血・血尿(便), 急性死	牛, めん羊, 山羊	152
ナイロビ羊病(人獣)(海外)	消化器症状	めん羊, 山羊	152
小反芻獣疫(法)(海外)	消化器症状, 皮膚・体表・外貌の異常, 急性死	めん羊, 山羊	153
ウェッセルスブロン病(人獣)(海外)		牛, めん羊, 山羊, 馬, 豚, げっ歯類	154
ボーダー病		めん羊, 山羊	154
伝染性無乳症(人獣)	皮膚・体表・外貌の異常	めん羊, 山羊	157
流行性羊流産(人獣)(海外)		めん羊	158
馬鼻肺炎	呼吸器症状, 神経症状・運動障害	馬	164
馬ウイルス性動脈炎(届出)(海外)	呼吸器症状, 皮膚・体表・外貌の異常	馬	166
馬伝染性子宮炎(届出)(海外)		馬	171
馬パラチフス(届出)	皮膚・体表・外貌の異常, 神経症状・運動障害	馬	172

(4. 異常産・繁殖障害・産卵異常（鶏）を示す感染症)

病名	その他の症状	動物種	掲載頁
馬のポトマック熱(海外)	消化器症状，皮膚・体表・外貌の異常	馬	174
豚熱(法)	消化器症状，皮膚・体表・外貌の異常，神経症状・運動障害，急性死	豚	177
アフリカ豚熱(海外)	呼吸器症状，消化器症状，皮膚・体表・外貌の異常，神経症状・運動障害，出血・血尿(便)，急性死	豚	178
豚の日本脳炎(人獣)(流行性脳炎(法))	神経症状・運動障害	牛，めん羊，山羊，馬，豚，鳥類	179
オーエスキー病(届出)	呼吸器症状，神経症状・運動障害，急性死	牛，めん羊，山羊，豚，犬，猫	180
豚繁殖・呼吸障害症候群(届出)	呼吸器症状，皮膚・体表・外貌の異常	豚	182
豚パルボウイルス感染症		豚	185
豚サイトメガロウイルス感染症	呼吸器症状	豚	187
豚のゲタウイルス感染症(人獣)	神経症状・運動障害，急性死	牛，馬，豚，鳥類	188
豚の脳心筋炎	呼吸器症状，神経症状・運動障害，急性死	豚，げっ歯類	188
青目病	皮膚・体表・外貌の異常，神経症状・運動障害	豚	189
トゥルエペレラ・ピヨゲネス症	皮膚・体表・外貌の異常，神経症状・運動障害	牛，めん羊，山羊，豚	201
豚のブドウ球菌症	皮膚・体表・外貌の異常	豚	202
豚の膀胱炎および腎盂腎炎	肝・腎他臓器症状，出血・血尿(便)，急性死	豚	204
豚のクラミジア症	呼吸器症状，消化器症状，皮膚・体表・外貌の異常	豚	205
トキソプラズマ症(届出)(人獣)	呼吸器症状，皮膚・体表・外貌の異常，神経症状・運動障害，急性死	めん羊，山羊，豚	206
ニューカッスル病(法)(人獣) 低病原性ニューカッスル病(届出)(人獣)	呼吸器症状，消化器症状，神経症状・運動障害，急性死	鳥類	208
高病原性鳥インフルエンザ(法)(人獣) 低病原性鳥インフルエンザ(法)(人獣) 鳥インフルエンザ(届出)	呼吸器症状，消化器症状，皮膚・体表・外貌の異常，神経症状・運動障害，急性死	鳥類	209
鶏白血病(届出)	消化器症状，肝・腎他臓器症状，皮膚・体表・外貌の異常，神経症状・運動障害，貧血，黄疸	鳥類	210
鶏伝染性気管支炎(届出)	呼吸器症状，肝・腎他臓器症状	鳥類	212
鶏伝染性喉頭気管炎(届出)	呼吸器症状，出血・血尿(便)，急性死	鳥類	213
産卵低下症候群−1976	呼吸器症状，消化器症状	鳥類	217
家きんの鳥メタニューモウイルス感染症	呼吸器症状，皮膚・体表・外貌の異常，神経症状・運動障害	鳥類	218
あひるウイルス性腸炎(届出)(海外)	消化器症状，皮膚・体表・外貌の異常，出血・血尿(便)，急性死	鳥類	219
鳥類のパラミクソウイルス感染症	呼吸器症状	鳥類	220
七面鳥のコロナウイルス性腸炎	消化器症状	鳥類	221
あひるのテンブスウイルス感染症(海外)	神経症状・運動障害	鳥類	223
家きんのサルモネラ症	消化器症状，肝・腎他臓器症状，急性死	鳥類	223
伝染性コリーザ	呼吸器症状，皮膚・体表・外貌の異常	鳥類	227
オルニソバクテリウム・ライノトラケアレ症	呼吸器症状，消化器症状，神経症状・運動障害	鳥類	230
鶏のカンピロバクター症(人獣)	消化器症状	鳥類	230
家きんの豚丹毒菌症	肝・腎他臓器症状，出血・血尿(便)，急性死	鳥類	230
鳥マイコプラズマ症(家きんの呼吸器性マイコプラズマ症)	呼吸器症状，皮膚・体表・外貌の異常	鳥類	232
七面鳥のマイコプラズマ・メリアグリデス症	呼吸器症状，神経症状・運動障害	鳥類	233
鶏のコクシジウム症	消化器症状，出血・血尿(便)，貧血，黄疸	鳥類	235
ロイコチトゾーン症(届出)	消化器症状，出血・血尿(便)，貧血，黄疸，急性死	鳥類	236
犬ヘルペスウイルス感染症	呼吸器症状，消化器症状，出血・血尿(便)，急性死	犬	243
猫白血病ウイルス感染症	消化器症状，皮膚・体表・外貌の異常，神経症状・運動障害，貧血・黄疸，免疫不全	猫	244
猫汎白血球減少症	消化器症状，出血・血尿(便)，急性死	猫	246
猫ウイルス性鼻気管炎	呼吸器症状，皮膚・体表・外貌の異常，神経症状・運動障害	猫	250
犬のブルセラ症(人獣)		犬	253
クラミジア・フェリス症(猫のクラミジア症)	呼吸器症状，皮膚・体表・外貌の異常	猫	259
犬・猫のカンジダ症(人獣)	呼吸器症状，消化器症状，皮膚・体表・外貌の異常	鳥類，犬，猫	261
犬・猫のトキソプラズマ症(人獣)	呼吸器症状，皮膚・体表・外貌の異常	鳥類，犬，猫	263

5. 皮膚・体表・外貌の異常を示す感染症

病名	その他の症状	動物種	掲載頁
口蹄疫(法)(海外)	呼吸器症状	牛，めん羊，山羊，豚	94
牛疫(法)(海外)	消化器症状，急性死	牛，めん羊，山羊，豚	95
牛伝染性リンパ腫(届出)		牛	101
水疱性口内炎(法)(人獣)(海外)	呼吸器症状	牛，馬，豚	102
悪性カタル熱(届出)	呼吸器症状，消化器症状，神経症状・運動障害，急性死	牛，めん羊	108
牛乳頭炎		牛	110
牛丘疹性口内炎(届出)(人獣)		牛	110
ランピースキン病(届出)		牛	111
牛痘(人獣)		牛，猫，げっ歯類	111
偽牛痘(人獣)		牛	112
牛乳頭腫		牛	112
ジェンブラナ病(海外)	消化器症状，出血・血尿(便)	牛	113
牛のサルモネラ症(届出)(人獣)	呼吸器症状，消化器症状，神経症状・運動障害，急性死	牛	121
牛の乳房炎		牛，めん羊，山羊	122
牛の腸内細菌目細菌による乳房炎	急性死	牛，めん羊，山羊	123
牛の出血性敗血症(法)	呼吸器症状，出血・血尿(便)，急性死	牛，めん羊，山羊，豚	123
気腫疽(届出)	神経症状・運動障害，出血・血尿(便)，急性死	牛，めん羊，山羊，豚，馬	126
悪性水腫(人獣)	急性死	牛，めん羊，山羊，馬，豚，犬，猫	127
壊死桿菌症(人獣)		牛，めん羊，豚	130
伝染性角結膜炎		牛	131
牛の放線菌症		牛	132
牛のアクチノバチルス・リグニエレジー症		牛，めん羊	132
牛の趾乳頭腫		牛，めん羊	133
デルマトフィルス症(デルマトフィルス・コンゴレンシス症)(人獣)		牛，馬，豚，犬，猫	133
牛のノカルジア症(人獣)		牛，馬，豚，犬，猫	134
牛のマイコプラズマ乳房炎		牛	136
牛の多発性関節炎	急性死	牛	139
皮膚糸状菌症(人獣)		牛，めん羊，山羊，馬，豚，鳥類，うさぎ，げっ歯類	140
カンジダ症	消化器症状	牛，めん羊，馬，豚，鳥類，犬，猫	142
アスペルギルス症(人獣)	呼吸器症状，消化器症状，異常産・繁殖障害，神経症状・運動障害	牛，馬，鳥類，犬，猫	142
牛の真菌性乳房炎		牛	143
牛のトリパノソーマ症(届出)(人獣)(海外)(トリパノソーマ症(海外))	異常産・繁殖障害，神経症状・運動障害，貧血，黄疸	牛，馬，犬	146
牛のベスノイティア症(海外)		牛	149
牛バエ幼虫症(人獣)	神経症状・運動障害	牛，馬	149
伝染性膿疱性皮膚炎(人獣)		めん羊，山羊	150
ブルータング(届出)	呼吸器症状，異常産・繁殖障害	牛，めん羊，山羊	150
マエディ・ビスナ(届出)	呼吸器症状，神経症状・運動障害	めん羊	151
小反芻獣疫(法)(海外)	消化器症状，異常産・繁殖障害，急性死	めん羊，山羊	153
羊痘(届出)(海外)，山羊痘(届出)(海外)		めん羊，山羊	153
スクレイピー(伝達性海綿状脳症)(法)	神経症状・運動障害	牛，めん羊	155
めん羊の伝染性趾間皮膚炎		牛，めん羊	156
伝染性無乳症(届出)	異常産・繁殖障害	めん羊，山羊	157
伝染性眼炎		めん羊，山羊	158
めん羊の多発性関節炎		めん羊	158
めん羊の疥癬(届出)(疥癬(届出))		牛，めん羊，山羊	159
アフリカ馬疫(法)(海外)	呼吸器症状，出血・血尿(便)，急性死	馬	162
馬ウイルス性動脈炎(届出)(海外)	呼吸器症状，異常産・繁殖障害	馬	166
馬痘(届出)		馬	167
馬のゲタウイルス感染症(人獣)		牛，馬，豚，鳥類	168
馬蟎疹		馬	168
鼻疽(法)(海外)	呼吸器症状，急性死	馬	169
類鼻疽(届出)(人獣)(海外)	呼吸器症状，神経症状・運動障害，急性死	牛，めん羊，山羊，馬，豚，犬，猫，げっ歯類	169
馬パラチフス	異常産・繁殖障害，神経症状・運動障害	馬	172
馬のレンサ球菌症	呼吸器症状	馬	173

(5. 皮膚・体表・外貌の異常を示す感染症)

病名	その他の症状	動物種	掲載頁
馬のポトマック熱(海外)	消化器症状, 異常産・繁殖障害, 急性死	馬	174
仮性皮疽(人獣)(海外)		馬	174
馬の皮膚糸状菌症(一部法)(一部人獣)		馬	174
馬のトリパノソーマ症(トリパノソーマ症)(届出)(海外)	神経症状, 運動障害, 貧血・黄疸	馬	175
豚熱(法)	消化器症状, 異常産・繁殖障害, 神経症状, 運動障害, 急性死	豚	177
アフリカ豚熱(法)(海外)	呼吸器症状, 消化器症状, 異常産・繁殖障害, 神経症状, 運動障害, 出血・血尿(便), 急性死	豚	178
豚水疱病(海外)		豚	180
豚繁殖・呼吸障害症候群(届出)	呼吸器症状, 異常産・繁殖障害	豚	182
豚水疱疹(届出)(海外)		豚	184
豚サーコウイルス関連感染症	貧血・黄疸, 急性死	豚	186
豚痘		豚	188
青目病	異常産・繁殖障害, 神経症状, 運動障害	豚	189
セネカウイルス感染症		豚	189
豚丹毒(届出)(人獣)	急性死	豚, 鳥類	189
萎縮性鼻炎(届出)	呼吸器症状, 出血・血尿(便)	豚	191
豚の大腸菌症(人獣)	消化器症状, 神経症状・運動障害, 急性死	豚	192
滲出性表皮炎	消化器症状, 急性死	豚	199
トゥルエペレラ・ピヨゲネス症	異常産・繁殖障害, 神経症状, 運動障害	牛, めん羊, 山羊, 豚	201
豚のブドウ球菌症	異常産・繁殖障害	豚	202
豚の抗酸菌症		豚	202
豚のアクチノバチルス症	呼吸器症状, 急性死	豚	203
豚の緑膿菌症		豚	204
豚のバクテロイデス・フラジリス症	神経症状・運動障害	牛, めん羊, 馬, 豚	204
豚のマイコプラズマ症	呼吸器症状, 神経症状・運動障害, 貧血・黄疸	豚	204
豚のクラミジア症	呼吸器症状, 異常産・繁殖障害, 消化器症状	豚	205
トキソプラズマ症(届出)(人獣)	呼吸器症状, 異常産・繁殖障害, 神経症状・運動障害, 急性死	めん羊, 山羊, 豚	206
豚の旋毛虫症(人獣)	消化器症状	豚, 鳥類, 犬, 猫, げっ歯類	207
高病原性鳥インフルエンザ(法)(人獣)	呼吸器症状, 消化器症状, 異常産・繁殖障害, 神経症状, 運動障害, 急性死	鳥類	209
低病原性鳥インフルエンザ(法)(人獣) 鳥インフルエンザ(届出)(人獣)			
鶏白血病(届出)	消化器症状, 肝・腎他臓器症状, 異常産・繁殖障害, 神経症状・運動障害, 貧血・黄疸	鳥類	210
マレック病(届出)	神経症状・運動障害, 免疫不全, 急性死	鳥類	211
鶏痘		鳥類	214
家きんの鳥メタニューモウイルス感染症	呼吸器症状, 異常産・繁殖障害, 神経症状・運動障害	鳥類	218
あひるウイルス性腸炎(届出)(海外)	消化器症状, 異常産・繁殖障害, 出血・血尿(便), 急性死	鳥類	219
ブロイラーの発育不良症候群	消化器症状, 神経症状・運動障害	鳥類	220
七面鳥のリンパ増殖症(海外)		鳥類	222
がちょうパルボウイルス症	消化器症状, 急性死	鳥類	222
鳥のポリオーマウイルス感染症	消化器症状, 肝・腎他臓器症状, 急性死	鳥類	222
オウム・インコ類のサーコウイルス感染症	呼吸器症状, 消化器症状, 免疫不全	鳥類	223
家きんコレラ(法)	呼吸器症状, 消化器症状, 急性死	鳥類	225
家きんのクロストリジウム症	神経症状・運動障害, 出血・血尿(便), 免疫不全, 急性死	鳥類	226
伝染性コリーザ	呼吸器症状, 異常産・繁殖障害	鳥類	227
鶏のブドウ球菌症	肝・腎他臓器症状, 神経症状・運動障害	鳥類	229
鳥結核(届出)	肝・腎他臓器症状	鳥類	229
家きんのレンサ球菌症および腸球菌症	神経症状・運動障害	鳥類	231
家きんのボレリア・アンセリナ症	肝・腎他臓器症状, 神経症状・運動障害, 貧血・黄疸	鳥類	231
七面鳥のアリゾナ症	神経症状・運動障害	鳥類	231
鳥マイコプラズマ症(届出)(家きんの呼吸器性マイコプラズマ症)	呼吸器症状, 異常産・繁殖障害	鳥類	232
鳥マイコプラズマ症(届出)(家きんのマイコプラズマ滑膜炎)	神経症状・運動障害	鳥類	233
エジプチアネラ症(海外)	貧血・黄疸	鳥類	234
犬伝染性肝炎	呼吸器症状, 消化器症状, 肝・腎他臓器症状, 神経症状・運動障害, 出血・血尿(便), 急性死	犬	241
猫白血病ウイルス感染症	消化器症状, 異常産・繁殖障害, 神経症状・運動障害, 貧血・黄疸, 免疫不全	猫	244
猫免疫不全ウイルス感染症	呼吸器症状, 消化器症状, 貧血・黄疸, 免疫不全	猫	245
猫伝染性腹膜炎/猫腸コロナウイルス感染症	消化器症状, 神経症状・運動障害	猫	247
猫カリシウイルス感染症	呼吸器症状, 神経症状・運動障害	猫	249
猫ウイルス性鼻気管炎	呼吸器症状, 異常産・繁殖障害, 神経症状・運動障害	猫	250
犬のパピローマウイルス感染症	呼吸器症状	犬	251
猫のポックスウイルス感染症(人獣)		牛, 猫, げっ歯類	251
犬のライム病(人獣)	肝・腎他臓器症状, 神経症状・運動障害	犬, げっ歯類	254
猫ひっかき病(人獣)		猫	256
犬・猫のカプノサイトファーガ症(人獣)	呼吸器症状	犬, 猫	256
犬・猫のパスツレラ症(人獣)	呼吸器症状	犬, 猫	256
犬・猫の非結核性抗酸菌症(人獣)		犬, 猫	257
犬のエールリヒア症	呼吸器症状, 神経症状・運動障害, 出血・血尿(便)	牛, 馬, 犬	258
ロッキー山紅斑熱(人獣)(海外)	神経症状・運動障害, 貧血・黄疸	犬	259
クラミジア・フェリス症(猫のクラミジア症)	呼吸器症状, 異常産・繁殖障害	猫	259
犬・猫のクリプトコックス症(人獣)	呼吸器症状, 神経症状・運動障害	鳥類, 犬, 猫	259
犬・猫の皮膚糸状菌症(人獣)		鳥類, 犬, 猫	260
犬・猫のカンジダ症(人獣)	呼吸器症状, 消化器症状, 異常産・繁殖障害	鳥類, 犬, 猫	261
犬・猫のマラセチア症(人獣)		犬, 猫	261
犬・猫のブラストミセス症(人獣)(海外)	呼吸器症状, 神経症状・運動障害	犬, 猫	262
犬・猫のコクシジオイデス症(人獣)	呼吸器症状, 肝・腎他臓器症状, 神経症状・運動障害	犬, 猫	262
犬・猫のスポロトリコーシス症(人獣)		牛, 馬, 豚, 鳥類, 犬, 猫	262
犬・猫のリノスポリジウム症(人獣)	呼吸器症状	馬, 鳥類, 犬, 猫	262
犬・猫のプロトテカ症(人獣)		牛, 犬, 猫	263
犬・猫のトキソプラズマ症(人獣)	呼吸器症状, 異常産・繁殖障害	鳥類, 犬, 猫	263
犬のネオスポラ・カニナム症	神経症状・運動障害	牛, めん羊, 山羊, 犬	266
犬・猫のトリパノソーマ症(人獣)(海外)		犬, 猫	267
犬のリーシュマニア症(人獣)(海外)	消化器症状, 肝・腎他臓器症状, 貧血・黄疸	犬	267

6. 神経症状・運動障害を示す感染症

病名	その他の症状	動物種	掲載頁
アカバネ病(届出)	異常産・繁殖障害	牛, めん羊, 山羊, 豚	99
牛流行熱(届出)	呼吸器症状	牛	103
悪性カタル熱(届出)	呼吸器症状, 消化器症状, 皮膚・体表・外貌の異常, 急性死	牛, めん羊	108
牛免疫不全ウイルス感染症	免疫不全	牛	110
アストロウイルス感染症	消化器症状	牛, めん羊, 山羊, 豚, 犬, 猫	114
牛海綿状脳症(人獣)(伝達性海綿状脳症(法))		牛	115
牛のサルモネラ症(届出)(人獣)	呼吸器症状, 消化器症状, 皮膚・体表・外貌の異常, 急性死	牛	121
気腫疽(届出)	皮膚・体表・外貌の異常, 出血・血尿(便), 急性死	牛, めん羊, 山羊	126
エンテロトキセミア(人獣)	消化器症状, 出血・血尿(便), 急性死	牛, めん羊, 山羊, 馬, 豚	128
リステリア症(人獣)	異常産・繁殖障害, 急性死	牛, めん羊, 山羊, 馬, 豚, 鳥類, げっ歯類	130
牛のヒストフィルス・ソムニ症	呼吸器症状, 急性死	牛	131
牛のボツリヌス症	呼吸器症状, 急性死	牛	134
水心嚢(海外)	呼吸器症状	牛, めん羊, 山羊	139
散発性牛脳脊髄炎		牛	139
真菌中毒症	消化器症状, 肝・腎他臓器症状, 異常産・繁殖障害, 免疫不全	牛, めん羊, 馬, 豚, 鳥類	141
アスペルギルス症	呼吸器症状, 消化器症状, 異常産・繁殖障害, 皮膚・体表・外貌の異常	牛, 馬, 鳥類, 犬, 猫	142
牛のバベシア症(法)(ピロプラズマ症(法))	消化器症状, 異常産・繁殖障害, 貧血・黄疸, 急性死	牛	145
牛のトリパノソーマ症(人獣)(海外)(トリパノソーマ症(届出))	異常産・繁殖障害, 皮膚・体表・外貌の異常, 貧血・黄疸	牛, 犬	146
牛バエ幼虫症(人獣)	皮膚・体表・外貌の異常	牛, 馬	149

(6. 神経症状・運動障害を示す感染症)

病名	その他の症状	動物種	掲載頁
山羊関節炎・脳炎(届出)	呼吸器症状	山羊	151
マエディ・ビスナ(届出)	呼吸器症状, 皮膚・体表・外貌の異常	めん羊	151
跳躍病(人獣)(海外)		牛, めん羊, 山羊, 馬, 豚, 犬, げっ歯類	153
スクレイピー(伝達性海綿状脳症)(法)	皮膚・体表・外貌の異常	めん羊, 山羊	155
めん羊・山羊の仮性結核(人獣)		牛, めん羊, 山羊, 馬, 豚	156
めん羊の豚丹毒菌症(人獣)		めん羊, 豚	157
馬の日本脳炎(人獣)(流行性脳炎)(法)		牛, めん羊, 山羊, 馬, 豚, 鳥類	160
ウエストナイルウイルス感染症(人獣)(海外)(流行性脳炎)		馬, 鳥類, 犬	161
東部馬脳炎(人獣)(海外)(流行性脳炎)(法)	急性死	馬, 鳥類	162
西部馬脳炎(人獣)(海外)(流行性脳炎)(法)	急性死	馬, 鳥類, げっ歯類	163
ベネズエラ馬脳炎(人獣)(海外)(流行性脳炎)(法)	急性死	馬, 鳥類, げっ歯類	164
馬鼻肺炎(届出)	呼吸器症状, 異常産・繁殖障害	馬	164
ヘンドラウイルス感染症(届出)(人獣)(海外)	呼吸器症状, 急性死	馬	166
ボルナウイルス感染症(人獣)	消化器症状, 急性死	牛, めん羊, 馬, 鳥類, 猫, げっ歯類	167
類鼻疽(届出)(人獣)(海外)	呼吸器症状, 皮膚・体表・外貌の異常, 急性死	牛, めん羊, 馬, 豚, 犬, 猫, げっ歯類	169
破傷風(届出)(人獣)		牛, 馬, 犬, 猫	170
馬のロドコッカス・エクイ症(人獣)	呼吸器症状, 消化器症状	牛, 山羊, 馬, 豚, 犬, 猫	171
馬パラチフス(届出)	異常産・繁殖障害, 皮膚・体表・外貌の異常	馬	172
馬のアクチノバチルス症	呼吸器症状, 消化器症状, 急性死	馬	173
喉嚢真菌症	出血・血尿(便)	馬	174
馬のピロプラズマ症(ピロプラズマ症)(法)	消化器症状, 出血・血尿(便), 貧血, 黄疸	馬	175
馬のトリパノソーマ症(トリパノソーマ症)(届出)(海外)	皮膚・体表・外貌の異常, 貧血, 黄疸	馬	175
豚熱(法)	消化器症状, 異常産・繁殖障害, 皮膚・体表・外貌の異常, 急性死	豚	177
アフリカ豚熱(法)(海外)	呼吸器症状, 消化器症状, 異常産・繁殖障害, 皮膚・体表・外貌の異常, 出血・血尿(便), 急性死	豚	178
豚の日本脳炎(人獣)(流行性脳炎)(法)	異常産・繁殖障害	牛, めん羊, 山羊, 馬, 豚, 鳥類	179
オーエスキー病(届出)	呼吸器症状, 異常産・繁殖障害, 急性死	牛, めん羊, 山羊, 豚, 犬, 猫	180
豚テシオウイルス性脳脊髄炎(届出)	急性死	豚	183
ニパウイルス感染症(届出)(人獣)(海外)	呼吸器症状	豚	184
豚血球凝集性脳脊髄炎	呼吸器症状	豚	186
豚のゲタウイルス感染症(人獣)	異常産・繁殖障害, 急性死	牛, 馬, 豚, 鳥類	188
豚の脳心筋炎	呼吸器症状, 異常産・繁殖障害, 急性死	豚, げっ歯類	188
先天性振戦		豚	188
青目病	異常産・繁殖障害, 皮膚・体表・外貌の異常	豚	189
豚の大腸菌症(人獣)	消化器症状, 皮膚・体表・外貌の異常, 急性死	豚	192
グレーサー病	呼吸器症状, 急性死	豚	197
豚のレンサ球菌症(人獣)	急性死	牛, めん羊, 豚, 犬, うさぎ	198
トゥルエペレラ・ピヨゲネス症	異常産・繁殖障害, 皮膚・体表・外貌の異常	牛, めん羊, 山羊, 豚	201
豚のバクテロイデス・フラジリス症	皮膚・体表・外貌の異常	牛, めん羊, 馬, 豚	204
豚のマイコプラズマ症	呼吸器症状, 皮膚・体表・外貌の異常, 貧血, 黄疸	豚	204
トキソプラズマ症(届出)(人獣)	呼吸器症状, 異常産・繁殖障害, 皮膚・体表・外貌の異常, 急性死	めん羊, 山羊, 豚	206

病名	その他の症状	動物種	掲載頁
ニューカッスル病(届出)	呼吸器症状, 消化器症状, 異常産・繁殖障害, 急性死	鳥類	208
低病原性ニューカッスル病(届出)(人獣)			
高病原性鳥インフルエンザ(法)(人獣)	呼吸器症状, 消化器症状, 異常産・繁殖障害, 皮膚・体表・外貌の異常, 急性死	鳥類	209
低病原性鳥インフルエンザ(法)(人獣)			
鳥インフルエンザ(届出)			
鶏白血病(届出)	消化器症状, 肝・腎他臓器症状, 異常産・繁殖障害, 皮膚・体表・外貌の異常, 貧血, 黄疸	鳥類	210
マレック病(届出)	皮膚・体表・外貌の異常, 免疫不全, 急性死	鳥類	211
鶏のウイルス性関節炎/腱鞘炎	出血・血尿(便)	鳥類	215
鶏脳脊髄炎		鳥類	216
家きんの鳥メタニューモウイルス感染症	呼吸器症状, 異常産・繁殖障害, 皮膚・体表・外貌の異常	鳥類	218
細網内皮症ウイルス感染症	肝・腎他臓器症状	鳥類	219
ブロイラーの発育不良症候群	消化器症状, 皮膚・体表・外貌の異常	鳥類	220
あひるのテンプスウイルス感染症(海外)	異常産・繁殖障害	鳥類	223
家きんのクロストリジウム症	皮膚・体表・外貌の異常, 出血・血尿(便), 免疫不全, 急性死	鳥類	226
鶏のブドウ球菌症	肝・腎他臓器症状, 皮膚・体表・外貌の異常, 急性死	鳥類	229
オルニソバクテリウム・ライノトラケアレ症	呼吸器症状, 異常産・繁殖障害	鳥類	230
家きんのアナチペスティファー症	呼吸器症状	鳥類	231
家きんのレンサ球菌症および腸球菌症	皮膚・体表・外貌の異常	鳥類	231
家きんのボレリア・アンセリナ症	肝・腎他臓器症状, 皮膚・体表・外貌の異常, 貧血, 黄疸	鳥類	231
七面鳥のアリゾナ症	皮膚・体表・外貌の異常	鳥類	231
鳥マイコプラズマ症(人獣)(家きんのマイコプラズマ滑膜炎)	皮膚・体表・外貌の異常	鳥類	233
七面鳥のマイコプラズマ・メリアグリデス症	呼吸器症状, 異常産・繁殖障害	鳥類	233
狂犬病(人獣)(海外)	急性死	牛, めん羊, 山羊, 馬, 豚, 犬, 猫	238
犬ジステンパー	呼吸器症状, 消化器症状	犬	239
犬伝染性肝炎	呼吸器症状, 肝・腎他臓器症状, 皮膚・体表・外貌の異常, 出血・血尿(便), 急性死	犬	241
犬コロナウイルス感染症	消化器症状	犬	244
猫白血病ウイルス感染症	消化器症状, 異常産・繁殖障害, 皮膚・体表・外貌の異常, 貧血, 黄疸, 免疫不全	猫	244
猫伝染性腹膜炎/猫腸コロナウイルス感染症	消化器症状, 皮膚・体表・外貌の異常	猫	247
猫カリシウイルス感染症	呼吸器症状, 皮膚・体表・外貌の異常	猫	249
猫ウイルス性鼻気管炎	呼吸器症状, 異常産・繁殖障害, 皮膚・体表・外貌の異常	猫	250
犬のライム病(人獣)	肝・腎他臓器症状, 皮膚・体表・外貌の異常	犬, げっ歯類	254
犬のエールリヒア症(人獣)	呼吸器症状, 皮膚・体表・外貌の異常, 出血・血尿(便)	牛, 馬, 犬	258
ロッキー山紅斑熱(人獣)(海外)	皮膚・体表・外貌の異常, 貧血, 黄疸	犬	259
犬・猫のクリプトコックス症(人獣)	呼吸器症状, 皮膚・体表・外貌の異常	鳥類, 犬, 猫	259
犬・猫のブラストミセス症(人獣)	呼吸器症状, 皮膚・体表・外貌の異常	犬, 猫	262
犬・猫のコクシジオイデス症(人獣)	呼吸器症状, 肝・腎他臓器症状, 皮膚・体表・外貌の異常	犬, 猫	262
犬のネオスポラ・カニナム症	皮膚・体表・外貌の異常	牛, めん羊, 犬	266
犬・猫のエンセファリトゾーン・クニクリ症(人獣)	肝・腎他臓器症状, 急性死	犬, 猫, うさぎ, げっ歯類	268
自由生活性アメーバ感染症		犬	268
サイトークゾーン・フェリス症(海外)	呼吸器症状, 貧血, 黄疸	猫	268

7. 出血・血尿・血便を示す感染症

病名	その他の症状	動物種	掲載頁
牛コロナウイルス感染症	呼吸器症状, 消化器症状	牛	109
クリミア・コンゴ出血熱(人獣)(海外)	肝・腎他臓器症状	牛, めん羊, 山羊	112
ジェンブラナ病(海外)	消化器症状, 皮膚・体表・外貌の異常	牛	113
炭疽(法)(人獣)	呼吸器症状, 消化器症状, 急性死	牛, めん羊, 山羊, 馬, 豚, 犬	116
牛の出血性敗血症(法)	呼吸器症状, 皮膚・体表・外貌の異常, 急性死	牛, めん羊, 山羊	123
レプトスピラ症(届出)(人獣)	肝・腎他臓器症状, 異常産・繁殖障害, 貧血, 黄疸	牛, 豚	125

病名	その他の症状	動物種	掲載頁
気腫疽(届出)	皮膚・体表・外貌の異常, 神経症状・運動障害, 急性死	牛, めん羊, 豚, 馬	126
エンテロトキセミア(人獣)	消化器症状, 神経症状・運動障害, 急性死	牛, めん羊, 山羊, 馬, 豚	128
牛の細菌性血色素尿症	貧血, 黄疸, 急性死	牛, めん羊, 馬, 豚	128
子牛の大腸菌性下痢(人獣)	消化器症状	牛	129
牛の膀胱炎および腎盂腎炎		牛	131
牛のコクシジウム症	消化器症状, 貧血, 黄疸	牛	149
リフトバレー熱(法)(人獣)(海外)	異常産・繁殖障害, 急性死	牛, めん羊, 山羊	152
アフリカ馬疫(法)(海外)	呼吸器症状, 皮膚・体表・外貌の異常, 急性死	馬	162

(7. 出血・血尿・血便を示す感染症)

病名	その他の症状	動物種	掲載頁
喉嚢真菌症	神経症状，運動障害	馬	174
馬のピロプラズマ症(ピロプラズマ症)(法)	消化器症状，神経症状，運動障害，貧血，黄疸	馬	175
アフリカ豚熱(法)(海外)	呼吸器症状，消化器症状，異常産・繁殖障害，皮膚・体表・外貌の異常，神経症状，運動障害，急性死	豚	178
萎縮性鼻炎(届出)	呼吸器症状，皮膚・体表・外貌の異常	豚	191
豚赤痢(届出)	消化器症状，急性死	豚	194
腸腺腫症候群	消化器症状，貧血，黄疸，急性死	馬，豚	200
豚の膀胱炎および腎盂腎炎	肝・腎他臓器症状，異常産・繁殖障害，急性死	豚	204
サルコシスティス症(人獣)	消化器症状，貧血，黄疸	牛，めん羊，山羊，馬，豚，犬，猫	207
鶏伝染性喉頭気管炎(届出)	呼吸器症状，異常産・繁殖障害，急性死	鳥類	213
鶏のウイルス性関節炎／腱鞘炎	神経症状，運動障害	鳥類	215
あひるウイルス性腸炎(届出)(海外)	消化器症状，異常産・繁殖障害，皮膚・体表・外貌の異常，急性死	鳥類	219
七面鳥の出血性腸炎	消化器症状，貧血，黄疸	鳥類	221
家きんのクロストリジウム症	皮膚・体表・外貌の異常，神経症状・運動障害，免疫不全，急性死	鳥類	226

病名	その他の症状	動物種	掲載頁
家きんの豚丹毒菌症	肝・腎他臓器症状，異常産・繁殖障害，急性死	鳥類	230
鶏のコクシジウム症	消化器症状，異常産・繁殖障害，貧血，黄疸	鳥類	235
ロイコチトゾーン症(届出)	消化器症状，異常産・繁殖障害，貧血，黄疸，急性死	鳥類	236
犬パルボウイルス感染症	消化器症状，貧血，黄疸，急性死	犬，猫	240
犬伝染性肝炎	呼吸器症状，肝・腎他臓器症状，皮膚・体表・外貌の異常，神経症状・運動障害，急性死	犬	241
犬ヘルペスウイルス感染症	呼吸器症状，消化器症状，異常産・繁殖障害，急性死	犬	243
猫汎白血球減少症	消化器症状，異常産・繁殖障害，急性死	猫	246
重症熱性血小板減少症候群(SFTS)(人獣)		犬，猫	249
犬のエールリヒア症(人獣)	呼吸器症状，皮膚・体表・外貌の異常，神経症状，運動障害	牛，馬，犬	258
サケ中毒(海外)	消化器症状	犬	259
犬・猫のヒストプラズマ症(人獣)	呼吸器症状，肝・腎他臓器症状，貧血，黄疸	牛，犬，猫	261
犬・猫の腸管内コクシジウム病	消化器症状，急性死	犬，猫	267

8. 貧血・黄疸を示す感染症

病名	その他の症状	動物種	掲載頁
レプトスピラ症(届出)(人獣)	肝・腎他臓器症状，異常産・繁殖障害，出血・血尿(便)	牛，豚	125
牛の細菌性血色素尿症	出血・血尿(便)，急性死	牛，めん羊，馬，豚	128
ヘモプラズマ症(エペリスロゾーン症)		牛，めん羊，山羊，豚，犬，猫	137
アナプラズマ症(法)	急性死	牛	137
牛のタイレリア症(法)(ピロプラズマ症)(法)		牛	144
牛のバベシア症(法)(ピロプラズマ症)(法)	消化器症状，異常産・繁殖障害，神経症状，運動障害，急性死	牛	145
牛のトリパノソーマ症(届出)(人獣)(海外)(トリパノソーマ症(届出)(海外))	異常産・繁殖障害，皮膚・体表・外貌の異常，神経症状，運動障害	牛，馬，犬	146
牛のコクシジウム症	消化器症状，出血・血尿(便)	牛	149
馬伝染性貧血(法)		馬	160
馬のピロプラズマ症(ピロプラズマ症)(法)	消化器症状，神経症状，運動障害，出血・血尿(便)	馬	175
馬のトリパノソーマ症(届出)(海外)(トリパノソーマ症(届出)(海外))	皮膚・体表・外貌の異常，神経症状，運動障害	馬	175
豚サーコウイルス関連感染症	皮膚・体表・外貌の異常，急性死	豚	186
腸腺腫症候群	消化器症状，出血・血尿(便)，急性死	馬，豚	200
豚のマイコプラズマ症	呼吸器症状，皮膚・体表・外貌の異常，神経症状・運動障害	豚	204
サルコシスティス症(人獣)	消化器症状，出血・血尿(便)	牛，めん羊，山羊，馬，豚，犬，猫	207
鶏白血病(届出)	消化器症状，肝・腎他臓器症状，異常産・繁殖障害，皮膚・体表・外貌の異常，運動障害	鳥類	210
鶏貧血ウイルス感染症		鳥類	217

病名	その他の症状	動物種	掲載頁
七面鳥の出血性腸炎	消化器症状，出血・血尿(便)	鳥類	221
家きんのボレリア・アンセリナ症	肝・腎他臓器症状，皮膚・体表・外貌の異常，神経症状，運動障害	鳥類	231
エジプチアネラ症(海外)	皮膚・体表・外貌の異常	鳥類	234
鶏のコクシジウム症	消化器症状，出血・血尿(便)	鳥類	235
ロイコチトゾーン症(届出)	消化器症状，異常産・繁殖障害，出血・血尿(便)，急性死	鳥類	236
鶏マラリア	肝・腎他臓器症状	鳥類	236
犬パルボウイルス感染症	消化器症状，出血・血尿(便)，急性死	犬，猫	240
猫白血病ウイルス感染症	消化器症状，異常産・繁殖障害，皮膚・体表・外貌の異常，神経症状・運動障害，免疫不全	猫	244
猫免疫不全ウイルス感染症	呼吸器症状，消化器症状，皮膚・体表・外貌の異常，免疫不全	猫	245
犬のレプトスピラ症(届出)(人獣)	肝・腎他臓器症状，急性死	牛，豚，犬，げっ歯類	252
猫ヘモプラズマ症(赤血球指向性マイコプラズマ症)		猫	257
ロッキー山紅斑熱(人獣)(海外)	皮膚・体表・外貌の異常，神経症状，運動障害	犬	259
犬・猫のヒストプラズマ症(人獣)	呼吸器症状，肝・腎他臓器症状，出血・血尿(便)	牛，犬，猫	261
犬・猫のバベシア症	肝・腎他臓器症状	犬，猫	265
犬のリーシュマニア症(人獣)(海外)	消化器症状，肝・腎他臓器症状，皮膚・体表・外貌の異常	犬	267
犬のヘパトゾーン症		犬	268
サイトークゾーン・フェリス症(海外)	呼吸器症状，神経症状・運動障害	猫	268

9. 免疫不全を伴う感染症

病名	その他の症状	動物種	掲載頁
牛免疫不全ウイルス感染症	神経症状，運動障害	牛	110
真菌中毒症	消化器症状，肝・腎他臓器症状，異常産・繁殖障害，神経症状，運動障害	牛，めん羊，馬，豚，鳥類	141
マレック病(届出)	皮膚・体表・外貌の異常，神経症状・運動障害	鳥類	211
伝染性ファブリキウス嚢病(届出)	消化器症状	鳥類	214
オウム・インコ類のサーコウイルス感染症	呼吸器症状，消化器症状，皮膚・体表・外貌の異常	鳥類	223
家きんのクロストリジウム症	皮膚・体表・外貌の異常，神経症状・運動障害，出血・血尿(便)，急性死	鳥類	226

病名	その他の症状	動物種	掲載頁
猫白血病ウイルス感染症	消化器症状，異常産・繁殖障害，皮膚・体表・外貌の異常，神経症状・運動障害，貧血，黄疸	猫	244
猫免疫不全ウイルス感染症	呼吸器症状，消化器症状，皮膚・体表・外貌の異常，貧血，黄疸	猫	245

10. 急性死を伴う感染症

病名	その他の症状	動物種	掲載頁
牛疫(法)(海外)	消化器症状, 皮膚・体表・外貌の異常	牛, めん羊, 山羊, 豚	95
悪性カタル熱(届出)	呼吸器症状, 消化器症状, 皮膚・体表・外貌の異常, 神経症状・運動障害	牛, めん羊	108
炭疽(法)(人獣)	呼吸器症状, 消化器症状, 出血・血尿(便)	牛, めん羊, 山羊, 馬, 豚, 犬	116
牛のサルモネラ症(届出)(人獣)	呼吸器症状, 消化器症状, 皮膚・体表・外貌の異常, 神経症状・運動障害	牛	121
牛の腸内細菌目細菌による乳房炎	皮膚・体表・外貌の異常	牛, めん羊, 山羊	123
牛の出血性敗血症(法)	呼吸器症状, 皮膚・体表・外貌の異常, 出血・血尿(便)	牛, めん羊, 豚	123
気腫疽(届出)	皮膚・体表・外貌の異常, 神経症状・運動障害, 出血・血尿(便)	牛, めん羊, 山羊, 豚, 馬	126
悪性水腫(人獣)	皮膚・体表・外貌の異常	牛, めん羊, 馬, 豚, 犬, 猫	127
エンテロトキセミア(人獣)	消化器症状, 神経症状・運動障害, 出血・血尿(便)	牛, めん羊, 山羊, 馬, 豚	128
牛の細菌性血色素尿症	出血・血尿(便), 貧血・黄疸	牛, めん羊, 馬, 豚	128
リステリア症(人獣)	異常産・繁殖障害, 神経症状・運動障害	牛, めん羊, 山羊, 馬, 豚, 鳥類, げっ歯類	130
牛のヒストフィルス・ソムニ症	呼吸器症状, 神経症状・運動障害	牛	131
牛のボツリヌス症	呼吸器症状, 神経症状・運動障害	牛	134
牛肺疫(法)	呼吸器症状	牛	134
アナプラズマ症(法)	貧血・黄疸	牛	137
牛の多発性関節炎	皮膚・体表・外貌の異常	牛	139
牛のタイレリア症(法)(ピロプラズマ症(法))	呼吸器症状, 貧血・黄疸	牛	144
牛のバベシア症(法)(ピロプラズマ症(法))	消化器症状, 異常産・繁殖障害, 神経症状・運動障害, 貧血・黄疸	牛	145
リフトバレー熱(法)(人獣)(海外)	異常産・繁殖障害, 出血・血尿(便)	牛, めん羊, 山羊	152
めん羊痘		めん羊	156
山羊伝染性胸膜肺炎(届出)(海外)	消化器症状	めん羊, 山羊	157
アフリカ馬疫(法)(海外)	呼吸器症状, 皮膚・体表・外貌の異常, 出血・血尿(便)	馬	162
東部馬脳炎(人獣)(海外)(流行性脳炎(法))	神経症状・運動障害	馬, 鳥類	162
西部馬脳炎(人獣)(海外)(流行性脳炎(法))	神経症状・運動障害	馬, 鳥類, げっ歯類	163
ベネズエラ馬脳炎(海外)(流行性脳炎(法))	神経症状・運動障害	馬, 鳥類, げっ歯類	164
ヘンドラウイルス感染症(届出)(人獣)(海外)	呼吸器症状, 神経症状・運動障害	馬	166
ボルナウイルス感染症(人獣)	消化器症状, 神経症状・運動障害	牛, めん羊, 馬, 鳥類, 猫, げっ歯類	167
鼻疽(法)(人獣)	呼吸器症状, 皮膚・体表・外貌の異常	馬	169
類鼻疽(届出)(人獣)(海外)	呼吸器症状, 皮膚・体表・外貌の異常, 神経症状・運動障害	牛, めん羊, 山羊, 馬, 豚, 犬, 猫, げっ歯類	169
馬のアクチノバチルス症	呼吸器症状, 消化器症状, 神経症状・運動障害	馬	173
馬のポトマック熱(海外)	消化器症状, 異常産・繁殖障害, 皮膚・体表・外貌の異常	馬	174
豚熱(法)	消化器症状, 異常産・繁殖障害, 皮膚・体表・外貌の異常, 神経症状・運動障害	豚	177
アフリカ豚熱(法)(海外)	呼吸器症状, 消化器症状, 異常産・繁殖障害, 皮膚・体表・外貌の異常, 出血・血尿(便)	豚	178
オーエスキー病(届出)	呼吸器症状, 異常産・繁殖障害, 神経症状・運動障害	牛, めん羊, 山羊, 豚, 犬, 猫	180
伝染性胃腸炎(届出)	消化器症状	豚, 犬, 猫	181
豚テシオウイルス性脳脊髄炎(届出)	神経症状・運動障害	豚	183
豚流行性下痢(届出)	消化器症状	豚	184
豚サーコウイルス関連感染症	皮膚・体表・外貌の異常, 貧血・黄疸	豚	186
豚のゲタウイルス感染症(人獣)	異常産・繁殖障害, 神経症状・運動障害	牛, 馬, 豚, 鳥類	188
豚の脳心筋炎	呼吸器症状, 異常産・繁殖障害	豚, げっ歯類	188
豚丹毒(届出)(人獣)	皮膚・体表・外貌の異常	豚, 鳥類	189
豚の大腸菌症(人獣)	消化器症状, 皮膚・体表・外貌の異常, 神経症状・運動障害	豚	192
豚赤痢(届出)	消化器症状, 出血・血尿(便)	豚	194
豚のパスツレラ肺炎	呼吸器症状	豚	195
豚胸膜肺炎	呼吸器症状	豚	196
グレーサー病	呼吸器症状, 神経症状・運動障害	豚	197
豚のレンサ球菌症(人獣)	神経症状・運動障害	牛, めん羊, 豚, 犬, うさぎ	198
滲出性表皮炎	消化器症状, 皮膚・体表・外貌の異常	豚	199
腸腺腫症候群	消化器症状, 出血・血尿(便), 貧血・黄疸	馬, 豚	200
豚のアクチノバチルス症	呼吸器症状, 皮膚・体表・外貌の異常	豚	203
豚の膀胱炎および腎盂腎炎	肝・腎他臓器症状, 異常産・繁殖障害, 出血・血尿(便)	豚	204
トキソプラズマ症(届出)(人獣)	呼吸器症状, 異常産・繁殖障害, 皮膚・体表・外貌の異常, 神経症状・運動障害	めん羊, 山羊, 豚	206
ニューカッスル病(法)(人獣) 低病原性ニューカッスル病(届出)(人獣)	呼吸器症状, 消化器症状, 異常産・繁殖障害, 神経症状・運動障害	鳥類	208
高病原性鳥インフルエンザ(法)(人獣) 低病原性鳥インフルエンザ(法)(人獣) 鳥インフルエンザ(届出)	呼吸器症状, 消化器症状, 異常産・繁殖障害, 皮膚・体表・外貌の異常, 神経症状・運動障害	鳥類	209
マレック病(届出)	皮膚・体表・外貌の異常, 神経症状・運動障害, 免疫不全	鳥類	211
鶏伝染性喉頭気管炎(届出)	呼吸器症状, 異常産・繁殖障害, 出血・血尿(便)	鳥類	213
鶏アデノウイルス感染症		鳥類	216
あひるウイルス性肝炎(届出)	肝・腎他臓器症状	鳥類	218
あひるウイルス性腸炎(届出)(海外)	消化器症状, 異常産・繁殖障害, 皮膚・体表・外貌の異常, 出血・血尿(便)	鳥類	219
うずら気管支炎(海外)	呼吸器症状	鳥類	221
七面鳥のウイルス性肝炎(海外)	肝・腎他臓器症状	鳥類	221
がちょうパルボウイルス感染症	消化器症状, 皮膚・体表・外貌の異常	鳥類	222
オウム・インコ類のヘルペスウイルス感染症	消化器症状, 肝・腎他臓器症状	鳥類	222
鳥のポリオーマウイルス感染症	消化器症状, 肝・腎他臓器症状, 皮膚・体表・外貌の異常	鳥類	222
家きんのサルモネラ症	消化器症状, 肝・腎他臓器症状, 異常産・繁殖障害	鳥類	223
家きんコレラ(法)	呼吸器症状, 皮膚・体表・外貌の異常	鳥類	225
家きんのクロストリジウム症	皮膚・体表・外貌の異常, 神経症状・運動障害, 出血・血尿(便), 免疫不全	鳥類	226
鶏のブドウ球菌症	肝・腎他臓器症状, 皮膚・体表・外貌の異常, 神経症状・運動障害	鳥類	229
家きんの豚丹毒菌症	肝・腎他臓器症状, 異常産・繁殖障害	鳥類	230
鳥類のクラミジア症(人獣)	呼吸器症状, 消化器症状	鳥類	234
ロイコチトゾーン症(届出)	消化器症状, 異常産・繁殖障害, 出血・血尿(便), 貧血・黄疸	鳥類	236
狂犬病(法)(人獣)(海外)	神経症状・運動障害	牛, めん羊, 山羊, 馬, 豚, 犬, 猫	238
犬パルボウイルス感染症	消化器症状, 出血・血尿(便), 貧血・黄疸	犬, 猫	240
犬伝染性肝炎	呼吸器症状, 肝・腎他臓器症状, 皮膚・体表・外貌の異常, 神経症状・運動障害, 出血・血尿(便)	犬	241
犬ヘルペスウイルス感染症	呼吸器症状, 消化器症状, 異常産・繁殖障害, 出血・血尿(便)	犬	243
猫汎白血球減少症	消化器症状, 出血・血尿(便), 異常産・繁殖障害	猫	246
犬のレプトスピラ症(届出)(人獣)	肝・腎他臓器症状, 貧血・黄疸	牛, 豚, 犬, げっ歯類	252
犬・猫の腸管内コクシジウム病	消化器症状, 出血・血尿(便)	犬, 猫	267
犬・猫のエンセファリトゾーン・クニクリ症(人獣)	肝・腎他臓器症状, 神経症状・運動障害	犬, 猫, うさぎ, げっ歯類	268

牛 ● ウイルス病

1 口蹄疫 (複)(法)(海外) (口絵写真2頁)
Foot-and-mouth disease

概　要　口蹄疫ウイルス感染による牛，豚等の多くの偶蹄類動物の口腔，鼻腔および蹄部への水疱形成を主徴とする急性熱性伝染病。

宿　主　牛，水牛，豚，いのしし，めん羊，山羊，鹿，らくだ等の偶蹄類家畜と偶蹄類野生動物。アフリカ大陸ではアフリカ水牛がウイルスの感染環に重要な役割を持つ。

病　原　Picornaviridae, Caphthovirinae, Aphthovirus, Aphthovirus vesiculaeに属する口蹄疫ウイルス（foot-and-mouth disease virus）が原因。約8.3kbのプラス1本鎖RNAをゲノムに持つ。相互にワクチンの効果が認められない7つ（O, A, C, Asia 1, SAT1, SAT2, SAT3）の血清型がある。また，同一血清型間においても抗原性が多様であり，ワクチン株と野外株の組み合わせによっては十分な防御効果が期待できない。ウイルス遺伝子の変異に伴う抗原変異が起こりやすいことや，反芻獣ではワクチン接種後の感染でウイルスが長期間持続感染するキャリアー化の問題があるため，ワクチンによる疾病コントロールは困難である。ウイルスの生物学的性状としては，pH7〜9の中性領域では安定であるが，酸性やアルカリ性領域では不安定で感染性を急速に失う。また，温度に対しては低温条件では長期間生存するが，高温条件では速やかに不活化される。

分布・疫学　口蹄疫の発生は世界中で認められ，ここ数十年間，本病の発生が確認されていないのは北米とオセアニア地域だけである。東アジア地域では20世紀末から，本病の発生が相次いで確認されている。

　2000年に日本では92年ぶりとなる血清型Oの口蹄疫の発生が宮崎県および北海道で確認されたが，非定型的な病原性株が原因であったことも幸いし，発生は4件にとどまった。2010年には再び，宮崎県において血清型Oの口蹄疫が発生した。本発生ではウイルス量が多い豚に伝播したため，急速に感染が拡大した。また，感染拡大防止のために，日本では初めてとなる口蹄疫不活化ワクチンの接種が行われた。この発生により292戸約21万頭の患畜および疑似患畜が処分され，ワクチン接種後安楽死措置がされた頭数も含めると約30万頭の家畜が犠牲になった。その後，2011年2月には再びワクチン非接種清浄国として認定されている。

　隣国である韓国では2000年に血清型Oの口蹄疫が牛で発生し，ワクチンを使用したため清浄化に1年半をかけた。再び2002年にOタイプの口蹄疫が発生したが，迅速な摘発淘汰（16万頭）による防疫措置により約3カ月後に終息に至った。続いて2010年1月に血清型Aの口蹄疫が牛で，4月に血清型Oの口蹄疫が牛および豚で発生した。いずれも発生農場周辺のすべての偶蹄類動物の淘汰を行うことにより清浄化し，9月にはワクチン非接種清浄国に復帰したが，同年11月に血清型Oの口蹄疫が再発生した。これ以降，すべての牛と豚へのワクチンによる疾病コントロールを実施し，2014年5月にワクチン接種清浄国となるも，同年7月に再び血清型Oの口蹄疫が豚で発生した。この発生は2015年4月まで継続し，180件を超える発生例が確認された。その後も散発的に発生が続き，2023年5月にも血清型Oによる発生が確認されており，2010年から14年経過後もWOAHの認定するワクチン接種清浄国に認定を得られていない。

　台湾では1997年に血清型Oの口蹄疫が豚で発生し，日本への主要豚肉輸出国であった同国の畜産業に壊滅的被害を与えた。これ以降ワクチンによる疾病コントロールを実施し，その後も血清型Oによる発生が散発していた。2015年には血清型Aの初発生が報告されたが，この際にはワクチンは使用されていない。その後2020年にWOAHから口蹄疫のワクチン非接種清浄国（金門島を除く）の認定を受けている。

　中国では，1998年に雲南省，1999年に福建省，海南省およびチベットで血清型Oの発生が報告されたのを皮切りにほぼ全土に広がり，2005年には血清型Asia 1, 2009年には血清型Aの口蹄疫の発生が認められ，近年も血清型OおよびAによる発生が継続している。

　この他，東南アジア諸国，極東ロシアにおいても発生が報告されている。2022年にはインドネシアで1985年以来となる発生が確認された。ワクチン非接種清浄国はシンガポール，ブルネイ，フィリピンの3カ国だけであり，日本は口蹄疫発生国に囲まれている状況にある。

　欧州では2001年英国で，血清型Oの口蹄疫が牛，豚および羊で発生した。家畜の移動が原因で発生が全国的に広がり（発生件数2,030件），600万頭以上の家畜を安楽死措置とする結果となり，フランス，オランダ，アイルランドに飛び火した。2007年には口蹄疫の研究とワクチン製造を行う英国の施設からウイルスが漏出し，近隣農場で発生する事件があった。

　口蹄疫ウイルスは伝染力が強いのが特徴であり，感染動物は発症前からウイルスを排出し，容易に周囲の感受性動物が感染する。牛は家畜の中で最も感受性が高く，次いで豚，めん羊・山羊の順となる。一方，豚の感受性は牛に比べて低いものの感染後のウイルス排出量は牛の100〜2,000倍といわれ，潜伏期間に大量のウイルスを排出する。豚農場での口蹄疫発生は，2010年の宮崎県における例のように感染が拡大する傾向が強い。これに対してめん羊，山羊の感受性は低いが，同時に病状が軽いことから感染動物の摘発が困難で，その移動により感染を拡大化させるおそれがある。実際に2001年の英国における口蹄疫の大発生の原因が感染羊の移動であった。しかし，例外としてウイルス株によっては特定の動物に高い親和性を示すものも認められる。さらに気象条件（高湿度，短日照時間，低気温）によっては空気伝播が起こり，長距離を風に乗って伝播した報告がある。

診　断

<症　状>　潜伏期間は牛で約6日，豚で約11日，めん羊で約9日とされるが，ウイルス株や感染ウイルス量によっても変動する。通常は発熱，食欲不振，乳量低下，流涎，跛行等の症状が認められ，口腔粘膜，舌，鼻腔，乳頭，蹄部の水疱形成を特徴とし，容易に破裂してびらんや潰瘍となる（**写真1〜4**）。二次感染がなければ1〜2週間で治癒に至る。同居動物への感染率は100％に近いが，致死率は幼若動物で50％に及ぶ場合があるものの，成畜では5％未満である。

<病　理>　口腔粘膜，舌，鼻腔，乳頭，蹄部の粘膜および皮膚の水疱や上皮組織の崩壊によるびらんや潰瘍形成が

みられる。幼若動物では心筋の変性壊死病変（虎斑心：tiger heart）が認められる。

＜病原・血清診断＞

病原診断：水疱液や水疱上皮あるいはびらん，潰瘍病変の拭い液を材料として各種培養細胞（初代牛甲状腺細胞，豚胎子腎由来LFPKαvβ6細胞，山羊胎子舌由来ZZR-127細胞等）への接種によるウイルス分離や抗原検出ELISAおよび遺伝子診断（RT-PCR，real-time RT-PCR）を行う。またキャリアー動物からの病原診断には食道咽頭液（プロバング）を用いる。

血清診断：抗体検出ELISA（競合法）および中和テストが用いられる。

本病を疑う疾病の発生があった場合は，材料採取方法や運搬も含め，「口蹄疫に関する特定家畜伝染病防疫指針」に基づいて実施される（「総論Ⅲ」31頁参照）。

予防・治療　国内で発生がみられた場合は，「家畜伝染病予防法」に基づき患畜の早期摘発・淘汰を実施し迅速なまん延防止対策をとる必要がある。家畜の移動制限を実施するとともに，汚染飼料，畜舎および汚染の可能性のあるすべての器具，資材も消毒または焼却する。本病の伝播は極めて速いため，患畜の早期発見と速やかな初動防疫が重要である。

国内では発生時のまん延防止を目的として，不活化ワクチンを備蓄している。近年の流行株の抗原性状を勘案して毎年ワクチン株を選定しているが，発生原因株に対する効果は本ウイルスの抗原性が多様であることから未知である。また，ワクチン接種では十分に感染を防御できない場合があり，唾液や鼻汁からウイルスが排泄され，感染源になりうる。また，病変形成のみが軽減されることで感染個体の摘発を困難にする。さらにワクチン接種後のウイルス感染はキャリアー化を助長し，清浄化の妨げの要因になりうる。このため，清浄国では発生件数が多く安楽死措置のみでは防疫が間に合わない場合に，一時的に地域を限定してまん延を防止する戦略としてワクチンが使用される。この場合，前述の理由からワクチン接種動物についても移動制限および淘汰する必要（vaccine to kill policy）がある。2010年の発生においても牛，豚を主に約13万頭の動物にワクチンを接種し，全頭を安楽死措置とした。このうち，ワクチン接種後に患畜あるいは疑似患畜として処分された家畜は約4割に及んだことから，口蹄疫においてはワクチン接種が感染防止対策として万全ではないといえる。

（森岡一樹）

2　牛疫 (複)(法)(海外)　Rinderpest　（口絵写真2頁）

概　要　牛疫ウイルスの感染により牛や反芻獣に激しい下痢や白血球減少を起こす急性の致死性伝染病。

宿　主　牛，水牛，鹿，めん羊，山羊，豚，いのしし

病　原　Paramyxoviridae，Orthoparamyxovirinae，Morbillivirus，Morbillivirus pecorisに属する牛疫ウイルス（rinderpest virus）はマイナス1本鎖RNAウイルス。構造蛋白質はN，P/C/V，M，F，HおよびLからなる。近年のウイルスは，系統樹からAfrica 1，Africa 2，Asiaの3つ，さらに古いウイルスはold Africaの系統に分類される。血清型は単一で，異なる系統であっても，交差防御がみられる。病原性や生物学的性状の面では流行株間に差異が認められる。

分布・疫学　FAO等により撲滅キャンペーンが進められた結果，2001年のケニアでの報告を最後に発生がみられず，2011年に世界的な撲滅が宣言されるに至った。

もともと中央アジアに常在したと考えられており，牛の移動とともに，西は欧州諸国，東は中国から朝鮮半島を経て日本へも広がった。アメリカ大陸では南米のブラジルで，インドから欧州経由で運ばれた牛に由来する発生が一度あった以外には，発生はない。18世紀の初期から末期にかけてロシアや，欧州で起きた大規模な流行により，約2億頭の牛が死亡した。19世紀末には牛疫が欧州から西アフリカへ侵入，次いでアフリカ全土に広がり，畜産に壊滅的な被害をもたらしただけでなく，農業における主要な労働力としての家畜の喪失により，飢饉にも直結した。日本では明治期以降，1872～1911年の間に中国大陸からの侵入が繰り返し起こり，流行した。日本における最後の発生は1922年である。

撲滅後の清浄性の維持ならびに緊急時対応については，FAOとWOAHの牛疫共同諮問委員会（Joint Advisory Committee：JAC）から，世界牛疫対応計画（Global Rinderpest Action Plan：GRAP）が発出されており，本計画に基づいて，世界中の牛疫ウイルスは，WOAHとFAOが安全性を確認した認定牛疫ウイルス所持施設において，厳格に隔離して管理されている。

動物種ならびに品種によってウイルスに対する感受性が異なり，最も高いのは牛と水牛である。野生動物では反芻獣の多くに感受性がある。歴史的には牛と水牛の間で維持され，時にアジアの豚が関与した。ウイルスは，発病牛の鼻汁，涙，唾液，尿，糞便中に多量に排出され，分泌物や排泄物に由来する飛沫の吸入や発病牛との直接的な接触によって伝播する。

診　断

＜症　状＞　通常2～9日の潜伏期の後，突然の発熱，食欲減退，被毛粗剛，沈うつ等の様相を呈する（前駆期）。続いて，眼瞼腫脹，結膜充血を示し，流涙や鼻汁は水様から膿様へと移行する。口や鼻周囲からあらゆる粘膜に充血，点状出血，限局性潰瘍，びらんが認められる（**写真1**：粘膜期）。粘膜期は発熱から2～5日後に始まる。粘膜のびらん開始から2～3日後に，体温低下，暗褐色便の激しい下痢を呈する（**写真2**：下痢期）。この後，脱水症状，起立不能，体温の低下により死亡する。発熱から6～12日後に死亡する例が多い。第3週まで生存すれば回復する。白血球減少は発熱の直前から認められ，かなり長期間持続する。

致死率はウイルス株や牛の種類，環境によって異なる。一般には，古くから牛疫ウイルスに暴露されていたと思われるモンゴルの原産牛では致死率が30％程度で，無発症や発病しても回復する場合が多いが，西洋種では致死率70％に達し，和牛（黒毛）やその祖先とされる朝鮮半島の韓牛（黄牛）はさらに感受性が高く，ほぼ100％が死亡したとされる。このため，黒毛種に使用するワクチンは特に高い安全性を有するものが必要である。

＜病　理＞　消化管粘膜に強い出血性変化，壊死，偽膜，びらん斑，潰瘍等の激しい病変が認められる（**写真3**）。パ

イエル板でリンパ濾胞の腫脹，出血，壊死が観察される。肝臓は黄疸により黄褐色を呈し，胆嚢は胆汁が充満して膨大する。

組織病理学的には，リンパ組織における細胞質内および核内封入体を含む多核巨細胞が特徴的で，極期には濾胞内のリンパ球の壊死が著しい。多核巨細胞は消化管や上部気道の上皮細胞にも認められる。

＜病原・血清診断＞

病原診断：牛疫の疑いがある場合は，国際的なバイオセキュリティーに関する脅威として迅速な通報と識別が必要になる。RT-PCRは最も迅速で，特異的な診断法である。牛疫ウイルスが確認された場合，診断の最終確認のため，日本，フランス，米国，英国に所在するWOAHのリファレンスラボラトリーで塩基配列の決定と既知のゲノム情報との比較を行って，ウイルスの起源を特定する。

ウイルス分離は，FAO/WOAHが認定した上記の牛疫ウイルス所持施設で実施する。一般的には，発熱動物の血液の白血球分画，死亡動物の扁桃腺，脾臓，リンパ節から，アフリカミドリザル腎由来Vero細胞やマーモセットB細胞由来B95a細胞等を使ってウイルスが分離できる。RT-PCRでの遺伝子増幅診断は感度が高く，特異的で，感染後2日目から検出可能とされる。寒天ゲル内沈降反応は，小反芻獣疫と交差するため，陽性反応が出た場合には，さらなる鑑別が必要となる。

血清診断：中和テスト，CF反応，間接血球凝集反応，蛍光抗体法，寒天ゲル内沈降反応等を用いて抗体価を測定する。寒天ゲル内沈降反応は，流行地での野外診断に広く用いられた。小反芻獣疫の常在地では，牛疫と小反芻獣疫の鑑別が重要で，各ウイルスに特異的なモノクローナル抗体を用いた競合ELISAが行われる。

予防・治療　汚染国では生ワクチンが用いられた。

弱毒生ワクチンとして，子牛の腎臓培養細胞での連続継代により開発されたPlowrightワクチン（RBOK株ワクチン）は，インド，アフリカ，中近東での根絶に貢献した。また日本で開発されたうさぎ馴化弱毒生ワクチン（L株ワクチンまたは中村ワクチン）は，東アジアや東南アジアの根絶に貢献した。L株をさらにうさぎや鶏胚で継代して開発されたLA株やLA-AKO株は，黒毛和牛や韓牛といった，東アジアの感受性の高い牛に対する病原性が低く，高度に弱毒化されている。現在，LA-AKO株は，国際標準ワクチンの製造用株として，万一，牛疫が再発生した場合に備えて，WOAH/FAOで認定された牛疫ウイルス所持施設において製造・保管されている。

（芳賀　猛）

3 イバラキ病(届出) （口絵写真3頁）
Ibaraki disease

概　要　流行性出血病ウイルス血清型2に属するイバラキウイルスによる急性疾患である。発熱を主徴とし，本病に特徴的な嚥下障害を呈することもある。

宿　主　牛，水牛

病　原　*Reovirales, Sedoreoviridae, Orbivirus, Orbivirus ruminantium*の流行性出血病ウイルス（epizootic hemorrhagic disease virus：EHDV）血清型2に属するイバラキウイル

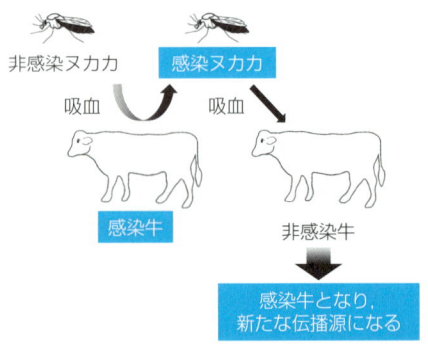

図　イバラキ病の感染環
　感染牛からの吸血により非感染ヌカカが感染する。その後，感染ヌカカが非感染牛から吸血することにより，その牛が感染して新たな伝播源となる

ス（Ibaraki virus）。1959～1960年に牛の急性熱性疾患が流行した際に，茨城県で発症牛から分離されたことにちなんで命名された。

イバラキウイルスは同属のブルータングウイルスに類似する直径約70nmの球状の粒子であり，10分節からなる2本鎖RNAゲノムを有する。10分節は7つの構造蛋白質（VP1～VP7）と3つの非構造蛋白質（NS1～NS3あるいはNS3a）をコードしている。外殻カプシドはVP2とVP5によって構成され，VP2は宿主細胞への吸着に関与するとともに，赤血球凝集素および血清型特異中和抗原としての機能を有する。VP3とVP7は内殻カプシドを形成し，その内部にはウイルス遺伝子の転写・複製に必要な酵素として働くVP1（RNA依存性RNAポリメラーゼ），VP4（グアニリルトランスフェラーゼ），VP6（RNAヘリカーゼ）とウイルスRNAが取り込まれた形で存在する。酸性域で弱く容易に失活するが，有機溶媒には耐性を示す。4℃および－80℃では安定であるが，－15℃の冷凍保存では数日間で不活化される。EHDVには血清型2以外に血清型1，血清型4～8が知られている。なお，以前に血清型3とされていたウイルス株は，血清型1と同一の抗原性を有することが後に判明したため，血清型1に再分類された。

分布・疫学　日本，韓国，台湾で報告されている。日本では1959年に初めて発生し，8～12月に九州，中国，四国，近畿，中部，関東地方において約39,000頭の牛が発症した。また，翌年には中部地方で約4,700頭の牛が発症した。その後，ワクチンの開発および普及により20年以上発生が認められなかったものの，1982年には九州地方で33頭，1987年には西日本で約200頭の牛で発生が認められている。また，2000年には沖縄県，2013年には鹿児島県でそれぞれ2頭の牛に発生が認められている。なお，1997年に九州地方で約1,000頭の牛に流産・死産ならびに熱性疾患が発生しており，その流行はイバラキウイルス変異株の感染によるものと考えられていた。しかし，その後の遺伝学的および血清学的解析により，そのウイルス株はEHDV血清型7であることが判明した。また，2015年には兵庫県で46頭の牛に発熱を主徴とする熱性疾患の流行があり，イバラキ病と非常に類似した臨床症状や病変が認められたが，その流行はEHDV血清型6の感染によるものであることが判明している。

本病はヌカカによって媒介されるため（生物学的伝播），ウイルスの伝播に伴って季節性（夏～秋）および地域性（日

本では関東地方以南)をもって流行する。また,感染牛では症状の有無にかかわらずウイルス血症が4～8週間程度持続するため,長期間にわたり伝播源となる。感染牛との同居や接触による感染の伝播はない。日本では,過去に本病が牛流行熱とともに「流行性感冒」として取り扱われていたが,家畜伝染病予防法の一部改正により,1998年以降は単独で牛と水牛の届出伝染病となっている。

診 断

＜症 状＞ 不顕性感染が多いが,発症牛では感染初期においては発熱(39～40℃),元気消失,食欲低下,流涙,結膜の充血や浮腫,水様～膿様の鼻汁漏出,泡沫性流涎がみられる。また,跛行を示す例や,初期症状の後に本病の特徴的症状である嚥下障害を呈する例がある(写真1)。嚥下障害を呈した牛は飲水可能であるが,頭部を下げると飲んだ水が口や鼻孔から逆流するため,脱水症状や誤嚥性肺炎を呈する。嚥下障害を起こさない限り,予後は良好であることが多い。発症牛における致死率は10～20％程度と考えられる。また,本病は黒毛和種等の肉用種で多発し,乳用種での発生は少ない。

＜病 理＞ 舌,咽喉頭や食道における出血や水腫が顕著である。蹄冠部の発赤や腫脹がみられることもある。重症化すると鼻腔や口腔粘膜の充血,うっ血や潰瘍,蹄冠部の潰瘍がみられる。嚥下障害を呈した牛では食道壁の弛緩が認められ,組織学的には食道,咽喉頭や舌の横紋筋における硝子様変性が観察される。その際,筋細胞の再生像や結合織の増生がみられることもある(写真2)。

＜病原・血清診断＞
病原診断:イバラキウイルスは血中に抗体が出現した後も血球から分離可能である。発症牛のヘパリン加血液を採取し,PBSで洗浄した血球を－80℃にて凍結した後,融解してウイルス分離材料とする。発症牛のリンパ節や脾臓乳剤もウイルス分離材料として利用可能である。これらの材料をBHK-21(ハムスター腎臓由来),HmLu-1(ハムスター肺由来),C6/36(ヒトスジシマカ由来),BK(牛腎臓由来)細胞に接種し,3代目まで盲継代を行う。乳飲みマウスの脳内接種によるウイルス分離も可能である。分離ウイルスは蛍光抗体法や中和テストによって同定する。RT-PCRおよび塩基配列解析によるウイルスの同定も可能である。また,RT-PCRによる分離材料からのウイルスゲノムの直接検出も診断の補助として有用である。ゲノム分節3などを標的としたEHDV群検出用RT-PCRと,ゲノム分節2を標的とした各血清型特異検出用RT-PCRがある。類症鑑別が必要な疾病として,口蹄疫,水疱性口内炎,ブルータング,牛流行熱,牛ウイルス性下痢,牛伝染性鼻気管炎,悪性カタル熱等が挙げられる。

血清診断:急性期と回復期の血清を採取して中和テストを行い,抗体価の上昇の有無を調べる。

予防・治療

日本では単味生ワクチンや牛流行熱ウイルスとの2種混合不活化ワクチンが市販されている。媒介昆虫の吸血活動が盛んになる初夏前に接種を完了させる。他の予防法としてピレスロイド系や有機リン系の薬剤散布によるヌカカの吸血阻止も挙げられるが,本病に対する予防効果は低いと考えられる。

本病は特異的な治療法がないため,発症牛には対症療法を行う。嚥下障害を呈した牛に対しては,誤嚥防止のため胃カテーテルを用いて水分補給を行う。輸液も脱水症状を防ぐために効果がある。

(白藤浩明)

4 牛伝染性鼻気管炎(届出)
Infectious bovine rhinotracheitis
(口絵写真3頁)

概 要 牛伝染性鼻気管炎ウイルス感染による結膜炎,膿疱性陰門腟炎,亀頭包皮炎,流産等を起こす急性熱性呼吸器病。潜伏感染した耐過牛が感染源となる。

宿 主 牛,水牛。めん羊,山羊,らくだ,豚等の偶蹄類も感染する。実験的にはうさぎが感受性を示す。

病 原 *Herpesvirales*, *Orthoherpesviridae*, *Alphaherpesvirinae*, *Varicellovirus*に属する*Varicellovirus bovinealpha 1*。牛伝染性鼻気管炎ウイルス(infectious bovine rhinotracheitis virus)ともいう。牛の初代培養細胞(腎臓,肺,精巣等)やMDBK細胞等の牛由来株化細胞で細胞の円形化,円形化細胞の房状集簇,時にシンシチウム等のCPEを示してよく増殖する。

ゲノムは直鎖状2本鎖DNAで,制限酵素切断パターンによって3つの亜型1.1,1.2a,1.2bに分けられる。亜型1.1,1.2aウイルスは呼吸器や流産胎子,亜型1.2bは生殖器から分離されることが多い。通常の免疫血清では両者を区別することはできない。本ウイルスはC57BLマウス赤血球を凝集する。

物理化学的処理に対する抵抗性は比較的低く,適切な消毒薬で容易に不活化される。

分布・疫学 本病は世界各地で発生しているが,オーストリア,スイス,デンマークと北欧3国等は根絶に成功している。日本では1970年に北海道で初発後,全国に拡散した。2017年以降も北海道を中心に年間約10～50頭の発生が報告されている。当初は亜型1.1ウイルスのみの流行であったが,1983年には,亜型1.2aによる生殖器感染が確認されている。

感染牛の鼻汁,涙あるいは生殖器の分泌物を吸入することで気道感染する。また,交配,汚染精液による人工授精で生殖器感染する。急性感染から回復後,ウイルスは生涯にわたり三叉神経節あるいは腰・仙椎神経節に潜伏感染し,輸送,気温の変化,飼養環境の変化や分娩等のストレスおよびステロイドの投与によって再活性化して排出される。見かけ上健康な耐過牛が感染源となるため防疫は難しい。牛の放牧病,輸送熱として重要な疾病である。

診 断

＜症 状＞ 2～4日の潜伏期の後,40～41℃の発熱,漿液性鼻汁,流涎,流涙,結膜炎,食欲不振,元気の低下等がみられ,数日内に鼻汁および涙は漿液性から膿性となる(写真1)。鼻腔粘膜の壊死病巣はしばしば膿疱化し,潰瘍が形成される。ジフテリア性炎を併発し,気道が塞がれると開口呼吸となる。乳牛では突然乳量が低下する。妊娠牛では突然流産を起こすことがある(写真2)。胎内感染あるいは出生直後に感染した新生子牛では,内臓諸臓器に限局性壊死性病変を伴った全身感染,頑固な下痢や呼吸器症状を示し,死亡率が高い。

生殖器感染では膿疱性の陰門腟炎あるいは亀頭包皮炎を呈する。汚染精液の人工授精によって子宮内膜炎を起こすことがある。

牛●ウイルス病

類症鑑別が必要な疾病は，牛RSウイルス感染症，牛流行熱，牛ウイルス性下痢等である。

<発病機序> 呼吸器および生殖器粘膜から侵入したウイルスは局所で増殖し，上部気道炎，腟炎，包皮炎を起こす。ウイルスの鼻汁中への排出は5〜14日間続き，ピーク時には10^8〜$10^{10}TCID_{50}$/mLに達する。精液中にもウイルスは排出される。流産や若齢牛の全身感染には単核球へのウイルス感染が関与している。抗体を有しない初生牛では，しばしば致死的である。

症状の程度はウイルス株，免疫状態，年齢，ストレスの有無等によって異なる。パスツレラ等の二次感染により気管支肺炎を併発することがある。3カ月齢以上の牛では，二次感染がなければ5〜10日で回復する。

<病　理> 鼻腔，喉頭，気管および生殖器粘膜に限局性の壊死病変が認められ，次第にリンパ球の浸潤を伴った大きな膿疱が形成される。感染初期には上部気道の粘膜に充血，点状出血がみられ，漿液性あるいは粘液膿性の滲出物が充満する。組織学的には上皮細胞に核内封入体がみられる(写真3)。流産胎子には肝臓をはじめとして様々な臓器に微細な壊死斑がみられるが，核内封入体は新鮮な流産胎子でないと検出は困難である。

<病原・血清診断>
病原診断：感染初期の鼻腔，腟および包皮の拭い液からウイルス分離を試みる。剖検例では呼吸器，扁桃，肺および気管リンパ節を，流産胎子では肝臓，肺，脾臓，腎臓ならびに胎盤小葉を分離材料とする。精液の場合は細胞毒性があるので10倍に希釈したものを分離材料とする。牛腎培養細胞や牛腎由来MDBK細胞等の感受性細胞に接種すると，通常，3日以内にCPEが出現する。分離されたウイルスは免疫血清あるいはモノクローナル抗体を用いた中和テストで同定する。鼻腔，結膜および生殖器拭い液の塗抹標本を市販の蛍光抗体で染色し，ウイルス抗原を検出する方法は迅速診断法として有用である。最適な迅速診断法はチミジンキナーゼ，gB，gC，gDあるいはgE遺伝子を標的としたリアルタイムPCRである。PCRによりワクチン株と野外株の識別が可能である。

血清診断：中和テストとELISAによる。急性期と回復期のペア血清を調べ，4倍以上の抗体価上昇をもって感染と判定する。C57BLマウス赤血球を用いたHI反応も可能である。

予防・治療　初乳の給与は初生牛の発症および重症化を防ぐために極めて重要である。日本では，低温馴化株が弱毒生ワクチンとして用いられており，単味ワクチンと牛呼吸器病3〜6種混合ワクチンがある。また，鼻腔内投与型ワクチンが実用化されている。ワクチン接種は発症予防には有効であるが，感染を防止することはできない。外国では，gE欠損ウイルスによる生ワクチンと不活化ワクチンが実用化されており，gE抗体の有無を指標に野外感染牛の摘発が可能となっている。この戦略で，欧州では本病の撲滅運動が実施されている国がある。

原因療法はなく，細菌の二次感染による気管支肺炎防止のため抗菌薬投与が有効である。

(桐澤力雄)

5 牛ウイルス性下痢(届出) (口絵写真3頁)
Bovine viral diarrhea

概　要　牛ウイルス性下痢ウイルス1および2の感染による，牛に急性感染，先天性感染，持続感染および粘膜病を引き起こす伝染病。

宿　主　自然宿主は牛，水牛。他にも，めん羊，山羊，豚等の家畜や，鹿，ラクダ，キリン等の野生動物を含む陸生の鯨偶蹄目動物に感染し，宿主域は広い。

病　原　牛ウイルス性下痢ウイルス(bovine viral diarrhea virus：BVDV)1および2をウイルス名，分類学上の種を*Flaviviridae*，*Pestivirus*に属する*Pestivirus bovis*および*Pestivirus tauri*とする。かつてBVDV3を提唱されたHoBi-likeウイルスには今もBVDVの名称は使われていない。BVDVは直径40〜60nmのエンベロープを有するプラス1本鎖RNAウイルスで，ウイルスゲノムの大きさは約12.3kbである。BVDV1および2はさらに遺伝子の塩基配列により遺伝子亜型に分類され，BVDV1では23亜型(1a〜1w)，BVDV2では4亜型(2a〜2d)が報告されている。BVDV1と2の種間に抗原性の相違があり，さらに種内の遺伝子亜型間でも差が認められる。流行している株の遺伝子亜型には地域性や年変化がみられ，日本ではBVDV1の1a，1b，1c亜型とBVDV2の2a亜型が流行する。

BVDVは牛由来の初代細胞でよく増殖し，培養細胞にCPEを引き起こす細胞病原性(cytopathogenic：CP)株と，引き起こさない非細胞病原性(noncytopathogenic：NCP)株に分けられる。細胞病原性とは，感染牛の細胞に対してではなく培養細胞に対する生物性状を表している。感染牛からはNCP株が分離されることが多く，粘膜病発症牛からはNCP株とCP株の両方が分離される。粘膜病発症牛から分離されるCP株は持続感染しているNCP株が変異して発生すると考えられている。

分布・疫学　BVDVは日本を含め世界各地に広く分布するが，近年，清浄化した国もある。本ウイルスは感染動物，特に後述する持続感染牛と他の牛との密接な接触によって主に拡散するが，排出されたウイルスは環境中に短期間存在し，汚染された器具や管理者を介した間接伝播で広がることもある。本ウイルスに感染しウイルス血症を起こしている牛や持続感染牛は，鼻汁，唾液，乳汁，精液，尿等からウイルスを排出し，他の牛がこれらに接触することで水平伝播が起こる。特に持続感染牛は大量のウイルスを生涯排出し続けるため，本ウイルスの流行に重要な役割を果たしており，公共牧場等の牛が集まる場所に持続感染牛が存在すれば牛群全体に容易にウイルスがまん延する。野生の鯨偶蹄目動物にもBVDVは感染し，海外では持続感染個体も報告されている。日本では有病率は低いものの野生の鹿からBVDVが検出されており，放牧場等では注意を払う必要がある。

診　断
<症　状> 全年齢の牛がBVDVに感染しうるが，宿主の状態によって様々な病態を示す。

急性感染：特に若齢牛に多く，発熱，呼吸器症状，下痢が観察されることもあれば，臨床症状をほとんど認めない場合もある。急性感染症では，短期間のウイルス血症が起こり，鼻汁等からウイルスが排出される。また，一過性の白

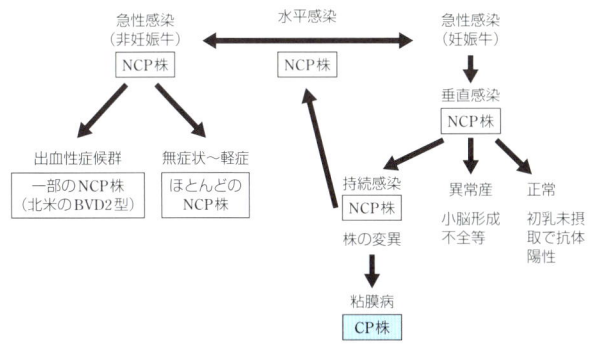

図　BVDVの感染様式と病態

血球減少，血小板減少および発熱がみられるが，これらの程度は感染した動物の状態により様々である。本ウイルスは免疫抑制を引き起こすため，他の病原体による二次感染を起こしやすく，症状が悪化する場合がある。BVDVは牛呼吸器病症候群の主要因の1つである。種雄牛が感染すると，生殖能力の低下や一時的な精液へのウイルス排泄がある。繁殖雌牛に感染した場合，卵巣機能低下や性腺刺激ホルモンおよびプロゲステロンの分泌の変化による不受胎が起こる。通常感染後3週目までに宿主に生涯残存する抗体が産生される。一般的に罹患率は高く致死率は低いが，まれに致死率が高く被害の大きい流行が発生する。出血性病変，血小板減少，高い死亡率を伴う重度の急性疾患の発生が複数の国で散発的に報告されており，特にBVDV2に感染すると血小板が顕著に減少することが明らかになっている。

先天性感染：抗体を保有しない妊娠牛にBVDVが感染すると容易に垂直感染が起こり，感染する胎子の胎齢によって様々な障害が発生する。死流産はほとんどの胎齢で発生し，妊娠初期の感染では持続感染牛の産出がみられ，妊娠初期から中期にかけての感染では神経線維髄鞘形成不全，小脳低形成，白内障や網膜萎縮等の眼障害等の先天性異常が生じる。免疫機能が備わった胎齢約100日以降の胎子に感染した場合，胎子は免疫応答でウイルスを排除し，BVDVに対する抗体を保有して正常に娩出されることもある。

持続感染：免疫機能が成熟する前の胎齢約100日以前に胎子がBVDVに感染すると，胎子は感染したウイルスに対して免疫寛容になり，ウイルスを体内に保有し続ける持続感染牛となって生まれ，生涯にわたりウイルスを排出し続ける感染源になる。持続感染牛は発育不良を示すものが多く(写真1)，慢性の下痢や呼吸器症状を呈する動物もいるが，一般的に臨床的特徴に乏しく，健康牛と一見して区別がつかない個体も多い。性成熟に達した持続感染牛が繁殖に供される例もあるため，供卵牛から持続感染牛を排除する必要がある。また，卵子の体外培養を実施する際，用いる牛血清や共培養用の細胞がBVDVに汚染されていないことを確認する必要がある。

粘膜病：持続感染牛に感染しているNCP株が変異しCP株が出現するか，NCP株と抗原的に似たCP株が重感染すると，持続感染牛は致死的な粘膜病を発症する。CP株には通常のウイルス遺伝子構造とは異なる構造的な変化がみられ，それに伴うウイルス非構造蛋白質NS2-3のNS2とNS3の開裂がCP株の特徴とされる。粘膜病の発生率は低く，発症年齢は数週齢から数歳と幅がある。粘膜病を発症した牛は食欲不振に始まり，動くのを嫌い，腹部疼痛を示した後に下痢になり，急に衰えて死に至る。口腔内，特に歯肉縁に潰瘍が生じ，流涙，唾液分泌過剰が認められる。

<病　理>　持続感染牛が死亡した場合，BVDVに起因する病理学的変化は乏しく，二次感染による病態の複雑化がみられる。粘膜病では，消化管の様々な部位に潰瘍がみられ，最も顕著な病変は小腸のパイエル板および回盲部のリンパ節に認められる(写真2，3)。組織学的には消化管のリンパ組織が破壊され，パイエル板はリンパ球が変性し，炎症性の細胞や崩壊した上皮組織等に置き換わる。

<病原・血清診断>

病原診断：各種臓器，鼻汁，血液，乳汁，精液，尿等からウイルス分離が可能である。特に血中抗体の影響を受けない洗浄白血球はウイルス分離材料として最適であり，初乳を摂取し移行抗体を獲得した子牛における検査にも有効である。培養細胞には牛の胎子筋肉，精巣，腎臓，鼻甲介に由来する細胞が用いられる。培養に用いる培地に添加する牛血清は，BVDVおよびBVDVに対する抗体を含まないことを確認してから使用する。CP株についてはCPEを指標に分離の有無を確認できるが，NCP株の場合には標識抗体法で感染細胞を染色するか，CP株を用いた同種干渉法により判定する。また，市販の抗原検出ELISAや，RT-PCRおよびRT-qPCRによる検査も有用である。乳用牛群のスクリーニング検査としてバルク乳を検体とするRT-PCRが行われている。

血清診断：抗体検出に中和テストが用いられる。BVDV1および2に抗原的な差があるため，各々のウイルスを用いたテストが望ましい。海外で抗体検出ELISAが開発されており，野外応用が可能である。

予防・治療　国内ではBVDV1を含む牛呼吸器病5種混合生ワクチン，BVDV1および2の不活化成分を含む牛呼吸器病5〜6種混合ワクチン，BVDV1および2を含む牛呼吸器病6種混合生ワクチンが市販されている。また，持続感染牛の産出も予防するBVDV1および2の2価組換えBVDV生ワクチンがドイツで開発され，日本でも市販されている。BVDV1および2の両方の抗原を含むワクチンの使用が望ましい。本病の予防において感染源となる持続感染牛の摘発と淘汰が極めて重要で，清浄化した農場における導入牛検査や公共牧場への入牧検査等により新たな持続感染牛を侵入させないことが最も重要な予防策である。

急性感染に対して対症療法を行う。持続感染牛や粘膜病発症牛は治療不可能であり，摘発したら早急に淘汰すべきである。

(青木博史)

6　アカバネ病(複)(届出)　　(口絵写真4頁)
Akabane disease

概　要　アカバネウイルスの牛，めん羊，山羊等での胎内感染による，流死産および関節弯曲症や水無脳症等を伴う先天異常子の娩出，生後感染による若齢牛の脳脊髄炎を主徴とする疾病。

宿　主　牛，水牛，めん羊，山羊，らくだ等の反芻獣や，

豚，いのしし等。

病原 アカバネウイルス(Akabane virus)は，*Bunyaviricetes, Elliovirales, Peribunyaviridae, Orthobunyavirus*のアカバネウイルス種(*Orthobunyavirus akabaneense*)に属する。エンベロープを持つウイルス粒子は，直径90〜100nmの球形で表面に外被糖蛋白質(GcおよびGn)が突出している。Gc蛋白質には，中和抗体が結合するエピトープが含まれている。

ウイルスゲノムは，ヌクレオカプシド蛋白質に包まれ，RNAポリメラーゼが結合した3分節のマイナス鎖RNA(S, M, L)で構成される。S RNA分節には，ヌクレオカプシドとI型インターフェロンに拮抗作用を持つ非構造蛋白質NSsがコードされている。M RNA分節にコードされたポリ蛋白質は，翻訳後GcおよびGn，ならびに非構造蛋白質NSmに切断される。L RNA分節には，RNAポリメラーゼがコードされている。以前，*Orthobunyavirus*はCF抗原性を基に少なくとも18の血清型に分けられ，アカバネウイルスやアイノウイルスはそのうちのシンブ血清群に含まれていた。国際ウイルス分類委員会による現行の分類体系には採用されていないが，便宜上，血清群の名称を使用する場合がある。

分布・疫学 東アジア，中東，オーストラリアで本病の発生が報告されている。また，抗体保有状況調査やウイルス分離によって，東南アジア，アフリカにアカバネウイルスが広く分布することが明らかになっている。

アカバネウイルスは，1959年に群馬県館林市赤羽地区で採集されたキンイロヤブカ(*Aedes vexans*)から初めて分離されたが，当時は疾病との関連は不明であった。1972〜1975年に国内で牛の異常産(流産，早産，子牛の先天異常)の大規模な流行(42,000頭)が起こり，血清疫学的調査によりアカバネウイルスが原因であったことが明らかにされた。アカバネウイルスは日本，オーストラリア，中東で，*Culicoides*属のヌカカから多く分離されるため，ヌカカが主要な媒介節足動物であると考えられている。また，ウイルス分離の頻度から，国内ではウシヌカカ(*Culicoides oxystoma*)が主要な媒介種と推測されている。しかし，ウシヌカカが分布しない東北や北海道でもアカバネ病の発生があることから，他種のヌカカも媒介能を持つことが示唆されている。媒介節足動物を介さない，接触感染や飛沫感染等による伝播は起こらない。アカバネウイルスの伝播は，ヌカカの活動が盛んになる夏から秋にかけて起こる。

流産は伝播時期の直後から発生するが，先天異常子は冬から翌年春にかけて娩出される。一方，妊娠期間の短いめん羊では，先天異常子の分娩は冬期で終息する。国内では数千〜数万頭のアカバネ病の大規模な発生があったが，近年はワクチンの普及により発生頭数は減少傾向にある。しかし，アカバネ病の発生は東北，北海道まで広範囲に及ぶ場合もあり，特にワクチンの接種率が低い地域で大きな被害が出ている。一方，近年，若齢牛でアカバネウイルスの生後感染による脳脊髄炎の発生が増加しており，多くは予後不良により廃用になるため，経済的な被害が無視できない状況になっている。生後感染による子牛の脳炎は，1984年に鹿児島県で初めて確認されていたが，その後，2006年と2011年には若齢牛の脳脊髄炎が，それぞれ九州と中国地方を中心に，160〜180頭発生している。また，2010年には韓国で約500頭のアカバネウイルスの生後感染によ

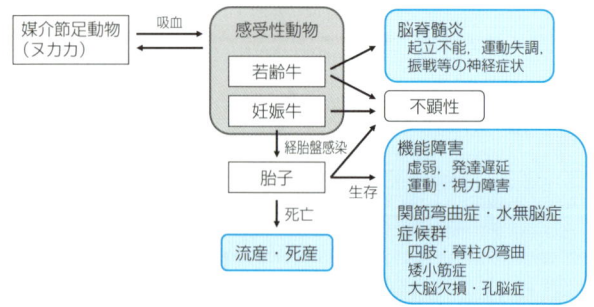

図 アカバネ病の発病機序

る脳脊髄炎の発生が報告されている。国内で分離されるアカバネウイルスは，genogroup IとIIの2つの遺伝子グループに分けることができるが，生後感染による脳脊髄炎には，genogroup Iに含まれるウイルスが主に関与していると考えられている。

アカバネウイルスは国内では常在化しておらず，夏期にウイルスに感染したヌカカが周辺地域から気流に乗って侵入することにより，伝播が始まると推測されている。国の事業として，各都道府県に配置されたおとり牛のアカバネウイルスに対する抗体陽転状況の調査が行われており，頻繁に陽転が報告されている。抗体陽転は九州もしくは山陰地方で最初に認められることが多かったが，2010年には東北地方で最初に陽転が確認され，直接ウイルスが侵入した可能性が指摘されている。また，2023年には北海道北部でアカバネ病の発生が初めて認められる等，流行地域の拡大が懸念されている。

診 断

<症 状> アカバネウイルスに感染した成獣は，発熱や白血球減少症以外に目立った症状を示さないと考えられている。しかし，若齢牛では，脳脊髄炎とそれに伴う起立不能(写真1)や運動失調，振戦，眼球振とう，後弓反張，異常興奮等の中枢神経の障害による症状が発現する場合がある。妊娠獣では，流産，死産，体形異常を伴った先天異常子(写真2)の娩出が認められる。また，体形異常がみられない子牛でも，虚弱や盲目，発育不良を示す場合がある。

<病 理> 先天異常子では，水無脳症(写真3)，孔脳症，脊柱のS字状弯曲(写真4)，四肢の関節の弯曲・拘縮(写真2)，躯幹筋の発育不良等がみられる。アイノウイルス感染症やチュウザン病とは異なり，一般的に小脳形成不全は認められない。病理所見では，脊髄腹角の神経細胞の減数もしくは消失，骨格筋の筋線維の大小不同・矮小化がみられる。生後感染例では，肉眼的な病変は認められないが，病理組織学的には中枢神経系において囲管性細胞浸潤，グリア結節，グリオーシスおよび神経細胞の変性・壊死等がみられる。

<病原・血清診断> 胎盤や流産胎子材料を用いたハムスター腎由来BHK-21細胞およびハムスター肺由来HmLu-1細胞によるウイルス分離，RT-PCRおよびリアルタイムRT-PCRによるウイルス遺伝子の検出，蛍光抗体法による抗原の検出が可能である。生後感染例では，脳幹部等の中枢神経組織を用いることにより，アカバネウイルスの分離や遺伝子の検出を行う。また，中枢神経組織を用いて，免疫組織化学的手法によってウイルス抗原を検出することが可能である。ウイルスは感染後，一過性の増殖を経て体内

から消失していくため，先天異常子からの抗原検出は困難であり，初乳未摂取の子牛の血清もしくは体液を用いた中和テストやELISAによる抗体の検出により診断する。伝播シーズンの夏～秋にかけて採取したおとり牛の血液材料から，ウイルスが分離される場合もあり，疫学調査の一助となる。

予防・治療 市販の不活化ワクチン（アイノウイルス感染症・チュウザン病等との混合）や弱毒生ワクチンによる予防は可能であり，伝播が起こる初夏までに接種を行う。不活化ワクチンは初年度2回接種，以後，毎年1回の追加接種が推奨されている。弱毒生ワクチンは，毎年1回の接種で効果があるが，めん羊や山羊では胎内感染が起こるため，使用することはできない。ヌカカ類の防除による伝播阻止は，費用対効果の面から困難である。先天異常子の分娩では，難産となるため介助が必要となる。胎子感染例では治療法はない。生後感染例では，投薬等による治療効果はほとんど認められず，予後不良により廃用となる場合が多い。

(梁瀬 徹)

7 牛伝染性リンパ腫（届出） (口絵写真4頁)
Bovine leukosis

概　要 牛伝染性リンパ腫（enzootic bovine leukosis：EBL）は牛伝染性リンパ腫ウイルス（*Bovine leukemia virus*：BLV）の感染に起因するB細胞性リンパ腫である。EBLとは別に，感染症ではないと考えられている散発性の牛リンパ腫/白血病（sporadic bovine leukosis：SBL）があるが，牛リンパ腫の95％以上はEBLであり，SBLをみることは少ない。

宿　主 牛，水牛，カピバラ。実験感染では牛以外にめん羊，山羊にも感染が成立する。めん羊はウイルス感受性が高く短期間に白血病やリンパ腫を形成するが，牛，山羊では発病しにくい。

病　原 *Retroviridae*, *Orthoretrovirinae*, *Deltaretrovirus*, *Deltaretrovirus bovleu* に属する牛伝染性リンパ腫ウイルス（bovine leukemia virus：BLV）。複数の遺伝子型があるが血清型の多型は知られていない。構造蛋白質はコア主要蛋白質（p24）とエンベロープ主要糖蛋白質（gp51）で，gp51抗原はゲル内沈降試験およびELISA等の抗体検査に用いられる。構造蛋白質をコードする遺伝子以外に逆転写酵素をコードする遺伝子（*pol*）を持つ。BLVはがん遺伝子を持たない腫瘍ウイルスであるが，*tax*と呼ばれる調節遺伝子が腫瘍化に関与しているといわれ，近年発見されたBLVのアンチセンス鎖にコードされている遺伝子（*AS1*）が腫瘍形成に関与するという報告も増えている。

分布・疫学 BLVは19世紀には欧州に存在し，20世紀前半にはアメリカ大陸に伝播，北米からの牛の輸入によって各国に持ち込まれたと考えられており，日本では1927年に岩手県で初発生後，全国で認められるようになった。近年の調査では感染牛の増加に伴って発病牛が急激に増加している。1998年に「牛白血病」として届出伝染病に指定され，2020年に名称が「牛伝染性リンパ腫」に変更された。牛リンパ腫のうち，牛伝染性リンパ腫だけがBLVの関与する伝染病であるが，牛リンパ腫の総発生数を把握するために散発性の牛リンパ腫/白血病も届出伝染病に指定されている。

ウイルスはBLV感染細胞を含む血液の輸血，注射器具や直腸検査手袋の使い回し等により伝播する。自然状態下では主にアブ等の吸血昆虫による機械的伝播により感染が拡大する。BLV感染母牛の乳汁（初乳・常乳）を介しての感染もあるが，初乳には抗BLV抗体も含まれ感染を防御するため，乳汁感染はそれほど多くはない。感染母牛の子宮内感染も3～4％程度みられる。

診　断
＜症　状＞
EBL：BLV感染牛の多くは長期間臨床的に無症状であるが，約3割は持続性リンパ球増多症（persistent lymphocytosis：PL）を示す。BLV感染牛は明らかな臨床症状は示さないが，免疫機能の低下から他の病原体に対する易感染性および受胎率低下等が報告されている。感染牛の数％がB細胞性の白血病/リンパ腫を発病する。発病牛では体表リンパ節をはじめとする諸臓器にリンパ腫が認められる。約半数は末梢血中に異型リンパ球が増加して白血病を呈する（写真1）。発病牛の多くは5～8歳であることから成牛型と呼ばれていた。臨床症状は腫瘍が浸潤した臓器・組織に依存する。体表リンパ節の腫脹，削痩，元気消失，眼球突出（写真2），乳量減少等の症状を呈し，発病後，突然～数カ月以内に死の転帰をとる。

SBL：罹患した動物の年齢と腫瘍の分布によって定義される。子牛型は6カ月齢未満の子牛に好発し，リンパ節の腫脹を主症状とする。胸腺型は6カ月齢～2歳未満の若齢牛に好発し，頸部胸腺の著しい腫脹を呈する。皮膚型は2～3歳齢の牛に好発し，全身皮膚の大豆大～母子頭面大の蕁麻疹様ないしは丘疹状の病変を特徴とする。なお，SBLにもEBLにも分類されない原因不明の成牛型多中心性リンパ腫も存在する。

＜発病機序＞ BLVに感染したリンパ球を含む血液または乳汁を介して感染する。感染直後は細胞遊離型のウイルス血症を呈するが，抗体出現後は血漿中には存在せずリンパ球系細胞DNA中にプロウイルスとして組み込まれ持続感染する。無症状期（キャリアー）牛の病態の進行にはサイトカインのTh1からTh2へのシフト，がん抑制遺伝子*p53*の変異，MHCクラスⅡの多型等が関与しているといわれているが，詳細な発病機序は不明である。また，散発性の発病機序も不明である。

＜病　理＞
EBL：腫瘍形成は全身リンパ節を中心に全身諸臓器で認められるが，特に心臓，前胃，第四胃，子宮（写真3～6）で顕著である。
SBL：子牛型はEBLに類似するが，リンパ節の他に肝臓，脾臓，腎臓，骨髄等にB細胞性ないしはT細胞性のリンパ腫を認める。胸腺型では胸腺のT細胞性リンパ腫，皮膚型では体表ならびにリンパ節のT細胞性リンパ腫を認める。

＜病原診断＞
EBL：ウイルス分離はBLV抗体陽性牛から末梢血リンパ球を分離し，牛胎子筋肉または肺細胞，猫由来CC81細胞等に接種してシンシチウム（合胞体）形成をみる。ただし，牛にはBLVの他，RSウイルス，牛免疫不全ウイルスのようにシンシチウムを形成するウイルスがあることに注意する。遺伝子の検出には，感染牛のリンパ球DNAを用いて

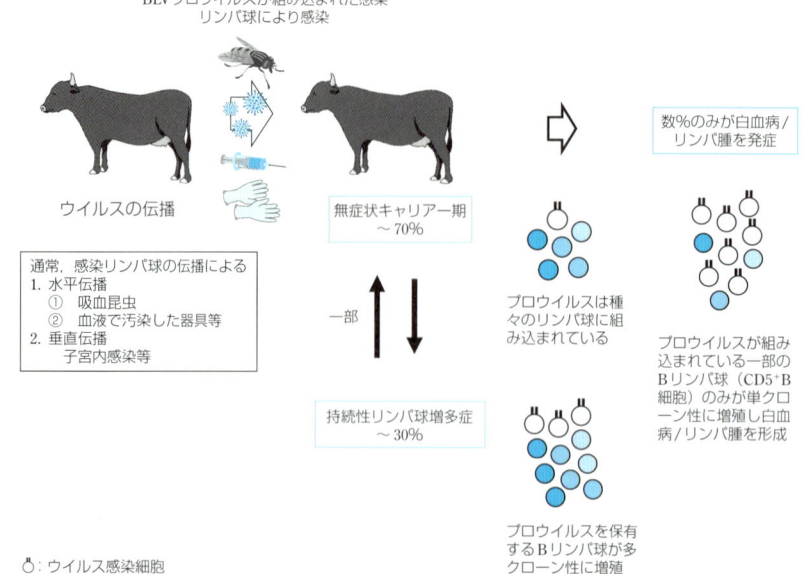

図　牛伝染性リンパ腫ウイルス(BLV)の感染からリンパ腫発症まで

BLVプロウイルスの env, pol, tax 等の領域を増幅するPCR法ないしはリアルタイムPCR法が用いられている。
SBL：感染症ではないと考えられており，病原学的および血清学的診断法はない。臨床・病理学的に診断される。
＜血清診断＞　BLV感染牛は生涯抗体を産生するため，抗体検出による診断が有用である。抗BLV抗体の検出法としてはgp51抗原を用いたELISA等がある。検査材料は血清が主流であるが，乳汁も用いられる。
予防・治療　ワクチン・治療法はない。感染の拡大を防ぐためには感染牛の早期の摘発・淘汰が有効である。欧州の国々では国家レベルで感染牛の摘発・淘汰による清浄化に成功している国もある。子牛への初乳の給与には凍結・融解や加温が感染予防に有効となる。SBLに対する予防対策・治療法はない。

（村上賢二）

8　水疱性口内炎 (複)(法)(人獣)(海外)　（口絵写真5頁）
Vesicular stomatitis

概　要　水疱性口内炎ウイルス感染による牛，馬，豚等多くの動物の口腔，鼻腔および蹄部への水疱形成を主徴とする急性熱性伝染病。

宿　主　牛，水牛，馬科動物(馬，ろば，らば)，鹿，豚，いのしし，南米のらくだ類(アルパカ，ラマ等)等の家畜と多くの野生動物。めん羊や山羊は症状が軽度で抵抗性を示す。また，流行地域においては人にも感染する場合がある。

病　原　Rhabdoviridae, Alpharhabdovirinae, Vesiculovirus に属する水疱性口内炎ウイルス(vesicular stomatitis virus：VSV)。約11kbのマイナス1本鎖RNAをゲノムに持ち，5つの蛋白質(N, P, M, G, L)をコードする。ウイルス粒子は約180×80nmの砲弾型を示し，エンベロープから300〜400個のG蛋白質が突出しており，中和抗体を産生させる免疫抗原となる。Vesiculovirus newjersey (vesicular stomatitis New Jersey virus：VSNJV)と血清学的に近縁な Vesiculovirus indiana (vesicular stomatitis Indiana virus：VSIV)，Vesiculovirus alagoas (vesicular stomatitis Alagoas virus：VSAV)に分類されるが，VSAVの家畜に対する病原体としての意義は不明である。

分布・疫学　19世紀末や20世紀初頭に南アフリカやフランスでの発生が報告されているが，現在はアメリカ大陸に発生が限局される。VSNJVとVSIVに属するウイルスは南メキシコ，中米地域，ベネズエラ，コロンビア，エクアドル，ペルーの家畜に常在化しており，北メキシコや米国では散発的な発生がみられる。2004〜2006年には馬および牛でのVSNJVの流行がみられ，メキシコと国境を接するテキサス，ニューメキシコおよびアリゾナ州における発生は続発・北上しカナダ国境のモンタナ州まで拡大した。その後も米国では2009〜2010年，2012年，2014年，2019年および2023年と周期的に流行が繰り返されている。VSAVはブラジルにおいて分離された。

　一般に，本病の流行は温帯地域では夏の終わりから初霜が降りる頃までに，熱帯地域では雨季の終わりから乾季を迎えるまで季節的に起こる。常在化地域におけるウイルスの感染環は明らかになっていないが，蚊，スナバエ，ブユ等の吸血昆虫が伝播に関与すると考えられる。これは，動物間の感染伝播試験においてその結果が一様ではなく，効率よい感染成立には創傷や擦り傷を介した皮膚および粘膜からのウイルス侵入が必要であるという報告からも推察される。また，吸血昆虫からウイルスも分離されている。さらに，本ウイルスは元来が植物ウイルスであることから，その感染環に牧草等の植物が関与する可能性もある。常在化地域においては，野生豚が潜在的な増殖動物であるとする報告もある。このように，本ウイルスの生態は不明な点が多い。

診　断
＜症　状＞　潜伏期間は2〜9日で，口腔粘膜，舌，鼻腔，乳頭，蹄部の水疱形成を特徴とし，容易に破裂してびらんや潰瘍となる(写真1〜3)。これらの症状は口蹄疫と類似している。二次感染がなければ1〜2週間で治癒に至る。馬や豚においても同様の症状を示す。その他，発熱，

流涎，食欲不振，跛行および乳量低下がみられる。発症率は周期的に発生のある流行地では10〜15％，非流行地における発生では40〜60％と高くなる。死亡することはまれである。人では軽度のインフルエンザ様症状を示す。
＜病　理＞　口腔粘膜，舌，鼻腔，乳頭，蹄部の粘膜および皮膚の水疱や上皮組織の崩壊によるびらんや潰瘍形成。
＜病原・血清診断＞　牛や豚等の偶蹄類の症例では口蹄疫およびその他の水疱性疾病との迅速な類症鑑別が重要である。
病原診断：水疱液や水疱上皮あるいはびらん・潰瘍病変の拭い液を材料として各種培養細胞（アフリカミドリザル腎由来Vero細胞，ハムスター腎由来BHK-21細胞，豚腎由来IBRS-2細胞等）への接種によるウイルス分離およびRT-PCR等が用いられる。
血清診断：中和テストおよびCF反応等が用いられる。

　本病を疑う疾病の発生があった場合は，都道府県の家畜保健衛生所を通じて農林水産省消費安全局動物衛生課に連絡し，病性鑑定の必要があると判断された場合には，病性鑑定材料を速やかに農研機構 動衛研海外病研究拠点に輸送し，病性鑑定が実施される。なお，症状からは口蹄疫と識別できないため，上記については「口蹄疫に関する特定家畜伝染病防疫指針」に基づいて実施する必要がある。
予防・治療　国内で発生がみられた場合は，「家畜伝染病予防法」に基づき患畜の早期摘発・淘汰を実施し，迅速なまん延防止対策をとる必要がある。国外では過去に不活化あるいは弱毒生ワクチンの検証試験が行われた経緯があるが，現在市販されているものはない。

（森岡一樹）

9　牛流行熱（届出）　（口絵写真5頁）
Bovine ephemeral fever

概　要　牛流行熱ウイルスの感染による主に牛と水牛の急性疾患。発熱，鼻汁漏出，流涎，四肢の関節痛，乳量低下ないし泌乳停止等の症状がみられる。

宿　主　牛，水牛，鹿，野生反芻獣
病　原　*Rhabdoviridae*, *Alpharhabdovirinae*, *Ephemerovirus*に属する牛流行熱ウイルス（*Ephemerovirus febris*）。ウイルス粒子はエンベロープを有する直径70nmの弾丸型あるいは円錐型である（写真1）。マイナス1本鎖RNAをゲノムに持ち，5つの構造蛋白質（N, P, M, L, G）によって構成される。G蛋白質はウイルス粒子表面に存在する糖蛋白質であり，中和エピトープを有する。pH5.0以下およびpH10.0以上で不活化される。有機溶媒や界面活性剤にも感受性である。血清型は単一である。宿主は主に牛と水牛であるが，鹿や他の野生反芻獣が宿主としての役割を果たしている可能性もある。

分布・疫学　アフリカ，中近東，アジア，オーストラリアの熱帯・亜熱帯の一部や温帯地域で発生があり，アジアでは日本，台湾，中国，韓国，インドネシアで発生が報告されている。

　日本では1949〜1951年に約77万頭の牛が発症し，約1万頭が死亡した。その後，数年おきに発生を繰り返したものの，ワクチンの開発と普及に伴って発生頭数は減少した。本病の流行は毎年繰り返されないことから，ウイルス

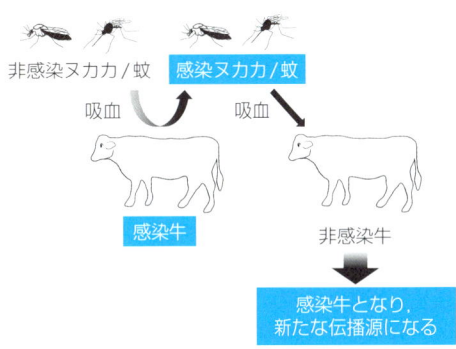

図　牛流行熱の感染環
感染牛からの吸血により非感染ヌカカおよび蚊が感染する。その後，感染ヌカカおよび蚊が非感染牛から吸血することにより，その牛が感染して新たな伝播源となる

は国内に常在せず，国外から侵入し一過性の流行を起こすものと考えられる。本病は，近年では2015年に沖縄県八重山地方と鹿児島県，2019年に沖縄県八重山地方の与那国島で発生している。これらの流行を引き起こしたウイルス株は，台湾あるいは中国本土で過去に分離されたウイルス株と遺伝学的に近縁であることが判明している。

　本病はヌカカおよび蚊によって媒介されるため（生物学的伝播），ウイルスの伝播に伴って季節性および地域性をもって流行する。感染牛との同居や接触による感染の伝播はない。

診　断
＜症　状＞　突発的な発熱，元気消失，食欲低下，呼吸促迫，流涙，鼻汁漏出，流涎，四肢の感染痛や浮腫による歩行困難，起立不能，筋肉の振戦，反芻停止，乳量低下ないし泌乳停止があり，妊娠牛では流産を起こすこともある（写真2）。これらの症状は，感染から3〜5日程度の潜伏期を経た後に現れる。また，発熱と前後してリンパ球や血中カルシウム量の減少と，好中球の増加が起こる。発症率は一定でなく，数％〜100％近くまでと大きな幅があるが，多くの例では発症から1〜3日後には症状が消失する。また，致死率は1％以下と考えられているが，重症例では呼吸数の異常な増加とそれに伴う肺胞の破裂が起こり，頸部〜背部，胸部に肩端部等に皮下気腫が形成され，窒息死に至ることがある。
＜発病機序＞　臨床症状は血管における炎症が原因で生じると考えられている。
＜病　理＞　胸腔，腹腔や心膜腔に多発性漿膜炎がみられる。線維素析出を伴う滑膜炎や関節炎の他，腱炎，蜂窩織炎，骨格筋の巣状壊死がみられることもある。また，血管内皮の腫大や過形成，血管壁の壊死，血栓の形成といった血管病変や間質性肺気腫を伴うことがある。
＜病原・血清診断＞
病原診断：発熱時のヘパリン加血液を採取し，遠心分離により血漿と血球に分けてウイルス分離材料とする。また，血球はPBSで洗浄して−80℃にて凍結した後，融解してからウイルス分離に使用する。特にバフィーコートを材料とした場合，分離効率がよいとされる。分離材料はハムスター腎由来BHK-21細胞，ハムスター肺由来HmLu-1細胞あるいはアフリカミドリザル腎由来Vero細胞に接種する。乳飲みマウスの脳内に接種してウイルス分離を行うこともできる。培養細胞，乳飲みマウスのいずれに接種した場合

でも3代目まで継代を行う。RT-PCRによる分離材料からのウイルスゲノムの直接検出も診断の補助として有用である。

血清診断：急性期と回復期の血清を採取して中和テストを行い，抗体価の上昇の有無を調べる。

予防・治療 日本では単味不活化ワクチンおよびイバラキウイルスとの2種混合不活化ワクチンが市販されている。媒介昆虫の吸血活動が盛んになる初夏前に接種を完了させる。本病には特異的な治療法がなく，発症牛には対症療法を行うが，回復にはまず安静が大切であるため，なるべく整った環境で休ませる。また，非ステロイド系抗炎症薬は発症の予防および症状の軽減に有効とされている。起立不能に陥った牛については，血行障害や筋の損傷を防ぐために1日数回は体勢を変えるようにすべきである。低カルシウム血症の症状を呈した牛に対しては，ボログルコン酸カルシウムの静脈内注射，あるいは皮下および静脈内注射の併用が有効とされている。

（白藤浩明）

10 牛RSウイルス感染症　（口絵写真5頁）
Bovine respiratory syncytial virus infection

概要 牛RSウイルス感染による発熱と呼吸器症状を主徴とする急性感染症。寒冷期に多発。

宿主 牛が自然宿主。めん羊，山羊にも感染する。

病原 *Pneumoviridae*，*Orthopneumovirus*に属する*Orthopneumovirus bovis*。分類学上の名前の他に，牛RSウイルス（bovine respiratory syncytial virus：BRSV）が一般的に用いられる。エンベロープを有するマイナス1本鎖RNAウイルスであり，直径80～450nm（平均200nm）の球形ないし不定形で，ひも状粒子も認められる（写真1）。低pH，熱（56℃30分），有機溶媒，凍結融解に弱く，容易に感染性が失われる。BRSVの血清型は単一であるが抗原型サブグループが4種類（A，B，AB型，未分類）存在し，また糖蛋白質をコードするG遺伝子を基にした遺伝学的分類によって10種類の遺伝子型（Ⅰ～Ⅹ型）が存在する。日本での主な流行株はかつてⅡ型であったが，経時的に変化して現在は全国的にⅩ型となっている（抗原型はいずれもA）。これら流行株とrs-52，山形KS等のワクチン株（Ⅱ型），欧州における流行株（Ⅰ～Ⅷ型），北米における流行株（Ⅲ，Ⅳ型），南米における流行株（Ⅸ型）とは遺伝的な距離が離れている。

分布・疫学 世界中で発生。日本では1968年10月に北海道で初発後，全国的に流行した。本病は広く国内に定着し，毎年散発的な発生を繰り返している。伝播は飛沫または飛沫核感染による。12カ月齢以下の子牛の発生が多く，若齢ほど症状が激しいが，成牛での発症，死亡事例も報告されている。11～12月をピークとして，秋から冬に発生が増加する。また，離乳や集団飼育，群編成，牛の輸送，密飼い，不十分な清掃・換気等のストレスによって気道の抗病性が低下し，発病しやすくなる。

診断

<症状> ウイルス感染から2～5日の潜伏期の後，発症する。約40℃の稽留熱が5～7日継続し，湿性咳嗽，鼻漏，流涙，呼吸促迫が特徴的に認められる。多くの場

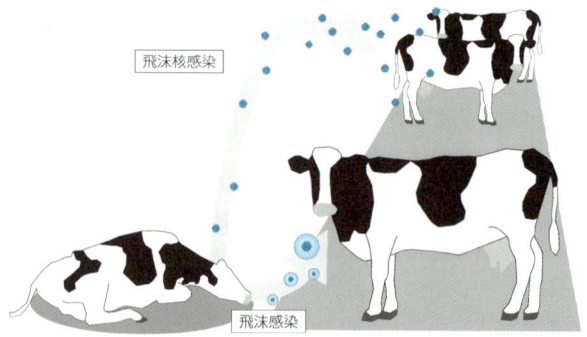

図　牛RSウイルスの発病機序

合，発症から2週間程度で回復し，予後は良好である。しかし，上気道炎から細気管支炎，肺炎まで進展した場合に重症化し，上記症状に加えて喘鳴，泡沫性流涎，呼吸困難，元気・食欲の消失，肺気腫，皮下気腫を起こし，死亡することがある（写真2～4）。泌乳牛の乳量は著しく低下し，妊娠牛では流産もみられる。

BRSVは牛呼吸器病症候群（BRDC）の一次的要因としても重要であり，他の呼吸器病関連ウイルスや*Mycoplasma bovis*，*Mannheimia haemolytica*，*Pasteurella multocida*，*Histophilus somni*等の細菌の二次的感染を誘導して複雑な混合感染となり，重度の呼吸器病症候群となる。牛RSウイルス感染症の死亡率は0.4％前後である。

<病理> 肉眼所見では，間質性・肺胞性の肺炎，肺の肝変化，気管・気管支粘膜の充出血，気管内の粘稠・泡沫性粘液の貯留，胸腔内リンパ節の腫大，皮下気腫が観察される。組織学的には気管支・細気管支粘膜上皮や肺胞における合胞体（シンシチウム）と好酸性細胞質内封入体の形成が認められる。免疫組織化学染色によってウイルス抗原が検出される。

<病原・血清診断> 臨床および疫学所見，病理，病原・血清学的検査の結果を総合して診断する。最も確実な病原検査はウイルス分離であり，感染初期の鼻腔，咽喉頭拭い液や，死亡牛の気管スワブ，肺病変部位の組織乳剤を，牛腎臓や精巣の初代培養細胞，アフリカミドリザル腎由来Vero細胞等に接種し，34℃で10～14日間，回転培養することで行う。2～3代の継代後に，シンシチウムおよび細胞質内封入体形成を伴うCPEが認められる場合もある。ウイルスの同定は，特異抗血清を用いた抗原の検出や，G遺伝子を標的としたRT-PCRによって行う。迅速な診断が求められる場合に，上記検査材料から直接RNAを抽出し，RT-PCRを行うこともある。補助診断として，人RSウイルス抗原検出キットを用いた簡易検査，発病初期の鼻腔や咽喉頭拭い液の直接塗抹ないし細気管支や肺炎病巣部の組織切片を用いた蛍光抗体法によるウイルス特異抗原の検出を行う。

血清診断としては，発症初期と回復期のペア血清を用いた中和テストやELISAで，ウイルス抗体価の上昇を確認する。

予防・治療 単味生ワクチンの他に，牛のウイルス性呼吸器病である牛伝染性鼻気管炎，牛ウイルス性下痢（1型，2型），牛パラインフルエンザ，牛アデノウイルス感染症との5～6種混合生ワクチン，牛アデノウイルス感染症を除いた5種混合不活化ワクチンが市販されている。また牛

伝染性鼻気管炎，牛パラインフルエンザとの3種混合鼻粘膜ワクチンが市販されている。子牛の感受性が高いことから適切な初乳給与を行い，十分な移行抗体を賦与することも有効な感染対策法である。牛RSウイルスは変異しやすく，遺伝学的，抗原学的に多様性が存在するため，ワクチンによる感染予防が困難であるが，ワクチン接種によって発症牛の症状軽減および死廃事故率の低減が期待される。

BRSVに対する有効な治療薬はなく，補液，去痰剤，抗炎症薬，解熱剤投与等の対症療法や，細菌の二次感染防止のための抗菌薬投与を行う。

（畠間真一）

11 アデノウイルス感染症(複)（口絵写真6頁）
Adenovirus infection

概　要　動物由来アデノウイルス感染による呼吸器症状や消化器症状を主徴とする急性感染症。

宿　主　牛，めん羊，馬，豚

病　原　アデノウイルスは*Adenoviridae*に属する直径70〜90nmの正二十面体構造を呈するエンベロープを持たない2本鎖DNAウイルスで（**写真1**），*Mastadenovirus*（56種），*Barthadenovirus*（17種），*Aviadenovirus*（23種），*Ichtadenovirus*（1種），*Siadenovirus*（11種），*Testadenovirus*（1種）の6属に分類される。このうち*Mastadenovirus*と*Barthadenovirus*の2属が哺乳類に感染する。

牛アデノウイルス感染症は，*Mastadenovirus bosprimum*（牛アデノウイルス1型：BAdV-1），*Mastadenovirus bostertium*（BAdV-3），*Mastadenovirus bosdecimum*（BAdV-10），*Mastadenovirus bovidae*（BAdV-2），*Mastadenovirus caesari*（BAdV-9），*Barthadenovirus bosquartum*（BAdV-4，5，8），*Barthadenovirus bossextum*（BAdV-6），*Barthadenovirus bosseptimum*（BAdV-7）の感染による。日本では過去にBAdV-7の大規模な流行が認められたが，現在の流行の主流はBAdV-3である。めん羊アデノウイルス（OAdV）も牛に感染するが，牛における流行実態は不明である。

めん羊アデノウイルス感染症は*Mastadenovirus bovidae*（OAdV-2〜5），*Mastadenovirus ovisprimum*（OAdV-1），*Mastadenovirus ovisoctavum*（OAdV-6，8），*Barthadenovirus ovis*（OAdV-7）に起因する。豚アデノウイルス感染症は*Mastadenovirus porcusquartum*（豚アデノウイルス1〜3型：PAdV-1〜3），*Mastadenovirus porcustertium*（PAdV-4），*Mastadenovirus porcusquintum*（PAdV-5）に起因する。馬アデノウイルス感染症は*Mastadenovirus equi*（馬アデノウイルス1型：EAdV-1），*Mastadenovirus equidae*（EAdV-2）に起因する。

分布・疫学　世界中で，年間を通じて発生が認められる。BAdVは感染牛の排泄物（鼻汁，糞便等）を介した水平感染により伝播する。多くのBAdV感染牛は単独感染しても発症せず不顕性感染となる。しかし，長距離輸送（輸送熱）や飼養環境の変化（放牧や新規導入時等）に伴うストレスや免疫低下による発症，他の呼吸器病関連病原体との重複感染により発症する。子牛では感受性が高く，重篤化や死亡する場合があり虚弱症候群（weak calf syndrome：WCS）の原因の1つであると考えられている。すべてのBAdV血清型が発熱や下痢等の原因になりうるが，*Mastadenovi-*

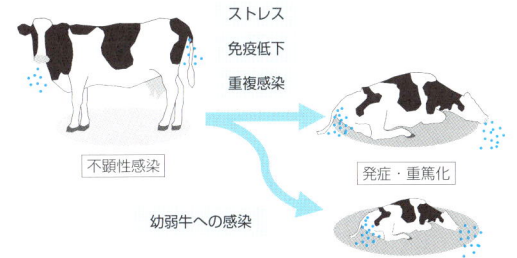

図　牛アデノウイルスの発病機序

*rus*属より*Barthadenovirus*属のウイルスの方が重症化しやすい傾向にある。他の動物のアデノウイルス感染症も成獣では不顕性感染が多いが，若齢動物では発熱や下痢等を発症しやすい。

診　断

＜**症　状**＞　牛アデノウイルスは，感染するウイルスの血清型や株，宿主の免疫状態によって症状や重症度が異なる。BAdV-7袋井株等の病原性が高い株は，高熱，発咳，角結膜炎，鼻炎，気管支炎，肺炎，呼吸困難，軽度から重度の腸炎（カタル性）等を呈し，食欲不振に伴う削痩が認められる。母牛が子宮内感染を起こした場合は，早産，死産，新生子疾患が発生する。病原性が低い株では，不顕性感染または一過性の発熱，軽度の呼吸器症状や消化器症状を呈する。子牛への感染は重篤化や虚弱化する場合があり，注意が必要である。

OAdVは，一般的に不顕性感染であるが，幼若齢で呼吸器症状や消化器症状を呈する場合がある。PAdVは，一般的に成豚では不顕性感染であるが，幼若齢で発熱や重篤な肺炎，腸炎を起こすことがあり，慢性に経過した場合，発育遅延の一因となりうる。SPF子豚への感染では致死率が高い呼吸器疾患や消化器症状を発症する場合があり，SPF豚においても不妊等の繁殖障害が報告されている。EAdVは，不顕性感染または軽度の呼吸器症状で経過する。しかし，遺伝的免疫不全を呈するアラブ種への感染では肺炎等が重篤化しやすく致死率が高い。

＜**病　理**＞　臨床症状を呈した感染動物においてリンパ球数の減少や，気管支間質性肺炎，肺気腫，肺赤色肝変化，胃粘膜のびらんや潰瘍，小腸壁の拡張，偽膜形成が認められる。ウイルス感染組織（肺胞上皮，腸管上皮，血管内皮，肝臓，脾臓，全身のリンパ器官等）においては細胞壊死，壊死病巣に関連した好塩基性または両染性核内封入体が観察される。WCSを発症した新生子牛では全身性血管炎が観察される。

＜**病原・血清診断**＞　アデノウイルス感染症の確定診断は，ウイルス学的および血清学的診断によって行う。ウイルス分離は，発症動物の血液，鼻汁，糞便，小腸内容物，病変部由来乳剤および死亡胎子脳由来乳剤等を用いて行う。BAdVの分離は，牛腎臓，牛または山羊精巣，牛筋肉，牛鼻甲介由来培養細胞を使用して行い，7日間間隔で2〜5回の盲継代を行う。EAdVの分離は，馬胎子腎臓培養細胞や馬胎子皮膚培養細胞を用いて行う。OAdVおよびPAdVの分離も同種動物の腎臓培養細胞等を用いる。感染培養細胞におけるCPEは，細胞が収縮，円形化，集合，膨化等の形態変化を呈し，核内封入体が認められる。分離ウイルスの同定は既知ウイルス株との交差中和テストや

牛●ウイルス病

PCRならびにダイレクトシークエンス法による遺伝子解析により行う。血清診断は，急性期と回復期のペア血清を用いたHI反応，中和テスト，CF反応により特異抗体の上昇を確認する。

予防・治療 日本ではBAdV-7を用いた牛呼吸器病5種または6種混合生ワクチンが承認されている。牛以外のめん羊・豚・馬に対するワクチンはない。BAdV感染症は，有効な治療法がなく，対症療法や細菌の二次感染を防ぐための抗菌薬投与を行う。

(畠間真一)

12 ロタウイルス感染症(複)(人獣)(口絵写真6頁)
Rotavirus infection

概要 ロタウイルス感染による下痢を主徴とする急性疾病で，主に乳幼期に発生。牛，豚，馬等の家畜と比較して犬，猫，鳥類では臨床上の重要性は高くない。

宿主 人，猿，牛，馬，豚，めん羊，山羊，犬，猫，うさぎ，マウス，ラット，コウモリ等多くの哺乳類と鶏，七面鳥，鳩，きじ等の鳥類

病原 Reovirales, Sedoreoviridae, Rotavirusに分類される。ゲノムは11分節の2本鎖RNA。ウイルス粒子は直径約75nmでコア，内殻，外殻の3層構造からなる正十二面体。以前は内殻を構成するVP6の抗原性により血清群別されていたが，現在ではVP6の遺伝学的性状に基づきロタウイルスは9つのウイルス種に分類される。Rotavirus alphagastroenteritidisは検出頻度が最も高く，多くの哺乳類や鳥類で，Rotavirus betagastroenteritidisは人，牛，豚，めん羊およびラットから，Rotavirus tritogastroenteritidisは人，牛，豚，フェレット，ミンク，犬および猫から，Rotavirus aspergastroenteritidisは豚から，Rotavirus deltagastroenteritidis, Rotavirus phigastroenteritidisならびにRotavirus gammagastroenteritidisは鳥類から，Rotavirus iotagastroenteritidisは犬と猫から，Rotavirus jotagastroenteritidisはコウモリからそれぞれ検出されている。

外殻を構成するVP7とVP4に独立して中和抗原が存在し，それぞれがG血清型とP血清型を規定する。Rotavirus alphagastroenteritidisで少なくとも42種類のG遺伝子型と58種類のP遺伝子型が現在までに確認されている。Rotavirus betagastroenteritidisおよびRotavirus tritogastroenteritidisの両遺伝子型でも同様の多様性が確認されている。Rotavirus alphagastroenteritidisでは宿主動物ごとに優勢に検出されるGおよびP遺伝子型に偏りがある。しかし，異なる宿主動物由来のGまたはP遺伝子型を持つ遺伝子型が検出される種間伝播の報告も多い。また，ロタウイルスは分節状ゲノムを持つため複数株の同時感染により遺伝子再集合を起こす。この種間伝播と遺伝子再集合はロタウイルスの遺伝学的多様性獲得と生存戦略の1つとなっている。

Rotavirus alphagastroenteritidisでは同型免疫(homotypic immunity)が感染防御に重要である。感染を繰り返すごとに異なる遺伝子型のウイルスに対する交差免疫(異型免疫，heterotypic immunity)を獲得する。異型免疫では症状は軽減されるが感染は防御されない。なお，種が異なるロタウイルス間では，交差免疫による症状軽減や感染防御は確認されていない。

分布・疫学 Rotavirus alphagastroenteritidisは世界中に分布する。Rotavirus betagastroenteritidisおよびRotavirus tritogastroenteritidisも欧州，北南米ならびにアジアの各国で検出されており，世界的に広く分布すると考えられる。一般に1～8週齢の乳幼期動物に発生し，症状の重篤度，発病率と致死率は母体から受動免疫レベル，環境中のウイルス濃度ならびに飼養管理等により異なる。伝播は糞便を介した経口感染であり，発病初期の糞便中には大量のウイルスが含まれ，感染は群内で急速に拡大する。ウイルスは室温下でも糞便中で数カ月間感染性を保持可能である。

＜牛ロタウイルス感染症＞ 新生子牛下痢の30～50％にRotavirus alphagastroenteritidisが関与する。牛コロナウイルス，クリプトスポリジウム，病原性大腸菌等との混合感染も多く，症状を悪化させる。成牛のRotavirus alphagastroenteritidis, Rotavirus betagastroenteritidisならびにRotavirus tritogastroenteritidis感染症では下痢と産乳量の低下が認められる。

＜豚ロタウイルス感染症＞ 哺乳期から離乳期の下痢の約

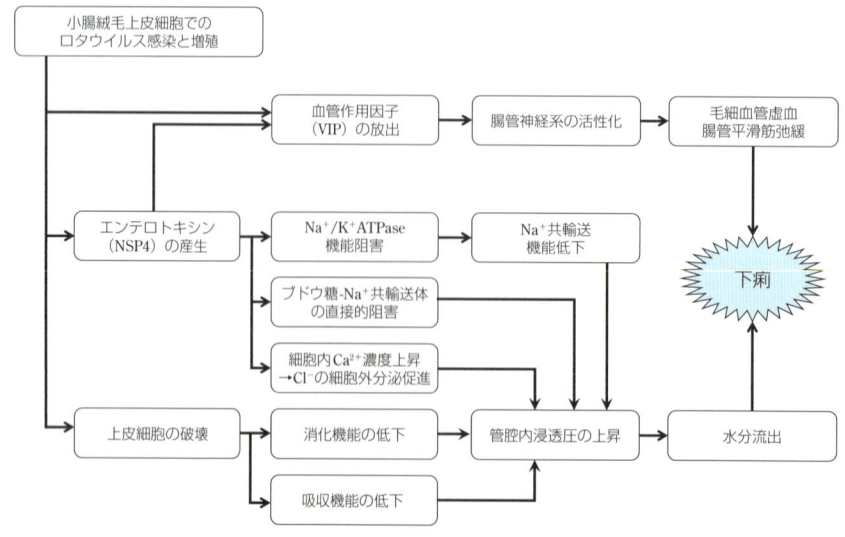

図 *Rotavirus alphagastroenteritidis*の下痢発病機序

60％にロタウイルスが関与し，主に*Rotavirus alphagastroenteritidis*，*Rotavirus betagastroenteritidis*ならびに*Rotavirus tritogastroenteritidis*が検出される（写真）。哺乳期は単独感染が多いものの，離乳期では複数群のロタウイルスと病原性大腸菌等，他の腸管病原体との混合感染が多い。不顕性感染も多い。

＜馬ロタウイルス感染症＞　出生直後から4カ月齢までの子馬で国内では6〜8月に多発する。新生子馬下痢の約50％以上に*Rotavirus alphagastroenteritidis*が関与する。

診 断
＜症　状＞　症状の重篤度，発病率と致死率は母体からの受動免疫レベル，環境中のウイルス濃度ならびに飼養管理等により異なり，不顕性感染も多い。子牛や子豚では12〜36時間の潜伏期の後，元気消失，食欲不振，黄色あるいは黄白色の水様性下痢を呈する。哺乳豚では時に嘔吐も認められる。通常数日で回復する。実験感染では若齢動物ほど重篤な症状を示す。搾乳牛では下痢と産乳量の減少が認められる。子馬は水様性下痢と哺乳停止により脱水に陥りやすい。また，下痢ではなく，便秘になる場合もある。

＜発病機序＞　ロタウイルスは主に小腸絨毛先端の上皮細胞で増殖し，上皮細胞は変性・壊死により脱落する。この過程で吸収不良性下痢や浸透圧性下痢が起きる。また，ウイルスの非構造蛋白質であるNSP4のエンテロトキシン活性によっても下痢が誘発される。下痢による水分と電解質の喪失は脱水と代謝性アシドーシスを引き起こし，死亡原因となる。

＜病　理＞　病変は小腸に限局し，肉眼的には絨毛の萎縮による小腸壁の菲薄化が認められる。組織所見として，絨毛上皮細胞の膨化，空胞化等の変性と脱落，絨毛の萎縮と一部融合，絨毛での扁平化した上皮細胞の被覆等が認められる。

＜病原・血清診断＞　病原診断は発病初期の糞便を用いた電子顕微鏡によるウイルス粒子の検出，RT-PCRやSDS-PAGE等によるウイルス核酸の検出による。*Rotavirus alphagastroenteritidis*では免疫クロマト法やラテックス凝集反応によるウイルス抗原の検出（人*Rotavirus alphagastroenteritidis*検出キットが動物でも利用可能），アフリカミドリザル腎由来MA104細胞や人結腸腺癌由来Caco-2細胞を用いたウイルス分離，小腸材料を用いた免疫組織化学染色によるウイルス抗原の検出も可能である。子牛，子豚での血清学的の診断は移行抗体により困難である。

予防・治療　牛および馬*Rotavirus alphagastroenteritidis*に対する不活化ワクチンがそれぞれ市販されている。豚*Rotavirus alphagastroenteritidis*不活化ワクチンは米国と韓国で市販されている。他のロタウイルス種に対するワクチンはない。清掃と消毒による環境中ウイルス量の低減，初乳の十分な給与，密飼を避けた適切な飼養管理を実施する。子牛においては高い抗体価を有する初乳等の連続給与やカーフハッチの利用も有用である。

　対症療法として脱水とアシドーシス改善を目的とした輸液療法を行う。細菌との混合感染例の治療には抗菌薬を投与する。

（宮﨑綾子）

13　アイノウイルス感染症（届出）（口絵写真6頁）
Aino virus infection

概　要　アイノウイルスの牛，めん羊，山羊等での胎内感染による流死産および関節弯曲症や水無脳症，小脳形成不全等を伴う先天異常子の娩出を主徴とする疾病。

宿　主　牛，水牛，めん羊，山羊に感染。馬や豚からも抗体が検出される。

病　原　アイノウイルス（Aino virus）は，*Bunyaviricetes*，*Elliovirales*，*Peribunyaviridae*，*Orthobunyavirus*に属するアイノウイルス種（*Orthobunyavirus ainoense*）に含まれる。エンベロープを持つウイルス粒子は，直径90〜100nmの球形で，ゲノムは3分節のマイナス鎖RNA（S，M，L）で構成される。S RNA分節には，ヌクレオカプシドとⅠ型インターフェロンに拮抗作用を持つ非構造蛋白質NSsがコードされている。M RNA分節にコードされるポリ蛋白質は，翻訳後，外被糖蛋白質（GcおよびGn）ならびに非構造蛋白質NSmに切断される。Gc蛋白質は中和エピトープを含んでおり，アカバネウイルスのGc蛋白質とのアミノ酸配列の相同性は低い（30％程度）。L RNA分節には，RNAポリメラーゼがコードされている。近縁のシュニウイルス（Shuni virus）とは，血清学的および遺伝学的に近似する。中和テストでは，アカバネウイルスとの交差性はほとんどみられない。以前の分類では，アカバネウイルス同様，シンブ血清群に含まれていた。

分布・疫学　日本およびオーストラリアで本病が発生し，ウイルスが分離されている。血清学的なサーベイランスでは，東アジア，東南アジア，オーストラリアの広域にアイノウイルスが分布することが明らかになっている。1964年に長崎県旧愛野町（現雲仙市）で，アイノウイルスはコガタアカイエカ（*Culex tritaeniorhynchus*）から最初に分離されたが，その後の調査では*Culicoides*属のヌカカから検出される場合が多く，ヌカカが主要な媒介節足動物であると考えられている。媒介節足動物を介さない，接触感染等での伝播は起こらない。アイノウイルスの伝播は，ヌカカの活動が盛んになる夏〜秋にかけて起こる。流産は伝播時期の直後から発生するが，先天異常子は冬から翌年春にかけて娩出される。

　1995〜1996年に九州から近畿地方に及ぶ広範囲で約700頭の牛の異常産（流産・早産・死産・先天異常）が発生し，血清疫学的にアイノウイルスの関与が証明された。また，1998〜1999年にかけて全国的にアカバネ病が流行した際に，西日本でアイノウイルス感染症の発生が同時にみられた。以降，アイノウイルス感染症の発生は，散発的なものにとどまっている。これまで本病の発生は，近畿地方以西でのみ確認されている。一方，シュニウイルスはアフリカおよび中東に分布し，馬の脳脊髄炎や子羊の先天異常の原因となっている。

診 断
＜症　状＞　アイノウイルスに感染した成獣は，発熱や白血球減少症以外，目立った症状を示さない。妊娠獣では，アカバネ病と同様に流産，死産，体形異常（写真1）を伴った先天異常子の娩出が認められる。

＜病　理＞　先天異常子では，水無脳症，孔脳症，側脳室の拡張（写真2），脊柱の弯曲，四肢の関節の弯曲・拘縮，

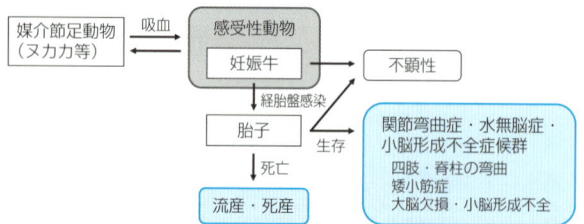

図　アイノウイルス感染症の発病機序

躯幹筋の発育不良等がみられる。また，アカバネ病と異なり小脳形成不全（写真2）が高頻度で認められる。病理所見では，脊髄腹角神経細胞の減数もしくは消失，骨格筋の筋線維の大小不同・矮小化がみられる。実験感染において，子宮内の胎子へのウイルス接種によって，上記の先天異常の症状は再現されているが，妊娠牛への接種では異常産はみられなかった。この結果から，ウイルスの胎盤通過の難易が，アカバネウイルスとの病原性の差違となる原因の1つであることが示唆されている。

<病原・血清診断>　流産胎子材料を用いたハムスター腎由来BHK-21細胞およびハムスター肺由来HmLu-1細胞によるウイルス分離，RT-PCRおよびリアルタイムRT-PCRによるウイルス遺伝子の検出が可能である。先天異常子からのウイルスの検出は困難であり，初乳未摂取の子牛の血清もしくは体液を用いた中和テストによる抗体の検出により診断する。伝播シーズンの夏〜秋にかけて採取したおとり牛の血液材料から，ウイルスが分離される場合もある。

予防・治療　市販の不活化ワクチン（アカバネ病・チュウザン病等との混合）による予防が可能であり，伝播が起こる初夏までに接種を行う。ヌカカ類の防除による伝播阻止は，費用対効果の面から困難である。治療法はない。先天異常子の分娩では，難産となるため介助が必要となる。

（梁瀬　徹）

14　チュウザン病（複）（届出）
Chuzan disease

概要　カスバ（チュウザン）ウイルスの胎内感染による水無脳症・小脳形成不全症候群を伴う子牛の先天異常を主徴とする疾病。

宿主　牛，水牛，山羊，めん羊
病原　カスバ（チュウザン）ウイルス（Kasba virus）は，*Reovirales*, *Sedoreoviridae*, *Orbivirus*に属するパリアムウイルス種（*Orbivirus palyamense*）に含まれるウイルスの1つである。ウイルス粒子は，直径約90nmの球形で，10分節の2本鎖RNAと7つの構造蛋白質から構成される。同じパリアムウイルス種に含まれるディアギュラウイルス（D'Aguilar virus）とは，血清学的に交差性がみられる。

分布・疫学　日本および台湾，韓国の牛でのみ本病の発生が報告されている。1985〜1986年に初めて国内で本病の発生が確認され，おとり牛やヌカカから分離されたウイルスの感染に起因することが明らかになった。当初，分離ウイルスはチュウザンウイルスと新規に名づけられたが，後に1959年にインドで分離されたカスバウイルスと血清学的に同一であることが示された。近年，中国でも，牛やヤクからウイルスが分離されている。また，山羊やめん羊でも，カスバウイルスに対する抗体が検出される。ウイルスは*Culicoides*属のヌカカから検出されることから，ヌカカが主要な媒介節足動物であると考えられている。媒介節足動物を介さない接触感染等での伝播は起こらない。ヌカカの活動が盛んになる夏〜秋にかけて伝播が起こり，先天異常子は冬〜翌年春にかけて娩出される。

診断
<症状>　カスバウイルスに感染した成獣は，一過性の白血球減少症以外，目立った症状を示さない。妊娠獣では，大脳欠損や小脳形成不全を伴う先天異常子の娩出が認められる。アカバネ病やアイノウイルス感染症とは異なり，先天異常子に体形異常はみられない。先天異常子牛では，起立不能，歩行困難，哺乳力欠如，間欠性のてんかん様発作，後弓反張等の神経症状がみられる。

<病理>　顕著な症例では，大脳の大部分は欠損，膜状化し，脳脊髄液の貯留がみられ，脳幹部の露出が認められる場合がある。小脳では，様々な程度の形成不全が確認される。病理組織学的な観察では，大脳の残存部において神経網の疎性化や細胞浸潤，石灰沈着が，小脳において髄質や顆粒層の菲薄化，プルキンエ細胞の減数が観察される。

<病原・血清診断>　先天異常子牛からの抗原の検出は困難であり，初乳未摂取の子牛の血清中の抗体価を測定することにより診断を行う。伝播シーズンに採取したおとり牛の洗浄血球からウイルスが分離されることが多く，疫学調査の一助となる。ウイルスの分離は，ハムスター腎由来BHK-21細胞およびハムスター肺由来HmLu-1細胞を用いて実施する。分離ウイルスは，RT-PCRや交差中和テスト等により同定が可能である。また，近縁のディアギュラウイルスは，チュウザン病と同様の症状を起こすと考えられるため，類症鑑別が必要となる。

予防・治療　市販の不活化ワクチン（アカバネ病・アイノウイルス感染症等との混合）による予防は可能であり，伝播が起こる初夏までに接種を行う。ヌカカ類の防除による伝播阻止は，費用対効果の面から困難である。治療法はない。

（梁瀬　徹）

15　悪性カタル熱（複）（届出）
Malignant catarrhal fever

概要　マカウイルスウシカモシカガンマ1またはマカウイルスヒツジガンマ2の感染による発熱，呼吸器・消化器のカタル性炎，角膜混濁，皮膚炎，神経症状を主徴とする牛の致死的感染症。

宿主　牛，水牛，めん羊，鹿。ウシカモシカ（ヌー）を自然宿主とするウシカモシカ随伴型（wildbeest-associated malignant catarrhal fever：WA-MCF）と，めん羊を自然宿主とする羊随伴型（sheep-associated malignant catarrhal fever：SA-MCF）がある。それぞれの自然宿主では不顕性感染。

病原　WA-MCFはマカウイルスウシカモシカガンマ1（*Macavirus alcelaphinegamma 1*：MVAG1），SA-MCFはマカウイルスヒツジガンマ2（*Macavirus ovinegamma 2*：MVOG2）。いずれも*Herpesvirales*, *Orthoherpesviridae*, *Gammaherpesvirinae*, *Macavirus*に属する2本鎖DNAウ

イルスである。自然宿主では細胞遊離性のウイルスが産生されるが、発症動物では細胞随伴性である。

MVAG1は牛の甲状腺細胞や鼻甲介細胞等で分離可能であるが、MVOG2はウイルス分離はできていない。両者は抗原的に交差する。

分布・疫学 WA-MCF、SA-MCFともに発症した動物はウイルスを排出しないので、感染源になることはない。

WA-MCF：アフリカの牛ならびに動物園の反芻動物で発生している。ウシカモシカの一部は子宮内感染し、ほとんどの新生子は周産期にエアロゾル感染する。新生子の鼻汁、涙液および糞便中にウイルスが排出され、牛はこれらに汚染された埃やエアロゾルを吸入することで感染する。日本での発生はない。

SA-MCF：世界中で発生。鹿が高感受性で、豚でも発生する。めん羊の一部では子宮内感染し、周産期にほとんどの新生子がエアロゾルを吸入して感染する。牛への感染は、出産期の感染めん羊との濃厚接触によると考えられている。日本では散発的な発生である。

診断
<症　状> WA-MCFとSA-MCFの症状はほぼ同じである。甚急性型では無症状から発熱、口腔・鼻腔粘膜の炎症、出血性胃腸炎を呈し、1〜3日で死亡する。一般的には発熱、流涎、漿液性から膿性鼻汁、大量の流涙、口腔粘膜のびらん、両側性の角膜の混濁、皮膚炎、神経症状等を呈して短期間で死亡する。

牛ウイルス性下痢、牛疫、口蹄疫、水疱性口内炎等との類症鑑別が必要である。

<病　理> リンパ節の腫大、全身粘膜の充出血、びらん、潰瘍。しばしば呼吸器粘膜に偽膜が形成される。全身性血管炎、リンパ組織の過形成と壊死、非リンパ組織へのリンパ球の浸潤が認められる。まれにみられるめん羊の発症では、全身性血管炎が認められる。

<病原・血清診断> WA-MCFでは末梢血リンパ球を牛甲状腺細胞に接種してMVAG1の分離を試みる。感染細胞は合胞体（シンシチウム）を形成する。SA-MCFではウイルス分離は成功していない。両タイプともPCRによる遺伝子検出ならびにMVAG1を抗原としたELISAや蛍光抗体法により抗体を検出して診断する。

予防・治療 ワクチン・治療法はない。予防はウシカモシカおよびめん羊との接触を避ける。

（桐澤力雄）

16 牛パラインフルエンザ
Bovine parainfluenza

概　要 牛パラインフルエンザウイルス3型感染による牛の呼吸器病。

宿　主 牛

病　原 Paramyxoviridae、Feraresvirinae、Respirovirusに属するRespirovirus bovis。分類学上の名前の他に、牛パラインフルエンザウイルス3型（bovine parainfluenza virus 3：BPIV3）が一般的に使われる。マイナス1本鎖RNAウイルスで、大きさは100〜300nmの球形もしくは多型性。表面にスパイク状の突起を有する脂質エンベロープに包まれている。BPIV3の血清型は単一であるが、遺伝子型が3種類（A〜C型）存在する。

分布・疫学 世界中で発生。日本では1958年の最初のウイルス分離報告以降、各地でA型ウイルスによる牛パラインフルエンザが発生している。B型ウイルスの国内侵入は確認されていないが、C型ウイルスは2008年以降の検体から分離され、現在では発生の過半数がC型ウイルスに起因する。年間を通じて発生するが、4〜6月にかけて若齢牛で多発する。主な伝播経路は、接触または飛沫感染による。牛の輸送に関連して発生するところから、輸送熱（shipping fever）と呼ばれる。

診断
<症　状> 40〜41℃の一過性発熱、元気・食欲の消失、流涙、流涎、水様性から膿性の鼻漏、発咳、呼吸促迫等が認められる。下痢や流産を起こすこともある。BPIV3の単独感染では症状が軽度か不顕性感染となることが多く、他の呼吸器病関連ウイルスや細菌との混合感染によって重症化し、牛呼吸器病症候群（BRDC）と診断される。

<病　理> 病理組織学的には、気管支から肺胞にかけての間質性炎が認められ、肺胞上皮細胞に合胞体（シンシチウム）や細胞質内および核内封入体が観察される。重症例では前葉および中葉に肝変化が認められることが多い。

<病原・血清診断> 鼻腔拭い液や肺病変部の乳剤を牛腎臓の初代または株化細胞に接種してウイルスを分離する。ウイルスの同定には、特異抗血清を用いた抗原の検出やRT-PCRを行う。補助的診断として、蛍光抗体法や酵素抗体法によって鼻腔拭い液中の細胞から抗原証明を行う。また血清診断として、ペア血清を用いた中和テストやHI反応を実施し、抗体価の上昇を確認する。

予防・治療 国内で分離されたA型のBN1株、BN1株を親株としてニワトリ胚線維芽細胞を使って弱毒化したBN-CE株をシードウイルスとした、不活化ワクチンと弱毒生ワクチンがそれぞれ市販されている。またC型で温度感受性のRLB103株をシードウイルスとした、鼻腔内投与型生ワクチンが市販されている。新生子牛へ適切な初乳を給与して十分な移行抗体を賦与することが、子牛の感染対策法として重要である。BPIV3に対する有効な治療薬はなく、対症療法や細菌の二次感染防止のための抗菌薬投与を行う。

（畠間真一）

17 牛コロナウイルス感染症
Bovine coronavirus infection

概　要 牛コロナウイルス感染による、仔牛の下痢、成牛の冬季赤痢、牛呼吸器病を主徴とする急性疾病。

宿　主 牛

病　原 牛コロナウイルス（bovine coronavirus）はCoronaviridae、Orthocoronavirinae、Betacoronavirusに属するBetacoronavirus gravedinisに分類される。エンベロープを有するプラス1本鎖RNAウイルス。直径65〜210nmの多形性を示し、粒子表面にスパイク（S）と赤血球凝集素エステラーゼ（HE）蛋白質を持つ。有機溶媒や界面活性剤、熱に感受性、腸管と上気道に親和性を持つ。血清型は単一で、牛以外の様々な野生反芻動物種でも検出されている。

分布・疫学 日本を含む世界中に分布し、糞便や呼吸器排

泄物を介した経口あるいは経鼻感染により伝播する。広く牛集団に浸潤し，成牛の大半は抗体を持つ。このため，仔牛は初乳摂取により免疫が付与されるが，一過性である。

子牛下痢は年間を通して1～3週間の新生子牛に多発する。古くから冬季赤痢(winter dysentery)と呼ばれる成牛の伝染性下痢は晩秋から初春にかけ多く発生する。牛呼吸器病は年齢を問わず発生する。本ウイルスの単独感染では，軟便・下痢や軽度の呼吸器症状しか起こさないため，重症化には，初乳の接種不足・寒冷・輸送・分娩ストレス・他の病原微生物との混合感染等が関与すると考えられている。不顕性感染や再感染も多い。

診 断
<症 状> 子牛では1～2日の潜伏期間後，元気消失，灰白色の水溶性下痢がみられ，下痢が続くと脱水，代謝性アシドーシス等で衰弱・死亡する。成牛では3～7日の潜伏期間後，暗緑色～褐色の水溶性下痢を生じ，重症例では血液が混じる。牛群内の伝播が速く，搾乳牛で発生すると一斉に下痢を呈し，産乳量が激減するため，経済的被害が大きい。年齢を問わず，発咳，鼻汁漏出を伴う呼吸器症状または肺炎を呈することがある。
<病 理> 肉眼所見として感染初期には小腸壁の菲薄化と弛緩，後期には腸管壁の浮腫や肥厚が認められる。組織所見としては小腸絨毛の萎縮と融合，大腸粘膜表層部の萎縮がみられる。冬季赤痢では，腸粘膜のうっ血や斑状または点状出血がみられることがある。牛ロタウイルス等の他のウイルス性あるいは細菌性下痢との類症鑑別が必要である。
<病原・血清診断> 病原診断には，電子顕微鏡を用いた下痢便中のウイルス粒子の観察，RT-PCRによる遺伝子検出，人直腸腺癌由来HRT-18G細胞を用いたウイルス分離等が行われる。血清診断には，成牛においてはペア血清を用いた中和テストやHI反応による抗体価の上昇を確認する。

予防・治療 国内では牛下痢5種混合不活化ワクチンが市販されている。子牛には，初乳摂取による免疫付与やカーフハッチ等による水平伝播の抑制が有効で，畜舎の清掃と消毒，換気や寒冷対策も有用である。脱水とアシドーシスの改善を目的に輸液療法や細菌の二次感染を抑えるために抗菌薬を使用する。

(氏家　誠)

18 牛乳頭炎
Bovine mammillitis

宿 主 牛，水牛。キリン等のアフリカの野生動物。
病 原 牛乳頭炎ウイルス(bovine mammillitis virus)は，*Herpesvirales, Orthoherpesviridae, Alphaherpesvirinae, Simplexvirus, Simplexvirus bovinealpha2*に属するエンベロープを有する2本鎖DNAウイルス。病原性の違いにより乳頭炎型と，偽ランピースキン型に分けられる。
分布・疫学 乳頭炎型は，米国，欧州，オーストラリア，日本を含む世界的な散発的発生がある。偽ランピースキン型は，アフリカ南部の湿度の高い低地や川沿いで夏に多い。主な感染様式は，吸血昆虫の機械的伝播と搾乳器を介した伝播が疑われている。
診 断 乳頭炎型は，潰瘍や水疱が乳頭に限局して発症するが，重症例では病変が乳房の皮膚に及ぶ。偽ランピースキン型は，はじめ顔，首，背，会陰部に結節が，その後広範囲の皮膚に結節が広がる。口蹄疫，ランピースキン病，水疱性口内炎との類症鑑別が必要。病変は皮膚の表皮に限局。PCRによるウイルス遺伝子検出，電子顕微鏡によるウイルス粒子検出，病変部における核内封入体確認，牛胎子の初代培養細胞を用いたウイルス分離。感染細胞では合胞体(シンシチウム)を形成するCPEを示す。血清診断は中和テストによる。
予防・治療 ワクチン，治療法はない。

(猪島康雄)

19 牛免疫不全ウイルス感染症
Bovine immunodeficiency virus infection

宿 主 牛
病 原 *Retroviridae, Orthoretrovirinae, Lentivirus, Lentivirus bovimdef*に属する牛免疫不全ウイルス(bovine immunodeficiency virus)。人や猫の免疫不全ウイルスに近縁である。
分布・疫学 世界各国に分布。感染牛からの垂直感染(子宮内感染や経乳感染)および感染血液を介した水平感染により伝播する。
診 断
<症 状> 臨床症状は顕著ではないが，リンパ節腫脹，衰弱，削痩，神経症状等を呈する場合がある。
<病 理> ウイルスの標的細胞は単球系で，免疫不全に起因する日和見感染のリスク上昇やワクチン効果の減弱が示唆されている。
<病原・血清診断> シンシチウム法によるウイルス分離，ウエスタンブロット法やELISA法による抗体検出，PCR法によるウイルス遺伝子の検出により診断を行う。
予防・治療 ワクチンおよび治療法はない。感染防御が困難なため摘発・淘汰が推奨される。

(今内　覚)

20 牛丘疹性口内炎 (届出)(人獣)
Bovine papular stomatitis

概 要 パラポックスウイルス感染による口唇，歯齦等の丘疹，乳頭等の丘疹，結節，びらんを主徴とする皮膚疾患。

宿 主 牛，水牛
病 原 主に，*Poxviridae, Chordopoxvirinae, Parapoxvirus, Parapoxvirus bovinestomatitis*に属する牛丘疹性口内炎ウイルス(bovine papular stomatitis virus)。ただし，偽牛痘ウイルス(pseudocowpox virus)等の他のパラポックスウイルス感染が原因の場合もある。2本鎖DNAウイルスで，同属の偽牛痘ウイルスおよびオーフウイルスと血清学的に交差するが，塩基配列解析およびPCR産物の制限酵素切断パターンにより識別が可能である。ウイルス粒子はエンベロープを有し，220～300×140～170nmの特徴的な楕円形竹カゴ状形態で，脊椎動物に感染するレンガ状形態の他のポックスウイルスと異なる。
分布・疫学 世界中に分布。人にも感染する。日本では，

1990年代に実施された牛の大規模血清調査において，地域に偏りなく高率に抗体陽性牛が確認され，年齢とともに陽性率が高かった。

病変部皮膚や，病変部から脱落した痂皮中には感染力を持つウイルス粒子が存在する。病変部が付着した器具や飼育施設，痂皮が脱落した放牧場等が感染源となる。体表の傷口に，ウイルスを含むこれらの病変部や汚染物等が接触すると感染が成立する。

診　断
<症　状> 主に口唇，歯齦，口腔，舌等に発赤丘疹，結節，びらんを形成する。膿疱，潰瘍まで進行することもあるが，全身症状や死亡はまれである。痂皮を形成し，痂皮脱落後1カ月程度で外見上治癒したようにみえる。

口蹄疫をはじめ，水疱性口内炎，牛痘等との鑑別が重要。
<病　理> 病変部における有棘細胞の増生と空胞変性，細胞質内封入体が観察される。
<病原・血清診断>
病原診断：PCRによるウイルス遺伝子検出，電子顕微鏡による特徴的なウイルス粒子検出，病変部における封入体確認およびウイルス抗原検出。牛胎子由来初代培養細胞によるウイルス分離も可能だが，困難なことが多い。
血清診断：寒天ゲル内沈降反応等による抗体検出。

予防・治療
<予　防> 早期発見，早期隔離が感染拡大防止に最も有効。飼育施設の消毒，皮膚病変が軽減するまで二次感染の防止に努める等の衛生管理の徹底。
<治　療> 治療法はない。多くは治療せずに一定期間後治癒し，予後は良好である。ただし，再感染する。

(猪島康雄)

21　ランピースキン病(届出)
Lumpy skin disease

概　要　ランピースキン病ウイルス感染による体表に硬い結節が多数現れる皮膚疾患。

宿　主　牛，水牛
病　原　*Poxviridae*, *Chordopoxvirinae*, *Capripoxvirus*, *Capripoxvirus lumpyskinpox*に属するランピースキン病ウイルス(lumpy skin disease virus)。同属のカプリポックスウイルスと血清学的に交差するが，羊痘や山羊痘と発生地域が異なるため，ランピースキン病ウイルスは羊と山羊には感染しないと考えられる。人には感染しない。症状が軽度な場合，牛ヘルペスウイルス2型感染による偽ランピースキン病(牛乳頭炎)と類似することから，区別するためNeethlingウイルスとも呼ばれる(この場合，牛乳頭炎ウイルスはAllertonウイルスと呼ばれる)。Lumpy skinは塊の多い，こぶだらけの，でこぼこの皮膚を意味する。

分布・疫学　1929年ザンビアで最初に発生。その後，アフリカのサハラ砂漠以南に限局して発生していたが，近年はアフリカ全域，マダガスカル，モーリシャス，中近東，アジア諸国でも発生，2023年10月には韓国でも発生している。また，2024年11月には日本で初となる発生が福岡県の乳用牛より確認された。感染率は5～45%といわれるが，50～100%に達したボツワナ等発生地により多様である。死亡率は10%以下。雨期に河川地域や低地で発生し，乾期の初めにみられなくなる。豪雨によりしばしば流行する。

節足動物による機械的伝播が主な感染経路であるが，アフリカでは牛の背中に付着した節足動物等を食べる野鳥2種類も機械的伝播への関与が疑われている。感染牛の唾液で汚染された器具との接触や，汚染された飼料や飲み水の摂取による伝播も起きる。

診　断
<症　状> 2～4週間の潜伏期間後，発熱，食欲不振，鼻汁，流涙，リンパ節炎，四肢，腹部，胸部の浮腫が認められる。発熱後48時間以内に多数の硬い結節・発疹が，体表や口腔，鼻腔，生殖器粘膜等に現れる。結節の多くは直径1～3cmであるが，数mmから癒合により10cmと様々であり，二次感染により壊死，潰瘍に進行し，深さ1～2cmに達するものもある。

症状が軽度のものでは，偽ランピースキン病(牛乳頭炎)，牛丘疹性口内炎，偽牛痘との鑑別が重要。
<病　理> 病変部に核と同じ大きさの細胞質内封入体が観察される。
<病原・血清診断>
病原診断：PCRによるウイルス遺伝子検出，電子顕微鏡によるウイルス粒子検出，ELISAによるウイルス抗原検出，羊か牛の初代培養細胞によるウイルス分離。最初のウイルス分離には，発育鶏卵やアフリカミドリザル腎由来Vero細胞は適さない。
血清診断：中和テスト，蛍光抗体法，ELISAによる抗体検出。

予防・治療　発生国では培養細胞，あるいは培養細胞と発育鶏卵で継代した弱毒生ワクチンが使用される。有効な治療法はない。

(猪島康雄)

22　牛痘(人獣)(海外)
Cowpox

宿　主　げっ歯類，猫科動物，牛，人
病　原　*Poxviridae*, *Chordopoxvirinae*, *Orthopoxvirus*, *Orthopoxvirus cowpox*に属する牛痘ウイルス(cowpox virus)。牛痘に感染し耐過した人は天然痘(smallpox)に耐性となることから，Jennerの牛痘接種法に応用されたと考えられていた。しかし，近年まで天然痘撲滅のためにワクチンとして用いられていたのはワクチニアウイルスであり，牛痘ウイルスではない。

分布・疫学　英国からロシア，アジアまでのユーラシアに分布。人では搾乳時に感染するとともに，牛と接触していないケースも多いことから，自然宿主であるげっ歯類や，猫から感染すると考えられる。

診　断
<症　状> 乳房や乳頭に発痘。水疱，膿疱，痂皮を形成。猫科動物は牛痘ウイルスに対する感受性が牛や人よりも高い。人では手，腕，顔に発痘。

偽牛痘など発痘を主徴とする疾病との鑑別が重要。
<病原・血清診断> 電子顕微鏡によるウイルス粒子検出，病変部におけるウイルス抗原検出，AおよびB型封入体確認，発育鶏卵漿尿膜接種によるウイルス分離。

牛●ウイルス病

予防・治療　多くは治療せずに治癒する。二次感染の防止。

（猪島康雄）

23 偽牛痘（人獣）
Pseudocowpox

宿　主　牛。人にも感染し，搾乳者結節（milkers' nodule）として知られる。

病　原　主に，Poxviridae, Chordopoxvirinae, Parapoxvirus, Parapoxvirus pseudocowpox に属する偽牛痘ウイルス（pseudocowpox virus）。同属の牛丘疹性口内炎ウイルス（bovine papular stomatitis virus）感染の場合もある。塩基配列解析等により識別可能。

分布・疫学　日本を含め世界中に分布。病変部が付着した搾乳器や飼育施設，脱落した痂皮により伝播。人は搾乳時に乳頭の病変部から手指に感染することが多い。

診　断
＜症　状＞　主に乳頭，乳房に発赤丘疹，結節，痂皮を形成。
　口蹄疫，牛乳頭炎等との鑑別が重要。
＜病　理＞　病変部における有棘細胞の増生と空胞変性，細胞質内封入体が観察される。
＜病原・血清診断＞　PCRによるウイルス遺伝子検出，電子顕微鏡による特徴的な楕円形竹カゴ状形態のウイルス粒子検出，病変部における封入体確認とウイルス抗原検出。牛胎子由来初代培養細胞によるウイルス分離も可能だが，困難なことが多い。家畜伝染病予防法では，牛丘疹性口内炎は届出伝染病であるが，偽牛痘は届出の対象となっておらず，統一すべき疾病である。

予防・治療　多くは治療せずに治癒する。二次感染の防止。

（猪島康雄）

24 クリミア・コンゴ出血熱 （人獣）（海外）（一類感染症）
Crimean-Congo hemorrhagic fever

宿　主　人，牛，めん羊，山羊，野生動物

病　原　Bunyaviricetes, Hareavirales, Nairoviridae, Orthonairovirus に属する Orthonairovirus haemorrhagiae（クリミア・コンゴ出血熱ウイルス：Crimean-Congo hemorrhagic fever virus）が原因。3分節のマイナス1本鎖RNAをゲノムとするエンベロープウイルスである。多くの国でBSL4の病原体に指定されている。日本では一種病原体に指定。

分布・疫学　アフリカ大陸から東欧，中近東，中央アジア諸国，中国西部にかけて広く分布している。Hyalomma属のマダニがウイルスを媒介する。

診　断
＜症　状＞　人では発熱，頭痛，筋肉痛，関節痛，皮膚の出血がみられ，重症例では肝腎不全と消化管出血を起こす。野生動物，牛，めん羊，山羊等は感染してもほとんど症状を示さない。
＜病　理＞　人では血管内皮細胞の障害や血小板減少，播種性血管内凝固等の血液凝固系の異常の他，多臓器不全がみられる。実験感染させた牛やめん羊では，一過性に発熱と低力価のウイルス血症がみられる。
＜病原・血清診断＞　乳飲みマウスの脳内接種やアフリカミドリザル腎由来 Vero E6 細胞を用いたウイルス分離を行う。抗体検出はELISAによって行う

予防・治療　特異的な予防法や治療法はない。

（苅和宏明）

25 牛乳頭腫
Bovine papillomatosis

宿　主　牛

病　原　パピローマウイルスは Papillomaviridae, Firstpapillomavirinae に属する直径50〜60nmの正二十面体構造を呈するエンベロープを持たない2本鎖DNAウイルスで，Alphapapillomavirus から Treiskappapapillomavirus までの52属に分類される。牛パピローマウイルス（bovine papillomavirus：BPV）には1〜44までの遺伝子型と少なくとも14種の推定遺伝子型が存在し，これらは Delta-, Epsilon-, Xi-, Dyoxi-, Dyokappapapillomavirus に属する他，一部の遺伝子型は属が未確定である。Deltapapillomavirus 4（BPV1, 2），Epsilonpapillomavirus 1（BPV5），Xipapillomavirus 1（BPV3, 4, 6）が牛乳頭腫の主要な原因であるが，その他の型も牛乳頭腫との関連が示唆されている。

分布・疫学　世界中で発生。0〜1歳齢の雌牛に発生しやすい。接触伝播。Deltapapillomavirus は馬にも感染し，サルコイドの原因となる。

診　断
＜症　状＞　顔面，頸部，胸部，腹部，外部生殖器等の体表皮膚が好発部位で，カリフラワー状や小結節状の腫瘍を形成する。上部消化管や膀胱粘膜に腫瘍を形成することもある。
＜病　理＞　過角化，有棘細胞層の肥厚，真皮の過増殖が認められる。顆粒層細胞に単染性の好塩基性核内封入体を認め，この部分の電子顕微鏡観察でウイルス粒子がみられる。
＜病原・血清診断＞　組織学的，免疫組織化学的検査，PCRによる遺伝子検査を総合して診断する。培養に適した細胞がみつかっておらず，ウイルス分離ができない。

予防・治療　ワクチンはない。サリチル酸とヒノキチオールを主成分とする液剤を腫瘍に塗布するか外科的治療を行う。

（畠間真一）

26 牛ライノウイルス感染症
Bovine rhinitis virus infection

宿　主　牛

病　原　Picornaviridae, Caphthovirinae, Aphthovirus に属する Aphthovirus bogeli（bovine rhinitis A virus：BRAV）および Aphthovirus reedi（bovine rhinitis B virus：BRBV）。

分布・疫学　世界中で発生。接触または飛沫感染により伝播する。上気道へ高率に感染し，単独感染では不顕性もしくは軽度の症状であるが，他のウイルスや細菌との混合感染により悪化する。BRAVの方がBRBVよりも牛呼吸器

病症候群(BRDC)に強く関与する。
<症　状>　軽度の発熱，食欲消失，鼻漏，発咳，呼吸促迫，呼吸困難を起こす。牛の輸送に関連して発生する(輸送熱)。
<病　理>　鼻甲介や気管上皮細胞の炎症。気管支周囲への細胞浸潤。まれに間質性肺炎を起こす。
<病原・血清診断>　牛腎臓由来初代細胞または株化細胞を用いた34℃回転培養により，鼻腔拭い液からウイルスを分離する。中和テストによりペア血清の抗体価上昇を確認。補助的診断として，鼻腔拭い液中の細胞から蛍光抗体法による抗原証明を行う。
予防・治療　ワクチンや治療法はない。対症療法や抗菌薬の投与による細菌の二次感染抑制。

(畠間真一)

27　牛エンテロウイルス感染症
Enterovirus infection in cattle

宿　主　牛
病　原　*Picornaviridae*, *Ensavirinae*, *Enterovirus*に属する*Enterovirus eibovi*または*Enterovirus fitauri*。
分布・疫学　世界中で発生。主な伝播様式は糞口感染。牛以外に人，馬，山羊，羊，犬にも血清中に抗体価が認められ，人獣共通感染症である可能性が指摘されている。
診　断
<症　状>　下痢や発熱，発咳，鼻漏等の呼吸器病，繁殖障害に関連すると考えられているが，実験感染では病気を再現できない。不顕性感染が多く，健康牛の糞便や咽喉等拭い液からもウイルスが分離される。
<病原・血清診断>　牛腎臓由来初代または株化細胞を用いたウイルス分離。分離ウイルスをCF反応やELISA等により同定。RT-PCRによる遺伝子診断も可能。*Enterovirus eibovi*はモルモットとめん羊，*Enterovirus fitauri*はモルモットの赤血球を凝集させることからHI反応が可能であるが，抗体保有率の高さから血清学的診断は実際的でない。
予防・治療　ワクチンや治療法はない。対症療法や抗菌薬の投与による細菌の二次感染抑制。

(畠間真一)

28　牛トロウイルス感染症
Bovine torovirus infection

宿　主　牛
病　原　牛トロウイルス(bovine torovirus)は*Tobaniviridae*, *Torovirinae*, *Torovirus*, *Torovirus bovis*に属するエンベロープを有するプラス1本鎖RNAウイルス。2つの血清型に分けられる。有機溶媒や界面活性剤，熱に感受性。
分布・疫学　日本を含む世界各国に分布。糞便や呼吸器排泄物を介した経口あるいは経鼻感染により伝播する。血清調査では成牛の大半が抗体陽性である。
診　断
<症状・病理>　生後1カ月以内の初乳未接種の子牛が感染すると，中～重症の水溶性下痢を起こすが，通常は軽症か不顕性感染が多い。呼吸器症状や成牛の下痢との関連も示唆されている。組織所見としては小腸絨毛下部・陰窩および大腸陰窩上皮細胞の剥離と萎縮。
<病原・血清診断>　電子顕微鏡を用いた下痢便中のウイルス粒子の観察，RT-PCRによる遺伝子検出，人直腸腺癌由来HRT-18 Aichi細胞を用いたウイルス分離，ペア血清を用いた中和テストやHI反応による抗体価上昇の確認が行われる。
予防・治療　ワクチンはない。脱水とアシドーシスの改善を目的に輸液療法や細菌の二次感染を抑えるため抗菌薬を使用する。

(氏家　誠)

29　牛パルボウイルス感染症
Bovine parvovirus infection

宿　主　牛
病　原　牛に感染するパルボウイルスとして6種が報告されているが，本病の原因は*Parvoviridae*, *Parvovirinae*, *Bocaparvovirus*に属する*Bocaparvovirus ungulate 1*。
分布・疫学　日本を含め世界各地に分布。主な伝播様式は糞口感染。経胎盤感染も起こす。
診　断
<症　状>　新生子牛に下痢を起こす。成牛に発咳，鼻漏，呼吸困難等の呼吸器症状を起こし，細菌の二次感染により症状を増悪させる。妊娠初期の感染で，まれに流産を起こす。流産胎子は水腫性で，胸水・腹水の貯留を認める。不顕性感染も多い。
<病　理>　腸絨毛の萎縮，融合。陰窩の変性。胸腺等のリンパ組織の壊死。感染細胞核内に好酸性封入体を形成。
<病原・血清診断>　血液検査によるリンパ球減少の確認。牛由来細胞を用いたウイルス分離。蛍光抗体法による抗原証明。PCRによる遺伝子診断。中和テスト，HI反応，ELISAでペア血清の抗体上昇確認。
予防・治療　ワクチンや治療法はない。対症療法や抗菌薬の投与による細菌の二次感染抑制。

(畠間真一)

30　ジェンブラナ病(海外)
Jembrana disease

宿　主　牛，水牛
病　原　*Retroviridae*, *Orthoretrovirinae*, *Lentivirus*に属する*Lentivirus bovjem*(Jembrana disease virus)。
分布・疫学　1964年インドネシア，バリ島で最初の発生報告。初発からの1年間で約5,000頭のバリ牛(*Bos javanicus*)が死亡し，感染率60％，致死率99％であった。その後，インドネシア各島に広がったが，1992年以降は4～5年間隔の散発的な発生のみで，致死率は感染後8週間以内に約17％，生存牛は無症候性キャリアーとなる。バリ牛以外の牛は感受性が低く，臨床症状は顕著でない。日本での発生はない。唾液，乳，尿を介した接触感染や注射針の使い回し等により伝播する。吸血昆虫による伝播の可能性も示唆されている。
診　断
<症　状>　1～12日の潜伏期間の後，食欲消失，発熱，嗜眠，無気力，体表リンパ節の腫脹，流涎，鼻漏，出血を伴う下痢，ウイルス血症を起こす。

牛●ウイルス病

<病原・血清診断> 血液検査によるヘマトクリット・白血球数・血漿蛋白量の低下，BUN上昇の確認。牛由来培養細胞と単球，リンパ球の混合培養によるウイルス分離。PCRによる遺伝子診断。ELISAによる抗体検出。

予防・治療　日本で利用可能なワクチンはない。治療法がなく感染牛を淘汰する。

(畠間真一)

31 シュマレンベルクウイルス感染症(海外)
Schmallenberg virus infection

宿　主　牛，めん羊，山羊等の反芻獣

病　原　シュマレンベルクウイルス(Schmallenberg virus)は，*Bunyaviricetes, Elliovirales, Peribunyaviridae, Orthobunyavirus*に含まれるシュマレンベルクウイルス種(*Orthobunyavirus schmallenbergense*)に属する。エンベロープを持つウイルス粒子は，直径80～120nmの球形で，ゲノムは3分節のマイナス鎖RNAで構成される。国内で確認されているサシュペリウイルス(Sathuperi virus)と血清学的に交差性を持つ。

分布・疫学　欧州，ロシア，中東，アフリカに分布。*Culicoides*属のヌカカが媒介する。

診　断

<症　状>　成獣では多くは不顕性であるが，乳用牛では発熱，乳量減少，下痢等の症状が報告されている。妊娠獣では，流産，死産，先天異常子の娩出が認められる。

<病　理>　先天異常子では，水無脳症，孔脳症，小脳低形成，下顎短小，脊柱の弯曲，小脊髄症，関節の拘縮等を主徴とする。病理所見では，脊髄の神経細胞の減数，骨格筋の筋線維の矮小化や脂肪置換が認められる。

<病原・血清診断>　昆虫細胞やハムスター腎由来BHK-21細胞，アフリカミドリザル腎由来Vero細胞によるウイルス分離，リアルタイムRT-PCRによるウイルス遺伝子の検出，ELISAや中和テストによる抗体の検出。

予防・治療　不活化ワクチンによる予防は可能であるが，治療法はない。

(梁瀬　徹)

32 アストロウイルス感染症(複)
Astrovirus infection

概　要　ママストロウイルスの感染による幼若動物の消化器症状および神経指向性アストロウイルスによる脳炎。

宿　主　牛，豚，めん羊，山羊，犬，猫，人等，多くの哺乳類に広く感染する。

病　原　*Astroviridae, Mamastrovirus*(MAstV)に属する，それぞれの動物種に感受性を有するアストロウイルス。MAstVは現在19の種(MAstV 1～19)に分類されているが，近年多くのアストロウイルスが様々な動物種から発見されており，牛アストロウイルスやMAstV3に分類されるもの以外の豚アストロウイルスを含め，分類が確定されていないものが多く残されている。人，牛，めん羊，豚，ミンクで報告されているアストロウイルスによる脳炎は，系統発生学的にHMO(Human, Mink, Ovine由来のアストロウイルス)クレードと呼ばれるグループのウイルスが関与している。

分布・疫学　日本を含めた世界各地に分布。糞便に排泄されたウイルスを経口的に摂取して感染する。アストロウイルスは，人の小児の急性胃腸炎ではロタウイルス，ノロウイルスに次いで高頻度にみられる。脳炎を起こす株は循環系を介して，あるいは神経をたどって逆行性に脳に感染する。日本においては牛，人で脳炎が報告されている。

診　断

<症　状>　主に幼獣に消化器症状を起こすが，不顕性感染が多い。脳炎は反芻獣や人では散発的かつ単発的に発生するが，豚やミンクにおいては群レベルで発生する。軽度の運動失調から四肢麻痺，方向感覚の喪失，震え等の徴候を示し，しばしば致命的である。

<病　理>　消化器には特徴的な病変は認められない。アストロウイルス脳炎の典型的な組織学的病変は，中枢神経組織における囲管性細胞浸潤，グリア細胞の集簇および神経細胞の壊死を伴う非化膿性脳炎である。

<病原・血清診断>　ウイルス分離は困難であり，RT-PCRを用いた遺伝子診断が有効である。症状を示さない動物の糞便中にもウイルスは存在することがあるので，病変部からのウイルス検出が重要である。

予防・治療　ワクチン，治療法はない。

(長井　誠)

33 D型インフルエンザ(複)
Type D influenza

宿　主　主に牛であるが，豚での報告も多い。また羊，山羊，ラクダ，馬等も感染する。

病　原　病原体は*Orthomyxoviridae, Deltainfluenzavirus, Deltainfluenzavirus influenzae*のインフルエンザDウイルス(influenza D virus)である。本ウイルスは牛呼吸器病症候群の原因ウイルスの1つであると考えられている。

分布・疫学　これまでに北米，南米，アジア，アフリカ，欧州，オーストラリアの牛で報告されている。日本でも全国的に抗体陽性牛が比較的高頻度(30～40％)に検出されている。農場内では呼吸器由来の飛沫やエアロゾルを介して牛間で感染・伝播すると考えられているが，農場間での伝播機構については不明である。

診　断

<症　状>　牛におけるインフルエンザDウイルスの単独感染では軽い呼吸器症状を示すのみであることが，感染実験で確かめられている。また不顕性感染牛がいることも報告されている。他の牛呼吸器病症候群の原因ウイルスと同様に，細菌等の二次～三次感染によって牛呼吸器病症候群を発症した場合は肺炎等の重篤な呼吸器症状を示す。豚に対する病原性は低いと考えられている。

<病原・血清診断>　診断には鼻咽頭拭い液を用いたRT-PCRやHI反応による抗ウイルス抗体の検出等が必要となる。

予防・治療　予防のためのワクチンは実用化されていない。また特異的な治療法はない。

(村上　晋)

34 ピートンウイルス感染症
Peaton virus infection

宿　主　牛，めん羊
病　原　*Bunyaviricetes, Elliovirales, Peribunyaviridae, Orthobunyavirus* に属する *Orthobunyavirus peachesterense*。分類上の名称の他に，ピートンウイルス（Peaton virus）というウイルス名が一般的に用いられる。
分布・疫学　オーストラリアや日本でヌカカと牛からウイルスが分離されており，日本では主に九州地方や中国地方で牛の症例が散発的に発生している。ヌカカが媒介すると考えられている（生物学的伝播）。
診　断
＜症　状＞　流死産や先天異常子の娩出。胎子あるいは新生子牛に体形異常が認められることが多い。
＜病　理＞　主な肉眼所見は四肢の関節拘縮や脊柱の弯曲，大脳側脳室の拡張。主な組織所見は骨格筋の消失，脂肪置換や脊髄腹角の神経細胞の減少ないしは欠落。
＜病原・血清診断＞　流死産胎子や先天異常子において，大脳や脳幹部からウイルス遺伝子が検出されることがある。初乳未摂取の新生子牛の血清あるいは体液を用いた中和テスト（ハムスター肺由来HmLu-1細胞を使用）により抗体を検出する。
予防・治療　国内で不活化ワクチン（アカバネ病，アイノウイルス感染症，チュウザン病との混合）が市販されている。治療法はない。

（白藤浩明）

35 牛海綿状脳症（人獣）
（伝達性海綿状脳症（法））　　　　　　（口絵写真6頁）
Bovine spongiform encephalopathy（BSE）

概　要　BSEプリオンの感染による牛の遅発性，致死性神経変性疾患。感染原因はプリオンに汚染された肉骨粉の給餌。1986年に英国で初めて存在が報告。

宿　主　BSEの宿主は家畜としての牛である。BSE病原体（BSEプリオン）は，汚染飼料等の給餌により，家猫，動物園で飼育されている猫科動物や反芻動物に感染し，海綿状脳症を起こした。人の変異クロイツフェルト・ヤコブ病の発生もBSEプリオンが原因と考えられている。
病　原　感染因子「プリオン」が病原体である。由来する病気や宿主を区別する場合は，BSEプリオンと呼ぶ。プリオンの主要構成要素は異常型プリオン蛋白質（PrP^{Sc}）で，PrP^{Sc}は宿主遺伝子PrPにコードされる正常型プリオン蛋白質（PrP^{C}）の構造異性体である。ゲノムに相当する病原体固有の核酸を持たない。

プリオンは紫外線照射，ホルマリン処理，一般の消毒薬には抵抗性が高い。通常の高圧蒸気滅菌でも完全には不活化できない。プリオンの感染性を著しく減弱させる方法として，1～2NのNaOHへの浸漬，3％以上の次亜塩素酸ナトリウムへの浸漬，134℃以上の高圧蒸気滅菌等が挙げられる。
分布・疫学　BSEの起源は，羊スクレイピーとする説と，元来まれな牛固有の疾患という説がある。どちらの場合でも，BSEの感染拡大は，プリオンがレンダリング過程で

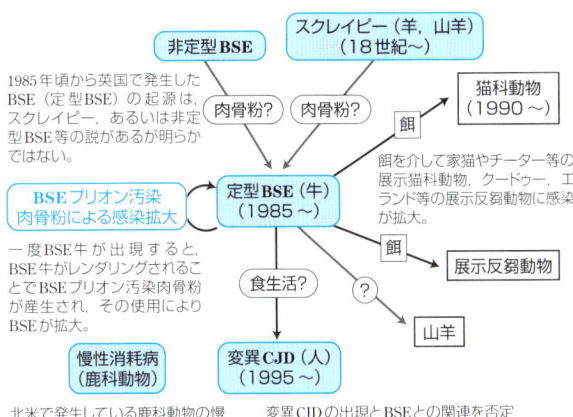

図1　動物プリオン病の感染拡大

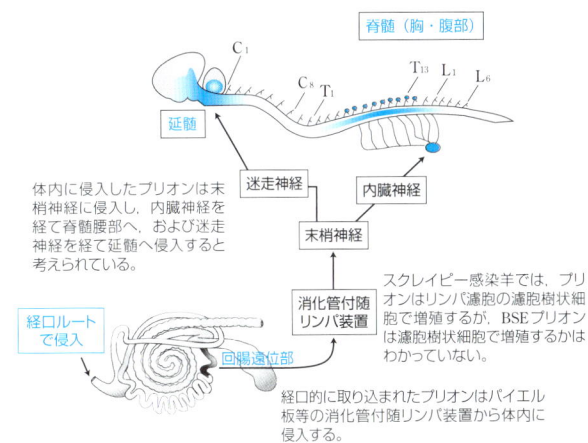

図2　BSE感染牛におけるプリオンの体内伝播

完全に不活化されずに肉骨粉に残存したことが原因である。1980年前半に起こったレンダリング工程の変更が，その原因と推測されている。英国では人工乳に肉骨粉を添加していたため，人工乳を与えられていた乳牛でBSEの発生が多い。

英国では1985年頃から本症が発生していた。1992～1993年に発生はピークに達し，年間30,000頭以上のBSE牛が確認された。当時は臨床症状からBSEが疑われた牛の検査が主体であったことから，実数ははるかに多かったと推測されている。その後，発生は減少し，2003年以降は年間の発生数が1,000頭以下になった。欧州ではスイス，ポルトガルで1990年代前半から，他の国では1990年代後半～2000年初頭に罹患牛が摘発されるようになった。2000～2001年に能動的サーベイランスを開始してから摘発数が増加したが，2003～2004年頃から減少傾向にある。2009年には欧州での発生数が100頭以下となり，2015年には10頭以下となった。英国で発生し，世界に広がったBSEを定型BSE（C-BSE）と呼ぶ。飼料規制等のBSE対策が功を奏し，C-BSEの発生は終息しているが，2020年以降も欧州でまれに発生がある。

日本では2001年9月に第1例が摘発された。2001年10月から，食用に供される牛全頭を対象としたスクリーニングが開始され，2003年4月から24カ月齢以上の死亡牛の検査が開始され，これまでに36頭のBSE牛が摘発された。

出生地は北海道が最も多く，神奈川県，群馬県，熊本県生まれの牛でもBSEが発生したが，2013年5月に日本は「無視できるBSEリスク」の国に認定された。

BSEプリオンは経口ルートで感染する。経口的に取り込まれたプリオンはパイエル板等の消化管付随リンパ装置から体内に侵入する。その後，末梢神経に侵入し，内臓神経を経て脊髄腰部へ，および迷走神経を経て延髄へ侵入する。

猫科動物では，1990年の初報告以降，英国の家猫で89例が確認されたが，2002年以降発生はない。また1992年以降，動物園のチーター，ライオン等の猫科動物でも発生している。他にノルウェー，リヒテンシュタイン，スイスで各1例が報告されている。

診断

＜症状＞ BSEの潜伏期は平均4〜6年である。BSEが多発していた1992年には20カ月齢でのBSE発症例がある。汚染度の低下に伴い，発病までの期間は延長する。発症初期は不安動作等の行動異常，音に対する過敏反応が認められ，中期には音や接触に対する過敏反応，運動失調（ふらつき，歩様異常等）（写真1）が認められる。発症後，数週間〜数カ月の経過で病状は進行し，末期には転倒しやすい，起立不能等の運動失調が顕著となる。臨床症状のみから本病を診断することは困難である。

＜病理＞ 肉眼的な特徴所見はない。病理組織学的には，中枢神経系組織，特に延髄閂部の迷走神経背側核，孤束核，三叉神経脊髄路核や脳幹部の神経細胞と神経網の空胞変性，および星状膠細胞の増生が特徴である。細胞浸潤のような炎症像は認められない。

BSE感染牛では，プリオンは脳脊髄，三叉神経節，背根神経節，回腸遠位部等に存在する。病末期の牛では，末梢神経や副腎でもわずかにPrP^{Sc}が検出される。羊スクレイピーとは異なり，プリオンはリンパ系組織でほとんど検出されない。

＜病原診断＞ 中枢神経系組織からウエスタンブロット，ELISA，免疫組織化学染色によりPrP^{Sc}を検出（写真2）することで確定診断する。延髄への侵入経路に一致して，迷走神経の起始核である延髄閂部の迷走神経背側核で最初にPrP^{Sc}の蓄積が認められるので，延髄閂部を被検材料とする。病原体に対する免疫応答はないので，血清診断は応用できない。

2003年にイタリアで，従来のBSEとは病型の異なる非定型BSEが発見された。その後，欧州，北米，日本，ブラジルでも非定型例が確認されている。従来のBSEとはウエスタンブロットで検出されるPrP^{Sc}の分子量およびバンドパターンが異なる。分子量の違いからHおよびL型のBSEに分けられる。非定型BSEのほとんどが8歳以上の牛でみつかっている。2022年までに145例が確認されているが，散発が続いておりC-BSEのような減少傾向は認められていない。

予防・治療
ワクチン，治療法はない。感染牛を食物連鎖から排除すること，汚染地域からの牛や動物用飼料の輸入の制限，動物由来飼料の給餌制限を徹底することで，本病の感染拡大は阻止できる。

（堀内基広）

36 炭疽 (複)(法)(人獣)(四類感染症)　（口絵写真7頁）
Anthrax

概要 炭疽菌の感染により起こる急性敗血症性の疾病。土壌中の芽胞が主な感染源となる。

宿主 牛，水牛，鹿，馬，めん羊，山羊等の草食動物は炭疽菌の感染に対して感受性が高い。豚，いのしし，犬，人は比較的抵抗性である。

病原 *Bacillus anthracis*（炭疽菌）はグラム陽性の大桿菌（$1〜1.2 \times 3〜5\mu m$）で，生体内では菌体表層に莢膜を伴う単独，または短い連鎖状であるが，人工培地では竹節状の長い連鎖となる。鞭毛を欠き，運動性がない。寒天培地上で辺縁が縮毛状の集落を形成する。芽胞を形成して，熱，乾燥，消毒薬等に強い抵抗性を有する。本菌の病原性因子として莢膜と外毒素がある。莢膜はD-グルタミン酸からなるポリグルタミン酸で構成され，宿主による免疫機構，特に貪食作用から菌体を守る働きをしていると考えられている（写真1）。外毒素はそれぞれ浮腫因子（edema factor：EF），致死因子（lethal factor：LF）および防御抗原（protective antigen：PA）と呼ばれる3種類の蛋白質からなる。毒素は，PAの存在下でLFとEFが毒性を示す。PAは炭疽菌感染に対する感染防御抗原となる。LFは金属プロテアーゼとしての活性を持ち，細胞内の情報伝達に関与するMAP-kinase kinase（MAPKK）を切断する。炭疽に感染した動物が死亡するのはLFの作用によるものであるといわれている。EFはcAMP合成酵素であるアデニル酸シクラーゼ活性を持ち，これにより細胞内のcAMP濃度が上昇し，炭疽特有の浮腫を惹起する。毒素の産生および莢膜形成に関与する遺伝子は，それぞれ菌の保有する毒素プラスミド（pXO1）および莢膜プラスミド（pXO2）上にある。現在，家畜に用いられている無莢膜ワクチン株は莢膜プラスミドが脱落したものである。野外から分離される強毒な菌株は通常この2種類のプラスミドを保有する。

分布・疫学 世界各国で発生がみられる。日本においては昭和の初め頃まで，牛，馬を中心に年間数百頭の発生が記録されている。しかし，家畜の飼養形態の変化や衛生管理技術の向上により，発生は急減し，1991年と2000年にそれぞれ牛での発生が1件，豚においては1986年以降発生報告がない。

致死率は高いが，発生規模は小さく，概して散発的である。炭疽菌が個体から個体へ直接伝播されることはほとんどない。菌は感染動物の分泌物や排泄物中に排出され，死体の血液をはじめ全身各臓器に存在する。炭疽で死亡した動物の処理が適切でなく，土壌が汚染された場合，芽胞が土壌に長期間生存し，その後の感染源となる。また，かつて日本においては，汚染した輸入骨粉が肥料として使用され，芽胞によりその地方の土壌が汚染され，炭疽多発地帯となった例がある。動物における感染経路はそのほとんどが経口であり，土壌中の芽胞を直接あるいは飲水，牧草を介して摂取することにより感染すると考えられている。また，創傷部からの経皮感染もあり，人の自然感染の95％が皮膚で発症するため，皮膚炭疽とも呼ばれる。

診断

＜症状＞ 牛，馬，めん羊，山羊等の感受性の強い動物においては，急性敗血症を呈し急死する。潜伏期は1〜5

牛●細菌病

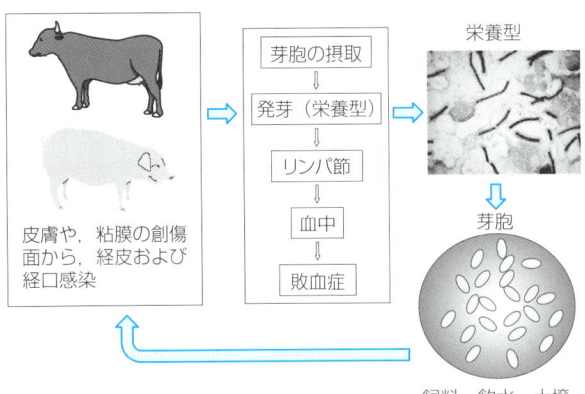

図　炭疽菌の感染環

日と考えられている。症状は体温の上昇，眼結膜の充血，呼吸・脈拍の増数，さらに進み敗血症期に入ると，可視粘膜の浮腫，チアノーゼ，肺水腫による呼吸困難，時に血色素尿のみられることがあり，経過の早いものでは発症から24時間以内に死亡する。

豚等の比較的抵抗性の強い動物では，慢性の経過をたどる場合が多く，腸炎型，咽喉部に病変を作るアンギナ型，および急性敗血症型に大別される。

腸炎型では特徴的な臨床症状に乏しく，重症の場合，吐き気や嘔吐，下痢または便秘，血便がみられる。アンギナ型は咽喉部の浮腫性腫脹が特徴である。呼吸困難を引き起こし，重症では鼻血をみることがあり，時には窒息死する。幼豚の場合，急性敗血症で急死することがある。

<病　理>　牛，馬，めん羊，山羊等における，剖検での特徴的病変は，皮下の浮腫，口腔，鼻腔や肛門等の天然孔から凝固不良で暗赤色タール様の出血，脾臓の腫大等が挙げられる。豚の腸炎型で経過の長いものでは，腸壁が肥厚しホース状となる。腸間膜リンパ節の腫大，出血がみられる。アンギナ型では咽頭リンパ節あるいは顎下リンパ節の腫大，出血がみられる。

<病原・血清診断>　炭疽を生前に診断することは難しい。しかし，防疫上の観点から，早急かつ確実な診断が要求される。したがって，家畜が急死した時には外見上炭疽の徴候を示していなくても，炭疽を疑う必要がある。その場合，まず血液あるいは脾臓を採取し，塗抹染色，ファージテスト，パールテスト，アスコリーテスト（写真2〜4）等による細菌学検査を行う。材料採取の際は，傷口をできるだけ小さくし，菌が散乱しないようにする。通常，汚染を避けるため，一般的な病理解剖は行わない。また，莢膜プラスミドおよび毒素プラスミド上の遺伝子を標的としたPCRによる診断法も確立されている。

予防・治療　牛および馬には無莢膜弱毒変異株（34F2）の芽胞液が予防生菌ワクチンとして用いられている。

本病が生前に診断されることは少なく，治療することは事実上ほとんどない。敗血症が進行した段階では，抗菌薬投与の効果は期待できない。同居家畜に対して緊急予防的に抗菌薬を注射することがある。少数例ではあるがペニシリン耐性菌も報告されている。しかし，通常，本菌は抗菌薬に対して広い感受性を有し，ペニシリンをはじめとして，テトラサイクリン，エリスロマイシン，クロラムフェニコール等が用いられる。

本病を疑う患畜が死亡した場合，畜主，獣医師は直ちに都道府県知事（家畜保健衛生所）へ届け出て，その指示に従って対処する。炭疽の防疫上，この届出が最も重要である。炭疽と診断されたら，家畜伝染病予防法による処置（死体，飼育舎，乳汁等の処理および消毒，同居家畜へのワクチン接種や抗菌薬投与，移動禁止等）をとる。炭疽菌が有芽胞菌であることから，その消毒には高圧滅菌，塩素剤，ヨード剤，さらし粉等，目的に応じて用いる。

（内田郁夫）

37　結核（複）（法）（人獣）（二類感染症）　（口絵写真7頁）
Mammalian tuberculosis

概　要　主に牛型結核菌の感染による慢性呼吸器感染症。肺および胸腔内リンパ節の結節性病変を特徴とする。

宿　主　家畜伝染病の対象は牛，山羊，水牛，鹿。特に牛と鹿の感受性が高いが，人を含むほとんどの哺乳類が感染する。

病　原　主に牛型結核菌（*Mycobacterium bovis*）の感染による。結核菌群には，*M. bovis* の他に人型結核菌（*M. tuberculosis*），*M. africanum*，*M. microti*，*M. caprae*，*M. pinnipedii* の6菌種が登録されていたが，遺伝子レベルでの相同性が極めて高く，2018年に1つの菌種 *M. tuberculosis* に統一された。しかしながら，結核菌群を形成するこれらの菌種は，動物に対する病原性の違いから医学，獣医学分野における疾患と関連づけられてきたため，臨床的あるいは実用的な観点から引き続き旧菌種名の使用が認められている。結核菌群の中で，比較的宿主域が広く，公衆衛生上重要な菌種は *M. bovis*，*M. caprae* および *M. tuberculosis* である。

M. bovis は，*M. tuberculosis* に比べると人工培地での発育が不良な株が多く，初代分離培養にはグリセリンの代わりにTween80を添加した卵培地の方がよいとされる。ナイアシン試験は陰性であり，*M. tuberculosis* と鑑別できる。また，ゲノム上の差異（regions of differences：RD）を解析することにより，結核菌群内の菌種同定が可能である。人獣共通感染症の重要な病原体であり，感染材料や菌の取り扱いには人への感染防止に十分注意する。

分布・疫学　家畜および野生動物の結核は，世界中にまん延し，アフリカ，アジア，南米，中東諸国における風土病である。一方，欧米オセアニア各国においては，家畜での本病発生は限定的であるものの，野生動物が *M. bovis* の維持宿主となり，家畜の結核撲滅対策に深刻な影響を与えている地域がある。英国およびアイルランドでは，牧野に生息するアナグマが放牧牛や羊への感染源として疫学的に重要視されている。他にも，フクロギツネ（ニュージーランド），エルク（カナダ），オジロジカ（米国），野生いのしし（イベリア半島）等，野生動物から家畜への感染が深刻な問題となっている。家畜から分離される結核菌群は主に *M. bovis* であるが，中央ヨーロッパの国々では *M. caprae* の報告が多い。また，南アジアでは牛から *M. tuberculosis*，*M. orygis*，*M. caprae* が分離されており，地域的な多様性がみられる。

牛の結核は，かつて国内でも多発しており，1901年に主に乳用牛を対象とするツベルクリン反応検査が開始され

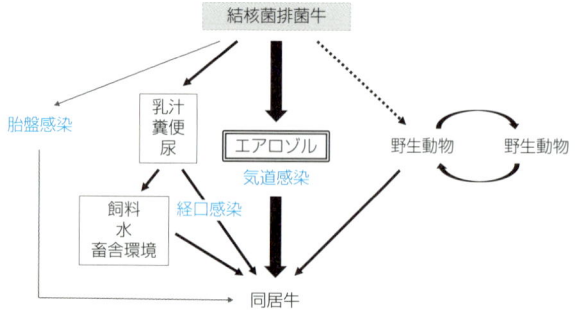

図1 牛における結核の感染環

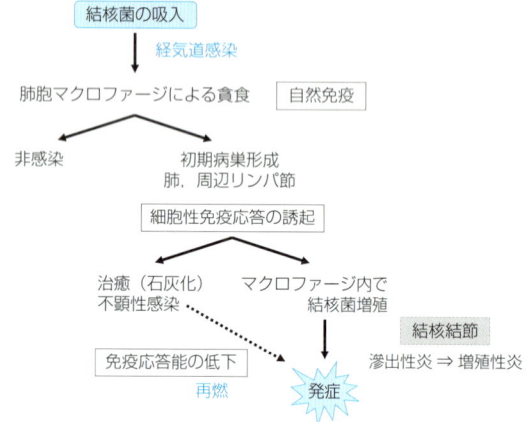

図2 結核の発病機序

た当時の陽性率は4％を超えていた。検査陽性牛の淘汰を進めた結果，1970年頃には0.01％まで低下し，2021年に陸生動物衛生基準における清浄化を達成した。牛での最終発生は2014年であるが，摘発された患畜に病変は認めず，原因菌も分離されていないため，無病巣反応牛であったと考えられる。ツベルクリン反応陽性牛から*M. bovis*が分離されたのは，1999年熊本における肉用牛の集団発生が最後である。牛以外の動物種では，感受性の高い鹿において，養鹿場や展示施設での集団発生が過去に報告されている。

本病の主な感染経路は上部気道および肺の病巣から排出されたエアロゾルの吸入による経気道感染であるが，汚染された乳汁を介した経口感染も起こる。糞便あるいは尿への排菌は，飼料や飲水等の環境を汚染し，感染拡大の要因となる。胎盤感染はまれである。人への感染は，*M. bovis*に汚染された畜産物（特に殺菌が不十分な乳製品）に起因することが多く，感染動物との直接接触による伝播は飼養管理者や獣医師等，限定的である。

診 断

＜症 状＞ 感染動物は臨床症状に乏しいことが多いが，進行例では発咳，呼吸困難等の呼吸器症状や体重減少，被毛失沢等の全身状態の悪化を認める。

＜病 理＞ 体内へ侵入した結核菌はマクロファージに貪食されるが，一部は殺菌されることなく増殖し，臓器および周辺リンパ節に結核結節と呼ばれる病巣が形成される。病巣は咽頭後リンパ節，気管支リンパ節および縦隔リンパ節に好発するが，肺，胸膜，腸間膜リンパ節をはじめ全身の諸臓器で観察されることもある。結核結節は，肉眼的には灰白色から黄白色を呈した粟粒大の結節で，組織学的に

は中心部に乾酪壊死層を有し，周辺を類上皮細胞やラングハンス巨細胞が取り囲む肉芽腫病変が特徴である（**写真1**）。感染が全身に広がると，肋膜や胸膜に結核結節が密発し，独特な真珠様光沢を呈することから「真珠病」と呼ばれている（**写真2**）。

＜病原・血清診断＞ 本病の診断は，ツベルクリンの皮内接種局所における遅延型アレルギー反応の程度を測定するツベルクリン検査（**写真3**）が主体である。*M. bovis*培養上清を濃縮精製したツベルクリン（purified protein derivative：PPD）を頸部皮内または尾根部皺襞へ接種し，72時間後の腫脹差により判定する。鳥型結核菌*M. avium*等の非結核性抗酸菌による感染と識別するために，牛型および鳥型ツベルクリンPPDを同時に接種し，両抗原に対する反応を比較する比較頸部ツベルクリン検査も可能である。また，試験管内細胞性免疫応答を指標とするインターフェロン・ガンマ（IFN-γ）遊離検査は，抗原特異的に産生されるIFN-γを測定するものであり，国内ではツベルクリン検査陽性牛に対して行われる。

病巣部，臓器からの菌分離は，本病の確定診断となる。結核菌群は遅発育性のため，検査材料は2～4％NaOH液等で処理した後に培地へ接種する。小川培地等の卵培地やMGIT等の液体培地を用いて，37℃で6週間以上培養する。分離菌の同定は，かつてはナイアシン試験等の生化学性状に基づいて行われたが，現在では核酸増幅法が一般的であり，結核菌群特異的遺伝子IS*6110*, IS*1081*等を検出する。

予防・治療 英国では家畜と野生動物を対象としたワクチン開発が進められているが，国内ではワクチン接種や化学療法は行わず，陽性牛は家畜伝染病予防法に基づき安楽死措置となる。患畜発生時には，疫学関連牛のツベルクリン検査と畜舎消毒（塩素剤や石灰等が有効）によりまん延防止を図る。野生動物との接触防止も有効な対策である。

（川治聡子）

38 ブルセラ症 (複)(法)(人獣)(四類感染症) （口絵写真8頁）
Brucellosis

概 要 ブルセラ属菌の感染による流産，早産，死産を主徴とする疾病。不妊，乳腺炎，関節炎を引き起こすことがある。雄では精巣炎，精巣上体炎がみられる。

宿 主 牛，水牛，豚，めん羊，山羊，鹿，いのしし，犬。その他，種々の動物および人に感染。

病 原 ブルセラ属菌は主たる宿主に基づいて，*Brucella melitensis*（めん羊，山羊），*B. abortus*（牛），*B. suis*（豚），*B. canis*（犬），*B. ovis*（めん羊），*B. neotomae*（キネズミ）の6菌種に分類されていたが，遺伝的類似性が高いことから1菌種（*B. melitensis*）にまとめられた。これまでの菌種は生物型とされている。しかし，医学，獣医学では混乱を避けるため6生物型を従来通りの6菌種として扱うことが認められている。近年，従来から知られていた菌種以外に，海洋哺乳類から*B. pinnipedialis*, *B. ceti*, ユーラシアハタネズミから*B. microti*が分離されている。

この6菌種のうち，*B. melitensis*, *B. abortus*, *B. suis*, *B. canis*は感染症法により三種病原体等に指定され，国立感染症研究所においてBSL3に分類されている。

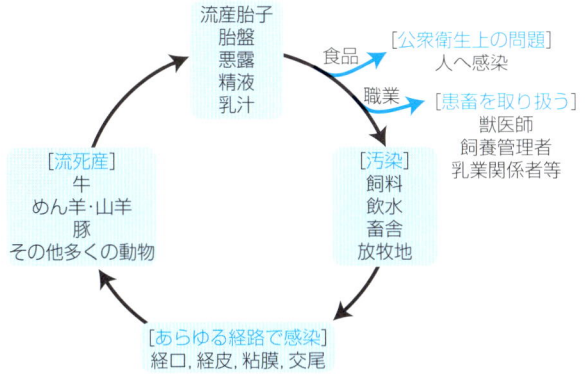

図　ブルセラ症の感染環

ブルセラ属菌は動物の細胞内で増殖する偏性好気性のグラム陰性短桿菌である。発育がやや遅く，菌分離には血清や血液を加えた培地が用いられる。*B. abortus*と*B. melitensis*は共通抗原を持つ。*B. ovis*の抗血清(抗R型血清)は，*B. abortus*と*B. melitensis*のR型変異株にも反応し凝集する。ブルセラ属菌は*Yersinia enterocolitica* O9等の病原細菌と共通抗原を持ち，交差反応する。

分布・疫学　世界各国。特に地中海地域，アラビア湾地域，インド，中米および南米では多くの発生がある。日本では1890年代後半にブルセラ属菌感染が原因と思われる牛の流産の発生が報告され，1913年に初めて*B. abortus*が分離された。次いで，他の菌種の分離も報告されている。

1953年以降，輸入されたジャージー牛から侵入したと思われるブルセラ症のまん延が問題となったが，摘発と淘汰による防疫対策を推進した結果，1970年代から発生数が減少し，日本では2021年に清浄化宣言が出された。

ブルセラ症の自然感染は経口，経皮，交尾，粘膜感染等すべての経路で成立し，動物間のみならず感染動物から人への感染もほぼ同様の経過による。流産胎子，胎盤，悪露，精液，乳汁に大量の菌が存在し感染源となる。特に汚染した飼料，飲水等を健康家畜が摂取したり，流産後子宮からの悪露が畜舎を汚染することによって同居家畜が感染する。また，人では直接流産患畜を取り扱った獣医師，飼養管理者，乳業関係者等の感染例がある。菌は乳汁中にも排出されることから公衆衛生上重要な疾病でもある。

診　断
<症　状>　牛では，流産，不妊，精巣炎，関節炎，膿瘍形成，乳房炎等がみられる。流産は妊娠7～8カ月が最も多いが，4～9カ月まで発生報告がある(写真1, 2)。その他の家畜においても同様の症状を示すが，流産は妊娠期間に関係なく起こる。

人では，発熱，関節痛，疲労，うつ状態等の症状がみられる。また，妊婦の感染例では流産も報告されている。一方，流産した動物では人でみられる発熱やその他の所見に乏しく，臨床的に感染を知ることは難しい。流産の前駆症状を示さないため予測も困難である。

<発病機序>　体内に侵入した菌はマクロファージに貪食されるが，消化を回避し細胞内で増殖する。感染初期では菌は広く全身に分布しているが，後期では乳房およびその周囲のリンパ節に限局する傾向が認められる。

妊娠動物が感染した場合，他の臓器に比較して胎盤および胎子において菌の増殖がみられる。胎盤での菌の増殖は栄養膜巨細胞において特異的に観察され，栄養膜巨細胞の機能が菌の感染によって阻害されることが流産の一誘因となっている。この栄養膜巨細胞を介して菌が胎子に感染する。また，胎子は母体にとって異物であり，免疫拒絶反応を抑制し妊娠を維持するために母体内ではTh2サイトカインが優位になっている。宿主にはブルセラ属菌の感染に応答し，Th1が誘導され菌の細胞内増殖を阻害することによって病態の進行を抑える機構が存在する。妊娠動物の場合も同様に，菌の感染によってTh1が優位になり，母体のTh1/Th2のバランスが崩れることにより流産が起こるのではないかといわれている。

<病　理>　組織学的には脾臓，肝臓，リンパ節，胎盤，子宮，乳腺，精巣等の結節性の肉芽腫病変を特徴とする。結節の中心部には細胞質の広い淡明な類上皮細胞が集合し，その周囲をリンパ球が取り囲む。不規則に線維性細胞が混入し，時に中心部は壊死または細菌の集積が認められる。

<病原・血清診断>
病原診断：流産や死産胎子の消化管内容，胎盤，悪露，乳汁，精液，リンパ節，主要臓器を採取して菌の分離培養を行う。*B. melitensis*と*B. suis*は大気中で発育するが，*B. abortus*は3～10%のCO_2を要求することがある。モルモット等の実験動物に検査材料を接種後分離する方法もある。

血清診断：牛では，急速凝集反応(写真3)で陽性の場合，ELISA, CF反応の順に検査を行う。日本における診断基準は，ELISAおよびCF反応が陽性の場合，あるいは細菌検査でブルセラ属菌が分離された場合，本症の患畜とする。

めん羊・山羊の診断法は，牛のそれと同様であるが，豚の場合，血清反応は系統により感度が異なり，かつ非特異反応が多いことに留意し，群の感染の程度を知るために用いる。

予防・治療　外国ではワクチンを使用した予防策をとっている国もあるが，日本では検疫と淘汰で清浄度を守る体制をとっているためワクチンは使用しない。本症は家畜伝染病(法定伝染病)として予防対策を実施しているため治療は行わず，患畜は淘汰する。

(度会雅久)

39　ヨーネ病(複)(法)　　(口絵写真8頁)
Johne's disease

病名同義語：Paratuberculosis

概　要　ヨーネ菌の経口感染による反芻動物の慢性消化器感染症。長い潜伏期間の後，肉芽腫性腸炎を発症し持続性下痢，削痩等を起こす。

宿　主　牛，めん羊，山羊，水牛，鹿，その他の野生反芻動物

病　原　*Mycobacterium avium* subsp. *paratuberculosis*(ヨーネ菌)。非結核性抗酸菌の一種であり，鳥型結核菌の1亜種として分類される。培地上にコロニーを形成するまでに6週以上を要する遅発育性菌であり，鉄のキレート物質であるマイコバクチン発育要求性を特徴とする。水中や低温環境下でも1年以上生存する。細胞壁は脂質に富み，抗

酸染色により赤く染色される。本亜種に特異的な遺伝子IS900を16〜18コピー保有している。

分布・疫学 世界中で発生が認められ，北米，欧州諸国での感染率が高い。日本における最初の報告は，1930年英国からの輸入牛である。1998年以降，家畜伝染病予防法第5条において少なくとも5年ごとの搾乳牛と種牛における全頭検査が義務づけられ，診断および淘汰による防疫対策を実施しているため，日本の感染率は諸外国と比較して低い。現在は年間1,000頭前後の患畜が摘発されている。

主要な感染経路は水平感染であり，患畜の糞便で汚染された餌，水，牧草等を介した経口感染であるが，重症例では乳汁感染や胎盤感染も起こる。年齢により感受性が異なり，特に6カ月齢以下の子牛が感染しやすいとされる。

体内へ侵入したヨーネ菌は，マクロファージに取り込まれたまま腸管局所および付属のリンパ節に初期病巣と呼ばれる肉芽腫を形成し，宿主の細胞免疫を誘導する。長い潜伏期間の後，感染動物は妊娠・分娩に伴う内分泌系の変化によるストレス等により発症するが，発症には至らず治癒する個体もいる。

本病は反芻動物以外に，野生鳥獣にも感染するといわれている。ヨーネ病発生農場における野うさぎや捕食者のきつね，テンにおいても菌分離や腸管感染が確認されている。また，本病は人獣共通感染症ではないとされているが，海外では人のクローン病等の自己免疫疾患との関連が報告されている。

診 断

<症 状> 感染後期の間欠性下痢からやがて持続性下痢に変わる（写真1）。乳牛の発症年齢は分娩前後の3〜5歳が最も多く，肉牛は数カ月にわたる授乳期間中に多量の菌に曝露されることから，発症年齢はやや低い。発症牛は，栄養状態の悪化による削痩，乳量低下，空胎期間延長等を示し，やがて衰弱死する。

<病 理> 感染初期には類上皮細胞肉芽腫からなる病変が回腸下部の粘膜固有層と隣接するリンパ節に限局するが，末期病変は大腸までの腸管全域に広がる。類上皮細胞肉芽腫の形成とリンパ流の停滞により通常の数倍に肥厚した粘膜面は，分厚い皺襞状に盛り上がる特徴的な"わらじ状"と表現される肉眼病変を形成する（写真2）。発症牛の腸管粘膜には，抗酸染色により，類上皮細胞や多核巨細胞の細胞質に増殖したヨーネ菌の集塊を認める（写真3）。

<病原・血清診断>

病原診断：糞便の塗抹染色により集塊状のヨーネ菌を直接検出する方法の他，マイコバクチン添加ハロルド培地（固形培地）や液体培地（MGIT Para TB medium等）を用い，糞便材料等からヨーネ菌の分離・同定を行う。遅発育性のため最大培養期間は寒天培養で4カ月，液体培養で12週とする。発育コロニーおよび液体培地の一部からDNAを抽出し，IS900をターゲットとするPCRを行い同定する。糞便や病変部組織乳剤から直接DNAを抽出し，PCRによりIS900を検出することも可能である。本検査法の特異性は高く，感度は糞便培養と同等以上である。

免疫診断：感染初期における診断法として，ヨーネ菌に対する細胞性免疫応答を指標とするヨーニン皮内反応とインターフェロン-γ検査がある。感染後期診断法として抗体検査があり，牛ではELISAが，めん羊・山羊ではCF反応がそれぞれある。

予防・治療

<予 防> 定期的検査による感染・排菌牛の早期摘発と淘汰が防疫上重要である。さらに同居子牛の衛生管理，特に成牛の糞便との接触を避けることが効果的な感染防止策となる。牛の導入にあたっては，清浄であることが確認された農場からの導入が望ましい。発生農場においては，まん延防止のための同居牛検査を行い，患畜と疫学的に関連のある牛は淘汰対象とする。消毒薬には塩素剤や石灰等が有効である。

欧米では，死菌および生菌ワクチンは感染を予防する効

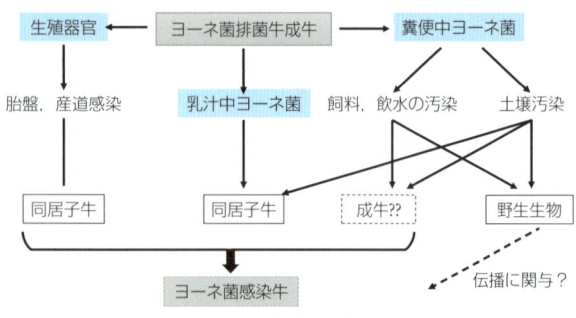

図1 ヨーネ菌の感染経路

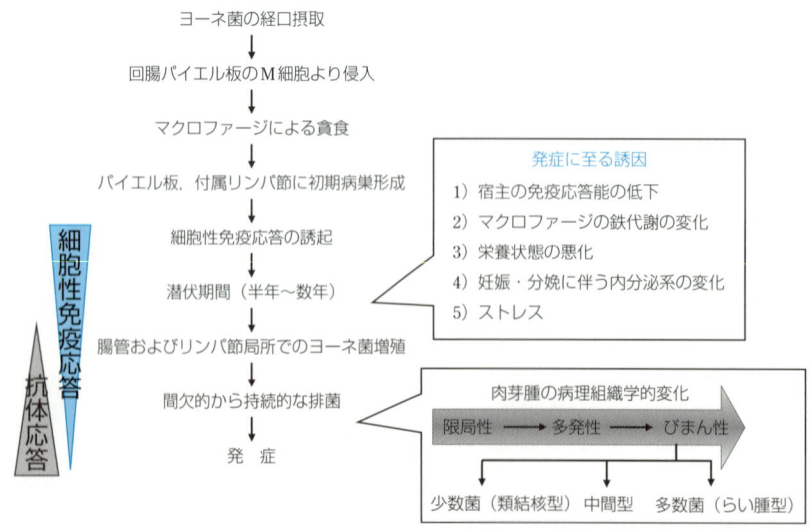

図2 ヨーネ病の発病機序

果は低いが，発病を阻止する効果を期待して使用される。しかし，日本では使用せず，家畜伝染病予防法により患畜は淘汰することで防疫を推進している。

<治　療> 化学療法による治療は困難である。

（永田礼子）

40 牛のサルモネラ症 届出(人獣) （口絵写真9頁）
Salmonellosis in cattle

概　要 サルモネラ属菌の経口感染による腸炎，敗血症，肺炎，流産等を主徴とする疾病。

宿　主 牛

病　原 *Salmonella* 属菌。腸内細菌科に属し，通性嫌気性，グラム陰性の短桿菌で，わずかの例外を除いて鞭毛を有し，運動性を示す(写真1，2)。本属は *S. enterica* と *S. bongori* の2菌種に分類され，前者は6つの亜種から構成される。この国際命名規約上の分類の他に，サルモネラでは菌体(O)抗原と2種類(1相および2相)の鞭毛(H)抗原の組み合わせによる血清型別システムが確立され，広く利用されている。これまでに2,600を超える血清型が報告されており，このうち *S. enterica* subsp. *enterica* に属する血清型に限って固有の血清型名が付与されている。多くの血清型が牛のサルモネラ症の原因となるが，特に *S. enterica* subsp. *enterica* serovar Typhimurium (*S.* Typhimurium)，*S.* Dublin, *S.* Enteritidis によるものが届出伝染病に指定されている。なお，*S.* Typhimurium の抗原構造はO抗原，1相H抗原，2相H抗原の順に 4 : i : 1, 2 と表記される。

サルモネラの病原因子はこれまでに多数報告されているが，中でも2つの異なる3型分泌機構とそこから宿主細胞に送り込まれるエフェクター蛋白質群が重要な役割を果たす。エフェクター蛋白質は細胞内シグナル伝達を撹乱することで本菌の上皮細胞内への侵入を可能とし，さらにマクロファージに貪食された後の食菌抵抗性を付与する。

分布・疫学 世界各国で発生をみる。日本において，乳用牛で最も分離頻度が高い血清型は *S.* Typhimurium で，4 : i : -, *S.* Newport, *S.* Dublin, *S.* Enteritidis 等がこれに次ぐ。肉用牛でも *S.* Typhimurium の分離頻度が最も高く，*S.* Dublin, 4 : i : -, 4 : d : -, *S.* Stanley 等がこれに次ぐ。なお，4 : i : - は *S.* Typhimurium の2相H抗原を発現しない変異型であり，行政的には *S.* Typhimurium として扱うこととされている。

サルモネラの農場への侵入ルートとしては保菌牛の導入，鳥類を含む野生動物による持ち込み，あるいは汚染飼料を介した感染の可能性等が考えられる。感染ルートは主に経口であり，胃を通過して小腸に到達したサルモネラはそこで増殖して下痢を引き起こす。下痢便に含まれる大量の菌が環境を汚染し，他個体への感染源となる。本菌は自ら上皮細胞に侵入する能力を有しており，子宮，結膜，呼吸器等の上皮から侵入する可能性も指摘されている。

診　断

<症　状> 6カ月齢以下の子牛では，サルモネラは血清型を問わず腸炎を起こすことが多く，発熱，食欲不振，重度の下痢，脱水等が認められる。下痢便は水様で粘液，偽膜，血餅を混じることがある。*S.* Dublin の場合，他の血清型とはやや異なり，感染履歴のない農場に侵入した場

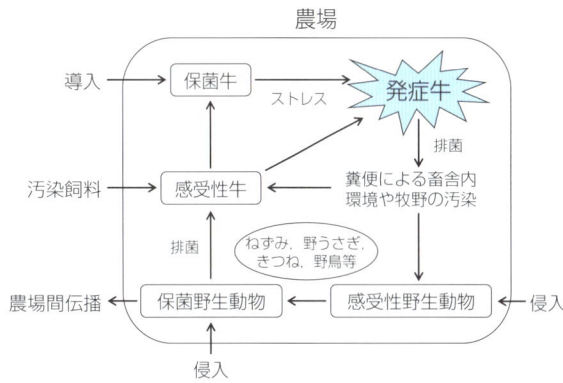

図　牛のサルモネラ症の感染環

合，甚急性の敗血症を起こし，1～2日で他に症状を認めることなく死亡することがある。この時，下痢便中には多量の菌が含まれる。慢性例では糞便中への排菌は必発ではなく，体温の軽度上昇，被毛粗剛，発育不良，骨髄炎や関節炎に基づく跛行等が認められる。

搾乳牛では食欲不振に続いて発熱が認められる。軟便から偽膜を混じた下痢便まで便の状態は様々で(写真3，4)，肺炎症状を認めることもある。起因菌は *S.* Typhimurium であることが最も多いが，他にも多くの血清型の分離報告がある。妊娠後期の黒毛和種に *S.* Dublin が感染すると急性の胃腸炎に加えて，早・流産を引き起こすことが知られている。

<発病機序> 経口的に摂取され，腸管に到達したサルモネラは組織内に侵入し，樹状細胞やマクロファージに貪食され，食胞内に取り込まれる。通常，食胞内の細菌はリゾチームの作用で消化されるが，サルモネラはこれを回避して細胞内で生残，増殖する能力を有する。樹状細胞やマクロファージの寿命は長く，他の組織に移動するので，サルモネラは全身に播種され，敗血症，肺炎，流産といった全身感染を引き起こす。リンパ系組織等にとどまり，無症状で保菌状態になる個体の存在が示唆されており，そのような個体では何らかのストレスが誘因となってサルモネラが増殖を始め，症状が再発すると考えられる。一方，下痢の誘発には自然免疫応答が重要な役割を果たす。粘膜内に侵入したサルモネラは樹状細胞やマクロファージ等の細胞表面に存在するパターン認識レセプターに認識され，細胞内シグナル伝達を誘導する。その結果，サイトカインやケモカインの分泌が促され，粘膜への好中球浸潤が誘導される。浸潤した好中球は細胞外サルモネラの除去に役立つ一方，過剰な浸潤が腸管組織の破壊につながり，結果として偽膜の形成や下痢が引き起こされる。

<病　理> 下痢症例では腸間膜リンパ節がうっ血，腫大し，小腸の菲薄化と充・出血が認められる(写真5)。腸内容は悪臭のある黄白色ないしは褐色の水様から泥状で，カタル性偽膜性腸炎を示す。脾腫，黄疸，肺炎等を伴うことがあり，肝臓に小壊死巣(チフス様結節)が認められる場合がある。肺炎を伴う症例では肺の限局性肝変化が認められるが，急性敗血症例では特徴的な所見に欠ける。

<病原・血清診断>

病原診断：死亡個体の主要臓器，血液，腸内容物，発症個体の糞便等の他，必要に応じて悪露，流産胎子，環境検体等を検査材料として菌分離を試みる。選択培地に直接塗抹

すると同時に，菌数が少ない場合に備えて増菌培養を行う。選択培地としてはDHL寒天培地やMLCB寒天培地の他，複数の酵素基質培地が実用化されている。増菌培地としては材料が糞便の場合，ハーナ・テトラチオン酸塩培地を，比較的汚染の少ない臓器材料の場合はラパポートまたはその変法培地を用いる。サルモネラ様コロニーが分離された場合は，TSI寒天培地とLIM培地で生化学的性状を確認し，市販の抗血清を用いた血清型別を実施する。

血清診断：群単位での汚染状況を把握するため，菌体表面のリポ多糖（Lipopolysaccharide：LPS）抗原を用いたELISAが利用できる。

遺伝子診断：特異的遺伝子のPCR検出により，サルモネラ属菌や$S.$ Typhimuriumの同定が可能である。また，届出伝染病に指定されている血清型であるか否かを迅速に特定するためのPCRが実用化されている。

予防・治療

＜予　防＞　保菌牛の導入を防ぐため，導入時に隔離飼育と糞便検査を行う。摘発された保菌動物は確実に除菌する。飼養衛生管理を適切に行い，動物にストレスを与えないよう注意する。鳥類を含む野生動物やねずみによりサルモネラが農場に持ち込まれないよう，野生動物の侵入防止やねずみの駆除を行う。定期的な畜舎内外の清掃・消毒も重要である。$S.$ Typhimuriumと$S.$ Dublinに対する2価の不活化ワクチンが市販されているが，その効能は発症予防である。

＜治　療＞　サルモネラ症が発生した場合には同居牛の糞便検査を行い，保菌牛を隔離するとともに抗菌薬治療を行う。牛由来サルモネラは多剤耐性を示す場合が多いので，分離菌の薬剤感受性試験を行い，感受性の薬剤を使用する。下痢による脱水症状の激しい牛ではリンゲル液の注射，経口輸液剤の投与等，対症療法を行う。

（秋庭正人）

41-1 牛の乳房炎
Mastitis

概　要　乳房内への微生物の感染等によって引き起こされる生体側の防御・組織修復反応に伴う乳房内炎症の総称である。

宿　主　牛，山羊，めん羊

病　原　主として細菌の感染が原因となるが，まれに真菌，藻類，マイコプラズマも原因となる。病原細菌は，感染乳房から搾乳を介して伝染する伝染性原因菌と，畜舎環境中に常在し環境から直接乳房に感染する環境性原因菌に大別される。主な伝染性原因菌として*Staphylococcus aureus*，*Streptococcus agalactiae*，*Corynebacterium bovis*，*Mycoplasma bovis*が挙げられる。一方，主な環境性原因菌としては腸内細菌目細菌（*Escherichia coli*，*Klebsiella pneumoniae*，*Proteus mirabilis*，*Serratia marcescens*等），コアグラーゼ陰性ブドウ球菌（coagulase negative staphylococci：CNS），*Streptococcus agalactiae*以外のレンサ球菌（other streptococci：OS），腸球菌，*Trueperella pyogenes*，*Pseudomonas aeruginosa*，酵母，藻類の*Prototheca bovis*等が挙げられる。特に，畜舎内の湿潤な環境を中心に生息する*P. aeruginosa*や*P. bovis*による乳房炎は難治性である。

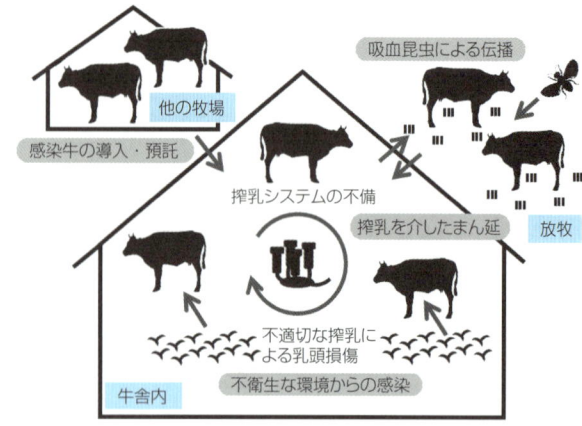

図　牛の乳房炎の主な感染機構

分布・疫学　乳牛においては，乳房炎は病傷事故の30.6%，死廃事故の7%を占め，乳牛の疾病の中で最も頻発する疾病である。外的要因として牛舎構造，換気，牛を取り巻く衛生管理の失宜等が挙げられ，暑熱や変敗飼料の給餌等の栄養面でのストレスも乳房炎発生の重大な要因となる。

一方，内的要因としては遺伝，乳期，年齢，乳頭の状態，他の疾病の存在等が挙げられる。伝染性乳房炎の場合，牛の導入，搾乳衛生の失宜や搾乳機器の不調による乳頭の損傷等が発生要因となる。

環境性乳房炎の場合，牛舎環境や牛体の衛生管理が最大の発生要因となる。また，未経産乳房炎は放牧等における昆虫との接触が発生の誘因となる。

診　断

＜症　状＞　臨床症状の有無により臨床型乳房炎と潜在性乳房炎に大別される。臨床型乳房炎は乳房・乳汁に肉眼的な異常を認め，時には発熱・下痢・食欲不振等の全身症状を伴う。その中において重篤な症状を示すものを甚急性乳房炎という。潜在性乳房炎は乳房・乳汁に肉眼的な異常を認めないが，乳汁中の体細胞数の増加と微生物の存在を認め，泌乳の低下を引き起こす。

＜発病機序＞　乳房炎は微生物の乳房内への侵入が契機となる。微生物は通常乳頭口から乳管，乳腺へと侵入するが，マイコプラズマのように血流を介し下行性に侵入するものもある。乳房への侵入は乳頭管に充填されているケラチンプラグや乳頭管上部にあるフルステンベルグのロゼットと呼ばれる免疫細胞の集積している第一次バリアをすり抜けて侵入し，乳腺に定着して炎症を誘起し，初めて乳房炎を発症する。

＜病　理＞　急性乳房炎では間質・乳腺胞・乳管への炎症性細胞の強い浸潤，腺胞や乳管の上皮細胞の変性・剥離が認められる。慢性乳房炎では間質の増生，腺胞の萎縮，乳管上皮の肥厚等が散見され，間質にはリンパ球や形質細胞，腺胞には好中球の侵入が認められる。また，厚い結合組織に取り囲まれた膿瘍が確認される場合がある。潜在性乳房炎では腺胞内に細胞浸潤は認められるが変性の程度は軽く，乳管では病変がない場合も多い。

＜病原・血清診断＞　農場では，ストリップカップ法（黒布法），California mastitis test（CMT）変法，電気伝導度により診断する。また検査機関において体細胞数，N-acetyl-β-D-glucosaminidase（NAGase）活性値の測定や細菌培養検査を行う。

予防・治療
＜予 防＞ 推奨される搾乳手順の励行，搾乳機器の保守管理，牛の取り巻く環境の衛生管理が予防の基本である。またバルク乳の定期的な細菌培養検査を行うことにより伝染性乳房炎原因菌と環境性乳房炎原因菌の浸潤状況を確認し，牛群の衛生的乳質を監視することが重要である。

＜治 療＞ 乳房内への抗菌薬の注入が治療の基本であるが，正しい原因菌の同定とそれに対する薬剤感受性試験に基づく抗菌薬の選択が重要である。また症状が全身に及ぶ場合は，全身に適切な抗菌薬の投与を行い，重篤な場合は対症療法として，輸液，デキサメサゾンの投与，オキシトシンの投与と頻回搾乳，乳房洗浄等が行われる。

(河合一洋)

41-2 牛の腸内細菌目細菌による乳房炎
Coliform mastitis

概 要 腸内細菌目細菌が原因となって起こる乳房炎であり，急性乳房炎や重篤な甚急性乳房炎を引き起こす。

宿 主 牛，山羊，めん羊

病 原 腸内細菌目細菌（*Escherichia coli*, *Klebsiella pneumoniae*, *Proteus mirabilis*, *Serratia marcescens*, *Enterobacter cloacae*等）が原因となる。

分布・疫学 牛を取り巻く環境衛生，気候，温度，牛床の敷料の種類・交換頻度等の環境要因と関係が深く，気温が上昇し環境が粗悪になりがちな夏〜秋にかけて発生率が上昇する。また分娩や高泌乳生産，夏の暑熱のストレス等により，牛の抗病性が低下すると重篤な症状を引き起こす。

診 断
＜症 状＞

急性乳房炎：通常，感染が起きると発熱等の全身症状を伴い，乳房の熱感，腫脹，硬結等の局所症状を示す。特に他の乳房炎より腫脹，硬結が明瞭な場合が多い。乳汁は多くの凝塊を含む水様，希薄な乳白色や黄白色を呈し，乳量は著しく減少する。早期に治療すれば2〜3日のうちに症状が回復し泌乳産も回復するが，治療が遅れ乳腺組織の損傷が著しい場合は泌乳停止に陥る。しかし，乾乳期を経て次乳期に泌乳を回復する場合もみられる。

甚急性乳房炎：初期は乳房の熱感，腫脹，硬結と体温の上昇，飲食廃絶，心拍数の増加，水瀉性下痢を呈する。時間が経過するにつれ，エンドトキシンにより眼粘膜の充血，外陰部粘膜の充血等のDIC（播種性血管内凝固症候群）を引き起こし，脱水，耳介の冷感，体温・皮温の低下を認め起立困難に至る。治療により回復しても乳房は泌乳停止に陥ることが多く，治療後の泌乳の回復は早期の適切な治療に委ねられている。

時には乳房および乳頭に冷感，乳房に紫斑を呈し，時間の経過とともに罹患分房のみが壊死脱落するものもある。このようなタイプを壊疽性乳房炎という。しばしば起立困難を伴う重篤な症状を呈し，死亡に至ることも少なくない。

＜発病機序＞ 病勢を左右する最も重要な要素は，細菌増殖の初期段階でどれだけ早く好中球が乳汁中に遊走するかにかかっている。特に分娩直後においては，乳中ラクトフェリン濃度の減少や好中球遊走能の低下，免疫グロブリン濃度の減少等で乳房内の細菌発育阻止能が低下し，乳房炎が発症しやすい状況となっている。

＜病 理＞ 飲食廃絶を呈し脱水が進行するとともに，血液濃縮が起きヘマトクリット値が上昇する。特に甚急性では白血球の著明な減少が認められ，血液凝固系亢進異常により血小板が消費されることによる血小板の著明な減少と血小板凝集能の低下が認められる。エンドトキシンは血管内皮傷害により内因系凝固を異常亢進させ，また単球を刺激して，組織トロンボプラスチンを産生させ，外因系凝固を異常亢進させる。

予防・治療
＜予 防＞ 牛を取り巻く環境を清潔に乾燥した状態に保つことと，暑熱のストレスを回避し，適正な飼養管理により牛の健康を維持することで抗病性の低下を防ぐことが重要である。また，乾乳期における大腸菌の新規感染を防ぐために，感染頻度の高い乾乳後2週間と分娩予定前2週間における乳頭シールド剤の応用も有効である。さらに多発牛群では，乳房炎ワクチンを投与することにより感染時の症状の重篤化の緩和を促すことも有用である。

＜治 療＞ 急性乳房炎で全身症状を伴うものについては，有効な抗菌薬の局所および全身投与ならびに補液による対症療法を行う。

甚急性乳房炎については，早期の原因菌の排除とエンドトキシンおよびサイトカインショックの緩和を考えなければならない。オキシトシンを使用し罹患分房の頻回搾乳を行いながら，有効な抗菌薬の局所および全身投与を行う。また生理食塩水による乳房内洗浄も有効である。エンドトキシンによって循環血漿量が低下しショックに陥っている症例に対する血行動態の改善のために，初期の段階で7.2％高張食塩水（HSS）2〜3Lを静脈内に急速投与する。その他の対症療法として，できるだけ早期に抗サイトカイン作用を目的としたデキサメサゾン10mgの投与，抗エンドトキシン作用を目的としてウルソデオキシコール酸500〜1,000mgの投与，抗DIC作用を目的としてヘパリン5〜10万単位の投与を行い，特に下痢を伴い皮温低下または起立困難に陥っている場合はCa剤を投与する。一般に，早期発見，早期治療を行ったものは予後良好であるが，治療が遅れるにつれて治癒率は低下する。

(河合一洋)

42 牛の出血性敗血症（法） (口絵写真9頁)
Hemorrhagic septicemia

概 要 *Pasteurella multocida*莢膜抗原型BもしくはEの感染による全身の皮下，臓器粘膜・漿膜の点状出血を伴う急性敗血症である。

宿 主 牛，水牛，めん羊，山羊，鹿，豚，いのしし，ラクダ，象

病 原 *P. multocida*の莢膜抗原型がBおよびE，菌体抗原型が2および2・5よりなるB：2，B：2・5もしくはE：2によって起こる。本原因菌はグラム陰性通性嫌気性の卵円形〜小桿菌で，極染色性を示す（**写真1，2**）。非運動性，非溶血性で，血液寒天培地に発育するが，マッコンキー寒天培地には発育しない。カタラーゼ陽性，オキシダーゼ陽性，インドール産生，ウレアーゼ非産生，硝酸塩

牛●細菌病

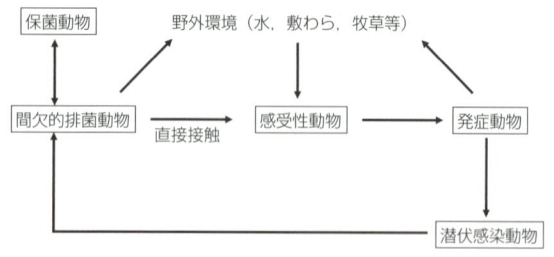

図　牛の出血性敗血症の感染環

還元陽性，ブドウ糖を発酵的に分解する。莢膜は病原性に関与し，莢膜保有株はムコイド型の集落を形成し病原性が強い。一方莢膜非保有株は非ムコイド型集落を形成し病原性は弱い。本菌は，Carterの5種の莢膜抗原(A, B, D, E, F)とHeddlestonの菌体抗原(1～16)を保有し，前者は間接赤血球凝集反応もしくはmultiplex PCRにより，後者は免疫拡散法により型別できる

分布・疫学　出血性敗血症は，主に水牛および牛に莢膜抗原型がB型またはE型のP. multocidaが感染することにより起こる急性で致死的な敗血症であることから，家畜飼育農家にとっては深刻な経済的損失を引き起こす。

　本症は中近東，アフリカおよび中南米諸国では発生が報告されているが，日本，オーストラリア，カナダ，西欧では発生がみられない。東南アジア，中近東，アフリカおよび中南米諸国等の発生がみられるほとんどの地域では，血清型B：2型が原因菌であるが，アフリカでは血清型E：2型が多い。

　1年を通じて発生がみられるが乾期の終わりから雨期にかけて多発する傾向がある。また過労，体調不良やストレス等も発生の誘因となる。本症は伝染力が高く，感染動物は発症時に膨大な数の菌を排出するため，わずか1～2頭の動物から近くの動物に次々と感染を起こし，極めて迅速に集団発生に至る。

　P. multocidaは，牛，水牛だけでなく象，ヤク，ラクダ，めん羊，山羊，豚等からも分離され，これらの動物に本症に類似した疾病を起こすが，この中で特に感受性が高いのは水牛である。健康な牛や水牛の約5％が保菌動物であると考えられる。それらの保菌動物や発症した動物からの鼻分泌物の直接接触もしくは飛沫，またP. multocidaに汚染された牧草，敷わら，飲水等から経気道または経口的に感染が起こる。感染は扁桃より始まり，他の感受性動物に感染が伝播し集団発生する。感染後数日で症状が現れ，発症牛のほとんどが8～24時間以内に死亡する。

診　断

＜症　状＞　甚急性または急性に経過し，甚急性では突然死する。急性では発熱，元気消失，流涎，流涙，粘液様鼻汁，反芻停止等がみられ，下顎，頸側部等が腫脹し，咳，呼吸困難等が起こり横臥する。浮腫は咽喉頭，耳下腺から胸部に及ぶことがある。発症から死亡までの経過は概ね数時間から2日間であり，回復することはほとんどない。類症鑑別として，炭疽，気腫疽や悪性水腫等との鑑別が重要であるが，発生状況や血液がタール様ではないことで炭疽と，筋肉病変の相違で気腫疽や悪性水腫と本症が鑑別できる。

＜病　理＞　甚急性例では顕著な所見は認められないが，甚急性水腫型では咽喉，頭部等における高度の水腫を認める。急性例では下顎，頸部，胸前の皮下に膠様浸潤が認められ，胃壁や腸管の漿・粘膜面，心膜等には広範な点状の充・出血がみられる。発症からの経過が比較的長くなると肺の充血や浮腫，線維素性心外膜炎が認められる。

＜病原・血清診断＞

病原診断：発症牛の血液または実質臓器の塗抹・染色標本中に極染色性の球桿菌もしくは短桿菌を認める。血液や臓器乳剤を血液寒天培地で好気的に分離培養を行うと，灰白色のムコイド型集落がみられ，次いでその純培養菌について生化学的性状試験や血清型別を行い，BもしくはE型P. multocidaと同定されたら，本症と診断できる。同定法としては，純培養菌を使った特異的なPCR法による方法も有用である。また莢膜抗原型別もPCR法を用いた型別が可能である。

血清診断：本症は急性経過をたどるため，血清診断は実用的ではない。

予防・治療

＜予　防＞　発生地域では，流行している血清型に属する菌株の死菌にアジュバントを添加した不活化ワクチンが使用されている。現在日本では発生の報告はないが，原因となる抗原型の菌が持ち込まれないよう輸入動物の検疫が重要である。

＜治　療＞　本症は，甚急性または急性経過をとるので的確な治療法はない。

（田邊太志）

43　子牛のパスツレラ症
Bovine pasteurellosis

概　要　*Pasteurella multocida, Mannheimia haemolytica, Bibersteinia trehalosi*の単独または混合感染による牛，特に子牛の重度の気管支肺炎または胸膜炎。輸送熱とも呼ばれる。

宿　主　子牛

病　原　莢膜抗原A型のP. multocidaと，血清型A1・A6のM. haemolyticaが主たる病原体である。その他にもP. multocidaの莢膜抗原型D型やF型の報告もあり，またB. trehalosiによるものも報告されている。

分布・疫学　北米での発生が多く報告されており，経済的損失が大きいため重要視されている。日本国内でも発生がみられる。子牛によるものが多いが，成牛での発生も認められる。輸送，飼育環境や気候の変化等のストレス感作，牛パラインフルエンザ3ウイルス，牛伝染性鼻気管炎ウイルス，牛RSウイルスや牛ウイルス性下痢ウイルス等のウイルス感染，*Trueperella pyogenes*等の他の細菌や*Mycoplasma bovis*等との混合感染により肺炎を起こす。

診　断

＜症　状＞　発熱，元気消失，膿様鼻汁，流涙，発咳，呼吸促迫等がみられる。混合感染によって，より症状が顕著になる。罹患率は50％ともいわれ，経済的損失が大きな疾病の1つでもある。

＜病　理＞　M. haemolyticaによる感染では，肺の前腹部に大葉性病変がみられ多発性凝固壊死の形成や凝固壊死層の周囲には，本菌が産生したロイコトキシンにより浸潤した好中球の変性壊死巣が燕麦状の独特の形態を示す。また

小葉間結合織の拡張や胸膜のフィブリン沈着がみられる。*P. multocida*および*B. trehalosi*の感染では一般的に特徴に乏しい気管支肺炎像を呈する。

＜病原・血清診断＞　気管支肺胞洗浄液または肺病変組織から5％羊脱線維素血液加寒天培地等を用いて菌の分離培養を行う。培養は37℃で好気または微好気で培養する。菌の同定は生化学的性状試験等の結果を元に行う。またPCR法による同定も有用である。

予防・治療
＜予　防＞　*M. haemolytica*の産生するロイコトキシンのトキソイドと血清型1型の莢膜抗原からなるワクチン，*M. haemolytica*，*P. multocida*と*Histophilus somni*の不活化混合ワクチンが有効である。またストレスの軽減と飼育環境の改善も発生を抑止する上で有効である。
＜治　療＞　ペニシリン系，テトラサイクリン系，セフェム系，フルオロキノロン系等が有効であるが，抗菌薬の選択には，耐性菌を考慮し適正使用・慎重使用に務めるべきである。

（田邊太志）

44　牛カンピロバクター症（届出）
Bovine genital campylobacteriosis

概　要　*Campylobacter fetus*による伝染性低受胎や散発性流産などの繁殖障害を主徴とする疾病で，世界各地で発生が認められる。

宿　主　牛，水牛，羊
病　原　*C. fetus*。*C. fetus*は鞭毛を有するグラム陰性らせん状菌であり，微好気条件下で発育する。至適発育温度は37℃で，食中毒菌として重要視される*C. jejuni*や*C. coli*とは異なり42℃では発育しない株が多い。*C. fetus*はS-layerと呼ばれる構造を菌体表層に有しており，宿主血液中の補体による殺菌に抵抗性を示すため，全身感染を起こしやすいと考えられている。本菌は3つの亜種(subsp. *fetus*, *venerealis*, *testudinum*)に分類されているが，家畜で問題となるのはsubsp. *fetus*およびvenerealisである。両亜種は主たる定着部位，伝播様式，症状，予後等が大きく異なるため，鑑別が重要となる。subsp. *testudinum*は主に爬虫類に保菌されており，人での感染事例が報告されている。

分布・疫学　世界各地で発生が認められるが，人工授精が普及している先進国では減少傾向にある。日本では発生はまれで，近年ではsubsp. *fetus*による流産事例が散発的に発生している。また，家畜改良増殖法に基づく種畜検査において，包皮腔内洗浄液からたびたび同亜種が検出されている。subsp. *fetus*は牛や羊の腸管および胆嚢に保菌され，主に糞便に汚染された飼料や水の摂取を介して伝播する。経口感染後に一時的な菌血症が生じ，時として胎盤や生殖器に移行すると考えられている。また，交配や人工授精による感染も報告されている。subsp. *venerealis*は生殖器親和性が強く，自然交配による繁殖を行っている地域では広くまん延している。感染個体との自然交配や，菌に汚染された精液，器具を介した人工授精により伝播する。subsp. *venerealis*は感染雄牛の包皮腔に終生定着するといわれている。

診　断
＜症　状＞　*C. fetus*に感染した雄牛は何の症状も示さず保菌牛となる。精液にも異常は認められない。一方，subsp. *fetus*に感染した雌牛では妊娠中期を中心に散発性の流産が認められる。subsp. *venerealis*に感染した雌牛は，不規則な発情周期の回帰を特徴とした不妊や低受胎となり，牛群の受胎率は10〜20％程度，時には大幅に低下する。不妊牛や低受胎牛では軽度の子宮内膜炎が認められる。また，感染牛群の一部に流産が生じる。subsp. *venerealis*による本症が牛群の繁殖成績に強い影響を及ぼすのは感染後数カ月から1，2年で，その後は免疫獲得を主因とする子宮からの病原体排除により繁殖成績は改善するが，腟からは排除されず保菌牛となると考えられている。
＜病　理＞　雄では病理的変化は認められない。雌では肉眼所見として，軽度の子宮内膜炎と頸管炎，腟粘液の漏出が認められる。組織学的所見としてはびまん性のリンパ球および形質細胞浸潤，リンパ濾胞形成，子宮腺の嚢胞化がみられる。胎盤病変はブルセラ病に類似するが，その程度は軽度である。流産胎子は外見的に正常であるが，皮下織に膠様浸潤，胸水や腹水の増量が認められる。また，肝臓に黄色の壊死巣が確認されることがある。
＜病原・血清診断＞　検査材料として，雄では精液や包皮腔内洗浄液，雌では腟粘液や流産時の胎盤，流産胎子では胃内容や盲腸内容を用いる。菌分離にはSkirrow培地等の選択培地を用い，微好気条件下で培養する。subsp. *venerealis*は，*C. jejuni*や*C. coli*の検査に汎用されているmCCDA培地等の選択培地に含まれる抗菌薬に感受性傾向で，生育しない株が多いため注意が必要である。また，直接鏡検に用いる材料または発育コロニーを塗抹標本とした蛍光抗体法により，*C. fetus*を特異的に検出することができる。亜種の鑑別法としては，1％グリシン添加培地上での生育の有無や硫化水素産生性等を確認する各種生化学性状試験の他，亜種特異的PCR法が用いられている。

予防・治療　保菌牛が摘発された場合，雌では抗菌薬投与と子宮洗浄により治療する。抗菌薬としてペニシリン・ストレプトマイシン合剤，子宮洗浄にはポビドンヨードを用いている事例が多いが，近年では薬剤耐性株の分布拡大が懸念されるため，使用前に感受性を確認する必要がある。雄では同様に抗菌薬の投与と包皮腔内洗浄を行うが，特にsubsp. *venerealis*の完全な除菌は困難であるため，淘汰が望ましい。

予防には採取精液の検査と定期的な種雄牛の細菌学的検査が重要となる。感染の早期発見には，牛群の受胎率を可能な限り正確に把握しておくことが必要である。海外ではワクチンが使用されている地域があるが，国内では用いられていない。

（岩田剛敏）

45　レプトスピラ症（複）（届出）（人獣）（四類感染症）
Leptospirosis　　　　　　　　　　（口絵写真9頁）

概　要　病原性レプトスピラ感染による急性熱性疾患および流産や乳量低下。また腎臓や生殖器への慢性感染に伴う繁殖障害。

宿　主　ねずみやいのしし等の野生動物が病原性レプトス

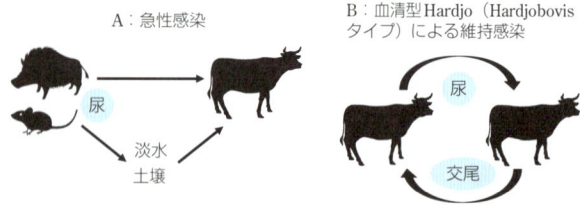

図 レプトスピラの感染環

ピラの自然宿主（維持宿主）であり，特定の血清型のレプトスピラを腎臓に長期間保菌し尿中に排出する。牛や豚も特定のレプトスピラ血清型の維持宿主になる。

病原 レプトスピラ症の起因病原体は，レプトスピラ目レプトスピラ科レプトスピラ属の細菌（スピロヘータ）である（写真）。レプトスピラ属は68種からなり，人や動物に対して病原性のある種だけなく，環境中に存在し，人や動物へ感染性のない種も存在する。またレプトスピラは，凝集素交差吸収試験に基づいた免疫学的性状により300以上の血清型に分類され，抗原性の似た血清型は29の血清群にグループ化されている。家畜伝染病予防法では，Australis, Autumnalis, Canicola, Grippotyphosa, Hardjo, Icterohaemorrhagiae, Pomonaの7血清型によるレプトスピラ症が，牛，水牛，鹿，豚，いのしし，犬で届出対象（届出伝染病）となっている。レプトスピラ症は人獣共通感染症であり，人では感染症法の四類感染症となっている。

レプトスピラは維持宿主の腎臓の尿細管に定着しており，尿とともに排出されるが（後述），湿潤，中性の環境下では少なくとも数週間は病原性を維持したまま生存できるとされている。レプトスピラは熱（50℃10分で死滅。ただし血液中では30分），乾燥，酸に弱く，消毒用アルコール，次亜塩素酸ナトリウム溶液，ヨード剤等で消毒できる。

分布・疫学 牛および豚のレプトスピラ症の発生は世界各地で報告されているが，国内の報告数は過去10年で牛は8例，豚は4例と非常に少ない。しかしながら，牛の腎臓や豚の早死産胎子の20％以上からレプトスピラDNAが検出されたとの報告もあり，実態は過小評価されていると考えられる。病原性レプトスピラは維持宿主の腎臓の近位尿細管に定着しており，尿とともに排出される。したがって，維持宿主の尿や尿に汚染された淡水や土壌を介して，経皮的あるいは経粘膜的にレプトスピラに感染する。また牛では雄の精嚢や雌の膣や子宮，卵管，卵巣等の生殖器にも定着しており，交尾，交配および人工授精による感染も示唆されている。

診断
＜症　状＞ 牛の急性感染では，発熱，溶血性貧血，血色素尿，黄疸等の症状が現れる。妊娠牛が感染した場合は流産や死産，乳牛の場合は乳量の低下や無乳がみられることがある。牛は血清型Hardjo（HardjobovisタイプおよびHardjoprajitnoタイプ）の維持宿主であるが，Hardjobovisの慢性感染は不妊や流産，死産等の繁殖障害を引き起こすことがある。豚では，出血や黄疸，腎不全がみられ，妊娠中の感染では流産や死産が起こることがある。
＜病　理＞ 急性感染例では，黄疸や点状あるいは斑状出血が臓器や皮下組織，粘膜に認められる。慢性感染例では腎臓表面に瘢痕がみられることがある。組織学的には，腎臓では糸球体および近位尿細管の壊死，点状あるいは斑状出血が起こる。肝臓では胆汁うっ滞および壊死が広範囲に及ぶ。慢性感染では腎臓での尿細管や糸球体の萎縮，リンパ球の間質への浸潤がみられる。

＜病原・血清診断＞ 病原体の分離は，急性期の場合，抗菌薬投与前の発熱期の血液や尿を用いて行う。一方，維持宿主からの分離では尿や腎臓，また牛では生殖器も検体となる。流死産胎子からも病原体は検出される。血液や尿は採取後速やかに1，2滴を5mLのコルトフ培地やEMJH培地（液体あるいは半固形培地）に接種する。腎臓は皮質部分を5mm角程度切り出して磨砕し，培地に接種する。培養は30℃で最長3カ月間行う。EMJH培地では培養が困難なレプトスピラのためにT80/T40/LH培地やHAN培地がある。

これらの検体は，コンベンショナルあるいはリアルタイムPCRによるDNA検出の検体にもなる。DNA検出のための検体は採取後速やかに凍結する。

抗体検出によるレプトスピラ症確定診断のためには，発症直後の血清と発症後10日から2週間程度の血清（ペア血清）とレプトスピラ生菌を用いて顕微鏡下凝集試験を行い，抗体陽転あるいは4倍以上の抗体価上昇を確認する。

予防・治療 血清型Hardjoの感染予防に有効とされる牛のワクチンが存在する。急性感染の治療には，ストレプトマイシン，テトラサイクリン，ペニシリン等が有効である。腎臓に定着した菌の除去にはストレプトマイシンが有効とされている。防疫対策としては，ねずみ等の野生動物（維持宿主）の畜舎等への侵入を防ぐことが重要である。また飼育動物や新たに導入する動物のレプトスピラ保菌の検査および治療，必要であればワクチン接種が維持感染を防ぐために重要である。

（小泉信夫）

46 気腫疽（複）（届出）
Blackleg

（口絵写真10頁）

概　要 *Clostridium chauvoei*の感染によって起こる筋肉や皮下組織の出血およびガス壊疽を主徴とする主に反芻動物の急性致死性感染症。

宿　主 牛，水牛，羊，山羊，鹿等の反芻動物。まれに豚，馬。日本において基礎疾患を有する人がガス壊疽で死亡した際に病変より本菌が分離された例があるが，人への病原性は確定していない。

病原 *C. chauvoei*はグラム陽性偏性嫌気性中桿菌で芽胞を形成する。周毛性の鞭毛を有しているため運動性を示し，分離初期には寒天培地上で培地表面全体に薄く広がる傾向にある（swarming）。莢膜は形成しない。芽胞は隆起した卵型の偏在性である。血液寒天培地上に嫌気条件下で培養すると，周辺が隆起し中央が陥没したボタン上の集落を形成する。産生するヘモリジンや*Clostridium chauvoei* toxin A（CctA）により不完全であるが溶血性を示す。土壌や河川等の環境中に芽胞の状態で生存し，動物の腸管にも自然に存在する。創傷部から侵入し，消化管で増殖することにより発症する（写真1，2）。

分布・疫学 世界中で発生がみられる。温暖な地方で比較的発生が多い。発生は散発的であるが，農場周辺で土の掘り起こし後や洪水の後で集団発生が起こることがある。日

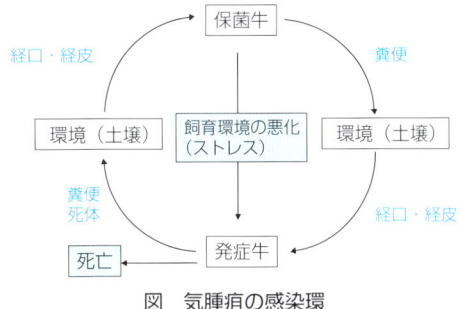
図　気腫疽の感染環

本では特定の地域で年間数十頭前後の発生が認められたが，ワクチン接種の普及に伴い減少し，現在は年間数例の発生にとどまっている。ほとんどの症例は6カ月から3歳齢の若牛が罹患しやすいが，6カ月未満や10～12歳齢の牛においても発症する可能性がある。

2020年には日本で初めて，豚における発生が報告された。めん羊での発生は日本ではほとんどみられないが，ニュージーランドでは断尾，去勢，毛刈りによる傷や分娩時の裂傷等が原因で発症する個体が頻繁にみられる。致死率はほぼ100％である。

診　断
＜症　状＞　発症は突然であり，前兆なく死亡している場合もある。最初に40～42℃の発熱があるが，臨床症状が明らかになる頃には体温は正常または正常未満になることがある。腰，肩，胸，背中，首等に腫脹が認められる。腫脹部は急速に広がり，冷性または熱性で浮腫性を示す。その後，腫脹部は冷感を帯び，無痛性で圧すると捻髪音が聞かれる。

局所リンパ節は腫脹し充血，疼痛があり，運動機能障害を起こして跛行を呈する。筋組織は暗赤色となり，大量の気泡が認められる。経過は激烈で発病後12～24時間以内に死亡する。まれに病変部が心筋層と横隔膜に限定される場合があり，症状としては呼吸や心音の異常を示す。

豚では咽頭浮腫や顔面腫脹が認められ，病変部は腐敗したバターのような悪臭を放つ。
＜発病機序＞　腸管に摂取された芽胞が発芽し，一部は血流を介して筋肉や肝臓等の他の組織にも定着する。ストレス等の内因性の原因により増殖し，本病を発症する。

本菌は増殖環境において筋肉等の組織内拡散にかかわるDNaseやヒアルロニダーゼ，細胞溶解酵素であるノイラミニダーゼ，溶血毒（ヘモリジン）や細胞致死毒であるCctA等，様々な外毒素・酵素を産生する。皮膚や消化管から侵入した菌は酸素分圧の低い筋肉に達して増殖し，病巣を形成する。病原因子として産生された毒素・酵素あるいは鞭毛は筋肉の壊死や細菌の組織侵入を助長するが，発病機序の詳細については解明されていない。
＜病　理＞　鼻孔から血液が混ざった泡沫様物の排出があり，皮下組織には出血性膠様浸潤および暗赤色の滲出液やガス泡形成がみられ，病変部は酪酸臭を放つ。体表リンパ節は充血し，出血，水腫性腫大を認める。肝臓，脾臓および腎臓のスポンジ様変化，脆弱，腐敗性変化，肺の間質性水腫および充出血，小腸の限局性充血がみられる場合がある。胸腔や腹腔には血様液が貯留する。
＜病原・血清診断＞　病変部の直接塗抹標本のレビューゲル染色またはギムザ染色により単在または2連鎖の有芽胞，無莢膜鈍端，中型直桿菌を確認する。病変部の筋肉やリンパ節乳剤または血液等を5％羊血液加GAM寒天培地に塗布し，嫌気条件下で37℃ 24～48時間培養する。周辺が不完全な溶血性を示すボタン上の集落を確認し，分離菌について性状分析を行う。補助的な診断として蛍光抗体法やPCR法があり，特に鞭毛やcctA遺伝子を標的としたPCRはC. septicumとの鑑別に有効である。

予防・治療　本菌の鞭毛およびC. septicum, C. novyi, C. perfringens, Paeniclostridium sordellii毒素を主成分とした5種混合ワクチンが市販されており，過去に発生のあった農場やその周辺農場では接種が奨励される。飼育環境を改善し，ストレスを緩和することは発症を予防するために重要である。発生農場においては周辺土壌を重機等で30cm以上土を掘り起こし，石灰で消毒することが望ましい。

病状の進行が速いので，抗菌薬の治療効果はほとんどない。感染初期であればペニシリンによる治療効果が期待できる。

（向本雅郁）

47　悪性水腫 検（人獣）
Malignant edema

概　要　*Clostridium septicum*やその他*Clostridium*属のガス壊疽菌群の感染によって起こるガス形成と組織壊死を主徴とする急性致死性疾病。

宿　主　牛，馬，豚，めん羊，人，まれに犬・猫
病　原　*C. septicum*, *C. novyi* AおよびC型，*C. perfringens* AおよびC型，*Paeniclostridium sordellii*等が単独あるいは混在して病変部から分離される。牛で最も多く分離される*C. septicum*はグラム陽性偏性嫌気性中桿菌であり，芽胞を形成する。本菌の集落は寒天培地上で不規則で，中央はわずかに隆起し，周辺は樹根状を呈する。培地表面全体に薄く広がる傾向にあり（swarming），産生する毒素により血液寒天培地において溶血性を示す。土壌や河川等の環境中に芽胞の状態で生存している。病原性にかかわる毒素としてα, β, δおよびγ毒素の4種類を産生する。α毒素は致死性の孔形成細胞溶解毒素で，発症に不可欠な病原因子と考えられている。

馬の悪性水腫の原因菌としては*P. sordellii*が最も多い。
分布・疫学　原因菌は土壌等の環境中や動物の腸管内に生息しており，世界中で広く発生している。日本でも全国的に発生はみられるが散発的である。

本病は皮膚や粘膜の創傷，不衛生な状態での外科手術による創傷面から感染する。牛の場合は皮膚や消化管の創傷，分娩時の産道裂傷やワクチン接種等，羊の場合は断尾や毛刈り時の傷，馬では子馬の臍帯切除等からの感染が多い。

診　断
＜症　状＞　感染後，早い場合，数時間以内に創傷部皮下および筋肉に熱性の浮腫ができる。浮腫は初め疼痛があるが，やがて冷感，無痛性となり，創傷部から悪臭のある漿液の流出がみられる。病状が進行すると皮下浮腫による腫れが増加し，歩行困難となり，最終的には横臥が恒常的となり，呼吸困難や心拍動の低下により発症後1～4日で死亡する。

牛●細菌病

<病　理>　剖検所見は起因菌によって異なる。C. septicumでは血液の膠様滲出液が多く産生され，患部の筋組織は暗赤色となる。ガス産生はあるが気泡形成は少ない。肺はうっ血および水腫を呈し，血液様の胸水・腹水が貯留する。C. novyiでは膠様の漿液浸潤が強い。急性の死亡例では天然孔からの出血を認める場合がある。

<病原・血清診断>　臨床症状や剖検所見で菌種を決定することは困難である。病変部からの菌分離と細菌学的性状診断が重要となる。病変部，リンパ節，肝臓等から定量的に分離培養する。複数の菌種が存在する場合は菌数を測定し，最も多い菌を原因菌とする。補助的な診断法として，各種ガス壊疽菌群の鞭毛遺伝子を標的としたマルチプレックスPCRによる菌種同定法が開発されている。

<予防・治療>　日本ではC. septicum, C. novyi, C. perfringens, P. sordelliiが産生する毒素およびC. chauvoeiの鞭毛を含む5種混合ワクチンが市販されている。症状がみられる患畜では抗菌薬での治療効果はほとんどない。感染初期であればペニシリンによる効果が期待できる。

（向本雅郁）

48　エンテロトキセミア (複)(人獣)
Enterotoxemia

概　要　Clostridium perfringensが産生する毒素による腸管の壊死性および出血性病変を主徴とする急性致死性感染症。

<宿　主>　牛，豚，めん羊，山羊，馬，人

<病　原>　牛ではC. perfringensのA〜E型菌で発生報告がある。豚ではC型菌によるものが多いが，AまたはB型菌によるものもまれにみられる。C. perfringens A〜G型菌のすべてが産生するα毒素は主要な病原因子として病変形成に関与している。本菌はグラム陽性偏性嫌気性桿菌で芽胞を形成する。牛では腸管内における常在菌として存在し，濃厚飼料の多給や環境変化によるストレスにより増殖し，多量の毒素を産生する。

<分布・疫学>　世界各地で散発的な発生がみられる。本菌は土壌，下水，河川等環境中から広く分離される。10日齢以下の子牛や3日齢以下の新生子豚に発生が多い。子牛では各毒素型により発病時期が異なっており，1〜10日齢ではB, C型が多い。

<診　断>

<症　状>　突然死することが多い。最初は衰弱，腹痛，次第に歩行拒否や苦悶を呈し，その後，黄褐色水様性下痢，緑褐色泥状便または血便の排泄，四肢の麻痺が起こる。呼吸促拍，横臥姿勢となり，痙攣発作の後に死亡する。

<病　理>　小腸には剥離した組織片やガスと血液が混ざった赤褐色の液体が充満し，異臭を放つ。十二指腸・回腸粘膜の出血性壊死，脱落がみられる。天然孔，皮下，筋肉，消化管の漿膜と粘膜，リンパ節の充出血がみられる場合がある。心内膜の点状出血，肺のうっ血水腫，肝臓の退色と充出血がみられる。組織学的には小腸粘膜上皮の変性，壊死，脱落，粘膜固有層のびまん性出血，粘膜下織の水腫，肺のうっ血と水腫が観察される。

<病原・血清診断>　病変部および腸管内容物からの菌分離と同定を行う。カナマイシン含有卵黄加CW寒天培地に内容物を接種し，37℃で12〜24時間嫌気培養する。レシチナーゼ反応により培地の黄変を伴う乳白色の円形集落を形成する。本菌は牛の常在菌であるため，内容物1g当たりの菌数を数え，$10^{4〜5}$個以上検出された場合を陽性とする。分離菌はPCRにより毒素型別を行う。腸内容中の毒素の検出はマウスに腸内容上清あるいは分離菌の培養上清を接種し，48時間以内の生死で判定する。

<予防・治療>　日本ではC. perfringens, C. septicum, C. novyi, Paeniclostridium sordellii等が産生する毒素およびC. chauvoeiの鞭毛を含む5種混合ワクチンが市販されており，A型菌由来α毒素のトキソイドが含まれている。牛舎の清掃と消毒等の衛生対策とともに，粗飼料の給与後に濃厚飼料の給与や毎日数回に分けて濃厚飼料を給与する等の基本的な飼養管理も本病の予防に重要である。本病は急性に病状が進行することから抗毒素製剤や抗菌薬による治療は困難である。

（向本雅郁）

49　牛の細菌性血色素尿症
Bacillary hemoglobinuria

病名同義語：レッドウォーター病(Red water disease)

<宿　主>　牛，めん羊，まれに馬，豚，人（数例）

<病　原>　本疾患は，Clostridium haemolyticum（以前は，C. novyi type D）が産生する溶血素（毒素）による急性トキセミア。

<分布・疫学>　鹿児島県，山口県，広島県，茨城県，青森県，北海道での報告がある。本菌は，土壌菌として全国に分布する。

<診　断>

<症　状>　突然の食欲廃絶，反芻および泌乳の停止，腹痛，背弯姿勢，呻吟，呼吸促迫，下痢（血様便），鼻汁（血様）等。明確な症状がなく急死する場合も多いが，暗赤色尿の排泄は必発で，重度の貧血を生じ，後に黄疸がみられる。初期には体温上昇するが，死亡する前には正常以下に低下する。

<発病病理>　牧草，飼料，水等を介して経口的に摂取された菌は，肝臓のクッパー細胞内に芽胞としてとどまる。肝蛭等により肝臓実質が損傷され，嫌気状態等の条件が整うと菌は増殖し，肝静脈に血栓を形成，そこで増殖する菌から産生される毒素により溶血や組織壊死が起こる。

<病　理>　全身組織の貧血，肝臓のうっ血，膀胱内暗赤色尿，時に黄疸，血様胸水や腹水が認められる。肝臓には，本症の特徴的病変である貧血性梗塞とグラム陽性桿菌が認められる。

<病原・血清診断>　確定診断は，原因菌を分離し同定するのが最も確実だが，高いレベルの嫌気度が要求されるため分離培養は極めて困難である。材料から直接PCR等でフラジェリン遺伝子等の特異配列を調べる遺伝子診断法が可能である。

<予防・治療>　治療には，高用量のペニシリンG製剤が第一選択で，テトラサイクリン系抗菌薬も有効である。しかし，発症早期の治療でない限り，救命率は低い。海外で用いられるワクチンは日本では使用されていない。肝蛭寄生が発症に深くかかわっているため，肝蛭の駆虫は本症の予

防につながる。本菌の芽胞は土壌中で長く生存できるので，環境の浄化(消毒や土壌入替)も予防として重要である。

(大和　修)

50　子牛の大腸菌性下痢(人獣)　(口絵写真10頁)
Diarrhea caused by *Escherichia coli* in calves

概　要　下痢原性大腸菌(ETEC，STEC等)による下痢を主徴とする子牛の腸管感染症。

宿　主　牛(子牛)

病　原　腸内細菌科の大腸菌属でグラム陰性，通性嫌気性，大きさ0.4〜0.7×1〜3μmの下痢原性大腸菌(diarrheagenic *Escherichia coli*：DEC)である。DECは人における発症機序の違いにより腸管病原性大腸菌(enteropathogenic *E. coli*：EPEC)，腸管侵入性大腸菌(enteroinvasive *E. coli*：EIEC)，腸管毒素原性大腸菌(enterotoxigenic *E. coli*：ETEC)，志賀毒素産生性大腸菌(Shiga toxin-producing *E. coli*：STEC)，腸管凝集付着性大腸菌(enteroaggregative adherent *E. coli*：EAggEC)および分散付着性大腸菌(diffusely adherent *E. coli*：DAEC)の6つのカテゴリーに分けられる。各カテゴリーは，保有する病原遺伝子により分類されている。上記のうち，子牛ではETECおよびSTECによる下痢が発生している。ETECは幼若動物で下痢を発症させる代表的な下痢原性大腸菌であり，エンテロトキシンを産生するのが特徴である。エンテロトキシンには易熱性毒素(LT)と耐熱性毒素(ST)がある。また，ETECには付着能病原因子としてF5あるいはF41等の線毛がある。STECは志賀毒素(Stx)を産生する大腸菌で，Stx1またはStx2のいずれか一方あるいは両者を産生する。その他の病原遺伝子として，eaeA遺伝子(接着因子インチミン)を保有する菌株もある。

分布・疫学　主な牛生産国で発生している。国内においても発生事例報告はしばしばあるが，確定診断は少なく，その実態は不明である。下痢原性大腸菌は母牛あるいは同居牛の感染便等の環境から経口的に子牛体内に侵入する。

診　断
＜症　状＞　ETECの単独感染による下痢発生はほぼ生後3日齢までで，複合感染の場合，約2週齢においても発生する。ETECによる下痢発症子牛は，灰白色から黄白色の軟便あるいは水様性便を大量に排泄し，肛門付近は広範囲に汚染される(写真1)。体内の水分および電解質は著しく失われ，脱水とアシドーシスが進行し，皮膚の弾性がなくなり，眼球陥没，倦怠感および哺乳欲廃絶等が認められる。

STECは新生子牛から成牛まで感染するが，発病は一般的に2〜8週齢の子牛にみられる。症状は不顕性から発熱，食欲低下，軟便あるいは粘液便，水様性下痢，慢性的な軽度の脱水，重篤な出血性下痢あるいは死亡等，広範囲にわたる。

子牛の赤痢は2〜4日の潜伏期を経て，潜血または凝固血液を含む悪臭ある下痢便または黒緑色粘液様便の排泄を特徴とする。経過が長引くと脱水症状を示し，哺乳欲廃絶や体重減少がみられる。

＜発病機序＞　経口的に子牛体内に侵入・増殖したETECは線毛により小腸あるいは大腸の粘膜上皮細胞表面のレセプターに付着し増殖・定着する。発症はETECが小腸に定着し，エンテロトキシンを産生することで顕在化する。その誘因として，初乳給与失宜，不衛生な飼育環境，寒冷ストレス等があり，経口的に侵入したETECが直接小腸に定着する場合と，大腸内に潜在的に定着していたETECが日和見的に小腸に上行し，増殖・定着して同様の病原性を示す。付着したETEC自体およびエンテロトキシンは腸管粘膜に損傷を与えず，生体組織内の分泌の異常亢進を引き起こし，症状として水様性下痢，脱水およびアシドーシスを引き起こす。STEC感染の場合，産生されるStxの意義は重要であるが，牛に対するその病原性は不明である。牛のSTEC感染実験でもその病原性は弱いと報告されている。しかし，STECは人においてしばしば致死性の出血性腸炎を引き起こすため，血清型O157：H7等は腸管出血性大腸菌(enterohemorrhagic *E. coli*：EHEC)と称され，食中毒菌として，注視されている。eaeA遺伝子保有STEC感染の場合に認められるAE(attaching-effacing)病変は，菌体が粘膜上皮細胞により接着して，細胞表面の微絨毛を破壊し，さらに菌体接着直下部位の細胞表面に台座様突起物を発現させることにより，小腸および大腸粘膜により強固に定着する要因となる。

＜病　理＞
肉眼所見：ETEC感染の場合，小腸から大腸にかけて水様性内容物が認められる。STEC感染の場合は，大腸に泥状，粘液状あるいは血様内容物が認められる。

組織学的所見：ETEC感染の場合，小腸絨毛の粘膜上皮細胞の刷子縁上に多数の小桿菌塊付着が認められる(写真2)。ETEC単独感染の場合，絨毛の萎縮や粘膜上皮細胞の変性・壊死等は認められない。eaeA遺伝子保有STEC感染では，しばしば腸粘膜にAE病変が認められ，重篤な場合，出血性大腸炎となる。

＜病原・血清診断＞
病原診断：小腸内容物から10^6個/g以上，大腸内容物および糞便から10^8個/g以上の当該大腸菌が検出された場合に本症を疑う。検出には，増菌培地，選択培地での分離培養を行う。PCRによる補助的検出も用いられる。正確なETECの同定にはエンテロトキシン産生確認試験が，またSTECの同定には志賀毒素産生確認試験が必要である。

血清診断：実用化されていない。

予防・治療
＜予　防＞　ETECに対してはワクチンが開発されている。出産2〜6週前の妊娠牛へのETECワクチン接種，その初乳〜常乳の新生子牛への給与はETEC感染予防に効果的である。下痢便等で汚染された牛房の敷料等は消毒後，除去し，床やウォーターカップの洗浄・消毒・乾燥等の環境衛生対策および子牛の個体衛生管理は重要である。新生子牛への分娩直後の初乳給与は予防上必須である。プレバイオティクス，プロバイオティクス，シンバイオティクスや大腸菌F5抗原に対する鶏卵抗体(IgY)の飼料添加等も予防に有効である。

＜治　療＞　ETEC感染牛の治療法は体内の水分，電解質と酸・塩基の不均衡を補液によって適切に補正することである。子牛の下痢症は大腸菌性下痢以外にも感染症として，サルモネラ症，クロストリジウム症，ロタウイルス感染症，牛コロナウイルス感染症，コクシジウム症およびク

牛 ● 細菌病

リプトスポリジウム症があり，また非感染性の下痢も多く認められている。そのため，診断とともに抗菌薬による治療は慎重に実施する必要がある。不用意な抗菌薬の投与は耐性菌の出現あるいは腸内常在菌叢の撹乱等を誘発する。STECに対する牛用のワクチンは開発されていない。

（末吉益雄）

51 壊死桿菌症 (複)(人獣)   (口絵写真10頁)
Necrobacillosis

概要 *Fusobacterium necrophorum* の感染による壊死性，化膿性病変を特徴とした疾患。

宿主 牛，豚，羊，人

病原 *F. necrophorum* は，グラム陰性偏性嫌気性無芽胞桿菌で，*F. necrophorum* subsp. *necrophorum* と *F. necrophorum* subsp. *fundliforme* の1菌種2亜種に分類されていたが，2024年現在はゲノム解析により1菌種（*F. necrophorum*）とみなされている。いずれも病原性を有するが，前者の病原性が強いとされている。動物では，牛の肝膿瘍，子牛ジフテリア，臍帯炎（牛），趾間腐爛（牛，羊），乳房炎（牛），疣贅性心内膜炎（牛，豚），敗血症（牛，豚）等の原因となる。人ではLemierre症候群の主な起因菌とされ，全身に膿瘍や塞栓症を引き起こす。

分布・疫学 人や動物の口腔内や消化管内に生息し，宿主側の条件によって内因性感染を起こし，人や動物において化膿性病変の原因となる。

診断
＜症状＞ 牛の趾間腐爛は，趾間の皮膚が負重や石等により裂傷を生じ，そこに本菌が侵入して発症する。急性期では跛行が重度で，発熱，食欲不振，乳量減少が認められる。局所症状として趾間軟部組織の腫脹・疼痛・発赤があり，内外蹄間が離開する。その後，趾間皮膚が重度の化膿と組織の壊死を引き起こし，悪臭を放つ（**写真1**）。一方，牛の肝膿瘍や疣贅性心内膜炎は臨床症状が乏しく，と畜検査で診断されることが多い。肝膿瘍は肝包膜面から容易に観察されるが，肝実質内部に形成されるものもある。膿瘍は固い膿瘍膜に囲まれ，内部は悪臭のあるクリーム様の膿で満たされる（**写真2**）。
＜病理＞ 牛の肝膿瘍の発症機序として，"Rumenitis-liver abscess complex" 説が広く支持されている。濃厚飼料多給によるルーメンアシドーシスが原因で，第一胃の不全角化症から第一胃炎が生じ，粘膜損傷部から本菌が血行性に肝臓に達し，膿瘍を形成すると考えられている。
＜病原・血清診断＞ 膿の直接鏡検により，特徴的な線維状長桿菌（かつてのsubsp. *necrophorum*）または両端鈍円状短桿菌（subsp. *fundliforme*）が観察される。菌の分離は，GAM培地（非選択培地）または変法FM培地（選択培地）を用い，37℃，2～3日間嫌気培養を行う。菌の同定と亜種の鑑別には，単一集落を用いたMALDI-TOF/MS解析や亜種特異的PCR法による遺伝子検出が利用できる。血清診断は実用化されていない。

予防・治療 ワクチンはない。牛の趾間腐爛の予防法は，牛舎環境を清浄に保つことと定期的な削蹄等による護蹄管理が重要である。治療としては，早期の場合は患部の洗浄・消毒，抗菌薬含有軟膏の塗布を行う。牛の肝膿瘍に対しては，発生原因となるルーメンパラケラトーシスおよび第一胃炎を予防するため，適切な粗飼料の給餌等の飼養管理を行う。

（三澤尚明）

52 リステリア症 (複)(人獣)
Listeriosis

概要 リステリア属菌感染による脳炎，流産，敗血症を主徴とした主に反芻獣の疾病。汚染された畜産食品を介した人の食中毒と妊婦の流死産。

宿主 牛，めん羊，山羊，馬，豚，肉食目，げっ歯類，有袋類，鳥類，人

病原 リステリア属28菌種中*Listeria monocytogenes* と *L. ivanovii* の2菌種に病原性がある。グラム陽性通性嫌気性短桿菌。発育可能な温度域（0～45℃）とpH域（5.6～9.6）が広く，25℃で運動性を示す。*L. monocytogenes* の種名はうさぎへの生菌接種による単球増多（monocytosis）に由来するが，反芻獣や人では必ずしもみられるというわけではない。*L. monocytogenes* の血清型は13種類あるが，4b，1/2a，1/2b，1/2c等が最も多く分離される。本菌は細胞内寄生菌であり，マクロファージ内で生存し増殖可能。

分布・疫学 全世界的に発生。変敗したサイレージが感染源となることから春先に好発。牛の発生は散発的であるが，めん羊は集団発生する傾向がある。

Listeria 属菌は自然環境中に広く分布する腐生菌で，哺乳動物，鳥類の消化管からも分離され，糞便や敷料の中で数カ月から1年程度生存可能。菌に汚染された飼料を家畜が摂取することにより感染。特に，春先の品質が劣化・変敗したサイレージ（pH5.5以上）には多数の菌が存在し，主要な感染源となる。

感染経路：粗剛な飼料によって傷つけられた口腔粘膜から侵入した菌は，三叉神経を介して脳幹部に壊死巣を形成し，脳炎を発症する。汚染飼料の摂取により腸管上皮細胞やM細胞から侵入した場合は，単球またはマクロファージに取り込まれ，リンパあるいは血行性に伝播し，敗血症や流産を引き起こす。人では汚染された畜産食品を介した食中毒，流死産等が公衆衛生上問題となる。

診断
＜症状＞
脳炎型：羊等の反芻動物では脳炎が主症状で，斜頸，平衡感覚の失調，旋回運動，流涎，咽喉頭麻痺，舌麻痺，耳翼の下垂がみられ，起立不能，昏睡状態から死に至る。成牛では14日以内，子牛やめん羊・山羊では2日以内に死亡。
流産型：流産は妊娠後期（牛7カ月，めん羊12週以降）に散発的にみられる。
敗血症型：敗血症は幼若子牛や子羊で半日から1日程度の経過で死亡する。
＜病理＞
脳炎型：主要臓器の剖検所見に著変はないが，組織学的には脳幹部（主に延髄および脳橋）にリンパ球，組織球系細胞，好中球による囲管性細胞浸潤と小膠細胞（ミクログリア）の結節性増殖，微小膿瘍形成を伴う化膿性（髄膜）脳炎を認める。

<病原・血清診断> 脳炎型は延髄と脳橋の境界付近から，流産型は胎子（胃内容）や胎盤からの菌分離を試みる。PALCAM選択培地あるいはCHROMagar培地を用いる場合は指示書に従って培養。細胞内侵入関連分子internalin A遺伝子（*inlA*）のPCRによる菌の検出・同定が可能。ELISAによる血清診断法が流産経験のある牛や山羊のスクリーニングに利用された報告はある。

予防・治療　品質の低下したサイレージの妊娠反芻獣への給与を避ける。ワクチンはない。初期の敗血症型には抗菌薬の投与が効果的だが，脳炎型に対する治療効果は期待できない。

（髙井伸二）

53　牛のヒストフィルス・ソムニ症
Histophilosis in cattle

概　要　*Histophilus somni*感染による血栓性髄膜脳炎（thrombotic meningoencephalitis：TME），肺炎，心筋炎や生殖器の炎症。

宿　主　牛，めん羊，山羊

病　原　*H. somni*。グラム陰性，非運動性の多形性桿菌で，莢膜，鞭毛，線毛を持たない。細胞付着性，細胞毒性，食細胞機能抑制能，血清抵抗性，免疫グロブリン結合蛋白質の産生等が認められる。

分布・疫学　鼻汁等に排出された菌が呼吸器を介して感染し，血流に入り敗血症さらには血栓形成をもたらすことによりTMEに至る。*H. somni*によるTMEは1950年代以降，北米で多く報告され，その後，世界各地で発生が確認されている。日本では1978年に島根県で初めて確認され，以後全国各地で発生している。TMEの発生は年間を通じて散発的にあるが，気温が低下する晩秋から初冬に発生しやすい。輸送ストレス等も誘因となるため，導入後数週間以内に多くみられる。*H. somni*は分離事例の多さからかつてはTMEの原因菌として認識されていたが，現在は子牛の肺炎の原因菌としても広く知られている。肺炎では*Pasteurella multocida*，*Mannheimia haemolytica*，マイコプラズマ，ウイルスとの混合感染が多く，輸送等のストレス下で発生しやすい。また，本菌感染による心筋炎を原因とした突然死も認められている。流死産の原因にもなり，子宮内膜炎や膣炎，乳房炎等からの分離例もある。一方，健康牛の呼吸器や生殖器からも分離される。特に雄の包皮口や包皮腔からの分離率は高く，人工授精を介した生殖器感染も報告されている。

診　断
<症　状>　TMEの発症初期には発熱，元気消失，食欲不振がみられ，運動失調や呼吸器症状を呈することもある。四肢麻痺，痙攣，起立不能等の神経症状が現れ，さらに昏睡状態に陥り死亡する。発症から死亡までは数時間〜数日と，極めて急性の経過をとる。肺炎では発熱や発咳，鼻汁漏出が認められ，慢性に経過すると発育不良を伴う。
<病　理>　TMEでは肉眼的には髄膜の充血と混濁，脳全般に散在する出血性壊死が認められる。脳脊髄液は混濁増量する。組織学的には脳および髄膜の血栓形成，血管炎，好中球の浸潤やうっ血，出血が認められ，中枢神経以外の臓器においても血栓形成と血管炎を伴う限局性壊死性病巣が認められる。肺炎では肝変化病巣，多発性凝固壊死を伴う化膿性気管支肺炎がみられる。
<病原・血清診断>　菌分離には血液加寒天培地を用いて，37℃，5〜10% CO_2存在下で2〜3日培養する。酵母エキスを添加すると発育が促進される。光沢があり，やや黄色味を帯びた小円形集落を形成し，かき取るとレモン色を呈する。市販の簡易同定キットを用いた性状検査や特異的PCRにより本菌の同定が可能である。主要外膜蛋白質（MOMP）をコードする遺伝子の塩基配列による分子疫学解析が可能である。健康牛でも抗体を保有していることがあり，またTMEでは急性経過をとるため血清診断は実用的ではない。

予防・治療　TME予防には全菌体不活化ワクチンが，また肺炎予防には*M. haemolytica*，*P. multocida*との混合ワクチンが使用される。TME発症牛の治癒率は低いため，ストレス軽減やワクチンによる予防が重要となる。

（星野尾歌織）

54　牛の膀胱炎および腎盂腎炎
Bovine cystitis and pyelonephritis

概　要　牛の尿路コリネバクテリア感染による血尿を主徴とする疾病。上行性尿路感染症。

宿　主　牛

病　原　牛の尿路コリネバクテリア（*Corynebacterium renale*，*C. cystitidis*，*C. pilosum*）。グラム陽性通性嫌気性桿菌，非運動性，多形性。松葉状（V字）から柵状配列。ウレアーゼ陽性。線毛を保有し，牛の膀胱粘膜細胞への付着に関与。3菌種のうちで*C. renale*のみがCAMP反応陽性。

分布・疫学　牛の下部泌尿器常在菌で雌牛の外陰部や膣前庭，雄牛の包皮内に生息。散発的発生。寒冷地，特に冬季に発生が多い。主としてホルスタイン種の雌成牛に発生し，妊娠・出産・多産が誘因となる。近年，乳牛は平均3.3産の70カ月齢で廃用となるため，本症の発生はほとんどない。雄はまれ。菌が上行性に侵入し膀胱内で増殖して感染が成立し，さらに片側あるいは両側の尿管に上行，尿管炎や腎盂腎炎を起こす。病原性が強いのは*C. renale*と*C. cystitidis*で，ともに膀胱炎と腎盂腎炎を起こすが，*C. pilosum*はほとんど病気を起こさない。感染牛が尿中に排菌することで環境が汚染される。

診　断
<症　状>　尿の混濁（膿尿）と血尿が初期症状。3菌種の中で*C. cystitidis*が最も重度の出血性膀胱炎を起こす。病勢が進み腎盂腎炎を起こすと，発熱・食欲不振・乳量低下を招き，疝痛，下痢，頻尿，排尿困難な姿勢（背弯姿勢）を示し，時に痛みで腹部を蹴る仕草をする。直腸検査により尿管と腎臓の腫大が確認できる。尿の潜血反応と尿蛋白質が陽性。尿沈渣には上皮細胞，赤血球，白血球，グラム陽性桿菌が観察される。
<病　理>　尿管，膀胱および尿道粘膜の充出血，びらん，潰瘍。尿管は片側あるいは両側が拡張腫大。腎盂の拡張と膿汁の貯留や結石。皮膜は癒着し剥離困難。腎臓表面には灰白色斑がみられる。組織学的には，尿管，膀胱および尿道における線維素性壊死性化膿性炎症。化膿性尿細管間質性腎炎。

<病原・血清診断>
病原診断：血液寒天培地等を用いて尿沈渣から菌を分離。アピコリネあるいはPCRで菌を同定。C. renaleはCAMP反応陽性を示すので，他の尿路コリネバクテリアとの鑑別に簡便かつ有用な方法である。
血清診断：デオキシコール酸ナトリウム処理抗原を用いた寒天ゲル内沈降反応によって，腎盂腎炎発症例では抗体陽性個体を摘発できる。現在は症例数が少なく利用されていない。

予防・治療
<予　防>　ワクチン等の予防法はない。感染牛の尿中には多量の菌が含まれるので，早期摘発し隔離する。
<治　療>　ペニシリンやトリメトプリム-スルファメトキサゾール（ST合剤）等の抗菌薬を3週間以上の連続投与。

（髙井伸二）

55　伝染性角結膜炎
Infectious keratoconjunctivitis

病名同義語：ピンクアイ（Pink eye）

概　要　*Moraxella bovis*による角膜や結膜の炎症性疾患で，角膜病変部の特徴的な様相からピンクアイと呼ばれる。

宿　主　牛
病　原　*M. bovis*。グラム陰性桿菌または球菌で，グラム染色像で菌体が2つ連鎖して観察されることが多い。溶血性，好気性。糖を分解しない。オキシダーゼ陽性。硝酸塩還元陰性。インドール非産生。ゼラチン液化陽性。非運動性。卵黄加寒天培地上で集落の周囲に卵黄反応帯および真珠様層を形成する。Ⅳ型線毛を有する。マッコンキー寒天培地上では増殖しない。
分布・疫学　世界各地で発生がみられ，日本では全国的に発生している。本菌は正常な眼からも分離され，紫外線，塵埃，植物や昆虫等による角膜への刺激や損傷が疾病発生の誘引になると考えられている。伝播は直接的な接触により生じるが，ハエ等の昆虫による機械的な伝播も重要である。そのため，これらの条件が揃う夏季の放牧地で主に疾病の発生がみられる。線毛と溶血素（RTX毒素）の発現は，疾病を引き起こす上で必須である。

診　断
<症　状>　感染初期は，水様性流涙，羞明，眼瞼の浮腫と痙攣等がみられる。その後病状が進行するに従い，粘稠性流涙，角膜の中心性白斑の形成，結膜の充血と腫脹が生じる。その後，角膜の中心部に潰瘍が形成される。潰瘍を取り囲むようにして角膜の白濁と浮腫が生じ，角膜縁から潰瘍にかけて血管新生が起こる。さらに潰瘍底に肉芽組織が形成され，角膜から円錐状に突出して赤色を呈することからいわゆるピンクアイと呼ばれる状態になる。肉芽組織と潰瘍はやがて角膜瘢痕を残して退行する。潰瘍の穿孔が生じた場合には虹彩脱出により失明することもある。
<病　理>　結膜に浮腫と充血がみられる。角膜は潰瘍形成や白濁等，多彩である。
<病原・血清診断>　滅菌綿棒で眼の分泌物を拭い，速やかに血液寒天培地に接種する。培養48時間後に平らで円形，灰白色の小コロニー（直径1mm程度）を形成する。コロニーの周囲は狭い完全溶血帯で取り囲まれる。
予防・治療　ワクチンは実用化されていない。感染牛を感染初期で発見し，抗菌薬による治療を行う。ハエ等の昆虫の駆除は舎内感染を防ぐ上で有効である。*M. bovis*は，様々な抗菌薬に感受性を示す。ペニシリン，クロキサシリン等の抗菌薬による点眼やツラスロマイシンの皮下投与，オキシテトラサイクリン，フロルフェニコールの筋肉内投与等が行われている。

（角田　勤）

56　牛の放線菌症
Actinomycosis in cattle

概　要　*Actinomyces bovis*による顎骨の化膿性肉芽腫性骨髄炎。牛の顎部に腫瘤を形成する。

宿　主　牛
病　原　*A. bovis*はグラム陽性の嫌気性〜微好気性菌。嫌気状態でCO_2が5〜10%になるよう添加すると発育が促進される。白色，微細な非溶血性集落を形成し，寒天表面に固着する。直径1μm以下の分岐性菌糸を形成する。継代により球桿菌あるいはジフテロイド型の形態に変化することがある。カタラーゼ陰性，オキシダーゼ陰性。ブドウ糖，グリコーゲン，デンプン発酵性。ゼラチン，カゼインは非分解性。
分布・疫学　世界中で発生がみられ，国内でも散発的に発生。年齢，品種，系統，季節に関連なく発生する。牛の口腔，咽頭粘膜の常在菌。粗剛な茎や先鋭な種子等で形成された口腔粘膜や歯槽の創傷部より感染する。

診　断
<症　状>　顎部，特に下顎に好発する。腫脹部は当初は無痛性であるが，数週間にわたって腫大し，やがて疼痛を示すようになる。腫瘤中には小膿瘍が多数形成され，体表の膿瘍は瘻管を形成して自壊し，硫黄顆粒を含む膿汁を漏出する。
<病　理>　腫瘤の割面は，炎症組織の周囲に反応性骨増生が生じ，蜂巣状の形態を呈する。硫黄顆粒を中心に好中球が集簇し，その周囲を類上皮細胞および多核巨細胞層，リンパ球層，線維芽細胞層，緻密な結合組織で取り囲まれた化膿性肉芽腫性病変を形成する。
<病原・血清診断>　膿汁をシャーレに入れ，少量の蒸留水で洗浄することで硫黄顆粒を取り出す。それをスライドグラスに載せ，10% KOHを滴下してカバーグラスで圧片し鏡検すると，リン酸カルシウムからなる棍棒体が菊花状に並んだ構造（ロゼット）が観察される。硫黄顆粒の直接塗抹標本を作製し，グラム染色すると陽性の分岐性菌糸を認める。
予防・治療　口腔内創傷の原因となる飼料の給餌を避ける。発症初期は外科的切除と抗菌薬（ペニシリン，ストレプトマイシン等）の投与。病勢が進行すると予後不良となる。

（角田　勤）

57 牛のアクチノバチルス・リグニエレジー症
Actinobacillosis in cattle

宿 主 牛，めん羊
病 原 *Actinobacillus lignieresii*は，反芻動物，特に牛や羊の口腔，咽頭および第一胃の常在細菌である。グラム陰性通性嫌気性桿菌。非運動性。
分布・疫学 世界中で発生がみられ，国内でも散発的に発生。通常，発生は散発的。粗剛な草木，先鋭な種子，鋭利な異物により形成された口腔内粘膜や舌の創傷部から侵入する。
診 断
<症　状> 軟部組織の慢性肉芽腫性炎。頭と首の皮下軟部組織，特に顎の間の耳下腺領域，歯茎や頬，舌に発生する。舌に発生した場合は，木舌症（wooden-tongue）とも呼ばれる。舌は腫脹硬結し，疼痛を伴うため採食が困難になる。感染は近くのリンパ節に広がる可能性があり，場合によっては肺等の深部臓器に広がることもある。
<病　理> 病変部では初期の白血球の集簇，続いて類上皮細胞と巨細胞による肉芽腫性反応が生じる。その後，病変の中心に硫黄顆粒を含む化膿巣が形成され，同心円状に線維性結合組織層によって取り囲まれる。硫黄顆粒中には細菌の微小コロニーを棍棒体が菊花状に取り囲んで形成されたロゼットが鏡検により観察される。
<病原・血清診断> *Actinomyces bovis*による放線菌症と類似するため類症鑑別を要する。病変が骨に波及しないこと，菌の性状の違いが主な鑑別点となる。
予防・治療 粗剛な飼料の給与を避ける。発症初期では外科的切除と抗菌薬（テトラサイクリン等）の投与。

（角田　勤）

58 牛の趾乳頭腫症　　（口絵写真11頁）
Papillomatous digital dermatitis in cattle

病名同義語：趾皮膚炎（Digital dermatitis）
モルテラロ病（Mortellaro disease）
疣状皮膚炎（Verrucous dermatitis）
有毛イボ（Hairy footwart）等

概　要 トレポネーマ属菌を主体とする混合感染による蹄皮膚表層の伝染性炎症性疾患。

宿 主 牛（主に乳牛），めん羊
病 原 病変部塗抹標本に大型のスピロヘータが優勢に検出される。これらは，16S rRNA遺伝子の塩基配列から，*Treponema phagedenis*，*T. pedis*，*T. vincentii*（preferred name），*T. medium*等，複数のトレポネーマ属菌種またはその近縁種が同一病変内に確認されている。トレポネーマ以外にも，複数の菌種が病変内に存在していることから，Polymicrobial Infectionと呼ばれ，真の原因菌は不明である。
分布・疫学 1974年にCheliとMortellaroにより，イタリアで初めて報告されてから，欧州諸国，北米等の世界各国でその発生が確認されている。日本では1992年に群馬県での発生が報告され，以後，北海道を中心に全国的な広がりをみせている。これまでの発生報告は主として乳牛で，和牛での発生はまれである。

保菌あるいは罹患牛の導入による牛舎内汚染と湿潤な舎内環境等の発生要因が揃うと集団的発生がみられる。湿潤不潔な牛床を介して蹄踵部に原因菌が付着し，経皮的に感染すると考えられる。フリーストール牛舎での発生が多く認められる。
診 断
<症　状> 前後肢ともに発生するが，特に後肢の蹄踵辺縁に好発し，病変の進行とともに外観が変化する。
感染初期は境界明瞭なイチゴ状の発赤丘疹で，表皮のびらん，潰瘍等も認められ，しばしば激しい疼痛による跛行を伴う（写真1）。次第に病変部はカリフラワー状あるいはイソギンチャク状の肉芽組織となり，表皮は乳頭腫状の外観を呈し，悪臭を伴う（写真2）。罹患牛は疼痛ストレスにより生産性が低下することもある。趾間皮膚炎との類症鑑別に注意する。
<病　理> 病変部の表皮の割面は乳頭状を呈し，表皮の著しい肥厚が認められる。病理組織学的には，有棘細胞層から角質層にかけての著しい細胞増殖と，真皮乳頭の伸展を伴う乳頭腫様の組織像を示す。Warthin-Starry染色で観察すると，大型らせん菌は有棘細胞層の上皮細胞間に多数認められる。
<病原・血清診断> 病変部の塗抹標本を作製し，大型のらせん菌を検出する。らせん菌は難培養性で，分離培養は難しい。
罹患牛群のELISAによる*T. phagedenis*に対する血中抗体価は，非罹患牛群に比べ有意に高い。
予防・治療 有効なワクチンはない。予防は新規導入牛の趾蹄消毒，フットバスによる蹄浴，畜舎環境の清浄化対策が重要となる。治療としては患部を洗浄した後，オキシテトラサイクリンやリンコマイシン等の塗布が有効である。ペニシリン系抗菌薬はトレポネーマに対し高い抗菌活性を示すが，搾乳牛への投与は休薬期間を考慮する。一旦治癒しても再発することがある。

（三澤尚明）

59 デルマトフィルス症
（デルマトフィルス・コンゴレンシス症）（複）（人獣）
Dermatophilosis

宿 主 牛，めん羊，山羊，馬，豚，犬，猫，人
病 原 *Dermatophilus congolensis*。グラム陽性，菌糸状の好気性菌。菌糸は縦横に断裂し，各断裂細胞は叢毛性鞭毛を形成し遊走子となる。
分布・疫学 熱帯から亜熱帯地域の発育不良牛に好発。接触感染，吸血昆虫により伝播する。めん羊，山羊，豚，犬，猫における感染例があり，人にも感染する。
診 断
<症　状> 被毛が刷毛様，樹皮様に変化し，膿疱を形成する。また，頭部はじめ背部，臀部，四肢に岩状の痂皮を形成するが，痒覚症状はない。
<病　理> 表皮に著しい痂皮形成を伴う増殖性，滲出性皮膚炎。雨で皮膚が濡れると遊走子の運動が活発になり，病巣部から健常部へと伝播拡散する。鞭毛や菌体に対する抗体産生がみられるが，症状の改善には貢献していないと考えられる。
<病原・血清診断> 病巣部の直接鏡検により分岐性菌糸

状発育した菌を検出する。血液寒天培地による菌分離，PCRや16S rRNA配列の解読による遺伝子補助診断が可能。可溶性抗原を用いたゲル内沈降反応，間接赤血球凝集反応，ELISAによる診断も可能。
予防・治療　ペニシリンやストレプトマイシン等の抗菌薬投与による治療が行われる。ワクチンはない。衛生的飼養管理が重要である。

(末吉益雄)

60　牛のノカルジア症(人獣)
Bovine nocardiosis

宿　主　牛，馬，豚，犬，猫
病　原　*Nocardia*属菌。土壌や水等の環境中に広く分布する。グラム陽性，好気性菌。カタラーゼ陽性，非運動性，弱抗酸性。分岐した菌糸状の形態を示し，断裂して球菌状や桿菌状となる。気中菌糸を形成。
分布・疫学　世界各地で散発的に発生。
診　断
＜症　状＞　牛では乳房炎，肺炎，肝臓，脊髄，腸管等の肉芽腫形成，皮膚または皮下の膿瘍形成，敗血症，流死産等が報告されている。
＜病　理＞　化膿性または肉芽腫性炎。
＜病原・血清診断＞　血液寒天培地，サブロー寒天培地，小川培地等で培養。種により様々な色のピグメントを産生する。弱好酸性，分岐した菌糸状の菌体，気中菌糸の確認が他の属の細菌との重要な鑑別点となる。生化学的性状のみで確定的な同定を行うことが困難であるため，16S rRNA遺伝子等の塩基配列，全ゲノムシークエンスやMALDI-TOF MS等が用いられる。
予防・治療　トリメトプリムとサルファ剤の合剤等が用いられている。治療は長期化しやすい。

(角田　勤)

61　牛のボツリヌス症
Botulism in bovine

概　要　*Clostridium botulinum*が産生する毒素により神経症状や筋肉の麻痺を起こす極めて致死性の高い疾患。

宿　主　牛
病　原　*C. botulinum*が産生する毒素によって発症する。*C. botulinum*はグラム陽性偏性嫌気性桿菌で芽胞の形で広く土壌等の環境中に分布している。本菌は産生する毒素の抗原性の違いによりA～G型の7種類に分類される。牛のボツリヌス症は主としてCおよびD型菌によって発生し，海外ではB型菌による事例も報告されている。
分布・疫学　欧州，南米，南アフリカ，オーストラリア等世界中で発生がみられる。日本でも全国的に発生がみられる。C型菌およびD型菌の散発的な発生がほとんどであったが，最近，同一農場の牛で長期間にわたってD型菌による発生が持続する事例が増加している。本症は飼料中に含まれる毒素を摂取することにより発生すると考えられていたが，最近の発症事例では飼料等の検体から毒素は検出されておらず，菌が体内で増殖し，産生された毒素により発症すると考えられている。生存した牛から菌と毒素が糞便とともに排泄され，同一牛舎内の牛が次々に罹患する。他農場への伝播は野鳥によると考えられている。
診　断
＜症　状＞　乳牛・肉用牛，月齢の区別なく発症する。起立不能，腹式呼吸，嚥下障害が特徴的である。発症後，半日から2日の経過で死亡する場合が多い。体温は38℃前後の低体温を示す。
＜発病機序＞　経口的に接種した菌が腸管内で増殖し，菌から産生された毒素が血液を介して末梢神経に到達し，末梢神経の弛緩性麻痺を生じさせる。筋肉や横隔膜を弛緩させ，起立不能や呼吸麻痺が起こり，最終的には呼吸困難により死亡する。
＜病　理＞　特に特徴的な所見はない。
＜病原・血清診断＞　原因菌の分離は適当な選択培地が存在しないため困難である。腸内容物や糞便をCa強化クックドミート培地に接種し，37℃2～3日嫌気培養する(増菌培養)。培養上清中の毒素をマウス接種中和テストおよびPCRによって検出するとともに，毒素型別を行う。
予防・治療　牛ボツリヌス用トキソイド(C型およびD型混合液)ワクチンが市販されている。本ワクチンは発症を予防することはできるが，排菌を防ぐことはできない。発生農場や多発地域ではワクチン接種が唯一の予防方法である。発生農場では新規に牛を導入する前に周辺土壌を含めて十分な消毒を実施する。野生鳥獣の侵入を防ぐ対策を実施する。

(向本雅郁)

62　牛肺疫(法)(海外)　　　(口絵写真11頁)
Contagious bovine pleuropneumonia

概　要　牛肺疫マイコプラズマによる牛の胸膜肋膜肺炎を主徴とした急性致死性疾病。

宿　主　牛，水牛および鹿。他にもコブ牛，アジア水牛およびヤクにおける感染報告もある。また，めん羊，山羊ではほとんど不顕性感染である。野生のウシ科動物やラクダは本病に対し耐性を示し，本病の伝播における重要性は低い。
病　原　*Mycoplasma mycoides* subsp. *mycoides*（Mmm）。主な病原因子は莢膜の主成分であるガラクタンであり，子牛に体重1kg当たり0.1mg静脈内投与すると，急性の激しい呼吸器症状を呈し，肺や脳の水腫，毛細血管の栓塞等が起こる。また，グリセリン代謝に伴い産生されるH_2O_2や活性酸素は赤血球の破壊，脂質過酸化反応による生体反応の損傷，気道における線毛運動の阻害を引き起こす。他にも抗原変異に可変表面抗原（variable surface protein：Vsp）が関与すると考えられる。
　牛肺疫マイコプラズマは*M. mycoides* subsp. *mycoides* SC（small colony）typeと表記されていたが，これは同菌種に伝染性無乳症の原因菌の1つとされた生物型LC（large colony）typeが存在していたためである。近年，LC typeは*M. mycoides* subsp. *capri*（Mmc）に編入されたため，LC，SCの表記が解消された。
分布・疫学　18世紀以来欧州を中心に発生が報告され，19世紀後半には牛の国際的な流通に伴い世界中にまん延した。その後20世紀初頭の根絶キャンペーンやワクチン

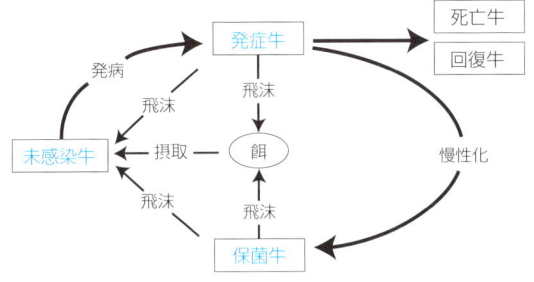

図　牛肺疫の感染環

接種キャンペーンの普及に伴い，英米，オーストラリアをはじめとした多くの国で根絶された。現在はサハラ以南の西，南，東，中央地域のアフリカ諸国で依然として発生が認められる。一方，欧州では1999年のポルトガルでの発生を最後に現在まで発生をみない。一部のアジア諸国では本病の効率的な監視体制が未整備のため感染実態は不透明である。日本での発生は1924～1925年，1929年，1940年の3回確認されている。いずれも朝鮮半島を経由して国内へ侵入したが，徹底した摘発・淘汰が施され清浄化された。

急性期の感染個体は重要な感染源であり，呼吸器分泌物，鼻汁，呼気，唾液，尿，精液，胎膜，子宮分泌物等からMmmが分離される。また，不顕性感染個体では最長2年間，肺病変内でMmmを保持することがあり，ストレス負荷や免疫抑制状態に伴い排菌するため感染源となりうる。また回復個体も潜在的な保菌者と考えられる。主な伝播経路として接触感染や飛沫感染が挙げられ，集団における伝染力は極めて高く，伝播距離は200mにも及ぶ。特異な感染様式として汚染乾牧草を介した経口感染や経胎盤感染が挙げられる。若齢個体ほど致死率が高く最大50％に達するが，3歳以上ではほとんどが耐過して保菌者（感染源）となる。罹患率や致死率は各地域流行株の病原性や牛の栄養状態に大きく影響すると考えられ，アフリカでは欧州よりも罹患率ならびに致死率ともに高い。Mmmの外部環境での生存期間は熱帯地域では最長3日間，温帯では最長2週間と比較的短期間である。

診　断

＜症　状＞　本疾病の潜伏期間は3週間～6カ月であるが，ほとんどの場合3～8週間で症状が現れる。大量のMmmを気管内接種した場合は2～3週間で臨床症状を認めた。初期症状として39℃前後の発熱と食欲不振等を呈するが，肺の病変は認められない。病勢が進むと40℃を超える高熱，疼痛を伴う乾性の強い発咳，水様～粘液様鼻汁を漏出するとともに呼吸困難となり，胸側肋間部を指圧または打診すると激痛を訴える。特に子牛では背中を弓状に曲げ，首を伸長させ開脚し，努力呼吸を示すようになる。食欲と反芻が廃絶し泌乳も停止する。さらに病勢が進むと発熱は42℃に達し，起立不能となり，やがて発熱の下降に伴い死の転帰をとる。慢性では軽度の発熱と下痢，負荷をかけると軽い発咳が認められる程度であり，関節炎を併発することもある。

＜病　理＞　「牛肺疫」の名称は古典的な表現で，英名の直訳どおり「牛伝染性胸膜肺炎」が病態を反映している。なお，「胸膜肺炎」とは，肺の炎症が胸膜にまで及ぶ，すなわち肺の漿膜を突き破り胸腔組織にまで炎症が及んだ所見である。肺表面は線維素性皮膜で覆われ，本疾病に特徴的な病変である肺割面の大理石紋様ならびに無気肺（肝変化病変）を認める（写真1）。本病変はガラクタンが原因となる肺小葉間結合織（間質）の水腫性拡張が小葉実質を取り囲んだ炎症像である。胸腔内には多量の胸水貯留が認められる。耐過個体の肺は肋膜および胸膜との癒着が顕著である（写真2）。肺炎部は多形核白血球，単球およびリンパ球の高度の浸潤が必発し，出血性像を認めることもある。

＜病原・血清診断＞

病原診断：肺や近傍リンパ節の圧片標本中のMmmを蛍光抗体法で検出するか，肺病変を乳剤にしてPCR-RFLP（PCR産物の制限酵素切断パターン）解析でMmmの遺伝子診断を行うことが迅速かつ確実である。PPLO培地に病変部乳剤を塗抹後37℃，5％CO_2条件下で2～10日培養するとコロニーを確認できる。分離株の同定はPCR-RFLP解析あるいはMmm特異抗血清を用いた検査により行う。

血清診断：日本の水際防疫ではCF反応を用いている。海外では競合ELISAも利用されている。いずれの診断法も感度と特異性に優れるが，WOAHでは簡便性に優る競合ELISAを推奨している。Mmmには4種の近縁種（Mmc, *M. leachii*, *M. capricolum* subsp. *capricolum*, *M. capricolum* subsp. *capripneumoniae*）が存在する。同定・診断に際し，これら近縁種の感染抗体がMmmと交差することに留意する必要がある。日本でもMmcによる伝染性無乳症が散発しており，山羊と牛が同居する農場ではMmcが牛に不顕性感染することで，CF反応が陽性になる可能性がある。

予防・治療　清浄国では動物検疫の徹底が最重要の予防策である。国内で発生が確認された場合は，「家畜伝染病予防法」により届出，患畜のと殺，疑似患畜の安楽死措置，患畜・疑似患畜の隔離（通行遮断），死体の焼却または埋却が義務づけられている。常在地域であるアフリカ諸国では効果が不透明な自家生ワクチンによる感染拡大の問題から，WOAHの指導による不活化ワクチンの使用や抗菌薬による治療が検討されている。

（秦　英司）

63　牛のマイコプラズマ肺炎 (口絵写真11頁)
Bovine mycoplasmal pneumonia

概　要　マイコプラズマによるカタル性炎や間質性肺胞炎を主徴とする牛の伝染性肺炎。

宿　主　牛，水牛

病　原　*Mycoplasma bovis*, *M. bovigenitalium*, *M. californicum*, *M. dispar*, *M. alkalescens*, *M. canadense*, *Ureaplasma diversum*等。原因種は呼吸器粘膜上皮へ定着し粘膜上皮細胞の線毛運動を抑制させ，他の病原体の感染を助長するため，混合感染性の肺炎に至る。この病態は牛呼吸器病症候群（bovine respiratory disease complex：BRDC）と呼ばれる。発生数と病原性の点からみて最重要の原因種は*M. bovis*である。*M. dispar*は子牛肺炎の重要な病原種と認識されていたが，健康個体からも広く検出されており，常在菌としての認識が広まりつつある。*M. californicum*や*M. canadense*は新たに国内報告が増えている原因種である。病原体は肺病変部から血流を介し他の器官へ感染

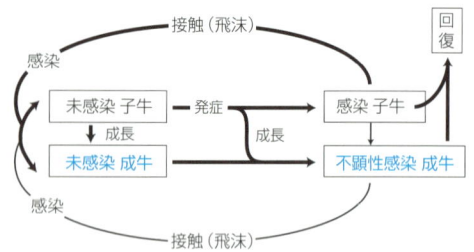

図 牛のマイコプラズマ肺炎の感染環

を広げ，様々な疾病を併発する。

分布・疫学 感染乳の給餌，接触感染，飛沫感染が主な伝播経路であり，感染群に接触後約12日後の段階で罹患率はほぼ100％である。1960年代以降普及した哺育牛の集団肥育，フィードロット肥育，集団密飼い方式等の多頭飼育方法は，本疾病が世界中に広がった主因である。前述の通り，原因菌種は常在菌としての側面も持ち，健康子牛の上部気道からも検出されるが，肺からはほとんど検出されない。肺への感染拡大にはストレス等の誘因や他の病原体の感染が必要と考えられる。季節や飼養状況，衛生環境，各農場に常在する微生物の種類は本疾病の発生に大きく影響する。子牛での肺炎は死廃率が高いが，同時に不顕性感染個体も多いのが特徴である。これら不顕性感染個体の見逃しは群における長期的な発生継続や他のマイコプラズマ性疾患（乳房炎，中耳炎，関節炎等）の発生につながり，経済的損失も大きい。M. bovisの外部環境での生存期間は20℃で1～2週間，37℃で1週間程度であるが，肥料中では1カ月以上との報告もある。

診 断

＜症 状＞ 感染群への接触から2週間程度で症状をみるが，単独感染ではほとんど無症状である。感染後約2カ月で鼻汁，肺胞洗浄液，血清から特異抗体が検出され概ね治癒する。しかしながら，BRDCに至り，さらに病勢が進行すれば自然治癒は困難となる。M. bovisによる子牛の気管支肺炎では39～40℃の発熱，乾性発咳，頻呼吸および高粘性鼻汁の漏出を呈する（写真1）。慢性化すると関節炎や中耳炎を惹起する。子牛での中耳炎が進行すると，斜頸を呈するようになる。

＜病 理＞
肉眼的所見：肺前葉と中葉辺縁部に無気肺（肝変化）病変が認められる（写真2）。他の微生物との混合感染により，肺病変部は前葉全体から中葉，副葉，そして後葉へと拡大する。病変部と健常部との境界部は明瞭で病変部は硬化している。混合感染した微生物の種類によって膿瘍や気腫等の様々な所見が観察される。

組織所見：M. bovis単独感染の場合にはカタル性気管支炎と気管支周囲の著明な細胞浸潤，いわゆる周囲性細胞浸潤肺炎あるいはリンパ濾胞の過形成が特徴である。M. disparによる病変は間質性肺炎が主で，周囲性細胞浸潤肺炎像は必ずしも認められない。

自然発生例のほとんどは他の微生物との混合感染であるため，前述の典型的な組織所見のみが認められる病変部位は少なく，化膿性肺炎，線維素性肺炎，水腫・浮腫肺等の病変が混在している。

＜病原・血清診断＞
病原診断：Hayflick's変法培地へ病変部乳剤や鼻腔スワブを塗抹後37℃，5％CO$_2$条件下で3～5日培養するとコロニーを確認できる。M. disparの培養にはBHL培地やGS培地が望ましい。分離株の同定は菌種特異的抗血清を用いた血清学的検査（代謝阻止試験，発育阻止試験，蛍光抗体法），PCR，16SリボソームRNA遺伝子の塩基配列解析等により行う。

血清診断：特に確立されているものはないが，CF反応，間接赤血球凝集反応，HI反応，ELISA等が報告されている。

予防・治療

乳汁の殺菌処理（56～60℃，60～120分）は子牛への感染予防に有用である。また，導入時のマイコプラズマ検査は清浄群を維持するための効果的手段である。不活化ワクチン（M. bovis）が市販されている。生ワクチン（M. bovis）も承認申請中であるが，現在のところ国内で承認された生ワクチンはない。飼養管理と環境衛生を徹底しストレスを与えないことや，感染個体の早期発見と隔離，抗菌薬治療が主な対策となる。テトラサイクリン系，マクロライド系（Ureaplasma以外はエリスロマイシンに対し自然耐性），リンコサミド系（Ureaplasmaでは自然耐性），フルオロキノロン系が原因種の主な有効抗菌薬であるが，第一選択薬であるテトラサイクリン系ならびに16員環マクロライド系抗菌薬に対する低感受性M. bovis野外株のまん延が2000年以降顕著であり，国内の肉用牛ではフルオロキノロン系抗菌薬低感受性株も広くまん延している。一方，M. bovis以外の種では先述の第一選択薬を含めリンコサミド系やフルオロキノロン系抗菌薬への感受性は高い。十分な水分補給とともに，有効抗菌薬による治療に加え，混合感染している病原体に有効な抗菌薬を併用する。このためには日頃から農場にまん延している病原体の把握と有効抗菌薬のスクリーニング，各種ウイルスに対するワクチンの接種を行うことが重要である。外部導入牛の検疫は清浄群を維持する最も効果的な対策である。

（秦　英司）

64 牛のマイコプラズマ乳房炎
Bovine mycoplasmal mastitis

概　要 マイコプラズマによる急激な泌乳量低下や無乳症を主徴とする牛の伝染性乳房炎。

宿　主 牛

病　原 Mycoplasma bovis, M. bovigenitalium, M. californicum, M. alkalescens, M. canadense等。発生数と病原性の点からみて最重要の原因種はM. bovisであり，10^{2}CFU程度で容易に乳房感染が成立する。病原体は罹患乳房から血流を介し非感染乳房や他の器官へ感染を広げ，様々な疾病を併発する。

分布・疫学 世界各地で認められる。国内では年間150～250戸程度の酪農場で感染報告があり，100頭以上の大規模酪農場ではしばしば大発生をみる。マイコプラズマ感染は様々な症状（呼吸器病，中耳炎，関節炎等）を示し，乳房炎以外であってもこれら感染個体は相互に感染源となる。主に搾乳作業や子牛への給乳を介して急速に感染が広がり，急性期では乳汁中に10^{8}CFU/mL程度の排菌が認められる。再発をみる群では不顕性感染個体が存在する可能性

が高く，これらは潜在的な感染源となる。また，清浄牛群への牛導入は本疾病の発生リスクとなる。

診　断

＜症　状＞　通常は乳汁中の体細胞（好中球）数が10^6個/mL以上となり，泌乳量は極端に減少し，やがて無乳症となる。この間，未感染分房にも次々と感染が広がる。病勢が進めば乳汁の固体成分と液体成分の分離が認められ，粘性も高くなる。軽度の場合，乳汁の肉眼所見に異常はないが，体細胞数は増加している。症状を呈するのは感染個体の一部であり，不顕性感染個体も存在する。

＜病　理＞　罹患分房は腫脹・硬結し，中に鶏卵大〜拳大の膿瘍結節を認める。後期になると分房は弛緩し萎縮する。分房の断面は黄色あるいは灰色がかり，圧力のため小葉が断面から浮き上がる。膿瘍結節以外にも周囲の小乳管内に硬化した膿や，乳槽や乳管粘膜に粟粒大の結節を認めることが多い。乳房上リンパ節の腫脹は著しい。

組織学的には，急性期には乳腺胞や小乳管に好中球が充満し，次第に単核球に置き換わる。亜急性期には小リンパ球の浸潤と乳腺胞の萎縮を伴う乳腺胞結合織の肥厚，乳管上皮細胞の過形成と乳管周囲へのリンパ球浸潤による肉芽腫形成が認められる。後期には浸潤細胞が消失し結合組織が肥厚する。

＜病原診断＞　Hayflick's変法培地へ乳汁を塗抹後37℃，5％CO_2条件下で2〜7日培養するとコロニーを確認できる。PCRによる検出も可能であるが，乳房炎乳汁から直接マイコプラズマDNAを抽出するのは困難である。乳汁材料を液体培地で増菌培養後PCR用のテンプレートDNAを調製するのが一般的である。

予防・治療　原因種の薬剤感受性傾向は牛マイコプラズマ肺炎の項に記載の通りである。なお，抗菌薬治療によるマイコプラズマ感染陰転後に他の細菌感染による乳房炎が頻発するため，治療後の回復期間も考慮した乾乳期治療が望まれる。抗菌薬治療が期待できない場合は速やかな隔離・淘汰によるまん延予防が一般的な対策である。搾乳衛生の徹底が基本であり，加えて定期的なバルク乳検査や導入時のマイコプラズマ検査が清浄群を維持する最も効果的な手段である。

（秦　英司）

65　ヘモプラズマ症（エペリスロゾーン症）〔複〕
Hemoplasmosis（Eperythrozoonosis）

概　要　血液寄生性マイコプラズマ感染による病気の総称。軽度溶血性貧血がみられることがある。

宿　主　牛，山羊，めん羊，豚，犬，猫

病　原　ヘモプラズマは，以前は偶蹄類の病原体としてはエペリスロゾーン，犬と猫ではヘモバルトネラと呼ばれ，リケッチアに分類されていたが，近年これら病原体の16S rRNA遺伝子解析からマイコプラズマ属に再分類された。一連の赤血球寄生マイコプラズマはヘモプラズマと総称される。動物種固有のヘモプラズマがあり，牛では*Mycoplasma wenyonii*，山羊とめん羊では*M. ovis*，豚では*M. haemosuis*（現*M. suis*）が感染する。また，牛では"*Candidatus* Mycoplasma haemobos"（現"*Candidatus* M. haematobovis*"：preferred name），山羊・羊では"*Candidatus* Mycoplasma haemovis*"（現"*Candidatus* M. haematovis*"：preferred name）が近縁種として検出されている。他に牛では"*Eperythrozoon teganodes*"と"*E. tuomii*"（いずれも正式な学名ではない），豚で*E. parvum*感染が知られているが，系統学的位置づけが不明である。

分布・疫学　世界各地に分布し，日本でもその存在が知られている。シラミ，ノミ，ダニ等の吸血性節足動物が媒介するとされている。また，血液接種により容易に感染が成立する。

診　断

＜症　状＞
牛：感染しても通常は無症状である。血液検査により偶発的に軽度貧血が検出されることがある。ただし重度ストレスや他の全身性疾患に併発して発症する。牛では"C. M. haematobovis"の方が，*M. wenyonii*よりも病原性が強い。発症動物では，発熱，食欲不振，元気消失，貧血，削痩等がみられる。貧血を生じるタイレリア感染や消化管内寄生虫との混合感染も考慮して鑑別することが必要である。
山羊，羊：羊で症状が顕著に表れることがあり，発熱，抑うつ，貧血がみられ，若齢個体では死亡することもある。
豚：発熱，元気消失，食欲減退，貧血ないし黄疸がみられ，急性重度感染では死亡することもある。

＜病　理＞　発症個体では溶血性貧血に関連して全身の黄疸，脾腫，胆嚢腫大と胆汁濃縮がみられる。

＜病原・血清診断＞　ギムザ染色またはアクリジン・オレンジ染色した末梢血塗抹標本で，赤血球表面への病原体付着が観察されることがある。ゴミとの鑑別が難しく，きれいな標本を作成する必要がある。病原体は急性感染症では容易に観察されるが，慢性感染症では検出困難である。また保存血液中では検出率が下がる。末梢血DNAを用いたPCRが有効である。

予防・治療　媒介吸血昆虫類の防除が予防となる。治療にはテトラサイクリン系抗菌薬が有効である。抗菌薬投与により臨床症状は軽減するが，完全な病原体除去は困難であり，回復動物はキャリアーとなる。

（猪熊　壽）

66　アナプラズマ症〔複〕〔法〕　（口絵写真12頁）
Anaplasmosis

概　要　アナプラズマ科細菌の赤血球感染による貧血性疾患。家畜伝染病は病原体が*Anaplasma marginale*によるもの。

宿　主　*A. marginale*は牛科（牛，水牛，アメリカバイソン，アンテロープ，カモシカ，ブレスバック等），鹿科（鹿，エルク），らくだ科（らくだ）の動物が宿主である。

病　原　家畜伝染病に定められている病原体はリケッチア目エールリヒア科*Anaplasma*属の*A. marginale*。近縁種の*A. centrale*は病原性が弱く，家畜伝染病に指定されていない。

分布・疫学　*A. marginale*はほぼ世界中の熱帯，亜熱帯および一部温帯に分布。日本では1977，1980〜1983年，1989〜1991年，2007年および2008年に発生が記録されている。また，オーストラリアから輸入された牛の感染が動物検疫所において摘発される事例が報告されている。

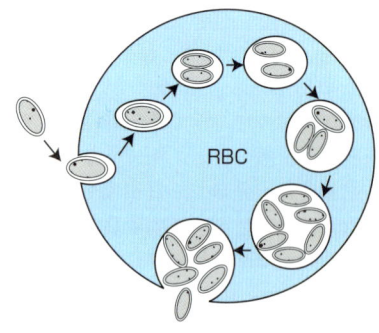

図 *Anaplasma marginale* の赤血球内増殖模式図
赤血球内に侵入した基本小体は2分裂により増殖し，生じた娘細胞は4〜8個に達する　（Ristic, 1981を改変して作図）

A.centrale は世界中に分布しており，日本の牛にも広く感染していると考えられる。

　特定のマダニとヒメダニが生物学的媒介者となる。日本ではオウシマダニ (*Rhipicephalus microplus*) が *A.marginale* の最も重要な媒介者である。病原体はマダニの経卵巣または経発育期伝播により動物に感染する。アブ，サシバエ，蚊による機械的伝播も起こりうるが，感染性を示すのは吸血後短時間だけである。注射針等による医原性機械的伝播もありうる。感染母牛から子牛への胎盤感染や子宮内感染もまれではあるが報告されている。感染動物はキャリアーとなり，感染源となる。

診　断　疫学，臨床症状，臨床病理所見および末梢血液塗抹標本での病原体検出により容易に診断可能。感染源となりうる耐過牛検出は血清診断以外では困難。

＜症　状＞　*A.marginale* の潜伏期は2〜5週間。赤血球破壊による溶血性貧血が主症状。急性型では貧血，発熱，元気食欲低下，便秘，黄疸，脱水，呼吸数増加，流産，不妊がみられ，死亡することもある。甚急性は重篤で，症状発現後2〜3時間で死亡する。重症例や瀕死期を除いて血色素尿の出現は少ない。1歳未満では軽症で良性経過をとるが，1歳以上では急性経過をとり，2歳以上では死亡例が増加する。3歳以上では甚急性経過で死亡することが多い。耐過牛は再感染に対して強い抵抗性を示すが，回復後も感染動物の体内から病原体が完全に消失することはない。*A.centrale* の病原性は弱いが，発熱や貧血を発症した例が報告されている。タイレリアとの混合感染牛で *A.centrale* が検出されることが多く，放牧牛の貧血発症因子である。

＜病　理＞　粘膜，皮膚，皮下織の蒼白あるいは黄色化といった貧血・黄疸性の変化が主。脾臓の腫大と胆汁貯留による胆嚢腫大が顕著（写真1）。肝臓はやや腫大し，割面は種々の黄疸色を示す。組織学的には肝臓の小葉中心性壊死の他，脾臓等の細網内皮系で赤血球を貪食した食細胞が多数みられる。

＜病原・血清診断＞　病原体は末梢血液塗抹のギムザ染色またはアクリジン・オレンジ染色標本上で，赤血球に感染する直径0.3〜1.0μmの点状または類円状の正体として観察される。*A.marginale* は赤血球辺縁部，*A.centrale* は赤血球の中央部に病原体の存在が認められる（写真2）。ハウエルジョリー小体，標本上のゴミ，タイレリア等との鑑別が重要。PCRと遺伝子解析によっても病原体を高感度に検出することができる。市販の診断用CF抗原を用いて *A.marginale* の抗体を検出できる。抗原を80℃で10分間加熱すると，*A.centrale* 抗体の交差反応が消失し，両種の鑑別が可能となる。海外ではELISA診断キットが発売されているが，*A.centrale* との鑑別ができないため国内使用は推奨されていない。

予防・治療

＜予　防＞　*A.marginale* については国内侵入防止が最重要。輸入牛の検疫および輸入後の飼育地における観察により摘発淘汰を行う。検疫時の検査で感染を摘発できない可能性もあることに留意し，輸入牛については監視を強化する。以前本病発生のあった地域では高齢牛が無症状耐過牛として生存している場合があるので，再発に注意し，早期発見と淘汰に努める。またマダニ，アブ等の媒介吸血動物の駆除も有効である。本病常在国では生ワクチンが用いられている。

＜治　療＞　テトラサイクリン系抗菌薬が有効であるが，症状消失後も体内から病原体が完全に消失されることはない。急性症治療に長期作用型テトラサイクリン20mg/kg（筋肉内注射）1回投与が有効と報告されている。ただし，現在の日本では *A.marginale* 感染牛の治療は行わず，摘発時点で淘汰する。

（猪熊　壽）

67 牛のコクシエラ症（Q熱）（人獣）（四類感染症）
Coxiellosis in cattle (Q fever)

概　要　*Coxiella burnetii* 感染による種々の動物および人の様々な病態を示す疾患。

宿　主　牛，豚，馬，めん羊，山羊，犬，猫，各種野生動物，人

病　原　*C. burnetii*。三種病原体等，BSL3。レジオネラ目コクシエラ科の細胞内寄生小桿菌。宿主細胞質の空胞内で増殖し，大型細胞から胞子様構造を持つ小型細胞が作られる。熱，乾燥，紫外線，消毒薬等に強い抵抗性を示す。実験室内継代によりS-R変異がみられる。血清型は今のところ単一である。一般に偏性細胞内寄生性と認識されている。無細胞培地における増殖の報告があるが，病原診断においては細胞培養系との併用が望ましいとされている。

分布・疫学　世界各国に存在。野外ではダニ-野生動物-ダニの感染環により維持されている。家畜は保菌動物として乳汁や糞便にコクシエラを排出する。動物の流産や出産に関連し，胎盤に感染した *C. burnetii* を吸入することにより人へ伝播する。

　欧米では感染動物の分娩時に人への伝播がみられている。日本における調査では全国的に家畜，犬，猫，野生動物に抗体が確認されている。また，ダニからコクシエラが分離・検出されている。日本の動物において疾患としての報告はほとんどない。

　人のコクシエラ感染症はQ熱として知られ，感染症法における全数届出（四類感染症）に指定されている。人の国内報告数は年間0〜2例程度である。

診　断

＜症　状＞　感染動物は軽い発熱程度でほとんど無症状。保菌動物は無症状のまま乳汁や糞便にコクシエラを排出する。妊娠動物は流死産または虚弱子を出生し，新生子は数

週間で死亡する。感染母牛では繁殖障害を起こすとされている。
　人ではインフルエンザ様症状を起こす。慢性感染では心内膜炎を引き起こし，死亡率が高い。
＜病　理＞　家畜や伴侶動物等の流産胎子では脾臓，肝臓，腎臓，生殖器に肉芽腫性・壊死性病変がみられる。
＜病原・血清診断＞
病原診断：コクシエラは発育鶏卵の卵黄嚢内接種，サル腎細胞(BGM)ないしA/Jマウス腹腔内接種により分離する。発育鶏卵に接種した場合，ヒメネス染色，培養細胞に接種した場合は蛍光抗体法による菌の検出，動物接種の場合は体重減少と抗体応答により判定する。コクシエラ外膜蛋白質遺伝子等を標的とするPCRによる遺伝子診断を行う。
血清診断：感染細胞を抗原とした間接蛍光抗体法により行う。
予防・治療　日本ではワクチンは実用化されていない。テトラサイクリン系抗菌薬が有効。

（福士秀人）

68　放牧熱(複)
Pasture fever, Tick-borne fever

宿　主　牛，山羊，めん羊
病　原　*Anaplasma phagocytophilum*。本病原体は反芻動物の他，馬，犬，猫，人への感染も起こる。
分布・疫学　放牧熱は欧州の反芻動物で発生がみられる。日本でも牛とニホンジカの末梢血から病原体DNAが検出されているが，牛での発症報告はない。日本では犬と人で感染症例が報告されている。マダニ媒介性疾患である。
診　断
＜症　状＞　食欲不振，発熱，咳等がみられる。牛では乳量の減少や流産等，生産性が低下する。
＜病　理＞　血小板減少症がみられる。
＜病原・血清診断＞　ギムザ染色した末梢血塗抹標本で，病原体は好中球細胞質内に桑の実状の封入体(morula)として認められることがあるが，出現期間が短い。末梢血DNAを用いたPCRによる遺伝子検出が有効である。感染細胞を抗原とする蛍光抗体法による抗体検出が利用できる。
予防・治療　媒介マダニの防除が予防となる。治療にはテトラサイクリン系抗菌薬が有効である。

（猪熊　壽）

69　水心嚢(複)(海外)
heartwater

宿　主　牛，水牛，山羊，めん羊
病　原　*Ehrlichia ruminantium*。
分布・疫学　本症はサハラ砂漠以南のアフリカおよびカリブ海の島々において風土病的に認められる。キララマダニ属のマダニによって媒介される。日本では病原体が検出されたことはない。
診　断
＜症　状＞　食欲不振，発熱，運動不耐性，呼吸困難，神経徴候等を呈して死亡率が高い。
＜病　理＞　心嚢水と胸水の貯留および肺水腫が特徴である。死後の脳の塗抹標本で内皮細胞に病原体が観察される。
＜病原・血清診断＞　PCRによる病原体の遺伝子検出が有効である。流行地においてはELISAによる抗体検出が利用できる。
予防・治療　媒介マダニの防除が予防となる。神経徴候発現前であればテトラサイクリン系抗菌薬が有効である。

（猪熊　壽）

70　牛の流産・不妊症
Abortion and infertility in cows

宿　主　牛
病　原　*Chlamydia abortus*。
分布・疫学　発生はまれ。米国，ドイツ，イタリア，フランス等。
診　断
＜症　状＞　妊娠7～8カ月で流産。流産後の回復牛は不妊症になり，クラミジアを持続排出。妊娠牛は無症状のまま流産，死産または虚弱子を娩出。虚弱子は生後数日で死亡。
＜病　理＞　羊膜は浮腫性で肥厚。流産胎子には皮下の浮腫，胸腔および腹腔滲出液の増量，リンパ節の腫大，口腔粘膜，咽頭，気管，結膜の点状出血。流死産胎子臓器に肉芽腫性炎症。
＜病原・血清診断＞　羊膜，胎盤，胎子肝臓等の乳剤からPCRによる遺伝子検出ないしは培養細胞接種によりクラミジア分離。
予防・治療　ワクチンはない。テトラサイクリン系ないしマクロライド系抗菌薬の投与。畜舎の消毒等の衛生管理。

（福士秀人）

71　散発性牛脳脊髄炎
Sporadic bovine enephalomyelitis

宿　主　牛
病　原　*Chlamydia pecorum*。
分布・疫学　北米，オーストラリア，欧州で報告。日本では1960年代以降，報告はない。不顕性感染牛が存在。排泄物中のクラミジアが感染源。
診　断
＜症　状＞　食欲減退，元気消失，流涎，鼻漏等。咳を伴う呼吸困難。全身の硬直，神経症状。3～5週間で死亡。軽症では回復。
＜病　理＞　脳脊髄の浮腫，充血。漿液線維素性腹膜炎，肝臓と脾臓表面にフィブリン沈着。脳脊髄における非化膿性脳脊髄炎。
＜病原・血清診断＞　脳，脊髄からPCRによる遺伝子検出ないし培養細胞接種によりクラミジア分離。
予防・治療　ワクチンはない。テトラサイクリン系ないしマクロライド系抗菌薬の投与。畜舎の消毒等の衛生管理。

（福士秀人）

72　牛の多発性関節炎
Bovine polyarthritis

宿　主　牛

牛●クラミジア病／真菌症

病原　*Chlamydia pecorum*。
分布・疫学　米国。日本では証明されていない。
診断
＜症　状＞　発熱，跛行，食欲不振，関節の腫大，時に結膜炎。発症後2～12日で死亡することがある。新生子牛は重篤な症状を示し，致死率が高いとされている。
＜病　理＞　漿液線維素性または線維素性関節炎。関節周囲の浮腫と関節腔のフィブリン塊沈着。滑膜と滑液の塗抹または切片標本に基本小体が観察される。
＜病原・血清診断＞　滑液等の病変部を材料とし，PCRによる遺伝子検出ないし培養細胞接種によりクラミジア分離。
予防・治療　ワクチンはない。テトラサイクリン系ないしマクロライド系抗菌薬の投与。畜舎の消毒等の衛生管理。

（福士秀人）

73　皮膚糸状菌症（複）（人獣）
Dermatophytosis, Ringworm

概要　動物で一般的にみられる皮膚糸状菌症は，主に*Trichophyton*（白癬菌）属や*Microsporum*（小胞子菌）属，*Nannizzia*属および*Lophophyton*属等の真菌が皮膚表面（表皮）の角質層や被毛に感染した後，蛋白分解酵素であるケラチナーゼによって角質層と被毛に存在するケラチンを分解・利用することで増殖し，円形の脱毛や紅斑，痂皮等の特徴的な皮膚病変を形成することから，リングワームとも呼ばれる表在性の皮膚糸状菌症である。皮膚糸状菌が産生するケラチナーゼは，皮膚の炎症反応を引き起こす。ほとんどが人獣共通感染性であることに注意が必要である。

宿主　牛，馬，めん羊，山羊，豚，家きん，うさぎ・げっ歯類
病原　*T. verrucosum*（牛，めん羊，山羊，豚，すべての動物が感染の可能性），*T. mentagrophytes*（うさぎ，げっ歯類，牛，馬，山羊，すべての動物が感染の可能性），*T. benhamiae*（うさぎ，げっ歯類等），*T. equinum*（馬，まれに猫や犬），*T. erinacei*（うさぎ，げっ歯類，犬），*M. canis*（うさぎ，猫，犬，すべての動物が感染の可能性），*N. gypsea*（シノニム *Arthroderma. gypseum*，すべての動物が感染の可能性），*N. nana*（シノニム *M. nanum*，豚），*L. gallinae*（シノニム *M. gallinae*，家きん）。
分布・疫学
牛，めん羊，山羊：牛では*T. verrucosum*によるものがほとんどであり，通常，牛舎内等の群内で発生する。世界中で発生が認められている。めん羊や山羊での発生は牛よりも低率で，*T. verrucosum*以外に*T. mentagrophytes*も分離される。
馬：*T. equinum*の感染は全年齢でみられる。*T. mentagrophytes*や*N. gypsea*が分離されることもある。最近，日本国内で皮膚病変のある馬から*T. bullosum*が分離されている。
豚：豚の皮膚糸状菌症は少ない。*N. nana*や*T. verrucosum*等が原因となる。子豚や肥育豚で感染率が高いとする報告がある。
家きん：散発的な発生がみられる。*L. gallinae*の感染で生じるのが一般的で，ヒヨコや雄鶏での発生が多いとされている。
うさぎ・げっ歯類：*T. mentagrophytes*によるものが一般的である。他に，*T. benhamiae*や*N. persicolor*，*T. erinacei*が分離されている。
　皮膚糸状菌症の伝播は，感染動物との直接接触以外にも，皮膚糸状菌が感染した角質細胞や被毛が脱落することで環境中に皮膚糸状菌の胞子が拡散し，汚染された環境から動物が感染することもある。過密でストレスが多い飼育環境や非衛生的な管理体制，さらには幼齢の動物では感染リスクが高まる。
診断
＜症　状＞
牛，めん羊，山羊：牛では頭部，頸部，臀部が皮膚病変の好発部位であるが，疥癬やシラミ等の寄生で瘙痒があると，舌で舐めることで全身に拡大する。10～50mmの薄い粉状鱗屑，あるいは分厚く剝がれにくい痂皮状の鱗屑を伴った環状斑が典型的な病変である。デルマトフィルス症との鑑別が必要とされる。めん羊や山羊の皮膚病変も牛と類似する。皮膚病変は，自然に消失することもある。
馬：感染の始まりには，小さな脱毛病変を伴う被毛の逆立がわずかに認められる程度である。その後，薄く粉状の痂皮と裂毛を基本とした病変を形成する。病変の原発部位は，主に鞍の下と胴周囲で非瘙痒性であるが，急速に全身へ拡大し，厩舎内の他の馬へ伝播する。
豚：痂皮を伴った円形病変を形成し，炎症が激しいことがある。
家きん：鶏冠や肉垂が病変の好発部位であり，白色の鱗屑や過角化を伴った局面（プラーク）がみられる。病変は，羽毛の脱落を伴って頭部と頸部の皮膚に拡大する。
うさぎ・げっ歯類：うさぎでの病変は耳介，眼周囲および鼻部に存在し，鱗屑と痂皮がみられる。ハリネズミでは薄い痂皮が頭部，爪の基部，パッドで認められる。外部寄生虫（*Caparinia tripilis*）の同時感染に注意が必要である。
＜病　理＞　最も一般的な病理組織学的所見は，①毛包炎とフルンケル，②増殖性の血管周囲性あるいは間質性皮膚炎，③表皮内膿疱性皮膚炎である。分節分生子（胞子）と菌糸がPAS染色組織標本で容易に検出される。
＜病原診断＞
被毛および鱗屑の直接検査：皮膚の搔爬で被毛と鱗屑を集める。10% KOHで角質を溶解すると，感染した被毛は粗造で不規則な表面を呈して膨化しているのが観察され，表面に菌糸や胞子が確認できる。*N. persicolor*は被毛に侵入しないため，菌糸や胞子は鱗屑でのみ観察可能である。
培養：真菌培養は皮膚糸状菌症の診断と菌種の同定に必要であり，病変部の被毛や鱗屑，痂皮，爪および生検組織等が材料として使用される。サブローデキストロース寒天培地を用いて培養し，コロニーの性状を観察すると同時に，菌糸や分生子の特徴を観察する。
PCR：一部の皮膚糸状菌の検出や培養材料の菌種同定に利用されている。
予防・治療　群内での皮膚糸状菌症のまん延や人への感染を防ぐためには，疑わしい病変を持つ動物との接触を避けるとともに，畜舎や厩舎の環境および使用する櫛やブラシの衛生管理にも注意が必要である。
　抗真菌薬の内服による治療は，コストの面から産業動物

では一般的でない。ナナオマイシン油剤が日本国内で牛の*T. verrucosum*による皮膚糸状菌症の外用治療薬として販売されている。その他，人で使用されている外用抗真菌薬も有効であるが，産業動物での利用は内服薬と同様にコスト的に限られる。

(伊藤直之)

74 真菌中毒症(複)
Mycotoxicosis

概要 真菌中毒症は，動物がある種(*Aspergillus*属や*Fusarium*属等)の真菌で汚染された飼料(トウモロコシ等の穀物や牧草およびそれらを利用したサイレージ)を摂取することで，真菌が産生する二次代謝産物で毒性のあるマイコトキシンが，生産性の低下をはじめとした様々な障害を引き起こす疾患であり，重大な経済的損失をもたらす原因となる。最近の気候変動による温暖化(高温・多湿)によって，飼料の真菌汚染の可能性が高まっていることに注意が必要である。多くのマイコトキシンは耐熱性であり，真菌そのものが死滅していても飼料中に残存し，さらにはそれらを摂取した動物の体内(筋組織や肝臓等)および生産物(肉，卵，ミルク等)にも残存・移行することから，人への健康被害にも留意する必要がある。

宿主 牛，馬，めん羊，豚，家きん

病原・症状 マイコトキシンは，真菌が産生する毒性化学物質の総称であり，マイコトキシンを産生する真菌としては*Aspergillus*属，*Penicillium*属および*Fusarium*属の真菌が代表的であるが，それ以外にも多くの真菌がマイコトキシンを産生し，300種以上のマイコトキシンが知られ，発癌性を示すものもある。

アフラトキシン：*A. flavus*，*A. parasiticus*。低成長を引き起こし，肝毒性および免疫毒性を有する。トウモロコシ，米・麦類，ナッツ類，豆類，綿実，ソルガム(サトウモロコシ)等の汚染が原因。家きん，豚，牛，めん羊で発生がみられる。

オクラトキシン：*A. ochraceus*と*P. verrucosum*以外にも*A. niger*や*A. carbonarius*によっても産生される。腎毒性，肝毒性および免疫毒性を有する。トウモロコシ，麦類，ナッツ類，豆類等の汚染が原因。豚，家きんで発生がみられる。馬の疝痛の原因となることがある。

シトリニン：*P. citrinum*によって産生され，腎毒性と肝毒性があり，DNA損傷による発癌性もある。

ゼアラレノン：*F. graminearum*，*F. cerealis*，*F. equiseti*，*F. incarnatum*，*F. culmorum*によって産生される。トウモロコシ，麦類，穀物ペレットやフォーレージ等の汚染が原因。エストロゲン作用や発癌性がある。牛とめん羊では不妊等の繁殖障害の原因となる。豚では膣炎や偽妊娠，胚の早期死滅を引き起こす。家きんにおける影響は少ないが，産卵数の低下を招くことがある。

フモニシン：*F. moniliforme*，*F. proliferatum*，*F. verticillioides*によって産生され，トウモロコシやソルガムの汚染が原因。中枢神経毒性や肝毒性があり，脂質代謝阻害作用もある。馬で白質脳軟化症を引き起こし，豚では急性小葉間肺水腫や慢性肝障害の原因となる。人では発癌性が危惧されている。

トリコテセン類(ボミトキシン，ニバレノール，T-2トキシン等)：*F. sporotrichioides*，*F. langsethiae*，*F. acuminatum*，*F. poae*，*F. cerealis*，*F. graminearum*等によって産生される。穀物や食用ぬか，麦わら等の汚染が原因。細胞の蛋白質合成阻害作用があり，免疫毒性，脳神経の伝達障害作用等も知られている。嘔吐や下痢，血便等の消化器障害，食欲低下・廃絶，乳量や産卵数の減少，皮膚の神経過敏，免疫抑制を示す。牛，馬，豚，家きんで発生がみられる。

疫学 *Aspergillus*属や*Penicillium*属の真菌は，ほとんどが収穫された農産物の貯蔵・運搬の際に侵入して増殖するものである。これに対して，*Fusarium*属の真菌は，世界中に広く分布する土壌真菌であり，農作物の栽培中に植物組織に侵入・増殖することで植物に対して病原性を示し，トウモロコシ等の作物が栽培されている時点ですでに根，茎，種子等に感染している。

家畜に与える飼料は，飼料安全法に定める成分規格に合致している必要があり，マイコトキシンも許容基準値が設定されている。したがって，商業ベースで流通している飼料は，基準を満たしている。一方，農家が独自に生産する各種の自給飼料に関しては，品質や安全性の保証は自己責任であり，マイコトキシン含有量の評価は，ほとんど実施されていないのが現状である。また，流通飼料についても保存が不適切であるために，真菌によって汚染される可能性がある。

マイコトキシンによる真菌中毒症には次のような特徴がある。①原因は，すぐには判明しないことが多い。②1頭の動物から他の動物に伝播することはない。③発生にはしばしば季節性があり，特に気候と深く関係している。④臨床症状は，マイコトキシンの分析データとは一致しないことがほとんどである(低容量のマイコトキシンでも毒性を示す可能性がある)。野外例では真菌中毒症は軽度かつ慢性的であることが多く，また，症状も消化器障害，繁殖障害，発育遅延，乳量や産卵数の低下，免疫抑制等の真菌中毒症に特異的な症状が存在するわけではないことから，マイコトキシンが原因であることに気づかないことが多い。さらに，マイコトキシンは乳汁中へ移行することから，哺乳中の幼齢動物に対する影響も考慮しなければならない。飼料を汚染している真菌が1種類とは限らず，したがって原因となるマイコトキシンも1種類とは限らないため，複数のマイコトキシンによる相乗的な影響も考慮しなければならない。

診断 臨床症状から真菌中毒症を診断するのは困難であり，様々な情報を組み合わせて診断する必要がある。飼料中の真菌の確認・同定やマイコトキシンの検出が診断の手助けとなる。一部のマイコトキシンは，商業ベースの検査機関で検出が可能である。

予防・治療 真菌中毒症の薬剤による治療は困難であることから，マイコトキシンを含有する飼料を摂取しないようにする予防対策が重要である。飼料の管理としては，衛生的で乾燥した状態であることやサイレージの確実な空気の排除，貯蔵期間の短縮等が求められる。

マイコトキシンの作用を軽減する物質を飼料へ添加することで，真菌中毒症による障害を防ぐ対策もなされている。マイコトキシンの摂取による血液や組織への拡散を抑

制するために，固定や吸着を目的としたもので，ゼオライト，活性炭，グルコマンナン，ポリマー等が使用されている。

(伊藤直之)

75 カンジダ症(複)
Candidiasis

概 要 *Candida*属等の酵母による表在性ないし深在性日和見型真菌症である。

宿 主 牛，豚，家きん，めん羊，馬，猫，犬

病 原 子嚢菌門サッカロミセス目真菌による。かつてはカンジダ属菌による疾患であったが，再分類によりカンジダ属以外も含まれる。主要菌は*C. albicans*であるが，*C. tropicalis*, *C. guilliermondii*, *Pichia kudriavzevii*（シノニム *C. krusei*），*Nakaseomyces glabratus*（シノニム *C. glabrata*），*C. parapsilosis*等による感染も認められる。サッカロミセス目には数百種の菌種が存在し，分子生物学的解析手法の向上により，新たな菌種による感染事例が多数報告されている。酵母形，仮性菌糸および菌糸形の二形性を呈す。

分布・疫学 世界各地で発生がみられる。宿主の口腔，鼻咽頭，腟，皮膚等で検出される正常細菌叢である。

診 断
＜症 状＞ 表在性と深在性の感染がみられ，病変形成部位によって症状は多様である。家畜における表在性カンジダ症では粘膜および皮膚粘膜移行部に滲出性，膿疱性ないし潰瘍性の病変が観察される。重度のカンジダ症を呈した子牛では水様性の下痢，食欲不振，脱水を呈し，徐々に衰弱して死に至る。全身性に感染することもある。また，乳房炎や膀胱炎も引き起こす。豚では鵞口瘡が観察される。下痢および削痩がみられることもある。家きんでは消化管に感染し，嗉嚢炎が最も多い。沈うつ，食欲低下および発育遅延がみられるが，不顕性感染の場合もある。

＜発病機序＞ 日和見感染する。発症因子は，粘膜の傷害，抗菌薬や免疫抑制剤の投与あるいは基礎疾患等である。続発性の感染が多い。

＜病 理＞ 皮膚および粘膜の肉眼病変は単発あるいは多発性の隆起した，円形の白色腫瘤で，表面を痂皮（偽膜）で覆われている。

牛：前胃カンジダ症では，粘膜上皮の角化亢進と分芽胞子ないし仮性菌糸の増殖が観察され，びらんないし潰瘍を形成することがある。

豚：舌から胃無腺部に，分芽胞子ないし仮性菌糸の増殖を伴う黄白色斑状の病変が観察され，びらんないし潰瘍を形成することがある。

家きん：嗉嚢，食道および口腔粘膜に白色円形の潰瘍と偽膜形成がみられる。粘膜上皮の角化亢進と，粘膜表層の分芽胞子および粘膜深層の仮性菌糸が観察される。

＜病原・血清診断＞ 病変部の擦過ないし生検材料からの菌分離と併せて，病理組織学的検査による病変部菌体の確認が必須である。病変部では直径約2～5μmの卵円形の出芽した酵母様真菌と仮性菌糸が観察される。リボソームRNA遺伝子（rDNA）の解析による菌種の同定も有用である。

予防・治療 衛生状態を改善し，過剰な抗菌薬投与を中止する等，宿主の健康状態を管理する。アゾール系，ポリエン系およびエキノキャンディン系の抗真菌薬が使われる。

(木村久美子)

76 アスペルギルス症(複)(人獣) (口絵写真12頁)
Aspergillosis

概 要 *Aspergillus*属真菌による呼吸器，消化器，生殖器等の感染症で，様々な動物種で発生がみられる日和見型真菌症である。

宿 主 牛，馬，家きん，犬，猫，野生動物等

病 原 子嚢菌門の*Aspergillus*属菌による。主要菌は*A. fumigatus*であるが，*A. terreus*, *A. niger*, *A. nidulans*, *A. flavus*, *A. deflectus*, *A. felis*等による発生もある。フィアロ型分生子を形成する。侵襲性ないし非侵襲性アスペルギルス症の他に，分生子に対するアレルギー性気管支肺アスペルギルス症や産生されたマイコトキシンによる中毒を起こすことがある。

分布・疫学 世界各地で発生がみられる。最も普遍的な環境生息菌で，土壌，腐朽・枯死植物，敷料，空気中等，様々な環境に存在する。また，カビの生えた飼料等も感染源となる。鳥類（鶏，七面鳥，がちょう，あひる，鳩，ペンギン等）で感受性が高く，ペンギンは特に高い。日和見感染症であり，基礎疾患や抗菌薬の長期投与等による免疫抑制動物で発症しやすい。

診 断
＜症 状＞
牛：呼吸器，消化器，生殖器感染があり，全身性に感染することもある。臨床症状は病変形成部位によって異なるが，肺炎や流産を伴わない症例は無症状であることが多い。肺炎例は急速に致死的な経過をとることもあり，発熱，呼吸速迫，鼻汁および湿性の咳等がみられる。流産は妊娠6～9カ月で起こる。中枢神経系に感染した症例では神経症状を呈する。皮下に肉芽腫を形成することもある。

馬：喉嚢（「喉嚢真菌症」174頁参照）および肺への感染では呼吸器症状がみられる。流産を起こすことがある。皮下の肉芽腫形成あるいは角膜の炎症を起こすことがある。

家きん：幼雛で感受性が高いが，衰弱した成鳥も発症する。呼吸困難，頻呼吸，過呼吸等の呼吸器症状を呈し，嗜眠，食欲不振，削痩を伴う。脳へ感染した症例では斜頸や平衡感覚の喪失等の神経症状がみられる。

犬：*A. fumigatus*による真菌性鼻炎を起こす。長頭種に多い。嗜眠，鼻腔の痛み，鼻孔潰瘍，くしゃみ，片側ないし両側の血液膿性の鼻汁，鼻出血，前頭洞骨髄炎を伴う。*A. terreus*, *A. alabamensis*, *A. deflectus*および*A. niger*等は全身性に感染することがあり，神経症状，運動失調や体重減少等，病変形成に付随する非特異的な症状を呈する。

猫：犬よりも発生報告は少ない。*A. fumigatus*や*A. felis*による副鼻腔炎の他，眼窩（副鼻腔後部）に侵襲性の強い病変を形成し，顔面腫脹を起こす。神経症状を示すこともある。また，パルボウイルス感染あるいは抗菌薬治療に続発して腸炎を起こすこともある。

＜発病機序＞ 抗菌薬の長期投与や免疫抑制剤の投与等による易感染性宿主が，環境中の胞子を吸引することによっ

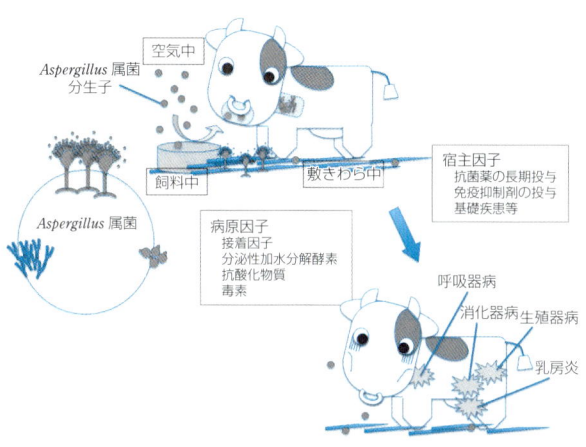

図 アスペルギルス症の発生機序
環境中の分生子が経気道的,経口的に取り込まれ,病変を形成する。あるいは血行性に播種される

て発症する。曝露された宿主の上部気道あるいは消化管に一過性に定着した分生子が,発芽・菌糸へ発育し,血行性に全身の標的組織に播種される。

<病 理>
牛:急性致死性の肺炎では,びまん性壊死性肺炎を呈する。亜急性から慢性では,肺に多数の境界明瞭な肉芽腫あるいは化膿性肉芽腫を形成し,肉眼的に結核病変に類似する。組織学的に病変の中心部ないし血管壁に真菌の菌糸が観察される。流産例ではブルセラ症に類似した壊死性胎盤炎を起こす。胎子の皮膚に亜急性皮膚炎あるいは過角化症がみられる。消化管病変は前胃よりも四胃で発生しやすく,出血および梗塞である。播種性感染の症例では,感染臓器に壊死あるいは肉芽腫を形成する。
馬:肺では多発性の塞栓性肺炎がみられる。流産症例では壊死性胎盤炎,他に化膿性潰瘍性角膜炎を起こす。
家きん:肺,気嚢を含む呼吸器系臓器および体腔膜に,数mm~数cmの様々な堅さの白色から黄色の結節ないし斑状病変が観察される。気嚢は肥厚し,表面に胞子形成が観察されることもある。組織学的に壊死性化膿性炎あるいは肉芽腫性炎が観察され,経過が長いと被包化される。播種性感染例では肝臓,腸管,脳,角膜等に病変が観察されることもある。
犬:真菌性鼻炎では,病変は鼻腔および副鼻腔に局在することが多く,粘膜は壊死産物と白色から灰白色の菌塊によって覆われることがある。慢性肉芽腫性ないし壊死性鼻炎を起こし,鼻甲介や鼻中隔を破壊し,粘膜,鼻骨あるいは上顎骨に潰瘍を形成することがある。播種性感染例では腹腔内および胸腔内リンパ節,腎臓,脾臓,椎骨等に病変を形成する。通常,椎間板脊椎炎がみられる。
猫:鼻腔,副鼻腔および眼窩の病変,翼口蓋窩の腫瘤あるいは硬口蓋の潰瘍がみられることがある。脳病変を形成することもある。腸炎では軽度の出血と壊死病変を形成する。播種性感染では肺病変の形成がみられることもある。
<病原・血清診断> 培養検査あるいは血清学的検査のみの診断は不適切である。病変部におけるアスペルギルスに特徴的な菌糸あるいは分生子頭の観察が必須である。病変部では直径3~6μmの有隔菌糸が観察され,Y字型に分岐して増殖する。気管のような好気的環境下では分生子頭が観察される(写真)。分子生物学的技術を用いた菌種の同定も可能であり,リボソームRNA遺伝子(rDNA)等の解析による菌種の同定も有用である。
予防・治療 飼養環境中の病原体の除去(清掃,洗浄,消毒等)等の衛生管理の徹底が重要である。種々の外科的切除および投薬療法が使われ,効果がみられる場合もある。ポリエン系,エキノキャンディン系およびフルコナゾールを除くアゾール系の抗真菌薬が有用である。

(木村久美子)

77 ムーコル症(複)
Mucormycosis

宿 主 牛,豚,馬,めん羊,犬,猫
病 原 ケカビ門に属する*Rhizopus*属,*Rhizomucor*属,*Mucor*属,*Lichtheimia*属,*Mortierella*属等
分布・疫学 世界各地で発生がみられる。環境生息菌であり,土壌,腐朽・枯死植物,敷料,空気中等の様々な環境に存在する。汚染飼料等が感染源となる。
診断
<症 状> 消化管感染では下痢を伴う重篤な胃腸炎を呈する。播種により全身感染した場合には様々な症状を呈する。牛と馬で流産を起こすことがある。
<病 理> 消化管病変は境界明瞭な出血および潰瘍である。流産例では壊死性胎盤炎を起こす。血管侵襲性が強く,血栓形成を伴う血管炎,出血および血管下流域の壊死性病変ないし肉芽腫病変が観察される。
<病原・血清診断> 生前診断は難しい。病変部組織からの分離培養および病変部に幅広無隔壁の菌糸の観察が必須である。リボソームRNA遺伝子(rDNA)等の解析による菌種の同定も補助診断として有用である。
予防・治療 衛生管理の徹底と基礎疾患の治療が重要である。アムホテリシンB等による抗真菌薬投与が効く場合もある。

(木村久美子)

78 牛の真菌性乳房炎
Mycotic mastitis in cattle

宿 主 牛
病 原 *Pichia kudriavzevii*(*Candida krusei*),*Candida tropicalis*,*Clavispora lusitaniae*,*Kluyveromyces marxianus*,*Candida rugosa*,*Candida albicans*,*Aspergillus fumigatus*等
分布・疫学 世界各地に広く分布。原因菌は酵母が主要であり,糸状菌は菌種が限定される。酵母が原因の場合,感染牛の約半数は自然治癒するが,他は難治性である。
診断
<症 状> 酵母が原因の場合は乳房の硬結・腫脹を伴う局所症状に限定される場合が多い。糸状菌が原因の場合は局所症状に加え全身の発熱を伴うが食欲は減退しない。
<病原診断> 酵母は乳汁の直接鏡検または培養後のグラム染色において細菌の5倍以上の大きさの米粒様の菌体を認める。糸状菌は培養後,菌糸を目視または鏡検で確認できる。
予防・治療 酵母による感染例は頻回搾乳することで半数は治癒する。予防は衛生的な乳房内治療と畜舎環境が重

要。

(河合一洋)

79 牛の真菌性流産
Mycotic abortion in cattle

宿 主 牛

病 原 *Aspergillus fumigatus*, *A. flavus*, *Absidia corymbifera*, *Rhizopus microsporus*, *R. oryzae*, *Mucor racemosus*, *Candida albicans*, *Pichia kudriavzevii*(*C. krusei*)等

分布・疫学 世界各地に広く分布。感染は飼料, 乾草, 敷きわら等から真菌を吸入したり, 摂食することによって起こる。

診 断
<症 状> 流産は気道や消化管を通して, または経皮的に侵入した真菌が血行を介し, 胎盤に病巣を形成することで起こる。流産前には特徴的臨床症状は認められない。
<病 理> 胎盤感染により胎子は壊死を呈し, 胎子の皮膚や胎子膜には真菌および炎症性細胞の浸潤に伴う水腫性肥厚が認められる。
<病原診断> 流産前の診断は困難である。流産胎子と胎盤の病変部に組織内真菌浸潤(例:グロコット染色で黒色に染まる菌糸)を認める。確定診断は真菌の分離同定による。

予防・治療 治療不能となる場合が多い。予防は適正な飼養管理により牛体の健康管理に留意すること, 真菌の付着・増殖した飼料や敷きわら類を使用しないことが重要。

(河合一洋)

80 牛のタイレリア症(法)(ピロプラズマ症(法))
Bovine theileriosis
(口絵写真12頁)

概 要 リンパ球と赤血球内に寄生するタイレリアの感染に起因する発熱, 貧血, 黄疸を主徴とする疾病。家畜伝染病に指定されている原虫種は *Theileria annulata* と *T. parva* のみ。牛と馬のタイレリア症ならびにバベシア症は, 法令上ピロプラズマ症と総称される。

宿 主 牛, 水牛

病 原 アピコンプレックス門ピロプラズマ目に属するタイレリア(*T. annulata*, *T. parva*, *T. orientalis*)が原因。本原虫はマダニによって媒介される。マダニ唾液腺で成熟したスポロゾイト(写真1)が吸血時に牛の体内に注入され, リンパ球内でシゾントを形成する。その後, メロゾイトが赤血球に侵入しピロプラズマとなる(写真2)。赤血球内原虫はマダニに摂取され, マダニ中腸で有性生殖を行い, キネートを経て, 唾液腺でスポロゾイトとなる。マダニの経発育期伝播を経て, 原虫は新しい宿主へと感染していく。すなわち, 幼ダニ, 若ダニが吸血後それぞれ若ダニ, 成ダニへと変態し, 新たな宿主に寄生した際にタイレリアを伝播する。*T. annulata* と *T. parva* のシゾント感染リンパ球は, 癌細胞のように生体内で増殖を続ける。一方の *T. orientalis* のシゾント感染リンパ球は, 巨大化するのみで癌様増殖はしない。

分布・疫学
T. orientalis:日本を含め世界中に広く分布する。日本では「牛の小型ピロプラズマ症」と称される本種による疾病は, 日本, 韓国, 中国, オーストラリア, ニュージーランドで畜産上問題視されている。ベクターは主に幼ダニ, 若ダニ, 成ダニで宿主を変える3宿主性のフタトゲチマダニ(*Haemaphysalis longicornis*:写真3)が知られている。一方で, ウシホソジラミによる機械的伝播も証明されている。
T. annulata:熱帯タイレリア症の原因であり, 中近東から中国南部に至るユーラシア大陸やサハラ以北のアフリカに分布する。イボマダニ属(*Hyalomma*)のマダニによって媒介される。日本での報告はない。
T. parva:東海岸熱の原因で, 東・南部アフリカに分布する。本種はコイタマダニ属(*Rhipicephalus*)のマダニにより媒介される。

診 断
<症 状>
T. orientalis:赤血球内ピロプラズマの出現に伴い, 感染牛に発熱と難治性の大球性高色素性貧血がみられる。貧血は血管外溶血に起因し, バベシア症と異なり黄疸は軽度で血色素尿症をみない。急激な貧血の進行で致死的経過をたどることもある。放牧牛で被害が大きく, マダニが活動する最盛期に発病のピークを迎える。また, *Babesia ovata* と混合感染すると重症化しやすい。原虫は持続感染し, 他の感染症, 妊娠分娩, 輸送, 不十分な放牧馴致等のストレス要因が後の再発の誘因となる。致死率は低いが, 発育停滞, 繁殖障害, 泌乳量減少等の原因となり, 経済的被害は大きい。
T. annulata:感染約2週間後から40℃以上の高熱が稽留し, 体表リンパ節が腫大する。赤血球内ピロプラズマの出現に伴って貧血も顕著となり, 時に黄疸も認められる。発症牛の致死率は5～90%である。
T. parva:シゾント発育期が病態形成の中心的役割を果たし, 感染初期の症状は前者と同様である。感染後3～4週間の経過で死亡し, 致死率は70%以上, 時に100%にも達する。感染牛では鼻腔や口腔から泡沫状分泌物の多量流出がみられ, 肺水腫による呼吸困難が死因となる。感染の末期には赤血球内ピロプラズマが検出できる。
<病 理> *T. orientalis* 感染に伴う悪性貧血には酸化ストレスによる赤血球膜の酸化障害が関与し, 感染・非感染赤血球が脾臓等の食細胞系に認識され, 処理される。結果, 再生が追いつかず未成熟な大型赤血球が大量に出現する。また, ヘモグロビン変性に伴う Heinz 小体もしばしば観察される。運搬酸素の供給不足は, 流産・死産等の繁殖障害の原因となる。
　T. annulata や *T. parva* では, 高度な膜障害により不定形の赤血球像がしばしば観察される。一方の全身臓器ではシゾント感染リンパ球の浸潤がみられる。
<病原・血清診断>
病原診断:血液塗抹標本のギムザ染色により赤血球内に寄生した小型のピロプラズマを検出する。バベシアやアナプラズマ等の他の住血微生物との形態学的区別が重要である。*T. annulata* と *T. parva* では, 腫脹したリンパ節のバイオプシー検体のギムザ染色標本からシゾント感染細胞を検出する。遺伝子診断法(PCR)も3種のタイレリアで確立されている。
血清診断:個体診断に適した方法はなく, 虫体抗原あるいは組換え抗原を利用したELISAや間接蛍光抗体法(IFA)

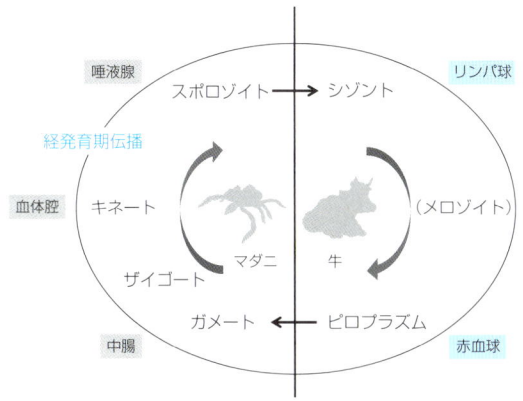

図1　タイレリアの発育環

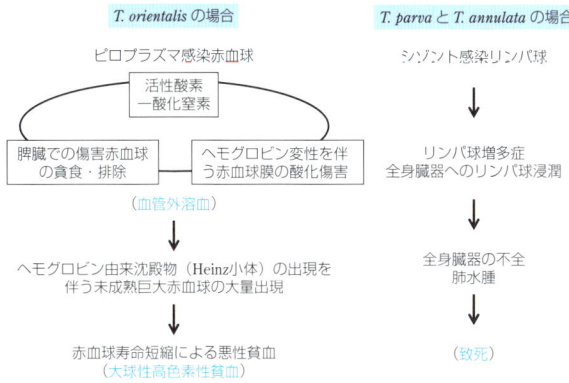

図2　タイレリア症の発病機序

が疫学調査に用いられている。

予防・治療　予防はマダニ対策が重要で，マダニ発生期に合わせて牛個体への抗マダニ剤（フルメトリン等）の塗布を定期的に行うことが有効である。

　T. orientalis 感染症の治療にはかつて8-アミノキノリン製剤が使われていたが，今は製造・販売中止となっている。現在はジミナゼン製剤のみ入手できるが，副作用が強く，効果も十分ではない。輸血や補液等，貧血への対症療法は症状を軽減させる。また，放牧馴致を十分に行い，さらに放牧期間の定期的な血液検査で感染牛の早期発見と治療に努める。牛の小型ピロプラズマ症は放牧病として重要視されているが，いまだワクチンは開発されていない。

　流行国では，T. annulata および T. parva 感染症の治療にテトラサイクリンやナフトキノンが使われているが，感染初期以外での治療効果は少ない。T. annulata では培養細胞継代弱毒株（シゾント感染リンパ球）による生ワクチン接種が，また T. parva では感染治療法（凍結スポロゾイトおよびテトラサイクリンの同時接種）が予防に使われている。日本では，国内への感染動物の導入や媒介マダニの持ち込み等を厳重に防止することが重要となる。

（横山直明）

81　牛のバベシア症[法]（ピロプラズマ症[法]）
Bovine babesiosis　（口絵写真13頁）

概要　赤血球に寄生するバベシアの感染に起因する発熱，貧血，黄疸，血色素尿症を主徴とする疾病。家畜伝染病に指定されている原虫種は *Babesia bigemina* と *B. bovis* のみ。牛と馬のタイレリア症ならびにバベシア症は，法令上ピロプラズマ症と総称される。

宿主　牛，水牛，ヤク，鹿
病原　アピコンプレックス門ピロプラズマ目に属するバベシア（*B. bigemina*, *B. bovis*, *B. divergens*, *B. ovata* 等）が原因。マダニによって媒介される。基本的な発育環はタイレリアとほぼ同一であるが，哺乳動物体内では有核細胞内での増殖ステージ（シゾント）を欠き，侵入したスポロゾイトは直接赤血球に寄生してピロプラズマ（メロゾイト）となる（写真1）。また，マダニに感染した原虫（キネート）は経卵伝播により次世代の幼ダニへと移行し，次世代の幼・若・成ダニを通じて新しい宿主へとバベシアを伝播する。マダニ体内で有性生殖をするため，ピロプラズマ目原虫の終宿主はマダニとなる。

分布・疫学
B. bigemina：ダニ熱やテキサス熱と称される疾病を起こす。
B. bovis：脳バベシア症の原因となる。

　両バベシア種はアフリカ，南欧，アジア諸国，オーストラリア東部，中南米等，世界に広く分布する。かつて沖縄に分布していたが，徹底したマダニ対策事業により1997年に撲滅に成功し，その後の日本での発生はない。媒介マダニはウシマダニ亜属（*Boophilus*）を含むコイタマダニ属（*Rhipicephalus*）で，アフリカでは *Rhipicephalus*(*B.*) *decoloratus* が，その他の地域ではオウシマダニ〔*R.*(*B.*) *microplus*〕が知られている。ともに幼・若・成ダニを通じて同じ宿主に寄生する1宿主性のマダニである。
B. divergens：中欧から北欧に分布する種で，マダニ属（*Ixodes*）により媒介される。日本での報告はない。
B. ovata：日本では「牛の大型ピロプラズマ」と称され，牛の小型ピロプラズマである *Theileria orientalis* と同じフタトゲチマダニが主に媒介する。日本，韓国，中国，モンゴル，ベトナムでの分布が確認されている。

診断
＜症状＞
B. bigemina：感染後1〜2週間で発症し，41〜42℃の高熱が2〜7日間続く。この間，貧血と血色素尿症や高度の黄疸が認められる。下痢等の消化器症状や妊娠牛の流産も起きる。成牛の急性例では発症後4〜8日で死亡し，その致死率は90％に上る。
B. bovis, ***B. divergens***：発熱，貧血，黄疸，血色素尿症が主徴となる。*B. bovis* では脳バベシア症も多く認められ，流涎，興奮，麻痺等の神経症状を呈して急死する。成牛の致死率は *B. bovis* で20〜30％，*B. divergens* はそれよりやや低い。
B. ovata：上記3種に比べて病原性は低い。媒介マダニが共通であるため *T. orientalis* との共感染が多く，*Anaplasma centrale* や *Mycoplasma wenyonii* との混合感染もみられる。そのような混合感染例では重症化しやすい。原虫寄生に伴

牛●原虫病

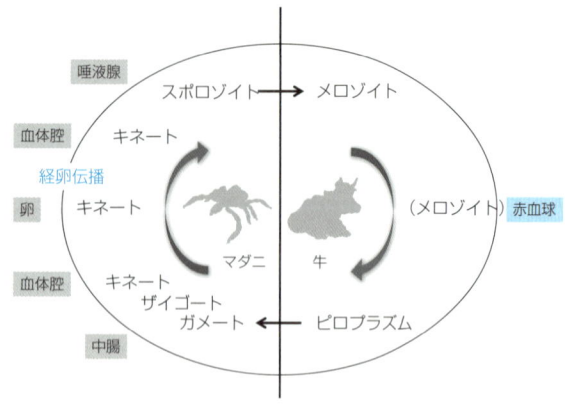

図1　バベシアの発育環

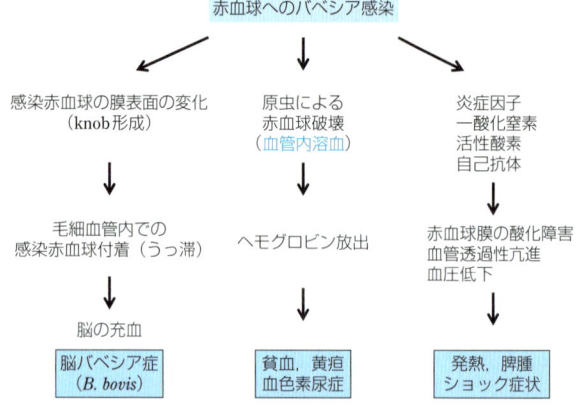

図2　バベシア症の発病機序

い血管内溶血による貧血と黄疸がみられるが，致死率は極めて低い。

＜発病機序＞　貧血は主に原虫感染による赤血球の破壊に起因する。さらに，感染により産生が誘導される各種炎症因子，一酸化窒素，活性酸素，赤血球認識自己抗体等が，発熱，脾腫，血圧低下に伴うショック症状等，バベシア感染による諸症状の発現に深くかかわっている。幼牛は感受性が低く，初感染の成牛は重症化しやすい。

B. bovis感染赤血球表面には突起した構造物（knob）の形成が観察される。この構造物により脳毛細血管へ感染赤血球が付着し，脳バベシア症が起こる。

＜病　理＞　貧血や黄疸に伴う肉眼ならびに顕微鏡所見が認められる。膀胱内に暗赤色の血色素尿が貯留する（写真2）。皮下織や漿膜下織の水腫や黄疸，脾臓，肝臓，腎臓の腫大が認められる。

脳バベシア症では脳の充血が顕著となり，毛細血管内に感染赤血球のうっ滞が認められる（写真3）。

＜病原・血清診断＞

病原診断：ギムザ染色した末梢血液塗抹標本から赤血球内に寄生する原虫を検出する。B. bigemina感染赤血球は全身血液にほぼ均等に見出されるが，B. bovisの場合は感染赤血球が末梢血管に偏在することから，耳端や尾端等の毛細血管から採取した血液を用いる必要がある。B. ovataは急速に増殖した後，速やかに回復するため原虫の検出を見落とす場合が多い。

各種バベシアの赤血球内ステージの形態は，ハの字に2分裂した双梨子状虫体の場合，B. bigemina（4.2×1.5μm），B. bovis（2.0×0.9μm），B. divergens（2.2×0.8μm），B. ovata（3.2×1.7μm）で，それぞれの単梨子状虫体はそれよりやや大きい。タイレリアやアナプラズマとの形態学的鑑別が必要である。高感度で正確な種同定にはPCRが有効である。

血清診断：CF反応，間接赤血球凝集反応，間接蛍光抗体法（IFA）等が利用されてきたが，現在では組換え抗原を用いたELISAが主流になりつつある。

予防・治療

＜予　防＞　いくつかの流行国では弱毒株による生ワクチン接種が，B. bovisとB. bigemina感染症に対して用いられている。しかし，成牛や妊娠牛では発病するリスクがあり，また多彩な抗原多型を示す野外株に対応できない等，様々な欠点が指摘されている。日本では，国内への感染動物の導入やマダニの持ち込み等を厳重に防止することが重要となる。日本に分布するB. ovataの予防には，T. orientalisと同様，マダニ対策が重要となる。

＜治　療＞　イミドカルブやジミナゼン等が有効であるが，急性例では奏効しない場合も多い。輸血や補液等，貧血への対症療法も必要である。

（横山直明）

82　牛のトリパノソーマ症（届出）（人獣）（海外）

（トリパノソーマ症（届出）（海外））　　（口絵写真13頁）

Trypanosomosis in cattle

概　要　トリパノソーマ原虫に起因する発熱と貧血を主徴とする疾病。牛，水牛，馬が届出対象動物。

宿　主　牛，水牛，馬，らくだ，犬の他，ほとんどの家畜，野生哺乳動物が感染する。

病　原　トリパノソーマ目に属するTrypanosoma brucei（T. brucei brucei, T. b. rhodesiense, T. b. gambienseの3亜種），T. congolense, T. vivax, T. evansi, T. theileri。T. b. bruceiは動物にしか感染せず，T. b. rhodesienseは人急性アフリカトリパノソーマ症を，T. b. gambienseは人慢性アフリカトリパノソーマ症を起こす。

T. b. brucei, T. b. rhodesienseおよびT. congolenseはツェツェバエによる生物学的伝播で動物にナガナ（nagana）を起こし，T. evansiはアブやサシバエによる機械的伝播，T. theileriはアブやサシバエによる生物学的伝播または機械的伝播，T. vivaxはツェツェバエ（写真1）による生物学的伝播とアブやサシバエによる機械的伝播により感染。動物のT. evansi感染症はスーラ（surra）と呼ばれる。

トリパノソーマ原虫は寄生性鞭毛虫で，紡錘形で単一の核とキネトプラストを有し，大きさ20～40μm×2～4μm，核は細胞のほぼ中央に位置し，キネトプラストは細胞後端にある。

分布・疫学　牛のトリパノソーマはその性状と分布を，次の3グループに分けることができる。①サハラ砂漠以南のツェツェバエ生息地帯（北緯14度から南緯29度までのアフリカ）にのみ分布するアフリカトリパノソーマのT. brucei, T. congolense。②アブやサシバエによって媒介されるためアフリカに限らず，中南米，中国，東南アジア，中央アジア，インド，中近東等の温帯～熱帯地域に広く分布している非ツェツェ媒介性トリパノソーマ（non-tsetse transmitted animal trypanosomosis：NTTAT）のT. evansiとT.

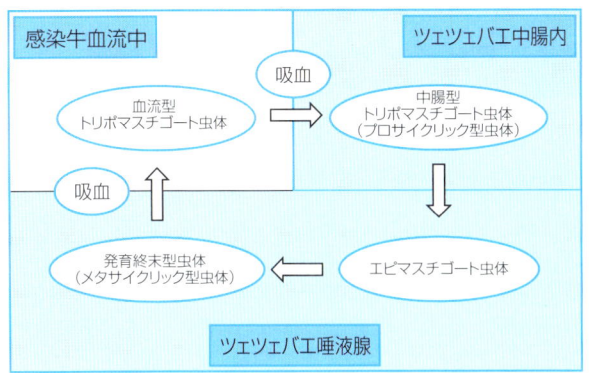

図 牛のツェツェバエ媒介性トリパノソーマ症の感染環

vivax。なお、*T. vivax*（写真2）はツェツェバエとアブの両方で媒介されるため、「ツェツェバエ媒介性」と「NT-TAT」の両方に分類されている。③アブが媒介し、日本を含む世界中に分布している非病原性トリパノソーマの*T. theileri*。

診　断　トリパノソーマ原虫の牛への病原性は、一般に*T. congolense* ＞ *T. vivax* ＞ *T. brucei*の順に強い。*T. evansi*の病原性は分離株によって異なる。*T. theileri*は合併症等がない限り単独で病原性を示すことはほとんどない。

トリパノソーマ症の特徴は、貧血と血液中の原虫数増減に一致する回帰熱であり、ほぼ12日間隔で発熱し、高熱は2〜3日続く。急性の場合は治療しなければ1カ月以内に死亡するが、一般に流行地では1年以上の慢性経過をたどることが多い。*T. b. rhodesiense*は牛に感染しても強い症状を示さずに慢性化するため、保虫宿主となった牛が人への感染源となりうる。

その他の症状としてはリンパ節の腫脹、腹部の浮腫、神経症状、流産等が挙げられる。

＜病　理＞　貧血を主徴とし、血小板減少症、白血球減少症、播種性血管内凝固症候群、リンパ節と脾臓の腫大がみられる。慢性に経過した場合は心臓の肥大、腎炎、肝臓の腫大等が認められる。

＜病原・血清診断＞
病原診断：本病の診断で最も簡便かつ確定的なのは新鮮血液塗抹標本の鏡検による原虫検出である。宿主が死亡するとトリパノソーマ原虫も急速に死滅するため、死後の検出は困難である。原虫の識別は特異的プライマーを用いたPCRにより可能。

血清診断：ベルギー熱帯病研究所からラテックス凝集反応による血清診断キットが入手できる。トリパノソーマ虫体可溶化抗原を用いるELISAや蛍光抗体法でも抗トリパノソーマ抗体の検出が可能である。

予防・治療：ワクチンはない。トリパノソーマは細胞外寄生原虫であるため、宿主の特異抗体応答から逃れるために細胞表面に高発現しているGPIアンカー性糖蛋白質（variant surface glycoprotein：VSG）の抗原性を頻繁に変異させる。これがワクチン開発を困難にしている理由である。予防は媒介昆虫の駆除。大量の殺虫剤を環境へ投入することは望ましくないため、ツェツェバエの習性を利用し、効率よく捕獲することができるトラップが用いられている。

治療は、スラミンの静脈内注射（7〜10g／1頭）、ジミナゼンの筋肉内注射（3.5〜7mg/kg）、またはイソメタミジウム0.25〜0.5mg/kgを筋肉内注射。イソメタミジウムを予防薬として用いる時は0.5〜1mg/kgの筋肉内注射。

（井上　昇）

83　牛のネオスポラ症（届出）
（ネオスポラ症（届出））
Bovine neosporosis

概　要　*Neospora caninum*感染による牛の流産を主徴とする疾病。

宿　主　牛、水牛、めん羊、山羊、鹿、犬。

病　原　*N. caninum*。アピコンプレックス門ザルコシスティス科ネオスポラ属に属する原虫で、犬を終宿主ならびに中間宿主とし、トキソプラズマと同様の生活環をとる。なお、コヨーテ、ディンゴ等、他の犬科動物も終宿主となることが確認あるいは類推されている。牛、めん羊、山羊および鹿等は中間宿主である。

分布・疫学　1989年以降、多数の国で発生が報告されており、世界的に分布。米国、ニュージーランド、オランダ等では、乳用牛の流産の主原因と考えられている。日本では、1991年の初報告以降、大多数の都道府県で発生が確認。発生に地域性と季節性はない。発生はおおむね地方病性であるが、集団発生も報告。主要な感染経路は、胎盤を介した垂直伝播。集団発生（水平伝播）の場合は、犬から排出されたオーシスト摂取による感染が疑われる。牛から牛への水平伝播はないと考えられている。

診　断

＜症　状＞　流産が主要症状。流産胎齢は通常3〜8カ月齢、平均5.5カ月齢。胎子の死亡・吸収、ミイラ胎子の娩出および死産をみることもある。抗体陽性牛から娩出された子牛は高頻度に経胎盤感染しているが、大多数は不顕性感染のまま成長し、シストを中枢神経系組織に保持し続ける。妊娠中にシストからブラディゾイトが遊出しタキゾイトとなり、感染が再活性化して胎子感染が起こる。胎子感染した子牛の一部は、生後2カ月齢までに神経症状、成長不良、起立困難等の症状を呈する。

＜病　理＞　流産胎子で皮下の膠様浸潤、胸水および腹水等が観察。本症の確定診断は病理組織学的および免疫組織化学的な検査による。病理組織学的には、非化膿性脳炎、肝炎、心筋炎・心膜炎、骨格筋炎および胎盤炎が観察され、病変部ではタキゾイトがまれに観察される。シストは中枢神経（まれに骨格筋）でみられる。上記組織病変を有する症例で、免疫組織化学的にタキゾイトないしシストを検出することにより、確定診断がされる。

＜病原・血清診断＞　PCRによる原虫特異遺伝子の検出。間接蛍光抗体法、ELISA、ドットブロット法および凝集法等による抗体検査が可能。アカバネ病、牛ウイルス性下痢、チュウザン病、牛伝染性鼻気管炎等による流産との類症鑑別が必要。

予防・治療　ワクチンはない。最も重要なのは、飼料や飲水へのオーシストの混入防止である。また、ネオスポラ抗体陽性母牛と産子を繁殖候補から除外することにより、牛群内の感染率を下げることができる。有効な治療法は報告されていない。

（木村久美子）

牛●原虫病

84 牛のトリコモナス症(届出)
(トリコモナス症(届出))
Trichomoniasis

概 要 牛生殖器トリコモナスの感染によって引き起こされる生殖器感染症。低受胎や妊娠早期の流産を伴う。

宿 主 牛,水牛

病 原 肉質鞭毛虫門トリコモナス目の*Tritrichomonas foetus*。約10～25×3～15μmの紡錘型または洋梨型で,表面には運動器官である鞭毛(前鞭毛3本,後鞭毛1本)と波動膜が存在し,特徴的な運動能を有する。生殖器に寄生し,2分裂増殖する。シスト型形成は知られていない。

分布・疫学 世界的に広く分布し,牛の繁殖障害の主因となる。一方で,日本を含め人工授精の普及した先進諸国では発生はほとんどみられない。生殖器を介した接触(交尾)感染で伝播する。感染雄牛からの汚染精液や,消毒不十分な人工授精器具を介した伝播もある。

診 断

<症 状> 雌牛は感染後約3日で腟炎を起こし,白色から淡黄色の悪露を排出する。感染後約2週後には,原虫は子宮内に侵入し低受胎の原因となる。その後,回復に向かい原虫は消失するが,1年以上感染が持続する例もある。種付け後約1～16週で早期の流産が起こり,死亡胎子や胎盤の子宮内残留は子宮蓄膿症や子宮内膜炎の原因となる。また,ごく早期の流産は発情周期の異常や不受胎を引き起こす。

感染雄牛は通常は無症状であるが,時に包皮炎を引き起こし,充血,腫脹,膿様粘液の排出がみられる。症状が消失した後も局所に持続感染しており,生涯にわたり感染源となる。

<病 理> 雌牛ではカタル性腟炎。

<病原・血清診断>
病原診断:急性期では生殖器粘液,流産例では胎子胃内容,羊水,尿膜液の無染色標本を顕微鏡下で観察し,運動性を有する原虫を検出する。雄牛では急性期以外での原虫検出は困難となる。原虫数が少ない場合,生殖器洗浄液や尿を遠心し沈渣を観察する。本原虫はDiamond培地で培養が可能で,接種後37℃,1～4日間培養し,増殖した原虫を確認する。

雌雄生殖器や流産例からの試料を用いた遺伝子診断(PCR)も可能であり,特に持続感染例等,原虫が形態的に検出できない場合に有効となる。

血清診断:血清や腟粘液中の抗体を検出する血清診断法が開発されているが,日本では用いられていない。

予防・治療 種付け,人工授精にあたって衛生管理を徹底することで予防が可能である。雌牛に対しては,生殖器の洗浄とルゴールグリセリン液の注入を複数回実施する。抗原虫薬(メトロニダゾール,ジメトリダゾール等)の投与は有効であるが,食用産業動物への使用は禁止されている。雄牛では完治が困難であり,感染雄牛の淘汰が清浄化には必須。日本では,国内への感染動物の導入阻止が重要となる。

(横山直明)

85 牛のクリプトスポリジウム症(人獣)
Bovine cryptosporidiosis

概 要 *Cryptosporidium parvum*の感染によって起こる新生牛の下痢症。人にも感染し,激しい下痢を起こす。

宿 主 牛,めん羊,山羊,馬,豚,犬,マウス,人等

病 原 アピコンプレックス門クリプトスポリジウム科に属する原虫*C. parvum*。オーシストは小型の類円形(4.5×5.0μm)で,腸管上皮細胞の微絨毛に寄生する。感染牛の糞便には4個のスポロゾイトを内蔵した感染性オーシストが排泄されるが,腸管内で脱殻してスポロゾイトが宿主の腸上皮細胞に再感染するものもあり(自家感染),本虫の増殖能は極めて高い。牛に寄生する*Cryptosporidium*には,*C. parvum*以外に,*C. andersoni*,*C. bovis*およびが*C. ryanae*あり,これらは病原性が低く,下痢を起こさない。オーシストの大きさは,*C. andersoni*が6×7μm,*C. bovis*は*C. parvum*のそれとほぼ同じで,*C. ryanae*では3×4μmである。

分布・疫学 世界的に分布。日本でも広く分布し,子牛における寄生率は概して高い。感染しても発症しない不顕性感染が多いが,若齢牛ほど発症しやすく,重症では激しい下痢を呈して死亡する。人では免疫不全の場合に下痢が長期化し重症化する。

診 断

<症 状> 1～3週齢の子牛が発症しやすい。主な症状は下痢で,灰白～黄色かつ泥状～水様の粘液を含む下痢便がみられる。その他,発熱,元気喪失,沈うつ,脱水,発育遅延等が認められる。毒素原性大腸菌やロタウイルス等の混合感染があると重症化する。

<発病機序> 感染は1個のオーシストを摂取することで成立するといわれているが,摂取オーシスト数が多いほど発症しやすい。感染後3～6日で糞便中にオーシストが排泄されるようになり,この頃から下痢が始まる。下痢は1～2週間持続し,排泄オーシスト数もこの間にピークに達する。その後,子牛が耐過すれば下痢が改善され,排泄オーシスト数も少なくなる。

<病原・血清診断> 浮遊法,糞便塗抹の抗酸染色や蛍光抗体法を用いて糞便中のオーシストを検出。最も簡便で安価なのは浮遊法である。比重1.20以上のショ糖液で浮遊させると,オーシストはピンク色にみえる。糞便内の抗原を検出するキットが市販されている。種や遺伝子型の同定にはPCRが用いられる。

予防・治療 有効な薬剤は今のところない。脱水の改善や代謝性アシドーシスの補正を目的とした対症療法として輸液が行われる。予防は,環境中のオーシストを殺滅することであるが,一般の消毒薬は無効である。熱には弱く,55℃30分,60℃15分,70℃5分,72.4℃1分の加熱でオーシストは殺滅される。糞便の堆肥化において十分な発酵熱が生じればオーシストは殺滅される。また,オーシストは乾燥にも弱いことから,畜舎洗浄後の十分な乾燥が重要。

(平 健介)

86 牛のコクシジウム症
Bovine coccidiosis

概　要　*Eimeria*属の原虫が牛の腸管に寄生して起こす下痢症。3週齢～3カ月齢の子牛で発症が多い。

宿　主　牛

病　原　アピコンプレックス門コクシジウム亜綱コクシジウム目アイメリア亜目アイメリア科に属する*Eimeria*属原虫。牛に寄生する*Eimeria*には13種以上があり，病原性が高い*E. zuernii*および*E. bovis*が重症下痢の主因である。放牧牛では*E. alabamensis*が下痢を起こす例も多い。オーシストの形態は，*E. zuernii*が15×19μmの類円形で，*E. bovis*が20×28μmの卵円形。感染牛の新鮮便には感染性を持たない胞子未形成オーシストが排泄され，外界で発育し，2個のスポロゾイトを含むスポロシスト4個を含有した感染性の胞子形成オーシストになる。

分布・疫学　世界的に分布。日本でも普通にみられる。感染は胞子形成オーシストの経口摂取による。感染しても発症しない不顕性感染が多いが，若齢動物ほど発症しやすく，重症では激しい下痢を呈して死亡する。*Eimeria*属原虫は宿主特異性が高く，牛の*Eimeria*は牛にだけ寄生し，その他の動物には寄生しない。

診　断

＜症　状＞　主に3週齢～3カ月齢の子牛が発症しやすいが，成牛でも発症することがある。主な症状は下痢で，高病原性の*E. zuernii*と*E. bovis*の濃厚感染では血便がしばしばみられ，便には血液の他に腸の粘膜組織が混ざることが多い。発熱，腹痛，貧血，脱水，衰弱も認められ，重症例では死亡する。ウイルスや細菌等の混合感染があると重症化する。

＜発病機序＞　牛に摂取された*E. zuernii*のオーシストからスポロゾイトが脱殻すると，小腸の粘膜上皮細胞を通過して内皮細胞に侵入し，初代メロントに発育する。初代メロントには10^5以上のメロゾイトが含まれ，これらが放出されると腸の粘膜細胞に侵入して第二代メロントが発育する。この第二代メロントから放出される第二代メロゾイトがカメトゴニーと呼ばれる有性生殖を粘膜上皮細胞で行う。第二代メロントの発育とガメトゴニーにおいては，腸管上皮細胞の剥離，固有層および毛細血管の露出が生じ，大腸に激しい出血を起こす。重度の損傷で子牛は死亡する。

＜病原・血清診断＞　診断は，マックマスター法やOリング法等の定量的な糞便検査法を行い，糞の性状とOPG値（糞便1g当たりのオーシスト数）および*Eimeria*種を調べることにより行う。オーシストの形態的特徴で種の区別は可能である。厳密な種同定はPCRで行う。

予防・治療　予防薬としてトルトラズリル製剤やジクラズリル製剤が用いられる。治療薬にはスルファモノメトキシン，スルファジメトキシン，スルファモノメトキシンとオルメトプリムとの合剤，ジクラズリル製剤がある。これらの予防薬および治療薬の効果は概して高い。しかしながら，重症牛では頑固な下痢が続き，早期回復に至らないこともある。オーシストは塩素剤等の一般の消毒薬には高い抵抗性を持つが，熱には弱く，畜舎や器具等の熱湯撒布による消毒効果は有効。ただし，75℃以上の熱湯がオーシストに直接付着する必要がある。多剤型オルソ剤を用いた踏み込み層の設置も奨められている。

（平　健介）

87 牛のベスノイティア症（海外）
Bovine besnoitiosis

宿　主　牛や他の反芻動物が中間宿主で，終宿主は猫科動物と考えられている。

病　原　アピコンプレックス門コクシジウム亜綱コクシジウム目アイメリア亜目ベスノイティア科に属する*Besnoitia besnoiti*。

分布・疫学　アフリカ，欧州，アジア，ベネズエラ等で報告。特に近年，西欧において感染エリアが拡大し，新興再興感染症の1つとして重要視されている。日本における報告はない。

診　断

＜症状・病理＞　急性期には発熱，頭部や頸部の浮腫，リンパ節の腫脹がみられ，慢性期には皮膚の肥厚・硬化，脱毛，脂漏，過角化がみられる。眼表面，鼻粘膜や腟粘膜に形成される原虫のシストは検出しやすい。

＜病原診断＞　病変部の生検で原虫シストを検出。あるいは血液（急性期）や病変部（慢性期）から原虫遺伝子をPCRで検出する。ELISA等による血清診断も行われる。

予防・治療　有効な治療法はない。導入牛の検査を徹底し，感染牛を導入しない。

（平　健介）

88 牛バエ幼虫症（裁）（届出）（人獣）
Hypodermosis

宿　主　牛，水牛。まれに馬，人等

病　原　双翅目ヒツジバエ科のウシバエ（*Hypoderma bovis*）およびキスジウシバエ（*H. lineatum*）の幼虫。成虫は牛の被毛に産卵し，約4日後に1齢幼虫が孵化。1齢幼虫は牛体内に経皮的に侵入し，体内移行して，数カ月後に背部皮下に達して2齢幼虫になる。3齢幼虫になって蛹化前になると背部皮膚に穴を開ける。このため皮革の価値は大きく損なわれる。

分布・疫学　ウシバエ，キスジウシバエともに北半球に広く分布。日本では北海道，青森県，熊本県，鹿児島県等で散発的な発生があったが，近年はみられない。

診　断

＜症　状＞　1齢幼虫の体内移行は疼痛を伴う。幼虫が脊髄に迷入して運動障害を起こしたり，死滅幼虫によるアナフィラキシーショックが起こることがある。

＜病　理＞　幼虫の体内移行が，組織の溶解，出血，壊死を招く。背部皮下に寄生する幼虫がクルミ大から鶏卵大の腫瘤を形成する。

＜病原診断＞　腫瘤内の虫体を摘出し，形態学的に同定。

予防・治療　幼虫に対してイベルメクチン等のアベルメクチン系製剤が有効。死滅幼虫を体内に残すとアレルギー反応を起こす可能性があるので注意する。

（平　健介）

めん羊・山羊●ウイルス病

1 伝染性膿疱性皮膚炎(届出)(人獣)
Contagious pustular dermatitis

病名同義語：Orf, Scabby mouth

概 要 パラポックスウイルス感染による口唇，歯齦，乳頭等の丘疹，結節，びらんを主徴とする皮膚疾患。

宿 主 めん羊，山羊，鹿，ニホンカモシカ

病 原 Poxviridae, Chordopoxvirinae, Parapoxvirus, Parapoxvirus orf に属するオーフウイルス(orf virus)。2本鎖DNAウイルスで，同属の牛丘疹性口内炎ウイルス(bovine papular stomatitis virus)および偽牛痘ウイルス(pseudocowpox virus)と血清学的に交差するが，塩基配列解析等により識別が可能。ウイルス粒子は220～300×140～170nmの特徴的な楕円形竹カゴ状の形態。

分布・疫学 日本を含め世界中に分布。羊飼いの間では古くから知られており，1780年代頃から記録がある。orfは古いスコットランド語で痂皮を意味する。子羊に多くみられ，経済的被害が大きい。

伝播様式は主として接触感染で，皮膚の創傷から直接的に，またウイルス汚染飼料等を介して感染する。罹患率は100％に達するが，致死率は低い。分娩，長距離輸送等のストレスにより発症，症状が悪化する。ウイルスは乾燥に強く，乾燥した痂皮の中では低温で長期間感染性を保持する。痂皮や病変部が脱落・付着した器具，飼育施設等は長期にわたり感染源となる。人では発症動物と直接接触する機会の多い獣医師や羊飼育者等が感染する。

診 断
<症 状> 口唇部，口腔，乳頭，蹄間部，まれに外陰部等に発赤丘疹，結節を形成する。膿瘍，潰瘍まで進行することもあり，痂皮を形成し，痂皮脱落後1～2カ月で治癒するが，持続感染するものもある。病変部によって哺乳・採食や歩行が困難なものや，二次感染がみられるものでは重症となる。

口蹄疫との類症鑑別が重要。

人は病変部に接触した手指や顔面に同様の病変が現われる。

<病 理> 病変部における有棘細胞の増生と空胞変性，細胞質内封入体が観察される。

<病原・血清診断>
病原診断：PCRによるウイルス遺伝子検出，電子顕微鏡による特徴的な楕円形竹カゴ状ウイルス粒子検出，病変部における封入体確認とウイルス抗原検出。羊胎子由来初代培養細胞で分離は可能だが，困難なことが多い。
血清診断：寒天ゲル内沈降反応等による抗体検出。

予防・治療 病変部の乳剤を用いた生ワクチンが一部の国で市販されているが，本ウイルスの非汚染群では，ワクチン接種動物が新たな感染源となるため注意が必要である。早期発見，早期隔離が重要。

治療法はない。一定期間後に治癒し予後は良好。ただし，再感染する。実験的には，DNA合成阻害薬であるシドフォビル等の軟膏塗布が効果的との報告や，焼きごてによる病変部の焼烙と飼育環境の石灰散布により感染拡大を防止した報告がある。

（猪島康雄）

2 ブルータング(複)(届出)
Bluetongue

概 要 ブルータングウイルス感染によって生じるめん羊，山羊，牛の熱性疾患。発熱，口腔や鼻の粘膜におけるチアノーゼ，腫脹，潰瘍形成を主徴とする。

宿 主 めん羊，山羊，牛，水牛，鹿，野生反芻獣

病 原 Reovirales, Sedoreoviridae, Orbivirus, Orbivirus caerulinquae に属するブルータングウイルス(bluetongue virus)。10分節からなる2本鎖RNAゲノムを有する。pH6.0以下およびpH8.0以上で感染性の低下がみられるが，有機溶媒には耐性を示す。少なくとも29の血清型が存在する。ウイルス株によって感受性動物に対する病原性に差異が認められる。

分布・疫学 世界中の熱帯・亜熱帯・温帯地域で発生しているが，中欧～北欧の高緯度での発生も2006年以降に認められている。日本では1994年以降にめん羊と牛の症例が，主に北関東や東北南部で散発的に発生している。本病はヌカカによって媒介される(生物学的伝播)。

診 断
<症 状> めん羊では，発熱，食欲不振，流涎，顔面浮腫，水様性の鼻汁漏出，舌・口腔粘膜・鼻腔粘膜におけるチアノーゼ，腫脹，潰瘍形成，関節炎，跛行，蹄冠の腫脹や潰瘍形成，嚥下障害，呼吸促迫～呼吸困難，嗜眠，皮膚炎，妊娠個体の異常産(流産，死産，新生子羊の大脳欠損)がみられる。牛では不顕性感染が多い。まれに牛において発熱，食欲不振，顔面浮腫，口や鼻鏡における潰瘍形成といった症状を示すことがある。ただし，2006～2009年の欧州における血清型8の感染ではめん羊のみならず牛の発症例も多く，流産や新生子牛の体形異常もみられた。

<発病機序> ブルータングウイルスの感染に伴う血管の損傷が原因となり，全身の粘膜における浮腫，出血，潰瘍が起こる。

<病 理> 食道，舌，咽喉頭の横紋筋において硝子様変性，断裂，壊死やリンパ球の浸潤が起こり，線維芽細胞の増殖を伴う。

<病原・血清診断>
病原診断：発熱時のヘパリン加血液を採取し，PBSで洗浄した血球を-80℃にて凍結した後，融解してウイルス分離材料とする。10～11日齢の発育鶏卵あるいは各種培養細胞(ハムスター腎由来BHK-21，ハムスター肺由来HmLu-1，アフリカミドリザル腎由来Veroあるいはヒトスジシマカ由来C6/36)に接種してウイルス分離を行う。分離ウイルスは蛍光抗体法による同定を行い，特異抗血清を用いた中和テストによって血清型を決定する。RT-PCRおよび塩基配列解析によるウイルスの同定や血清型の決定も可能である。
血清診断：抗体は寒天ゲル内沈降反応や競合ELISAによって検出する。中和テストによる抗体検出も可能であるが，血清型が多いため実用性に乏しい。

予防・治療 外国では不活化ワクチンや弱毒生ワクチンの使用例があるが，日本ではワクチンは市販されていない。特異的な治療法はなく，対症療法のみ。

（白藤浩明）

3 山羊関節炎・脳炎(届出)
Caprine arthritis-encephalomyelitis

概 要 山羊関節炎・脳炎ウイルス感染によって引き起こされる。ウイルスは終生感染するが,多くが不顕性感染である。また,感染から発症までの期間も長い。主たる症状は関節炎,硬結性乳房炎,間質性肺炎等。

宿 主 山羊

病 原 *Retroviridae*, *Orthoretrovirinae*, *Lentivirus*, *Lentivirus capartenc*に属する山羊関節炎・脳炎ウイルス(caprine arthritis encephalitis virus:CAEV)。エンベロープを有する1本鎖RNAウイルスで,単球/マクロファージを標的細胞とする。逆転写酵素遺伝子を有し,感染細胞内で自らの2本鎖DNAを産生した後,宿主のゲノムに組み込まれることで持続感染する。

分布・疫学 1980年代に米国およびスウェーデンでそれぞれ成山羊の慢性関節炎および子山羊の脳脊髄炎として初めて報告され,その後Caprine arthritis encephalitisと病名が統一された。現在は世界各国で発生がみられる。日本では2002年に初めて関節炎を呈する山羊から原因ウイルスが分離され,本疾病の存在が明らかとなったが,その後の研究によりCAEVが国内に広く浸潤していることが判明した。ウイルスは主に乳汁を介して母子感染するが,肺炎を呈した個体の飛沫や感染個体の血液を介した水平伝播も起こる。まれに胎内感染も起こる。また,山羊からめん羊へ異種間の水平伝播が起きることが知られている。発症率は数%程度と低く,多くが不顕性感染である。

診 断
<症 状> CAEV感染から発症までには数カ月から数年かかるとされる。主な症状は成獣の関節炎で,患部の疼痛により歩行困難となり,やがては起立不能に至る。また,硬結性乳房炎や肺炎による呼吸器症状がみられる他,幼若獣では脳脊髄炎による神経症状も認められる。

<病 理> 主な肉眼所見は関節の腫脹,乳房の硬結および腫脹,ならびに肺の退色および重量増加である。組織学的所見としては非化膿性増殖性関節炎,間質性肺炎,非化膿性乳腺炎の他,白質部の炎症や脱髄が認められることがある。

<病原・血清診断> 末梢血白血球,関節液,乳汁や病変組織乳剤上清を感受性細胞である羊胎子肺細胞等に接種し,多核巨細胞の出現をもってウイルス分離陽性とする。また,末梢血白血球や上記乳剤からDNAを抽出し,PCRによってウイルス遺伝子を検出する。血清診断では濃縮ウイルスを抗原とした寒天ゲル内沈降試験またはELISA法により特異抗体を検出する。

予防・治療 ワクチンおよび治療法はない。外部から山羊を導入する際の検疫,群内の個体の定期検査による感染個体の早期摘発・隔離/淘汰による防疫対策が重要となる。感染個体を繁殖に用いる場合は出産直後に親子分離をし,子山羊には非感染個体の乳汁または山羊用人工乳を与えて育成する。感染個体の子は生後6カ月以降に抗体検査およびPCRを行って感染の有無を確認する。

(小西美佐子)

4 マエディ・ビスナ(届出)
Maedi-visna

概 要 ビスナ/マエディウイルスの感染によって引き起こされる羊の進行性消耗性疾患。主な症状は間質性肺炎,硬結性乳房炎および脳脊髄炎である。Ovine progressive pneumonia(OPP)と称されることもある。

宿 主 めん羊

病 原 *Retroviridae*, *Orthoretrovirinae*, *Lentivirus*, *Lentivirus ovivismae*に属するビスナ/マエディウイルス(visna-maedi virus:VMV)。山羊関節炎・脳炎ウイルス(CAEV)と遺伝学的に近縁で,ウイルスの性状にも共通な点が多いことから,近年はしばしばSmall ruminant lentiviruses(SRLVs)として総称される。ウイルスの構造や標的細胞,感染・増殖機構もCAEVと共通である。一度感染した個体は終生ウイルスを保持する。

分布・疫学 1939年にアイスランドで初めて報告され,遅発性の肺炎等を呈した羊の症状に因んでアイスランド語で「呼吸困難(Maedi)」および「萎縮/衰弱(Visna)」を意味する病名(Maedi-Visna:MV)がつけられた。その後,オーストラリアおよびニュージーランドを除く,めん羊産業が盛んな国を中心に世界各国で発生が報告されている。日本では2012年に臨床症状を示さない羊からウイルスが分離されたことにより,本ウイルスが日本に侵入していることが明らかとなったが,その浸潤状況はいまだ不明である。ウイルスは主に肺炎を起こした個体の呼吸器飛沫を介して伝播するが,感染個体の血液,乳汁中の感染細胞を介した伝播も起こる。また,まれに胎内感染も起こる。山羊はVMVの自然宿主ではないが,めん羊と同様に感受性を有することが知られている。本病の発症率は数%と低く,ほとんどの場合不顕性に経過する。

診 断
<症 状> 主な症状は肺炎による呼吸器症状であり,病変の進行に従って運動能の低下から休息時の呼吸困難,開口呼吸等を示す。次いで乳房炎が多くみられ,乳房の硬結や乳量低下を認める。脳脊髄炎や多発性関節炎を起こす場合もあるが,山羊関節炎・脳炎に比べるとその頻度は低いとされる。

<病 理> 発症個体の肺や付属リンパ節の重量は標準的な臓器の2,3倍に増加し,まだらな灰褐色を示す。乳房炎では乳房の硬結・腫脹や乳管狭窄が認められる。組織学的には間質性肺炎,非化膿性乳腺炎が認められる。脳脊髄炎発症個体では脳髄膜炎も認められる。

<病原・血清診断> ウイルス分離およびPCRは山羊関節炎・脳炎と同様に実施する。CAEVとVMVは抗原の共通性が高いため,血清学的診断では濃縮CAEVを抗原とした寒天ゲル内沈降試験により血中抗体を検出することが可能である。

予防・治療 ワクチンおよび治療法はないため,山羊関節炎・脳炎と同様の防疫対策によって感染個体の侵入を防ぎ,群内の清浄化を行うことが重要である。

(小西美佐子)

めん羊・山羊 ● ウイルス病

5 リフトバレー熱 (複)(法)(人獣)(海外)(四類感染症)
Rift Valley fever

概要 リフトバレー熱ウイルスによるめん羊，山羊，牛に致死的な疾患で，膿状の鼻汁，下痢血便，流産等を特徴とする。人に感染すると髄膜炎や黄疸等の重篤な疾患を引き起こす。

宿主 めん羊，山羊，牛，らくだ，人，水牛，鹿等

病原 *Bunyaviricetes, Hareavirales, Phenuiviridae, Phlebovirus* に属する *Phlebovirus riftense*（リフトバレー熱ウイルス：Rift Valley fever virus）が原因である。3分節のマイナス1本鎖RNAをゲノムとするエンベロープウイルスである。人にも重篤な疾患を引き起こすためBSL3以上の施設で取り扱う必要がある。

分布・疫学 アフリカの各地で周期的に流行を繰り返しており，アラビア半島でも発生がある。イエカ属，ヤブカ属，ハマダラカ属，マダラカ属等の多くの蚊がベクターとなって家畜にウイルスを媒介する。多雨後に蚊が大発生すると流行が起こりやすい。感染した家畜の血液や組織から人に直接伝播する。

診断
＜症　状＞ めん羊，山羊および牛の幼獣では急激な発熱，虚脱の後，死亡する。めん羊と山羊の成獣では発熱，嘔吐，膿状の鼻汁，下痢血便がみられ，約20％が死亡する。成牛では症状はより軽症である。

妊娠動物（めん羊，山羊および牛）が感染すると高率に流産や死産が起こる。

ブルータング，ウェッセルスブロン病，牛流行熱，ナイロビ羊病，小反芻獣疫との鑑別が必要。

＜病　理＞ 肝臓や細網内皮組織でウイルスが増殖し，病変を形成する。死亡動物では重度の肝炎が認められる。その他脾臓の腫大，腸管と漿膜下組織の出血がみられる。

＜病原・血清診断＞
病原診断：乳飲みマウス，ハムスター，発育鶏卵，アフリカミドリザル腎由来Vero細胞もしくはCER細胞によるウイルス分離を行い，陽性血清を用いた中和テストでウイルスを同定する。その他，採材組織中のウイルス抗原を蛍光抗体法で検出する，もしくはウイルス遺伝子をRT-PCRで検出する等の方法もある。
血清診断：ELISA，HI反応，CF反応，ゲル内沈降法および蛍光抗体法等によって抗体を検出する。

予防・治療
＜予　防＞ 流行国ではめん羊，山羊および牛用に生ワクチンや不活化ワクチンがある。清浄国では，流行国からの家畜の輸入禁止を行い，侵入時には摘発淘汰を行うことが重要である。

＜治　療＞ 有効な治療法は存在しない。

（苅和宏明）

6 ナイロビ羊病 (届出)(人獣)(海外)
Nairobi sheep disease

概要 ナイロビ羊病ウイルス感染によるめん羊，山羊の致死的な疾患で，粘血便を伴う下痢を主徴とする。妊娠動物には流産を起こす。

宿主 めん羊，山羊

病原 *Bunyaviricetes, Hareavirales, Nairoviridae, Orthonairovirus* に属する *Orthonairovirus nairobiense*（ナイロビ羊病ウイルス：Nairobi sheep disease virus）。3分節のマイナス1本鎖RNAをゲノムとするエンベロープウイルスである。

分布・疫学 東アフリカで発生。*Rhipicephalus appendiculatus* 等のマダニがベクターとなって家畜にウイルスを媒介する。病原巣動物は不明。ケニアでは北部の非流行地から流行地のナイロビ地区に，めん羊や山羊を移動させた時に流行が起こることが多く，高い致死率を示す（めん羊の致死率は30～90％）。インド，スリランカでは血清学的に近似のGanjam virusが分布しており，*Haemaphysalis intermedia* が主なベクターとなっている。Ganjam virusはめん羊や山羊を中心に感染し，高い致死率を示す。人にも感染するため，人獣共通感染症の原因ウイルスとしても重要である。

診断
＜症　状＞ 高熱，元気消失，粘血便を伴う下痢を主徴とする。リンパ節の肥大や白血球の減少がみられる。妊娠動物に感染すると流産が起こる。人の感染は非常にまれであり，感染しても軽症である。

小反芻獣疫，リフトバレー熱，水心嚢等との鑑別が重要。

＜病　理＞ 感染初期には，出血を伴うリンパ節炎と，消化管，脾臓，心臓等の諸臓器に点状もしくは斑状出血がみられる。感染後期になると，第四胃，回盲部，結腸，直腸等に出血を伴う胃腸炎が顕著となる。回盲部，結腸，直腸には，シマウマ縞がしばしば現れる。また，胆嚢の肥大や出血もみられる。

組織学的に心筋の変性，腎炎，胆嚢の壊死が観察される。

＜病原・血清診断＞
病原診断：本病の罹患が疑われる動物から，血液，腸間膜リンパ節，もしくは脾臓を採材し，乳飲みマウスへの脳内接種，もしくはハムスター腎由来BHK-21細胞に接種することにより，ウイルスを分離する。
血清診断：抗体検出は間接蛍光抗体法により行う。

予防・治療
＜予　防＞ 予防策としては，抗体を保有しない動物の流行地への導入の制限や，ウイルスを媒介するマダニの非流行地への侵入阻止等が挙げられる。

流行地では実験的なワクチンが導入されている。

＜治　療＞ 有効な治療法はない。

（苅和宏明）

7 小反芻獣疫 (法)(海外)
Peste des petits ruminants

病名同義語：Pseudorinderpest of small ruminants

概　要　小反芻獣疫ウイルス感染によるめん羊，山羊に激しい下痢を起こす致死性伝染病。

宿　主　めん羊，山羊，鹿

病　原　*Paramyxoviridae*, *Orthoparamyxovirinae*, *Morbillivirus*, *Morbillivirus caprinae* に属する小反芻獣疫ウイルス（peste-des-petits-ruminant virus：PPRV）。牛疫ウイルスと近縁。血清型は単一であるが，遺伝子型により1～4型の4つに分類され，サハラ以北を除くアフリカの常在地では1～3型が，アラビア半島では3型が，またサハラ以北のアフリカ，中東およびアジアでは4型が流行する。

分布・疫学　南部アフリカを除くアフリカ，アラビア半島，近東および中東の大部分，中央アジアおよび東南アジアで発生。感染動物の分泌物や排泄物との接触によって伝播。山羊の致死率は極めて高く，めん羊はやや低い。牛と豚は感受性だが発症せず，病気を伝播しない。

診　断

＜症　状＞　2～7日の潜伏期後，発熱，食欲不振，流涙を呈し，鼻汁は水様から膿様に進行。口や鼻の粘膜の充血・びらん，咳，下痢，削痩が認められる。発熱後，急性型は4～7日で，亜急性型は2～7週で死亡するが，回復することもある。致死率は通常50～80％で，時として90～100％に達する。妊娠している場合には流産がみられることがある。牛疫との類症鑑別が重要。

＜病　理＞　肺の赤色化，消化管粘膜の充出血，びらん，潰瘍，結腸の点状出血が認められる。

＜病原・血清診断＞

病原診断：CF反応や寒天ゲル内沈降反応。同定は，結膜分泌物のスワブ材料やバフィーコート，または10％組織懸濁液等からのウイルス分離（子羊の腎臓/肺の初代培養細胞および，アフリカミドリザル腎由来Vero，マーモセット由来B95a等の株化細胞等を用いる）や，抗原捕捉ELISA，モノクローナル抗体を用いた免疫染色，RT-PCR等が有効。

血清診断：中和テスト，寒天ゲル内沈降反応，競合ELISA等による抗体の検出。

予防・治療

＜予　防＞　発生国では弱毒PPRVを用いた生ワクチンが使用される。牛疫ウイルスと近縁であるため，本病の対策に牛疫弱毒生ワクチンが使用される例もあったが，牛疫根絶後は，牛疫ワクチンの使用が国際的に禁止されている。清浄国では発生国からの感受性家畜の輸入禁止や厳重な検疫が求められる。日本ではこれまで発生例の報告はなく，ワクチンも使用されていない。防疫対策は飼養衛生管理基準の励行等により，侵入防止に努めることが基本である。2015年からは，2030年を目途にした本病の根絶に向けて小反芻獣疫国際撲滅計画が国連食糧農業機関およびWOAHのリファレンスラボラトリーを中心に実施されている。

＜治　療＞　清浄国で発生した場合は，原則として摘発淘汰による防疫措置を行う。

（芳賀　猛）

8 羊痘 (届出)(海外)，山羊痘 (届出)(海外)
Sheeppox, Goatpox

概　要　羊痘または山羊痘ウイルス感染による発熱とともに全身の皮膚や粘膜に丘疹や結節を発症する致死率の高い疾病。

宿　主　めん羊，山羊。羊痘の届出対象はめん羊，山羊痘の届出対象は山羊。

病　原　羊痘，山羊痘ともに*Poxviridae*, *Chordopoxvirinae*, *Capripoxvirus*に属する*Capripoxvirus sheeppox*（羊痘ウイルス：sheeppox virus）および*Capripoxvirus goatpox*（山羊痘ウイルス：goatpox virus）。エンベロープを有する2本鎖DNAウイルス。両ウイルスはめん羊および山羊に感染するが，その病原性は両動物間で差がある傾向がある。両者は極めて近縁もしくは同一種で，遺伝子の制限酵素切断像の違いで区別する。

分布・疫学　中央および北アフリカ，中近東からインドにかけて流行。近年南欧でも発生報告があるが，常在地ではない。両疾病とも日本国内での発生報告はない。主な伝播様式は病変組織との直接接触，痂蓋等で汚染された環境下での経口・経鼻，皮膚の傷を介しての感染であるが，昆虫の機械的伝播や汚染器具を介した人為的伝播も起こる。

診　断

＜症　状＞　年齢，性，品種に関係なく発症する。感染力は強く，若齢の動物で重篤な症状を示す。潜伏期は接触感染の場合8～10日，実験感染では約4日。発熱に続いて，軽症の場合は無毛部の皮膚に充血した発疹や丘疹が限局性に出現する。重症の場合は発疹や丘疹が全身の皮膚，呼吸器粘膜，消化器粘膜に広がり，結節や痂蓋を形成する。粘膜部では丘疹は潰瘍となり，粘液性の滲出液を排出し，鼻炎，結膜炎，呼吸困難を起こす。典型的な病変は流行地へ外部から導入された動物で多くみられ，在来種の症状は一般に軽度である。

　伝染性膿胞性皮膚炎，口蹄疫との類症鑑別が重要。ランピースキン病は症状が類似するが，自然宿主が異なる（牛と水牛）。

＜病　理＞　皮膚に特徴のある丘疹が生じ，病変部に細胞質内封入体が観察される。体表リンパ節は腫大し浮腫状になる。

＜病原・血清診断＞

病原診断：電子顕微鏡によるウイルス粒子検出，ELISAによる抗原検出。めん羊，山羊，牛由来の初代培養細胞によるウイルス分離。

血清診断：蛍光抗体法や寒天ゲル内沈降反応は広く用いられているが，他のポックスウイルスと交差する。ウエスタンブロットによる特異抗体検出は特異的で高感度である。

予防・治療　常在地では生および不活化ワクチンが使用されている。

（猪島康雄）

9 跳躍病 (人獣)(海外)
Louping ill

宿　主　めん羊，山羊，牛，馬，豚，犬，野うさぎ，鹿，アルパカ，ラマ，雷鳥，人

病　原　Flaviviridae, Orthoflavivirus, Orthoflavivirus loupingiに属する跳躍病ウイルス(louping ill virus)。
分布・疫学　英国等の欧州各国に分布。ダニ媒介性脳炎ウイルス(TBEV)と近縁であるが，TBEVと異なり家畜や野生動物においても病原性を示す。
診　断
＜症状・病理＞　原因ウイルスはマダニ(Ixodes ricinus等)によって媒介される。感染動物は，発熱性疾患を引き起こし，致死的な脳炎(急性脳脊髄炎等)に進行することがある。羊は感受性が高く，病名の由来となった神経症状(跳躍行動)を示し，致死率も高い。
＜病原・血清診断＞　培養細胞等を用いたウイルス分離，ELISA法等による抗体検出，病変部の免疫組織染色による抗原検出，PCR法によるウイルス遺伝子の検出により診断を行う。
予防・治療　治療法はない。予防法として，主に羊へのワクチン接種，薬剤によるマダニの排除，マダニ媒介動物の排除が行われている。

（今内　覚）

10　ウェッセルスブロン病 (人獣)(海外)
Wesselsbron disease

宿　主　めん羊，山羊，牛，馬，豚，ロバ，ラクダ，シマウマ，げっ歯類，野鳥，人
病　原　Flaviviridae, Orthoflavivirus, Orthoflavivirus wesselsbronenseに属するウェッセルスブロン病ウイルス(Wesselsbron virus)。
分布・疫学　アフリカ諸国に広く分布する他，タイでの報告もある。病名は1955年にウイルスが分離された南アフリカのウェッセルスブロン地区に由来する。
診　断
＜症状・病理＞　原因ウイルスは蚊(Aedes属等)によって媒介される。山羊，牛，豚では主に不顕性感染にとどまるが，羊は感受性が高く，妊娠羊では流産や死産を引き起こし，産出されても子羊で関節拘縮，水頭症，小脳欠損，神経原性筋萎縮等の中枢神経系の奇形が観察される。人ではデング熱様の症状を示す。
＜病原・血清診断＞　培養細胞等を用いたウイルス分離，ELISA法等による抗体検出，免疫組織染色による抗原検出，PCR法によるウイルス遺伝子の検出により診断を行う。
予防・治療　治療法はない。予防法としては薬剤による蚊の排除，発症動物の排除が行われている。

（今内　覚）

11　羊肺腺腫
Ovine pulmonary adenocarcinoma

病名同義語：Ovine pulmonary adenomatosis, Jaagsiekte
宿　主　めん羊，山羊
病　原　Retroviridae, Orthoretrovirinae, Betaretrovirus, Betaretrovirus ovijaaに属するヤークジークテ羊レトロウイルス(Jaagsiekte sheep retrovirus)。めん羊や山羊に鼻腔内肉腫を形成する(伝染性)地方病性鼻腔内腫瘍ウイルス(enzootic nasal tumor virus)に近縁である。

分布・疫学　オーストラリア，ニュージーランドおよびアイスランドを除く世界各国で発生している。
診　断
＜症状・病理＞　原因ウイルスは経口または経鼻感染し，進行性の呼吸困難を呈する。羊の肺腫瘍としては最も一般的で，原因ウイルスは癌遺伝子を保有せず，エンベロープ蛋白質が保有するトランスフォーメーション活性によって肺腺腫を形成する独特な腫瘍発生機序を示す。
＜病原・血清診断＞　ウイルスに対する抗体は産生されないため，羊由来培養細胞によるウイルス分離，ウエスタンブロット法や免疫組織染色法による抗原検出，PCR法によるウイルス遺伝子の検出により診断を行う。
予防・治療　ワクチンおよび治療法はない。感染防御が困難なため摘発・淘汰が推奨される。

（今内　覚）

12　ボーダー病
Border disease

病名同義語：毛深い震え病(Hairy shaker disease)
宿　主　めん羊と山羊。野生動物を含む偶蹄類に広く感染する。
病　原　Flaviviridae, Pestivirusに属するPestivirus ovis(border disease virus：BDV)。豚熱ウイルス，牛ウイルス性下痢ウイルスと近縁である。BDVは少なくとも6つの遺伝子亜型に分類されている。
分布・疫学　欧州，米国，オーストラリア，ニュージーランド等，世界中に分布する。日本では北海道，青森県，岩手県でめん羊に抗体が確認されているが，病気の発生は報告されていない。2012年，豚から日本で最初となるBDV(BDV-1亜型)が分離された。感染は接触および飛沫により起こるが，妊娠前期の感染により発生する持続感染羊が重要な感染源となる。
診　断
＜症　状＞　めん羊および山羊がBDVに感染した場合，軽度か臨床症状を認めない場合が多いが，妊娠動物が感染すると胎盤感染が起こり，流死産や異常産が発生する。流死産を免れた新生子羊は多くの場合，小さく虚弱で，体の震えが観察され，被毛の異常が多く認められるため，毛深い震え病とも呼ばれる。持続感染羊の一部は牛の粘膜病に類似した疾病を発症する。
＜病　理＞　異常産では小脳形成不全や内水頭症が認められる。
＜病原・血清診断＞　羊由来培養細胞でウイルス分離が可能であるが，CPEを示さない非細胞病原性ウイルスが多いため，蛍光抗体法で特異蛍光を確認するか，RT-PCRによる遺伝子診断を行う。国内で市販されている豚熱のELISAキットはBDVに対する抗体も検出するが，BDVに対する特異抗体を証明するためには中和テストを行う必要がある。
予防・治療　発生国ではワクチンが用いられているが，日本にはない。持続感染羊の摘発・淘汰が重要である。

（長井　誠）

13 スクレイピー（伝達性海綿状脳症(法)）
Scrapie
（口絵写真14頁）

概　要　運動失調，瘙痒感等の神経症状を主徴とするスクレイピープリオンの感染による遅発性，致死性神経変性疾患。

宿　主　自然感染宿主は**めん羊**と**山羊**で，これらの動物では自然状態で感染が成立する。

病　原　病原体は感染因子プリオン。BSE等，他の動物プリオン病の病原体と区別する場合には，スクレイピープリオンと呼ぶことがある。スクレイピー関連線維（SAF）はプリオンの主要構成要素であるPrP^{Sc}が高度に凝集したものでプリオンロッドとも呼ばれる（写真1）。

　スクレイピーに罹患しためん羊では，プリオンは中枢神経系組織，扁桃，パイエル板，リンパ節等のリンパ系組織，消化管の神経叢やリンパ濾胞等に分布する。乳汁や尿中からは検出されない。

分布・疫学　英国や欧州では18世紀から病気の存在が知られていた。現在では，世界各地で発生が認められている。臨床症状から本病を診断することは困難であるため，病理組織学的，免疫組織化学的あるいは免疫生化学的な検査を実施していない国や地域では本病の有無は判断できない。オーストラリアやニュージーランドは，めん羊の輸入に伴いスクレイピーが侵入したが，現在では清浄国とみなされている。欧州では反芻動物の伝達性海綿状脳症の調査が継続されており，2022年の欧州の報告では，欧州域で801例の羊および山羊のスクレイピーが報告されているが，うち従来型のスクレイピーは696例，後述する非定型スクレイピーは105例であった。

　日本では1974年にカナダから輸入しためん羊に付随して北海道に侵入したと考えられ，1982年に本病の存在が確認されてから，主に北海道で散発していた。宮城県，山形県，神奈川県，東京都，宮崎県等でも発生があった。2015年以降では3例の発生があり，すべて後述する非定型スクレイピーである。

　自然状態では，出生直後の母子感染が伝播の主体と考えられる。胎盤にもプリオンが存在するので，後産等でプリオンに汚染された母羊や環境から，出生後早期に子羊が経口的にプリオンを摂取すると考えられる。経口ルートで取り込まれたプリオンはパイエル板等の消化管付随リンパ装置から体内に侵入する。リンパ濾胞の濾胞樹状細胞で増殖し，末梢神経に侵入する。その後，内臓神経を経て脊髄腰部および迷走神経を経て延髄に侵入する。

診　断

＜症　状＞　好発年齢は2.5～5歳。発病初期は移動時に群れから遅れる沈うつ状態がたまにみられる。音等の刺激に対して過敏になる等，症状は軽微である。病気の進行に伴い，歩様異常等の運動失調，沈うつ症状が頻繁に観察されるようになる（写真2）。牧柵に体を過度に擦りつけ脱毛する瘙痒症状を呈する場合もある（写真3）。食欲はあるが上手に餌を食べることができない等の摂食行動にも異常を認める。病状が進行すると歩様異常は顕著となる。病状は数週間から数カ月の経過で進行して，起立不能に陥り，死に至る。臨床症状のみから本病を診断することは困難である。

＜病　理＞　肉眼的な特徴所見はない。病理組織学的には中枢神経系組織，特に延髄閂部の迷走神経背側核や脳幹部の神経細胞の空胞変性と神経網の空胞化および星状膠細胞の増生が特徴である。炎症像は認められない。

＜病原診断＞　中枢神経系組織およびリンパ系組織から，ウエスタンブロット，ELISA，あるいは抗PrP抗体を用いた免疫組織化学染色により，PrP^{Sc}を検出することで確定診断する。延髄閂部を検査するのが一般的である。最近，ノルウェーやその他の欧州諸国で，従来の型とは病型が異なる非定型スクレイピーの存在が明らかとなった。この例では，延髄ではPrP^{Sc}の蓄積が少なく，小脳等で多いことから，延髄以外の組織も検査する必要がある。

　めん羊では発症以前に，扁桃，リンパ節，第三眼瞼のリンパ濾胞等の濾胞樹状細胞でPrP^{Sc}が検出されるので，これら組織のバイオプシーによる発症前診断がある程度可能である。病原体に対する免疫応答がないため，血清診断法はない。

予防・治療　ワクチンおよび治療法はない。汚染地域からのめん羊や動物由来の飼料の導入禁止，能動的サーベイランスによる汚染状況の把握等により感染源の拡大防止に努める。PrP遺伝子型によりプリオンに対する感受性に違いがある。PrPコドン136にValを有するめん羊は感受性が高く，コドン171がArgのめん羊はスクレイピー抵抗性である。136Valを有するめん羊を排除し，171Argを有するめん羊の割合を高める選抜育種が試みられてきたが，非定型のスクレイピーでは，171Argを有するめん羊でも発生しており，選抜育種に対する慎重論もある。

（堀内基広）

14 野兎病(複)(届出)(人獣)(四類感染症)
Tularemia

概　要　野兎病菌による感染症で広い宿主範囲を有する。感染動物種によって致死的感染から無症状と多様な病態を示す。

宿　主　めん羊，馬，豚，いのしし，うさぎ，犬，猫，熊，げっ歯類，鳥類等，200種以上の動物。人にも感染する人獣共通感染症である。

病　原　*Francisella tularensis*。人に対する毒力が強い*F. tularensis* subsp. *tularensis*と弱い*F. tularensis* subsp. *holarctica*および*F. tularensis* subsp. *novicida*，患者報告のない*F. tularensis* subsp. *mediasiatica*の4亜種からなる。野兎病の原因菌として問題となるのは，*F. tularensis* subsp. *tularensis*（Type A）と*F. tularensis* subsp. *holarctica*（Type B）の2亜種であり，一般的に野兎病菌と呼ばれ，二種病原体等，BSL3に指定されている。グラム陰性多形性小桿菌。オキシダーゼ陰性，システインおよび鉄要求性を示す。

分布・疫学　野兎病菌は野生鳥獣類の間にマダニ等の吸血性節足動物を媒介者として自然界に維持されている。主に北半球に広く分布する。日本では東北地方を中心に，関東，甲信越等で分離報告がある。動物における感染は，野性のねずみ，リス，プレーリードッグ等のげっ歯目やうさぎ目の動物が多い。人への感染の多くは，保菌動物の剥皮作業や調理の際に，菌を含んだ血液や臓器に触れることに

よって起こる。吸血性節足動物（アブ，蚊，マダニ類）の刺咬による感染，動物に付着したマダニ除去の際に潰した虫体の体液を介して感染する。人から人への感染はないとされている。

診 断
＜症　状＞　感受性の高い動物種では敗血症により短期間で死亡するが，それ以外の場合は感染しても顕著な症状は認められない。人では感冒様症状がみられる。
＜病　理＞　リンパ節の腫脹。脾臓，肝臓，肺，心膜等に壊死がみられる。
＜病原・血清診断＞　脾臓や肝臓等の病巣部からの菌分離。血液加ユーゴン寒天培地等の使用が推奨される。特定の遺伝子を標的にしたPCRが有効である。試験管凝集反応やELISA等の血清学的診断法も用いられるが，感受性の高い動物種では抗体価の上昇前に死亡する場合があるため注意を要する。
予防・治療　一部の国では弱毒生ワクチンが使用されているが，日本にはない。ストレプトマイシンやテトラサイクリン等の抗菌薬による治療が有効である。

（度会雅久）

15　めん羊・山羊の仮性結核（人獣）
Caseous lymphadenitis in goats and sheep

宿　主　山羊，めん羊。他に馬，牛，らくだ，豚，水牛，人の症例あり。
病　原　*Corynebacterium pseudotuberculosis*。グラム陽性通性嫌気性桿菌で多形性。*Rhodococcus equi*と相乗溶血作用。無芽胞，無莢膜，運動性なし。
分布・疫学　羊毛生産国を中心に世界各地で発生。オーストラリアでは成羊の26％が罹患。北海道のめん羊の約40％が抗体陽性。本菌は環境中で6カ月以上生存し，剪毛，去勢，断尾等の皮膚の傷口から侵入（創傷感染）。

診 断
＜症　状＞　潜伏期間は数週間から数カ月。時間の経過とともに，感染動物は運動不耐性，食欲不振，衰弱。と畜場で発見。
＜病　理＞　播種性の表在性膿瘍。皮下膿瘍と浅外側頸リンパ節膿瘍が主で，時に肺，腎臓，肝臓，脾臓等にも小豆大から小児頭大の乾酪性膿瘍を形成する。
＜病原・血清診断＞　膿瘍部分を血液寒天培地に接種して菌分離。アピコリネあるいはPCRで同定可能である。血清診断として菌が産生する外毒素を抗原とした寒天ゲル内沈降反応やELISAが用いられる。
予防・治療　オーストラリア等ではワクチンが利用されているが，日本にはない。毛刈り時の創傷部へのヨードチンキの塗布によって，感染をある程度防ぐことが可能。本菌は抗菌薬に感受性だが，膿瘍を形成しており，治療効果はない。

（髙井伸二）

16　めん羊赤痢
Lamb dysentery

宿　主　めん羊
病　原　*Clostridium perfringens* B型菌またはC型菌の感染により発症。B型菌はα毒素，β毒素，ε毒素，C型菌はα毒素とβ毒素を産生する。
分布・疫学　英国でB型菌，米国でC型菌の感染が原因で，生後すぐの子羊で発生。冬と春に多発する傾向にある。本菌を保有する牛や羊の糞便によって汚染した土壌が感染源となる。子羊は土壌から直接あるいは乳汁を介して摂取することにより感染する。本病の主要な病原因子はβ毒素であると考えられている。

診 断
＜症　状＞　甚急性例では特徴的な症状を示すことなく数日以内に急死する。急性例では元気消失，呼吸促拍，流涎，発熱がみられ，本菌が産生する毒素により小腸上皮の壊死，さらに潰瘍形成が起こり，褐色または赤褐色の水溶性下痢を呈する。脱水，アシドーシス，毒血症を引き起こし死亡する。
＜病　理＞　小腸内腔に出血がみられ，腸間膜リンパ節は充血・腫脹する。小腸粘膜に潰瘍形成がみられる場合もある。
＜病原・血清診断＞　腸内容物からの菌の分離と同定を実施し，PCRによる毒素型を決定する。
予防・治療　流行地では妊娠羊にワクチンを接種し，乳汁を介して子羊に免疫を付与する。治療は特に行わない。飼養衛生管理を確実にすることにより発症を阻止する。

（向本雅郁）

17　めん羊のクロストリジウム症
Clostridial infection in sheep

宿　主　めん羊
病　原　*Clostridium perfringens*，*C. novyi*，*C. chauvoei*等，*Clostridium*属菌が腸管や肝臓で増殖し。致死性の毒素を産生する。
分布・疫学　特定の国・地域でそれぞれ特定の菌種により多発する傾向がある。飼育環境中に存在する*Clostridium*属菌を経口的に摂取し，消化管内で増殖した菌から産生される様々な毒素により，特徴的な症状を呈する。糞便から排出された菌が環境を汚染し，感染を拡大させる。

診 断
＜症　状＞　*C. perfringens*では壊死性腸炎と病変部のガス貯留，*C. novyi*では壊死性肝炎，*C. chauvoei*では気腫疽の症状を呈する。
＜病　理＞　病変部の出血を伴う壊死
＜病原・血清診断＞　病変部からの菌分離と菌同定。毒素や鞭毛遺伝子を標的としたPCRも補助的診断に用いられる。
予防・治療　発生多発国・地域ではワクチンが使用されているが，日本では羊を対象としたワクチンはない。

（向本雅郁）

18　めん羊の伝染性趾間皮膚炎
Contagious interdigital dermatitis in sheep

宿　主　めん羊，牛
病　原　*Dichelobacter nodosus*が原因菌。グラム陰性偏性嫌気性桿菌で非運動性，糖非分解。

分布・疫学　世界各地で発生しているが，羊飼育が盛んなオーストラリアやニュージーランドで発生が多い。感染動物の排泄物に含まれる菌が汚染した，湿った牧草地や泥等が感染源となる。

診　断
＜症　状＞　趾間の皮膚が湿潤で赤くなり脱毛・腫脹する。罹患した羊のほとんどで跛行がみられる。四肢すべてが罹患する場合がある。放置しておくと*Fusobacterium necrophorum*の重感染により趾間腐爛に進行し症状が重篤化する。
＜病　理＞　趾間の皮膚病変は表層に限られ，深部組織に及ばない。
＜病原・血清診断＞　蹄の炎症部から菌の分離・同定。37℃で4～5日嫌気培養する。PCRによる菌種同定も可能である。
予防・治療　予防対策としては飼育環境の衛生管理の徹底が重要となる。治療は硫酸亜鉛溶液による病変部の薬浴と，オキシテトラサイクリンと抗炎症薬を塗布する。

(向本雅郁)

19　めん羊の豚丹毒菌症 (人獣)
Erysipelothrix infection in sheep

宿　主　めん羊，豚，人
病　原　*Erysipelothrix rhusiopathiae*
分布・疫学　世界中のめん羊産生国でみられる。主として，剃毛，断尾等による経皮感染，経口感染，新生時の臍帯から感染する。

診　断
＜症状・病理＞　2～6カ月齢の子羊に慢性の多発性関節炎を起こす。時として，心内膜炎，肺炎を起こすが死亡率は高くない。

多発性関節炎の発生機序として，外傷から侵入した菌が血中に入り全身に移行した後，最終的に関節に限局性の病変を形成する。関節は急性期には熱感を帯び，腫脹する。膝，肘，後肢踵または膝関節が最も影響を受け，疼痛のため子羊は跛行を起こし，起立や歩行が困難になる。
＜病原・血清診断＞　病変部からの菌の分離と同定を行う。
予防・治療　多発性関節炎の予防策としては，外傷部からの汚染を防ぎ，衛生管理を徹底させる。治療には発症個体および同居群にはペニシリン系抗菌薬を投与する。

(下地善弘)

20　山羊伝染性胸膜肺炎 (届出)(海外)
Contagious caprine pleuropneumonia

宿　主　山羊。他にも野生山羊，アイベックス，ムフロン，ジェレヌク，ガゼル，レイヨウやオリックス等，多くの野生反芻動物も感受性を有すると考えられている。また，めん羊にも感染し発病する可能性があることが近年報告されている。
病　原　*Mycoplasma capricolum* subsp. *capripneumoniae* (Mccp)。伝染性無乳症の病原体である*M. capricolum* subsp. *capricolum*，*M. mycoides* subsp. *capri*も類似の疾病を引き起こすが本病とは呼ばれない。

分布・疫学　中東，地中海沿岸地帯，東アフリカでの発生が多い。日本での発生報告はない。牛肺疫と同様の伝播様式である。Mccpの外部環境での生存期間は熱帯地域では最長3日間，温帯では最長2週間と比較的短期間である。山羊密飼い時の100％に及ぶ高い罹患率と，80％に達する高い致死率が特徴である。野生山羊やアイベックスの罹患率は83～100％，致死率は58～82％との報告がある。また，大雨や寒波，長距離輸送等の誘因が発生を高める。常在地では回復個体も出てくるが，保菌者(感染源)としての重要度は低いと考えられており，長期にわたる不顕性感染個体の存在も今のところ不明である。

診　断
＜症　状＞　潜伏期間は通常6～10日であるが，感染後3～4週間で発症することもある。実験的に感染させた個体では3日以内に発熱し，5日以内に呼吸器症状を示した。甚急性では3日以内の突然死をみる。急性では41℃を超える発熱，食欲不振，呼吸困難，発咳，鼻汁漏出等の呼吸器症状に引き続き，牛肺疫と同様の努力呼吸を呈し，発症後7～10日以内に死亡する。常在地では慢性症状を示す個体があり，慢性的な発咳，鼻汁漏出，衰弱が認められる。
＜病　理＞　胸膜肺炎の病理像は牛肺疫に類似している。伝染性無乳症と異なり，病変のほとんどが肺や気管支リンパ節等の呼吸器系器官と胸腔に限局される。
＜病原・血清診断＞　PPLO培地に病変部乳剤または胸水，気管内容物等を塗抹後，37℃，5％ CO_2条件下で10日まで培養しコロニーを確認する。分離株はPCR-RFLP解析あるいはMccp特異免疫抗血清を用いた検査により同定する。血清診断の際は牛肺疫の項で述べたように近縁種と感染抗体が交差する点にも留意する必要がある。なお，通常では潜伏期が短く致死率が高いので，血清診断の意義は低い。パスツレラ症，マイコプラズマ肺炎，伝染性無乳症との類症鑑別が必要である。
予防・治療　アジュバンド(サポニン)添加不活化ワクチンが開発されている。また，テトラサイクリン系，マクロライド系，フルオロキノロン系抗菌薬等の早期投与が有効である。清浄国では動物検疫による国内侵入防止が最重要であり，万一国内発生が確認された場合は都道府県知事への届け出義務がある。

(秦　英司)

21　伝染性無乳症 (届出)
Contagious agalactia

宿　主　めん羊，山羊。他にも牛，アイベックス，シャモア，ノロジカ，アカシカ，リーボック，マーコールにおいて感染報告，発症報告，あるいは特異抗体の検出報告がある。
病　原　*Mycoplasma agalactiae*(Ma)，*M. capricolum* subsp. *capricolum*(Mcc)，*M. mycoides* subsp. *capri*(Mmc)，*M. putrefaciens*(Mp)。Mcc，Mmc，Mpは山羊の感染例が多い。
分布・疫学　世界各地で発生報告があるが，山羊が多く生息する中東，南欧，モンゴル等の発生報告が多い。一方，米大陸ではMaによる散発的な報告例しかない。日本では沖縄県でMmcによる散発的な発生が認められる。なお，

病原種には地域差がある。病原体は主に感染個体の分泌物（乳汁，鼻汁，涙等）から数カ月にわたり排菌され，授乳，搾乳，汚染環境・飼料，吸血昆虫（ダニ，ノミ）等を介し伝播する。伝染力は極めて強い。Maが清浄群へ新規感染した場合，30～60％が臨床症状を示す。

診　断
＜症　状＞　慢性経過で，倦怠，食欲不振，乳房炎となり，通常では発症後2～3日以内に泌乳量が減少し閉乳する。病原体は発症初期に血流を介し全身に移行するため，痛性関節炎，角結膜炎，生殖器炎，流産，若齢畜では敗血症等を併発する場合がある。原因種によっては山羊伝染性胸膜肺炎と同様の症状と経過をとる。併発する臨床症状は原因種により大きく異なる。なお，不顕性感染も認められる。
＜病　理＞　牛のマイコプラズマ乳房炎と類似するが病変は軽度である。病原体が乳腺細胞周囲に長期間観察される。
＜病原・血清診断＞　PPLO培地に病変部乳剤または乳汁，胸水，血液，関節液，鼻汁，精液等を塗抹後，37℃，5％ CO_2 条件下で2～7日培養しコロニーを確認する。分離株はPCRあるいは特異免疫抗血清を用いた検査により同定する。ELISAやCF反応に代表される血清診断の際は，慢性感染集団や不顕性感染個体では偽陰性となる場合が多い点，ならびに牛肺疫の項で述べたように近縁種と感染抗体が交差する点に留意する必要がある。また，清浄地域ではまず菌分離～同定結果を参考に，血清診断することが求められる。

予防・治療　乳汁の殺菌処理（56～60℃，60～120分）は子畜への感染予防に有用である。生ワクチン（Ma）およびアジュバンド（水酸化アルミニウム，サポニン）添加不活化ワクチン（Ma，Mcc，Mmc）が開発されているが効果は限定的である。テトラサイクリン系，マクロライド系，フルオロキノロン系抗菌薬等の投与は病勢を改善させるが，完治は困難であり回復後も保菌者となるため，罹患畜については早期淘汰が望ましい。本病が確認された場合は都道府県知事への届け出義務がある。

（秦　英司）

22　伝染性眼炎(海外)
Contagious ophthalmia

宿　主　めん羊。山羊における報告もある。
病　原　"Colesiota conjunctivae"（国際原核生物命名規約に準じた正式な発表ではない）。マイコプラズマ，クラミジアが同様の病態を起こすとの報告もある。
分布・疫学　オセアニア，欧州，アフリカ等での報告がある。流涙や結膜の滲出物に原因菌が存在し飛沫感染する。春から夏の間に多発することから，節足動物による媒介も考えられる。

診　断
＜症　状＞　発症初期に多量の流涙，結膜の浮腫をみる。軽症の場合2，3日で回復するが，重症では角膜炎を併発し，盲目となる場合もある。多くは中等度の症状を呈し，角膜の病変は一部にとどまり，10～14日で回復する。
＜病　理＞　角膜の混濁，重症では潰瘍化。
＜病原診断＞　結膜上皮細胞質内のリケッチア様菌体の検出。

予防・治療　市販ワクチンはない。抗菌薬としてテトラサイクリン系薬やクロラムフェニコールが，またリボフラビンが治療に用いられてきた。

（村瀬敏之）

23　流行性羊流産(届出)(人獣)(海外)
Ovine enzootic abortion, Enzootic abortion of ewes

宿　主　めん羊
病　原　Chlamydia abortus。偏性細胞内寄生菌で，増殖には培養細胞ないし発育鶏卵を用いる。
分布・疫学　英国，欧州，北米，ニュージーランド等で発生。日本での発生報告はない。常在地の損耗率は5～20％である。流死産胎子，胎盤，子宮分泌液を感染源とし，汚染物を介して伝播する。感染めん羊からの感染による人の流産の報告がある。

診　断
＜症　状＞　妊娠めん羊は症状がないまま，妊娠最終2～3週に流産を起こす。親めん羊の大部分は回復し，予後は良好。カンピロバクター症との鑑別が必要である。
＜病　理＞　胎盤炎が主要病変である。胎盤絨毛膜の浮腫と壊死が認められ，流産胎子では浮腫と充血が認められる。
＜病原・血清診断＞　胎盤，流産胎子の塗抹標本における基本小体検出（直接蛍光抗体法）やPCR，ないし培養細胞・発育鶏卵卵黄嚢内接種による病原体の分離を行う。

予防・治療　欧州では不活化ワクチンおよび熱感受性変異体を用いた生ワクチンが用いられている。

（福士秀人）

24　めん羊の多発性関節炎(海外)
Infectious polyarthritis in sheep

宿　主　めん羊
病　原　Chlamydia pecorum
分布・疫学　米国，オーストラリア，ニュージーランドで発生。夏に発生しやすい。日本での報告はない。罹患率は高いが，致死率は1％以下。発病羊の涙，鼻汁，糞便，尿に病原体が排出され，経口感染する。

診　断
＜症状・病理＞　発熱，食欲不振，硬直，沈うつ，跛行，時として結膜炎。長期経過例では関節の腫大が時折出現。2～4週間で回復。漿液線維素性ないし線維素性関節炎。関節周囲の浮腫と関節腔のフィブリン塊沈着。
＜病原・血清診断＞　漿膜ないし滑膜等の病変部を材料とし，PCRによる遺伝子検出ないし培養細胞接種によりクラミジア分離。

予防・治療　ワクチンはない。テトラサイクリン系ないしマクロライド系抗菌薬の投与。畜舎の消毒等の衛生管理。

（福士秀人）

25 めん羊の疥癬(届出)(疥癬(届出))
Psoroptic mange of sheep

概　要　ヒツジキュウセンヒゼンダニの寄生による強い痒覚を伴う皮膚炎。羊ヒゼンダニ症(sheep scab)。

宿　主　めん羊，牛，山羊

病　原　ダニ亜綱無気門目キュウセンヒゼンダニ科のヒツジキュウセンヒゼンダニ(*Psoroptes ovis*)。成虫の体長はおよそ0.75mmで，脚の先端に吸盤あるいは剛毛を持つ。生涯を宿主体上で過ごす。皮膚組織内には侵入しないが，口器を皮膚に穿刺して組織液を吸うため，局所に炎症を起こして強い痒覚を惹起する。

分布・疫学　世界的に分布するが，日本ではめん羊が少ないので発生もほとんどない。伝播は主として感染羊との接触で，特に寒い時期に発生しやすい。めん羊は集団飼育されることから被害は急速に拡大し，羊産業の盛んな国では本症による経済的損失が大きくなりうる。

診　断
＜症　状＞　ダニの寄生部位は全身で，病変は全身に及ぶ。感染初期には炎症部に水疱および滲出液を生じ，病巣が広がると中央部が乾燥して痂皮が形成され，その周囲に活発な虫体がみられる湿潤な発赤部が広がる。宿主は痒みのため自己損傷し，被毛は脱落する。また，宿主は痒みによる強いストレスから食欲不振となり，増体率が悪化あるいは体重が減少する。

＜病原・血清診断＞　ダニの検出と形態学的同定による。ショクヒヒゼンダニ類(*Chorioptes bovis*, *C. texanus*)との鑑別は重要。キュウセンヒゼンダニ属のダニでは口器先端が尖り，脚の吸盤下にある柄(爪間体)が3分節するのに対して，ショクヒヒゼンダニ属では口器先端が丸みを帯び，爪間体は1節である。血清診断としてELISAが行われる。

予防・治療　有機リン剤，カーバメイト剤，ピレスロイド剤等の殺虫剤を用いた薬浴が古くから行われている。近年は，アベルメクチン系製剤(イベルメクチン，ドラメクチン，モキシデクチン等)の注射や経口投与が主流である。

(平　健介)

馬●ウイルス病

1 馬伝染性貧血(法) （口絵写真14頁）
Equine infectious anemia

概　要　馬伝染性貧血ウイルス感染による馬属に特有な疾病。回帰熱，貧血を特徴とする。ウイルスは感染動物の体内で生涯持続する。

宿　主　馬，ろば等，馬属の動物。

病　原　Retroviridae, Orthoretrovirinae, Lentivirus, Lentivirus equinfaneに属する馬伝染性貧血ウイルス（equine infectious anemia virus）。プラス1本鎖RNAウイルスで，馬の体内で抗原変異を繰り返し宿主の免疫応答から逃れる。ウイルスcDNAは単球やマクロファージのゲノムに組み込まれ，感染馬は生涯治癒することはない。

分布・疫学　馬の疾病として古くから知られており，世界各地で流行していたが，近年発生報告は減少している。しかし北米や欧州各国でも散発的な発生報告がなされている。日本では，1950年代には年間数千頭が摘発・淘汰されていたが，摘発頭数は漸次減少した。1978年に従来の血液塗抹標本による検査法に代えて，血清学的診断法である寒天ゲル内沈降反応が導入され感染馬が確実に摘発されたことにより，感染馬は激減した。1983年の4頭の摘発以降は，1993年に2頭の農用馬が摘発されたのみであった。しかし2011年に天然記念物である在来馬12頭および在来馬に由来する馬2頭の計14頭が摘発・淘汰された。この事例を受け，全国で大規模な検査が実施され，2017年に国内での本病の清浄性が確認された。

　主な感染経路はサシバエやアブ等の吸血昆虫による機械的伝播である。子宮内感染や母乳を介した垂直感染，汚染注射器等を介した感染も報告されている。

診　断

＜症　状＞　感染馬の症状は，急性，亜急性，慢性型の3型に区分される。臨床症状は，感染したウイルス株の病原性の程度，馬の健康状態等，様々な要因の影響を受ける。

　急性型では40〜42℃の急激な発熱，心拍数増加，貧血，白血球減少，元気消失，粘膜や結膜の出血，黄疸等の症状を示し，衰弱して起立不能となり死亡する。亜急性型は，急性型の症状を呈して発熱した後，一旦回復するが，数日から2〜3週間後に再び発熱し，その後数日で解熱する。発熱を1回ないし数回繰り返してやがて衰弱し，死亡する。慢性型は，繰り返しの発熱が徐々に軽度になり認められない状態となる。外見上は健康馬と区別できず，飼養され続けると，新たな感染源となりうる。

＜病　理＞　急性型では，全身性の脂肪組織の膠様化，肝臓や脾臓の腫大，体腔や諸臓器漿膜下の浮腫や出血，実質臓器やリンパ節の水腫性肥大や実質内出血等が認められる。亜急性型の所見は，急性型に類似するが出血病変は軽度である。貧血が著しい場合には実質臓器の退色が認められる。発熱期から解熱期の末梢血白血球では，鉄色で青色に染まる担鉄細胞が認められる（**写真1**）。慢性型では，肝臓は慢性うっ血のために腫大する。うっ血により小葉中心部が暗赤色となり，周辺部が脂肪変性によって小葉像が明瞭となり，割面に大理石様紋理形成が認められ，肉荳蔻（ニクズク）肝と呼ばれる（**写真2**）。脾臓も腫大し，リンパ濾胞が明瞭となる（**写真3**）。

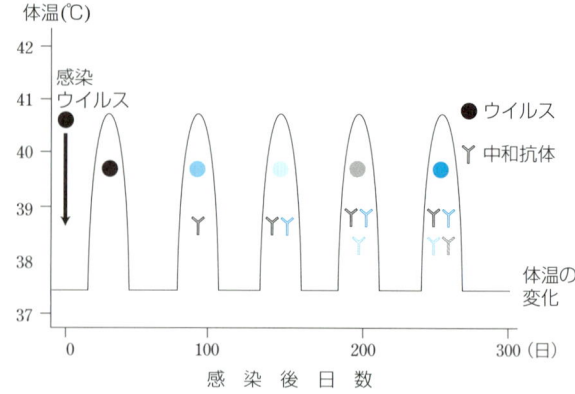

馬は感染したウイルスに対する抗体を産生するが，ウイルスは短期間に抗原変異を起こすため，抗体で中和されない変異ウイルスが宿主体内で増殖し，そのたびに発熱が繰り返される（回帰熱）。馬伝染性貧血ウイルス感染馬には持続的なウイルス血症が起こり，生涯治癒することはない。

図　馬伝染性貧血の発病機序

＜病原・血清診断＞

病原診断：感染馬の血清を非感染馬の初代末梢血白血球培養に接種することによるウイルス分離。ただし本法は熟練を要することから通常の検査では実施されない。末梢血白血球や血清を用いたPCRおよびRT-PCRによるウイルス遺伝子検出が用いられる。

血清診断：WOAHではヌクレオカプシド蛋白質を抗原とした寒天ゲル内沈降反応を推奨しており，国際的に広く用いられている。ELISAによるスクリーニングやウエスタンブロットも報告されている。

　中和テストは，抗原変異が生じた変異ウイルスに反応しないため，通常の診断法としては用いられない。

予防・治療　ワクチンはない。清浄化の確認以降は，国内各地の馬の抽出検査を実施し，清浄性を確認している。輸入検疫では全頭検査が実施されている。治療は行わない。

（近藤高志）

2 馬の日本脳炎(人獣)(四類感染症)
（流行性脳炎(法)）
Japanese encephalitis in horses

概　要　日本脳炎ウイルスの感染による馬の急性脳炎を主徴とする疾病である。感染蚊の吸血により伝播する。

宿　主　馬，牛，豚，めん羊，山羊，水牛，鹿，いのしし，鳥類，人

病　原　Flaviviridae, Orthoflavivirus, Orthoflavivirus japonicumに属する日本脳炎ウイルス（Japanese encephalitis virus）。プラス1本鎖RNAウイルス。四種病原体等。

分布・疫学　日本，中国，韓国，東南アジア，インド，オーストラリア。日本には毎年6月頃，南方から渡り鳥によってウイルス保有蚊が運ばれ，9月頃にかけて流行地域が北上する。通常は東北地方を北限とするが，北海道まで達したこともある。1948年には3,687頭の発症馬が報告されたが，ワクチン接種の普及と，蚊の発生場所となる湿地の減少により，近年は発生が大幅に減少している。1986年以降，馬での発生はなかったが，2003年に1頭のワクチン未接種馬での発生が報告されている。また，2021年以前のオーストラリアでは，本疾病の発生は北部（ヨーク岬

半島)における2名の人患者に限定されていたが，2021年になり突然，南東部の諸州(ニューサウスウェールズ州やビクトリア州等)において，30名を超える人患者が発生した。このオーストラリア内での発生地域の拡大は，気候変動が関連していると考えられている。ウイルスの増幅動物は豚であり，吸血した蚊(主にコガタアカイエカ)の唾液腺でさらにウイルスが増殖し，その吸血により馬や人が感染する。一般に，感染しても脳炎を発症することはまれであり，感染馬における発症率は0.1〜0.3%程度とされる。感染した馬や人は，ウイルス血症を起こすがウイルス量は少なく，感染者あるいは感染馬を吸血した蚊がさらに感染を拡大させることはないとされる。このことから，馬や人は終末宿主(dead-end host)と呼ばれる。

診 断
<症 状> 発熱型，麻痺型および興奮型の3つに大別される。発熱型では，一過性の発熱に終わり，不顕性として見逃されることも多い。一方，麻痺型では，発熱だけでなく，食欲不振や沈うつ，視力障害，咀嚼や嚥下困難，後躯麻痺や起立困難等の神経症状がみられる。興奮型では，沈うつと興奮を繰り返し，痙攣，重度の場合には起立困難となる。麻痺型および興奮型ともに，後遺症により当該馬の経済的価値を大きく損なわせることがある。

<病 理> 病理組織学的には，神経細胞の変性，ニッスル小体の崩壊あるいは消失および囲管性細胞浸潤等を伴う非化膿性脳炎を示す。

<病原・血清診断>
病原診断：検査対象馬からの病原体の検出は，ウイルス分離およびRT-PCR等の遺伝子検査による。馬の日本脳炎ではウイルス血症が一過性であり，含まれるウイルス量も少ないことから，馬が生存している場合には，脊髄液からの病原体の検出を試みることが望ましい。死亡した場合は，脳や脊髄等の中枢神経組織を乳剤化し，遺伝子検査や適切な培養細胞(例：アフリカミドリザル腎由来Vero細胞等)を用いてウイルス分離を試みる。また，脳等の組織標本に対するウイルス抗体を用いた免疫染色も病原体の検出に有用である。

血清診断：ペア血清に対する中和テスト，HI反応，CF反応およびELISAによる抗体価の測定がある。しかし，結果の解釈には，他のフラビウイルスとの交差反応に留意する必要がある。このことは，組織標本に対する免疫染色でも同様である。

予防・治療 不活化ワクチン(日本で市販されている)の接種が発症予防に有効であり，毎年，蚊の発生時期より前に，約1カ月間隔で2回接種しておくことが望ましい。治療法はなく，対症療法のみである。

(山中隆史)

3 ウエストナイルウイルス感染症
(流行性脳炎(法))
(複)(人獣)(海外)(四類感染症)
West Nile virus infection

概 要 ウエストナイルウイルスの感染による馬と鳥類の脳炎を主徴とした疾病であり，人も感染し脳炎を発症することがある。感染蚊の吸血により伝播する。

宿 主 馬，鳥類，犬，人等の多くの脊椎動物

病 原 *Flaviviridae, Orthoflavivirus, Orthoflavivirus nilense*に属するウエストナイルウイルス(West Nile virus)。プラス1本鎖RNAウイルス。四種病原体等。オーストラリアで分離されているクンジンウイルスは亜種。

分布・疫学 1937年，ウガンダのウエストナイル地区において，発熱を呈した人より初めて分離された。以後，アフリカ，欧州，中東，中央アジアおよび西アジア等の東半球の広い地域に分布していることが判明した。1999年に米国ニューヨーク州において，人の脳炎症例が報告された後，数年の間に北米大陸全体に広がり，さらにはカリブ海諸国にまで発生例が拡大した。2004年には，米国内で約15,000頭もの馬が発症し，3分の1が死亡あるいは安楽死措置となった。一方，2012年には人にも感染が広がり，286例の死亡が報告された。本疾病は主にイエカの仲間により媒介されるが，近縁の日本脳炎ウイルスを媒介するコガタアカイエカやヤマトヤブカ等も媒介する可能性が示唆されている。また，増幅動物として野鳥が重要であり，300種類以上もの鳥類が感染することが知られている。特に都市部で多数生息しているカラス，アオカケス，イエスズメは，感受性が高く致死率も高いとされる。さらに，渡り鳥が本疾病の分布拡大の役割を果たしているとも考えられている。仮に明らかな他の死因が考えにくく，何らかの感染症が疑われるカラス等の野鳥の死体が発見された場合には，本症の検査を行うことが望ましい。日本脳炎ウイルス同様，感染した馬や人はウイルス血症を起こすがウイルス量は少なく，感染者あるいは感染馬を吸血した蚊がさらに感染を伝播させることはないとされる。このことから，馬や人は終末宿主(dead-end host)と呼ばれる。

診 断
<症 状> 馬における潜伏期は5〜10日であり，多くの場合，不顕性感染に終わる。また，軽症例では一過性の発熱を認めることがある。重症例では脳炎を発症し，四肢(多くの場合，後肢)の麻痺による運動失調，ひいては起立不能に至り昏睡し，死亡することもある。

　鳥類の潜伏期は約2週間とされる。不顕性に終わることが多いとされるが，沈うつや食欲不振等の非特異的症状を示す場合や，運動失調や振戦等の神経症状を示すこともある。また，種間における症状の程度や致死率の差が大きい。

<病 理> 馬では，非化膿性脳炎が認められる。鳥類でも非化膿性脳炎が認められるが，心臓における細胞浸潤あるいは脾臓におけるリンパ球の顕著な消失が認められることもある。

<病原・血清診断> 馬および鳥類ともに，診断は日本脳炎におおむね準ずる。ただし，血清診断については，他のフラビウイルス(日本では特に日本脳炎ウイルス)への交差反応に留意しなければならない。また，鳥類，特に感受性の高いカラス等の場合，抗体上昇前に死亡している可能性があることに注意が必要である。

予防・治療 馬用の組織培養由来不活化ワクチンおよびカナリーポックスウイルス遺伝子組換えワクチンが，米国やカナダで市販されている。治療法はなく，対症療法のみである。

(山中隆史)

4 アフリカ馬疫 (法)(海外)
African horse sickness

概 要 アフリカ馬疫ウイルスの感染による致死率の高い馬属の急性熱性ウイルス性伝染病。ヌカカの吸血により伝播する。

宿 主 馬，らば，ろば，シマウマ等の馬科動物

病 原 Reovirales, Sedoreoviridae, Orbivirus, Orbivirus alphaequi に属するアフリカ馬疫ウイルス(African horse sickness virus：AHSV)。直径約80nmのエンベロープを持たない2本鎖RNAウイルスで，中和テストで区別可能な9種類の血清型が存在する。吸血節足動物(ヌカカ)の吸血によって伝播する。

分布・疫学 サハラ砂漠以南の中央・南アフリカに限局・常在しているが，感染馬や媒介節足動物の移動等に伴い，北アフリカや中近東，イベリア半島でも発生が報告されている。1951～1963年，中近東からインドにかけて大規模な流行が確認され，30万頭以上の馬が死亡あるいは安楽死処置された。スペインでは1987～1990年にかけて不顕性感染シマウマの輸入が原因とされる流行があった。また，2020年初頭にはタイでも同様に不顕性感染シマウマの輸入が原因とされる東南アジア初の発生が報告され，同年8月にはマレーシアでも確認された。本ウイルスは，主にヌカカの吸血によって媒介されるため，その活動時期に一致して流行する。ヌカカを介さない馬-馬間の感染は成立しない。すべての馬属に感受性を示すが，感染力や病原性の強さは馬が最も強く，次いでらば，ろばの順で，シマウマは最も弱く不顕性感染を示す。その他の動物では感染馬の肉を食べた犬が感染死した報告がある。

診 断
<症 状> ウイルスの病原性と感染歴によって古典的に4つの病型に分けられるが，同一ウイルスによる発生群や感染実験において複数の病型が確認されるため，それぞれの病型は連続した病態における死亡時の特徴を表している可能性がある。①肺型(甚急性型)：死亡率が95％を超える最も重篤な病型。強毒株感染馬や初感染馬にみられ，3～5日の潜伏期の後，40～41℃の高熱，呼吸困難を呈する。発熱後数日で泡沫状鼻汁を流出し，突然死する。②心臓型(亜急性型)：弱毒株の初期感染あるいは低い抗体価を示す個体の再感染時にみられる。潜伏期は7～10日で発熱が3～6日継続した後，側頭部，眼上窩，眼瞼から皮下浮腫の発現が始まり，その後下顎や胸部・腹部にも浮腫がみられるようになる。眼結膜の点状出血がみられることもある。致死率は50％程度で，浮腫が消失する場合には回復する。③混合型(急性型)：肺型と心臓型の両方の病態がみられ，浮腫が観察されるとともに泡沫状鼻汁を流出して急性期に死亡する。致死率70％ほどの最もよくみられる病態。④発熱型：免疫獲得馬や抵抗性のあるろばやシマウマで認められる。低致死率。午後に顕著になる微熱と食欲不振以外の症状を示さない。常在するアフリカでのみ確認されている。

<病 理> ①肺型(甚急性)：顕著な肺水腫と気管，気管支内の泡沫状滲出物，胸水・腹水・心嚢水の貯留がみられる。②心臓型(亜急性型)：皮下および筋間結合組織に顕著な浮腫がみられる。心嚢水の増量，心外膜の水腫と心内膜の点状・斑状出血がみられる。消化管粘膜の水腫と点状出血も確認される。死亡例では肺水腫もみられる。③混合型(急性型)：肺型の病変に全身性の浮腫・水腫が加わる。④発熱型：著変は認められない。AHSVはヌカカ吸血部位の所属リンパ節でまず増殖し，その後赤血球や単球に吸着して血流に乗って肺，脾臓，その他のリンパ組織の血管内皮細胞に運ばれ，二次増殖する。特に肺においてウイルスは血管内皮細胞を傷害し，血管透過性亢進により重度の肺水腫を引き起こす(肺型)。同時に胸水・腹水・心嚢水の貯留もみられ，心嚢水貯留による循環器障害の結果，全身性の浮腫・水腫を引き起こし(混合型)，心臓自体の病変も加わるとさらに全身の浮腫・水腫は増悪化される(心臓型)。

<病原・血液診断>
病原診断：血液や肺，脾臓，リンパ節からのウイルス分離，ELISAによる抗原検出，RT-PCRやリアルタイムPCRによる遺伝子検出を試みる。
血清診断：感染後8～12日以降，ELISAやCF反応，中和テストで抗体価を測定する。

予防・治療 常在国ではワクチンが使用可能である。特別な治療法はない。日本を含む清浄国では，海外からの侵入防止に努め，万が一発生した場合には，感染馬の早期摘発・淘汰，飼養馬の移動禁止等の対策をとる。また媒介節足動物の駆除も重要となる。

(山田 学)

5 東部馬脳炎 (人獣)(海外)(四類感染症)
(流行性脳炎(法))
Eastern equine encephalitis

概 要 東部馬脳炎ウイルスによる馬と人の脳炎を主徴とする蚊媒介性の感染症。蚊と鳥類で感染環を形成する。

宿 主 馬，鳥類，人

病 原 Togaviridae, Alphavirus, Alphavirus eastern に属する東部馬脳炎ウイルス(eastern equine encephalitis virus)。プラス1本鎖RNAウイルス。三種病原体等。

分布・疫学 カナダ南東部(ケベック州とオンタリオ州)，米国の中央部から東部の州，カリブ海諸国，中南米にかけて分布している。Ⅰ～Ⅳの4系統に区別される。系統Ⅰのウイルス(北米型)は北米とカリブ海諸国に，系統Ⅱ～Ⅳのウイルス(南米型)は中南米に分布している。近年の遺伝子解析から，北米型と南米型のウイルスは東部馬脳炎ウイルス抗原群の中でも異なるウイルスであることが示され，南米型ウイルスはMadariaga virusに分類されている。

北米では主にスズメ目の鳥とハボシカ属の蚊(Culiseta melanura)との間で感染環を形成している。南米では，イエカ属(Culex)が主要なベクターである。米国では，主に森林地帯の沼地や湿地で感染環を維持していると考えられている。フロリダ等の南部の州では通年で感染環が維持されるが，温帯地域での感染の維持についてはよくわかっていない。自然宿主であるスズメ目の鳥は，通常感染しても発症しない。しかしヤマウズラ，きじ，シラサギ，エミュー等は発症して，致死的になることがある。

馬や人は蚊の吸血により偶発的に感染する終末宿主である。牛，豚，犬，猫，ラマ等の発症例も報告されている。

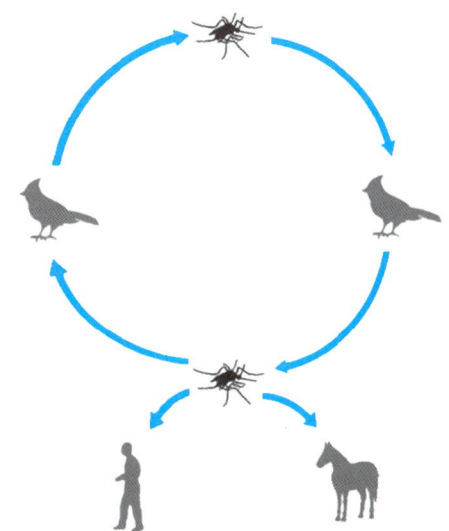

図　東部馬脳炎ウイルスの感染環

両生類や爬虫類にも感染し、ヘビがウイルスの保有動物としての役割を果たしている可能性が示唆されている。セスジヤブカ亜属(*Ochlerotatus*)の*O. sollicitans*や*O. canadensis*、ヤブカ属(*Aedes*)の*A. vexans*、ヌマカ属(*Coquillettidia*)の*C. perturbans*等が異種間伝播に関与するブリッジベクターとして報告されている。

1947年のルイジアナ州とテキサス州で、1万頭以上の馬が死亡したという報告がある。近年の米国では、毎年およそ100〜300頭の発生報告がある。2005〜2009年にはブラジルで馬と人の流行があったが、南米での発生状況はよくわかっていない。

診　断

＜症　状＞　馬での潜伏期間は5〜14日。発熱、食欲不振、沈うつ等の症状が認められ、重症例では運動失調、痙攣、嗜眠、起立不能等の神経症状を呈し、予後不良となり死亡する。死亡率は90％に達することがある。生残した症例でも多くの場合、重度の神経学的後遺症が認められる。西部およびベネズエラ馬脳炎と比較して症状は最も重い。馬や人に病原性を示すのは北米型ウイルスで、南米型ウイルスの病原性は低いと考えられている。ただし、2008〜2009年のブラジルでの南米型ウイルスの流行では、70％を超える馬の死亡が報告されている。

＜病　理＞　非化膿性の脳炎あるいは脳脊髄炎を主徴とし、主要な病変は、脳と脊髄の主に灰白質に認められる。リンパ球や単球の囲管性の浸潤、好中球浸潤、巣状壊死、出血、神経変性やグリア細胞の集簇(ミクログリオーシス)等が認められる。重症例では、多くの臓器に点状あるいは斑状の出血が認められる。咽頭麻痺と粒状物の吸引に起因すると考えられる気管支肺炎が認められることがある。

＜病原・血清診断＞

病原診断：発症馬の血液あるいは脳炎症状を呈して死亡した馬の脳組織からのウイルス分離とRT-PCRによる遺伝子検出が用いられる。ただし、ウイルス血症は感染初期に起こるため、神経症状を呈した馬の血液中にウイルスが含まれている可能性は低い。

ウイルス分離には通常、株化培養細胞(アフリカミドリザル腎由来Vero細胞、うさぎ腎由来RK-13細胞、ハムスター腎由来BHK-21細胞等)が用いられるが、初代培養の鶏あるいはあひる胚線維芽細胞も用いることができる。生後1〜4日齢の乳飲みマウスの脳内接種、発育鶏卵でもウイルス分離が可能である。

血清診断：HI反応、CF反応、IgM-捕捉ELISA、プラック減少中和テスト等がある。中和テストの特異性が最も高い。IgM-捕捉ELISA法は感染初期のIgM抗体の検出に用いられる。

予防・治療

蚊の吸血によって感染するために、蚊の防除や駆除対策が重要である。ボウフラの生息場所となる用水路や側溝の清掃および消毒、水が溜まるタイヤやバケツ等を厩舎周囲に置かないことは、蚊の発生数を減らすことに役立つ。蚊の活動が活発な時期には防虫ネット等の設置も検討するべきである。

ワクチンの有効性が高く、米国では米国馬臨床獣医師協会が、コアワクチンとして不活化ワクチンの使用を推奨している。日本で利用可能なワクチンはない。特異的な治療法はなく、脳および脊髄の炎症、頭蓋内圧、浮腫および出血の軽減、神経症状の制御、二次感染の治療を目的とした対症療法を行う。

（辻村行司）

6　西部馬脳炎 (人獣)(海外)(四類感染症)
（流行性脳炎(法)）
Western equine encephalitis

概　要
西部馬脳炎ウイルスによる馬と人の脳炎を主徴とする蚊媒介性の感染症。蚊と鳥類で感染環を形成する。

宿　主
馬、鳥類、げっ歯類、人

病　原
Togaviridae、*Alphavirus*、*Alphavirus western*に属する西部馬脳炎ウイルス(western equine encephalitis virus)。プラス1本鎖RNAウイルス。三種病原体等。

分布・疫学
カナダ西部、米国の中央部から西部の州、中南米に分布している。1941年には米国およびカナダ西部において馬および人で最も大きな流行が報告されている。米国では1970年代には毎年20〜700頭の発生があったが、1990年代にかけて徐々に発生が減少し、近年は発生報告が認められない。中南米ではメキシコにおいて2019年に馬での流行が報告されている。

主にスズメ目の鳥と蚊の間で感染環を形成しているが、げっ歯類等の小型哺乳類も感染環の維持に重要な役割を果たしている。北米での主要な媒介蚊はイエカ属の*Culex tarsalis*である。南米ではセスジヤブカ亜属の*Ochlerotatus albifasciatus*が主要なベクターと考えられている。馬や人は、蚊の吸血により偶発的に感染する終末宿主である。*O. melanimon*、*Aedes dorsalis*、*A. campestris*等が異種間伝播に関与するブリッジベクターとして報告されている。

診　断

＜症　状＞　初期に発熱、食欲不振、沈うつ等の症状を示す。その後、重症例では運動失調、痙攣、嗜眠、起立不能等の神経症状を呈し、予後不良となり死亡する場合がある。東部馬脳炎やベネズエラ馬脳炎と比較すると一般的に症状は軽度で、死亡率は30％程度である。

＜病　理＞　非化膿性の脳炎あるいは脳脊髄炎が主徴であ

り，リンパ球を主体とする囲管性細胞浸潤，神経変性やグリア細胞の集簇等が認められる。

<病原・血清診断>
病原診断：発熱期の血液や解剖馬の脳材料を用いてウイルス分離やRT-PCRによる遺伝子検出を行う。ウイルス分離にはアフリカミドリザル腎由来Vero細胞，うさぎ腎由来RK-13細胞，ハムスター腎由来BHK-21細胞等の株化細胞や鶏胚線維芽細胞を用いるが，乳飲みマウス，発育鶏卵も利用できる。東部馬脳炎およびベネズエラ馬脳炎と比較すると脳炎で死亡した馬の脳からのウイルス分離は困難である。

血清診断：HI反応，CF反応，IgM-捕捉ELISA，中和テスト等がある。中和テストの特異性が最も高い。IgM-捕捉ELISAは感染初期のIgM抗体の検出に用いられる。

予防・治療 蚊の防除対策が重要である。米国では米国馬臨床獣医師協会が，コアワクチンとして不活化ワクチンの使用を推奨している。日本で利用可能なワクチンはない。特異的な治療法はなく，対症療法を行う。

(辻村行司)

7 ベネズエラ馬脳炎 (人獣)(海外)(四類感染症)
(流行性脳炎(法))
Venezuelan equine encephalitis

概 要 ベネズエラ馬脳炎ウイルスによる馬と人の脳炎を主徴とする蚊媒介性の感染症。流行型では馬と蚊で感染環を形成する。

宿 主 馬，鳥類，げっ歯類，人

病 原 *Togaviridae*, *Alphavirus*, *Alphavirus venezuelan*に属するベネズエラ馬脳炎ウイルス(Venezuelan equine encephalitis virus)。プラス1本鎖RNAウイルス。I～VIの血清型に区分されていたが，現在はII～VI型がそれぞれ別のウイルスとして分類されている。I型は抗原性の違いによりIAB，IC～IFの5つの抗原変異型に区別される。三種病原体等。

分布・疫学 中米および南米北部に分布している。感染環には流行型と地方病型(森林型)がある。流行型にはIABとIC型ウイルスのみが関与し，馬が増幅動物となり*Aedes*属や*Psorophora*属の蚊の間で感染環が成立する。地方病型は，中米～南米北部の森林や湿地で，げっ歯類等の小型哺乳類と蚊の間で感染環が持続的に維持されている。

1971年には米国テキサス州でIAB型ウイルスによる馬での大きな流行が認められた。この流行は1969年のエクアドルから始まり，グアテマラ，エルサルバドル，メキシコを経由して発生した。1972年以降は米国で発生は報告されていない。IC型ウイルスの流行がベネズエラで1992年と1995～1996年，コロンビアで1995年に報告されている。2000年以降は中米，南米北部の国で散発的な発生が報告されている。

診 断
<症 状> 馬は地方病型ウイルスに感染しても通常は症状を示さない。流行型では，潜伏期間は1～3日で，初期に40℃を超える発熱と食欲不振が認められる。口唇麻痺，嚥下困難，嗜眠，痙攣，興奮と沈うつを繰り返す等の神経症状を発現し，起立不能となり死亡する。死亡率は80%

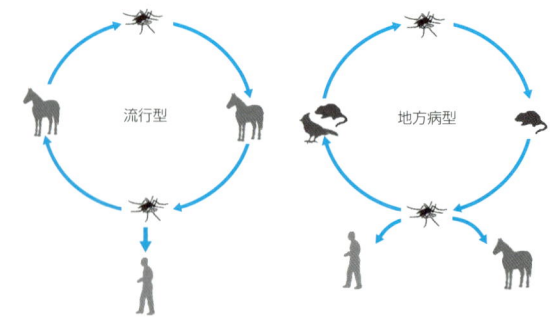

図 ベネズエラ馬脳炎ウイルスの感染環

を超えることがある。

<病 理> 非化膿性の脳炎あるいは脳脊髄炎を主徴とする。囲管性細胞浸潤，神経変性やグリア細胞の集簇等が認められる。

<病原・血清診断>
病原診断：発熱期の血液や解剖馬の脳材料を用いてウイルス分離やRT-PCRによる遺伝子検出を行う。ウイルス分離にはアフリカミドリザル腎由来Vero細胞，うさぎ腎由来RK-13細胞，ハムスター腎由来BHK-21細胞等の株化細胞や鶏胚線維芽細胞を用いるが，乳飲みマウス，発育鶏卵も利用できる。

血清診断：HI反応，CF反応，IgM-捕捉ELISA，中和テスト等がある。中和テストの特異性が最も高い。IgM-捕捉ELISA法は感染初期のIgM抗体の検出に用いられる。

予防・治療 蚊の防除対策が重要。海外では生ワクチンと不活化ワクチンがあるが，日本で利用可能なワクチンはない。特異的な治療法はなく，対症療法を行う。

(辻村行司)

8 馬鼻肺炎 (届出)
(口絵写真15頁)
Equine rhinopneumonitis

概 要 バリセロウイルス馬アルファ1(VVEA1)および4の感染による馬の疾病で，子馬の初感染では鼻肺炎，妊娠馬では流死産を起こす。VVEA1の感染では神経症状を示すこともある。

宿 主 馬

病 原 *Herpesvirales*, *Orthoherpesviridae*, *Alphaherpesvirinae*, *Varicellovirus*に属するバリセロウイルス馬アルファ1(*Varicellovirus equidalpha 1*：VVEA1)とバリセロウイルス馬アルファ4(*Varicellovirus equidalpha 4*：VVEA4)。VVEA1, 4を合わせて馬鼻肺炎ウイルス(equine rhinopneumonitis virus)とも呼ぶ。2本鎖DNAウイルスで，両者には共通抗原がある。両ウイルスは中和テストで区別できるが，CF反応では区別できない。

VVEA1は馬赤血球凝集能を有するがVVEA4にはない。VVEA1は主として流産に，VVEA4は主として上部気道疾患に関与している。VVEA1は馬を含め多くの動物由来培養細胞で増殖するが，VVEA4は宿主特異性が高いため，馬由来細胞がウイルス増殖に用いられる。

両ウイルスとも感染細胞にヘルペスウイルス特有の核内封入体を形成する。

分布・疫学 世界各国に分布。1966年以前，日本には

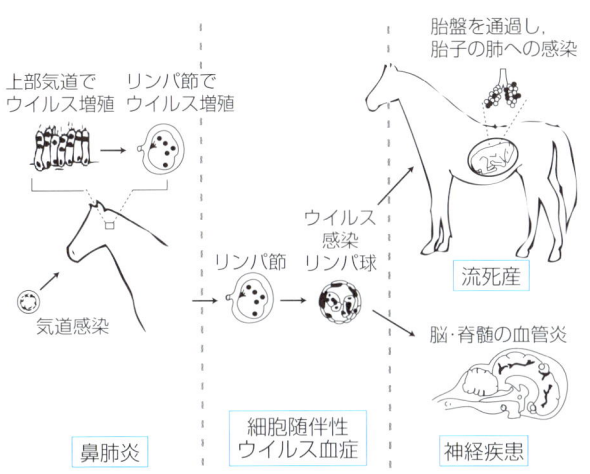
図 バリセロウイルス馬アルファ1の感染病態

VVEA1の感染は存在しなかったが，1966〜1967年初めにかけて北海道日高地方で輸入妊娠馬を原発とする流産が大発生し，その後，各地に常在化した。1989年以降，VVEA1感染による神経疾患も散発している。生産地では主にVVEA4による子馬の鼻肺炎が秋口から春先に流行する。

妊娠馬が妊娠中期以降にVVEA1に感染すると流産を起こし，1〜3月に多発する。初発の流産は外部から導入した馬からの感染，あるいは潜伏感染していたウイルスの再活性化で起こる。潜伏部位は三叉神経節あるいはリンパ系組織と考えられている。VVEA4の感染でも流産が起こるが，その頻度は非常に低い。

VVEA1の神経疾患は鼻肺炎あるいは流産に続発することが多いが，単独で発生することもある。

診 断

<症　状>
鼻肺炎：子馬が初感染を受けると，1〜3日の後，39〜41℃の発熱が2〜3日続き，漿液性の鼻汁を大量に排出し，後に膿性となる。鼻汁の漏出と同時に下顎リンパ節の腫大がみられる。発熱時に白血球減少症が短期間みられる。病勢は一過性で経過は一般に良好であるが，細菌等の二次感染を伴った場合は肺炎等を起こし経過が長引く。

流死産：妊娠馬はほとんど前駆症状を示すことなく，突然，流死産を起こす。流産は妊娠9〜10カ月齢を中心に発生する(写真1)。胎子はほとんど死んで娩出される。妊娠末期の感染では生きていることもあるが，多くは2日以内に死亡する。一般に，母馬に流産後異常は認められないが，まれに神経疾患を続発することがある。

神経疾患：VVEA1の感染で歩行失調，後肢の麻痺，転倒，犬座姿勢，尿失禁，後肢や臀部の知覚麻痺等の神経症状を示すことがある。発症時，ウイルス血症がみられる。ほとんどの馬は後遺症もなく回復するが，横臥した場合は死に至る。

<発病機序> VVEA1は口，鼻から体内に侵入し，上部気道で増殖する。次いでリンパ節で増殖し，感染リンパ球によるウイルス血症が起こる。妊娠馬ではウイルスが胎盤を通過して胎子に感染して流産を起こす。まれに，子宮の血管内皮細胞でウイルス増殖が起こり，その結果，血管炎，血栓を生じて流産することがある。

脳や脊髄の血管内皮細胞でウイルスが増殖すると，血管炎，血栓を生じ，神経症状を呈する。

VVEA4も上部気道，次いでリンパ節でウイルスが増殖する。しかし，ウイルス血症はほとんど起こらない。

<病　理> 鼻肺炎では，上部気道粘膜に充血とカタル性炎が，下顎リンパ節に充血・腫脹がみられる。流産の場合，胎盤や胎膜に充出血や壊死斑が，胎子には皮下組織の浮腫と充出血，黄色または血様の胸水・腹水の増量が，また肺には水腫と点状出血がみられる。

肝臓は充血腫大し，皮膜下に白色または黄色の粟粒大の壊死斑(写真2)が多数みられる。

組織学的には，肺，肝臓，脾臓およびリンパ節に巣状壊死の多発と終末細気管支，肺胞上皮細胞，肝細胞および細網細胞等に多数の好酸性の核内封入体がみられる(写真3)。

神経疾患の場合，脳あるいは脊髄における血管炎が特徴で，ウイルス抗原は血管内皮細胞で検出される。

<病原・血清診断>
病原診断：病原ウイルスを証明するのが最も確実な診断法である。鼻肺炎では発症時の鼻汁をウイルス分離に用いる。流産胎子の場合は肺，肝臓，脾臓等の乳剤を用いる。神経症状を示した場合は末梢血白血球を用いる。ウイルス分離には馬腎培養細胞を用いるのが最もよい。分離ウイルスの型別はモノクローナル抗体を用いた免疫染色，あるいは分離ウイルスDNAの制限酵素切断パターン解析で行う。

最も迅速な診断法として型特異的なプライマーを用いたPCRやLAMPが用いられている。

血清診断：鼻肺炎の場合，ペア血清を採取してCF反応，中和テスト，ELISA等で抗体の有意上昇を確認して診断するが，VVEA1とVVEA4感染の区別は困難である。感染抗体の型別は両ウイルスの糖蛋白質gGを抗原とするELISAで行う。流産例では，母体が抗体陰性の場合はウイルスの感染を否定できるが，陽性の場合は決め手にならない。

予防・治療

外部からの導入馬は，3週間の隔離観察期間を置く等，ウイルスの侵入阻止を図る。

流産胎子・胎盤・羊水には大量のウイルスが含まれていて流産の続発原因となるので，速やかにそれらと周囲の汚染物を処理するとともに消毒を行う。また，妊娠末期の感染により虚弱で生まれてきた場合には，呼気中にもウイルスが排出されているので隔離する。

日本では，2017年，VVEA1の呼吸器疾病の軽減および妊娠馬の異常産の抑制にgE欠損生ワクチンが実用化された。胎齢を考慮に入れて妊娠馬の免疫状態が最高になるようにワクチン接種を計画する。

特別な治療法はないが，鼻肺炎の場合，細菌の二次感染による病勢悪化を防ぐために抗菌薬を投与する。

(桐澤力雄)

9 馬インフルエンザ (届出)
Equine influenza

概　要 インフルエンザAウイルス感染により起こる馬の急性呼吸器疾患。飛沫感染により容易に他馬に伝播し，伝染性が極めて高い。

宿　主　馬。犬への自然感染例がある。
病　原　Orthomyxoviridae, Alphainfluenzavirus, Alphainfluenzavirus influenzaeに属するインフルエンザAウイルス（influenza A virus）。8分節のマイナス1本鎖RNAウイルス。H3N8とH7N7の2つの亜型が知られている。H3N8は馬より頻繁に分離されている。一方、H7N7は1980年を最後に馬からは分離されていない。
分布・疫学　H3N8ウイルスは、1963年に米国で初めて分離されて以降、ほぼ全世界の馬群で流行したことが記録されている。主に北米大陸および欧州で現在も流行は頻発しており、それらの国々から感染馬が本症の非流行国（地域）に輸出されることにより、大きな流行を引き起こす（例：南アフリカ1986年および2003年、日本1971年および2007年、オーストラリア2007年、香港1992年、マレーシア2015年等）。感染馬からのウイルスを含む飛沫を他馬が吸い込むことにより、容易に馬から馬へと伝播する。また、2003年の米国では、馬由来のH3N8ウイルスが犬へ異宿間伝播し、犬の急性呼吸器疾患の流行を引き起こした。
診　断　＜症　状＞　潜伏期は1〜3日。鼻漏や咳嗽等の呼吸器症状を示し、通常、発熱を伴う。死に至ることはまれであるが、しばしば上部気道の常在細菌が下部気道へ流入することによる二次的な細菌性気管支炎や気管支肺炎を招き、重症化することがある。
＜病　理＞　鼻粘膜や気管および気管支の上皮における線毛の消失、杯細胞の減少が急性期に認められる。また回復期には、上皮細胞の増生あるいは扁平上皮の化生、化膿性気管支肺炎が観察される。
＜病原・血清診断＞
病原診断：鼻腔あるいは鼻咽頭スワブを採取し、RT-PCR法等の遺伝子検査、人用のインフルエンザ抗原検査キットあるいは発育鶏卵を用いたウイルス分離により行う。
血清診断：ペア血清に対するHI反応、中和テストまたは一元放射溶血試験（single radial haemolysis：SRH）により行う。
予防・治療　健康な馬群へ感染馬が侵入により速やかに流行が拡大するため、感染馬の迅速な摘発および隔離が有効な予防法である。また、流行株の抗原性に合致した不活化ワクチンを接種することにより、あらかじめ馬群に中和抗体を賦与しておくことは、万が一の際における群内での流行拡大を抑制するだけでなく、個体レベルでの症状軽減にも寄与する。日本では単味および3種混合不活化ワクチンが市販されている。実験的には抗ウイルス薬の治療効果が報告されているが、現在のところ一般的ではない。

（根本　学）

10　馬ウイルス性動脈炎（届出）（海外）
Equine viral arteritis

概　要　馬動脈炎ウイルス感染による馬属に特有な疾病。発熱、呼吸器症状、発疹、四肢の浮腫、妊娠馬では流産を起こす。雄馬では生殖器に持続感染する。

宿　主　馬、ろば
病　原　Arteriviridae, Equarterivirinae, Alphaarterivirusに属する馬動脈炎ウイルス（Alphaarterivirus equid）。英名ではequine arteritis virusが一般的に用いられている。系統樹解析により北米型、欧州1型および2型に区別されるが、血清型は1種類である。
分布・疫学　ウイルスは1953年に米国で流産が多発した牧場の流産胎子から初めて分離された。南北アメリカ、欧州等を含めて世界的に分布している。日本は清浄国である。
　鼻汁中のウイルスによる呼吸器感染、尿や流産胎子で汚染された敷きわら等を介して伝播する。感染雄馬はウイルスが生殖器に持続感染し、精液中にウイルスを長期間（数年以上にわたることがある）排出するキャリアーとなる。キャリアー種雄馬は無症状で、交配あるいは汚染精液の人工授精により雌馬に感染する。
診　断　＜症　状＞　潜伏期は3〜14日。発熱、食欲不振、元気消失、鼻汁漏出、流涙、結膜炎、眼瞼浮腫、四肢の浮腫、主に頸部から肩部の発疹、陰嚢および包皮の浮腫等、多様な症状を示すが、すべての症状が同一馬に現れるわけではなく不顕性感染も多い。新生子馬では死亡する場合がある。妊娠馬は、胎齢に関係なく高率に流産を起こす。
＜病　理＞　呼吸器あるいは生殖器感染したウイルスは所属リンパ節で増殖後、各種臓器で増殖する。剖検所見では皮下組織、腸間膜、リンパ節や臓器の膠様浸潤、浮腫、充血、点状出血が認められる。胸水や腹水の貯留を認める症例もある。流産胎子に特徴的な所見はない。組織学的には、病名の由来となった小動脈中膜の変性壊死が特徴的である。
＜病原・血清診断＞
病原診断：鼻汁、白血球、尿、精液、胸水・腹水、リンパ節、各種臓器、流産胎子等から培養細胞を用いたウイルス分離。うさぎ腎由来RK-13細胞の感受性が高いが、アフリカミドリザル腎由来Vero細胞等、他の哺乳動物由来培養細胞も利用できる。RT-PCRによる遺伝子検出も用いられる。
血清診断：確定診断は中和テスト。他にELISAやCF反応も用いられる。
予防・治療　海外では弱毒生ワクチン（北米）と不活化ワクチン（欧州）が主に種雄馬に用いられている。日本では防疫対策として不活化ワクチンを備蓄している。交配シーズン前のキャリアー種雄馬および汚染精液の摘発が重要である。特異的な治療法はなく、対症療法を行う。輸入検疫で全頭検査が実施されている。

（近藤高志）

11　ヘンドラウイルス感染症（届出）（人獣）（海外）（四類感染症）
Hendra virus infectious disease

概　要　ヘンドラウイルスによる重篤な肺炎を主徴とする致死率の高い馬の急性呼吸器疾患。肺炎を耐化した馬で神経症状を示す例もある。

宿　主　馬、人、自然宿主はオオコウモリ
病　原　Paramyxoviridae, Orthoparamyxovirinae, Henipavirus, Henipavirus hendraenseに属するヘンドラウイルス（Hendra virus）。1本鎖RNAウイルスで、粒子の直径は約40〜600nmと多形性を示し、エンベロープを持つ。

当初モルビリウイルスに近似した性状から馬モルビリウイルス(equine morbillivirus)と命名されたが，現在では*Henipavirus*属に分類されている。ヘンドラウイルスの名前は最初に発生が報告されたオーストラリア，ブリスベン郊外の地名に由来する。

分布・疫学 1994年9月にオーストラリアで初めて発生した後，2020年12月までに計62農場105頭の馬で感染が確認されている。水平感染の頻度は低く，多くは1農場で1頭といった発生状況を示している。人では感染馬の治療時や解剖時に濃厚接触した場合においてこれまで7名が感染し，4名が死亡している。自然宿主であるオオコウモリは感染しても発病することはなく，主に尿中にウイルスを排泄する。ウイルスはオオコウモリから馬，馬から馬，馬から人へと感染する。オオコウモリから人への直接的な感染，または人から馬，人から人への感染の証拠はこれまで得られていない。本症の発生はオーストラリアのクィーンズランド州沿岸部とニューサウスウェールズ州北部沿岸部の地域に限られている。馬以外では犬において自然感染の報告がある。

診 断
<症　状> 41℃以上の高熱，心拍数上昇，急性呼吸器病もしくは神経症状を示した後の急速な状態悪化を特徴とする。前日まで徴候に気がつかずに朝になって死亡を確認することが多い。致死率は高く(約75%)，多くの馬は急性経過の後に泡沫状鼻汁を流出して死亡するが，まれに発症後に回復する症例もある。呼吸器症状は，呼吸困難，呼吸速拍等，神経症状は歩様異常，視覚障害，斜頸，旋回運動，異常興奮等が報告されている。馬への感染実験の結果，鼻腔スワブからのウイルスRNA検出は感染48時間後に，発熱の症状より2～3日早くから認められている。発熱後は血液，口腔スワブ，直腸スワブ，糞尿からもウイルスRNAが検出される。人ではインフルエンザ様呼吸器症状が回復した後，再発性脳炎を発症する。

<病　理> 剖検所見は顕著な肺水腫を特徴とする。胸水，心嚢水の増量，気管内に泡沫状滲出物，腎臓や肺の漿膜面の点状出血も観察される。組織学的に，肺では重度の肺水腫に加え，血管内皮細胞の合胞体巨細胞形成を特徴とする血管炎が顕著に観察される。血管内皮細胞性合胞体巨細胞は腎糸球体，リンパ節，脾臓，消化管，髄膜等の全身諸臓器で観察される。感染初期では肺やリンパ節，腎糸球体の合胞体巨細胞に好酸性細胞質内封入体が観察される。急性症例では病変は主に肺を中心にみられ，非化膿性脳炎は観察されない。非化膿性脳炎は一度回復した馬や臨床経過の長い馬において確認されている。

<病原・血液診断>
病原診断：培養細胞(アフリカミドリザル腎由来Vero細胞等)や鶏胚に臓器乳剤(肺，リンパ節，脾，腎)を接種するウイルス分離，蛍光抗体法による抗原の検出，RT-PCRやリアルタイムPCRによるウイルス遺伝子の検出。感染培養細胞には特徴的な合胞体が形成される。
血清診断：ELISA，中和テスト。確定診断はオーストラリア疾病対策センターで行う。

予防・治療 特別な治療法はない。オーストラリアでは馬用のワクチンがある。個人防護具の着用が感染防御に有効である。

(山田　学)

12 馬痘(届出)
Horsepox

宿　主 馬

病　原 *Poxviridae, Chordopoxvirinae, Orthopoxvirus*に分類される馬痘ウイルス(horsepox virus)。または種名未確定の2種，*Orthopoxvirus*のウアシン・ギシュー病ウイルス(Uasin Gishu disease virus)，*Molluscipoxvirus*の馬伝染性軟属腫様ウイルス(equine molluscum contagiosum-like virus)。

分布・疫学 19世紀から20世紀前半まで欧州で発生。現在はない。1970年代，1980年代にモンゴルで発生。直接接触および汚染器具等から感染。ウアシン・ギシュー病は1934年にケニアのウアシン・ギシュー高原で最初に報告。野生動物から節足動物による機械的伝播。発生はまれ。伝染性軟属腫は米国，南アフリカ，ザイールで報告。

診 断
<症　状> 脚の繋部，鼻腔や口腔部，歯肉，生殖器周囲，頸部，肩部等に丘疹，膿疱や痂皮を形成。水胞性口炎，馬媾疹との類症鑑別が必要。
<病　理> 病変部における有棘細胞の増生と空胞変性細胞質内封入体が観察される。
<病原・血清診断>
病原診断：PCRによる遺伝子検出，電子顕微鏡によるウイルス粒子検出。子牛あるいは羊腎培養細胞によるウイルス分離。
血清診断：ペア血清を用いた寒天ゲル内沈降反応，中和テスト，HI反応。

予防・治療 ワクチンはない。罹患馬の隔離，二次感染を防ぐ。

(猪島康雄)

13 ボルナウイルス感染症(複)(人獣)
Bornavirus infection

概 要 オルトボルナウイルス感染による家畜(馬，めん羊，牛)や鳥類(主にオウム・インコ類)の神経疾患。人を含む哺乳類での主徴は非化膿性脳炎を伴う中枢神経系症状である。鳥類では予後不良の腺胃拡張症となる。

宿　主
哺乳類オルトボルナウイルス：馬，牛，めん羊，猫，人，リス，トガリネズミ(自然宿主)
鳥類オルトボルナウイルス：オウム，インコ，カナリア，水鳥

病　原 エンベロープを有する1本鎖RNAウイルス。主要な病原体は，*Bornaviridae, Orthobornavirus*に属するボルナ病ウイルス1〔Borna disease virus 1：BoDV-1(*Orthobornavirus bornaense*)〕，カワリリスボルナウイルス1〔Variegated squirrel bornavirus 1：VSBV-1(*Orthobornavirus sciuri*)〕，オウムボルナウイルス2および4〔Parrot bornavirus 2 and 4：PaBV-2, -4(*Orthobornavirus alphapsittaciforme*)〕である。ボルナウイルスは，神経系組織への感染と核内で転写複製を特徴とする。

分布・疫学 家畜のBoDV-1感染症(ボルナ病)の流行地は，ドイツ南東部およびスイス，オーストリアの一部地域

である。BoDV-1感染による人の致死性脳炎の発症は，ドイツ国内のボルナ病流行地に限局されている。VSBV-1の感染は，飼育環境にある複数種のリスから確認されているが，自然環境におけるウイルスの分布は不明である。PaBV-2, -4の感染は，世界中の愛玩用オウム・インコ類で確認されている。繁殖と輸出入を介して各国に広がっていると考えられる。

診 断

<症 状>
BoDV-1感染症（ボルナ病）：急性型では，数週間の潜伏期の後に，微熱，軽度の行動異常，知覚過敏，無関心等の症状が認められ，次第に痙攣，無動，麻痺等を呈した後，全身麻痺に陥り，その約80％が死亡する。慢性型では症状不明瞭で，死亡例でも肉眼病変は認められない。
PaBV感染症（腺胃拡張症）：主にオウム・インコ類において腺胃や小腸の膨張と運動障害がみられる。消化管組織の平滑筋に関連する神経節がしばしば影響を受け，消化器系の機能不全による嘔吐や麻痺・痙攣等の中枢神経症状が観察される。

<病 理>
ボルナ病：組織学的には，灰白質を中心とする非化膿性脳炎像と神経細胞核内の塩基性封入体（Joest-Degen小体）が特徴である。臨床経過が持続した症例では，炎症性病変が大脳辺縁系と間脳ならびに中脳の脳室周囲にも認められる。
腺胃拡張症：中枢神経系と末梢神経神経節へのリンパ球や形質細胞の浸潤による非化膿性像を呈する。

<病原・血清診断> 哺乳類および鳥類オルトボルナウイルスともに，遺伝子診断としてPCRによるウイルスRNAの検出が有効である。鳥類では糞便サンプルにウイルス抗原が検出される。哺乳類では，間接蛍光抗体法，ELISAあるいはイムノブロット法による血清診断も行われる。

予防・治療 ワクチンはなく，予防法および治療法も確立されていない。

（朝長啓造）

14 馬のゲタウイルス感染症（人獣）
Getah virus infection in horses

宿 主 馬，豚，牛，人，鳥類
病 原 Togaviridae, Alphavirus, Alphavirus getahに属するゲタウイルス（getah virus）。プラス1本鎖RNAウイルス。
分布・疫学 日本，中国，東南アジア，極東ロシア等に分布。国内の馬群では1970〜1980年代と2014〜2016年に流行が起きている。豚が自然宿主と考えられており，蚊の吸血によって媒介される。主なベクターはキンイロヤブカとコガタアカイエカ。

診 断

<症 状> 発熱，頸部から臀部にかけて米粒大から小豆大の発疹，下肢部の冷性浮腫が主徴。多くは1週間以内に回復する。
<病 理> 主要臓器に特徴的な病変は認められない。全身のリンパ節の軽度な水腫性腫大。
<病原・血清診断> アフリカミドリザル腎由来Vero細胞を用いて血漿からウイルス分離。RT-PCRによる遺伝子検出。血清診断は中和テスト。

予防・治療 日本脳炎との2種混合不活化ワクチンが市販されている。特異的な治療法はなく，対症療法を行う。

（坂内 天）

15 馬媾疹
Equine coital exanthema

宿 主 馬
病 原 Herpesvirales, Orthoherpesviridae, Alphaherpesvirinae, Varicellovirusに属する馬媾疹ウイルス（Varicellovirus equidalpha 3）。2本鎖DNAウイルス。
分布・疫学 日本を含め世界各地に分布。交配によって感染。潜伏感染ウイルスの再活性化と再排出が馬群内での伝播に重要。

診 断

<症 状> 雌雄の外生殖器（会陰，腟，陰茎，包皮等）に丘疹，水疱，膿疱，潰瘍を形成。発熱，食欲不振等の全身症状はまれ。経過は多くの場合良好で，細菌の二次感染がなければ2週間程度で回復する。
<病 理> 病変部は生殖器に限局する。感染上皮細胞に核内封入体を認める。
<病原・血清診断> 水疱液，病変部の材料から馬由来培養細胞を用いたウイルス分離，PCRによる遺伝子検出。中和テストによる抗体検出。

予防・治療 ワクチンはない。細菌の二次感染を防止。患畜を隔離し交配を中止。抗ウイルス薬の有効性が報告されているが，現在のところ使用は一般的でない。

（辻村行司）

16 馬鼻炎AおよびBウイルス感染症
Equine rhinitis A and B virus infection
（旧：馬ライノウイルス感染症）

宿 主 馬
病 原 Picornaviridae, Caphthovirinae, Aphthovirusに属する馬鼻炎Aウイルス〔Aphthovirus burrowsi（equine rhinitis A virus：ERAV）〕およびPicornaviridae, Caphthovirinae, Erbovirusに属する馬鼻炎Bウイルス〔Erbovirus aequirhi（equine rhinitis B virus：ERBV）〕。プラス1本鎖RNAウイルス。
分布・疫学 日本を含め世界各地に分布。ウイルスを含む鼻汁等の分泌物による飛沫感染が主な感染経路。ERAVでは尿も感染源として重要。ERBVは糞便からも検出されるが消化器疾患への関与は不明。

診 断

<症 状> 発熱，食欲不振，リンパ節の腫脹，鼻汁漏出，咳等の軽度の呼吸器症状。不顕性感染も多い。
<病 理> 細菌の二次感染がなければ上気道の炎症病変は軽度で一過性である。
<病原・血清診断> 鼻腔スワブ，血液，尿からアフリカミドリザル腎由来Vero細胞，うさぎ腎由来RK-13細胞あるいは馬由来培養細胞を用いてウイルス分離。RT-PCRによる遺伝子検出。中和テストにより抗体上昇を確認。両ウイルス間で血清学的交差反応はない。

予防・治療 ワクチンはない。対症療法を行う。

（辻村行司）

17 鼻疽 (法)(人獣)(海外)(四類感染症)
Glanders

概　要　*Burkholderia mallei*（鼻疽菌）によって起こる致死率の高い馬科動物の伝染病。

宿　主　馬や他の馬科動物が自然宿主であり，ろばやらばが特に感受性が高い。マウスやモルモット等の実験用小動物も感受性がある。猫や犬等の肉食動物，らくだ，人へも感染する。

病　原　*B. mallei*。0.3～0.8μm×2～5μmの好気性ブドウ糖非発酵グラム陰性桿菌。鞭毛を持たず運動性を欠く。日光やほとんどの消毒薬に対して感受性を示し，環境中では長期間生存することはできない。細胞内寄生菌である。三種病原体等。

分布・疫学　中東，中央アジア，東アジア，アフリカ，東欧，南米での発生が報告されている。ドイツでは2015年に60年ぶりの発生が確認された。日本は清浄国である。
　*B. mallei*は，感染動物の鼻汁，膿汁等の分泌物に含まれ，経気道感染や皮膚の創傷部位から感染を起こす。肉食動物では，汚染肉の摂取による経口感染が確認されている。人での発生はまれだが，2000年に米国における実験室内感染と思われる症例が報告されている。

診　断
＜症　状＞　発熱，呼吸器症状，鼻腔粘膜の結節や潰瘍，皮下リンパ管の念珠状結節や膿瘍が認められる。潰瘍は治癒すると星状瘢痕を形成する。臨床症状の違いにより，肺鼻疽，鼻腔鼻疽，皮疽と呼ばれることがあるが，発生地域では複合した病型を示す。急性経過を示す場合には症状が急激に進行，敗血症を引き起こして死亡する。慢性経過では，発熱，体重の減少，努力性の呼吸等が認められ，再発と回復を繰り返す。ろばやらばでは急性経過を，馬ではより慢性経過をたどることが多い。

＜病　理＞　鼻腔粘膜，気管，肺，リンパ節，肝臓，脾臓等で結核結節様の乾酪化結節（鼻疽結節）や膿瘍を形成。組織学的には化膿性肉芽腫性炎が認められる。

＜病原・血清診断＞　分離は，血液またはグリセリンを添加した培地を使用し，好気的に37℃で72時間培養する。選択性に優れた培地（BM agar）も開発されている。非開放性または汚染されていない病変からの採材が望ましい。*B. mallei*は生化学性状に乏しく，同定は難しいとされる。PCRやリアルタイムPCR法による検出・同定法も開発されている。血清診断は，CF反応が主流だが，特異性の高いELISA法やイムノブロット法も開発されている。アレルギー反応の一種であるマレイン反応は，特異性と動物福祉の観点からあまり使用されていない。

予防・治療　ワクチンはない。感染動物は安楽死措置される。菌に汚染された可能性のあるものすべてに対して焼却または消毒を行う必要がある。

（丹羽秀和）

18 類鼻疽 (規)(届出)(人獣)(海外)(四類感染症)
Melioidosis

概　要　*Burkholderia pseudomallei*（類鼻疽菌）による人獣共通感染症。様々な動物が感染する。馬は比較的抵抗性があるが，鼻疽に類似した症状を示す。

宿　主　牛，水牛，鹿，馬，めん羊，山羊，豚，いのししでの発生は届出の対象となる。その他にも人，犬，猫等，様々な動物が感染する。山羊やめん羊，モルモット等のげっ歯類は，感受性が高い。

病　原　*B. pseudomallei*。土壌菌の一種である。好気性ブドウ糖非発酵グラム陰性桿菌。鞭毛を有し，運動性がある。細胞内寄生菌である。グラム染色では両端が濃染し，「安全ピン」のようにみえる。至適発育温度は，35～37℃，42℃でも発育する。三種病原体等。

分布・疫学　類鼻疽は，オセアニアや東南アジアの熱帯～亜熱帯（北緯20度～南緯20度の間）を中心に発生している。近年では，それ以外の地域でも発生が確認されており，分布域の拡大が危惧されている。日本の家畜では発生がないが，人ではこれまでに10例以上が輸入感染症例として報告されている。
　*B. pseudomallei*は，低湿地を好み，森林よりも水田等での検出率が高い。主に経皮や経気道的に感染が成立する。ベトナム戦争の際に，ヘリコプターによって巻き上げられたエアロゾルを吸引し，多数の米国兵が類鼻疽を発症したこともある。人での潜伏期は，1～20日（平均9日）と報告されているが，再発例も多い。宿主間の伝播はまれである。

診　断
＜症　状＞　症状は感染部位，経過（急性～慢性）によって様々である。発熱，呼吸器症状，多発性関節炎，乳房炎等が認められる。重症例では敗血症を引き起こして死に至る。感染が中枢神経系へ進展し，神経症状を示すこともある。馬では，鼻疽と類似した症状を示すことから類症鑑別が必要となる。

＜病　理＞　肺，リンパ節，心臓，肝臓，脾臓に乾酪性結節が認められる。

＜病原・血清診断＞　確定診断は病原診断のみである。病変部の組織やスワブ等の臨床検体から平板培地を用いて分離する。血液寒天培地，マッコンキー寒天培地等にも発育するが，雑菌の混入が予想される検体ではAshdown培地等の選択培地の使用が推奨される。遺伝子検査としてリアルタイムPCR法やLAMP法が開発されている。血清診断は一般的ではない。

予防・治療　ワクチンはない。国内での清浄性を維持するためには，感染動物の淘汰が最も推奨される。その際には感染動物によって汚染された可能性のある環境の消毒も徹底する必要がある。

（丹羽秀和）

馬 ● 細菌病

19 破傷風（複）（届出）（人獣）（五類感染症） （口絵写真15頁）
Tetanus

概 要 破傷風菌が産生する神経毒（破傷風毒素）によって強直性痙攣を引き起こす感染症。

宿 主 すべての家畜。牛，水牛，鹿，馬での発生は届出の対象となる。犬，猫，人へも感染する。猿，象，カンガルー等の野生動物への感染例も報告されている。動物種により，破傷風毒素（テタノスパスミン）への感受性が異なる。馬が最も高く，人やモルモットも感受性が高い。次いでめん羊，牛等の家畜，犬や猫等の肉食動物が続く。鳥類は破傷風毒素に対する抵抗性が強い。

病 原 *Clostridium tetani*。0.4～0.6×2～5μmの偏性嫌気性グラム陽性有芽胞菌。グラム染色は，しばしば陰性になりやすい。芽胞は端在性であり，芽胞形成菌は太鼓のバチ状の形態となる。周毛性鞭毛を持ち，平板寒天培地の表面が湿潤な場合には網目状に遊走する。*C. tetani*は神経毒であるテタノスパスミン（tetanospasmin）と溶血毒であるテタノリジン（tetanolysin）を産生するが，破傷風に関連する毒素はテタノスパスミンのみである。テタノスパスミンは，菌の自己融解に伴って菌体外に放出される。

分布・疫学 *C. tetani*は世界各国に分布している。土壌中や哺乳類の腸管に生息し，土壌では特に耕作地での汚染率が高いといわれている。日本における*C. tetani*の土壌分布率は，およそ30％前後と推定されている。国内での破傷風の発生は北海道～沖縄の全国で認められ，2018～2022年の5年間に馬では4頭（0～3頭／年），牛では528頭（92～121頭／年）の発生が確認されている。牛での発生は，南九州や沖縄，北海道等で多い。人での発症例は年間100例程度報告されている。

感染は，創傷部位から侵入した芽胞が発芽・増殖することによって起こる。新生子では臍帯感染が多く，去勢や断尾，めん羊では毛刈りの後にも起こる。人では錆びた釘や木片による受傷だけでなく犬や猫による咬傷も感染の機会となるため人獣共通感染症としての性格も持つ。*C. tetani*の増殖とともに産生された破傷風毒素は，神経線維の末端部のガングリオシドをレセプターとして細胞内に取り込まれた後，神経軸索内を上行し，抑制ニューロンに伝達されるとGABA（4-アミノ酪酸）やグリシン等の抑制伝達物質の放出を阻害する。これにより筋肉の強直を引き起こすと考えられているが，作用機序については現在でもなお不明な点が多い。死亡率は，馬では50～80％，牛でも適切な治療が行われなければ60％といわれている。

潜伏期は，1日～数週間と様々であり，侵入部位やその部位の状態等によって影響を受ける。

診 断
<症 状> 馬では，通常2～20日の潜伏期の後に反射作用が亢進して刺激に対する反応が強くなり，眼瞼や瞬膜の痙攣，尾の挙上等に続いて全身の骨格筋の強直性痙攣が起こる。まず頭部では咬筋の痙攣による牙関緊急，開口困難ならびに耳筋，動眼筋，鼻筋，嚥下筋の痙攣，眼球振とう，瞬膜露出，鼻翼開張等の特有の症状を示す。さらに頸部筋肉の強直，全身の筋肉の痙攣により，四肢の開張姿勢，いわゆる木馬様姿勢を呈する（写真）。病勢が進むと全身の発汗および不安感が強くなり，呼吸困難で死亡する。

表　動物種による破傷風毒素に対する感受性の違い（体重当たりの比較）

動物種	最小致死量（モルモットを1とした場合）
馬	0.5
猿	2～4
羊	2
マウス	2～6
山羊	12
うさぎ	4～900
犬	300～600
猫	960～7,200
がちょう	6,000
ハト	6,000～24,000
鶏	18,000～360,000

牛，犬，猫では馬と同様の症状を示すが，症状の進行は緩慢である。また，犬・猫では，感染部位の周囲の筋肉のみに症状が認められる場合がある。強直性痙攣等は，破傷風特有の症状であることから，疫学的背景および臨床症状から本病を診断することも可能である。

<病 理> 手術創や明らかな受傷部が見当たらず，肉眼・組織学的所見がない場合には感染部位を特定できないことが多い。受傷部位に化膿巣が存在する場合には壊死組織とともに太鼓のバチ状の芽胞菌が観察されることもある。

<病原・血清診断> 創傷部位のデブリードマンによる組織片，膿汁等を病原診断の材料として使用する。これらの材料の直接塗抹標本を作製し，グラム染色またはギムザ染色により芽胞菌の有無を確認するか，あらかじめ脱気したクックドミート培地等の増菌培地で培養後，変法GAM寒天培地等の分離培地を用いて分離する。また，培養濾液や分離株を用いたマウス接種試験，PCRにより破傷風毒素やその遺伝子の存在を確認することができる。

予防・治療
<予 防> 各動物種に使用できるトキソイドワクチンが市販されている。馬では，1歳の1～3月に基礎免疫（4週間隔で2回）を行い，以降，毎年5～6月に補強接種を行うことが推奨されている。

人では，3種または4種混合ワクチンとして小児期に基礎・補強接種，11～12歳時に2種混合ワクチンとして補強接種が行われている。

また，感染の可能性が疑われる場合には予防的に少量（治療用の1/5～1/10量）の破傷風抗毒素血清を投与する方法もある。

<治 療> 市販の破傷風抗毒素血清をできるだけ早期かつ大量に投与することが推奨される。抗血清の効果は，毒素が神経に結合する前に限定されることから，末期では効果が少ない。大動物では33,000～66,000単位，中動物では16,500～33,000単位，小動物では3,300～6,600単位を投与する。ペニシリンの大量投与や病変部の除去と洗浄は，体内から*C. tetani*を排除するために有効である。筋痙攣に対してはクロルプロマジン等の鎮静薬を投与する。また，発症時には刺激に対して敏感になっているため，暗く静かな環境を提供することも重要である。

（丹羽秀和）

20 馬伝染性子宮炎 (届出)(海外)　（口絵写真15頁）
Contagious equine metritis

概　要　*Taylorella equigenitalis*による馬科動物特有の性感染症。交配によって感染し，子宮内膜炎を起こす。保菌馬の摘発と治療が重要

宿　主　馬，ろば

病　原　*T. equigenitalis*。グラム陰性微好気性球桿菌。非運動性で芽胞は作らない。培養にはユーゴンチョコレート寒天培地を用い，37℃で1週間まで10% CO_2環境下で培養する。カタラーゼ試験およびオキシダーゼ試験では強陽性を示す。多くの抗菌薬に感受性を示すが，ストレプトマイシンには感受性株と耐性株が存在する。消毒薬，加熱，乾燥，紫外線に弱い。

分布・疫学

馬伝染性子宮炎は1997年にアイルランドと英国のサラブレッド生産地で初めて発生が認められ，同年には欧州各国，オーストラリア，米国でも確認された。オーストラリアでは1981年以降，清浄性が維持されている。米国においても，1979年に一旦清浄化されたが，2008年に輸出のための人工授精用精液の検査における摘発を発端とした広域集団発生事例が報告されている。世界的にサラブレッド馬群では本病の清浄化が進んでいるが，欧州ではそれ以外の品種での発生が毎年報告されている。近年ではドイツ，英国，フランス，デンマーク，韓国，南アフリカでの発生報告がある。

日本では1980年に北海道で最初の発生例が報告され，それ以降はサラブレッドの生産地域での発生が継続した。2001年から清浄化を目的とした保菌馬摘発事業が開始された結果，2006年以降，発生は認められなくなった。2010年には専門家による評価の下，清浄化が確認され，その後も清浄性は維持されている。なお，血清学的調査の成績から，本病は1977年には国内に侵入していた可能性が示唆されている。

本病は生殖器感染症であり，交配によって伝播する。子宮内に侵入した菌は子宮内膜炎を起こすが，卵巣を含め他の臓器へは感染が広がらない。人の手指や用具を介した間接的な伝播もしばしば認められるが，これは菌を含む滲出液に加えて，雌馬の外陰部や雄馬の陰茎の恥垢（スメグマ）の中で菌が長期間生存できるためであり，臨床的に異常が認められない保菌馬が新たな感染源となることがある。したがって，防疫上は保菌馬を摘発して治療することが重要になる。また，人工授精を実施する際には精液を介した感染にも注意が必要である。

診　断

＜症　状＞　雌馬は交配後1～4日の潜伏期間を経て子宮内膜炎を発症し，悪露の排出，不受胎，早期発情の繰り返し等の臨床症状を示す（写真）。発熱やその他の全身症状は示さない。一方，典型的な症状を示さない例や，発症せずに保菌馬となることもある。雄馬は発症しないため，症状はなく保菌馬となる。

＜病　理＞　肉眼的病変は，ほぼ子宮内膜に限局され，粘膜の充血や水腫と，子宮内には滲出液の貯留が観察される。病理組織学的には急性子宮内膜炎像を呈し，特に粘膜固有層の水腫と好中球およびリンパ球からなる炎症性細胞

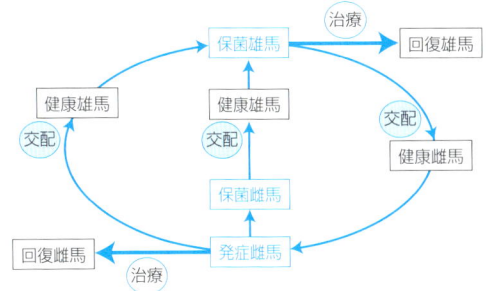

図　馬伝染性子宮炎の感染環

浸潤が顕著である。

＜病原・血清診断＞

病原診断：感染部位や保菌部位からスワブを採取し，PCR等の遺伝子検査により菌を検出する。雌馬では感染部位である子宮または子宮頸管粘膜および保菌部位である外陰部の正中陰核洞と陰核窩からスワブを採取する。雄馬では保菌部位である陰茎の尿道洞，亀頭窩，包皮の襞からスワブを採取する。分離培養はトリメトプリム，クリンダマイシン，アンホテリシンBを選択剤とした選択培地が使用される。ただし，本菌の培地上での発育は遅く，先に増殖した他の細菌がコロニー形成を阻害することや典型的なコロニー性状を示さない場合があるため，注意深く観察する必要がある。

血清診断：CF反応，受身赤血球凝集反応，ELISA等が報告されている。しかし，局所の粘膜感染である本病では感染後の血中抗体の消失が早く，保菌馬では感染抗体が産生されないため，診断的価値は限られる。

予防・治療

＜予　防＞　ワクチンはない。交配前の検査と発生時のまん延防止策が重要となる。現在，本病は国内では清浄化されていることから，海外からの侵入防止および再侵入時に備えた早期の診断体制と緊急防疫対応策の構築が重要である。

＜治　療＞　感染馬および保菌馬は隔離し，感染源となる悪露や恥垢が接触した可能性のあるものはすべて消毒する。

感染馬の治療は抗菌薬による子宮洗浄を行う。通常，抗菌薬の全身投与は行わない。回復後の感染馬や保菌馬に対しては保菌部位の洗浄と抗菌薬を含んだ軟膏の塗布を繰り返し，菌を含む恥垢を保菌部位から完全に除去する。ただし，陰核洞内の恥垢を完全に除去することは難しく，雌馬では陰核を外科的に除去する陰核洞切除術を併せて実施することが推奨される。治療後は病原学的検査を複数回実施し，菌が完全に除去されたことを確認するとともに，ハイリスク馬として定期的な検査を実施することが望ましい。

（丹羽秀和）

21 馬のロドコッカス・エクイ症 (複)(人獣)
Rhodococcus equi infection in foals　（口絵写真15頁）

概　要　*Rhodococcus equi*による子馬の化膿性肺炎（肺膿瘍），潰瘍性腸炎と付属リンパ節炎を主徴とする疾病。

宿　主　馬，豚，牛，山羊，らくだや野生動物，猫，犬，エイズ患者での日和見感染

表 *Rhodococcus equi*の病原性プラスミド，宿主，病原性

菌株	病原性プラスミド	宿主・棲息場所	マウスLD_{50}
VapA陽性強毒株	pVAPA（環状）	馬	10^6
VapB陽性中等度毒力株	pVAPB（環状）	豚	10^7
VapN陽性株	pVAPN（線状）	牛，山羊	10^7
無毒株	なし	土壌	$>10^8$

VapA：15～17kDa抗原，VapB：20kDa抗原，VapN：19kDa抗原

病原 *R. equi*には3種類の病原性プラスミド（pVAPA, pVAPB, pVAPN）が存在し，毒力が規定されている。pVAPAを保有する強毒株は子馬の化膿性肺炎，pVAPBを保有する中等度毒力株は豚の下顎リンパ節炎，pVAPNを保有する毒力株は牛と山羊に肺・肝臓等の全身臓器に播種性乾酪性膿瘍を引き起こす。いずれのプラスミドを保有する株もマクロファージ内で増殖可能な細胞内寄生菌。

分布・疫学 世界各地の馬生産牧場の環境土壌中に強毒株が広く分布し，毎年春から初夏に生後1カ月前後の子馬に経気道感染する。散発的に発生する牧場がほとんどである。気道分泌液中の強毒株が感染子馬の腸管内で増殖・二次感染し，糞便中に多量の強毒株を排泄することにより飼育環境を汚染し，経年的に汚染が進むと地方病的発生をみる。6カ月齢以上での初感染はまれであることから，子馬は加齢抵抗性を獲得する。

診断
＜症状＞ 多くの子馬では2週間ほどの潜伏期を経て39℃以上の発熱を示し，鼻漏・発咳等の呼吸器症状を主とする臨床症状を呈する。乾性の粗励音や明瞭な気道音が聴診され，重症例では挙動不安あるいは運動を嫌うようになり横臥姿勢をとる。腹腔内膿瘍を形成したものでは削痩，関節炎・骨髄炎では跛行を示す。一方，臨床症状をほとんどみせずに病勢が進行し，呼吸困難になった状態（鼻翼の拡張や腹式呼吸）で発見され，病理解剖時に本症と診断される場合もある。胸部X線検査・超音波検査による肺の硬結（膿瘍）の確認も診断の一助となる。

＜病理＞ 死亡例・予後不良例では化膿性気管支肺炎が特徴で，急性例では赤色肝変化巣に微小膿瘍を認め，慢性例では小豆大から鶏卵大の様々な多発性膿瘍形成が認められる（写真1）。肺炎からの二次病巣として小腸パイエル板の化膿に由来する潰瘍性腸炎と前腸間膜リンパ節，腸付属リンパ節を含む大きな腹腔膿瘍を形成する（写真2）。菌血症に伴った四肢・脊椎の関節炎や骨髄炎も認められる。

＜病原・血清診断＞ 気管洗浄液からの菌分離が確定診断となるが，血液検査では白血球数の増加（13,000/μL以上）と血漿フィブリノーゲン濃度（400mg/dL以上）の上昇，ELISA血清抗体価の上昇（0.3以上が陽性値）等により，本症と診断する。

予防・治療 ワクチンはない。毎年発生が認められる生産牧場では毎日の検温と28・35日齢での定期検診・血液検査が早期発見・早期診断治療につながる。感染子馬の隔離が環境汚染防止となり，地方病的発生を防ぐ。感染子馬の治療にはリファンピシンとアジスロマイシン／クラリスロマイシン併用，リファンピシンとアジスロマイシン併用が挙げられるが，下痢等の副作用に注意が必要である。早期発見が遅れ膿瘍形成が認められると難治性となる。近年，米国では抗菌薬単体での予防的投与によって，染色体性のリファンピシン耐性株クローン2287に多剤耐性プラスミド（pRERm46）が伝播し，マクロライド，テトラサイクリン，リファンピシン等の多剤耐性菌（MDR）が出現した。

（髙井伸二）

22 馬パラチフス（届出）
Equine paratyphoid

概要 *Salmonella* Abortusequi（馬パラチフス菌）による馬科動物特有の流産を主徴とした伝染病。

宿主 馬，ろば

病原 *Salmonella enterica* subsp. *enterica* serovar Abortusequi（*Salmonella* Abortusequi）。サルモネラの血清型の1つで，Kauffmann-Whiteの抗原構造表では［4, 12：－：e, n, x］と表され，2相鞭毛のみを発現する。硫化水素を産生しない，炭素源としてクエン酸を利用しない，粘液酸を発酵しない等の点で一般的なサルモネラとは異なる性状を示す。宿主特異性が高く，馬科以外の動物から分離されることはほとんどない。

分布・疫学 1893年に米国で初めて分離され，それ以降，世界各国で発生が確認された。現在はアジア，東欧，南米の一部の国で発生が報告されている。日本では，北海道のサラブレッド以外の品種を中心に発生が認められている。
感染は，主に経口的に起こる。流産胎子，胎盤，流産馬の悪露には大量の馬パラチフス菌が含まれ，しばしば集団発生の原因となる。感染馬の一部は保菌馬となり，新たな感染源となることがある。保菌は，どの部位にも起こりうるが，骨髄や前腸間膜動脈の寄生虫性動脈瘤から菌が分離された例がある。精巣に保菌した種雄馬からの交尾感染も報告されている。

症状
＜症状＞ 流産を主徴とする。流産はどの時期にも起こるが，妊娠後期に多い。流産の徴候はほとんど認められず，突然流産する。流産以外では，膿瘍，き甲瘻，精巣炎，関節炎等の症状が報告されている。子馬では敗血症を起こし，死亡することが多い。

＜病理＞ 流産胎子では，諸臓器の充出血等が認められるが，他の細菌性流産と共通点も多く，特徴的な所見はない。

＜病原・血清診断＞
病原診断：流産例では胎子，胎盤，悪露を材料として分離する。症状を示さない保菌馬からの分離は成功しないことが多い。サルモネラに用いられる選択増菌培地の一部（ラパポート培地，セレナイト培地）では増殖しないことから注意が必要。
血清診断：市販の抗原を用いた試験管凝集反応，マイクロ凝集反応で1,280倍を示した血清を陽性と判定する。スクリーニングとして急速凝集反応も用いられる。しかし，現在の血清診断法は，非特異反応や他のO4群サルモネラの感染による交差反応が認められることから，診断は総合的に行わなければならない。

予防・治療 ワクチンはない。流産が発生した場合は，感染馬の隔離，消毒等の防疫対策を徹底することが重要である。必要に応じて治療や淘汰を実施し，保菌馬を残さない

ことが重要である。

（丹羽秀和）

23 馬のアクチノバチルス症
Actinobacillosis in horses

概要　パスツレラ科に属する*Actinobacillus equuli*による敗血症，関節疾患および肺炎を主徴とする馬の疾病である。子馬の*A. equuli*感染症は，海外では"sleepy foal disease"と呼ばれる。

宿主　馬

病原　*A. equuli*。本菌は球桿状を呈するグラム陰性の小桿菌である。本菌種には*equuli*および*haemolyticus*の2つの亜種が存在し，血液寒天上での溶血性およびCAMP反応が，前者では陰性，後者では陽性を示す。以降，*A. equuli* subsp *equuli*は*equuli*，*A. equuli* subsp. *haemolyticus*は，*haemolyticus*と略す。*haemolyticus*は，白血球やマクロファージを溶解する病原因子である外毒素（Aqx毒素）を分泌することにより，宿主の防御機構から回避できると考えられている。*equuli*は，馬だけでなく豚からも分離されるが，*haemolyticus*は馬のみからしか分離されない。血清型の存在についての報告はない。

分布・疫学

＜分　布＞　世界各国で発生が認められる。

＜疫　学＞　日本国内の調査では，サラブレッド成馬のアクチノバチルス症では*equuli*（20%）よりも*haemolyticus*（80%）の分離率が高い。一方，新生子馬のアクチノバチルス症では，*haemolyticus*（23%）よりも*equuli*（77%）の分離率が高いと報告されている。

新生子馬のアクチノバチルス症の感染源は，成馬が口腔や腸管に保菌している*equuli*であると考えられている。また感染経路は臍帯からの感染が主体で，吸入および経口感染の場合もある。初乳摂取不十分な虚弱馬での例が多く，生後間もなく死亡する例が多い。分娩馬房の衛生状態の悪環境も原因となる。

*haemolyticus*は健康成馬の口腔内および気管洗浄液からも分離され，成馬では他の病原体による混合感染または発病要因がなければ，アクチノバチルス症の発症はまれであると考えられている。レゼルボアはない。

診断

＜症　状＞　*equuli*による馬のアクチノバチルス症は，新生子馬に急性（時に慢性）の致死的な敗血症を引き起こす。また関節炎や腹膜炎も認められる。一方*haemolyticus*による馬のアクチノバチルス症は，成馬における致死的な肺出血を引き起こす。

＜病　理＞　*equuli*による新生子馬のアクチノバチルス症では，栓塞性腎炎，栓塞性肺炎，リンパ節の壊死，多発性肝壊死および化膿性関節炎が特徴的である。一方，*haemolytocus*に感染した馬のアクチノバチルス症では，壊死性または線維素性化膿性気管支肺炎等が認められる。

＜病原・血清診断＞

病原診断：血液寒天培地およびマッコンキー寒天培地等を用いた菌の分離および同定が基本である。*haemolyticus*はAqx毒素を分泌するため，Aqx毒素の遺伝子を標的としたPCRは*haemolyticus*同定の一助となる。

血清診断：血清診断法は開発されていない。

予防・治療

＜予　防＞　ワクチンは開発・市販されていない。*equuli*による馬のアクチノバチルス症の予防として，初乳の十分な摂取と清潔な馬房で分娩させることが重要である。分娩後の消毒液による臍帯の消毒も有効である。

＜治　療＞　本菌は多くの抗菌薬に感受性を示すが，耐性株も確認されている。抗菌薬による治療は発病の初期に行うことが重要である。

その他の馬のアクチノバチルスについて

馬の胃炎や口腔および馬に咬まれた人の咬傷部からは，表現型性状では牛の*Actinobacillus lignieresii*と識別できないが，16S rRNA遺伝子の配列およびDNA-DNA相同性試験等の遺伝学的試験では異菌種レベルの性状を示すgenomospecies（ゲノム種）である*Actinobacillus* genomospecies 1が分離される。

馬の敗血症および関節炎からは*Actinobacillus arthritidis*が分離される。さらに馬の敗血症からは*A. arthritidis*と表現型性状では識別できないが，遺伝学的試験では異種レベルの性状を示すゲノム種である*Actinobacillus* genomospecies 2が分離される。

（伊藤博哉）

24 腺疫
Strangles

宿主　馬，ろば

病原　*Streptococcus equi* subsp. *equi*

分布・疫学　世界中で発生が認められる馬科動物特有の伝染病。感染馬の膿汁や鼻汁との直接または間接的な接触により伝播する。若齢馬は感受性が高い。

診断

＜症　状＞　感染すると鼻粘膜，咽喉頭粘膜等の上気道粘膜の急性カタル性の炎症を呈し，その後，隣接する頭部リンパ節に腫脹，化膿がみられる。重症例では全身のリンパ節に感染が拡大したり，出血性紫斑病等の続発症が認められることもある。

＜病　理＞　リンパ節は化膿性に著しく腫脹し，組織学的に多数の好中球による浸潤とリンパ球の壊死，長鎖状の菌が認められる。

＜病原診断＞　膿汁や鼻粘膜スワブを材料とした菌分離，またはPCRにより腺疫菌を検出する。血清診断法として合成ペプチドを抗原としたELISAが開発されている。

予防・治療　多くの馬は自然治癒するが，長期排菌馬には保菌部位である喉嚢の治療が必要となる。ペニシリンや第一世代セファロスポリン系抗菌薬が有効である。海外ではワクチンが市販されている。

（丹羽秀和）

25 馬のレンサ球菌症
Streptococcus infection in horses

宿主　馬，ろば

病原　主に*Streptococcus equi* subsp. *zooepidemicus*。その他に*S. dysgalactiae* subsp. *equisimilis*，*S. pneumoniae*等。

分布・疫学　*S. equi* subsp. *zooepidemicus*は，馬の扁桃お

よび生殖器粘膜に常在しており，日和見感染を引き起こす。馬の細菌感染症の中では最も頻繁に認められる疾病の1つである。肺炎，子宮内膜炎，皮膚炎，蜂窩織炎，角膜炎のような様々な病態が認められる。

診断
＜症　状＞　発熱，沈うつ，食欲不振等の一般的な感染症の症状に加え，感染部位に応じた症状が認められる。
＜病　理＞　肺炎症例では出血性化膿性肺炎が認められ，重症例では胸膜炎を併発する場合も多い。
＜病原診断＞　病変部位から菌を培養・同定する。菌の同定には生化学性状，PCR，質量分析を用いた同定法が利用できる。
予防・治療　S. equi subsp. zooepidemicusは第一世代のセファロスポリンまたはペニシリン系抗菌薬に感受性であり，これらの抗菌薬の全身投与を行う。

（丹羽秀和）

26 馬のポトマック熱(海外)
Potomac horse fever

宿主　馬
病原　Ehrlichia risticii（旧Neorickettsia risticii）。最近になってNeoriekettsia findlayensisの関与が明らかとなった。
分布・疫学　北米，南米，欧州，インドで発生が報告されている。日本での発生はない。本菌を持つ吸虫が寄生した貝や昆虫を草とともに摂取することで感染する。
診断
＜症　状＞　発熱，水様性の激しい下痢，疝痛。死亡率も高い。20％程度の馬が蹄葉炎を引き起こす。妊娠馬は治癒後に流産を起こすことがある。
＜病　理＞　流産を起こした馬では胎盤炎，停留胎盤。胎子は大腸炎，肝炎。腸間膜リンパ節と脾臓のリンパ組織の過形成が認められる。
＜診　断＞　末梢血または糞便中を材料としたPCRによる病原学的検査を行う。血清学的診断法として間接蛍光抗体法が用いられる。
予防・治療　米国ではワクチンが市販されている。テトラサイクリン系抗菌薬が有効。

（丹羽秀和）

27 仮性皮疽(届出)(人獣)(海外)
Pseudofarcy

病名同義語：流行性リンパ管炎（Epizootic lymphangitis），ファルシミノーズム型ヒストプラズマ症（Histoplasmosis farciminosi）
宿主　馬，ろば，らば，らくだ
病原　Histoplasma capsulatum var. farciminosum
分布・疫学　北～西アフリカ，地中海沿岸部，東アジアに分布している。日本では戦前に大きな流行があったが，現在の発生はない。汚染された土壌，馬具，感染馬等から皮膚の損傷部位を通じて感染を起こす。結膜への感染には節足動物の関与が疑われている。
診断
＜症　状＞　主に頸部，四肢に播種性，化膿性あるいは潰瘍性の皮膚炎やリンパ管炎が認められる。鼻疽との類症鑑別が必要となる真菌感染症。
＜病　理＞　上記の病変部位は，組織学的に線維増殖を伴う化膿性肉芽腫性炎が認められる。
＜診　断＞　膿汁の直接鏡検や培養による診断が可能であるが，BSL3に該当する病原体であることから，一般的な検査室での実施は推奨されない。
予防・治療　適切な予防法や治療法はない。感染馬の摘発・淘汰，環境の消毒等の厳密な防疫対策が有効。

（丹羽秀和）

28 馬の皮膚糸状菌症(一部複)(一部人獣)
Dermatophytosis

宿主　主として馬，人や他の動物に感染を起こす菌種もある。
病原　Trichophyton equinum, T. bullosum, Microsporum canis等。
分布・疫学　世界中で発生が認められる。日本でも日常的に発生。感染馬との接触以外にも馬具や手入れ道具を介した間接接触伝播も起こる。
診断
＜症　状＞　瘙痒感と脱毛が主な症状。病変は限局性・乾燥性で，隆起した大豆～そら豆大の少病巣を形成し，落屑とともに被毛の脱落も起こる。
＜病　理＞　顕微鏡下で毛幹内外部への分生子や菌糸の侵襲が観察される。感染が進むと毛髄等の構造が消失。
＜診　断＞　病変部の被毛や痂皮を採取し，DMSO加KOH処理後，顕微鏡で分生子や菌糸等の真菌要素の有無を確認する。また，市販の皮膚糸状菌鑑別診断用培地やサブロー寒天培地を用いた培養検査も可能。
予防・治療　治療を行わなくても大部分は治癒する。感染馬と接触の防止，馬具の消毒等により他馬へ伝播を防ぐことが重要である。

（丹羽秀和）

29 喉囊真菌症
Guttural pouch mycosis

宿主　馬
病原　主にAspergillus nidulans。
分布・疫学　A. nidulansは，飼料や敷料，土壌中にも広く分布。馬の品種や性別に関係なく，世界各国で発生。馬房で飼育されている馬が罹患しやすい。なお，喉囊は奇蹄目に特有の耳管が拡張した器官である。
診断
＜症　状＞　喉囊粘膜の真菌感染が粘膜下を走行する内頸動脈に波及し，血管が破綻することによる鼻孔からの出血で判明することが多い。血液の色は通常，鮮紅色を示す。喉囊内には真菌塊が認められる。感染により喉囊近傍を走行する神経が障害を受けた場合は，嚥下や摂食障害が認められる。
＜病　理＞　採取した真菌塊の染色（過ヨウ素酸シッフ反応，グロコット染色等）により，細長く隔壁を有した菌糸要素が確認される。
＜診　断＞　内視鏡検査により真菌塊を採取し，分離や病理組織学的検査を実施。

予防・治療 止血と抗真菌薬による化学療法。大量出血の予防のため，プラチナコイルやバルーンによる動脈の閉塞，手術用縫合糸による結紮が有効。

（丹羽秀和）

30 馬のピロプラズマ症（ピロプラズマ症(法)）
Equine piroplasmosis　　　　（口絵写真16頁）

概要 発熱，貧血，血色素尿を主徴とするマダニ媒介性の海外悪性原虫病。*Babesia caballi* と *Theileria equi* の2種が家畜伝染病の病原体に指定されている。馬と牛等のタイレリア症ならびにバベシア症は，法令上ピロプラズマ症と総称される。

宿主 馬，ろば，らば，シマウマ等の馬属

病原 アピコンプレックス門ピロプラズマ目に属する馬バベシア（*B. caballi*）と馬タイレリア（*T. equi*）が原因。本原虫はマダニによって媒介される。*B. caballi* のスポロゾイトは赤血球に直接侵入し2分裂増殖を行うが，*T. equi* のスポロゾイトはリンパ球でシゾントを形成し，その後メロゾイトが赤血球に侵入して4分裂増殖する。*T. equi* のシゾント感染細胞による癌様増殖はみられない。*B. caballi* は大型で，赤血球内のピロプラズムは洋梨型と円形を示す。一方の *T. equi* は小型で，赤血球内のピロプラズムは点状ないし類円形であり，*B. caballi* には認められない十字型の4分裂虫体（maltese cross）が出現する（写真1）。

分布・疫学 2種とも欧州，アフリカ，中央アジア，中南米等，世界的に広く分布する。カクマダニ属（*Dermacentor*），コイタマダニ属（*Rhipicephalus*），イボマダニ属（*Hyalomma*），キララマダニ属（*Amblyomma*）のマダニが媒介する。マダニ体内では，*B. caballi* は経卵伝播，*T. equi* は経発育期伝播を行うが，中南米では両種とも経卵伝播を行うことが知られている。また流行地では，注射針の使い回しやドーピング輸血も感染の原因となっている。両種とも胎盤感染することが報告されている。日本での流行はないが，家畜伝染病の病因として厳しく監視されている。

診断
＜症　状＞ 感染マダニが吸血した後，*B. caballi* は約6～10日目，*T. equi* は約10～30日目で赤血球内にピロプラズムが検出される。ともに急性または慢性の発症経過をたどるが，病原性は一般に *T. equi* の方が強いとされる。両者で発熱，貧血，黄疸が認められ，これに加えて *B. caballi* では後躯麻痺や胃腸炎，*T. equi* では顕著な血色素尿がみられる。流行国で放牧飼育されている馬の感染率は高いが，頻回感染による獲得免疫により不顕性感染を示す例が多い。
＜病　理＞ 全身諸組織の貧血，黄疸に加えて，肺の水腫性腫大，肝臓および膵臓のうっ血性腫大，胸・腹水の貯留が認められる。

　B. caballi 感染例では末梢血の赤血球原虫寄生率（parasitemia）が *T. equi* のそれと比較して低い（1%以下）にもかかわらず，高い病原性を示すのは，一種の播種性血管内凝固（DIC）やサイトカイン誘導異常（サイトカインストーム）による影響と考えられる。他のバベシア症と同様に幼齢馬は感受性が低く，初感染の高齢馬が重症化しやすい。耐過した後も4年間にわたって不顕性感染が続く。

　T. equi の原虫寄生率はピーク時には60～85％となり，血管内溶血による高度な貧血を引き起こす。ヘマトクリット値が10％程度まで急激に減少すると死亡する。耐過した馬は生涯にわたって原虫を保有し，感染源となる。
＜病原・血清診断＞ 血液塗抹のギムザ染色標本を作製し，顕微鏡検査で原虫の直接診断を行う。また，不顕性感染馬を検出するためにWOAHによって推奨されるcELISAや間接蛍光抗体法（IFA）等による血清診断検査が各国際防疫機関で行われている。

予防・治療
＜予　防＞ ワクチンはない。流行地での予防はマダニの駆除および感染馬の摘発が重要となる。日本では，国内への感染動物の導入阻止が極めて重要となる。
＜治　療＞ 流行国ではイミドカルブやジミナゼンが治療薬として使われている。しかし，強い副作用があるため十分注意が必要である。また，ろばはイミドカルブに対する感受性が高く，中毒を起こす可能性がある。

（横山直明）

31 馬のトリパノソーマ症（トリパノソーマ症(届出)）(海外)
Trypanosomosis in horses　　（口絵写真16頁）

概要 トリパノソーマ原虫に起因する発熱と貧血を主徴とする馬の疾病。媾疫，スーラ，ナガナがある。

宿主 馬，ろば，らば等の馬属
病原 *Trypanosoma equiperdum*

　ここでは馬属特有のトリパノソーマ症で，*T. equiperdum* 感染によって起こる媾疫について記す。

　T. equiperdum はベクターなしで伝播する唯一のトリパノソーマで，トリパノソーマ目に属する寄生性鞭毛虫である。紡錘形で1本の長い自由鞭毛，単一の核とキネトプラストを有する。大きさは20～40μm×2～4μm，核は細胞のほぼ中央に位置し，キネトプラストは細胞後端にある。*T. equiperdum* は他のトリパノソーマと比べて組織親和性が高く，生殖器粘膜や脳脊髄液中に寄生するため血流中に多数の原虫が出現することはまれである（写真1）。

　馬属のトリパノソーマ症にはこの他にスーラ（病原は *T. evansi*）とナガナ（病原は *T. brucei*，*T. congolense*，*T. vivax*）がある。スーラおよびナガナについては，牛のトリパノソーマ症（146頁）を参照。

分布・疫学 媾疫はかつて強毒のアフリカタイプと弱毒の欧州タイプが寒帯から熱帯までの世界中に広く分布し，軍馬等の間で流行していた。現在は感染馬の淘汰等による対策が功を奏し，先進国ではまれな疾病となっているが，2016年以降モンゴルにおいて媾疫の臨床例が多数報告されており，今もなお根絶されてはいない。

診断
＜症　状＞ 媾疫は馬，ろば，らばが主な宿主であるが，特に馬は感受性が高い。潜伏期は1週間～数カ月。雌雄ともに，皮膚に直径5～8cm，厚さ1cm大の円形浮腫性斑（ターラー斑：taler-flecke）が出現することが多い。浮腫は不規則な間隔で消失と出現を繰り返す。感染後期には貧血，削痩，悪液質，口唇や後躯の麻痺等の症状が出現する。

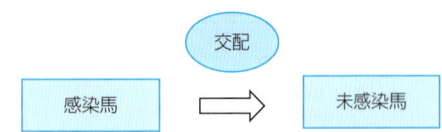

図　媾疫トリパノソーマの感染環

　感染馬の死亡率は，時に50％以上であり，通常は1～2カ月で死亡する。慢性化した馬では4～5年の生存をみることもある。雌雄特有の症状は以下のとおり。
雄：陰茎，陰嚢，包皮，下腹部に浮腫と腫脹がみられ，陰茎周囲には多量の恥垢が認められる（**写真2，3**）。生殖器粘膜に赤色斑，水疱，潰瘍が生じる。他には，尿道口からの粘液・膿の排出，鼠径リンパ節の腫脹等。
雌：陰唇の腫脹と粘液の排出，腟粘膜の充血と潰瘍，会陰部，乳房，下腹部の浮腫等。

＜病　理＞　全身のリンパ節の腫脹，充血，腰椎・仙椎等の神経性の萎縮退化，筋肉の脂肪変性。
＜病原・血清診断＞　WOAHが定めた媾疫の国際標準診断法はCF反応である。他に，血液や生殖器粘膜の顕微鏡検査による原虫検出，特異的プライマーを用いたPCRによる原虫の識別が可能である。

予防・治療

＜予　防＞　媾疫トリパノソーマのワクチンはない。媾疫は交尾感染によってのみ伝播するため，感染動物の摘発・淘汰により，比較的容易に感染拡大の阻止が可能である。
＜治　療＞　WOAHの方針は淘汰。実験的にはスラミンを1頭当たり7～10g静脈内注射，ジミナゼンを3.5～7mg/kg筋肉内注射，またはイソメタミジウムを0.25～0.5mg/kg筋肉内注射による治療等が試みられている。

（井上　昇）

1 豚熱(法) (口絵写真16頁)
Classical swine fever
[旧:豚コレラ(Hog cholera)]

概　要　豚熱ウイルス感染による豚およびいのししの熱性，敗血症性の疾病。強い伝染力と高い致死率を特徴とする。

宿　主　自然宿主は豚といのしし。実験的にはめん羊，山羊，鹿，うさぎが感染する。

病　原　*Flaviviridae*，*Pestivirus*に属する豚熱ウイルス(classical swine fever virus)。最近，国際ウイルス分類委員会によって*Pestivirus suis*として再分類された。エンベロープを有するプラス1本鎖RNAウイルスで，遺伝子産物の配列はNH$_2$-(N^{pro}-C-E^{rns}-E1-E2-p7-NS2-NS3-NS4A-NS4B-NS5A-NS5B)-COOHである。C，E^{rns}，E1およびE2がウイルス構造蛋白質であり，それ以外は非構造蛋白質である。同属の牛ウイルス性下痢ウイルスおよびボーダー病ウイルスと中和テストで交差する。

　豚の腎臓および精巣由来細胞でよく増殖するが，一般にCPEは示さない。まれに野外分離株や実験室内継代株としてCPE株が報告される。豚熱ウイルス感染細胞ではI型インターフェロンの産生が抑制され，重感染させたニューカッスル病ウイルスのCPEが増強されるexaltation of Newcastle disease virus(END)現象が認められる。この現象が豚熱ウイルスの検出法(END法)として過去に用いられていた。

分布・疫学　アジア，アフリカ，中南米，東欧に分布。米国，カナダ，メキシコ，オーストラリア，ニュージーランド，アルゼンチン，チリ，北欧，西欧等では豚熱を撲滅している。

　日本での初めての報告は1887年の北海道における発生である。その後，1969年に実用化された弱毒生ワクチン(GPE⁻株)の接種により発生は激減した。これにより1992年を最後に発生はなく，2006年には全国的にワクチンを中止し，豚熱清浄国と認められた。しかし2018年，26年ぶりに岐阜県の養豚場で発生が報告され，近隣のいのししからもウイルスが検出された。いのししにおけるウイルスの流行は本州全域，四国および九州に拡大し，飼養豚における発生の主要因となっている。流行しているウイルスは近年アジアで報告されている株と遺伝的に近縁である。

　感染豚は唾液，涙，尿，糞便中にウイルスを排出する。経口および経鼻感染が主な感染経路であり，ベクターの関与はない。ウイルスの伝播は感染豚との直接接触，汚染した豚肉の非加熱給餌，汚染した精子の人工授精への使用，汚染した人・器具との接触等による。また，野生いのししに豚熱がまん延している場合には，これらの動物も感染源となる。

診　断

<症　状>　ウイルスは口，鼻から体内に侵入し，最初に扁桃で増殖する。その後，リンパ流を介してリンパ組織，骨髄，血管内皮細胞で増殖後，ウイルス血症を起こし，全身臓器で増殖する。感染豚ではチアノーゼ(**写真1**)や結膜炎が認められる。発熱した豚は壁際に折り重なるようにうずくまる(パイルアップ)。いのししも豚と同様の病態を示す。

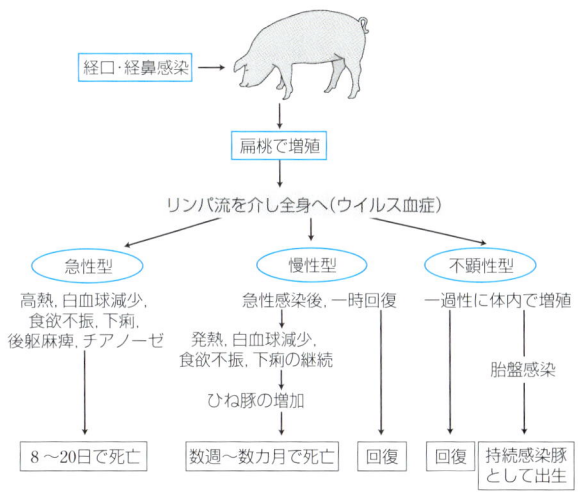

図　豚熱ウイルスの発病機序

急性型：2～6日の潜伏の後，高熱，食欲不振，元気消失，結膜炎，鼻漏，便秘後下痢，嘔吐，後躯麻痺，紫斑等が認められる。高度の白血球減少が高熱に併発し，8～20日の経過で死亡する。死亡前には血小板の減少も著しい。群内の全豚が感染するまでに約10日を要するが，死亡率はほぼ100％である。

慢性型：中程度の病原性のウイルス株に感染した場合，症状は多様で，急性型と同様の症状を示し死亡するものから軽症で回復するものもあり，数週間から数カ月の経過をとる。食欲不振，発熱，白血球減少，下痢，皮膚炎を起こし，ひね豚となる。また，二次感染をしばしば併発する。胎子感染の場合，流産，死産，生後死，奇形，胎子のミイラ化などが起こる。

不顕性型：さらに病原性の低いウイルス株に感染した場合，成豚ではほとんど症状を示すことなく抗体応答のみ確認される。低病原性株の胎子感染では，牛ウイルス性下痢ウイルスの妊娠牛への感染の場合と同様に，豚熱ウイルスに対し免疫学的に寛容な持続感染豚が生まれる。

<病　理>　急性型では全身性，特にリンパ節，腎臓，膀胱の出血(**写真2～4**)，脾臓の出血性梗塞(**写真5**)，播種性血管内凝固(DIC)等の敗血症の特徴を示す。呼吸器，消化器，泌尿器の炎症，囲管性細胞浸潤を特徴とする脳炎も認められる。毛細血管内皮細胞の変性壊死と，リンパ球の壊死消失後に組織球，細網細胞の過形成等の増殖性変化を認める。下部消化管の粘膜面にボタン状の潰瘍が認められる。経過が長い場合，胸腺の完全な萎縮，末梢リンパ組織中のリンパ球の消失が認められる。

<病原・血清診断>

病原診断：血液や扁桃乳剤を用いたRT-PCRやRT-qPCRによるウイルス遺伝子の検出。また扁桃，腎臓等の凍結切片から蛍光抗体法によるウイルス抗原の検出(**写真6，7**)。さらに，この血液や臓器乳剤を豚腎株化細胞(CPK細胞等)に接種し，ウイルスを分離する。

　牛ウイルス性下痢ウイルスやボーダー病ウイルスとの識別，さらに豚熱ウイルスの生ワクチン株と野外株の識別にはウイルス遺伝子の比較解析が行われる。

血清診断：スクリーニングを目的としたELISAと，確定試験としての中和テストが用いられる。特に中和テストは，弱毒生ワクチン株であるGPE⁻株が豚腎株化細胞

(CPK-NS細胞)で示す特有のCPEを利用して行われている。牛ウイルス性下痢ウイルスやボーダー病ウイルスに対する抗体との識別には，交差中和テストが利用される。

予防・治療

＜予　防＞　発生国では生ワクチンが主に使用されている。国内では2018年に飼養豚，いのししで感染が確認され，2019年からワクチン接種が進められている。飼養豚では過去に国内で使用されていた注射型のGPE⁻株生ワクチンが再び用いられている。一方，いのししには欧州で開発された経口ワクチン（C株生ワクチン）の散布が実施されている。どちらのワクチンも母豚（母いのしし）由来の受動免疫（移行抗体）とワクチン接種による能動免疫により，発病とウイルス排泄の抑制が期待できる。

　豚熱が発生した場合，「豚熱に関する特定家畜伝染病防疫指針」に基づいて，患畜および同居豚の安楽死措置，畜舎や車両の消毒，家畜の移動制限によりまん延を防止する。ウイルスを農場に持ち込ませないバイオセキュリティーの徹底，疑い事例の早期発見および速やかな初動防疫が重要。

＜治　療＞　治療法はない。

（迫田義博）

2　アフリカ豚熱(法)(海外)　　（口絵写真17頁）
African swine fever

> **概　要**　アフリカ豚熱ウイルスの感染による発熱と血液凝固不全を主徴とする致死率の高い豚といのししのウイルス性伝染病。

宿　主　豚，いのしし

病　原　*Asfarviridae*, *Asfivirus*に分類されるアフリカ豚熱ウイルス（*African swine fever virus*：ASFV）。直径約260〜300nmの大型の2本鎖DNAウイルスであり，直鎖状のゲノムDNAを内膜，正二十面体のウイルスカプシドおよび細胞膜由来エンベロープの3層で包み込む構造を示す。

分布・疫学　アフリカ豚熱は1921年にケニアで初めて発見され，当初はサハラ砂漠以南のアフリカ諸国の風土病であった。アフリカではイボイノシシとOrnithodoros属の軟性ダニとの間で感染環が形成・維持されており，この感染環に感受性の高い家畜豚が加わると致死性の高い熱性出血性疾病が発生する。感染した豚は感染後4〜5日から唾液や鼻汁中に大量のウイルスを排泄するようになり，感染・非感染宿主間の接触により容易に感染が拡大していく。イボイノシシでは唾液や鼻汁中へのウイルス排泄は少なく，イボイノシシ間あるいはイボイノシシと豚との間では接触による伝播は成立せず，媒介者（ベクター）であるダニを介して伝播される。死亡した豚を他の豚がかじったり食べたりすることによっても伝播し，東欧においては野外に廃棄された豚や病死した野生のいのししが感染源の1つと考えられている。欧州や朝鮮半島では感染野生いのししの移動によって発生地域が拡大している。野生いのししの場合，水浴びや泥浴びをする水場が感染拡大の温床となる。環境中および生の豚肉製品中のASFVは低温で非常に安定しており，感染豚由来精肉・加工肉の流通と感染肉を含んだ汚染厨芥の給餌によって遠隔地へと感染が拡大していく。その他汚染された人，物品，車両を介しても容易に伝播す

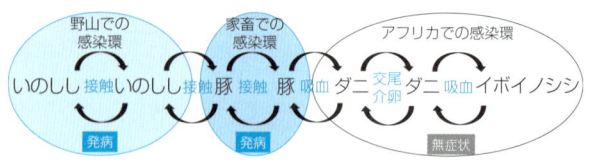

図　アフリカ豚熱の感染環
（村上洋介原図を元に近年の知見を加えて作成）

る。人には感染しない。

　2007年に黒海沿岸のジョージアに寄港した船舶から出された東アフリカ由来汚染厨芥が豚へ給餌されたことを発端に，本病は近隣のコーカサス諸国やロシアをはじめとした周辺国に急速に拡大した。2014年にはバルト諸国，ポーランドに拡大し，2018年までにロシア中央部，東欧諸国に広がった。その後も発生地域は拡大し，ベルギー，ドイツ，イタリアでも発生が確認されている。欧州地域で軟性ダニによる媒介は現在まで確認されていない。2018年には中国に侵入し，最初の発生から8カ月で中国本土全省に急速に感染が拡大した。中国での感染拡大後，モンゴル，東南アジア諸国のほぼすべて，北朝鮮，韓国，インド等南アジア諸国に感染が急速に拡大している。

診　断

＜症　状＞　感染豚は甚急性，急性，亜急性，慢性および不顕性と幅広い病態を示す。甚急性および急性型の致死率はほぼ100％で，甚急性型では数日，急性型では1週間前後で死亡する。甚急性型では発熱以外の徴候なしに突然死が観察されることが多い。発熱した豚は壁際に折り重なるようにうずくまる（パイルアップ）。急性型では，高熱（体温41〜42℃），食欲不振，不活動，呼吸困難，皮膚充出血，天然孔からの出血（**写真1**），耳翼や下腹部，四肢のチアノーゼ等を特徴とする。下痢や神経症状がみられることもある。感染初期から顕著な白血球減少がみられ，その後引き続いて血小板減少も加わり，感染宿主は血液凝固不全を示す。亜急性型も高い致死率を示し（30〜70％），症状や病変は急性型とほぼ同様であるが，死亡までに3〜4週間を要する。慢性型では発熱，皮膚多巣性壊死，関節炎，成長遅延，体重減少，呼吸困難および流産がみられる。慢性型は過去にスペインとポルトガル，ドミニカで発生が報告されているが，常在地であるアフリカではみられていない。近年のロシアや東欧での発生においても慢性型は確認されていない。アフリカのイボイノシシやカワイノシシは不顕性を示し，北米のペッカリーは感染しない。

＜病　理＞　ASFVは扁桃または背側咽頭粘膜を介して宿主体内に侵入し，扁桃，下顎または咽頭後リンパ節のマクロファージ・細網内皮系細胞に感染し，一次増殖する。その後血行性・リンパ行性に全身に広がり，その他のリンパ節，骨髄，脾臓，肺等でも増殖し，ASFVはほぼすべての豚組織で検出される。潜伏期は感染経路によって異なり，数日から3週間程度と幅がある。剖検時，急性型の最も特徴的な病変は，開腹時に観察される重度のうっ血性脾腫（縁が丸みを帯びた非常に大きい黒色の脾腫）である（**写真2**）。また胃肝リンパ節等の胃の周囲のリンパ節や腎門リンパ節は暗赤色調を呈して著しく腫大する。腸間膜リンパ節やその他の腹腔内リンパ節も赤色調を呈する。死亡した豚は重度の肺水腫を示す。腹水・胸水の貯留も観察される。腎臓，消化管漿膜および粘膜，肝臓，心臓の出血病変

も高頻度に観察される。甚急性型では脾腫は軽度で，脾腫以外の病変は確認されないことが多い。亜急性型では急性型と同様の病変を示すが，出血と浮腫病変は，急性型よりも重度の場合がある。一方で脾腫やリンパ節病変の程度は経過に従い軽度になっていくことが多い。慢性型では脾臓の色調は正常で，皮膚病変や関節炎以外に顕著な病変は確認されないことが多い。

　組織学的には，急性型では脾臓の赤脾髄に重度のうっ血・出血がみられ，脾洞・脾索内には赤血球が満たされる。脾臓の白脾髄ではリンパ球の壊死，著しい減数および濾胞壊死がみられる。リンパ節，肝臓，心臓，腎臓においても，うっ血や出血が確認されるが，血管には病変は認めず，漏出性出血を特徴とする。豚熱と異なり血管炎や脾臓の出血性梗塞は認められない。亜急性型では急性型と同様の病変を示すが，経過に従い軽度になっていくことが多い。慢性型では細菌の二次感染による病変を伴うことがある。日本のような清浄国にASFVが侵入した場合は甚急性および急性型の病態を示すことが予想され，顕著な白血球減少と血液凝固不全の症状に加え，うっ血性脾腫と胃周囲リンパ節の暗赤色化腫大が解剖所見でみられた場合は本病を疑う。いのししも豚と同様の病態を示す。

＜病原・血液診断＞　本病の臨床症状や病変は豚熱や他の出血性疾患に類似するため，臨床症状のみによる鑑別は困難である。診断は罹患豚の末梢血白血球を用いた赤血球吸着試験，血液や扁桃，脾臓，腎臓，リンパ節等を用いたウイルス分離，同臓器の凍結切片やスタンプ標本を用いた蛍光抗体法により行う。遺伝子診断に用いるPCRおよびリアルタイムPCRは感度・迅速性に優れ，ウイルス抗原検出に適さない腐敗した材料にも有効である。

　特異抗体検出のための血清診断は，主に慢性および不顕性感染豚の摘発を目的としたものであり，間接蛍光抗体法，抗体検出ELISAならびにイムノブロットにより実施する。

<u>予防・治療</u>　有効なワクチンや特異的な治療法はない。本病が発生した場合には，「アフリカ豚熱に関する特定家畜伝染病防疫指針」に基づき，感染豚の早期摘発・淘汰，飼養豚の移動禁止等の対策をとる。日本のような清浄国においては，汚染地域からの生畜や精肉，非加熱加工肉を介した侵入を防止するため，検疫強化を図ることが重要となる。国際線の航空機や船舶から出される厨芥の消毒・廃棄にも十分な注意を払う必要がある。

（山田　学）

3　豚の日本脳炎 (人獣)(四類感染症)　(口絵写真17頁)
　（流行性脳炎(法)）
Japanese encephalitis in swine

概要　日本脳炎ウイルス感染によって妊娠豚に流死産と雄豚に造精機能障害を起こす疾患。人と馬の感染では発熱と脳炎を主症状とする。

宿主　豚，馬，牛，めん羊，山羊，水牛，鹿，いのしし，人，鳥類

病原　Flaviviridae, Orthoflavivirusに属するOrthoflavivirus japonicum〔日本脳炎ウイルス（Japanese encephalitis virus）〕。直径40～60nmの小型球形RNAウイルスで，ス

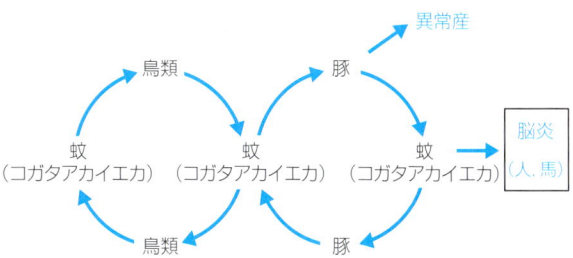

日本脳炎ウイルスに感染した豚は高いウイルス血症を呈し，蚊への感染源となる（<u>増幅動物</u>）。人，馬等のウイルスレベルは低く，他への感染源となりえない（<u>終末宿主</u>）。免疫のない妊娠豚に感染した場合，異常産を起こす。本ウイルスの自然界での存続において，鳥類が病原巣動物になっているのではないかと考えられている。

図　日本脳炎ウイルスの感染環

パイクを有するエンベロープが25～30nmのヌクレオカプシドを取り巻いている。ウイルス構成蛋白質はカプシド蛋白質，膜蛋白質およびエンベロープ蛋白質の3種類からなる。ウイルスの増殖は細胞質内で起こる。日本脳炎は人獣共通感染症として重要で，ウイルスは四種病原体等に指定されている。

<u>分布・疫学</u>　日本をはじめとする東南アジアの広い地域に分布。日本では本州以南でしばしば流行する。北海道での流行はまれである。

　日本脳炎ウイルスは主にコガタアカイエカによって媒介される。感染豚は高力価のウイルス血症を引き起こし，吸血蚊を容易に有毒化するため，豚は本ウイルスの増幅動物として重要である。豚以外の家畜は感染してもウイルス血症が微弱なため，増幅動物とはなりえないと考えられている。日本では毎年蚊の吸血活動が盛んになる春から秋にかけて豚と蚊の間に感染環が成立し，本症の流行が起こる。本ウイルスの自然界での存続においては，鳥類が病原巣動物になっているのではないかと考えられている。

　免疫のない妊娠豚が妊娠中に初めて感染すると，異常産を起こす。異常産はその地域のウイルスの流行開始一定時間経過後に発生する。日本では8～11月が異常産の多発期となる。経産豚には異常産は多発しない。雄豚が感染すると生殖器の炎症によって造精機能が低下する等，繁殖障害が問題となる。

<u>診　断</u>

＜症　状＞　蚊の吸血で豚の体内に侵入したウイルスは内臓で増殖後，ウイルス血症を起こす。成豚はこの時期ほとんど症状を示さないが，妊娠豚では血流中のウイルスが胎盤に到達後，胎子が感染して死亡する。死亡した胎子は分娩予定日まで子宮内に残るため，死産の形をとることが多い。体内で感染する胎子は感染時期が異なるため，ミイラ化胎子，黒子，白子等の死亡子豚（**写真1**）と，痙攣，震え，旋回，麻痺等の神経症状を伴う異常子豚（**写真2**）が一緒に娩出されることがしばしばである。

　豚繁殖・呼吸障害症候群（PRRS），オーエスキー病，豚パルボウイルス感染症，大腸菌症，溶血性レンサ球菌症等は，豚の日本脳炎と症状が類似しているため，臨床症状のみでは鑑別は困難である。

　馬と人の感染では高熱と神経症状を主徴とする。

＜病　理＞　肉眼的に異常産胎子に脳室拡大や脳水腫がみられる場合や，組織学的に非化膿性脳炎像がみられる場合もあるが，さらに実験室内検査が必要である。

豚●ウイルス病

＜病原・血清診断＞　ヒトスジシマカ由来のC6/36細胞やアフリカミドリザル由来のVero細胞等を用いて異常子豚等からウイルスが分離されれば，確定診断となる。乳飲みマウスの脳内接種でもウイルス分離が可能である。この他，HI反応等による異常胎子の体液中からウイルス特異抗体の検出や，母豚が妊娠中に抗体陽転したことを確認する等の血清学的診断が有効である。

　また，本病発生地域のウイルス流行状況等の疫学情報も診断上重要である。

予防・治療　豚用のワクチンとして，単味不活化ワクチン，単味生ワクチン，豚パルボウイルス感染症との2種混合生ワクチン，これに豚ゲタウイルスを加えた3種混合生ワクチンが市販されている。春から秋にかけて種付けを予定している豚を対象に予防接種を行えば，日本脳炎による異常産は予防できる。その地域で推定される日本脳炎の流行開始時期までに確実な免疫を与えておくことが重要である。ワクチン接種率を毎年高い状態で保つことで，流行を最小に抑えることができる。

　有効な治療法はない。

（苅和宏明）

4　豚水疱病 (法)(海外)
Swine vesicular disease

概　要　豚水疱病ウイルス感染による豚の口腔，鼻および蹄部への水疱形成を主徴とする急性熱性伝染病。

宿　主　豚，いのしし

病　原　Picornaviridae, Ensavirinae, Enterovirus, Enterovirus betacoxsackieに属する豚水疱病ウイルス(swine vesicular disease virus：SVDV)が原因。約7.4kbのプラス1本鎖RNAをゲノムに持ち，血清型は単一であるが，Enterovirus betacoxsackieに含まれる人のコクサッキーウイルスB5と極めて近い抗原性を持つ。同じPicornaviridaeに属する口蹄疫ウイルスが熱やpHに対して感受性であるのに対して，本ウイルスは抵抗性を示す。

分布・疫学　1966年にイタリアでの初発後，香港や欧州全域に広がった。日本においても1973年に茨城県，神奈川県，愛知県で，1975年には東京都で発生したが，迅速な防疫活動による撲滅以降，発生はない。

　感染豚の移動や汚染された残飯給餌が主な伝播要因であるため，欧州では残飯養豚を規制し，1980年代にはイタリアを除いて発生が途絶え，撲滅されたかのようにみえた。しかし，1990年代に入ると，再びオランダ，ベルギー，スペイン，ポルトガル等で発生し，2000年以降もイタリア，ポルトガルで発生が認められている。香港や台湾での発生報告から推測すると，アジア諸国にも常在しているものと考えられる。しかし，2014年にWOAHのリスト疾病から除外され，国際的な監視対象疾病ではなくなったため，現在ではその発生の詳細は不明である。

診　断
＜症　状＞　潜伏期間は2～7日で，口腔粘膜，舌，鼻，蹄部の水疱形成を特徴とし，容易に破裂してびらんや潰瘍となる。これらの症状は口蹄疫と類似している。二次感染がなければ2～3週間で治癒に至る。死亡することはほとんどない。その他，発熱，蹄病変に伴う跛行がみられる。

＜病　理＞　口腔粘膜，舌，鼻，蹄部の粘膜および皮膚の水疱や上皮組織の崩壊によるびらんや潰瘍形成。

＜病原・血清診断＞
病原診断：水疱液や水疱上皮，あるいはびらん・潰瘍病変の拭い液を材料として豚腎由来株化細胞(IBRS-2細胞等)への接種によるウイルス分離およびRT-PCR等が用いられる。
血清診断：中和テストを行う。

　本病の症状からは口蹄疫と識別できないため，病性鑑定は「口蹄疫に関する特定家畜伝染病防疫指針」に基づいて実施する必要がある。

予防・治療　国内で発生がみられた場合は，「家畜伝染病予防法」に基づき患畜の早期摘発・淘汰を実施し，迅速なまん延防止対策をとる必要がある。

（森岡一樹）

5　オーエスキー病 (複)(届出)　　(口絵写真17頁)
Aujeszky's disease

病名同義語：仮性狂犬病(Pseudorabies)

概　要　オーエスキー病ウイルスの感染による主に神経症状，呼吸器症状を示す疾病。新生豚は高率に発症し死亡，妊娠豚の流産を起こす。豚以外に感染した場合，瘙痒症を示し急性経過で死亡。

宿　主　豚，いのししが自然宿主で，潜伏感染が成立する。また牛，めん羊，山羊等の家畜，犬，猫や野生動物のアライグマ等，多くの食肉目が異種間伝播するが潜伏感染は成立しない。

病　原　Herpesvirales, Orthoherpesviridae, Alphaherpesvirinae, Varicellovirusに属するVaricellovirus suidalpha 1〔オーエスキー病ウイルス(Aujeszky's disease virus)または仮性狂犬病ウイルス(pseudorabies virus)〕。多くの動物由来細胞が感受性を示し，細胞の円形化等のCPEを伴い増殖する。ゲノムは直鎖状2本鎖DNAで，GC含有量は73％と高い。エーテルに感受性があり，熱(56℃，15分)や界面活性剤等の消毒薬で容易に不活化される。

分布・疫学　ハンガリーのAujeszkyが，1902年に狂犬病(Rabies)とは異なる感染症であることを報告した。欧米では1960年代以降，豚の集約飼育化に伴い発生地域が増加し，世界に拡大した。日本では1981年に山形県で最初の発生が確認され，1989年までは関東に限局していたが，1990年に入り一部の地域を除き全国的に拡大。1991年以降，遺伝子組換え識別マーカーを持った生および不活化ワクチンが認可され発生頭数は減少したが，清浄化には至っていない。

豚：主に感染豚の鼻汁・唾液あるいはウイルスを含むエアロゾルの吸入，汚染乳・食物等の摂取による経口感染，交尾や汚染器具による人工授精によって伝播し胎盤感染も成立する。豚またはいのししが感染耐過した場合，ウイルスは三叉神経節に潜伏感染する。潜伏感染宿主は，輸送や妊娠・分娩等のストレス等によってウイルスが再活性化して排出され，感染源になる。

犬・猫等の豚以外の感受性動物：感染豚やいのしし由来の非加熱食物の摂取等によって感染が成立する。牛は，ウイルスを含むエアロゾルによって伝播する。豚以外の感受性

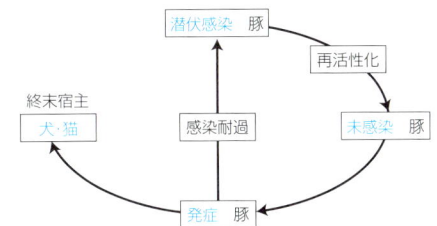

図1　オーエスキー病ウイルスの感染環

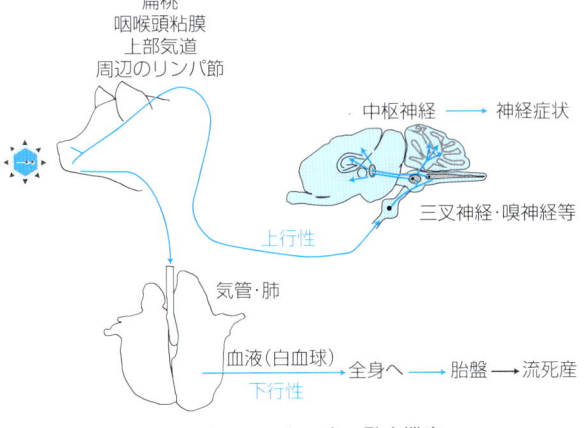

図2　オーエスキー病の発病機序

動物は致死的感染を起こし，他の動物には伝播しない。

診　断

＜症　状＞

豚：初生から3週齢以下の豚では，発熱・虚弱・食欲減退，運動失調や痙攣等の神経症状が認められる。妊娠豚が感染（再発）すると，高率に流死産が起こる（写真1）。成豚は，症状は軽く発熱あるいは鼻水等の症状が認められる程度で，神経症状が認められるのはまれである。

犬・猫等の豚以外の感受性動物：多くは特徴的な瘙痒症や痙攣，運動失調等の神経症状を示し急性経過で死亡する（写真2）。

＜発病機序＞　ウイルスが経鼻あるいは経口によって侵入後，扁桃・咽喉頭粘膜・上部気道または周辺のリンパ節で一次増殖し，上行性に三叉神経・嗅神経等を介し中枢神経に到達する場合と，気管や肺に到達後，血液（白血球）によって下行性に多くの臓器に到達し，増殖する場合がある。

＜病　理＞

豚：特徴的な肉眼所見はほとんど認められないが，若齢の感染例では咽頭粘膜，扁桃，リンパ節，肺，肝臓および副腎に巣状壊死が観察されることがある。主な組織学的変化は神経系に限局し，非化膿性髄膜脳炎と神経節神経炎が観察され，神経細胞とグリア細胞の核内には封入体を認めることがある。

犬・猫等の豚以外の感受性動物：瘙痒症に基づく体表の外傷ならびに多発性の脳炎および脳髄膜炎が観察される。組織学的変化は，非化膿性髄膜脳炎と神経節神経炎が観察され，神経細胞とグリア細胞の核内には封入体が認められる。

＜病原・血清診断＞

病原診断：脳，脊髄および扁桃等の凍結切片を用いた蛍光抗体法によるウイルス抗原の検出，PCRによるウイルス核酸の検出や豚をはじめ種々の動物由来の培養細胞を用いてウイルス分離を行う。

血清診断：ELISA，ラテックス凝集反応や中和テスト等が行われる。

予防・治療
野外ウイルスと区別が可能な遺伝子組換え豚用の生および不活化ワクチンが，原則として発生または浸潤している地域で使用が許可されている（農林水産省畜産局長通達「オーエスキー病防疫対策要領」）。豚以外の感受性動物において安全で有効なワクチンは開発されていない。有効な治療法はない。

（田原口智士）

6　伝染性胃腸炎（届出）
Transmissible gastroenteritis
（口絵写真17頁）

概　要　伝染性胃腸炎ウイルス感染に起因する水様性下痢と嘔吐を主徴とする豚の急性疾病。年齢を問わず高率に罹患するが，若齢豚ほど高致死率。

宿　主　豚，いのしし，犬，猫

病　原　Coronaviridae, Orthocoronavirinae, Alphacoronavirus, Alphacoronavirus suisに分類される伝染性胃腸炎ウイルス（transmissible gastroenteritis virus：TGEV）。ゲノムはプラス鎖の1本鎖RNA。ウイルス粒子はエンベロープを有する直径約60〜160nmの多形性から球形であり，特徴的な棍棒状の突起〔スパイク（S）〕を有する。同じくアルファコロナウイルス属に分類される豚流行性下痢ウイルスとは中和テストにおける交差反応性はない。一方，豚の呼吸器より検出される豚呼吸器コロナウイルス（porcine respiratory coronavirus：PRCV）は腸管親和性を失ったTGEVのS蛋白遺伝子欠失変異体であり，中和テストや間接蛍光抗体法等で完全な交差反応を示す。

　糞尿中のTGEVは室温以上では数日で感染性を失うが，低温下では数カ月感染性を保持する。一方，70％エタノールや逆性石鹸等多くの消毒薬に感受性を示す。

分布・疫学　世界中に分布する。国内では季節を問わずに発生するが，冬に多発する。ウイルス保有導入豚や犬，猫等豚以外のウイルス保有宿主，ならびに汚染された器具機材や車両，野鳥を介してウイルスが農場に侵入する。感染豚は糞便中にウイルスを排泄し，主に経口感染により豚から豚へと伝播する。

　農場における発生形態は抗体保有状況により異なる。抗体陰性農場にウイルスが侵入した場合，感染豚から大量のウイルスが糞便に排泄され，急速に農場内に伝播し，すべての日齢の豚で下痢が爆発的に発生する（流行型）。若齢豚ほど重篤な症状を示し，2週齢までの哺乳豚の致死率は時に100％に達する。通常，流行は1〜2カ月で終息するが，頻繁な種豚導入を行う農場や大規模一貫経営農場等では感受性豚が連続的に供給されるため，ウイルスが農場に常在することがある（常在型）。ウイルスの感染環は免疫を持たない繁殖候補豚や離乳前後の豚の間で形成される。繁殖豚では不顕性感染に終わることが多いが，哺乳豚や離乳豚で下痢が持続する。常在型での致死率は通常10〜20％以下である。

　PRCV浸潤農場では交差免疫によりTGEの症状が緩和されるため，常在型発生と類似した発生形態をとる。国内でもPRCVが浸潤しており，PRCV浸潤農場での常在型

豚●ウイルス病

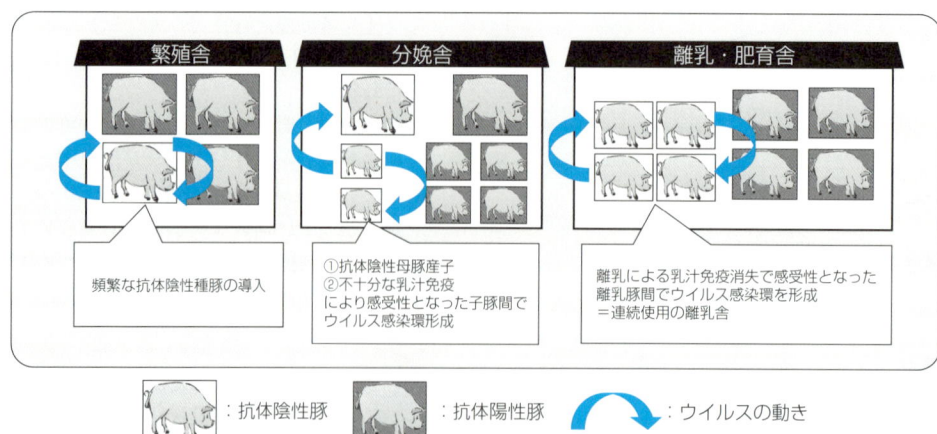

図　常在型伝染性胃腸炎の発生機序

TGE発生も確認されている。
診　断
＜症　状＞　流行型では，すべての日齢の豚で水様性〜泥状下痢，一部で嘔吐が認められる。潜伏期間は1〜3日。7日齢までの豚では発病後2〜3日の経過で脱水と代謝性アシドーシスにより高率に死亡する。離乳豚では致死率が低いものの，時に発育不良豚となる。肥育豚や成豚では通常4〜7日の経過で回復する。泌乳中母豚は泌乳量減少または泌乳停止を起こし，哺乳豚の飢餓と脱水を悪化させる。常在型では乳汁を介した母豚からの受動免疫により症状が緩和されるため，ロタウイルス感染症や大腸菌症と区別が困難となる。

＜病　理＞　ウイルスは主に空腸および回腸の粘膜上皮細胞で増殖する。上皮細胞は変性・壊死に陥り感染後12〜24時間で脱落する。その過程で吸収・消化不良性および浸透圧性の下痢が発生する。肉眼的には，哺乳豚では脱水と削痩，胃では膨満と未消化凝固乳の貯留，胃大弯部粘膜面のうっ血，小腸では腸壁の菲薄化と弛緩，凝乳塊や黄色泡沫状液の貯留が観察される。組織学的には，小腸粘膜上皮細胞の空胞形成や扁平化等の変性と壊死，絨毛の萎縮等が認められる(写真左)。腸絨毛の萎縮は空腸で最も著しい。

＜病原・血清診断＞　流行型は豚流行性下痢と豚デルタコロナウイルス感染症，常在型は豚のロタウイルス感染症や大腸菌症等と臨床症状が類似するため実験室内診断が不可欠である。

病原診断として，発病初期の糞便を用いたRT-PCR等によるウイルス核酸の検出，免疫電子顕微鏡法によるウイルス粒子検出，豚腎臓由来株化(CPK)細胞等を用いたウイルス分離ならびに小腸材料を用いた蛍光抗体法や免疫組織化学染色によるウイルス抗原の検出(写真右)を実施する。PRCVとの識別にはS蛋白遺伝子欠失部分を標的としたRT-PCRが有用である。

血清診断として，急性期と回復期のペア血清における中和抗体価の有意な上昇を確認する。

予防・治療
農場の出入り管理と衛生対策を組み合わせたバイオセキュリティー対策により，ウイルスの侵入・まん延防止に努める。また，乳汁免疫の誘導を目的とした母豚接種ワクチン(弱毒生ワクチンと不活化ワクチン)が市販されている。発生時の治療は二次感染防御のための抗菌薬投与，脱水防止の補液投与等の対症療法が主となる。

(宮﨑綾子)

7　豚繁殖・呼吸障害症候群 (届出)(口絵写真18頁)
Porcine reproductive and respiratory syndrome

概　要　豚繁殖・呼吸障害症候群ウイルス感染による繁殖障害と呼吸障害を主徴とする伝染性疾病。

宿　主　豚，いのしし

病　原　*Arteriviridae*, *Variarterivirinae*, *Betaarterivirus* に属する豚繁殖・呼吸障害症候群ウイルス1および2〔*Betaarterivirus europensis*(porcine reproductive and respiratory syndrome virus 1：PRRSV-1)，*Betaarterivirus americense*(PRRSV-2)〕。ウイルス粒子は直径50〜74nmの球形でエンベロープを有し，約15kbのプラス1本鎖RNAをゲノムに持つ。PRRSVは遺伝学的および抗原学的に欧州型(PRRSV-1)と北米型(PRRSV-2)に区別され，両者はゲノムの塩基配列で約40％の相違がある。日本では2009年に欧州型のウイルスが分離されたが，多くのPRRSVは北米型である。両型のウイルスともそれぞれ株間で遺伝的多様性が認められ，抗原性の違いも存在する。北米，欧州やアジアでは時折病原性の強い株が出現している。

PRRSVは豚のマクロファージやMARC145(猿腎臓由来株化)細胞で増殖する。エーテル，クロロホルム等の有機溶媒に感受性で，37℃48時間や56℃45分間で不活化され，pH6以下および7.5以上で感染性は急速に低下する。ウイルスは乾燥に極めて弱く，乾燥状態では室温下で1日以内に不活化される。

分布・疫学　1980年代後半に出現した新興感染症で，世界各国で発生。日本の農場の60〜80％はPRRSV陽性農場で，大規模農場ほど陽性率は高い。オーストラリア，ニュージーランド，スイス，スウェーデン，フィンランド，ノルウェーは清浄国である。

PRRS陰性農場にウイルスが侵入した場合(初発生農場)，母豚の流死産を主徴とする繁殖障害，次いで新生豚の死亡ならびに呼吸障害等が発生する(流行型)。繁殖障害と新生豚の死亡は通常1〜4カ月で終息するものの，その後，不顕性感染も多く認められ常在化する。ウイルスが常在化した農場では離乳後子豚(離乳豚と肥育初期豚)に呼吸障害や発育遅延が継続して発生する。大規模農場ではPRRSVが一度侵入すると常在化しやすい。

ウイルスは感染豚の鼻汁，唾液，尿，精液，糞便，血液，乳汁から排出され，経口・経鼻感染，傷口を介した接

触感染，経胎盤感染等で伝播する。蚊やハエによる機械的伝播や空気感染も起こる。

診 断

＜症 状＞ 発生過程や症状の程度は農場によって異なり，ウイルス株の病原性や抗原性，初感染あるいは常在感染，感染日齢，免疫状態，混合感染，飼育環境や飼育管理等に影響される。

繁殖障害：母豚感染で受胎率が低下し，妊娠後期では胎子感染が高率に起こり，白子や黒子等の流死産がみられる（写真1）。母豚が死亡することもある。母子感染して生まれた子豚は虚弱で，開脚姿勢，震え等を呈し，高い致死率を示す。生後感染では，症状の重さは通常感染時の日齢に依存し，若齢豚ほど重篤となる。

呼吸障害：腹式呼吸（ヘコヘコと聞こえる呼吸音）が特徴的で，眼瞼浮腫，結膜炎，耳や鼻等のチアノーゼ（写真2），下痢等がみられる。離乳豚や肥育豚では二次感染や複合感染により常在疾病の発生率が高まり，致死率が高まる。離乳子豚の被害が大きい。種雄豚では精子の機能低下と精液中にウイルスの排出がみられる。

＜病 理＞ 流死産には特徴的な病変は認められない。子豚の呼吸器病では肉眼所見として，肺全域で黄褐色あるいは赤色を呈して硬化が認められることが多い。また，全身リンパ節の腫大がみられる。組織学的には間質性肺炎が特徴である。

＜病原・血清診断＞ 病原検査として豚のマクロファージあるいは猿腎由来MARC145細胞を用いたウイルス分離，RT-PCRが有用である。抗体検査はELISAと間接蛍光抗体法が利用されている。

流死産の診断には，胎子の肺やリンパ組織あるいは母豚の血清を用いた抗原検査，またペア血清を用いた抗体の陽転あるいは抗体価の有意上昇を確認する。

子豚の呼吸障害においては，肺ならびに血清材料を用いた病原検査に併せて，肺の免疫組織化学染色を含めた病理検査が重要である。

予防・治癒

ウイルス株が異なると容易に再感染するため，ウイルス陽性農場においても外部からウイルスを侵入させない防疫対策が重要である。精液や繁殖候補豚は陰性農場から導入し，繁殖舎導入前に少なくとも60日間，可能であれば90日間の隔離飼育を行う。

ウイルス陽性農場では病態軽減のため，子豚の感染日齢を遅らせるための飼育管理が重要であり，里子の制限，離乳豚のオールインオールアウト管理等を行う。オールインオールアウト管理を比較的容易に行うため，様々な簡易子豚舎が利用されている。

母豚群でPRRSVに対する免疫が不安定な陽性農場に対して市販の生ワクチンが使用されている。

（髙木道浩）

8 豚テシオウイルス性脳脊髄炎(届出)
Porcine teschovirus encephalomyelitis

病名同義語：Teschen病，Talfan病

概 要 豚テシオウイルス，豚サペロウイルスおよび豚エンテロウイルスによる豚の伝染性神経疾患。

宿 主 豚，いのしし

病 原 Picornaviridae, Caphthovirinae, Teschovirusに属する豚テシオウイルス(Teschovirus asilesi, Teschovirus bishikawa)と，同科のSapelovirusに属する豚サペロウイルス(Sapelovirus anglia, Sapelovirus besimi)およびEnterovirusに属する豚エンテロウイルス(Enterovirus geswini)。プラス1本鎖のRNAウイルス。ウイルス粒子はエンベロープなしの正二十面体で直径約30nm。豚の腎臓由来細胞等でよく増殖する。

以前，本病は豚エンテロウイルス性脳脊髄炎と呼ばれていたが，2020年の家畜伝染病予防法の改正時に名称変更された。

本病はかつて豚テシオウイルス血清型1の高病原性株が原因と考えられていた。しかし，神経症状発症豚の脳神経材料から豚テシオウイルスの他の血清型や豚サペロウイルス，豚エンテロウイルスが分離されることもあることから，かつてエンテロウイルス属に一括して分類されていた上記ウイルスすべてが届出の対象とされている。

分布・疫学 豚テシオウイルス，豚サペロウイルスおよび豚エンテロウイルスは世界各地に広く分布している。日本の農場にも高率に浸潤し，2002年以降，複数回の発生が報告されている。

ウイルスは糞便とともに排出され，糞便や汚染した器具，餌，資材を介して，同居豚へ経口・経鼻感染する。発病期の豚だけでなく不顕性感染豚も感染源となりうる。

診 断

＜症 状＞ 神経症状を主徴とする。重篤なものは豚の月齢を問わず高熱を発し，食欲不振・元気消失・四肢（特に後肢）の麻痺，起立不能，眼球振とう，全身性の痙攣，後弓反張，昏睡等を示す。発症後3～4日で死亡し，罹患率・致死率は70～90％に達する。しかし，近年ではこのような罹患率・致死率の高い例は報告されておらず，主に若齢豚において運動失調や全身の麻痺といった病態が日本を含む世界各地で報告されている。また，不顕性感染で終わる豚も少なくない。

日本脳炎，オーエスキー病，急性型豚熱，豚血球凝集性脳脊髄炎，豚パルボウイルス感染症との類症鑑別が必要。

＜病 理＞ 囲管性細胞浸潤を特徴とする灰白質の非化膿性炎を呈する。大半の感染は不顕性に耐過するが，ウイルス血症を起こし，中枢神経に感染した場合に発症すると考えられている。

＜病原・血清診断＞ 神経症状を呈する豚の脳神経材料から，豚胎子精巣細胞（ST細胞）によってウイルス分離を実施する。ただし，ウイルスは無症状豚の扁桃，腸管等からも分離されるため，脳神経材料以外からのウイルス分離に診断価値はない。ペア血清における優位な抗体上昇も補助診断として有効である。なお，RT-PCR検査では確定診断のために塩基配列の決定が必要である。

予防・治療 現在国内にワクチンはない。また，特別な治療法はない。

（大場真己）

豚●ウイルス病

9 豚流行性下痢(届出)
Porcine epidemic diarrhea

概 要 水様性下痢と嘔吐を主徴とする豚の急性疾病。年齢を問わず高率に罹患するが、若齢豚ほど高致死率。

宿 主 豚、いのしし

病 原 Coronaviridae, Orthocoronavirinae, Alphacoronavirus, Pedacovirus に属する Alphacoronavirus porci (豚流行性下痢ウイルス:porcine epidemic diarrhea virus)。ゲノムはプラス1本鎖RNA。ウイルス粒子はエンベロープを有する直径約95〜190nmの多形性から球形で特徴的な棍棒状の突起を有する。ウイルスは50℃で2時間処理後も感染性を保持し、低温下ではpH4〜9で安定。種々の消毒薬が有効である。

分布・疫学 1971年英国で初発。1990以降は中国、韓国等の東アジアが流行の中心であったが、2013〜2015年に欧州、東アジア、北米ならびに中南米の各国で同時多発的に流行した。日本でも同時期に本病が流行、2013年10月の初発から10カ月間で38道県817農場において、約122万頭が発症し約37万頭が死亡した。以降も、散発的に発生が認められている。感染経路は経口感染。感染豚の糞便中に排出されたウイルスは豚から豚へ直接または汚染媒介物を介して間接的に伝播する。発生形態は伝染性胃腸炎と酷似し、抗体陰性農場における流行型と抗体陽性農場における常在型が存在する。

診 断
＜症 状＞ 流行型ではすべての日齢の豚で水様性〜泥状下痢、一部で嘔吐が認められる。7日齢までの豚では発病後3〜4日の経過で高率に死亡する。離乳豚での致死率は低く、肥育豚や成豚では通常4〜7日の経過で回復する。泌乳中母豚は泌乳量減少または泌乳停止を起こし、哺乳豚の死亡要因となる。常在型発生ではロタウイルス感染症や大腸菌症の症状と類似する。

＜病 理＞ 肉眼的には、哺乳豚で脱水と削痩、胃では膨満と未消化凝固乳の貯留、小腸では腸壁の菲薄化と弛緩、凝乳塊や黄色泡沫状液の貯留が観察される。組織学的には、小腸粘膜上皮細胞の空胞形成や扁平化等の変性と壊死、絨毛の萎縮が認められる。

＜病原・血清診断＞ 伝染性胃腸炎、豚デルタコロナウイルス感染症、豚ロタウイルス感染症や大腸菌症等との類症鑑別が不可欠である。病原診断として、発病初期の糞便を用いたRT-PCR等によるウイルス核酸の検出、免疫電子顕微鏡法によるウイルス粒子検出、アフリカミドリザル腎由来Vero細胞を用いたウイルス分離ならびに小腸材料を用いた蛍光抗体法や免疫組織化学染色によるウイルス抗原の検出を実施する。血清診断として、急性期と回復期のペア血清における中和抗体価の有意な上昇を確認する。

予防・治療 農場の出入り管理と衛生対策を組み合わせたバイオセキュリティ対策によりウイルスの侵入・まん延防止に努める。また、乳汁免疫の誘導を目的とした母豚接種ワクチン(弱毒生ワクチン)が市販されている。

(須田遊人)

10 豚水疱疹(届出)(海外)
Vesicular exanthema of swine

宿 主 豚、いのしし

病 原 Caliciviridae, Vesivirus, Vesivirus exanthema に属する豚水疱疹ウイルス(vesicular exanthema of swine virus)。海生動物由来のサンミゲルアシカウイルスと類似し、海生動物が本来の自然宿主と考えられている。プラス1本鎖RNAウイルスであり、ウイルス粒子は直径35〜40nmの球形でエンベロープを持たない。粒子表面に特徴的なコップ型の窪みがある。多数の血清型が存在する。

分布・疫学 かつて米国とアイスランドでのみ発生したが、現在では世界的に発生がない。伝播は本ウイルスで汚染された厨芥の給餌と病豚や豚由来汚染物との接触。品種や日齢に関係なく発病。致死率は低い。

診 断
＜症 状＞ ウイルスは表皮胚芽層で増殖し、発熱、水疱形成、壊死、痂皮化。水疱は鼻鏡、口唇、舌、口腔粘膜、趾間、蹄冠、乳頭等で好発。1〜2週で回復。時に脳炎、心筋炎、下痢、流産を伴う。臨床症状による口蹄疫、豚水疱病、水疱性口内炎との鑑別が困難なため、病原学的診断が必要。

＜病原・血清診断＞ 水疱液や水疱上皮を材料としてウイルス分離や電子顕微鏡観察により診断。

予防・治療 ワクチンや有効な治療法はない。感染豚の隔離と淘汰。非加熱残飯給餌を禁止。

(髙木道浩)

11 ニパウイルス感染症 (複)(届出)(人獣)(海外)(四類感染症)
Nipah virus infection

宿 主 豚、いのしし、馬、人

病 原 Paramyxoviridae, Orthoparamyxovirinae, Henipavirus に属する Henipavirus nipahense (ニパウイルス:Nipah virus)が原因である。三種病原体に指定され、BSL3実験施設内で取り扱う必要がある。

分布・疫学 1998〜1999年にかけてマレーシア、シンガポールで本ウイルスによる豚の呼吸器感染症が大流行したが、豚から人が感染して致死率40%の急性脳炎が多発した。この他にもバングラデシュやインドで人の発生が報告されている。いずれの地域でもオオコウモリが自然宿主と考えられている。

診 断
＜症 状＞ 豚では呼吸器症状を主徴とするが、時に痙攣やその他の神経症状が現れる。マレーシアでの豚の流行では罹患率は高いものの致死率は5%以下であった。また、人では脳炎が特徴的である。

＜病 理＞ 多核巨細胞形成を伴う肺炎像が多く認められる。ウイルス抗原は、主に上部気道の巨細胞や上皮細胞、気管腔内の壊死片等に検出される。

＜病原・血清診断＞ RT-PCRによる遺伝子検出やELISAによる抗体検出を行う。

予防・治療 ワクチン等の予防法や治療法はない。感染動物との接触を避けるのが唯一の予防策。

(苅和宏明)

12 豚インフルエンザ(人獣)
Swine influenza

概 要 インフルエンザAウイルスの感染に起因する豚の急性呼吸器疾患。重症化例はまれだが,豚呼吸器複合病(PRDC:Porcine respiratory disease complex)の代表的な疾患で,人獣共通感染症としても重要。

宿 主 豚,人
病 原 Orthomyxoviridae, Alphainfluenzavirus, Alphainfluenzavirus influenzae に属するインフルエンザAウイルス(influenza A virus)。ほぼすべての流行株がH1N1, H1N2, H3N2亜型ウイルスのいずれかに分類される。

分布・疫学 日本を含む世界各地に分布。大部分の農場で,肥育初期までの子豚を中心に流行する。また豚は,人の季節性インフルエンザウイルスにも高い感受性を示すため,農場従業員が感染源となることもある。人や野鳥のインフルエンザは,遺伝的に近縁なウイルスが全世界で流行することが多いが,豚は個体レベルの移動が限定的で,養豚農場の防疫レベルも比較的高いことから,豚インフルエンザの原因ウイルスは国や地域ごとに遺伝的多様性を示す。

　2009年にパンデミックを引き起こしたA(H1N1)2009ウイルスは,当時欧州と北米で別々に流行していた2種類の豚インフルエンザウイルスの遺伝子再集合体だった。当該ウイルスはその後,それまで人の間で流行していたH1N1亜型(いわゆるAソ連型)ウイルスと置き換わり,現在では季節性インフルエンザの原因ウイルスの1つとして定着した。またこのウイルスは,人を介して世界中の飼養豚へ広く浸潤した。例えば,現在の豚インフルエンザウイルス国内流行株は,その亜型にかかわらず,HAおよびNA遺伝子分節を除く6遺伝子分節のほとんどがA(H1N1)2009ウイルスに由来する。

診 断
<症 状> 10〜14週齢程度の子豚を中心に,発熱や鼻汁を伴いながら小さく乾いた咳を繰り返し,活力低下や食欲減退も認める。伝播性が高く,豚群全体が一斉に発症することが多い。重症化例はごくまれで,発症から1週間以内に回復する他,日齢が高いほど症状は軽く不顕性感染も多い。しかし,呼吸器の局所免疫は低下するため,他の病原体による二次感染を招き,子豚の発育不良や事故率上昇の引き金となる。
<病 理> 肉眼所見では咽頭粘膜の充血や粘液分泌亢進,気管および気管支内腔における粘液の貯留を認め,肺炎例では限界明瞭な暗赤紫色の肺病変もみられる。組織所見では,気管支や細気管支の上皮細胞の変性壊死を伴うカタル性炎症が確認され,毛細血管の充血や拡張等もみられる。肺病変部には,無気肺や間質性肺炎,気腫等を認める。
<病原・血清診断> 発症豚の鼻腔スワブや剖検豚の肺乳剤を検体とした,RT-PCRによるウイルス遺伝子の検出および培養細胞(犬腎臓由来MDCK細胞等)を用いたウイルス分離により病原体を検出。農場レベルでは人用の抗原検査簡易キットも有用。
　血清診断にはHI反応や中和テストを用いるが,適切なウイルス抗原が求められる。感染性ウイルスを扱えない環境を中心に,ELISAの使用も増えている。
予防・治療 国内ではH1N1およびH3N2亜型ウイルスの不活化全粒子混合ワクチンが認可されている。発症期間が短く重症化しにくいため,加療せずに回復を待つ。

(小澤　真)

13 E型肝炎(人獣)
Hepatitis E

宿 主 豚,いのしし。鹿,人も感染
病 原 Hepeviridae, Orthohepevirinae, Paslahepevirus に属するE型肝炎ウイルス(Paslahepevirus balayani)。約30nmのRNAウイルス,糞便中のウイルスはエンベロープを持たない。遺伝子型1〜8のうち,3〜6が豚,いのししに感染。3,4が人獣共通感染症の原因。

分布・疫学 世界各地。国内ではほぼすべての養豚場で感染例,いのししでは地域により4.5〜42%で抗体陽性例。豚では糞口感染,2〜5カ月齢で抗体陽性を示す。人は加熱不十分の豚肉や野生獣肉の喫食により感染。

診 断
<症 状> 豚,いのししでは不顕性感染。人は不顕性感染が多く,一部で急性肝炎,妊婦では劇症感染の割合が高く約20%の致死率。
<病原・血清診断> 血清,糞便からRT-PCRによる遺伝子検出。ELISAによるIgM, IgG, IgA抗体検出。
予防・治療 人用のワクチンあり(国内では未承認)。特異的な治療法はない。人は肉の十分な加熱により予防。

(早坂大輔)

14 豚パルボウイルス感染症
Porcine parvovirus infection

概 要 豚パルボウイルス感染による不妊,異常産子,総産子数減少等の繁殖障害を起こす疾病。

宿 主 豚,いのしし
病 原 Parvoviridae, Parvovirinae, Protoparvovirus に属する豚パルボウイルス(Protoparvovirus ungulate 1)。直径20〜26nmの小型球形DNAウイルスでエンベロープを持たない。環境中に極めて安定。人,モルモット,鳥類等の赤血球を凝集する。豚腎由来細胞でCPEを起こして増殖し,感染細胞に好酸性の核内封入体が観察される。

分布・疫学 世界各地に分布。ウイルスは主に経口あるいは経鼻感染し,鼻汁,唾液,糞便および精液中に排泄。ウイルスの排出期間は約2週間と短いが,環境中で長期間生存。多くの農場に常在化して大半は不顕性感染であるが,母豚が妊娠中に初感染すると死産等の繁殖障害を起こす。妊娠中期の感染時に異常産発生が高率となる。年間を通じて発生がみられる。感染耐過豚は終生免疫が成立。ウイルス浸潤農場では繁殖障害の発生は初産豚に多い。

診 断
<症 状> 妊娠豚以外の豚は症状を示さない。胎子感染により死亡した胎子は子宮内に残存し,分娩予定日前後に娩出される。流産はまれ。母豚に感染後,各胎子が感染する時期は異なるため,娩出される異常子は同腹でもミイラ化胎子,黒子,白子,虚弱子等多様。これらの異常子と正

常子を同時に分娩する例も多い。妊娠初期の感染では胚の死亡と吸収が起こるので，不妊や産子数の減少がみられる。

豚繁殖・呼吸障害症候群，オーエスキー病，日本脳炎等の異常子豚分娩を主徴とする疾病との鑑別が必要。

＜病理＞ 死産胎子や虚弱子において，脳実質および軟膜に分布する血管周囲に小円形細胞が増殖して細胞套を形成することがある。

＜病原・血清診断＞
病原診断：異常子の組織を用いて蛍光抗体法や免疫組織化学染色による抗原検出，またPCRによる遺伝子検出を行う。ウイルス分離は脳や臓器乳剤を豚腎由来株化細胞に接種し，2〜3代継代培養する。
血清診断：母豚の分娩前後のペア血清を用いてHI反応あるいは中和テストにより抗体価の有意上昇を確認する。初乳未摂取の異常子について血清，胸水，腹水等を用いて抗体の存在を証明する。

予防・治療　生ワクチン，不活化ワクチンが市販されている。初産豚では種付け1カ月前にワクチン接種する。死産を起こした母豚は，その後の妊娠に支障はない。治療法はない。

（髙木道浩）

15　豚血球凝集性脳脊髄炎
Porcine hemagglutinating encephalomyelitis

宿　主　豚
病　原　豚血球凝集性脳脊髄炎ウイルス〔*Coronaviridae*, *Orthocoronavirinae*, *Betacoronavirus*, *Betacoronavirus gravedinis*(porcine hemagglutinating encephalomyelitis virus)〕。
分布・疫学　世界中に分布。大半の豚が不顕性感染であり，移行抗体の低い哺乳豚や離乳豚が発症。致死率が高い。ウイルスは呼吸器や扁桃等の上皮細胞で増殖後，末梢神経を介して中枢神経へ感染。伝播経路は主に鼻口腔液を介した接触または吸入感染。

診　断
＜症　状＞　くしゃみや咳に続き，嘔吐，咽頭麻痺，呼吸困難を伴う衰弱（嘔吐衰弱型），または歩行異常，筋肉振とう，痙攣等の神経症状（脳脊髄炎型）が単独あるいは混合して認められる。
＜病　理＞　組織所見として間質性気管支周囲性肺炎，肺胞上皮の肥大，肺胞気腫，囲管性細胞浸潤とグリア結節を伴う非化膿性脳脊髄炎等が認められる。
＜病原・血清診断＞　肺，扁桃，脳幹を用いたRT-PCR等によるウイルス核酸検出と豚腎由来株化（PK-15）細胞等を用いたウイルス分離を実施。血清診断はペア血清を用いた中和テストまたはHI反応を実施する。

予防・治療　ワクチン，治療法はない。

（宮﨑綾子）

16　豚サーコウイルス関連感染症
Porcine circovirus associated disease(PCVAD)

概　要　豚サーコウイルス2型感染の関与による離乳後多臓器性発育不良症候群，豚皮膚炎腎症症候群，豚の呼吸器複合感染症，繁殖障害等を含む疾病。

1）豚の離乳後多臓器性発育不良症候群
Postweaning multisystemic wasting syndrome (PMWS)

宿　主　豚，いのしし
病　原　*Circoviridae*, *Circovirus*に属する*Circovirus porcine2*〔豚サーコウイルス2型(porcine circovirus 2：PCV2)〕。ゲノムは約1.8kbの1本鎖環状DNA。ウイルス粒子は直径約17nmの小型球形で，エンベロープを持たない。環境中で極めて安定。PCV2は8つの遺伝子型(PCV2a〜PCV2h)が知られているが，そのうちPCV2a, PCV2bおよびPCV2dの感染に起因。現在，PCV2dに優勢株が置き換わっている。

分布・疫学　PCV2は世界中に分布。日本でもSPF農場を含むほとんどの豚集団に浸潤しており，出荷豚の抗体陽性率はほぼ100％。PMWSの発生は日本も含めて多くの国で確認されている。

本病は1990年代初めに突如出現した新興感染症であるが，PCV2抗体は1960年代にはすでに存在していた。PMWSの発症には補因子の存在が考えられ，豚繁殖・呼吸障害症候群ウイルスや豚パルボウイルス等の病原体，ワクチン接種による免疫刺激，ストレス負荷等が重要視されている。

発生農場では主に7〜15週齢の豚の5〜20％が発症し，致死率は最大80％を示す。離乳後子豚（離乳豚と肥育初期豚）の死亡率上昇は数カ月から1年以上続く。伝播は経口ならびに経鼻感染による。

診　断　臨床症状，発生状況，病理検査および病変部からのウイルスの検出成績を総合して診断する。
＜症　状＞　PMWSは，離乳子豚の死亡率上昇により通常発見され，増体量減少，削痩，被毛粗剛，呼吸困難，時に黄疸，下痢，皮膚の蒼白等がみられる。
＜病　理＞　肉眼病変として全身リンパ節の腫大がみられ，特に浅鼠径，腸間膜，肺門および縦隔リンパ節で著しく，時に正常の2〜5倍に達する。

組織学的にはリンパ濾胞でのリンパ球減少と傍リンパ領域を含めた組織球や多角巨細胞による肉芽腫病変が認められる。浸潤した組織球内にはぶどうの房様の細胞質内封入体がみられる。間質性肺炎，間質性腎炎，壊死性肝炎等が時に観察される。リンパ球減少により二次感染を誘発する。
＜病原・血清診断＞　ウイルスの検出は免疫組織化学染色およびPCRによるウイルス核酸検出（または，豚腎由来株化細胞によるウイルス分離）を行う。

予防・治療　不活化ワクチンが市販され，ワクチン接種により発生被害が減少している。オールインオールアウトの徹底，ストレスの除去等の防疫対策（マデックの20原則）も予防上重要である。治療法はない。

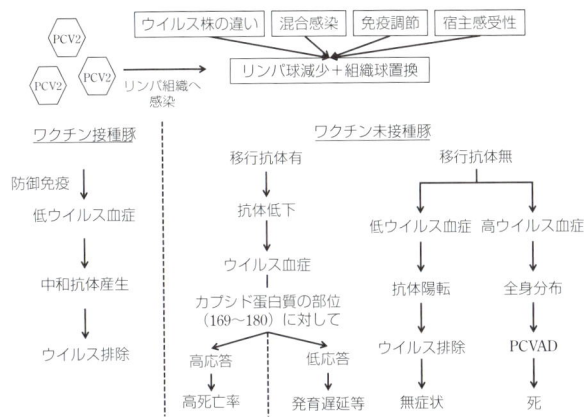

図　豚サーコウイルス2型関連疾病の発病機序
PCVAD：豚サーコウイルス関連感染症
(Opriessnig T et al.: *J Vet Diagn Invest* 19:591-615, 2007. Trible BR et al.: *Virus Res* 164:68-77, 2012 より作成)

2）豚皮膚炎腎症症候群
Porcine dermatitis and nephropathy syndrome

宿　主　豚
病　原　病原は不明であるが，豚サーコウイルス2型，豚サーコウイルス3型（porcine circovirus 3），豚繁殖・呼吸障害症候群ウイルス，*Anelloviridae* に属する *Iotatorquevirus suida1a* や *Pasteurella multocida* 等が関与すると考えられている。
分布・疫学　南米，北米，欧州，日本を含むアジアで発生が確認されている新興感染症。PMWS流行に先行，あるいはPMWS流行時に発生することが多く，主に育成～肥育豚に発生する。発生率は低いが，致死率は高い（時に50％以上）。
診　断　臨床症状と病理検査成績から診断する。
＜症　状＞　皮膚に不定形の赤紫色の斑点および丘疹が主に後肢，会陰部，腹部，臀部でみられ，時に全身に及ぶ。元気消失，食欲減退，跛行，呼吸困難，時に突然死する。豚熱との類症鑑別が必要。
＜病　理＞　点状出血を伴う腎臓の腫大，リンパ節の暗赤色腫大。組織学的には糸球体腎炎と全身性の壊死性血管炎を特徴とする免疫複合体病（Ⅲ型アレルギー）。
予防・治療　PCV2に対するワクチンが使用されて以降は発生報告が減少していることから，当該ワクチンは予防に有効と考えられる。治療法はない。

（髙木道浩）

17　豚サイトメガロウイルス感染症
Porcine cytomegalovirus infection

病名同義語：封入体鼻炎（Inclusion body rhinitis）
宿　主　豚，いのしし
病　原　*Herpesvirales*, *Orthoherpesviridae*, *Betaherpesvirinae*, *Roseolovirus* に属する豚サイトメガロウイルス（porcine cytomegalovirus）。豚ロゼオロウイルス（*Roseolovirus suidbeta 2*）とも呼ばれる。
分布・疫学　日本を含む世界各地に分布。ほぼすべての飼養豚が肥育初期に感染する他，野生いのししにも浸潤。感染豚の鼻汁が水平感染を引き起こし，妊娠母豚では垂直感染も起こる。

診　断
＜症　状＞　移行抗体が減弱する3～6週齢程度の離乳豚を中心に，不顕性または軽度の呼吸器症状がみられる。移行抗体を持たない3週齢未満の子豚の感染例では，肺炎を含む重度の呼吸器障害により高い致死性を示す。妊娠末期の母豚の初感染例では，流死産が起きる。
＜病　理＞　呼吸器を中心に，上皮細胞の腫大化と大型の好塩基性核内封入体の形成がみられる。また死亡胎子では，心臓，肺等に浮腫の肉眼所見がみられる。
＜病原・血清診断＞　PCRによるウイルス遺伝子の検出。
予防・治療　ワクチン，治療法はない。乳汁を介した移行抗体の摂取を徹底し，子豚の発症を予防する。

（小澤　真）

18　レオウイルス感染症（複）（人獣）
Reovirus infection

宿　主　豚，牛，めん羊，山羊，犬，猫，人等，多くの哺乳類に広く感染する。
病　原　*Reovirales*, *Spinareoviridae*, *Orthoreovirus* に属する哺乳類オルトレオウイルス（*Orthoreovirus mammalis*）。
分布・疫学　日本を含めた世界各地に分布。糞便に排泄されたウイルスの経口感染。
診　断
＜症　状＞　主に幼獣における軽度の呼吸器症状，消化器症状が主徴であるが，不顕性感染が多い。人においては上記症状に加えて脳炎症状も報告されている。
＜病　理＞　特徴的な病変は認められない。
＜病原・血清診断＞　アフリカミドリザル腎由来のMA104細胞等，各種培養細胞でウイルス分離が可能である。HI反応による血清診断が可能である。
予防・治療　ワクチン，治療法はない。

（長井　誠）

19　豚呼吸器コロナウイルス感染症
Porcine respiratory coronavirus infection

宿　主　豚
病　原　伝染性胃腸炎ウイルスのスパイク蛋白質欠失変異体である豚呼吸器コロナウイルス〔*Coronaviridae*, *Orthocoronavirinae*, *Alphacoronavirus*, *Alphacoronavirus suis*（porcine respiratory coronavirus）〕。
分布・疫学　米国の養豚密集地域や欧州で常在化。日本でも1996年にウイルス分離され常在化地域も確認。ウイルスは上部気道の上皮細胞で増殖し，直接接触や飛沫吸入により感染する。
診　断
＜症　状＞　単独感染では通常無症状で一過性の発咳に終わる。他病原体との複合感染により症状は悪化。
＜病　理＞　特徴的な病変は認められない。
＜病原・血清診断＞　RT-PCR等によるウイルス核酸の検出，豚腎由来株化（CPK）細胞等を用いたウイルス分離。伝染性胃腸炎ウイルスとの識別にはスパイク蛋白遺伝子欠失部分を標的としたRT-PCRが有用。
予防・治療　ワクチン，治療法はない。

（宮﨑綾子）

豚●ウイルス病

20 豚のゲタウイルス感染症（人獣）
Getah virus infection in swine

宿　主　豚，馬，牛，人，鳥類。発病は豚や馬で多いが，牛での発生も報告されている。
病　原　*Togaviridae, Alphavirus, Alphavirus getah* に属するゲタウイルス（getah virus）。
分布・疫学　ウイルスはアジア諸国，オーストラリア，シベリア等，世界中に広く分布。豚では1985年に日本で初めて発生が確認された。ウイルスはイエカ属やヤブカ属等の蚊や感染宿主動物の体内で増幅し，蚊－宿主動物－蚊の間で感染環が成立。
診　断
＜症　状＞　妊娠豚で流死産を起こす。子豚では食欲不振，発熱や沈うつ，運動失調や痙攣等の神経症状，下痢を呈し，数日で死亡する。発症回復後に発育不良となる場合がある。
＜病　理＞　感染子豚で特徴的な病変は認められない。妊娠豚では胎子のミイラ変性がみられる。
＜病原・血清診断＞　脳を含む主要臓器からアフリカミドリザル腎由来Vero細胞等を用いたウイルス分離，RT-PCR。抗体検査には中和テスト，HI反応やELISAが用いられている。
予防・治療　国内では日本脳炎，豚パルボウイルス感染症との混合生ワクチンが市販されている。

（増田恒幸）

21 豚の脳心筋炎
Encephalomyocarditis virus in swine

宿　主　豚，ねずみ，ラット等，多くの哺乳類や鳥類
病　原　*Picornaviridae, Caphthovirinae, Cardiovirus, Cardiovirus rueckerti* に属する encephalomyocarditis virus。
分布・疫学　世界各地で発生。家畜では豚の感受性が高い。げっ歯類がウイルスを保有し感染源となる。排泄物や死骸で汚染された飼料や水を介して豚に感染する。若齢豚の致死率は高い。
診　断
＜症　状＞　子豚の心機能障害による突然死が特徴。他に発熱，食欲不振，呼吸困難，麻痺を認め，加齢に伴い症状は軽減する。妊娠豚では流死産が認められる。
＜病　理＞　心臓の拡張，心外膜出血や心筋の多発性白色巣状壊死を認め，心膜水腫や肺水腫を伴う。単核細胞浸潤を伴う非化膿性心筋炎，脳の髄膜炎や神経変性等。
＜病原・血清診断＞　発症豚の病変部からアフリカミドリザル腎由来Vero細胞や猿腎上皮由来MARC145細胞等を用いたウイルス分離，RT-PCR。血清診断は中和テストやELISA。
予防・治療　発生予防には，げっ歯類の駆除や汚染物の除去等の飼養衛生管理が重要。米国では不活化ワクチンが利用可能。

（増田恒幸）

22 先天性振戦
Congenital tremor

宿　主　豚
病　原　病因により6つの型に分類。AⅠ型：豚熱ウイルス，AⅡ型：非定型豚ペスチウイルス〔*Pestivirus scrofae* (atypical porcine pestivirus：APPV)〕，AⅢおよびAⅣ型：遺伝的要因，AⅤ型：中毒，B型：不明。
分布・疫学　世界的に分布。AⅢ型はランドレース種，AⅣ型はサドルバック種で発生。AⅡ型とAPPVの関連が2015年に報告されて以降，日本を含め各国でAPPVが確認されている。
診　断
＜症　状＞　新生子豚の頭部，前躯や後躯，時に全身の震え（振戦）等の症状が特徴。出生直後からみられることが多く，子豚のダンス病とも呼称。AⅡ型は未経産の妊娠母豚に感染した場合に新生子豚への影響が高いが，生後1カ月頃までに症状は消失，死亡率は低～中程度。他のA型の死亡率は高い。
＜病　理＞　肉眼病変はほとんどない。A型は共通して中枢神経系の低髄鞘化と空胞化。B型に明らかな病変は認められない。
＜病原・血清診断＞　AⅠ型は豚熱の診断に従う。AⅡ型ではRT-PCRまたはRT-qPCRによるAPPV遺伝子検出。培養細胞を用いたウイルス分離は困難で，実用化された血清診断もない。
予防・治療　病因により異なる。AⅠ型：豚熱対策，AⅡ型：衛生管理徹底，AⅢおよびAⅣ型：繁殖計画を考慮，AⅤ型：中毒原因物質の排除。

（青木博史）

23 豚痘
Swinepox

宿　主　豚
病　原　*Poxviridae, Chordopoxvirinae, Suipoxvirus, Suipoxvirus swinepox* に属する豚痘ウイルス（swinepox virus）
分布・疫学　世界各地で発生。日本でも散発的に発生。接触感染ないしブタジラミ，ヒゼンダニが機械的に媒介する。先天性豚痘の発生報告もある。
診　断
＜症　状＞　腹部を中心に水疱，丘疹，膿疱が出現。2～3日で水疱は裂けて痂皮を形成。1～3週で治癒。先天性の場合は出生時に発痘が認められ，死産あるいは出生直後に死亡。
＜病　理＞　皮膚に水疱，膿疱，痂皮を形成。病変部における有棘細胞の増生と空胞変性，核の空胞化，細胞質内封入体が観察される。
＜病原・血清診断＞　電子顕微鏡観察によるウイルス粒子検出。PCRによる遺伝子検出。豚腎株化細胞や鶏胚漿尿膜接種によるウイルス分離。
予防・治療　ワクチンはない。ブタジラミ，ヒゼンダニの駆除が有効。

（猪島康雄）

24 青目病
Blue eye disease

宿 主 豚。発病は豚のみだが，猫，うさぎ，ラット等で抗体が検出されている。
病 原 Paramyxoviridae, Rubulavirinae, Orthorubulavirusに属するOrthorubulavirus suis（La Piedad Michoacán Mexico virus）。
分布・疫学 メキシコで1980年代初頭に初発以降，風土病的に発生。他国での発生はない。鼻汁や尿による経気道感染が主体。新生子豚では致死率が高い。
診 断
<症　状> 感染子豚では発熱，元気消失等の全身症状，運動失調等の神経症状や呼吸困難がみられ，時に角膜混濁等の眼病変を認める。成豚では繁殖障害が主体。
<病　理> 子豚では脳のうっ血，多発性気管支肺炎，片側または両側性の角膜混濁。腹腔内のフィブリン析出。妊娠豚では胎盤や子宮内膜の出血，胎子のミイラ変性。
<病原・血清診断> 脳や肺等から豚腎由来PK-15細胞やアフリカミドリザル腎由来Vero細胞でウイルス分離，RT-PCR。抗体検査はHI反応やELISA。
予防・治療 治療法はなく，バイオセキュリティ対策が重要。メキシコでは不活化ワクチンが利用可能。

（増田恒幸）

25 セネカウイルス感染症
Seneca Valley virus infection

宿 主 豚，いのしし（水牛）
病 原 Picornaviridae, Caphthovirinae, Senecavirusに属するSenecavirus valles（Seneca Valley virus：セネカウイルスA）が原因。約7.2kbのプラス1本鎖RNAを持つ。2002年に細胞培養中のコンタミネーションから当初Seneca Valley virus-001として発見された。現在，WOAHのリスト疾病ではなく，家畜伝染病予防法の監視伝染病に指定されていない。
分布・疫学 セネカウイルス感染症は2007年に米国でカナダから導入された豚より跛行と鼻や蹄冠への水疱形成を主訴として発見されたが，当初，口蹄疫，豚水疱病，水疱性口内炎，豚水疱疹のいずれも陰性と診断されたことから，porcine idiopathic vesicular disease（豚の突発性水疱病）として報告された。米国，カナダ，ブラジル，中国，タイ，ベトナム，英国等で豚における発生の報告がある。中国では水牛の口腔内の水疱病変からウイルスが検出されたと報告がある。
診 断
<症　状> 口腔，鼻部，蹄冠への水疱形成および発熱と跛行を示し，肉眼所見は口蹄疫，豚水疱病，水疱性口内炎と酷似する。
<病原・血清診断> 主に豚由来の培養細胞で良好に増殖する。3D領域を標的としたRT-PCRおよびRT-qPCRによる特異遺伝子の検出。ELISAおよび中和テストによる特異抗体の検出が可能。
予防・治療 実用化されているワクチンはない。

（森岡一樹）

26 豚丹毒 (届出)(人獣)
Swine erysipelas
（口絵写真18頁）

概 要 主として豚丹毒菌（Erysipelothrix rhusiopathiae）の感染による豚の疾病で，急性の敗血症，亜急性の蕁麻疹，慢性の関節炎，心内膜炎，リンパ節炎を主徴とする。
宿 主 豚，いのしし，七面鳥，鶏，その他，人を含む様々な哺乳類
病 原 Erysipelothrix属は，これまでE. rhusiopathiae, E. tonsillarum, E. inopinata, E. larvaeの4菌種で構成され，さらに，それらの菌種には属さない未命名の3菌種の存在が確認されていたが，近年，新たにE. piscisicarius, E. urinaevulpis, E. aquatica, E. anatis, E. amsterdamensisの5菌種が登録された。なお，全ゲノム解析等の進展により，病気の淡水魚から分離されたE. piscisicariusは，未命名のために便宜上はErysipelothrix species 2として区別されていた豚由来株と同一菌種であることが明らかとなった。本菌種はマウスに病原性を示す他，七面鳥の敗血症死および人の菌血症を引き起こしたことが報告されていることから，E. rhusiopathiaeと同様に宿主域が広いと考えられる。ちなみに，Erysipelothrix属細菌の中でE. rhusiopathiaeとE. piscisicariusは系統学的に最も近縁である。

文献上，E. tonsillarumは，豚や鶏に病気を起こさないとされる。E. rhusiopathiae, E. tonsillarum, E. piscisicarius以外の菌種については分離株数が極めて少なく，病原性解析は進んでいない。

Erysipelothrix属菌は通性嫌気性菌のグラム陽性細小桿菌（0.2～0.4×0.5～2.5μm）で，非運動性，無芽胞性，非抗酸性を示す。本属菌の血清型は，細胞壁由来の耐熱性抗原とうさぎ血清を用いた寒天ゲル内沈降反応により，1～26型とそれらの型特異抗原を欠くN型に分類されている。その多くはE. rhusiopathiaeに属するが，血清型と菌種の関係は必ずしも一致しない。急性型の豚丹毒に罹患した豚から分離されるE. rhusiopathiaeのほとんどは1a型菌であり，慢性型からは2型菌が多く分離される。

E. rhusiopathiaeは莢膜を保有し，これが菌の病原性に決定的な役割を果たす。本菌の莢膜多糖は肺炎球菌（Streptococcus pneumoniae）等，多くの粘膜寄生病原体が免疫回避のために保有するホスホリルコリン（phosphorylcholine）によって分子修飾を受けており，ホスホリルコリンを発現できない変異株はマウスや豚に対して病原性を示さなくなる。E. rhusiopathiaeはマクロファージ等の食細胞内で増殖をする細胞内寄生菌である。ゲノム解析の結果で，本菌は宿主細胞に栄養素を依存すること，また食細胞による細胞内殺菌を回避するための手段として，活性酸素から逃れるための抗酸化酵素遺伝子やファゴゾーム等を構成する細胞膜を分解するためのホスホリパーゼ酵素遺伝子を多数持つことが明らかになっており，食細胞内環境に適応する形で進化をしてきたと考えられる。

分布・疫学 E. rhusiopathiaeは，必要な栄養素のほとんどを合成できないため自然界では自律的増殖ができない。このため，本菌の自然界での分布には何らかの宿主動物との共存が必須である。本菌の宿主域は極めて広く，豚，いのしし，鳥類，海棲哺乳類を含め，世界中の様々な動物種から分離されている。産業的には，豚および七面鳥での被

豚 ● 細菌病

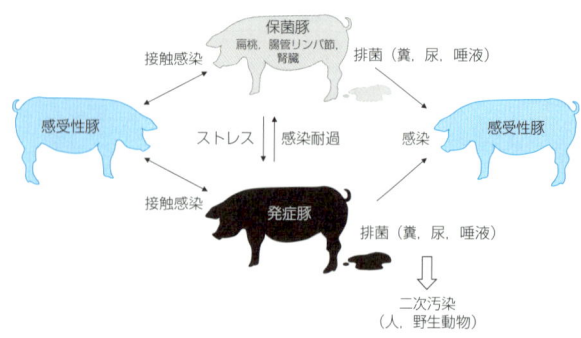

図 豚丹毒の感染環

表 *Erysipelothrix* 属の分類

菌種名	分離または同定例*
E. rhusiopathiae	豚（敗血症，関節炎，心内膜炎等），鶏（敗血症），七面鳥（敗血症），人（皮膚炎，菌血症，敗血症），その他多くの脊椎動物
E. tonsillarum	健康豚（扁桃），健康牛（扁桃），犬（心内膜炎）
E. inopinata	野菜ブイヨン
E. larvae	カブトムシ幼虫
E. piscisicarius	豚（脾臓），熱帯淡水魚（皮膚病編，敗血症），七面鳥（敗血症死），人（菌血症）
E. urinaevulpis	きつね（尿）
E. aquatica	医療用ヒルとその飼育環境，病気亀
E. anatis	あひる（副鼻腔）

＊：文献上，人での症例は E. rhusiopathiae および E. piscisicarius の感染による報告のみであり，その他の Erysipelothrix 属菌種の人に対する病原性は明らかではない。

害が大きい。欧州諸国では，近年の飼育形態の変化に伴い産卵鶏での発生が増えている。また，近年では，北極圏や亜寒帯地方に棲むジャコウウシやムース等，大型野生偶蹄類の大量死の原因となった。

　E. rhusiopathiae の動物体内への侵入は経口感染が主であるが，創傷感染も起こりうる。本菌は家畜の扁桃からしばしば分離されるが，特に豚ではその割合が高く，外見上健康な豚でも扁桃に保菌していることが多い。豚を使った実験では，経口投与された菌は扁桃陰窩上皮のM細胞様の細胞を介して体内へ侵入することが証明されている。ただし，菌が体内へ侵入しただけで直ちに発症するものではなく，高温，多湿，輸送等，宿主の抵抗性を減弱させるようなストレス条件が加わった場合に発症すると考えられる。

　本疾病の感染源あるいは汚染源として保菌豚が重要である。これらの豚は糞尿とともに菌を排出して環境を汚染し，さらに野生動物や人が二次的に汚染源を広げると考えられる。なお，日本の野生いのししのほとんどは本菌に対する抗体を保有している。宮城県以南の東京都を除くすべての41府県で捕獲された野生いのししの血清サンプルを用いた豚丹毒菌抗体保有の調査では，すべての府県のサンプルにおいて陽性が確認され，全体サンプルでの陽性率は，95.6％（1,312/1,372）であったことが報告されている。

診　断

＜症状・病理＞　豚では急性の敗血症の場合，40℃以上の高熱が突発し1〜2日の経過で急死する。その際，全身性のチアノーゼを示すことも多い。脾およびリンパ節は充血肥大し，胃および小腸上部の粘膜は充出血がみられる。死亡率は高く，豚熱，トキソプラズマ症との鑑別が重要になる。亜急性の蕁麻疹型（写真）は，発熱や食欲不振等の症状に加えて，感染1〜2日後に菱形疹（ダイヤモンドスキン）と呼ばれる特徴的な皮膚病変を示すが，致死の経過をとることは少ない。慢性型は，通常，急性型や亜急性型に引き続いて起こることが多く，関節炎の場合，四肢の関節に好発し，腫脹，疼痛，硬直，跛行がみられる。心内膜炎の多くは無症状で，解剖時に発見される。

　人では感染動物と濃厚に接触したり，汚染物が皮膚の創傷部位に接触して感染し，皮膚病変（類丹毒と呼ばれる）や敗血症を起こす。類丹毒は，辺縁明瞭で軽度隆起を伴う紫色の限局性皮膚病変で，痒み，疼痛を伴う。また，まれであるが，心内膜炎や敗血症を呈する場合もある。文献的，人での症例のほとんどは *E. rhusiopathiae* 感染による報告であるが，*E. piscisicarius* が調理用のエビを介した創傷感染から菌血症を起こしたことが報告されている。

＜病原・血清診断＞　豚丹毒の確定診断には検体から菌を分離する必要がある。トリプトソーヤ寒天培地に0.5〜1.0％のグルコース，あるいは5％の血清を添加することにより菌の発育が増進される。また，0.1％のTween 80の添加によっても同様の発育促進がみられる。急性および亜急性型由来菌は通常，連鎖しない桿菌で，寒天培地48時間培養で小さな露滴状の集落を作るが，慢性型由来菌はしばしば長連鎖をし，固形培地上でやや大きな表面粗造，周辺が鋸歯状の集落を作る。血液寒天上では不明瞭な α 溶血を示す。液体培地では通常混濁発育をするが，菌株によっては沈殿がみられる。選択培地として，トリプトソイブイヨンあるいはブレインハートインフュージョン培地にクリスタルバイオレットを0.001〜0.002％，アジ化ナトリウムを0.02〜0.05％に添加する。この培地は本来 *Enterococcus faecalis* の分離用培地であるので，出現した集落の同定には注意を要する。必要に応じて，本培地にカナマイシン（100μg/mL），ゲンタマイシン（100μg/mL），バンコマイシン（100μg/mL）を添加し，選択性を高める。本菌はグラム陽性菌であるが，古い培養菌や慢性型疾病由来の分離菌はしばしば陰性となることがあり，注意を要する。

　分離菌株の同定には特異的遺伝子検出法が有用であり，*Erysipelothrix* 属全体，また，*E. rhusiopathiae*, *E. tonsillarum*, *E. piscisicarius*（*Erysipelothrix* species 2）のそれぞれを特異的に検出できるPCR法が開発されている。なお，豚の関節炎や心内膜炎病変から *E. rhusiopathiae* 以外の *Erysipelothrix* 属菌が分離されることはまれであるが，これまでの疫学情報を考慮すると，特に *E. piscisicarius* については，豚丹毒や類丹毒の原因菌としてその同定に注意を払う必要がある。

　血清診断は，農場の汚染度の調査の他，ワクチン接種後の免疫獲得状態の判断の手段として有用となる。自家凝集性のないMarienfelde株を用いた生菌発育凝集反応（growth agglutination test）を用いる。また，感染防御抗原であるSpaAや10mol/L NaOHのアルカリ処理により抽出した菌体表層抗原を利用したELISAも有用である。

予防・治療

＜予　防＞　弱毒生菌ワクチン，死菌および成分ワクチン

が使用されている。細胞内寄生菌である本菌を排除するには細胞性免疫を誘導できる生ワクチンがより効果的である。国内で使用される生菌ワクチンは強毒株をアクリフラビン色素添加培地で継代して弱毒化した菌である。このワクチンは1回の接種により6カ月以上の強固な免疫を誘導する一方，蕁麻疹ならびに関節炎や心内膜炎等の慢性型の症状が発生するリスクがある。よって，生菌ワクチンを接種する場合，SPF豚等の豚丹毒菌に対して感受性の高い豚への接種には十分な注意が必要になる。また，移行抗体を持つ哺乳豚への接種や抗菌薬の使用は避ける。不活化ワクチンは安全性の点では問題ないが，十分な免疫を誘導するために2回接種を必要とする。現在では，感染防御抗原のリコンビナント蛋白質を利用した成分ワクチンも市販されている。人に対するワクチンはない。本疾病は，と畜検査において豚丹毒の症状を発見，もしくは関節炎や心内膜炎等の病変から菌が分離された場合，と殺禁止または全部廃棄の対象となる。本疾病の予防対策としては適切なワクチンの使用が必須であり，その他，豚にストレスを与えない飼養管理，衛生管理が重要である。

＜治　療＞　本菌にはペニシリン系抗菌薬が極めて有効であり，これまでペニシリン耐性菌が出現しているとの報告はない。

（下地善弘）

27 萎縮性鼻炎（届出）
Atrophic rhinitis of swine

概　要　*Bordetella bronchiseptica*および毒素産生性*Pasteurella multocida*による鼻甲介の形成不全・萎縮を示す呼吸器病。

宿主　豚，いのしし
病原　*B. bronchiseptica*単独，または*P. multocida*と*B. bronchiseptica*の混合感染により本病が発症する。*P. multocida*は，主に莢膜抗原型D型が分離されることが多く，A型も分離される。最初に豚の鼻腔粘膜に*B. bronchiseptica*が定着し，正常な鼻粘膜に炎症を起こす。さらに定着部位で皮膚壊死毒（dermonecrotic toxin：DNT）を産生し，若齢豚の鼻甲介骨形成を阻害する。*P. multocida*は，正常な鼻粘膜へ定着ができないが，*B. bronchiseptica*により損傷された粘膜には定着することが可能となる。*P. multocida*は定着部位で毒素（*P. multocida* toxin：PMT）を産生することにより，本症はより重症化する。

分布・疫学　本症の原因菌は，世界各国に存在するため世界中の養豚地域で発生がみられる。同様に日本各地にも存在するが，近年，発生数は減少している。感染は，病豚および保菌豚との直接接触，くしゃみや咳に伴う飛沫により起こる。また保菌母豚から哺乳子豚への感染も起こる。

診　断
＜症　状＞　若齢の豚（3～4週齢）では通常初期症状として，くしゃみ，鼻汁漏出，鼻づまり等の呼吸器症状がみられ，時に鼻出血がみられる。鼻汁は次第に漿液性から粘液性に変わる。鼻粘膜の炎症が涙管の鼻腔開口部に及ぶと狭窄・閉塞により流涙がみられ，そのため眼の下の皮膚に埃や泥等の付着がみられ，黒褐色の斑点「アイパッチ」が生じる。重症例では，鼻骨，上顎骨，前頭骨等の発達が阻害

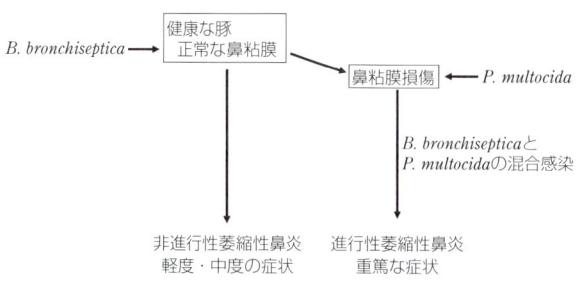

図　萎縮性鼻炎の感染・発病機序

される。上顎の発達が阻害されると下顎の切歯が上顎の切歯より前方に突出し，鼻梁背側の皮膚に皺襞が形成される。骨の発達が片側性に強く阻害される場合には鼻梁の側方弯曲，いわゆる「鼻曲がり」がみられる。感染時の日齢が低いほど強い病変と症状を示すが，発症豚が死亡することはまれである。

＜病　理＞　病変は鼻甲介，鼻中隔，鼻および顔面の骨に限定され，特徴的な鼻甲介の形成不全あるいは萎縮を除けば肉眼的変化に乏しい。

病理組織学的には，上皮細胞の編成・剥離と線毛の脱落，上皮の過形成，固有層および粘膜下組織における細胞浸潤と線維芽細胞の増生等が認められ，鼻粘膜にカタル性炎症像がみられる。鼻甲介において線維骨形成と骨過形成がみられ，骨組織において骨芽細胞の変性・壊死，類骨形成の阻害等の造骨機構の抑制がみられる。*P. multocida*が混合感染すると，破骨細胞が増生し骨融解が起こり，激しい病変像となる。

＜病原・血清診断＞
病原診断：罹患豚の鼻腔内の分泌液を血液寒天培地，ボルデー・ジャング寒天培地あるいはマッコンキー寒天培地に塗抹し，好気的に分離培養する。分離菌がボルデー・ジャング培地上で溶血性を示し，グラム陰性の微小球桿菌でカタラーゼ陽性，オキシダーゼ陽性，ウレアーゼ陽性でブドウ糖非分解であれば*B. bronchiseptica*である。一方，分離菌がグラム陰性の球桿菌～短桿菌で極染色性を示し，カタラーゼ陽性，オキシダーゼ陽性，ウレアーゼ陰性，ブドウ糖発酵，インドール産生で，マッコンキー寒天培地での発育が認められなかったならば*P. multocida*である。*P. multocida*が分離された場合には，莢膜抗原型とPMTの毒素産生能についても調べる必要がある。従来，莢膜抗原型別には間接赤血球凝集反応が用いられていたが，現在はmultiplex PCR法を用いた型別が可能である。PMTの検出にはモルモット皮内接種試験，マウス腹腔内接種試験，Vero細胞またはEBL細胞への接種試験，ELISA等が用いられる。また毒素遺伝子の検出にはPCR法が用いられる。
血清診断：*B. bronchiseptica*では，ホルマリン処理をしたⅠ相菌（DNT産生，莢膜保有）を抗原とした試験管内凝集反応もしくはスライド凝集反応により，抗体の検出と定量が可能である。この血清抗体価の測定は，個体レベルではなく各豚群の汚染状況を把握する目的で行われる。これに対し毒素産生性の*P. multocida*の感染を検出するための有効な血清診断法はない。

予防・治療
＜予　防＞　本病は，保菌豚の導入により持ち込まれることが多いため，清浄な農場から豚を導入することが重要で

豚●細菌病

ある。またB. bronchiseptica不活化菌体，P. multocidaトキソイド，P. multocida不活化菌体等を混合した種々のワクチンが市販されており，これらを妊娠豚や子豚へ接種することも発症予防の重要な手段である。

<治　療> サルファ剤，テトラサイクリン系抗菌薬，カナマイシン等が使用される。しかし，これらの抗菌薬に対する耐性菌の存在が問題となっていることから，抗菌薬の選択には耐性菌を考慮し，適正使用・慎重使用に務めるべきである。

（田邊太志）

28 豚の大腸菌症（人獣）　（口絵写真18頁）
Colibacillosis in swine

概　要 Escherichia coli（大腸菌）に起因する疾病で，下痢症型（新生期下痢，離乳後下痢），腸管毒血症型（浮腫病，脳脊髄血管症），敗血症型等の病型がある。

宿　主　豚
病　原　E. coli

下痢症型：原因菌は主に腸管毒素原性大腸菌（enterotoxigenic E. coli：ETEC）である。ETECは付着因子（定着因子）を介して小腸粘膜に定着し，下痢原性毒素であるエンテロトキシンを産生して水分や電解質の分泌亢進により下痢を引き起こす。付着因子の主体は線毛で，F4（主にF4ac）とF18（主にF18ac）の保有が多く，他にはF5，F6，F41等がある。F4やF18を保有するETECの多くが溶血性を示す。エンテロトキシンには易熱性毒素（LT）と耐熱性毒素（ST）があり，LT1とSTaが重要である。国内で主要なO群血清型はO116，O149，OSB9（O serogroup of Shigella boydii type 9）であり，他にはO8，O138，O141，O147，O157等がある。離乳後下痢事例の一部からは，主にインチミンを介して腸管粘膜に定着する腸管病原性大腸菌（enteropathogenic E. coli：EPEC）のO45，O103，O108等が分離されている。

腸管毒血症型：原因菌は志賀毒素（Stx）2eを産生する志賀毒素産生性大腸菌（Shiga toxin-producing E. coli：STEC）または腸管毒血症性大腸菌（enterotoxemic E. coli：ETEEC）である。付着因子はF18（主にF18ab）であり，毒素としてStx2eに加えてエンテロトキシンを産生する菌株も存在する。O群血清型は国内ではO139が大半を占め，他にはO116，O121，O123，O141，OSB9等がある。ほとんどの菌株が羊血液寒天培地で明瞭な溶血環を形成する。

敗血症型：原因菌は腸管外病原性大腸菌（extraintestinal pathogenic E. coli：ExPEC）と総称されるが，病原因子は不明である。O群血清型は様々であるが，O8やO20が比較的高頻度に分離される。

分布・疫学　豚を飼養する国で広く発生している。感染源は原因大腸菌を保菌する豚の糞便とそれに汚染された飼育環境である。

下痢症型：新生期下痢の発生は2週齢以下に集中している。死亡率は発症日齢により異なり，若齢ほど高い。通常，同腹豚が同時に発症する。離乳後下痢の発生は離乳後4～10日に集中する。発生率は20～50％と高いが，死亡率は10％以下である。

腸管毒血症型：浮腫病は生後4～12週齢の豚で最も多く

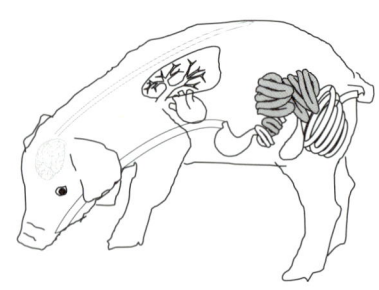

図1　下痢症型
主に小腸が侵襲される

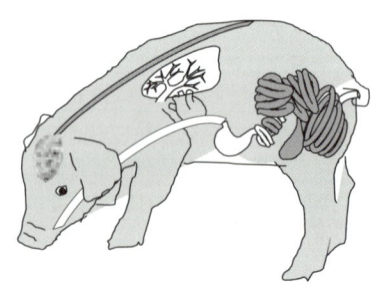

図2　腸管毒血症型
主に全身の血管（特に中枢神経系，消化管，皮下等）が侵襲される

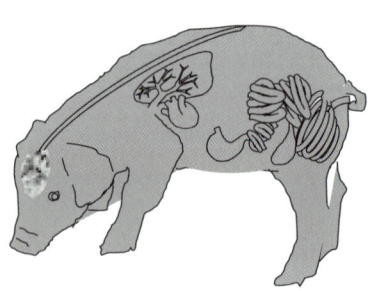

図3　敗血症型
全身が侵襲される

発生し，まれに100日齢を超える肥育豚で発生することもある。離乳に伴う飼料の切り替えや豚舎の移動等による飼養環境の変化が誘因と指摘されている。本病は発育の良好な子豚で散発的に，時に急性経過の集団死亡として発見され，死亡率が30～50％に及ぶことがある。哺乳豚や成豚での発生は報告されていない。脳脊髄血管症は8～12週齢の豚でしばしば認められ，腸内容物や便から本症の原因となるSTEC（ETEEC）が検出されない場合もある。脳脊髄血管症は浮腫病を耐過した豚に認められることが多い。

敗血症型：主に生後1～2週齢以下の新生豚で発生し，急性の致死的経過をたどり，発生率は1～2％であるが，死亡率は高く40～80％に及ぶ。敗血症は子豚の生理的免疫不全と初乳の摂取不宜に関連して発生する。

その他：上記の3つの型の他に，乳房炎，子宮内膜炎，尿路感染症等がみられる。

診　断
<症　状>

下痢症型：新生期下痢では前駆症状なしに突然下痢が始まる。便性状は黄色軟便，白色粥状，粘液様，水様である。被毛は粗剛となり，体表は汚れる。水様下痢の持続により脱水状態となり，削痩し，死亡する。離乳後下痢では灰白色，黄色～緑褐色便，泥状便を呈し，水様になることは少

ない。通常は回復するが，その後の発育は遅延する。
腸管毒血症型：浮腫病は食欲不振，元気消失に始まり，開口呼吸，歩様蹌跟，後躯麻痺，犬座姿勢，間代性痙攣，平衡感覚失調，遊泳運動等の中枢神経障害を示す。浮腫は眼瞼周囲，前頭部皮下等に著明に出現する（写真1）。浮腫病に耐過した子豚の一部は，歩様蹌跟，後躯麻痺，斜頸，眼球振とう，嚥下障害等の神経症状を呈し，削痩し，起立不能に陥り，脳脊髄血管症となる。また，症状として浮腫や神経症状は軽度で，下痢が著明に認められ，急性経過で死亡する場合，Stx2eに加えてエンテロトキシン（LTまたはST）を産生するSTEC（ETEEC）がしばしば多数分離される。
敗血症型：急性で哺乳欲消失，沈うつ，発熱，下痢がみられる。耐過した事例では脳脊髄や関節等に限局感染を起こす。

＜病理＞
下痢症型：新生期下痢では，胃は未消化ミルクを入れ，腸管は全体に弛緩し，腸内容物は水様でガスを混じている。腸絨毛粘膜上皮細胞の刷子縁表面に多数の大腸菌が付着する。離乳後下痢では，胃は未消化飼料を含み，腸管は黄色または血様の粘液様〜水様物を満たす。EPEC感染では，腸管粘膜上皮に菌の付着およびA/E（attaching and effacing）病変が認められる。
腸管毒血症型：浮腫病では複数箇所に水腫がみられる。皮下水腫（浮腫）は前頭部，鼻部，眼瞼周囲，顎下部，腹部，鼠径部等に認められる。体内では心膜，胸膜，腹膜等に水腫が認められる。漿膜面は光沢があり，結腸間膜，胃の噴門部の粘膜下組織，腸間膜リンパ節に水腫が認められる。また，腸間膜リンパ節の腫大等が認められる。時に，脳幹部に両側性に壊死巣がみられる。組織学的には，全身の小動脈において内皮細胞の腫大や中膜の平滑筋細胞の変性等の血管病変がみられる。脳脊髄血管症では肉眼的な水腫性変化は乏しいが，脳幹部から脊髄にかけて，脱髄や血管周囲にPAS染色陽性の好酸性滴状物を認める動脈中膜平滑筋細胞の類線維素変性を伴う核濃縮や核崩壊，また硝子様変性がみられる（写真2）。時に，硝子様血栓も認められる。
敗血症型：内臓の充出血や腫大を認めるが，特徴的な病変は少ない。

＜病原・血清診断＞
下痢症型：新生期下痢や離乳後下痢の急性期に採取した下痢便や小腸内容物等から大腸菌を分離し，分離株のエンテロトキシンや付着因子の産生遺伝子をPCRで調べる。抗血清を用いた凝集反応でO抗原やH抗原の型別試験を行う。類症鑑別として，ロタウイルス感染症，伝染性胃腸炎，豚流行性下痢，デルタコロナウイルス感染症，サルモネラ症，レンサ球菌症，グレーサー病，オーエスキー病等がある。
腸管毒血症型：浮腫病では小腸内容物や腸間膜リンパ節等から溶血性大腸菌を分離し，分離株のStx産生性やStx2e産生遺伝子の有無をそれぞれVero細胞培養法やPCRで調べる。脳脊髄血管症では病理組織学的な検査が主体となり，脳幹部や脊髄の血管病変およびPAS染色により滴状物を確認する。類症鑑別として，大腸菌性腸炎，食塩中毒，サルモネラ性髄膜脳炎，豚サーコウイルス関連感染症，その他の感染性脳炎等がある。
敗血症型：採材臓器から大腸菌を分離し，免疫組織化学的

検査により病変部に細菌抗原（大腸菌分離株のO抗原等）を検出する。

予防・治療　適正な衛生管理が必要である。新生期下痢に対しては母豚免疫用のワクチンがあり，乳汁中の移行抗体を利用して予防する。離乳後下痢には，離乳時のストレスの緩和，飼料給与の適正化，有効抗菌薬の投与等を行う。下痢の初期では経口補液も併用する。浮腫病に対しては生後2または4日齢以上の豚に使用するワクチンがある。抗菌薬による治療の際には，大腸菌分離株の薬剤感受性試験を行い，感受性かつStxの放出を抑える薬剤を選択する。また，プレバイオティクス，プロバイオティクス，シンバイオティクス等の投与も予防法として実施されている。

（楠本正博）

29 豚のサルモネラ症
（サルモネラ症（届出））（人獣）　（口絵写真18頁）
Salmonellosis in swine

概要　主に*Salmonella* Typhimuriumと*Salmonella* Choleraesuisを原因とした消化器症状および敗血症を特徴とする急性または慢性の豚の疾病。

宿主　豚，いのしし
病原　サルモネラ属菌は腸内細菌目に属するグラム陰性通性嫌気性の桿菌で，周毛性の鞭毛を有する。本菌は2菌種，6亜種から構成される。菌体（O）抗原，鞭毛（H）抗原の組み合わせに基づき血清型が決定される。人や動物のサルモネラ症の原因菌は，主に*Salmonella enterica* subsp. *enterica*に属する。種々の血清型の菌が豚より分離されるが，血清型Typhimurium（ST，抗原構造：4, [5], 12：i：1, 2）とCholeraesuis（SC，7：c：1, 5）が本病の主な原因である。近年ではST，SCの単相変異株と考えられる血清型4：i：-，7：c：-がしばしば分離される。SCは硫化水素の産生能により，非産生性の生物型Choleraesuisと産生性の生物型Kunzendorfに分類される。両血清型ともに人での感染事例が報告されており，特にSTは食中毒起因菌として重要である。

分布・疫学　本病は日本を含め豚飼養国で広く発生している。日本では2000年代に年間千頭を超える規模で発生していたが，その後減少し，近年は年間数百頭の発生がみられる。STはこれまでに特定の遺伝系統の流行が国内外でみられ，1990年代には，豚を含めた日本の家畜において多剤耐性ファージ型DT104の分離頻度が高まった。近年では，multilocus sequence typingでシークエンスタイプ34に型別される多剤耐性4：i：-の分離報告が国内外の家畜，人で増えている。諸外国では，SCのうち生物型Kunzendorfによる発生が主流であるが，日本国内では両生物型による発生が全国的に認められる。欧州では同一由来と考えられるSC株が野生いのししと飼養豚から分離される等，本血清型において野生いのししはレゼルボアとして問題となっている。

　感染は本菌を含む糞便や汚染された飼養環境を介して経口的に成立し，時に呼吸器から侵入する場合もある。STおよび4：i：-は，カラス，ねずみ，アライグマといった野生動物からの分離報告があり，防疫対策を図る上で野生動物の侵入防止が重要である。

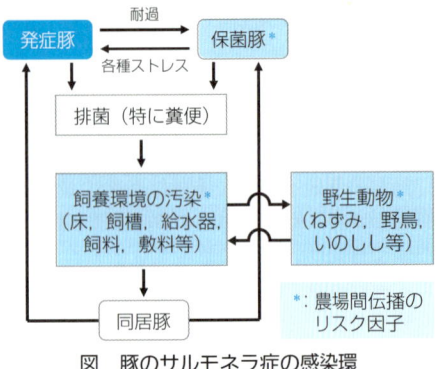

図 豚のサルモネラ症の感染環

診断

<症　状>　離乳期の子豚や導入後の個体で発症する例が多く，STは腸炎を引き起こし，時に敗血症を誘発する。発症豚では水様性下痢，黄灰白色泥状下痢便が数日から1週間程度認められる。耐過した場合であっても，しばしば発育不良となる（写真1）。SCでは下痢が認められない場合も多く，敗血症を主とした病態となり，40℃を超える発熱，食欲廃絶，呼吸速迫，チアノーゼがみられる。ST，SCともにしばしば不顕性感染が成立し，保菌豚では間欠的に排菌することがある。

<発症機序>　経口的に侵入したサルモネラは胃を通過後，小腸に到達および定着する。菌は腸管組織に侵入し，炎症性サイトカインの産生を誘導することで炎症を惹起する。その後，マクロファージ等に貪食されるが，その殺菌機構を回避するとともに内部で増殖する。菌を内包したマクロファージがリンパ管を経て血行性に移行し，全身に広がることで敗血症が誘発される。

<病　理>　腸炎の症例では肉眼的に小腸壁の菲薄化，充・出血，腸間膜リンパ節の腫脹，偽膜の形成，慢性例ではボタン状潰瘍がみられる（写真2）。組織学的には小腸から大腸にかけて壊死性腸炎がみられ，粘膜固有層および粘膜下組織に好中球，マクロファージ，リンパ球の顕著な浸潤が認められる。

　敗血症の個体では，肉眼的に肝臓の混濁腫脹，脾腫，各種リンパ節の腫脹が認められる。肺炎を伴う場合，肺の限局性肝変化がみられる。組織学的には，肝臓でマクロファージの集簇からなる小壊死巣（チフス様結節）が認められる。

<病原・血清診断>
病原診断：発症豚あるいは同居豚の検査においては，糞便および鼻腔スワブから，死亡豚および淘汰例では各種臓器，血液，腸間膜リンパ節，腸内容物から菌分離を行う。状況に応じて環境材料も検査対象とする。DHL寒天培地等の選択分離培地に検査材料を直接塗抹するか，ハーナ・テトラチオン酸塩培地等を用いて選択増菌後，選択分離培地で培養する。環境材料等，菌量が少ない，あるいは菌が乾燥等のストレスに曝されていたことが想定される場合は，あらかじめ緩衝ペプトン水等で前増菌培養を実施する必要がある。分離菌株について，生化学性状を確認後，スライド凝集法によりO群血清型別，試験管凝集法によってH血清型別を実施する。補助的診断法として，ST，SCそれぞれの特異的遺伝領域を標的としたマルチプレックスPCR系が利用できる。

血清診断：本病の主な原因となる血清型のLPSを抗原としたELISAキットが市販されており，群単位でのサルモネラ汚染状況のモニタリングに効果的である。

予防・治療

<予　防>　飼養衛生管理基準を遵守し，外部からのサルモネラの侵入防止が予防の基本である。保菌豚の導入阻止，野生動物の侵入防止に努める。本病が発生した場合は，農場内で汚染を広げないために罹患豚，保菌豚の早期発見と隔離を行う。

<治　療>　抗菌薬による治療を行うが，STおよびSCにおいて，しばしば多剤耐性株が認められるため，分離菌株の薬剤感受性に基づき有効な薬剤を選択する。

（新井暢夫）

30　豚赤痢（届出）　　　（口絵写真18頁）
Swine dysentery

概　要　*Brachyspira hyodysenteriae*による粘血下痢便を主徴とする急性または慢性の豚の大腸疾患。

宿　主　豚，いのしし

病　原　*B. hyodysenteriae*は0.3〜0.4μm×7〜10μmの緩やかならせん状を示す（図1）グラム陰性の嫌気性菌で，菌体外皮膜下において菌体の両端から7〜14本の鞭毛状の軸糸が整列して，らせん状に走行している。新鮮糞便または腸内容物の暗視野鏡検法では，激しい菌体の運動性が確認される。血液寒天培地上では完全溶血を伴って発育する。本菌の病原因子として溶血毒素およびLPSがある。数種ある溶血毒のいくつかは細胞毒性を有し，豚の腸管粘膜上皮細胞に対して毒性を有している。

分布・疫学　世界中の豚生産国で発生している。品種，性別に関係なく，離乳後の15〜70kgの豚に多く発生がみられる。発生例の多くは保菌豚の導入が感染源となっている。経口感染し，伝播速度は緩やかで，発病率は80％に及ぶこともあり，一旦発生すると常在化しやすく，長期間持続する。

診断

<症　状>　元気消失，食欲減退，削痩，脱水，体重減少，発育遅延，飼料効率の低下あるいは死亡がみられる。本疾病の特徴は悪臭のある粘血下痢便を排泄する赤痢症状である。一般的経過として，軟便から下痢便に進行し，粘稠な粘液が混入し，出血がみられ，剝離・脱落した上皮細胞の混入が認められるようになる。下痢は，一般に5〜10日間持続する。

<発病機序>　経口感染（発病豚や保菌豚の糞便を直接摂取）により伝播し，潜伏期は1〜2週間である。大腸に達した菌は，激しい運動性と細胞傷害毒素等で粘膜上皮細胞内あるいは細胞間に侵入し，粘膜細胞層下の基底膜に沿ってさらに深く侵入する。このため，上皮細胞は剝離・脱落し，水分，電解質等の吸収不全が起きる。

　また，本菌の一部は粘膜固有層にも侵入し，血管に傷害を与え，出血性病変を誘発する。一方，腸陰窩から水分等の分泌が亢進するとともに杯細胞の過形成が起こり，粘液の分泌亢進も認められる。赤痢発症豚の腸管内容物や下痢便の経口投与で赤痢の発症は再現されるが，本菌のみの投与では赤痢の再現性は低く，発症には本菌に加えて，他の

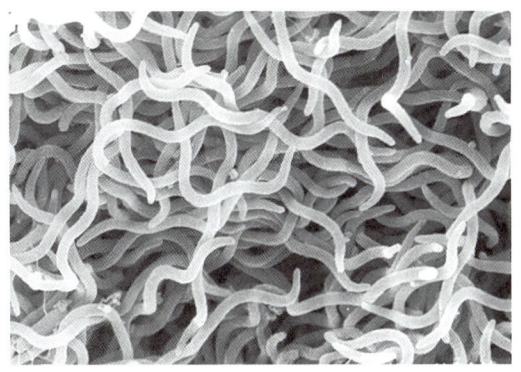

図1　*B. hyodysenteriae*は大型で緩やかならせん状を示す形態が特徴である

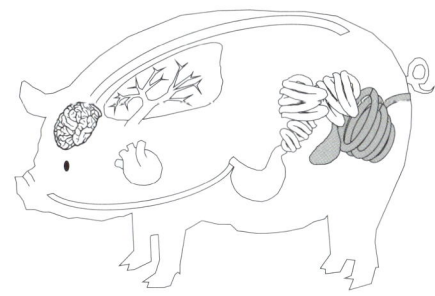

図2　病変は盲腸，結腸あるいは直腸に限局して認められる

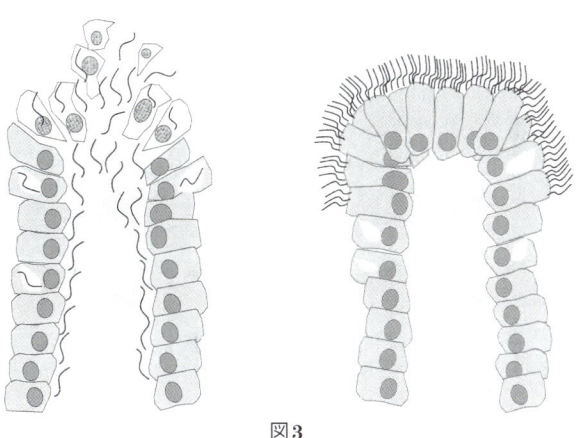

図3

左：豚赤痢大腸病変組織図．*B. hyodysenteriae*は，激しい運動性と細胞傷害毒素等で粘膜上皮細胞内あるいは細胞間に侵入し，基底膜に沿ってさらに深く侵入する．このため，吸収上皮細胞は剥離・脱落し，水分，電解質等の吸収不全が起きる．また，本菌の一部は粘膜固有層にも侵入し，血管にも傷害を与え，出血性病変を誘発する

右：豚腸管スピロヘータ症組織病変図．*B. pilosicoli*は上皮細胞表面に密に縦に整列・付着し，フリンジ様を呈し，偽刷子縁像を呈する

腸内細菌あるいはストレスが関与しているとされる．

＜病　理＞

肉眼病変：盲腸，結腸，直腸に限局して認められる（図2）．腸壁の水腫性肥厚，粘膜の暗赤色化および出血が認められる．表面は，粘稠な粘液や血液の混入した滲出液で覆われる（写真1）．偽膜を形成することもある．腸間膜リンパ節は腫脹する．

組織病変：急性の場合，粘膜表層では粘膜上皮細胞の変性，壊死，剥離・脱落が著明で，出血，細胞退廃物および線維素の析出が認められ，粘膜固有層には好中球の浸潤がみられる（図3）．陰窩では上皮細胞の過形成，陰窩腔の拡張，粘液の充満が認められる．鍍銀染色（Warthin-Starry法）あるいは免疫組織化学的染色では，本菌が粘膜表面，陰窩腔内および杯細胞等の上皮細胞質内に大型らせん菌として認められる．慢性の場合，粘膜は肥厚し，陰窩の上皮細胞の著明な過形成が認められる．

＜病原・血液診断＞

病原診断：迅速診断としては，感染豚の腸内容物あるいは糞便材料の暗視野鏡検法により，大型らせん菌の存在を観察する（写真2）．確定診断には，下痢便または粘膜病変部からの本菌の分離・同定が必要である．選択培地にはスペクチノマイシン（400μg/mL）添加，あるいは，さらにコリスチン（25μg/mL）およびバンコマイシン（25μg/mL）を添加した5％血液加トリプチケースソイ寒天培地で37〜42℃，3〜6日間，ガスパック法等で嫌気培養する．他の*Brachyspira*属菌との鑑別には，溶血環の強弱が指標となる．PCRは補助的診断法として有用である．

血清診断：実用化されていない．

類症鑑別として，豚腸管スピロヘータ症（*Brachyspira pilosicoli*の感染によって起こり，下痢を主徴とする豚の細菌性腸管感染症．人獣共通感染症，図3），サルモネラ症，豚鞭虫症，腸腺腫症候群，エンテロトキセミア，バランチジウム症等がある．

予防・治療　予防として，罹患豚との接触防止，オールインオールアウト方式等を取り入れ，飼養環境を改善する．治療として，リンコマイシン，バルネムリン，タイロシンおよびチアムリン等の抗菌薬が有効であるが，時折，耐性菌が報告されており，定期的な薬剤感受性試験が必要である．

（末吉益雄）

31　豚のパスツレラ肺炎
Pasteurellosis in swine

概　要　*Pasteurella multocida*による豚の細菌性肺炎．

宿　主　豚

病　原　本病因菌はグラム陰性通性嫌気性の卵円形〜小桿菌で，極染色性を示す*P. multocida*によって起こる．非運動性，非溶血性で，カタラーゼ陽性，オキシダーゼ陽性でインドールを産生しブドウ糖を発酵的に分解する菌である．莢膜は病原性に関与し，その抗原性により5種類（A，B，D，E，F）の型に型別される．本病はA型またはD型で起こることが多い．*P. multocida*は白色または灰白色半透明の集落を形成するが，莢膜抗原A型は水様性のムコイド状集落を示す．莢膜型D型は，比較的小さな集落を形成する．*P. multocida*は菌体抗原型でも1〜16に型別され，本症は，日本では莢膜抗原型と血清型の組み合わせのA：3，D：3，A：1によることが多い．

分布・疫学　本病は世界各国で発生が認められる．日本国内においても発生に地域差がなく，また季節性も認められず年間を通して発生がみられる．特に飼養環境の悪化，気候の急変，長距離輸送等によるストレス感作があった場合に多発する．また肥育期の豚に好発する．

*P. multocida*は健康な豚の上部気道粘膜に常在するため，保菌豚は感染の持続や伝播に重要な感染源となるため注意が必要である．環境変化等のストレス感作（離乳，群編成，寒暖の変化，換気不良等）や，それに伴う免疫力の低下等により発症する．また，それらのストレス変化に伴い，豚

繁殖・呼吸障害症候群ウイルス，豚サーコウイルス2型や*Mycoplasma hyopneumoniae*等の細菌等，他の病原体と混合感染を起こし，豚の呼吸器病(Porcine respiratory disease complex：PRDC)を発症し重篤化する。

感染様式は感染豚・保菌豚等との直接的な接触や病原菌を含む飛沫により起こり，感染した菌は上部気道粘膜に定着し増殖する。

診 断

＜症 状＞ 前述のような複数の病原体による混合感染を起こしていることが多いため，その臨床症状や肺病変は様々である。

急性型では，罹患豚は発熱(40〜42℃)，元気・食欲の消失等の一般症状の悪化，発咳や呼吸促迫がみられ，発症後数時間から数日で死亡する。亜急性〜慢性では，発咳，呼吸困難，発熱，体重減少等でほとんど死亡することはないが，体重減少等により生産性を低下させる。

＜病 理＞ 肺には様々な大きさの斑状(暗赤色，灰赤色，灰黄色等)の硬い肝変化病巣が散在し，膿瘍滲出物を伴うこともある。肺胸膜，間質の水腫性肥厚，莢膜における線維素の付着と胸水の増量が認められることもある。経過が長引くと病巣は拡大し，出血を伴い，肺門リンパ節の腫脹やうっ血が生じる。組織学的には化膿性気管支肺炎を呈し，細気管支，肺胞上皮の脱落，線維素の滲出，好中球浸潤等が認められる。

＜病原・血清診断＞ 原因菌の分離は，肺病原部または肺門リンパ節を分離材料とし，血液寒天培地，dextrose starch agar(DSA)培地，yeast extract protease peptone cysteine agar(YPC)培地等を分離培地として使用する。また，これらの培地に抗菌薬(クリンダマイシン，バンコマイシン，カナマイシンまたはゲンタマイシン等)を添加し，選択性を高めてもよい。分離培養は37℃，24〜48時間好気性または10% CO_2 を添加した状態で培養を行う。*P. multocida*は，非溶血性の灰白色，半透明の円形集落を形成する。前述のように莢膜型A型は，水様性のムコイド状，D型は比較的小さな集落を形成する。菌の同定は，生化学的な性状試験等の結果を基に行うが，PCRによる同定法や莢膜抗原型別も可能であり，これらの方法も有用である。

予防・治療

＜予 防＞ 現在は*P. multocida*の莢膜抗原型D型の不活化菌体や産生する毒素(*P. multocida* toxin：PMT)のトキソイドと*Bordetella bronchiseptica*の不活化菌体が混合された萎縮性鼻炎用のワクチンが販売されているが，本症で主に分離される莢膜型A型菌を使用した有効なワクチンは販売されていない。

本症は飼育環境の変化等，ストレスも重要な誘因となることから，豚舎内の換気の改善，密飼いの防止等の飼養環境の整備や衛生管理を徹底することが重要である。また混合感染による重篤化も考えられることから，他の肺炎を起こす病原体のワクチン接種を行うことも，本病の予防に有効であると考えられる。

＜治 療＞ ペニシリン系，テトラサイクリン系，マクロライド系，フルオロキノロン系等が有効であるが，抗菌薬の選択には耐性菌を考慮し適正使用・慎重使用に努めるべきである。

(田邊太志)

32 豚胸膜肺炎
Porcine pleuropneumonia
(口絵写真19頁)

概 要 *Actinobacillus pleuropneumoniae*による胸膜炎を伴う線維素性出血性壊死性肺炎を特徴とする豚の呼吸器系疾病。

宿 主 豚，いのしし

病 原 パスツレラ科に属する*A. pleuropneumoniae*。球桿状を呈するグラム陰性の小桿菌であり，時に多形性を示す。ウレアーゼ陽性，マンニットおよびキシロース分解陽性，CAMP反応陽性，血液寒天上で溶血性(写真1)を示す。

NAD要求性の有無に基づき，2つの生物型に型別される。NAD要求性の生物型1はかつて*Haemophilus pleuropneumoniae*(それ以前は*H. parahaemolyticus*)に，一方，非要求性の生物型2はかつて*Pasteurella haemolytica*様菌に分類され別菌種とされていた。その後の遺伝学的および生化学的性状解析の結果から，ともに同一菌種の*A. pleuropneumoniae*に再分類された。世界的にも生物型2の分離例は非常に少なく，国内でも生物型1の分離がほとんどである。本菌は，抗食菌機能を持つ莢膜を保有し，さらに白血球やマクロファージを溶解する外毒素(ApxⅠ，ApxⅡおよびApxⅢのうち，1つか2つ)を分泌することにより，宿主の防御機構から回避できる。宿主特異性が高いことも本菌の特筆すべき性状である。

莢膜の抗原性に基づき血清型別されるが，これまでに19の血清型が確認されている。大陸，国，地域および農場によって，流行・浸潤している血清型は異なり，日本では血清型2の分離が最も多く，次いで血清型1，血清型5と続く。

分布・疫学

＜分 布＞ 世界各国で発生が認められ，日本を含むアジア，欧州，中南米では，特に問題となっている。近年，北米では比較的よく制御され，流行は少ないと報告されている。

＜疫 学＞ 菌は肺等の下部気道，扁桃，鼻腔等に定着し，接触感染により非感染豚に伝播する。空気または器具・衣類等の媒介物によっても伝播する。慢性例や不顕性感染豚は，非感染豚への感染源となる。哺乳豚や成豚での発生はまれで，子豚期以降，特に肥育豚での発生が多い。

非感染豚群への不顕性感染豚の導入が非常に重要な発生要因であり，特に移行抗体価やワクチン抗体価が低下した時期に発病リスクが高い。1日の寒暖差が激しい時期に発生が多く，寒冷ストレスも重要な発病要因となる。また，他の病原体の感染や，劣悪な飼育環境(換気の不備等)も重要な発生要因である。

レゼルボアはない。また，発生率は高く，死亡率も高い(特に非感染豚群での発生の場合)。

診 断

＜症 状＞ 動物の日齢，免疫状態，飼育環境，菌の曝露量によって，甚急性，急性および慢性のそれぞれの経過をとる。感染しても無症状の不顕性感染例も多い。甚急性例では経過が非常に早く，臨床症状を示さず死亡した豚を剖検して，初めて豚胸膜肺炎による死亡と認識することも多い。急性例では，呼吸困難，発咳および開口呼吸等の激し

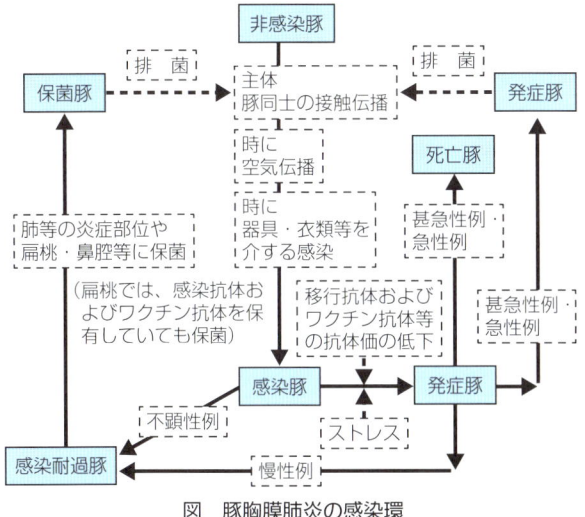

図 豚胸膜肺炎の感染環

い呼吸器症状を示す。慢性例では間歇的な発咳が認められる場合が多い。食欲減退の結果，飼料効率および1日平均増体量の低下を示す場合がある。

＜病　理＞　病変はほとんど胸腔内に限られる。甚急性・急性例では，胸水・心嚢水の増量・混濁や，肺に出血（写真2）が認められる。慢性例では，肺と胸膜の線維素性の癒着や，肺に膿汁を含んだ結節形成が認められる。組織所見としては，肺における壊死，出血，好中球や燕麦様細胞の浸潤，肺および胸膜における線維素の析出等が特徴的である。

＜病原・血清診断＞

病原診断：菌分離にはNADまたは新鮮酵母エキスを加えた馬血液寒天培地，またはチョコレート寒天培地が使用される。菌の染色性，形態とNAD要求性（生物型1のみ）および病原の項で記載した生化学・生物学的性状は，本菌同定のための重要な性状である。外膜リポ蛋白質遺伝子を標的にしたPCRによる同定・検出法が用いられる。さらに，莢膜合成遺伝子等を標的とした血清型別用multiplex PCRが開発されており，現在，血清型1～19すべての型別が可能である。

血清診断：かつては血清診断法として補体結合（CF）反応が用いられていたが，近年はELISAが主流になっている。海外では種特異的および血清型（群）特異的なELISAキットが市販されているが，日本でも近年種特異的なELISA（ELISA用抗原はApxⅣ毒素）が市販されるようになった。血清型（群）特異的ELISAにはリポ多糖（LPS）O抗原を用いたELISAがある。

予防・治療

＜予　防＞　国内外で不活化ワクチンが開発・市販されているが，発病は予防できるものの，菌の感染を阻止することはできない。また，不活化全菌体ワクチンは，同一血清型（または血清群）に対してのみ発病予防効果を示すことが知られている。日本では，全菌体または菌体成分と，外毒素（ApxⅠ～ApxⅢ）を混合した不活化ワクチンが市販されており，主要血清型である血清型1，2，5に対して予防効果を持つ。

不顕性感染豚の早期発見および飼育環境の管理（温度および換気管理等）が発生の予防に重要である。オールインオールアウト方式による飼育も発生予防に効果的である。

投薬および早期離乳を組み合わせた方法による清浄化の成功事例も報告されている。

＜治　療＞　本菌は多くの抗菌薬に感受性を示すが，耐性株も確認されている。抗菌薬による治療は発病の初期に行うことが重要である。

（伊藤博哉）

33 グレーサー病
Glässer's disease

概　要　*Glaesserella parasuis* によって起こる多発性線維素性漿膜炎，多発性関節炎および化膿性髄膜炎等を主徴とする疾病である。

宿　主　豚

病　原　本症の原因菌は，以前は *Haemophilus* 属であったが，現在は *Glaesserella* 属に分類された *G. parasuis* である。本菌は，極染色性を示すグラム陰性菌で，球桿菌状からフィラメント状等の多形性を示す。通性嫌気性菌であるが，5～10% CO_2 を添加して培養を行い，また発育にはV因子（NAD）を要求する。本菌は非溶血性，ウレアーゼ非産生，マンニット非分解等の特徴により，類症鑑別が必要となる豚胸膜肺炎の原因菌 *Actinobacillus pleuropneumoniae* と鑑別が可能である。

本菌は，従来の加熱抽出抗原を用いたゲル内沈降反応のような血清学的な方法やPCRにより，15の血清型に型別される他，型別不能な株が存在する。病原性と血清型との相関関係は，SPF豚を使った感染実験で，血清型1，5，10，12，13，14型の病原性が強いことが報告されている。またこれらの血清型は致死的であり，血清型2，4，15型は多発性線維素性漿膜炎を起こすこと，血清型3，6，7，9，11型は非病原性であるとの報告もあるが，報告には様々な差があるため明確にはなっていない。血清型別とは別にSDSポリアクリルアミドゲル電気泳動による菌体蛋白質の泳動像によりⅠ型とⅡ型に分けられ，健康豚の鼻腔等の上部気道にはⅠ型が多く，病巣由来株にはⅡ型が多いとされる。

分布・疫学　養豚が行われている世界各国で発生が報告され，一般的に血清型4，5，13型が最もまん延しているとされる。日本でも全国各地で発生が認められる。

発症は主として若齢豚（3～10週齢）で散発的に発生する。一般農場では多くの豚が不顕性に感染しているが，離乳後の群編成，飼養環境の悪化等のストレス感作が発症の誘因となる。一方，本菌が常在していないSPF豚群に本菌の汚染があった場合，しばしば重篤化する傾向があり，また高い死亡率を示す。菌の伝播は，感染豚や保菌豚との直接的な接触や飛沫による感染，または汚染物との接触によっても起こる。

診　断

＜症　状＞　本病は甚急性または急性の経過を示す。甚急性では突然死するため，著変を認めない。急性では発熱，元気消失，食欲不振等を示す。また関節も腫脹し跛行を示す。髄膜炎を併発すると後躯麻痺や遊泳運動，起立不能等の神経症状を示すようになる。時に鼻端，肢端，腹部等にチアノーゼが現れる。血液学的には，好中球の増加と核の左方転移がみられ，重症例では，白血球数の減少が認めら

豚●細菌病

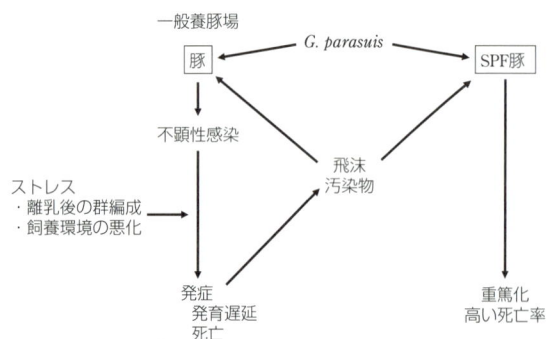

図　グレーサー病の発病機序

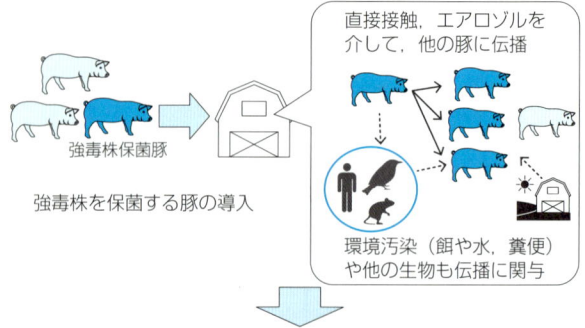

図　豚のレンサ球菌症の発病機序

れる。耐過豚では発育が遅延する。

<病　理>　剖検初見では，線維素性または漿液線維素性の胸膜炎，心外膜炎，腹膜炎および関節炎を特徴とし，心囊，胸膜，腹膜における灰黄色の線維素の付着，心囊水，胸水，腹水の増量と線維素片の浮遊，関節では関節滑膜への線維素の付着と関節液の増量，混濁が認められる。この他にしばしば血栓形成が認められる。甚急性例では，病変に乏しく臓器に点状出血がみられることがある。

<病原・血清診断>　主要臓器，心囊水，胸水，腹水，関節液を検査材料とし，NAD（0.2mg/mL）または新鮮酵母エキスを添加したチョコレート寒天培地を用いて，37℃，5～10% CO_2存在下で24～48時間，分離培養を行う。培養後，灰白色半透明の微小集落を形成する。本菌は耐過豚や抗菌薬を投与された豚からの菌分離は難しい。そのため，NADを添加した液体培地を用いて分離培養前に増菌培養すると分離率が高まる。また簡易的な分離培養法として，血液寒天培地に*Staphylococcus aureus*を同時に画線培養し，衛星現象を利用する方法もある。

抗体検査は補体結合反応（CF反応）が用いられるが，一般農場では多くの豚が不顕性感染しているため，すでに抗体を保有していることから，抗体検査の診断的意義は低い。

予防・治療

<予　防>　日本では血清型2型と5型の菌の不活化ワクチンが販売されており，ワクチンによる予防が有効である。またストレス感作は誘因となることから，飼養環境の改善等，ストレスの軽減が重要である。

<治　療>　ペニシリン系やテトラサイクリン系等の抗菌薬の投与が有効であるが，抗菌薬の選択には耐性菌を考慮し，適正使用・慎重使用に努めるべきである。

（田邊太志）

34　豚のレンサ球菌症(人獣)　(口絵写真19頁)
Streptococcosis in swine

概　要　*Streptococcus*属菌（特に*Streptococcus suis*）により引き起こされる，髄膜炎，心内膜炎，敗血症，関節炎，肺炎等の症状を伴う感染性疾病の総称。

宿　主　豚。*S. suis*については，豚以外にも，いのしし，牛，めん羊，うさぎ，犬等で保菌が確認されている。

病　原　カタラーゼ陰性，オキシダーゼ陰性のグラム陽性球菌で，連鎖を呈する。連鎖の長さは菌種や株によって様々である。*S. suis*が最も重要な豚のレンサ球菌症の病原体であり，羊血液寒天培地上でα溶血性を示す。多くの*S. suis*株は菌体表層が莢膜多糖で覆われており，その構造の相違により30以上の血清型に分類されている（写真1）。一部の血清型の参考株は現在，他菌種（*S. parasuis*, *S. ruminantium*および*S. orisratti*）に再分類されている。

また，*S. porcinus*や*S. dysgalactiae* subsp. *equisimilis*, *S. equi* subsp. *zooepidemicus*等のβ溶血性の*Streptococcus*属菌も本病の病原となることが知られている。

分布・疫学

*S. suis*感染症：世界の主要な養豚国で発生しており，経済的被害の大きな疾病に位置づけられている。日本では1979年に本菌感染症が初めて報告され，以降，全国的に発生が認められている。豚や生の豚肉製品を介して人にも感染することがあり，髄膜炎や敗血症等を引き起こす。重篤な場合には死に至ることもあり，回復しても難聴等の後遺症を残すことが多い。人への感染は多くの場合，散発的な発生であるが，2005年に中国で起こった集団発生事例（200名以上が感染し，19名が死亡）を契機に医療従事者の間で本菌感染症が広く認識されるようになった。特に東南アジアでは，豚肉の生食文化があるため，公衆衛生上の問題にもなっている。

その他の*Streptococcus*属菌：*S. porcinus*感染症については，米国では1960年代に顎または頸部に膿瘍を起こす成長期の豚の感染症として深刻化していたが，現在は発生が劇的に減少している。国内ではほとんど発生していない。*S. dysgalactiae* subsp. *equisimilis*は髄膜炎，敗血症，関節炎，または心内膜炎の豚から分離され，世界中の養豚国で発生が報告されている。*S. equi* subsp. *zooepidemicus*は重篤な呼吸器症状を起こし，中国で散発的な症例と地域的な流行が続いている。米国でも2019年に突然死や敗血症事例が発生しており，豚の新興感染症として認識され始めている。国内では豚での発生報告はほとんどない。

診　断

<症　状>　初期症状として発熱，元気消失，食欲不振等が認められ，症状が進行するに従い，震えや平衡感覚の喪失，運動失調を起こし，さらには麻痺，起立不能といった神経症状が観察されるようになる（写真2）。急性敗血症を起こしながらも，外貌上は顕著な症状を示さずに急死することもある。

<病　理>　急性敗血症の場合は特徴的所見を欠くが，他の症例の場合には病変部に好中球，マクロファージの浸潤

を伴った化膿性炎症像が観察される。
＜病原・血清診断＞
病原診断：病変部からの原因菌の分離による。菌分離には5％羊血液寒天培地を用いる。コリスチンおよびナリジクス酸を添加した5％羊血液寒天培地も利用できる。菌の同定は市販の簡易同定キットが利用できるが，誤同定に注意が必要である。*S. suis* については *recN* 遺伝子を標的としたPCRによる同定も可能である。
血清診断：実験的にELISA等が開発されている菌種も一部にはあるが，実用化はされていない。

予防・治療
＜予　防＞　飼養衛生管理を徹底し，密飼いを避け，ストレスを与えないようにすることが重要である。

S. suis 感染症については血清型2型株の死菌ワクチンが市販されているが，血清型2型以外の *S. suis* 感染症や他の感染症については，ワクチンによる有効な予防法は確立されていない。

＜治　療＞　一般的にペニシリン系，セファロスポリン系抗菌薬による治療が有効である。しかし，症状が進行した，あるいは神経症状を呈した事例では完治せずに後遺症が残る場合がある。

（大倉正稔）

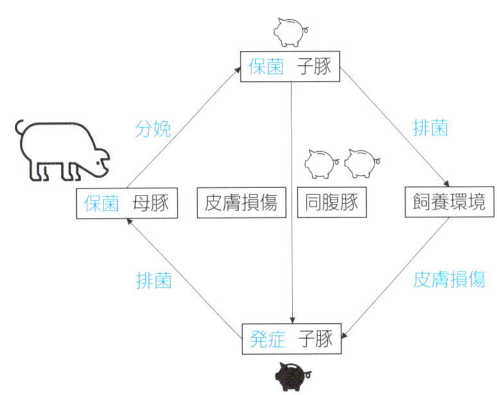

図　滲出性表皮炎の発病機構

35　滲出性表皮炎
Exudative epidermitis　　　（口絵写真19頁）

概　要　*Staphylococcus hyicus* の感染による豚の急性壊死性皮膚疾患。

宿　主　豚
病　原　*S. hyicus*。グラム陽性，カタラーゼ陽性，食塩耐性，コアグラーゼ陽性または陰性，非溶血性の球菌で，耐熱性DNase，フィブリノリジン，ヒアルロニダーゼを産生し，Tween 80水解性を示す。本菌が産生する表皮剥脱毒素(exfoliative toxin，染色体性のExhA〜ExhDとプラスミド性のSHETB)は水疱形成，痂皮形成，皮膚剥離等の症状を起こす。近年は，*S. chromogenes* や *S. sciuri* による本病もまれにみられる。

分布・疫学　世界中の豚生産国に広く分布し，日本でも毎年散発的に発生している。発生のほとんどが8週齢以下の子豚にみられ，哺乳豚(特に10〜21日齢)は重症となる。

同腹豚単位で発生し，発病率は10％程度であるが，1群の哺乳豚すべてが発病することもあり，その発生は豚房内の他の子豚に急速に拡散する。死亡率は20％程度であるが，まれに80％以上になることもある。発生は年間を通じてみられるが，4〜10月の比較的温暖な時期に多発する傾向がある。

診　断
＜症　状＞　感染初期には紅斑が現れ，次いで脂性滲出物が体表を覆い，汗をかいたような様相を呈する。滲出現象とともに表皮の脱落がみられ，滲出物に皮垢や塵埃が付着して黒褐色に変じ，悪臭を放つようになる(写真1)。体表の滲出物はやがて乾燥して痂皮となり，全身の皮膚は肥厚してところどころに亀裂を生じる。時に下痢がみられることもある。体温は38〜40℃で，食欲は低下し元気消失し，脱水症状がみられる。重症例では皮膚呼吸が困難となり，衰弱して死亡する。

＜病　理＞　感染は皮膚の創傷部から本菌が侵入することにより生じる。本菌の感染から発病に至る機序には不明な部分があるが，局所で増殖した菌が産生した表皮剥脱毒素により特徴的な症状である紅斑，滲出物，皮膚剥離，痂皮形成等が生じると考えられている(写真2)。

特徴的な病変は皮膚に限局してみられる。好発部位は眼瞼，鼻，口唇，耳翼および腹部である。一般に発病初期には表皮の急性滲出性炎がみられ，経過とともに壊死性炎が皮膚深層部まで波及する。表皮表層部に菌塊を伴った細胞崩壊物が堆積し，角質層の肥厚がみられる。また，角質層と顆粒層間が解離し，空隙に好中球の浸潤がみられる。有棘細胞は増殖し(棘細胞症)，空胞化を示す。

病勢が進行した部位では表皮細胞が壊死し，真皮では充血と組織球，好中球の浸潤がみられる。

＜病原・血清診断＞
病原診断：*S. hyicus* 選択分離培地を分離培養に用いると便利である。*S. hyicus* はTween 80水解能を有するため，培養18時間以内にコロニー周囲に白濁帯を形成するが，他の菌は白濁帯を形成しないか，形成するのに長時間を要する。Tween 80水解菌に対して生化学的性状を調べることで，*S. hyicus* と同定できる。また，16S-23S rRNA遺伝子間領域およびsuperoxide dismutase遺伝子中の特異的塩基配列を基に合成したプライマーを用いたPCRにより迅速に菌種同定することができる。*S. hyicus* はファージ型，multiplex PCRを用いた表皮剥脱毒素遺伝子型，パルスフィールドゲル電気泳動による遺伝子型等によりさらなる型別が可能である。
血清診断：一般的な血清学的診断法はないが，抗血清による表皮剥脱毒素血清型別は可能である。

予防・治療
＜予　防＞　ワクチンはない。豚舎の消毒や飼養環境の整備，飼育管理方法の改善が重要である。
＜治　療＞　化学療法薬の投与と皮膚の消毒が有効である。広範囲なスペクトルを持つペニシリン系やキノロン系抗菌薬の投与は，病状の初期段階では効果を期待できる。しかし，多剤耐性菌が増加しているので，使用薬剤の選択には注意が必要である。皮膚は温水で洗浄した後に逆性石けんでよく洗い，乾燥後に保護剤(亜鉛華オリーブ油，ホウ酸軟膏等)を塗布する。脱水症状には生理食塩液，リンゲル液，ブドウ糖による輸液療法が有効である。

（芝原友幸）

36 腸腺腫症候群(複)
Intestinal adenomatosis complex

（口絵写真20頁）

概　要　*Lawsonia intracellularis*による腸管粘膜（回腸から大腸）の肥厚を特徴とする疾病である。豚では、急性の増殖性出血性腸症（proliferative haemorrhagic enteropathy：PHE）と慢性の増殖性腸症（porcine proliferative enteropathy：PPE）の2つの型がある。また、近年、馬に*L. intracellularis*が感染し、発症が認められ、馬増殖性腸症（equine proliferative enteropathy：EPE）として報告されている。

宿　主　豚、馬。その他多くの家畜あるいは野生動物種に広く感染する。ハムスター、うさぎ、きつね、鹿、フェレット、だちょう等からの検出例がある。

病　原　*L. intracellularis*。グラム陰性、0.25〜0.34μm×1.25〜1.75μmのカンマ状に弯曲した桿菌である。鞭毛および線毛はない。偏性細胞内寄生性で、腸管粘膜上皮細胞内でのみ増殖し、組織培養で分離されるが、人工培地での分離・培養は成功していない。馬およびハムスターを含む、様々な動物種からの分離株と豚からの分離株の16S rRNAは遺伝学的に98％相同であると報告されている。

分布・疫学　PHEおよびPPEは世界中の豚生産国で報告され、品種や性別に関係なく発生する。国内の疫学調査でも抗体陽性率が高いことが報告されている。PHEは16週齢以上の豚で、PPEは6週齢以上の豚で多く発生し、発育遅延がみられる。

一方、EPEは主に離乳子馬で発生する。1982年に初めて報告されて以降、散発例あるいは集団発生例が、米国、カナダ、欧州、オーストラリア、ブラジルおよび日本で報告され、近年は報告数が増加してきている。北半球では8〜1月に発生する。国内では、北海道で2009年から発生が報告されており、馬生産地での発生増加が危惧されている。

診　断

<症　状>　PHEでは、急激な腸管内出血により重度の貧血がみられる。大量のタール様便を排泄し、体表は蒼白となる。発症豚の死亡率は50％に達することもある。PPEは、臨床症状は不明瞭で軽度の下痢がみられ、発育不良、成長遅延が主な症状である。

EPEでは、食欲不振、発熱、嗜眠、沈うつ、末梢浮腫、急速な体重減少、疝痛および下痢を引き起こす。重度の場合には死に至る。罹患子馬に最も共通して現れる臨床所見は低蛋白血症である。腹部の超音波検査では、腸管壁の肥厚・浮腫あるいは消化管の運動性低下が確認される。

<発病機序>　経口感染（発病豚や保菌豚の糞便を直接摂取）で伝播する。小腸壁に達した菌は粘膜上皮細胞内に侵入し、核上部の細胞質内で定着、増殖し、腸管内腔に排菌される。本菌の感染した腸細胞は分化が遅延し、粘膜は未分化細胞の過形成で肥厚する。分化した吸収上皮細胞は減数あるいは消失するため、栄養、水分、電解質等の吸収不全が起き、発育不良、下痢が認められる。PHEで認められる出血性病変の機序は不明である。腸腺腫症候群の原因菌は*L. intracellularis*であるが、発症には本菌に加えて、他の腸内細菌あるいはストレスが関与しているとされる。

<病　理>

肉眼所見：PHEの肉眼的変化は小腸遠位部から大腸にかけて血液塊から黒褐色タール状の便が充満し、回腸粘膜の肥厚と皺襞形成が著明である。出血部位は明らかでない。臨床症状に乏しいPPEの症例は出荷時の食肉検査で発見される場合が多い。肉眼的病変として回腸のホース状の腫

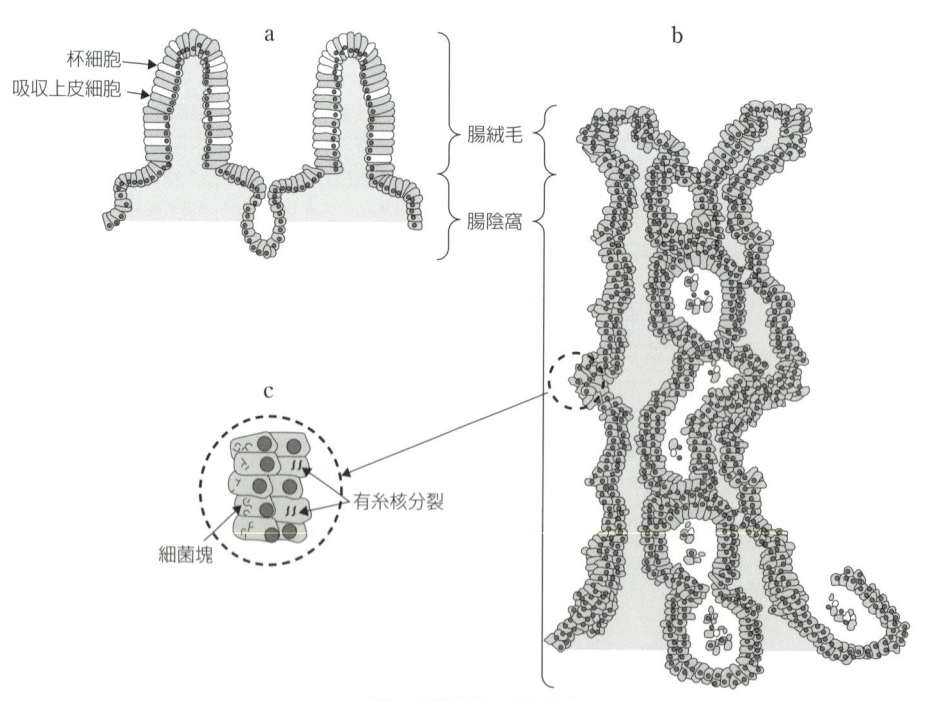

図　回腸病変の模式図
a：正常。絨毛が発達し、絨毛の上皮細胞は単層円柱状で、杯細胞が多い。
b：腸腺腫症の組織病変。陰窩の上皮細胞が重層に過形成し、腸粘膜は肥厚する。杯細胞は減数する。陰窩腔内には細胞退廃物がしばしば貯留する。
c：上皮細胞の核上部の細胞質内にカンマ状の小桿菌が多数増殖している。

大と腸間膜の水腫がみられる。回腸壁は著しく肥厚し，しばしば粘膜表面に偽膜の形成がある（写真1）。
組織学的所見：PHEとPPEにおいて陰窩上皮細胞の腺腫様過形成が共通して認められる。典型的な症例では，粘膜は著明に肥厚する。陰窩は伸長あるいは枝分かれし，異型性を呈する。しばしば，腔内には細胞退廃物が貯留する，いわゆる陰窩膿瘍がみられる。過形成した陰窩上皮細胞は未分化で，有糸核分裂像が観察され，重層化し，丈が高くなる。上皮細胞の核は基底部に位置し，杯細胞は著明に減少し，重度では杯細胞が消失する例もある。時に，このような病変は回腸のみならず，空腸，盲腸，結腸あるいは直腸でも認められる。小腸においては腸絨毛が萎縮し，しばしば消失している。過形成した陰窩上皮細胞の細胞質の核上部には鍍銀染色（Warthin-Starry法），免疫組織化学的染色または電子顕微鏡による観察で，カンマ状に軽度に弯曲した小桿菌が多数観察される（写真2，図）。粘膜固有層あるいは粘膜下組織には好中球，組織球，形質細胞，好酸球等が浸潤するが，比較的軽度である。しばしば認められる偽膜は壊死細胞塊，浸潤細胞および線維素で構成されている。まれに，腸間膜リンパ節に未分化な腸管粘膜上皮細胞から構成された異型の腸陰窩が形成されることがある。本病の診断は肉眼所見と病理組織学的所見によってほぼ確定診断が可能である。

EPEの肉眼的および組織学的病変はPPEと類似している。

＜病原・血清診断＞
病原診断：糞便あるいは病変部腸管粘膜を材料として，IEC-18細胞あるいはMcCoy細胞に接種する。補助診断として，PCRは有用である。
血清診断：間接蛍光抗体法，免疫ペルオキシダーゼ法あるいはELISAが応用されている。EPEでは，血清総蛋白濃度値も指標となる。

PHEとPPEの類症鑑別として，豚赤痢，豚結腸スピロヘータ症，サルモネラ症，豚鞭虫症，エンテロトキセミア，豚サーコウイルス関連疾病およびバランチジウム症がある。

予防・治療
＜予　防＞　PHEあるいはPPEでは，発病豚の糞便を介する経口感染が主体であるため，一般的な衛生管理の徹底が基本となる。経口生ワクチンがある。ワクチン接種の場合，前後の抗菌薬の給与を制限する必要がある。近年，EPEでも豚用のワクチンが試みられている。また，豚ではねずみの駆除，馬ではうさぎ等の農場への侵入を防ぐことが必要とされる。
＜治　療＞　PHEあるいはPPEに対しては，一般にタイロシン，リンコマイシン，チアムリン等が有効であるが，定期的に原因菌の薬剤感受性試験を実施し，その有効性を確認しておく必要がある。

EPEの治療としては，マクロライド系，リファンピシン，クロラムフェニコール等の抗菌薬投与および補助的に輸液，血漿輸血および非経口栄養剤の投与が行われている。

（末吉益雄）

37　トゥルエペレラ・ピヨゲネス症
Trueperella pyogenes infection

概　要　*Trueperella pyogenes*による化膿性疾患。
宿　主　豚，牛，めん羊，山羊
病　原　*T. pyogenes*。アクチノマイセス（放線菌）科（Actinomycetaceae）のグラム陽性通性嫌気性の小桿菌。松葉状（V字状）〜柵状配列を示し，運動性はなく，カタラーゼ陰性，硝酸塩還元陰性，ゼラチンを液化し，ブドウ糖発酵を行う。溶血毒素（pyolysin），プロテアーゼを産生する。

分布・疫学　*T. pyogenes*は動物の粘膜や皮膚の細菌叢の一員であるが，様々な動物に病原性を示す。上皮の損傷部からの菌の侵入あるいは他の部位の病巣からの菌の移動により，牛では子宮内膜炎，乳房炎，肝膿瘍，肺炎等，豚では化膿性関節炎，脊椎膿瘍，皮下膿瘍等の多様な化膿性疾患を引き起こす。日本をはじめ世界中で発生がみられ，他の微生物と混合感染している場合も多い。年間を通じて発生があるが，特に夏期に多発する。牛の夏季乳房炎では，昆虫により病原体が伝播することがある。豚では，床面が粗造の豚舎や尾咬り等の悪癖を有する豚がいる場合に好発する。種雌豚は経産歴を重ねるに従い，悪化する。

診　断
＜症　状＞　*T. pyogenes*は様々な病変を引き起こすため，臨床症状は多様である。皮下膿瘍では四肢や躯幹の表面に波動感のある腫瘤が生じ，時に自潰してクリーム状の悪臭ある膿を排出する。化膿性関節炎発症豚では関節部が著しく腫脹し，跛行を呈し，起立不能に陥ることが多い。脊椎膿瘍発症豚では体温の上昇，食欲の減退，廃絶を呈し，起立不能，後躯麻痺に陥る。牛の子宮内膜炎は繁殖成績と乳量の低下を招き，乳房炎では罹患分房の発赤，腫脹，硬結，腐敗臭のある膿性乳汁，瘻管形成による排膿等がみられる。その他，著明な症状がなく慢性的経過をたどるものもみられる。
＜病　理＞　多臓器に膿瘍を形成。神経症状を示す豚では脊椎の化膿巣，蹄の潰瘍や尾のびらん部周辺の化膿巣が認められる。子豚の急死例では内臓のうっ血，リンパ節の充血と腫脹。
＜病原・血清診断＞　病変部を血液寒天培地に接種し，37℃2日間，好気またはCO$_2$存在下で培養し，溶血性を示す微小集落を確認する。分離菌は生化学性状試験や溶血毒素をコードする*plo*遺伝子を標的としたPCRで同定可能。

予防・治療　多くの株がβラクタム系，テトラサイクリン系，マクロライド系の抗菌薬に感受性を示すが，治療効果は乏しい。有効なワクチンはないため，予防には畜舎構造の改善，消毒の励行，適正な飼育頭数の調整，感染個体の隔離と淘汰等を行い，本症を発症しやすい状況を軽減することが重要である。

（髙松大輔）

豚●細菌病

38 豚のブドウ球菌症
Staphylococcosis in swine

概要 豚のブドウ球菌感染症の総称。特に，滲出性表皮炎以外の皮膚疾患，膿瘍，関節炎，心内膜炎，腟炎，敗血症等の疾患。

宿主 豚

病原 主に *Staphylococcus aureus* および *S. hyicus*。グラム陽性通性嫌気性の球菌であり，ぶどうの房状に集塊を形成する。寒天培地状で *S. aureus* は黄色（色素非産生株は白色），*S. hyicus* は白色を示す。両菌種ともに食塩耐性，カタラーゼ陽性，オキシダーゼ陰性を示し，コアグラーゼ陽性ブドウ球菌に分類されるが，*S. hyicus* には一部コアグラーゼ陰性株も存在する。耐熱性DNase，ヒアルロニダーゼ，リパーゼは両菌種ともに保有するが，溶血毒素，クランピング因子，マンニトール分解性は *S. aureus* のみ陽性となる。

分布・疫学 世界中に広く分布しており，各国で発生。原因菌は無症状豚の皮膚，鼻粘膜，扁桃，結膜，生殖器等に保菌されており，上部気道への感染，直接接触による皮膚感染または汚染した環境中から感染が起こる。農場によって保菌率は異なるが，健康豚でも多くの個体でメチシリン耐性 *S. aureus*（MRSA）および *S. hyicus* の保有がみられる。近年家畜由来MRSAである sequence type 398 のMRSAや多剤耐性 *S. hyicus* が報告されている。

診断

<症　状> 通常は表皮の菌が皮膚疾患を起こすが，まれに創傷や環境要因により菌が体内に侵入し，各部位の膿瘍，菌血症，関節炎等，全身に症状を引き起こす。臨床的変化は膿瘍から始まることが多く，初期症状は発熱，食欲減退等である。症状が軽度でも骨髄炎や心内膜炎へ進展する場合がある。多発性関節炎の場合は関節の腫脹が観察される。繁殖雌豚では泌尿生殖器への感染に加えて乳房炎の起因菌ともなり，発熱，乳房の腫脹，外陰部からの膿汁の漏出が観察される。子宮炎の後に流産を起こすこともある。

<病　理> 子豚の敗血症の場合には著変はみられないが，他の疾患の場合は病変部に菌塊と炎症性細胞の浸潤が観察される。膿瘍形成は，臍帯，皮膚，肝臓，肺，リンパ節，脾臓，腎臓，関節等にみられる。

<病原・血清診断> 病巣から菌分離を行い，前述の生化学性状ならびに16S-23S rDNA遺伝子間領域，superoxide dismutase 遺伝子または thermonuclease 遺伝子中の特異的塩基配列を用いたPCRにより同定する。

予防・治療 ワクチンはない。一般的な飼養・衛生管理の徹底が重要である。皮膚症状は消毒薬の塗布で好転する。治療にはペニシリン系，セフェム系抗菌薬およびニューキノロン系合成抗菌薬が有効であるが，前述の通り多剤耐性菌が増加してきているため，使用薬剤の選択には注意が必要である。

（小野久弥）

39 豚の抗酸菌症
Mycobacterium infection in swine

概要 鳥型結核菌群による豚の慢性肉芽腫性リンパ節炎症。養豚場でしばしば集団発生し，経済的損失となる。

宿主 豚，人

病原 鳥型結核菌群（*Mycobacterium avium* complex：MAC）。MACは鳥型結核菌（*M. avium*）と *M. intracellulare* の2つの菌種からなる。鳥型結核菌は遺伝学的に3亜種に分類され，そのうち亜種 *avium* が豚に感染する。加えて現在のところ正式な学名ではない "*M. avium* subsp. *hominissuis*" も原因であり，日本では亜種 "*hominissuis*" によるものが優位を占める。

分布・疫学 世界各国で発生が認められる。日本では1969年に北海道で大規模な豚の抗酸菌症の発生が初めて報告された。現在ではほぼ全国で発生が認められている。日本では主に亜種 "*hominissuis*" が分離されるが，米国，ドイツ，デンマークでは亜種 *avium* の分離率が高く，南アフリカ，チェコはその中間型で亜種 *avium* と "*hominissuis*" の分離率が同程度である。このように，豚に分布するMACは地理的な要因が大きく関係している。

亜種 "*hominissuis*" は人の非結核性抗酸菌症の原因であるが，豚から直接人に感染した例はない。欧州では人由来株は豚由来株と近縁であるが，日本の人由来株は豚由来株とは類似性が低い特徴がある。

飼育豚の床敷きに使用されるオガクズ，そこに生息する昆虫・ミミズの体表や消化管内から菌が高率に分離され，重要な感染源となる。感染は主に経口によって起こり，リンパ行性，血行性に全身播種し，下顎リンパ節や消化器系のリンパ節に病巣を形成する。養豚場ではしばしば集団発生し，経済的損失となる。

診断

<症　状> 臨床症状を示すことは少なく，食肉衛生検査時に発見されることが多い。病変形成部位により，部分廃棄あるいは全部廃棄となる。濃厚汚染農場では，時に全身感染し予後不良となる場合もある。

<病　理> 感染後，数カ月で下顎リンパ節や腸管膜リンパ節等に類上皮細胞の浸潤を伴う肉芽腫病変中心部の壊死，外側はリンパ球を含む線維性結合織による被包化，石灰沈着が認められる。重症例では肝臓や肺等，多臓器に結節病変が散在する。

<病原・血清診断> 細菌学的な生前診断は難しいが，糞便等から原因菌が分離されることがある。免疫診断として，鳥型ツベルクリンを耳翼背側皮内に接種すると感染豚では紅斑と腫脹がみられる。剖検後，病変部材料の病理組織標本における抗酸菌の検出や，組織乳剤を作製し小川培地等で菌分離を行い，遺伝子検査により各菌種に特徴的な標的遺伝子を検出することで同定を行う。

予防・治療 ワクチンによる予防法はなく，化学療法による治療は困難である。鳥型ツベルクリンによる感染豚の早期発見と淘汰を行う。予防は健康豚の導入，安全な飼料や敷料の確保，汚染時には畜舎を塩素剤や石灰等で消毒する。

（永田礼子）

40 豚のエルシニア症（人獣）
Yersiniosis in swine

宿　主　豚，犬，猫，羊，野生げっ歯類が自然界における保菌動物として知られている。

病　原　*Yersinia enterocolitica* および *Y. pseudotuberculosis*。グラム陰性通性嫌気性桿菌。*Y. enterocolitica* では約50のO血清群のうち9血清群が，また *Y. pseudotuberculosis* は21以上のO血清群が病原性を示す。両菌種とも人，猿，野ねずみ，野鳥等に病原性を示し，時には致死的に作用するが，基本的に豚には病原性を示さない。本病原体に関する豚の存在意義としては，人における保菌動物または感染源としての役割が重要である。

分布・疫学　広く世界各地に分布するが，*Y. enterocolitica* の強毒株は主に北米や日本に，*Y. pseudotuberculosis* の強毒株は極東アジアに分布する。両菌種ともに汚染された豚肉，あるいは汚染した水等の環境から，直接または間接的に人へと経口感染する。

診　断
<症　状>　基本的に豚は両菌種に感染しても不顕性感染で無症状である。人，猿等では，発熱，下痢および腹痛といった感染型食中毒の症状を示し，強毒型では時に死に至る場合がある。

<病原・血清診断>　診断としては，糞便等の検体から菌を分離・同定する。CIN，CHROMagar Yersinia 等の選択培地が開発されている。また，分子遺伝子検出法として，病原遺伝子を標的としたPCR，リアルタイムPCRおよびLAMP法等が開発・実用化されている。さらに，Yersinia菌体外膜蛋白（YOPS）を抗原にしたELISA法等の血清診断法も開発・実用化されている。

予防・治療　実用化されたワクチンはない。人や動物の敗血症例では抗菌薬が使用されるが，敗血症以外，抗菌薬の臨床的効果は不明なことが多く，治療では対症治療を中心に行われる。

（林谷秀樹）

41 豚のアクチノバチルス症
Actinobacillosis in swine

概　要　敗血症，突然死および呼吸器疾患を特徴とする *Actinobacillus suis* による豚のアクチノバチルス症や，塞栓性病変および疣贅性心内膜炎を特徴とする *A. equuli* subsp. *equuli* による豚のアクチノバチルス症等がある。

宿　主　豚

病　原　*A. suis* は，パスツレラ科に属する溶血性を有するグラム陰性菌である。リポ多糖（LPS）O抗原および莢膜多糖の抗原性に基づき，それぞれ2種のO血清型と3種のK血清型が認められている。一方，*A. equuli* subsp. *equuli* は，パスツレラ科に属するグラム陰性菌 *A. equuli* の一亜種で，非溶血性である。本菌は本来，馬のアクチノバチルス症の原因菌として知られている。*A. equuli* には *A. equuli* subsp. *equuli* の他に，馬に宿主特異性を示す溶血性の *A. equuli* subsp. *haemolyticus* という亜種も存在するが，豚からは分離されない。

分布・疫学　*A. suis* によるアクチノバチルス症は，世界中で散発的に発生する。*A. suis* は発症豚と健康豚の両方の上気道および扁桃に見出され，後者はしばしば保菌豚となる。子豚は通常，早い段階で経気道感染する。清浄群に本菌が侵入すると爆発的流行を引き起こすことがある。*A. equuli* subsp. *equuli* によるアクチノバチルス症は豚の日和見感染症であり，本菌は子宮炎，心内膜炎および敗血症から分離される。日本での発生は少数かつ散発的であるが，カナダでは短期間に農場の10％以上の豚が死亡した例もある。

診　断
<症　状>　*A. suis* によるアクチノバチルス症の典型例では，発熱，食欲減退，関節の腫脹，皮膚の発赤が認められる。ステージごとに病態が異なり，哺乳豚および離乳豚では散発性・急性の敗血症や突然死，肥育豚では呼吸器疾患，成豚では急性の敗血症が特徴的である。後者2つの病態は，特に衛生状態のよい農場で認められる。*A. equuli* subsp. *equuli* による豚のアクチノバチルス症では，食欲廃絶，元気消失が認められ，無症状の豚が突然死する例もある。食肉衛生検査時に疣贅性心内膜炎の病巣から本菌が分離される例もある。

<病　理>　*A. suis* による豚のアクチノバチルス症では，臓器表面は充血し，フィブリンが沈着する。組織学的には主要臓器や腸管に出血性壊死を伴う栓塞性病変を認める。*A. equuli* subsp. *equuli* による豚のアクチノバチルス症では，各種臓器に塞栓性病変や，疣贅性心内膜炎が認められる。

<病原・血清診断>　*A. suis* による豚のアクチノバチルス症の診断には，病変部からの菌分離と同定が基本である。*A. pleuropneumoniae* との鑑別が必要であるが，マンニット分解性の性状（*A. suis* 陰性，*A. pleuropneumoniae* 陽性）が識別の一助となる。本菌は *A. pleuropneumoniae* が分泌する外毒素ApxⅠおよびApxⅡを分泌し，溶血性を示す。*A. equuli* subsp. *equuli* による豚のアクチノバチルス症の診断においても，病変部からの菌分離と同定が基本である。*A. suis* との鑑別が必要であるが，溶血性の違い（*A. equuli* subsp. *equuli* 非溶血性，*A. suis* 溶血性）やマンニット分解性（*A. equuli* subsp. *equuli* 陽性，*A. suis* 陰性）等が識別の一助となる。血清診断法は両疾病ともにない。

予防・治療　国内では両疾病に対するワクチンはない。*A. suis* による豚のアクチノバチルス症では，発症初期のセフチオフル，ゲンタマイシンおよびST合剤等の抗菌薬投与による治療が有効である。*A. equuli* subsp. *equuli* 国内分離株の薬剤感受性試験の結果では，テトラサイクリン系薬剤を除き，多くの一般的に豚の治療に使用される抗菌薬に感受性を示す。

豚から分離されるその他のアクチノバチルスについて　豚の扁桃や肺から現在のところ正式な学名ではない"*A. porcitonsillarum*"がしばしば分離されるが，非病原性と考えられている。しかし，肉芽腫性リンパ節炎症からの分離報告が国内で一例のみある。本菌は *A. pleuropneumoniae* が産生するApxⅡ毒素を産生し，*A. pleuropneumoniae* と類似した生化学性状を示す。また"*A. porcitonsillarum*"は，*A. pleuropneumoniae* と共通抗原（血清型1ではLPS O抗原）を発現する株が存在するため，本菌に感染した豚は，LPS O抗原を用いた *A. pleuropneumoniae* の血清型特異的ELISAで陽性を示すことが実験的に示されており，前述

42 豚の膀胱炎および腎盂腎炎
Porcine cystitis and pyelonephritis

宿 主 豚

病 原 *Actinobaculum suis*。アクチノマイセス（放線菌）科（*Actinomycetaceae*）のグラム陽性嫌気性菌で、非運動性のコリネ様菌形を示し、ウレアーゼを産生する。

分布・疫学 日本や欧米等で発生。不顕性に本菌を保有する雄から交配によって雌豚が感染。

診 断
＜症 状＞ ストール飼育の雌豚では泌尿器系の異常が多発する。血液を混じた膿を含む混濁尿や血尿を排泄し、背弯姿勢がみられ多尿となる。急性腎不全で急死することもある。子宮炎、腟炎や流産がみられることもある。
＜病 理＞ 膀胱粘膜に重度の出血がみられ、重症例では偽膜の形成もみられる。腎臓は腫大し、腎盂部分に膿や血液を混じた粘液を含む。尿管は拡張し、赤みを帯びた膿性尿で満たされることがある。
＜病原・血清診断＞ 尿および病変部を血液寒天培地等に塗布し、嫌気培養する。PCRによる菌種同定が可能。

予防・治療 病変が膀胱内に限局している場合は抗菌薬による治療が有効だが、膀胱より上部に病変が進行している場合は再発しやすく予後不良。

（髙松大輔）

43 豚の緑膿菌症
Pseudomonas aeruginosa infection in swine

宿 主 豚

病 原 *Pseudomonas aeruginosa*。グラム陰性偏性好気性桿菌で、青緑色の色素であるピオシアニンを産生する。複数の色素に加えて外毒素Aやエラスターゼ等の毒素および有害酵素が本菌の病原性に関与する。

分布・疫学 自然環境（土壌、水）、動物の腸管、皮膚、粘膜等に広く分布する。本菌の毒力は弱いが、易感染性宿主に対して日和見感染症を起こす。また、抗菌薬の長期間使用により、細菌叢の一部が本菌に置き換わる菌交代症を起こすことがある。

診 断
＜症 状＞ 患部の炎症に基づく症状が認められる。
＜病 理＞ 皮膚炎、気道炎、腸炎、耳炎等の化膿性炎症を起こす。時に肝臓や脾臓等の主要臓器に膿瘍を形成する。
＜病原・血清診断＞ 病変部からの菌分離と同定。

予防・治療 飼養衛生管理基準の遵守により動物のストレスを軽減する。本菌は多くの消毒薬や抗菌薬に抵抗性を示すので、抗菌薬治療を行う際は事前に分離株の薬剤感受性を確認する。

（秋庭正人）

44 豚のバクテロイデス・フラジリス症
Bacteroides fragilis infection in swine

宿 主 豚、牛、めん羊、馬

病 原 *Bacteroides fragilis*。グラム陰性偏性嫌気性桿菌で芽胞を作らず、運動性もない。カタラーゼやSOD（superoxide dismutase）を持ち、偏性嫌気性菌の中でも比較的酸素耐性があり、数時間、酸素に曝露してもほとんど死滅しない。病原因子として莢膜、線毛、エンテロトキシン等が知られている。莢膜は膿瘍形成に、エンテロトキシンは下痢の発症に関与する。

分布・疫学 人を含む種々の動物の腸内に存在する常在菌の1つである。

診 断
＜症 状＞ 日和見的に消化管腔から体内に侵入した菌は内部諸臓器に膿瘍を形成。創傷部から侵入した菌は体表部に膿瘍を形成。皮下膿瘍は波動性を有する腫瘤として認められる。関節炎では関節の腫脹と跛行が認められ、脊髄部の膿瘍では後躯麻痺が、脳の膿瘍では神経症状が認められる。*Trueperella pyogenes* との混合感染は病巣の拡大をもたらす。エンテロトキシン産生株が幼獣腸内で増殖して毒素を産生すると、急性下痢の原因となる。
＜病原・血清診断＞ 常在菌なので病巣（膿瘍）部からの菌分離と同定が診断の決め手となる。バクテロイデス培地やヘミンを添加したブレインハートインフュージョン培地に材料を接種後、嫌気培養する。PCRや質量分析による菌種同定も可能。

予防・治療 体表部の膿瘍は外科的処置と投薬により治療が可能。本菌の多くの株はβ-ラクタマーゼを産生し、ペニシリン等を不活化させる。また、他の薬剤に対する耐性株も報告されており、治療の際は慎重に有効な薬剤を選択する必要がある。予防には飼育環境の衛生管理が重要。

（髙松大輔）

45 豚のマイコプラズマ症 （口絵写真20頁）
Swine mycoplasma infection

概 要 マイコプラズマ感染によって起こる豚の慢性呼吸器病、多発性漿膜炎、中耳炎、関節炎および貧血。

宿 主 豚

病 原 *Mycoplasma hyopneumoniae*, *M. hyorhinis* および *M. hyosynoviae*。*M. suis* および *Eperythrozoon parvum* はかつてリケッチア目に分類されていた赤血球寄生菌種であり、本項では取り上げない。*M. hyopneumoniae* の主な病原因子は菌体外の多糖体性の莢膜や蛋白質性の付着因子、ならびに菌体内のスーパー抗原活性を有する酵素蛋白質等であり、肺にアレルギー様反応を引き起こす。病原体の感染は気管の機能低下に伴う他の病原体の感染を助長し、混合感染性の肺炎に至る。この病態は豚呼吸器複合感染症（Porcine respiratory disease complex：PRDC）と呼ばれる。*M. hyorhinis*, *M. hyosynoviae* は肺上皮細胞の損傷部位から血流を介し全身に移行し、多様な症状を引き起こす。

分布・疫学 世界各地で認められる。*M. hyopneumoniae* は豚のマイコプラズマ肺炎（Mycoplasmal pneumonia of

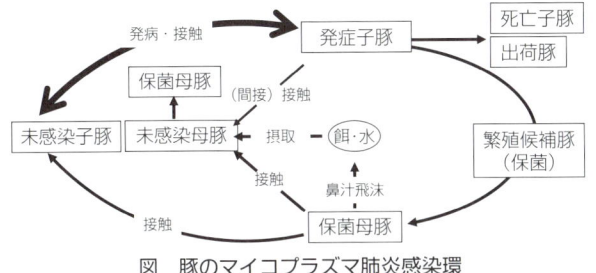

図　豚のマイコプラズマ肺炎感染環

swine：MPS)を引き起こす。国内出荷豚のMPS肺病変保有割合は，養豚場により大きく異なるものの25〜100%と報告されている。また，国内の従来型養豚場の96%で抗体保有豚が確認され，まん延が示唆されている。接触感染，痰や鼻汁による飛沫核感染，汚染された餌や飲用水を介した経口感染が主な感染経路である。*M. hyopneumoniae*は感染後8カ月もの長期にわたり排菌するとの報告もある。なお，感染後の病変形成には1カ月間程度を要する。*M. hyorhinis*は概ね4カ月齢までの子豚の鼻腔内に常在し，菌株による病原性の違いが大きい。*M. hyosynoviae*は3カ月齢以上の子豚の10%程度で鼻腔内から分離される。

　母豚と同居する授乳期は最初の曝露機会であるとともに最も重要な感染時期でもある。この時期に病原体が感染し定着するリスクは，離乳後の子豚間の伝播リスクよりも高い。

診　断

＜症　状＞　MPSは3カ月齢以降の豚で発生し，発咳の他に顕著な症状を認めない。肺病変部の表面積が肺全体の5%以下である場合，臨床症状や飼料効率の低下もほとんど認められない。しかしながら，MPSはPRDCの基礎疾患であり，PRDCに至ると活力や食欲の低下，発熱，鼻汁，発咳，眼脂，努力呼吸，耳翼の紫変色化等の様々な症状を示す。*M. hyorhinis*は1〜3週齢の哺乳豚に関節炎，3〜10週齢の離乳豚に多発性漿膜炎や中耳炎，まれに肺炎を引き起こす。1〜3週齢時に起こる関節炎ではうずくまり症状がみられるが，数日で回復する。1〜2カ月齢での多発性漿膜炎(腹膜炎と胸膜炎)発症子豚で肺炎を伴わない場合は，被毛粗剛となり発育遅延がみられる程度で死亡率は低い。他の病原体による肺炎を伴う場合は発熱し，呼吸速迫〜腹式呼吸を呈し，子豚の死亡率は極めて高い。*M. hyosynoviae*は12週齢以上の肥育期以降の子豚に関節炎を起こすことがあり，と畜場出荷豚のうち関節液貯留が顕著な検体の4〜10%程度の割合で分離される。

＜病　理＞　MPSにおける肺病変部は健康部と境界が明瞭な，暗赤色の無気肺(肝変化)病変として認められる。病変の好発部位は前葉，中葉，副葉であり，左右対称に認められることが多い(写真1)。組織学的には気管支，細気管支および血管周囲にリンパ系細胞が高度に浸潤(リンパ濾胞)したカタル性気管支肺炎像を示す(写真2)。*M. hyorhinis*感染症では関節炎の他，漿液線維素性の心膜炎，胸膜炎，腹膜炎を起こす(写真3)。臓器器官に異常はみられない。肺炎起病性の菌株は肉眼的にはMPS様の肺炎を起こすが，組織学的には化膿性肺炎像である。*M. hyosynoviae*の関節炎では滑膜が肥厚し，関節液は漿液線維素性あるいは漿液血液性となって著しく増量する。豚丹毒の関節炎でみられる関節周囲の線維素の増生は認められない。

＜病原・血清診断＞
病原診断：
M. hyopneumoniae：BHL液体培地に肺病変部乳剤，気管支肺胞洗浄液等を接種して37℃で14日間まで培養し，色調変化が認められればさらに同培地に数代継代後BHL寒天培地に塗抹し37℃，5% CO_2条件下で培養する。人工培地での菌分離は2カ月間を要し，コロニーも極めて小さく，マイコプラズマ特有の目玉焼き状コロニーは観察されない(写真4)。MPS病変には病原体が長期間にわたり高濃度に存在するため，菌分離の他，組織切片の免疫染色，あるいは病変部を乳剤化しPCR検出用の試料として利用することも可能である。

M. hyorhinis, *M. hyosynoviae*：5%ムチン添加PPLO培地に肺病変部乳剤，腹水，急性期の関節内滲出液等を塗抹し37℃，5% CO_2条件下で5日間まで培養しコロニーを確認する。回復期(3カ月齢以降)にある多発性漿膜炎からの*M. hyorhinis*の分離は病変の割に菌量が激減しており困難である。

　どの病原種もPCRあるいは特異免疫抗血清を用いた検査により同定する。

血清診断：市販されている血清診断製品はMPSのELISAのみである。それぞれのマイコプラズマ感染症を血清学的に診断する手法としてはCF反応，IHA反応，ウエスタンブロット，代謝阻止試験等，多くの手法が報告されている。

予防・治療
飼養環境悪化によるストレスが発症の引き金となる。発生予防には飼育密度の適正化，換気，畜舎洗浄，分娩舎や離乳豚舎のオールインオールアウト等の衛生管理が最も重要である。MPSに対する不活化ワクチンが市販されており，感染予防効果は認められないが，病変の軽減ならびに飼料効率の改善効果を示し，本病による経済損失の低減に有効とされている。テトラサイクリン系，マクロライド系(エリスロマイシンを除く)，フルオロキノロン系，プレウロムチリン系が主な有効抗菌薬であるが，プレウロムチリン系以外の抗菌薬に対する低感受性化野外株の発生が増加傾向にあり，使用にあたっては事前の薬剤感受性検査が望まれる。プレウロムチリン系抗菌薬は抗菌スペクトルが狭いものの，高い増菌抑制効果を示すとともに，顕著な低感受性化は現在認められていない。

(秦　英司)

46　豚のクラミジア症
Chlamydiosis in pigs

宿　主　豚
病　原　*Chlamydia pecorum*, *C. abortus*, *C. suis*
分布・疫学　米国，英国，ルーマニア，ドイツ，日本で報告。感染動物の排泄物やその汚物を介して直接接触等により伝播。

診　断

＜症状・病理＞　結膜炎，腸炎，流産，呼吸器疾患等，多彩な臨床症状を示す。子豚では発熱，食欲減退，呼吸器症状および全身感染による症状を呈し，発育障害の一因となる。不顕性感染もみられる。

＜病原診断＞　病変部の塗抹標本から蛍光抗体法による病原体の証明。PCRによる病原体遺伝子の検出。

予防・治療　ワクチンはない。テトラサイクリン系抗菌薬の投与による治療。衛生管理の徹底。

（福士秀人）

47 豚のニューモシスチス・カリニ症
Pneumocystis carinii pneumonia in swine

宿　主　豚。ほとんどすべての哺乳類は*Pneumocystis*属真菌の宿主であり，宿主特異性も一部みられる。
病　原　*Pneumocystis carinii*
分布・疫学　*P. carinii*は日和見感染症の病原体で，多くの豚の肺に日齢とともに常在し，呼吸器を介して伝播する。発症豚には呼吸器感染症の他の病原体であるウイルスや細菌が混合感染している例もある。
診　断
＜症　状＞　元気消失，発咳，鼻汁，発熱，呼吸促迫，呼吸困難，増体低下を呈する。
＜病　理＞　多くは間質性肺炎，あるいは肉芽腫性炎，気管支肺炎も認める。重症例では肺胞内に集簇したシストやトロホゾイトが観察される。
＜病原診断＞　肺胞の検査材料中に，シストが肺胞マクロファージ内あるいは細胞外に，またトロホゾイトも観察される。PCRを検出と同定に用いる。人と犬の気管支肺胞洗浄液がPCR検査に供される。
予防・治療　サルファ剤とトリメトプリムの合剤が治療に用いられる。

（村瀬敏之）

48 トキソプラズマ症 (複)(届出)(人獣)
Toxoplasmosis　　　　　　　　（口絵写真21頁）

概　要　トキソプラズマ原虫感染による全身性疾患で，成獣では不顕性感染を呈することが多い。豚では豚熱によく似た症状を呈する。めん羊，山羊，豚，いのししが届出伝染病における対象動物。

宿　主　めん羊，山羊，豚，いのしし。終宿主は猫科動物。中間宿主はめん羊，山羊，豚，いのししを含むほとんどすべての哺乳類と鳥類。動物種によっても感受性が異なるが，幼若動物は感受性が高い。
病　原　*Toxoplasma gondii*。アピコンプレックス門胞子虫網真コクシジウム目アイメリア亜目に属する偏性細胞内寄生原虫。終宿主（猫）体内では全身の組織の細胞内に寄生する無性生殖期の虫体（タキゾイトとブラディゾイト）と，小腸上皮細胞内に寄生し有性生殖を行いオーシストを形成する有性生殖期虫体（マクロガメトサイトとミクロガメトサイト）の2つのステージがある。中間宿主（豚等）体内では無性生殖期のみである。
　内部出芽2分裂により盛んに分裂増殖を行うタキゾイトは大きさ4〜7×2〜4μmで一端が他端より先鋭な三日月形を呈し，先鋭端部に存在するアピカルコンプレックスを宿主細胞膜に接着させて細胞内に侵入する。ブラディゾイトは脳，心筋等に形成された直径20〜50μmの球状のシストの中にぎっしりと詰まっている。タキゾイトはPAS染色陰性であるのに対し，ブラディゾイトはPAS染色陽性である。

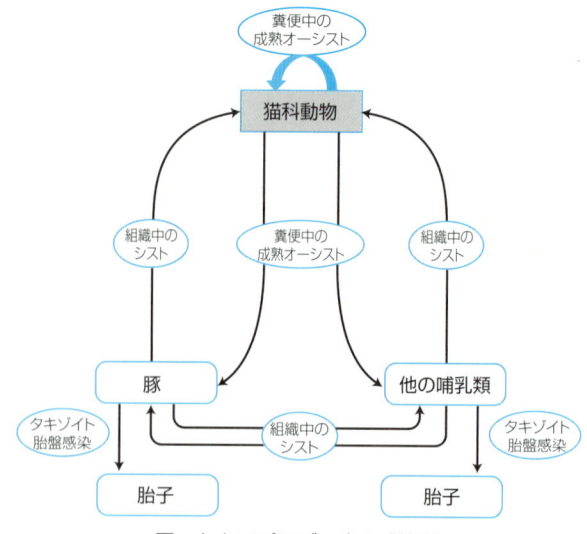

図　トキソプラズマ症の感染環

　終宿主（猫）の空腸中部から回腸にかけての粘膜上皮細胞内には有性生殖期虫体が認められ，有性生殖を行った後，オーシストを形成する。猫にシストを経口投与すると初感染の場合，投与後4〜7日から糞便中にオーシストを排出する。また，オーシスト排出期間は5〜14日である。
分布・疫学　世界中に分布。豚等の中間宿主への伝播は，感染猫が排出したオーシストに汚染された飼料等の経口摂取，シストを含む感染動物組織・臓器の生食，胎盤感染が挙げられる。患畜との同居感染はまれ。通常発生は散発的。
　飼育場がオーシストに汚染されると発生を繰り返す。感染が確認された畜肉はすべて廃棄する。
診　断
＜症　状＞
豚，いのしし：罹患動物の月齢，感染原虫の病原性や感染原虫数によってかなり異なる。豚では3〜4カ月齢の子豚での発生が多く一般に急性症状を呈し，40〜42℃の稽留熱，元気消失，眼結膜充血，目脂，顕著な腹式呼吸，耳介や下腹等のうっ血性紫赤斑（写真1），起立不能を呈し，死亡することもある。成豚では不顕性感染や軽症で経過した後，回復するものが多い。
めん羊，山羊：一般に慢性症状をたどるが，流死産の発生頻度が高い。
＜病　理＞　急性感染時にリンパ節の腫大硬結と出血・壊死。肺には白色壊死巣が散在し，内部に多量の漿液が貯留して水腫性肺炎を呈する（写真2）。胸水の貯留。肝臓の混濁腫脹と針頭〜肝小葉大の出血巣や壊死巣。腎臓表面と割面に点状出血。空腸から結腸にかけての腸粘膜肥厚，点〜斑状出血等がみられる。
＜病原・血清診断＞　確定診断は，病畜の臓器生検標本からの虫体の直接検出である。虫体検出にはギムザ染色スタンプ標本の鏡検や蛍光抗体法が用いられる。現在普及している抗体検出法はイムノクロマト法やELISAである。他にSabin-Feldman色素試験（ダイテスト）がある。
予防・治療
＜予　防＞　有効なワクチンはない。飼料，飼育場周辺のオーシスト汚染防止が重要。そのために，飼育者と猫との接触を避ける，飼育場周辺に猫を近づけない，猫に生肉を

与えないことを徹底する。オーシストは消毒薬や化学薬品に極めて強い抵抗性を示すが，70℃2分程度の熱で死滅するので，発生のあった飼育場の熱湯消毒も有効な対策である。ハエ，ゴキブリ等の衛生昆虫がオーシストを付着している可能性もあるため，これらの飼育場内への侵入を防ぐことも必要。
<治　療>　サルファ剤を20～100mg/kg体重皮下・筋肉内注射する。サルファ剤はタキゾイトに対してのみ有効で，シストに有効な薬剤は今のところない。

（井上　昇）

49 サルコシスティス症 (複)(人獣)
Sarcocystosis

宿　主　犬，猫，人を終宿主とする種が知られており，牛，馬，めん羊，豚は中間宿主。
病　原　牛の*Sarcocystis cruzi*(犬)，馬の*S. fayeri*(犬)めん羊の*S. ovicanis*(犬)，豚の*S. miescheriana*(犬)等。それぞれ(　)内が終宿主。
分布・疫学　世界中に分布。中間宿主の感染は終宿主糞便中のオーシストの経口摂取による。筋肉内シストを経口摂取しても中間宿主への感染は起こらない。サルコシスティスの病原性は弱いが，多量のオーシスト感染により，急性サルコシスティス症を起こすことがある。また，筋肉中のシストに起因する人の食中毒事例（一過性の下痢と嘔吐）もある。
診　断
<症　状>　発熱，筋炎，下痢。中間宿主は発熱，貧血，各種臓器の広範な点状・斑状出血および単核細胞の浸潤を示す。
<病原診断>　終宿主では糞便中にオーシストまたはスポロシストが排出されるので，浮遊法で検出可能だが，中間宿主での生前診断は困難。
予防・治療　予防は，犬・猫に中間宿主の生肉を給与しないこと。治療法はない。

（井上　昇）

50 豚の大腸バランチジウム症 (人獣)
Balantidiosis in swine

宿　主　豚，まれに猿，牛，犬，げっ歯類，人
病　原　*Balantidium coli*，栄養型虫体とシストの2形態がある。
分布・疫学　世界中に分布。虫体は豚の糞便中から高率で検出。感染は成熟シストの経口摂取による。
診　断
<症　状>　成豚では不顕性感染が多く，幼豚で発症しやすい。虫体が大腸壁に侵入し組織を破壊した時に発症し，腸粘膜びらん，潰瘍を生じ，水様性下痢，食欲不振，脱水，削痩が認められる。
<病原診断>　診断は新鮮糞便中から栄養型虫体またはシストの検出による。
予防・治療　予防は汚染糞便の迅速かつ確実な処理。治療はメトロニダゾールの投与。

（井上　昇）

51 豚の旋毛虫症 (人獣)
Swine trichinellosis

病名同義語：トリヒナ症(Trichinosis)
宿　主　豚，犬，猫，マウス，きつね，熊，人等ほとんどの哺乳類と鳥類
病　原　*Trichinella spiralis*，他7種の旋毛虫
分布・疫学　世界中に分布。感染動物の筋肉を摂食することにより伝播。成虫は腸粘膜に寄生。幼虫は筋肉内に寄生し，長期感染では幼虫周囲に石灰沈着。
診　断
<症　状>　自然感染例は軽症が多い。重度感染は成虫寄生による「腸トリヒナ期」と，幼虫寄生による「筋肉トリヒナ期」の2期に分けられる。主な症状は発熱，腹痛，下痢，体末端部や眼瞼の浮腫，筋肉痛。
<病原診断>　筋肉の圧平法による幼虫検出。
予防・治療　予防は不完全調理肉や残飯の給餌を行わないこと。家畜や野生動物では生前診断は困難。治療せず，淘汰。

（井上　昇）

家きんおよび鳥類 ● ウイルス病

1 ニューカッスル病 (法)(人獣) （口絵写真21頁）
Newcastle disease

低病原性ニューカッスル病 (届出)(人獣)
Low pathogenic Newcastle disease

概 要 ニューカッスル病ウイルスの病原性株に起因する鳥類の疾病。最も感受性の高い宿主は鶏で，典型的な顕性感染は胃腸炎や脳肺炎を特徴とする。

宿 主 ほとんどの鳥類に感染すると考えられるが，一般にきじ科の感受性が高い。動物園飼育の鳥類にも本病が起こる。家畜伝染病予防法の対象動物として，鶏，あひる，うずら，七面鳥が指定されている。

病 原 Paramyxoviridae, Avulavirinae, Orthoavulavirus に分類される Orthoavulavirus javaense (Newcastle disease virus)。病原性はウイルス株間で大きく異なり，鶏胚や鶏雛に対する病原性に基づいて，強毒，中等毒，弱毒の3つに分けられている。このうち強毒および中等毒が病原性ウイルスに相当する。ウイルスゲノムはマイナス1本鎖RNAで，遺伝子配列は3′ leader-NP-P-M-F-HN-L-trailer 5′ である。鶏への病原性には表面糖蛋白質であるF蛋白質の開裂部位における塩基性アミノ酸の集積度が病原性に密接に関連していることが明らかとなっており，このアミノ酸配列で病原性株を識別することができる。

ウイルスは発育鶏卵でよく増殖し，尿膜腔液には赤血球凝集素が存在する。また，鶏をはじめ，うさぎ，豚，子牛の腎臓由来培養細胞等，多くの培養細胞で融合性のCPEを伴い増殖する。

分布・疫学 世界中に広く分布。本病は1926年インドネシアでの発生が最初とされる。英国でも同様の疾病が発生し，ニューカッスル病と名づけられ，家きんペストと区別されるようになった。

日本では1930年頃，当時，家きんペスト様疾病として報告されていたものがニューカッスル病であったと思われ，後にウイルス学的に証明された。明確にニューカッスル病として報告されたのは1951～1952年の発生例で，感染源は当時日本に駐留していた米軍の搬入した鶏材料とみられている。次いで1965～1967年の大流行に対して，生ワクチンが初めて導入された(1967年)。以降，生ワクチンの普及によってその発生数は激減し，2010年以降ニューカッスル病の発生は日本では確認されていない。しかし海外では依然として本病の発生が報告され続けており，また渡り鳥等の野鳥によって海外のウイルスが国内へ持ち込まれる可能性も考えられる。近年行われた日本に生息する鳩や飛来する渡り鳥のウイルス保有状況調査では，低病原性株が分離されることが多いが，病原性株が分離されたこともある。よって警戒を要することに変わりはなく，今後もワクチンによる制御が続くと思われる。

主な伝播様式は接触感染で，感染源は感染鳥の呼吸器や消化器からの排泄物中に含まれるウイルスである。排泄物に汚染された飼料，飲水，飼育用の諸器具あるいは飼養管理者の衣服等を介し，直接的，間接的にウイルスは容易に伝播する。回復鳥がキャリアーになる頻度や介卵感染の可能性はそれほど高くない(in eggで感染しても孵化しない)。

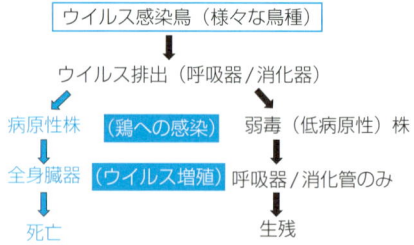

図1 ニューカッスル病の発病機序（鶏）

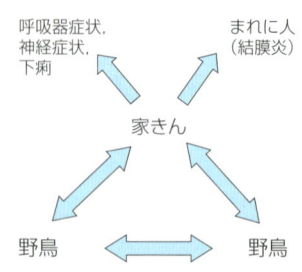

図2 ニューカッスル病ウイルスの感染環

診 断

＜症状・病理＞ 同一の鳥種であっても病像は実に多様である。病像に関与する要因として，ウイルスの病原性，感染量，感染方法および宿主の日齢と免疫状態が考えられる。現在ではワクチンが広く使用されており，発生に際しては，ワクチン接種歴との関連に注意を払う必要がある。また，不完全な免疫を保有している鶏では明瞭な症状や病変を示さない場合が多い。

病原性ウイルスによるものとして，以下の強毒内臓型，強毒神経型，中等毒型がある。病原性ウイルスではない弱毒型（低病原性）ウイルスによるものとして，弱毒型，無症状腸型がある。

強毒内臓型：ドイル型ともいわれる。急性の致死感染を起こすもので，日齢は問わない。1926年アジアで初めて認められたため，アジア型ともいう。呼吸促迫と咳を主徴とする著明な呼吸器症状（**写真1**），緑色水様性の下痢および振戦，斜頸，また脚と翼の麻痺を主とする神経症状を呈する。肉眼病変は消化器にかなり特徴的に出現し，腺胃の出血が顕著（**写真2**）で，腸粘膜の潰瘍も発現する。

主な病理組織学的所見は出血，水腫および血管変性，呼吸器や結膜における壊死である。脳ではニューロンと神経節に広範な充血と囲管性細胞浸潤が起こる。

強毒神経型：ビーチ型ともいわれる。急性でしばしば致死感染を起こす。日齢は問わない。呼吸器と神経症状を特徴とする。ドイル型の発見から約15年後，米国で報告され，当初神経呼吸器病，肺脳炎型とも呼ばれた。一般に呼吸困難，喘ぎ，咳等の呼吸器症状がまず発現し，続いて翼下垂，頭部と頸部の捻転，旋回運動，また後ずさり等の神経症状を現わす（**写真3**）。神経症状は呼吸器症状に併発することもある。産卵鶏では産卵低下や産卵停止が起こる一方，異常卵を産出する。致死率は1カ月齢未満の鶏で50～90％，成鶏で5％程度である。肉眼病変は比較的少ない。

主な病理組織学的変化は，呼吸器粘膜の壊死と脳脊髄の非化膿性脳炎である。

中等毒型：ボーデット型ともいわれ，ビーチ型より病性が弱い。中等毒型ウイルスによる。軽い呼吸器症状や下痢，

産卵低下を示すのみで，成鶏の死亡はごくまれで若齢のひなでも死亡率は数％である。

弱毒型：ヒッチナー型ともいわれる。軽い呼吸器症状または無症状である。弱毒型ウイルスによる。生ワクチンとして世界中で広く使われている。

無症状腸型：弱毒型ウイルスによる腸感染で，無症状である。腸管と糞便からウイルスが分離され，抗体も検出されることがある。

＜病原・血清診断＞

病原診断：病性鑑定材料からのウイルス分離は一般に発育鶏卵尿膜腔内に接種して行う。この尿膜腔液について，鶏赤血球を用いて血球凝集性を調べる。赤血球凝集性があれば，抗血清を用いたHI反応により同定する。ウイルスが分離された場合，分離ウイルス株の病原性をWOAHの指針に従って決定する。同指針では，ひな脳内病原性試験（intracerebral pathogenicity index：ICPI）あるいはRT-PCR法を利用してウイルスのF蛋白質開裂部位アミノ酸配列を決定することで，分離ウイルスの鶏病原性を決定する。これらの試験で病原性株（強毒および中等毒）と判定されればニューカッスル病，低病原性株（弱毒）と判定されれば低病原性ニューカッスル病と診断される。

血清診断：抗体検査には一般にHI反応が利用されている。

予防・治療　生ワクチンと不活化ワクチンがあり，鶏病研究会が立案した予防接種プログラムに準拠して使用されている。ワクチン接種による抗体価が確実に上昇していることを確認するのが望ましい。ニューカッスル病は家畜伝染病であるので，治療は行わない。低病原性ニューカッスル病の場合，行政による殺処分や移動制限の措置はかからない。

（真瀬昌司）

2 高病原性鳥インフルエンザ（口絵写真21頁）（法）（人獣）（二類感染症）
High pathogenicity avian influenza

低病原性鳥インフルエンザ（法）（人獣）（四類感染症）
Low pathogenicity avian influenza

鳥インフルエンザ（届出）（四類感染症）
Avian influenza

概要　インフルエンザAウイルスの全身感染による家きんの高致命率の急性疾患を高病原性鳥インフルエンザ，それ以外のH5およびH7亜型のウイルスによる疾患を低病原性鳥インフルエンザ，H5およびH7亜型以外のウイルスによる疾患を単に鳥インフルエンザとして区別する。

宿主　高病原性および低病原性鳥インフルエンザの届出対象は鶏，あひる，うずら，きじ，だちょう，ほろほろ鳥，七面鳥。鳥インフルエンザの届出対象は鶏，あひる，うずら，七面鳥。この他に各種鳥類，人を含む哺乳動物の感染例が散発的に認められている。

病原　Orthomyxoviridae，Alphainfluenzavirusに属するAlphainfluenzavirus influenzae（influenza A virus）。マイナス1本鎖RNAで分節状ゲノムを持つ。ウイルス粒子の表面糖蛋白質であるヘマグルチニン（HA）とノイラミニダーゼ（NA）の抗原性およびそれらをコードする遺伝子の配列

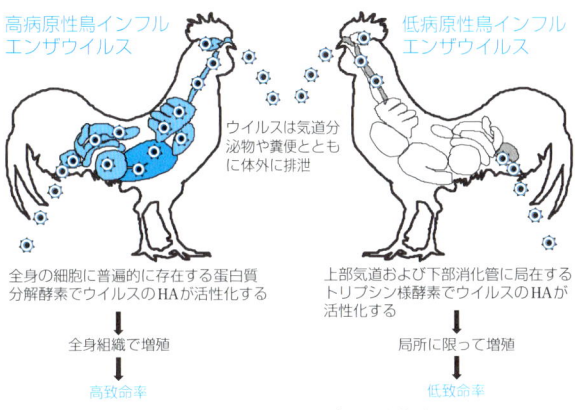

図1　鳥インフルエンザの発病機序

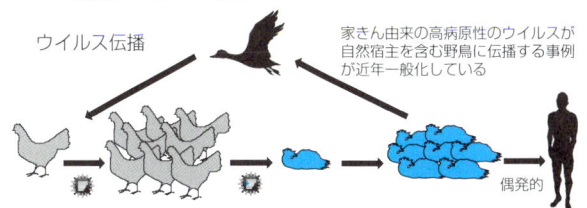

図2　鳥インフルエンザウイルスの感染環

により，H1～H18とN1～N11の亜型の組み合わせで区別する。

家きんに高致命率の急性全身性疾患を引き起こすインフルエンザAウイルスを高病原性鳥インフルエンザウイルスと呼ぶ。これまでに分離された高病原性鳥インフルエンザウイルスはH5あるいはH7亜型に限られている。高病原性を示さないH5およびH7亜型のウイルスを低病原性鳥インフルエンザウイルスと呼ぶ。これらのウイルス感染による家きんの疾病をそれぞれ高病原性鳥インフルエンザ，低病原性鳥インフルエンザと呼び，H5およびH7亜型以外のウイルスによる家きんの疾病を単に鳥インフルエンザと呼んで区別する。

分布・疫学　インフルエンザウイルスは細胞で増殖を繰り返す際に，そのHAが宿主の蛋白質分解酵素により開裂活性化を受ける必要がある。高病原性鳥インフルエンザウイルスのHAは，その開裂部位に特徴的な塩基性アミノ酸の連続配列を有する。本HAは宿主体内の細胞に普遍的に存在する酵素によって活性化され，ウイルスは全身で増殖する。一方で，低病原性鳥インフルエンザウイルスのHAは，一般に上部気道や下部消化管に局在するトリプシン様酵素によってのみ活性化を受けるため，ウイルスは局所に限って増殖する。

自然宿主である野生のかも科鳥類はその腸内にインフルエンザAウイルスを保有しており，その中で低病原性のH5およびH7亜型のウイルスが家きんに伝播し，家きんの間で増殖を繰り返すうちに病原性を獲得すると考えられている。

1996年末に，香港でH5N1亜型ウイルスによる高病原性鳥インフルエンザが家きんで発生し，人へも伝播して18

名中6名が死亡した。その後，本ウイルスの子孫ウイルスはアジアの家きんを中心に流行していたが，2005年に中国の青海湖で野鳥がH5N1亜型ウイルス感染により大量死した事例を契機に，渡り鳥の移動に伴う高病原性鳥インフルエンザウイルスの伝播が世界的に認められるようになった。2014年頃からはH5N8やH5N6亜型ウイルスが世界的に流行し，2022年からはH5N1亜型ウイルスが再び主要な流行株となっている。2024年1月現在，オセアニアを除くすべての地域の家きんや野鳥で本ウイルスによる高病原性鳥インフルエンザの発生が継続して報告されている。

　日本では前述の経緯に同調して，2004年に高病原性鳥インフルエンザが国内（山口，大分，京都）で79年ぶりに発生した。以降は散発的に発生していたが，2010〜2011年に，家きん，野鳥および展示動物で全国的な発生が認められた。本シーズン以降は，かも科鳥類が北方から飛来する冬季に，国内の家きんと野鳥で並行して本症を認める傾向が一般的となり，原因ウイルスの亜型は従来のH5N1の他にH5N8やH5N6等，世界的な傾向と同様に多様化している。2020年以降は少なくとも5期連続で本症が発生しており，その規模の増大に伴う産業的な被害が拡大している。特に近年はこれまで主に本症を認めていた鶏に加えて，あひる，うずら，だちょう，ほろほろ鳥でも発生が報告されている。

診　断
＜症　状＞
高病原性鳥インフルエンザ：元気消失，食欲および飲水欲の減退，産卵率の低下，衰弱，咳，くしゃみ，ラッセル呼吸音，流涙，羽毛逆立，顔面および肉冠・肉垂の浮腫とチアノーゼ（写真1），神経症状，下痢等。甚急性例ではこれらの症状を一切示さず，急死する場合がある。あひるでは，鶏と比較して症状が軽度〜不顕性に経過する傾向がある。
低病原性鳥インフルエンザおよび鳥インフルエンザ：元気消失，食欲および飲水欲の減退，産卵率の低下等を認めるが，これらは本症に特異的な症状ではなく，診断的価値はほとんどない。

＜病　理＞
高病原性鳥インフルエンザ：諸臓器と筋肉のうっ血，充出血および壊死（写真2）。組織学的には肉冠・肉垂，脾臓，肝臓，肺，腎臓，心筋，脳，骨格筋の充出血，壊死，リンパ球浸潤，血管拡張および囲管性細胞浸潤等を認める。
低病原性鳥インフルエンザおよび鳥インフルエンザ：カタル性，線維素性，粘液膿性あるいは乾酪性の炎症を伴う副鼻腔粘膜の腫脹，漿液性あるいは乾酪性の滲出物を伴う気管粘膜の水腫，気嚢の肥厚，カタル性あるいは線維素性の腹膜炎／腸炎，産卵鶏では卵管に滲出物を認めることがある。

＜病原・血清診断＞
病原診断：ウイルス分離が基本であり，迅速性を期した補助的な病原検出法として市販のイムノクロマト抗原検出キットやウイルス遺伝子検出法（RT-PCRやリアルタイムPCR法）が併用されている。ウイルス分離には，発症鳥の呼吸器およびクロアカの拭い液や呼吸器／腸管等の臓器乳剤を用いる。10日齢の鶏胚の尿膜腔内に接種して35℃で培養する。胚の死亡後または48時間後に回収した尿膜腔液の鶏赤血球凝集能を調べ，陽性の場合は抗インフルエンザAウイルス血清を用いたゲル内沈降反応や，前述の補助的な検出法に供する。HAとNAの亜型は赤血球凝集阻止（HI）反応，NA抑制（NI）試験やPCR法で同定する。高病原性鳥インフルエンザの診断では，分離ウイルスのHA開裂部位の特徴的なアミノ酸配列の有無を確認し，鶏を用いた静脈内接種試験による病原性の判定を適宜行う。
血清診断：ゲル内沈降反応，HI反応，ELISA法が特異抗体の検出に主に用いられる。

予防・治療
家きん農場への野鳥を含む野生動物の侵入を防除し，農場内環境の定期的消毒ならびに人，飼料，車輌および機材の衛生管理を徹底する。中国など従前から継続的に高病原性鳥インフルエンザが発生している国では不活化ワクチンが家きんに用いられているが，いまだ撲滅には至っていない。WOAHは，家きんへのワクチン接種について，摘発淘汰では防疫措置が十分に機能しない場合の補完的手段と位置づけており，国ごとに対応が分かれている。日本では摘発淘汰による対応を原則とし，緊急時用に不活化ワクチンを備蓄している。

　高病原性／低病原性鳥インフルエンザの疑い時は特定家畜伝染病防疫指針に従い，速やかに行政当局に届け，指示に従う。発生確認時は原則として飼養家きんの安楽死措置，発生農場から半径10km以内の地域の鶏および鶏肉・鶏卵の移動禁止等の防疫措置がとられる。

　届出対象外の希少動物に対して抗ウイルス薬投与による治療が試みられた例があるが，一般に治療しない。

（曽田公輔）

3　鶏白血病（届出）
Avian leukosis
（口絵写真22頁）

病名同義語：トリ白血病・肉腫（Avian leukosis and sarcoma）

> **概　要**　鶏白血病は病理学的に多様で，採卵鶏でのリンパ性白血病等を引き起こす。ブロイラーではJ亜群ウイルスに起因する骨髄性白血病や発育障害もみられる。

宿　主
鶏。A〜K亜群で宿主域が異なる。鶏では主にA，B，J亜群が分離され，それ以外の亜群はきじ等からも分離される。

病　原
Retroviridae, Orthoretrovirinae, Alpharetrovirusに属する鳥白血病ウイルス〔*Alpharetrovirus avileu*(avian leukosis virus：ALV)〕。宿主域，エンベロープ糖蛋白質のgp85のアミノ酸配列，レセプターの違い等に基づき，11亜群に分類される。ウイルス粒子コアのカプシド抗原（p27）はウイルス群に共通の群特異（group-specific：gs）抗原である。採卵鶏には主にA，B亜群が分布し，ブロイラーではJ亜群も分離される。A，B亜群はリンパ性白血病（LL），赤芽球症を誘発し，J亜群は骨髄芽球症，骨髄球腫症や血管腫を誘発する傾向がある。ウイルスは内在性と外来性がある。内在性ウイルス（主にE亜群）は染色体内にプロウイルスとして存在するが，発現はまれで病原性は低い。A，B，J亜群は外来性ウイルスである。

分布・疫学
欧州や米国では種鶏における本病の淘汰が進み発生は減少したが，現在も日本を含めた世界各国で散発的に発生がみられる。発生率は平均数％程度で，雌の感受性が高い。リンパ性白血病は産卵期前後の5〜7カ月齢に多い。J亜群ウイルスによる骨髄性白血病はブロイラー（2カ月齢以上）で発生する。

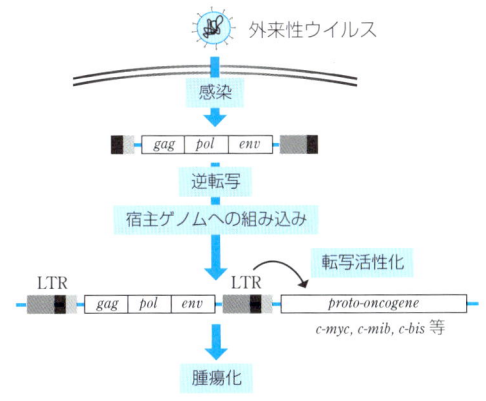

図 鶏白血病の発病病理

垂直感染したひなでは免疫寛容となり大量のウイルスを糞便や唾液に排出して感染源となり，水平感染も起こる。免疫機構が備わったひなに感染すると一過性のウイルス血症後，残存ウイルスが持続感染する。

診 断

<症 状> リンパ性白血病では，食欲減退，体重減少，産卵停止，緑色下痢便の排泄，肉冠の萎縮等がある。末期には外部から肝臓等の腫大を触知できることが多い。赤芽球症，骨髄芽球症，骨髄球腫症でも同様の症状に加え，嗜眠，肉冠の貧血やチアノーゼもある。さらに骨髄球腫症では頭部，胸郭，頸骨等に異常隆起がみられることがある。その他，骨化石症や粘液腫等もみられる。骨化石症では骨幹や骨幹端が肥厚し，特に中足骨が腫れ異常歩行を示す。

発病病理：プロウイルスが c-myc や c-myb 等の宿主癌遺伝子の近傍に挿入されることで，5'LTRのプロモーター活性等により癌遺伝子の発現が亢進し，腫瘍化が起こると考えられている。頻度は低く，感染後数カ月以上で腫瘍を起こす。

<病 理> リンパ性白血病では肝臓の顕著な腫瘍性腫大がみられる（写真1）。腫瘍病変はびまん型，顆粒型，結節型，混合型等で脾臓，ファブリキウス嚢，腎臓，骨髄等にも病変が出現する（写真2）。組織学的に腫瘍は血管外性に増殖した均一な大きさの大型リンパ芽球からなり，マレック病と鑑別できる。

赤芽球症と骨髄芽球症では貧血，肝臓・脾臓等のびまん性腫大がみられる。骨髄芽球症では異常増殖した骨髄芽球の脈管内外での浸潤・増殖がある。骨髄球腫症でも肝腫大があり，腫瘍はびまん性・結節性に骨膜・軟骨周囲表面にみられ，肋軟骨・胸骨部に多発する。腫瘍細胞は骨髄球に似た均一な細胞からなる。

<病原・血清診断> 感染したすべての個体が発症するわけではないため診断価値は乏しい。抗原検出には共通抗原（gs）を検出するELISAやCOFALテストがある。RIFテストは干渉現象を利用して亜群を同定でき，血清，臓器乳剤や腔拭い液（母鶏）等を用いて検査する。リンパ性白血病の腫瘍細胞はsIgM発現Bリンパ芽球であるため，抗鶏IgM血清による蛍光抗体法や免疫染色法を行うことでマレック病と鑑別できる。envやLTR領域を検出するPCR等の遺伝子診断も用いられる。抗体の証明は診断価値が乏しいが，蛍光抗体法，中和テスト，ELISAが用いられる。

予防・治療 ワクチンおよび治療法はない。垂直感染の予防が重要であり，ELISAにて種鶏群からALV排出鶏を摘発・淘汰し，種鶏を清浄化することが効果的である。非感染ひなのみの清浄な環境下での飼育，発病抵抗性の高い種鶏群のひなを導入する。

（村田史郎）

4 マレック病 [届出]　（口絵写真22頁）
Marek's disease

概 要 マレック病ウイルス感染による末梢神経の腫大や種々の臓器組織におけるリンパ腫の形成を特徴とする疾病。

宿 主 鶏とうずらが自然宿主。外見上正常な七面鳥，きじ等からもウイルスが分離される場合がある。実験的にはあひるにも感染する。

病 原 Herpesvirales, Orthoherpesviridae, Alphaherpesvirinae, Mardivirus に属するマレック病ウイルス〔Mardivirus gallidalpha2（Marek's disease virus：MDV）〕。MDVは近縁のウイルスとともに以前は3種類の血清型に分類されており，そのうちの血清型1に該当する。血清型2は Mardivirus gallidalpha3，血清型3は Mardivirus meleagridalpha1（七面鳥ヘルペスウイルス）として現在は分類されており，いずれも非病原性である。

MDVは鶏腎細胞やあひる胚線維芽細胞で増殖しCPEを形成する。リンパ球指向性・細胞随伴性が強く，感染性cell-freeウイルスは感染鶏の羽包上皮でのみ産生され，フケ・羽毛とともに拡散し鶏舎を汚染する。

分布・疫学 世界各地に分布し，ワクチンブレイク（ワクチン接種にもかかわらずマレック病を発症）と考えられる事例が報告されている。日本でも散発的に発生が認められている。

感染性cell-freeウイルスを含むフケにより経気道感染し，垂直感染はない。病態には，ウイルス株の病原性や宿主の日齢，性別，品種系統，移行抗体の有無，免疫抑制を起こす病原体の混合感染，環境からのストレス等が影響する。若齢鶏や雌で発生が多い。遺伝的抵抗性はB遺伝子座に支配される。環境要因には，冬季の換気不良等の飼育時の気温・湿度，衛生管理等がある。

診 断

<症 状> 慢性経過で致死率が10％前後の古典型と，諸臓器にリンパ腫を形成する致死率の高い急性型（内臓型）に加え，一過性の麻痺や免疫抑制がみられることがある。また，病原性の高い株では重度の脳浮腫や急性に死亡することもある。古典型は通常3〜5カ月齢の鶏に発生し，主に神経症状を呈する。左右不対称の場合が多く，肢（坐骨神経），翼，頸部に好発し，歩行異常・起立不能，翼下垂，頭部下垂・捻転・斜頸等を示す。急性型は，4カ月齢未満の若齢鶏に多発し，元気消失，衰弱，削痩，脱水，昏睡状態となるが，無症状で急死する場合もある。他に皮膚型や眼型がある。

<発病機序> 鶏体内でMDVは貪食細胞に取り込まれ，Bリンパ球に細胞溶解性感染を起こし免疫抑制を起こす。さらに，活性化したTリンパ球に潜伏感染し，免疫抑制やリンパ球に腫瘍性増殖性変化が起こり，末梢神経の腫大やリンパ腫形成が起こる。

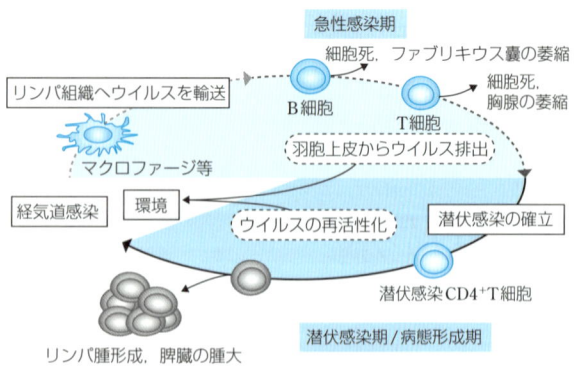

図　マレック病の発病病理

図　鶏伝染性気管支炎の発病機序

<病　理>　末梢神経の腫大と臓器や組織でみられるリンパ腫形成が特徴的病変である。感染初期は主に胸腺や脾臓等に変性・壊死性病変がみられ、その後リンパ球や細網細胞の変性・壊死、細網細胞やマクロファージの増生・浸潤がある。神経は正常時の2～3倍に腫大し、腕神経叢や腰仙骨神経叢等で観察できる（写真1）。神経線維の条斑は消失し、黄色～灰色に変色する。

末梢神経の病変は、小型リンパ球と形質細胞の軽度の浸潤および水腫を伴う炎症性病変と、リンパ-細網系細胞の浸潤を伴う腫瘍性増殖性病変に分けられる。リンパ腫は肝臓、脾臓、卵巣、腎臓、心臓、肺に好発し、びまん性や結節性の灰～白色の腫瘍となる（写真2）。リンパ腫は大小各種のリンパ様細胞の増殖からなる。腫瘍化の標的は通常$CD4^+T$細胞である。神経症状や介卵感染の有無、発症鶏の日齢、組織学的検索により、鶏白血病と鑑別する。

<病原・血清診断>　感染鶏すべてが発症するわけではなく、病原体の証明や抗体検査は診断価値が乏しい。

病原診断：ウイルス分離は感染鶏の腎臓培養や、末梢血や脾臓細胞、腫瘍細胞浮遊液、皮膚・羽軸の乳剤を鶏腎培養細胞に接種して行う。PCRによるウイルスゲノムの検出も可能である。

血清診断：診断価値は低いが、寒天ゲル内沈降反応、蛍光抗体法等で行う。

予防・治療　生ワクチンを初生ひな（1日齢）または孵化前の発育鶏卵に接種する。弱毒化した血清型1や、血清型2，3のウイルス多価ワクチンもある。鶏舎の徹底した清掃や消毒による衛生管理、隔離育雛も重要である。治療はしない。

（村田史郎）

5　鶏伝染性気管支炎（届出）　　（口絵写真22頁）
Avian infectious bronchitis

概　要　伝染性気管支炎ウイルス（IBV）に起因する伝染性呼吸器性疾病。腎臓や生殖器にも障害を与えることがある。

宿　主　鶏

病　原　鶏伝染性気管支炎ウイルス〔*Gammacoronavirus pulli*（avian coronavirus 9203）および*Gammacoronavirus galli*（avian infectious bronchitis virus：IBV）〕は*Coronaviridae, Orthocoronavirinae, Gammacoronavirus*に属するプラス1本鎖RNAウイルスである。ウイルスは直径30～200nmで、エンベロープを有し、表面には長さ約20nmの棍棒状の突起（スパイク）を持つ。本ウイルスは抗原変異が激しく、多数の抗原型が存在する。抗原型には交差性があるものもあり、明確な血清型の区分は提唱されていない。

分布・疫学　世界中に広く分布。日本では1951年に初めて本病の発生が報告された。鶏のみの疾病と考えられるが、きじからウイルスが分離された例もある。年齢に関係なく感染する。主徴は呼吸器症状であるが、腎炎で死亡することもある。細菌の二次感染があると、気嚢炎等を起こし死亡率が上昇する。

ウイルスの病原性が弱い場合、不顕性の形で流行する場合もある。産卵鶏群が感染すると、産卵率と卵質の低下が認められることがあり、これらの影響は回復しない場合も少なくない。

呼吸器からのウイルス排泄は1～2週間で終了するが、糞便からの排出は長期間続くこともある。このような鶏が感染源となる可能性が高い。ウイルスの感染力は非常に強く、群内の数羽の鶏が感染した場合、48時間以内に群の全鶏が感染する。鶏舎間の伝播も容易に起こる。

診　断
<症　状>　主徴は呼吸器症状で、特に呼吸音は特徴的であり、感染初期は捻髪音、極期にはミューミューという猫の鳴き声に類似した奇声が認められる。腎病原性の株に感染した鶏の場合、呼吸器症状が認められた後に元気消失、羽毛逆立および水様便を呈し、死亡例が増加することがある。潜伏期は1～3日間で、呼吸器症状の極期は感染後4～9日である。腎炎による死亡は感染から5～16日後程度に認められることが多い。6週齢以上および成鶏における症状は弱く、気づかれずに過ぎることも多い。

<病　理>　気管、鼻道および副鼻腔において、漿液性、カタル性ないしチーズ様の滲出液が認められる（写真1）。気管粘膜は水腫状となり、線毛の消失、上皮細胞の円形化・脱落ならびに偽好酸球およびリンパ球の浸潤が認められる。腎病原性株が感染すると腎臓は腫大し退色しており、死亡鶏の腎臓は大理石様になっている（写真2）。腎臓の病変は主に間質性腎炎である。産卵鶏においては、輸卵管の粘膜固有層に浮腫および線維増殖が認められることがある。

<病原・血清診断>

病原診断：ウイルス分離はSPF発育鶏卵尿膜腔内や気管培養または鶏腎初代培養（CK）細胞に検査材料を接種して行う。発育鶏卵では鶏胚死または変性（カーリング、矮小化）（写真3）、気管培養では線毛運動の停止、CK細胞ではCPEが認められた場合、IBV分離陽性の可能性が高い。分離陰性を確認するためには少なくとも数代盲継代を繰

返す必要がある。分離されたウイルスがIBVであることを同定するためには抗血清を用いた中和テスト，ゲル内沈降反応，FATを行う。近年ではRT-PCRによってIBV特異遺伝子を検出することが主流である。電子顕微鏡を用いて直接ウイルス粒子を観察することもある。

本病では生ワクチンが多用されているので，病原性株とワクチン株を混同しないよう注意が必要である。血清型についてはSPF発育鶏卵やCK細胞を用いた中和テストで判定する。

血清診断：抗体検査には中和テストやELISAが利用されている。

予防・治療　生ワクチンと不活化ワクチンが用いられる。株間では若干の交差防御性が認められるが，高いワクチン効果を期待するには，当該農場で流行している抗原型に近いワクチン株を選択する。生ワクチン投与鶏群には一過性の呼吸器症状が認められることがあるので，投与後はひなの飼育環境に注意する。

回復鶏は感染源となる恐れがあるので，早期に安楽死措置を行うことが望ましい。

（真瀬昌司）

6　鶏伝染性喉頭気管炎（届出）
Avian infectious laryngotracheitis

概　要　鶏伝染性喉頭気管炎ウイルスは鶏に急性呼吸器感染症（奇声を伴う強い咳，開口呼吸，結膜炎，血痰排泄等）を引き起こす。気管内の滲出物（血痰）が気道を閉塞した場合は窒息死する。

宿　主　鶏が主な自然宿主。その他，きじ，七面鳥，クジャクへの感染が報告されている。

病　原　*Herpesvirales*, *Orthoherpesviridae*, *Alphaherpesvirinae*, *Iltovirus* に属する鶏伝染性喉頭気管炎ウイルス〔*Iltovirus gallidalpha1* (infectious laryngotracheitis virus)〕。ウイルスの細胞への感染は，宿主細胞に吸着後エンベロープと細胞膜との融合によって開始される。ウイルスの増殖部位は核内で，感染細胞内では核内封入体が観察される。初代鶏腎培養細胞では核内封入体を伴う合胞体形成が認められる。発育鶏卵に接種すると漿尿膜に白色のポックが形成される。血清型は単一である。ウイルスは有機溶媒や界面活性剤，一般の消毒薬で容易に不活化される。また，温度には比較的感受性であるが，ウイルス株間で感受性は異なる。

分布・疫学　世界中の養鶏産業の盛んな地域で認められている。日本では1962年以降常在化し，散発的な発生が認められている。鶏種，性別，日齢を問わず発病する。病気は年間を通じて発生するが，外気温の低い秋〜春にかけて発生する傾向にある。自然感染ではウイルスが上部呼吸気道および結膜から侵入し，三叉神経節で潜伏感染を確立する。

ウイルスは感染鶏の呼吸器滲出物中に排出され，主に感染鶏との直接接触によって伝播する。また，発症後に回復した持続感染鶏もストレスに曝露されることでウイルスが再活性化されるため，重要な感染源となる。汚染された器具器材，飼料，水，敷料，人等との間接接触によって群内にウイルスが持ち込まれる。ケージ飼育鶏舎での伝播速度は比較的遅いが，平飼いでは速い。糞便中へのウイルスの

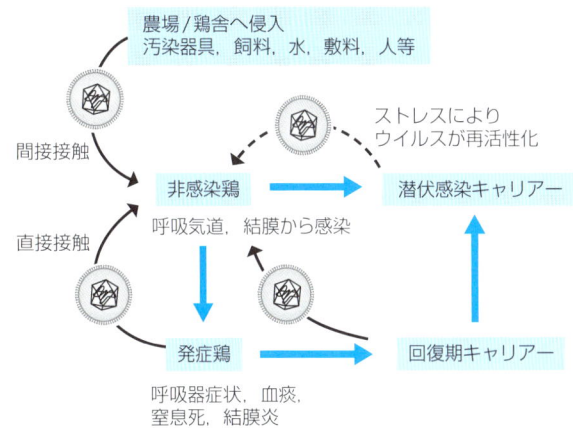

図　鶏伝染性喉頭気管炎ウイルスの感染環

排出，介卵感染は認められていない。高密度な群飼育や生産サイクルの短縮等が発生を増加させる要因となり，一旦発生が認められた養鶏場では常在化する傾向にある。

診　断

<症　状>　本病の臨床所見は甚急性，亜急性，慢性に分かれる。

甚急性：急速に拡大し，重度の呼吸器症状（頭頸部の伸展を伴う呼吸困難，開口呼吸，異常呼吸音，強い咳，奇声，鼻汁漏出等）を示す。また，本病の特徴である血痰排泄が認められるが，強い咳によって気管内の滲出物（血痰）を排出できない場合は気道を塞ぎ窒息死する。その他，流涙を伴う結膜炎がみられる。死亡率は50％を超えることもある。

亜急性：呼吸器症状や食欲不振を示すが，甚急性よりも程度が軽く，死亡率は10〜30％である。

慢性：症状は軽く，活力低下や軽度の呼吸器症状が認められる。産卵鶏では産卵率の低下が認められる。その他の呼吸器疾患，特にニューカッスル病との類症鑑別が重要である。

<病　理>　喉頭から気管の全長にかけて最も強く，かつ特徴的な肉眼所見（著明な充出血，水腫性肥厚，粘膜表面に偽膜様に付着した血様，黄白色クリーム様あるいはチーズ様滲出物）が認められる。肺や気嚢の肉眼病変はまれである。結膜炎は浮腫と充血を特徴とする。

特徴的な組織所見は，気道粘膜に炎症細胞の浸潤，上皮細胞の変性・脱落，核内封入体を伴う合胞体形成が認められる。回復期には残存する基底細胞の増殖に伴い上皮の再生が起こる。結膜では炎症細胞の浸潤や上皮の変性がみられる。

<病原・血清診断>

病原診断：発症鶏の気管（滲出物）や肺の乳剤を初代鶏腎培養細胞や発育鶏卵の漿尿膜上に接種してウイルス分離を行う。鶏腎培養細胞では大型の融合性のCPE（合胞体）が観察され，発育鶏卵では漿尿膜にポック（白色肥厚）が観察される。ウイルスの同定は，核内封入体の確認と特異抗体を用いたウイルス抗原の検出，あるいは中和テストやPCRによって行う。その他，気管切片を用いた蛍光抗体法やELISAによるウイルス抗原の検出，PCRによるウイルス遺伝子の検出を行う。

血清診断：ペア血清を用いて中和テストやELISAにより行う。

予防・治療　予防対策は衛生管理の徹底と生ワクチンの接種によって実施する。海外では一部のウイルス遺伝子を七面鳥ヘルペスウイルスに組み込んだ組換え生ワクチンが使用されている。発生地域・農場との交流を避け，ウイルスを侵入させないことが予防上重要である。特に，回復鶏は持続感染によりウイルスキャリアーになる可能性があるため，導入を避ける。治療法はない。

（村田史郎）

7　禽痘　（口絵写真23頁）
Avian pox

概要　鶏痘ウイルス等の禽痘ウイルス感染による皮膚の無羽部や粘膜における発痘を主徴とする疾病。

宿　主　禽痘は23日，約230種の鳥類で報告
病　原　Poxviridae, Chordopoxvirinae, Avipoxvirusに属する鶏痘ウイルス（*Avipoxvirus fowlpox*：fowlpox virus），カナリア痘ウイルス（*Avipoxvirus canarypox*：canarypox virus），鳩痘ウイルス（*Avipoxvirus pigeonpox*：pigeonpox virus），*Avipoxvirus quailpox*（quailpox virus），*Avipoxvirus turkeypox*（turkeypox virus），*Avipoxvirus flamingopox*（flamingopox virus）および*Avipoxvirus penguinpox*（penguinpox virus）の7種

1）鶏痘（届出）
Fowlpox

宿　主　主に鶏，その他にうずら，七面鳥，鳩等
病　原　鶏痘ウイルス。レンガ状の外観を呈し，大きさは約330×280×200nm。クロロホルムおよび1％KOHに感受性で，1％フェノールおよび約0.03％のホルマリンに9日間抵抗性。乾燥した痂蓋内では，数カ月から数年間感染性を維持する。50℃30分および60℃8分の加熱で不活化される。
分布・疫学　全世界に分布。鶏種，日齢，性には無関係に認められる。日本での発生は著しく減少している。罹患鶏の羽毛や病変部の痂蓋にウイルスが含まれ，これらとの直接および間接的接触や飛沫の吸入により，傷ついた皮膚や粘膜から感染する。蚊やヌカカ，ワクモ等の吸血節足動物による機械的伝播がある。
診　断
＜症　状＞　主に鶏冠，肉垂，眼瞼，その他皮膚の無羽部に結節状病変（発痘）が認められる皮膚型（写真1）と，口腔，食道または気管粘膜に発痘を認める粘膜型（ジフテリア型）（写真2），およびこれらの混合型がある。
　粘膜型では，伝染性喉頭気管炎に類似の呼吸器症状を示す場合がある。皮膚型は吸血節足動物が活動する夏季に，粘膜型は冬季に発生する傾向がある。感染率は多様だが伝播は一般に緩慢で，発育不良や一過性の産卵率低下を認めることがある。死亡率は低いが，皮膚型よりも粘膜型や混合型で高く，重篤な場合には50％に達する。
＜病　理＞　皮膚病変は，感染4日程度で小型の白色点状病変として認められ，5～6日目には丘疹が形成される。その後，肥厚して結節となり，2週間程度で出血，その後，痂皮が形成される。
　粘膜では，やや隆起した白色あるいは黄色の結節が時に癒合し，黄色チーズ様の偽膜を形成する。組織学的には，

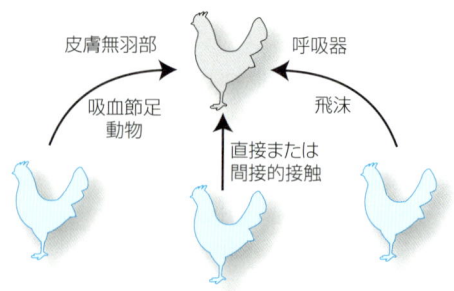

図　禽痘の感染環（伝播様式）

病変部の炎症性変化と特徴的な上皮の過形成が観察される。感染細胞は膨化し，好酸性の細胞質内封入体（Bollinger小体）が認められる。
＜病原・血清診断＞
病原診断：ウイルスは初代鶏胚線維芽細胞等の鳥類由来細胞で増殖可能だが，一般に病変部組織を発育鶏卵漿尿膜上に接種し，漿尿膜におけるポック形成を確認する。PCRによる遺伝子検出と型別が行われる。
血清診断：抗体検出はELISA，中和テスト，寒天ゲル内沈降反応等による。
予防・治療　一般的な衛生管理とウイルス伝播に関与する吸血節足動物の制御。生ワクチンが有効で，日本では1～2週齢で翼膜穿刺し，約90日齢で初回と反対側の翼膜に追加免疫をする。卵内接種法による免疫も行われる。

2）鳩痘
Pigeonpox

宿　主　主に鳩
病　原　鳩痘ウイルス
診　断　7～9日間の潜伏期を経て発症し，3～4週間程度で回復。病変は嘴周辺や眼瞼に好発する。
　特徴的な発痘による外観および病理組織学的検索とウイルス学的検索により確定する。
予防・治療　日本にワクチンはない。一般に治療は行わず自然治癒を待つ。

3）カナリア痘
Canarypox

宿　主　主にカナリア
病　原　カナリア痘ウイルス
診　断　感染後10～14日で頭部および脚等の無羽部を中心に発痘。死亡率は高く，80～100％に達する。
予防・治療　衛生管理と吸血節足動物の制御。日本に入手可能なワクチンはない。

（山口剛士）

8　伝染性ファブリキウス嚢病（届出）
Infectious bursal disease　（口絵写真23頁）

病名同義語：ガンボロ病（Gumboro disease）

概要　伝染性ファブリキウス嚢病ウイルス感染によるファブリキウス嚢の腫脹または萎縮を特徴とする免疫抑制性疾病。株により高い死亡率を示す。

宿　主　鶏。あひると七面鳥からのウイルス分離，水きん

類，きじおよびペンギン等からの抗体検出例，鳩およびほろほろ鳥からの遺伝子検出例がある．国内ではコガモやハシボソガラスから中和抗体が検出されている．

病　原　*Birnaviridae*, *Avibirnavirus* に属する *Avibirnavirus gumboroense*, 伝染性ファブリキウス囊病ウイルス(infectious bursal disease virus：IBDV)．直径約60nmの正二十面体構造で，2分節2本鎖RNAをゲノムに持つ．エンベロープはない．56℃5時間および60℃30分間の加熱や0.5%フェノール存在下での30℃1時間処理，エーテルおよびクロロホルムに抵抗性を示す．交差中和テストにより血清型1と2に分類され，血清型1のみが鶏に病原性を示す．

分布・疫学　全世界に分布．日本では年間数例程度の届出がある．1980年代に欧州で致死性の高いvery virulent type(強毒型)が突然発生し，その後，日本を含む世界各地に広がった．IBDVは経口感染し，ファブリキウス(F)囊で増殖後，糞便中に排出され，感染源となる．垂直感染はない．多くは移行抗体の消失に伴って発生し，3～5週齢で最も感受性が高い．発症はF囊を有する日齢に限られ，日齢とともに感受性は低下する．

診　断

<症　状>　罹患鶏は感染2～3日目から軟便または水様下痢，食欲減退，羽毛逆立を示す．感染3～4日目には沈うつ状態となり，時に死亡する．症状は一過性で生残鶏は感染1週程度で速やかに回復する．

感染率は100%に達し，死亡率は数%から数十%まで多様である．死亡率が高い場合，ニューカッスル病等の急性致死性感染症との鑑別を要する．

<病　理>　感染2～4日目にF囊の腫脹または萎縮，黄変化，水腫，出血およびゼリー様物の付着を認め，F囊腔内には粘液または黄白色のチーズ様物を含むことがある(**写真1，2**)．また，胸腺の萎縮，脾臓と腎臓の腫大が認められる．

この他，筋肉内，皮下，腺胃および十二指腸に点状出血が認められる場合がある．感染5～6日目以降にはF囊の高度な萎縮が認められる．

組織学的には，感染1～3日にかけてF囊濾胞におけるリンパ球の高度な壊死と偽好酸球およびマクロファージの浸潤が認められ，その後，濾胞の萎縮が観察される．免疫組織学的検索により，F囊の濾胞内リンパ球，盲腸扁桃および脾臓にウイルス抗原陽性細胞が検出される．

IBDVは主にF囊のIgM陽性Bリンパ球に感染し，ネクローシスやアポトーシスの誘導によりこれを破壊する．このため罹患鶏のBリンパ球は著しく減少し，免疫抑制状態となる．減少したBリンパ球は，その後回復し濾胞を再形成する．罹患鶏のTリンパ球には一過性にマイトジェン刺激に対する応答低下も認められる．

<病原・血清診断>

病原診断：F囊乳剤の発育鶏卵漿尿膜上接種によるウイルス分離，感染F囊乳剤を用いた寒天ゲル内沈降反応，F囊組織を用いた間接蛍光抗体法によるウイルス抗原の検出やカプシド蛋白質(VP2)コード領域を標的としたRT-PCRによる．増幅産物の制限酵素切断像または塩基配列から，生ワクチンと野外株との鑑別や型別が可能である．

ウイルス分離は迅速性の点で実用的ではない．

血清診断：抗体検出は，中和テスト，ELISA，寒天ゲル

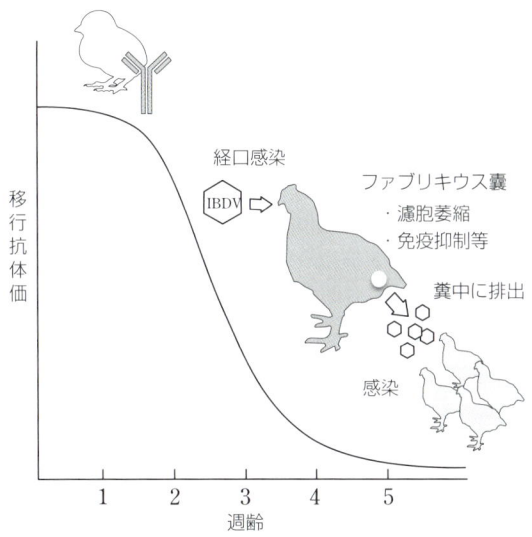

図　IBDVに対する移行抗体価の推移と感染

内沈降反応および間接蛍光抗体法によるが，診断的価値は低い．

予防・治療　日常的な衛生管理とオールインオールアウトによる衛生環境の整備，ワクチンによる免疫が重要．消毒は0.05%NaOHを添加した逆性石けん，ヨード化合物または塩素化合物からなる消毒薬が有効で，0.5%ホルマリン6時間の処理でも感染性が著しく低下する．5週齢以下のひなが本病に高い感受性を示すため，予防には種鶏を生および不活化ワクチンで免疫し，コマーシャルひなに移行抗体を賦与する．また，ひなには，移行抗体消失時期に生ワクチンを複数回投与する．卵内接種法によるワクチン投与も行われることがある．治療法はない．

(山口剛士)

9　鶏のウイルス性関節炎／腱鞘炎
Viral arthritis/tenosynovitis in chickens

概　要　鳥レオウイルスの感染に起因する足関節部における関節炎と腱鞘炎．跛行と腓腹腱断裂(青脚)がみられる．

宿　主　鶏，七面鳥，その他の鳥類

病　原　*Reovirales, Spinareoviridae, Orthoreovirus, Orthoreovirus avis* に属する鳥レオウイルス(avian reovirus)．ウイルスは，エンベロープを持たない直径約80nmの正二十面体構造の粒子．核酸は10分節からなる2本鎖RNA．本ウイルスは鶏群に広く浸潤しており，複数の血清型が報告されている．鶏に対する病原性は血清型と関係なく，ウイルス株によって様々である．赤血球凝集性はない．ウイルスは熱，エーテル，界面活性剤，酸性pHに対し抵抗性．ウイルスは鶏腎，鶏胚肝培養細胞や発育鶏卵でよく増殖する．

分布・疫学　世界的に鶏，七面鳥，その他の鳥類にも広く感染が認められる．通常，発生は肉用鶏にみられるが，卵用鶏や七面鳥でも報告がある．年間を通じて発生．不顕性感染が多く，ウイルスは健康な鶏の腸管や呼吸器から分離されるが，多くは非病原性株と考えられている．病原性の強いウイルス株に1カ月齢以上の鶏が感染しても加齢抵抗

性のため発症しにくいが，幼雛の感染では重度の関節炎になりやすい。移行抗体保有ひなは抵抗性である。
　ウイルスの侵入門戸は経口および経気道である。ウイルスを含む糞便が主な感染源となり水平伝播で広がるが，介卵感染による発生もある。

診断

<症　状>　4〜7週齢の肉用鶏に多発。発症鶏は跛行あるいは起立不能，足関節の腫脹と出血を示す。

<病　理>　初期には腓腹腱や趾屈腱および周囲組織の水腫性腫脹，病期が進行して7週齢を過ぎた鶏では腓腹腱が断裂し出血するため，いわゆる「青脚」となる。腓腹腱の断裂がない場合は慢性化するが，線維性結合組織の増殖による足関節上部の結節性の肥厚，硬化が著明となる。
　組織所見として非化膿性腱鞘炎，腱鞘および周囲組織の線維性結合組織の増生が認められる。しばしば黄色ブドウ球菌等の二次感染による化膿性炎症がみられる。

<病原・血清診断>
病原診断：病変部の腱および腱鞘の乳剤を鶏腎培養細胞や発育鶏卵の卵黄嚢内または漿尿膜上に接種してウイルス分離を行う。鶏腎培養細胞では融合性のCPE（合胞体）と細胞質内封入体が観察される。分離ウイルスの鶏に対する病原性は，ひなを用いた趾蹠内接種法で確認する。病期が進行した例，特に腱断裂を示すような例からのウイルス分離は困難である。RT-PCRを用いたウイルス遺伝子検出も用いられる。
血清診断：寒天ゲル内沈降反応，中和テスト，ELISA等が用いられるが，ウイルスが広く分布し不顕性感染も多いことから，診断上補助的価値しかない。

予防・治療
衛生管理の徹底により，特に幼雛期の感染を阻止する。種鶏への生ワクチンおよび不活化ワクチンの接種により幼雛に移行抗体を付与し本病の発生を防ぐ。ワクチンウイルスと異なる血清型のウイルスに対する効果は低い。治療法はない。

（小川晴子）

10　鶏脳脊髄炎
Avian encephalomyelitis

概　要　鶏脳脊髄炎ウイルス感染により，幼雛に運動失調および頭頸部の震え等の神経症状を，成鶏に産卵率低下を起こす。

宿　主　鶏，きじ，うずら，鳩，七面鳥

病　原　Picornaviridae，Heptrevirinae，Tremovirusに属する鶏脳脊髄炎ウイルス（Tremovirus aetremori：avian encephalomyelitis virus 1）。直径約26〜30nmの正二十面体構造で，プラス1本鎖RNAウイルス。血清型は単一で，種々の物理化学的処理に対し抵抗性を示す。鶏胚の初代培養細胞で増殖するが，CPEは示さず，感染価も低い。SPF鶏由来発育鶏卵の卵黄嚢内接種によりウイルス分離が行われるが容易ではなく，鶏胚に順化するには継代を必要とする。

分布・疫学　世界各地の養鶏地帯に存在し，不顕性感染が多い。介卵感染と水平感染があり，介卵感染したひなとその同居ひなが発病（二峰性発生）する。ウイルスは消化管で増殖して糞便中に排泄され，経口感染が起きる。1カ月齢以上の鶏は感染しても神経症状は示さない。

診断
<症　状>　幼雛では元気消失，頭頸部の震え，歩様異常，脚麻痺等の運動失調がみられ，その後，横臥し採食・飲水困難により発育不良となり死亡する。産卵鶏では，急激な産卵率低下と比較的早い回復（V字型産卵曲線）を示し，神経症状は発現しない。ひなでは後遺症として，水晶体の混濁により失明することがある。剖検ではひなの筋胃の平滑筋層に退色巣を認めることもあるが，特徴的な肉眼病変を欠く。介卵感染した場合に孵化できずに死亡することがある（死ごもり卵）。

<病　理>　発症鶏の組織学的変化は中枢神経，特に脊髄膨大部や中脳における大型神経細胞の中心性色質融解，播種性の非化膿性脳脊髄炎（囲管性細胞浸潤）およびグリオーシスが特徴。耐過したひなでは，消化管の平滑筋層を中心に筋胃，膵臓，心臓等に形質細胞浸潤およびリンパ濾胞の過形成が認められる。

<病原・血清診断>
病原診断：ウイルスの分離は容易ではなく，発症鶏の脳・脊髄乳剤をSPF初生ひなの脳内に接種するか，SPF発育鶏卵の卵黄嚢内に接種し，孵化したひなの発症と中枢神経病変で確認する。発症鶏の中枢神経組織のウイルス抗原を酵素抗体法や蛍光抗体法で検出することも可能。RT-PCRによる遺伝子検出も行われる。
血清診断：中和テスト，寒天ゲル内沈降反応，ELISA等が行われる。中和抗体は感染後2〜3週間から上昇し，1〜2年間は陽性を示すので，ペア血清を用いて抗体の有意上昇を確認する必要がある。

予防・治療
生ワクチンがある。種鶏，採卵鶏ともに，少なくとも産卵4週間前にはワクチン接種により抗体を陽転させておく。発症鶏の治療法はないが，回復後に再度発症はしない。

（小川晴子）

11　鶏アデノウイルス感染症
Fowl adenovirus infection

病名同義語：鶏封入体肝炎（Inclusion body hepatitis），鶏のI群アデノウイルス感染症（Group I adenovirus infection of chickens）

概　要　鶏アデノウイルス感染により起こる若齢鶏の肝臓の腫大や出血性病変を伴う急性感染症。症状を示さず，急性死（突然死）することが特徴。

宿　主　鶏

病　原　Adenoviridae，Aviadenovirusに属する鶏アデノウイルス（Aviadenovirus ventriculi，Aviadenovirus quintum，Aviadenovirus hydropericardii，Aviadenovirus gallinae，Aviadenovirus hepatitidis）。血清型は12種類に分類される。常在性で，すべての鶏アデノウイルスで封入体肝炎が報告されているが，Aviadenovirus gallinaeおよびAviadenovirus hepatitidisによる発生が多い。病原性は株間で差が大きい。鶏胚肝や鶏腎培養細胞で円形のCPEを示して増殖し（鶏胚線維芽細胞や気管培養では増殖しない），好塩基性核内封入体を形成。発育鶏卵（漿尿膜上や卵黄嚢内）で増殖する株もある。

*Aviadenovirus hydropericardii*は心膜水腫症候群（hydropericardium syndrome），*Aviadenovirus ventriculi*は筋胃びらんやうずらの急性致死性呼吸器病の原因でもある。

分布・疫学　世界中に分布し，日本でも発生が報告されている。主に3～5週齢のブロイラーに発生し，産卵鶏でもみられる。垂直および水平感染し，潜伏期間は約48～72時間。ウイルスは感染個体の糞便や気管・鼻腔粘膜等に存在し，感染源となる。致死率は10～30％になる場合もあるが，他の要因，特に伝染性ファブリキウス嚢病ウイルスや鶏貧血ウイルス等との複合感染も病態形成に大きく関係する。

診　断

＜症　状＞　症状を示さず甚急性の経過で突然死亡することが特徴であり，元気・食欲減退，うずくまり，羽毛逆立，嗜眠状態を呈する場合もある。また，心膜水腫症候群でも同様の症状を示す。

＜病　理＞　主な病変は肝臓の腫大，黄色化，脆弱化および点状・斑状出血。出血は骨格筋でもみられる。その他，糸球体腎炎，ファブリキウス嚢や胸腺の萎縮がみられる。心膜水腫症候群では肝臓の病変の他に，水様・ゼラチン様液の心膜貯留や肺水腫等がみられる。肝腫大は鶏貧血ウイルス感染症でもみられるため，鑑別が必要。

組織学的には，肝細胞の変性壊死や単核球の浸潤および肝細胞に核内封入体が出現。壊死性膵炎や筋胃びらんの症例では，ウイルス抗原を含む核内封入体が，それぞれ膵臓の腺細胞や筋胃上皮細胞でみられる。

＜病原・血清診断＞

病原診断：糞便，咽頭，腎臓や病変部から鶏胚肝や鶏腎培養細胞を用いてウイルスを分離する。または蛍光抗体法等による抗原検出により診断し，血清型別は中和テストで行う。

血清診断：寒天ゲル内沈降反応，蛍光抗体法，ELISA等で可能だが，鶏アデノウイルスは常在化しており，診断的意義は低い。

予防・治療　伝染性ファブリキウス嚢病ウイルスや鶏貧血ウイルス等との混合感染により病態が悪化するので，一般衛生管理の徹底により予防を行う。また，発生に際しては適切な消毒薬の選択も重要である。日本ではワクチンは使用されていない。海外では不活化ワクチンが使用されている。治療法はない。

（村田史郎）

12　産卵低下症候群－1976
Egg drop syndrome－1976

病名同義語：鶏のⅢ群アデノウイルス感染症（GroupⅢ adenovirus infection of chickens）

概　要　産卵低下症候群ウイルスの感染による無殻卵・薄殻卵等の卵殻形成不全を伴う産卵率低下を主徴とする感染症。

宿　主　鶏，あひる，がちょう。その他にうずらや七面鳥でも報告されている。

病　原　*Adenoviridae*，*Barthadenovirus*，*Barthadenovirus galloanserae*に属する産卵低下症候群（EDS）ウイルス（*Duck atadenovirus A*）。血清型は1種類で，4種類の遺伝子型がある。ウイルスはあひる，がちょうの発育卵および鶏胚線維芽細胞，あひる胚肝臓・腎臓培養細胞で増殖し，鶏胚肝培養細胞でも増殖するが，発育鶏卵では増殖しない。各種鳥類（鶏，七面鳥，あひる，がちょう等。哺乳類は不可）の赤血球を凝集する。ⅠおよびⅡ群の鶏アデノウイルスとはそれぞれの特異血清間での交差反応はみられない。本病の名称については，フラビウイルス感染症によるあひるの産卵低下症候群と区別するため，産卵低下症候群－1976が推奨されている。

分布・疫学　世界各国に分布。垂直（介卵）および水平感染する。介卵感染した受精卵は正常に孵化し，ひなは成長するがウイルスを保有する。産卵開始後にウイルスを排出する。糞便等の排泄物中のウイルスが感染源となり，直接接触や汚染飲水を介して伝播し，また汚染医療器具等からも伝播する。

診　断

＜症　状＞　退色卵，無殻・軟殻・薄殻卵・破卵の産生等の卵殻形成異常がみられる（受精率・孵化率には影響なし）。卵の矮小化や卵白の水様化の報告もある。産卵最盛期の30～40週齢に多発し，4～10週間にわたるV字型の一過性の産卵低下を示す場合が多く，産卵率は10～40％低下する。一過性の下痢や食欲不振等がみられる場合もあるが，他の症状はみられない。あひるやがちょうでは若齢時に呼吸器症状を示すことがある。産卵率低下を引き起こす種々の疾病との鑑別が必要である。

＜病　理＞　野外の病鶏では肉眼病変が少なく，卵管の萎縮や卵管子宮部の水腫性肥厚，軟卵胞や子宮に水腫がみられる場合もある。

組織病変としては，卵管粘膜の水腫，上皮や粘膜固有層におけるマクロファージ，形質細胞，リンパ球等の炎症性浸潤，子宮腺の萎縮等が認められる。一部の上皮細胞には核内封入体が観察されることもある。

＜病原・血清診断＞

病原診断：あひるやがちょうの発育卵や培養細胞を用いたウイルス分離と，PCRによるウイルス遺伝子の検出，ELISAや蛍光抗体法による抗原検出によって行う。

血清診断：ワクチン未接種鶏群ではELISA，蛍光抗体法，寒天ゲル内沈降反応，HI反応等で抗体上昇を確認する。

予防・治療　採卵用鶏群には不活化ワクチンも使用されている（産卵開始までに2回接種）が，汚染種鶏群の摘発・淘汰が望ましい。糞便中にウイルスが存在するため，鶏舎の洗浄・消毒も重要。治療法はない。

（村田史郎）

13　鶏貧血ウイルス感染症
Chicken anemia virus infection

病名同義語：鶏伝染性貧血（Chicken infectious anemia）

概　要　鶏貧血ウイルス感染による鶏の骨髄低形成と胸腺萎縮を伴う貧血を主徴とする疾病。

宿　主　鶏

病　原　*Anelloviridae*，*Gyrovirus*に属する鶏貧血ウイルス（*Gyrovirus chickenanemia*：chicken anemia virus）。環状マイナス1本鎖DNAウイルスで，通常の培養細胞では増殖しないが，マレック病由来T細胞であるMDCC-MSB1細胞等の鶏のリンパ系株化細胞で増殖する。

分布・疫学 病原体は1979年に鶏貧血因子として日本で最初に分離報告された。ウイルスは世界各国の鶏群に常在し，経口感染によりほとんどの鶏群が抗体を保有している。水平のみならず介卵感染を起こすが，感染しても幼雛以外で発症することは少ない。野外では抗体保有種鶏が多いので，介卵感染を起こす機会は少ない。

診断

<症　状> 介卵感染による発症時期は1～4週齢で，死亡率は通常10％以下であるが，50％以上となる場合もある。他のウイルスの重複感染により症状が増悪化する。中雛以上での発症は，伝染性ファブリキウス囊病ウイルスやマレック病ウイルス等の重感染による免疫低下が原因と考えられている。

発症・死亡のピークは感染2～3週後であるが，ひなは食欲低下と元気消失を示し，羽を逆立てうずくまる。貧血状態となり，重度の発症鶏のヘマトクリット値は10％以下まで低下し，皮膚は蒼白となる。

封入体肝炎，マレック病との鑑別が必要。

<病　理> 発病鶏の剖検では，貧血による全身臓器の退色・点状出血，骨髄の退色・黄色化，胸腺萎縮，肝腫大がみられる。

組織学的には骨髄低形成，胸腺萎縮が特徴で，赤血球，白血球および栓球等のすべての種類の血球産生が抑制される汎血球減少症の像を示す。

<病原・血清診断>
病原診断：発症日齢，臨床的な貧血の発現，剖検所見により仮診断する。ウイルス分離は，SPF鶏のひなを用いた接種実験による病変の再現，MDCC-MSB1細胞等のリンパ系培養細胞を用いて行う。PCRによる遺伝子診断も可能。広く鶏群に不顕性感染している場合が多いので，ウイルス分離の結果がそのまま診断には結びつかない。
血清診断：ウイルスに感染したリンパ系培養細胞を抗原とした間接蛍光抗体法，中和テスト，ELISAが用いられる。抗体検査も病気の直接的診断には役立たないが，種鶏群の免疫状態を知るために役立つ。

予防・治療 ウイルスの介卵感染による発病を防ぐために，種鶏用の弱毒生ワクチンが用いられている。

治療法は確立されていないが，二次感染に対する予防や衛生管理が重要である。

（小川晴子）

14 家きんの鳥メタニューモウイルス感染症
Metapneumovirus infection in poultry

> **概　要** 鳥メタニューモウイルスは七面鳥鼻気管炎や鶏の頭部腫脹症候群の発生に関与する。

宿　主 主に鶏，七面鳥，きじ，クジャク等
病　原 Pneumoviridae, Metapneumovirusに属する鳥メタニューモウイルス〔*Metapneumovirus avis*：avian metapneumovirus(aMPV)〕。赤血球凝集活性およびノイラミニダーゼ活性を欠く。海外で1970年代から発生が報告されるようになった七面鳥鼻気管炎(turkey rhinotracheitis：TRT)と1984年に最初に報告された鶏の頭部腫脹症候群(swollen head syndrome of chickens：SHS)の発生に関与している。

分布・疫学 aMPVの存在はアフリカ，欧州，アメリカ大陸，中近東・日本を含むアジア等，多くの地域で確認されているが，オーストラリアでは認められていない。

日本においてaMPVは鶏群に広く浸潤している。多くは無症状であるが，鶏のSHSが問題になることがある。国内の初発は1990年。ブロイラーでは3～6週齢頃に多発する。30～60週齢頃の採卵鶏・種鶏でも発生する。発生率は鶏群により異なるが，aMPV単独の病原性は低く，ほとんどが不顕性感染である。細菌等の二次感染や重複感染，換気不良・密飼い等の飼育環境が病勢に影響を与える。接触感染により伝播する。

七面鳥の飼育が盛んな国ではTRTは問題であるが，日本では七面鳥産業が小規模のため問題となっていない。

診断

<症　状> 鶏のSHSは，aMPVが上部気道に感染・増殖し，粘膜上皮細胞の線毛が脱落して線毛運動が止まる結果，大腸菌等の二次感染が容易に起こることが症状発現に大きく関与する。二次感染菌により，顔（特に眼窩周囲）や頭部の水腫性腫脹を発症する。その他，沈うつ，呼吸器症状，結膜炎，流涙，産卵低下，神経症状等。

TRTではくしゃみ，鼻汁漏出，結膜炎，流涙，眼窩下洞・下顎部の腫脹，産卵低下等をみる。

<病　理> 肉眼所見は，頭部皮下組織の水腫性肥厚，時に心膜や肝被膜に炎症。

組織所見は，頭部皮下組織・頭部骨気室の化膿性炎症，眼瞼炎，上部気道炎，時に心膜炎，肝被膜炎。

<病原・血清診断> aMPVの分離は感染初期の鼻汁・眼窩下洞の組織・気管等を用いて鶏胚・七面鳥胚気管の器官培養，発育鶏卵（卵黄囊内接種），アフリカミドリザル腎由来のVero細胞等を用いて行う。RT-PCRによる遺伝子の検出，抗体検出（ELISA，蛍光抗体法等）は診断上価値がある。

予防・治療 生および不活化生ワクチンがある。治療法はないが，特に十分に換気する等の衛生管理が重要。抗菌薬の投与が症状の軽減に効果的な場合もある。

（小川晴子）

15 あひるウイルス性肝炎（届出）
Duck viral hepatitis

> **概　要** 6週齢未満のあひるのひなに認められる肝炎を主徴とする致死的ウイルス感染症。

宿　主 あひる
病　原 あひるウイルス性肝炎1～3型があり，1型は*Picornaviridae*, *Paavivirinae*, *Avihepatovirus*に属する*Avihepatovirus ahepati*(duck hepatitis A virus：DHAV-1～3)，2型および3型は*Astroviridae*, *Avastrovirus*に属する*Avastrovirus intestini*(duck astrovirus：DAstV-1およびDAstV-2)が原因。いずれの型のウイルスもRNAをゲノムに持つ小型球状ウイルスで，エンベロープはなく，理化学的に安定で，野外環境下で長期間生存する。抗原型はそれぞれ異なる。

分布・疫学 *Avihepatovirus ahepati*は抗原的に異なる3種類のあひるA型肝炎ウイルス（DHAV-1, -2, -3）からなり，

あひるを飼養している国で広くDHAV-1による1型の発生が認められている。2型は英国で、3型は米国でいずれも1960年代に発生が報告されたが、近年、他の地域でもDAstV-1およびDAstV-2が検出されている。日本では1型が1962〜1963年に関東で発生した後、長らく認められていなかったが、2015年6月に兵庫県において、導入直後のあひるのひなで発生、導入6日後までに76％のあひるが死亡した。感染鳥は糞便中にウイルスを排出する。ウイルスの伝播力は強く、経口感染、エアロゾル感染が認められている他、垂直感染の可能性も示唆されている。6週齢未満のあひるのみが発症する。

診 断
<症　状> 甚急性のため症状はほとんどなく、発症したひなは群の動きに遅れ始めた後に横臥し、1〜2時間以内に反弓緊張を呈して死亡する。致死率は70％以上と高い。3週齢未満で多く認められ、6週齢以上での発症・死亡はほとんどない。
<病　理> 肝腫大と斑状出血が特徴的。脾臓はしばしば腫大し、斑状になる。腎臓は腫大し、血管は充血する。
<病原・血清診断> 肝臓乳剤を1週齢未満の感受性あひるに接種し、特徴的な症状(24時間以内の死亡等)をみる。発育あひる卵で分離でき、胚は出血・死亡する。胚の肝臓は腫大し、巣状壊死が認められる。1型と2型は発育鶏卵でも分離できる。抗血清は分離ウイルスの同定に用いられるが、抗体による血清学的診断は甚急性のため有効ではない。

予防・治療 感受性ひなの徹底隔離による予防が効果的だが、感染がまん延している地域では困難である。1型には弱毒生ワクチンや不活化ワクチンが、3型には弱毒生ワクチンがあるが、いずれも日本では認可されていない。種鳥にワクチンを接種することで誘導される移行抗体により、感受性のひなを防御できる。感染耐過あひる血清のひなへの投与も効果的である。2型にはワクチンはない。

(笛吹達史)

16 あひるウイルス性腸炎 (届出)(海外)
Duck viral enteritis

病名同義語：あひるペスト(Duck plague)

概　要 伝播力の高いあひる腸炎ウイルス(DEV)による腸管出血を伴う急性致死性疾病。

宿　主 かも目かも科の鳥(あひる、かも、がちょう、がん、はくちょう)が感染。バリケンは高い感受性を示す。

病　原 *Herpesvirales, Orthoherpesviridae, Alphaherpesvirinae, Mardivirus* に属するあひる腸炎ウイルス〔*Mardivirus anatidalpha 1*：duck entiritis virus(DEV)〕。株により病原性が異なるが、免疫学的には同一と考えられている。

分布・疫学 米国、オランダ、中国、フランス、ベルギー、インド、エジプト、英国、カナダ、ドイツ、デンマーク、ポーランド、ベトナム、バングラデシュ等、あひるを飼養している国で発生が認められている。日本での発生はない。商品価値の低下、産卵率の低下、高い致死率から経済的損失は大きい。感染鳥との直接接触あるいは汚染環境との間接接触により水平伝播する。ウイルスは室温(22℃)で約1ヵ月感染性を維持する。実験的には垂直感染(介卵感染)も報告されている。ひなばかりではなく、成鳥も死亡する。あひるでの潜伏期間は3〜7日間。回復した鳥はキャリアーとなり、潜伏感染したウイルスが1年以上にわたり定期的に糞便や卵表面から検出される。

診 断
<症　状> 食欲欠乏、元気消失、鼻汁流出、水様性下痢、血便。発症後は急性経過をたどり、1〜5日で死亡する。産卵群では最も高い死亡率を示す期間に著しい産卵低下が認められる。種鳥群で最初に気づくのは突然の高い死亡率。2〜7週齢のひなでは脱水、体重減少、青く変色した嘴、結膜炎、流涙、鼻汁がみられ、しばしば肛門周囲が血で汚れる。発症した場合、多くが死亡する。全体的な致死率は5〜100％で、産卵等のストレスにより成鳥の方が高い死亡率を示す傾向にある。
<病　理> 血管内皮の損傷により、斑状出血が体内に出現する。肝臓、膵臓、腸管、肺および腎臓では点状出血がみられ、腸管や胆嚢の内腔はしばしば血液で満たされる。これらの肉眼所見や核内封入体の検出でほぼ本病と診断できる。
<病原・血清診断> 肝臓、脾臓、ファブリキウス嚢または腎臓の乳剤、末梢血リンパ球、総排泄腔スワブをウイルス分離材料とし、初代バリケン胚線維芽細胞で分離する。感受性の1日齢あひるひな、あるいは9〜14日齢の発育バリケン卵の漿尿膜上に接種する。免疫蛍光法やPCRも利用できる。制限酵素切断断片パターンでウイルス株の識別ができる。感染血清で、ウイルス中和指数が1.75以上の場合、陽性とする。

予防・治療 徹底的な衛生対策(バイオセキュリティの強化とウイルス感染のないひなの導入等)が大事。水環境を介した野生水禽との間接接触による感染リスクが高い。感染が認められた場合、感染群の淘汰、消毒、感受性ひなへのワクチン接種で制御できる。鶏胚に馴化させた弱毒ウイルスが生ワクチンとして、欧州、米国、カナダで用いられている。弱毒生ワクチンは、2週齢以上のあひるへ皮下あるいは筋肉に接種する。通常、種鳥群にワクチン接種をする。

(笛吹達史)

17 細網内皮症ウイルス感染症
Reticuloendotheliosis virus infection

宿　主 各種家きん類
病　原 *Retroviridae, Orthoretrovirinae, Gammaretrovirus* に属する *Gammaretrovirus aviretend*(avian reticuloendotheliosis virus：REV)。REV-T株は発癌遺伝子*v-rel*を持つ増殖欠損型で、他は発癌遺伝子を持たず増殖非欠損型(REV-A)。血清型は単一。

分布・疫学 発生はまれ。水平・垂直伝播し、汚染生ワクチンによる発生もある。日本を含む各国で感染例が報告されている。

診 断
<症　状> T株の実験感染では肝臓・脾臓に点状・巣状の細胞増殖巣を伴う腫大、未分化単核細胞の腫瘍性増殖がみられ、高致死率。T株以外のREV群ウイルスでは発育不全、脚弱、脚麻痺、翼羽異常(中抜け)、慢性腫瘍等を示す。鳥白血病ウイルスのJ亜群との共感染は、重度な発育

家きんおよび鳥類●ウイルス病

不全や免疫抑制を引き起こす。
<病原・血清診断> 臓器や血液からのウイル分離。PCRによるプロウイルス検出。蛍光抗体法による抗原検出。ELISAや寒天ゲル内沈降反応等による血清診断。
予防・治療 被害は少なく防疫対策はとられていない。

(村田史郎)

18 鶏腎炎ウイルス感染症
Avian nephritis virus infection

宿 主 鶏，七面鳥。その他，あひる，がちょうへの感染も報告されている。
病 原 *Astroviridae*, *Avastrovirus*に属する*Avastrovirus galli*(avian nephritis virus)。2つの血清型がある。
分布・疫学 ウイルスは直腸内容にも存在し，接触伝播。日本を含むアジア各国および欧州の鶏や七面鳥で感染が報告されている。
診 断
<症 状> 幼雛(1カ月齢以下)で下痢，発育不良がみられる。加齢とともに疾病抵抗性が増すため，不顕性感染が多い。腎障害(間質性腎炎等)や尿酸塩沈着症(痛風)を示す場合がある。近縁の鶏アストロウイルス(chicken astrovirus)も類似した症状を示す。
<病原・血清診断> 腎臓・直腸内容からのウイルス分離(鶏腎細胞や発育鶏卵卵黄嚢内接種)。RT-PCRによるウイルス遺伝子の検出。蛍光抗体法や中和テストによる抗体検出。
予防・治療 ワクチン・治療法はない。衛生管理に留意。

(村田史郎)

19 ウイルス性腺胃炎
Viral proventriculitis

宿 主 鶏
病 原 原因ウイルスは不明。病変部では*Birnaviridae*に属する未分類のchicken proventricular necrosis virus(CPNV)が検出されることが多く，本病の病原として示唆されている。
分布・疫学 本病は，北米，南米，欧州，アジア各国のブロイラーで発生が報告されており，広く分布していると考えられる。CPNVは米国，欧州，ブラジルで罹患鶏より検出されている。伝播経路は不明(実験的には経口等で伝播)。
診 断
<症 状> 蒼白，発育不良，飼料効率の低下，消化不良がみられる。腺胃の炎症や肥大を主徴とし，腺胃は白色〜灰色・黄色で斑状を呈し，拡張がみられる。腺胃壁は肥厚し，粘膜固有層にはリンパ球・マクロファージの浸潤や腺上皮細胞の変性・壊死がみられる。腺胃が脆弱となるため，加工時に破裂した場合は食肉の汚染を引き起こす。
<病原・血清診断> 病原ウイルスが不明であるため，病原・血清診断法はない。CPNVはRT-PCRによる検出が可能。
予防・治療 ワクチン・治療法はない。

(村田史郎)

20 ブロイラーの発育不良症候群
Runting stunting syndrome in broilers

宿 主 鶏(ブロイラー)
病 原 レオウイルス，ロタウイルス，アストロウイルス，コロナウイルス，エンテロウイルス，パルボウイルス，ピコルナウイルス等が疑われているが，確かな病原体は不明。
分布・疫学 主に生後2週までのブロイラーに発生。発症したひなの糞便を感受性ひなに投与して，発育不良を再現できても，分離した病原体での発育不良が再現できていなかった。野外には多くの病原体が存在し，それらとの混合感染で重症化するとも考えられている。
診 断
<症 状> 下痢，発育遅延，羽毛発達不正(翼がヘリコプターのプロペラのようになる)。不消化物を含んだ拡張した腸管が主として認められる。膵臓の萎縮がみられることがある。
<病原・血清診断> 原因を特定するためには，分離されたウイルスの感染実験で，本症候群を再現する。近年，RT-PCRやELISAでパルボウイルス，アストロウイルスや鶏前胃壊死ウイルス(ビルナウイルス科)が検出され，分離されたウイルスによる再現試験から，本症との関連が示唆されている。
予防・治療 病原が確定せず，ワクチンはない。感受性のひなを病原体に曝さないように，一般衛生管理に注意。

(笛吹達史)

21 鳥類のパラミクソウイルス感染症
Paramyxovirus infection of birds

宿 主 鶏，七面鳥，あひる，オウム，野鳥等
病 原 *Paramyxoviridae*, *Avulavirinae*の*Orthoavulavirus*, *Metaavulavirus*または*Paraavulavirus*に属するウイルス。22種類の血清型が知られ，分離地にちなんだウイルス名がつけられている(1型の*Orthoavulavirus javaense*はニューカッスル病の原因ウイルス)。
分布・疫学 野鳥も含め様々な鳥からウイルスが検出され，日本でも分離されている。近年の鳥インフルエンザウイルスやニューカッスル病ウイルス(NDV)のサーベイランスにより，赤血球凝集活性のあるウイルスが多数分離されており，HI反応やノイラミニダーゼ抑制反応により，NDV以外に21の型が認められている。2，3，6，7型が家きんの病気(呼吸器症状および産卵低下)に関与する。野鳥での病気の発生は認められていない。
診 断
<症 状> 七面鳥や鶏に呼吸器障害や産卵率の低下を認めることがあるが，多くの場合，疾病には関与しない。ただし，他の細菌やウイルスとの混合感染により，増悪効果が認められる。
<病原・血清診断> NDVと同様に，発育鶏卵でのウイルス分離。赤血球凝集活性が認められたらHI反応で同定。NDVと交差することがある。
予防・治療 予防法は野鳥との接触を避けること。七面鳥の場合，大規模な2型感染に際しては安楽死措置を行うこともある。欧州や米国では，3型に対して不活化ワクチン

がある。

（笛吹達史）

22 うずら気管支炎(海外)
Quail bronchitis

宿 主 ボブホワイトうずらと日本うずら，野鳥
病 原 *Adenoviridae*, *Aviadenovirus*に属するquail bronchitis virus
分布・疫学 ボブホワイトうずらと日本うずらで顕性感染。他種のうずらや他の鳥類では不顕性感染。日本での発生はない。
診 断
＜症 状＞ 主に3週齢以下のボブホワイトうずらにみられる急性致死性呼吸器病で致死率は50〜100％と高い。6週齢以上のうずらでは，死亡はまれである。伝播力が強く，潜伏期間は3〜7日。通常は高い死亡率で病気に気づく。飼料消費の減少，羽毛逆立，保湿器下でのうずくまり，翼下垂，開口呼吸，鼻汁流出等が認められる。
＜病原・血清診断＞ うずらのひなに急激な死亡率増加，多数の呼吸器症状を認めたら，本症を疑う。気管，気管支，気嚢における過剰粘液の存在は，本症を裏づける。確定診断はウイルス分離で，気管，気嚢，肺の他，肝臓，ファブリキウス嚢，盲腸扁桃からの材料を発育鶏卵に接種することで比較的容易にウイルス分離できる。鶏腎細胞や鶏肝細胞でも分離可能である。核内封入体の検出。
予防・治療 感受性ひなを汚染源から可能な限り隔離すること。ワクチンはない。

（笛吹達史）

23 七面鳥のウイルス性肝炎(海外)
Turkey viral hepatitis

宿 主 七面鳥
病 原 *Picornaviridae*, *Kodimesavirinae*, *Megrivirus*, *Megrivirus chigalli*に属するturkey hepatitis virus
分布・疫学 カナダ，米国，イタリア，英国等で報告。汚染糞便の経口摂取が主要な感染経路とみられ，伝播力は強い。七面鳥の幼雛が発症しやすい。
診 断
＜症 状＞ 元気消失，下痢，死亡。成長した個体では不顕性感染。
＜病原・血清診断＞ 肉眼的に肝臓に多数の白斑が形成。病理組織学的に肝臓の多発性の壊死巣や炎症性細胞の浸潤，細胆管の増生。膵臓も罹患しやすい。ウイルスは胆汁，腸管，糞便，血液等にも分布。診断法は病理組織検査，RT-PCRや*in situ*ハイブリダイゼーションによるウイルス遺伝子検出，ウイルス分離。ウイルス分離には発症個体の肝臓や膵臓の乳剤を発育鶏卵の卵黄嚢に接種。七面鳥の卵やひなもウイルス分離に利用可能。血清学的診断法はない。
予防・治療 ワクチンはない。対策は一般衛生管理の徹底による予防。

（山本　佑）

24 七面鳥のコロナウイルス性腸炎(海外)
Turkey coronaviral enteritis

宿 主 七面鳥
病 原 *Coronaviridae*, *Orthocoronavirinae*, *Gammacoronavirus*に属する*Gammacoronavirus pulli*（avian coronavirus 9203）
分布・疫学 北米，南米，欧州，オーストラリア等で報告。七面鳥産業の盛んな米国の重要疾病で，七面鳥の60〜70％が抗体陽性。汚染糞便の摂取による水平感染。七面鳥は日齢に関係なく感染。発症するのは主として1カ月齢未満の幼雛。
診 断
＜症 状＞ 腸炎による下痢や発育不良。死亡率は10〜50％で，幼若個体であるほど死亡率が高い。他の病原体との重複感染により重症化。回復後も糞便へのウイルス排泄が数週間持続。成鳥では不顕性感染もしくは産卵率や卵質の低下。
＜病原・血清診断＞ 肉眼所見は脱水や削痩，ガスや黄色水様便により拡張した小腸および盲腸。病理組織学的に，小腸における炎症性細胞浸潤，腸絨毛の萎縮や粘膜上皮細胞の壊死や剥離。重症例ではリンパ臓器の萎縮。成鳥では卵巣の異常卵胞。診断法は腸管や糞便材料を用いて，RT-PCRでのウイルス遺伝子検出，電子顕微鏡によるコロナウイルス粒子の観察，発育七面鳥卵または鶏卵でのウイルス分離。ELISAや蛍光抗体法での抗体検出が報告。
予防・治療 ワクチンはない。対策は一般衛生管理の徹底による予防。

（山本　佑）

25 七面鳥の出血性腸炎
Hemorrhagic enteritis of turkeys

宿 主 七面鳥，鶏，きじ
病 原 *Adenoviridae*, *Siadenovirus*に属する*Siadenovirus gallopavotertii*（turkey adenovirus 3）。Bリンパ球やマクロファージ等の免疫細胞と腸管上皮細胞に感染。ウイルス株により病原性が異なる。本ウイルスは，鶏巨脾症やきじの大理石脾病の原因ウイルスと近縁で血清学的な鑑別不可。
分布・疫学 米国，欧米，オーストラリア等の七面鳥で発生。1972年に日本で発生。汚染糞便や敷料からの経口感染。他の鳥類のアデノウイルスと異なり，垂直感染は未確認。
診 断
＜症 状＞ 4週齢以上の七面鳥に急性出血性腸炎が生じ，血様下痢，沈うつ，貧血が主徴。死亡率は平均10〜15％で，ウイルスの病原性や二次感染により増悪。急性期を過ぎた個体で免疫抑制。
＜病原・血清診断＞ 発症個体の小腸は拡張し，粘膜には出血や偽膜形成。脾臓の強い腫大や白斑。病理組織学的に，脾臓におけるリンパ球減少，組織球系細胞の浸潤，ウイルス性核内封入体の形成。診断法は，腸内容物や脾臓を材料としてPCRによるウイルス遺伝子検出，七面鳥接種を用いたウイルス分離，病理組織検査，電子顕微鏡によるウイルス粒子観察。血清診断には寒天ゲル内沈降反応や

ELISA。
予防・治療　海外ではワクチンが市販。対策は二次感染への対応および汚染環境の清浄化。

（山本　佑）

26 七面鳥のリンパ増殖病(海外)
Lymphoproliferative disease of turkeys

宿　主　七面鳥
病　原　*Retroviridae, Orthoretrovirinae, Alpharetrovirus* に属すると考えられる lymphoproliferative disease virus。癌遺伝子は保有しない外因性レトロウイルス。ウイルスゲノムはプロウイルスとして宿主ゲノムに組み込まれる。
分布・疫学　欧州の一部とイスラエル，米国，カナダ等の七面鳥に散発的に発生。主要な感染経路は不明。実験的には鶏にも感染。
診　断
＜症　状＞　削痩や元気消失。
＜病原・血清診断＞　脾臓，肝臓，皮膚等にリンパ腫病変。病理組織学的に，リンパ球やリンパ芽球に類似する多形性を有する円形腫瘍細胞の浸潤。ウイルス感染の判定は，血液や骨髄を用いたPCRによるプロウイルス検出。培養細胞によるウイルス分離は未確立。細網内皮症等の他のレトロウイルス感染症と鑑別。
予防・治療　ワクチンはない。対策は一般衛生管理の徹底による予防。

（山本　佑）

27 七面鳥のアストロウイルス感染症(海外)
Astrovirus infection of turkeys

宿　主　七面鳥
病　原　*Astroviridae, Avastrovirus* に属する *Avastrovirus meleagridis*。抗原的および遺伝子的に異なる turkey astrovirus が報告。ウイルスは様々な消毒薬や理化学的処理に対して抵抗性が高い。
分布・疫学　汚染糞便の摂食による水平感染。
診　断
＜症　状＞　七面鳥のひなにおいて腸炎による下痢や発育不良。罹患率は高いが致死率は低い。
＜病原・血清診断＞　肉眼的に黄色水様便およびガスにより拡張した小腸および盲腸。病理組織学的に小腸粘膜上皮細胞の変性や壊死。診断法は，腸管や糞便を材料として，RT-PCR，電子顕微鏡，*in situ* ハイブリダイゼーションによるウイルス検出。発育七面鳥卵を用いたウイルス分離。
予防・治療　ワクチンはない。対策は一般衛生管理の徹底による予防。

（山本　佑）

28 がちょうパルボウイルス感染症
Goose parvovirus infection

病名同義語：ダルジー病（Derzsy's disease），がちょうウイルス性肝炎（Goose viral hepatitis）
宿　主　がちょう，バリケン
病　原　*Parvoviridae, Parvovirinae, Dependoparvovirus* に属する *Dependoparvovirus anseriform 1*（goose parvovirus）
分布・疫学　欧州やアジアのがちょうやバリケン飼養国における重要疾病。日本では1990年代に発生。汚染糞便の摂取による水平感染および垂直感染。
診　断
＜症　状＞　幼雛では甚急性の経過で高死亡率。症状は発育不良，食欲不振，脚弱，下痢，沈うつ，羽の異常。
＜病原・血清診断＞　心臓，肝臓，骨格筋，腸管等が罹患し，感染細胞にウイルス性核内封入体を形成。診断法は，発育がちょうやバリケン卵を用いたウイルス分離，PCRによる遺伝子検出，病理組織検査。血清診断法として中和テスト，寒天ゲル内沈降反応，ELISAが報告。
予防・治療　治療法はない。海外では生および不活化ワクチンをひなもしくは親鳥に接種。移行抗体はひなの発症を防御。ウイルスは不活化処理に強い抵抗性を有するため汚染農場の清浄化は困難。幼雛の隔離飼育を徹底。

（山本　佑）

29 オウム・インコ類のヘルペスウイルス感染症
Psittacine herpesvirus infection

病名同義語：パチェコ氏病（Pacheco's disease）
宿　主　オウム・インコ類
病　原　*Herpesvirales, Orthoherpesviridae, Alphaherpesvirinae, Iltovirus* に属する *Iltovirus psittacidalpha1* および *Iltovirus psittacidalpha5*。発症後の回復はまれ，回復後は無症状キャリアー。パチェコ氏病の病原は *Iltovirus psittacidalpha1*。
分布・疫学　世界各地。感染鳥の糞便，口腔分泌物等の摂取，吸入により感染。感染力が強く，集団内で急速に拡大。
診　断　突然死が特徴。*Iltovirus psittacidalpha1* の感染初期は無症状，嘔吐，下痢，沈うつ等で，剖検時には肝臓の褪色・腫大，脾腫等。突然死では肉眼病変がないこともある。*Iltovirus psittacidalpha5* 感染では，肺のうっ血，気嚢の肥厚等。ともに病変部に特徴的な合胞体と好塩基性および好酸性核内封入体。鶏胚線維芽細胞で分離可能，口腔／クロアカスワブ等からのPCRによる遺伝子検出により診断。
予防・治療　検疫と感染鳥の摘発・隔離，衛生管理。アシクロビルの予防的投与。海外ではワクチンを使用。

（山口剛士）

30 鳥類のポリオーマウイルス感染症
Avian polyomavirus infection

病名同義語：フレンチモルト（French molt）
宿　主　オウム・インコ類
病　原　*Polyomaviridae, Gammapolyomavirus* に属する *Gammapolyomavirus avis*
分布・疫学　世界各地。感染した親鳥，羽包の粉塵，糞便等から感染。感染後数週間は無症状。回復後は無症状キャリアーとなる。垂直感染がある。
診　断　多くの場合，ひなの感受性が高く，急性例では高死亡率。成鳥は無症状。ひなでは嘔吐，腹部膨満，成長不良，沈うつ，脱水，食欲不振等を呈し死に至る。死亡率は

30～100%。慢性経過では発育不良，消化不良，多尿・腎不全，羽毛異常が特徴。肉眼的には心膜水腫，腹水，肝腫大，脾腫，腎臓の腫脹等。病理組織学的には，肝臓や脾臓の壊死，羽包等に好塩基性ないし両染性核内封入体。セキセイインコの線維芽細胞で分離可能。病理組織学的所見および口腔／クロアカスワブ等からの遺伝子検出により診断。

予防・治療 ひなの衛生管理，清浄ひなの導入により予防。海外ではワクチンを使用。有効な治療法はない。

(山口剛士)

31 オウム・インコ類のサーコウイルス感染症
Psittacine circovirus infection

病名同義語 オウム・インコ類の嘴羽毛病(Psittacine beak and feather disease)

宿 主 オウム・インコ類
病 原 Circoviridae, Circovirusに属するCircovirus parrot
分布・疫学 世界各地。感染鳥の羽毛粉塵や糞等から経口または経気道感染。潜伏期間はひなで数週間，成鳥で2年以上。
診 断 重篤な免疫抑制と羽毛異常，多くは二次的感染で死亡。ひなの急性型と成鳥の慢性型がある。幼若個体の急性例では，3～12週齢で肺炎，食欲不振，腸炎，体重減少，死亡等。幼鳥では発育中の羽毛の脱落，折れ，弯曲等。下痢と沈うつが続き，1～2週間で死亡。成鳥の慢性例では，換羽ごとの羽毛の萎縮，折れ，変形，嘴のひび割れ等。発症後6～12カ月で死亡。組織学的には，羽胞上皮細胞の壊死，羽髄の出血および炎症性細胞の浸潤，好塩基性細胞質内封入体，まれに核内封入体。血液，羽軸，糞便等からのPCRによる遺伝子検出により診断。
予防・治療 有効な治療法やワクチンはない。検疫および感染個体のPCRによる摘発と隔離により予防。

(山口剛士)

32 あひるのテンブスウイルス感染症(海外)
Tembusu virus infection of duck

宿 主 あひる，がちょう，鶏。スズメ，鳩の自然感染例が報告されている。
病 原 Flaviviridae, Orthoflavivirusに属するOrthoflavivirus tembusu(tembusu virus)
分布・疫学 テンブスウイルスは，1955年にマレーシアでコガタアカイエカから分離されたアルボウイルスで，2010年に中国の採卵あひる農場で産卵率低下と神経症状を主徴とする大規模な流行を起こした。中国，タイ，マレーシア，台湾で本症の発生がみられる。あひるは日齢にかかわらず感受性を示し，主にイエカ属の蚊によって媒介される他，あひる間の水平感染や垂直感染も起こる。
診 断
＜症 状＞ 雌のあひるでは卵巣に障害が起こり，重度の産卵率低下の原因となる。運動失調や麻痺等の神経症状を伴い，致死率は10～30％と飼養環境により異なる。感染あひるではウイルス血症が起こった後，抗体が陽転する。咽喉頭スワブやクロアカスワブからウイルスが検出される。

＜病原・血清診断＞ 病鳥の卵胞膜，脾臓，肝臓，腎臓，脳から，鶏胚線維芽細胞，発育鶏卵・発育あひる卵，アフリカミドリザル腎由来のVero細胞等でウイルス分離が可能。ELISAによるIgY抗体やプラーク形成試験による中和抗体の検出による血清診断が有効で，RT-PCRによるウイルス遺伝子検出も利用できる。
予防・治療 ワクチン・治療法はない。

(笛吹達史)

33 家きんのサルモネラ症 (口絵写真24頁)

1) ひな白痢 (家きんサルモネラ症(法))
Pullorum disease

概 要 ひな白痢菌(Salmonella Gallinarum生物型Pullorum)による幼雛の敗血症。白色下痢便を主徴とし，親鳥からの介卵感染と孵化後の同居感染による。死亡率は10日齢前後がピークである。

宿 主 主に鶏，七面鳥。あひるやうずらも感染する。
病 原 S. enterica subsp. enterica serovar Gallinarum(S. Gallinarum)のうち生物型Pullorum。菌体(O)抗原はO1，9，12。鞭毛を欠き非運動性で，ほとんどの株が硫化水素を産生しない等の点で他の多くのサルモネラ属菌とは異なる。これらの特徴は後述するS. enterica subsp. enterica serovar Gallinarum 生物型Gallinarumと共通しており，現在はともに単一の血清型Gallinarumに分類される。
分布・疫学 かつては世界的に発生があったが，現在では激減した。しかし，多くの国の庭先養鶏では依然として発生が認められる。日本では1940～1960年代初期まで年間10万羽規模での発生があったが，1970年代以降は徹底的な摘発淘汰により激減し，現在は数年に1度程度の発生にとどまる(直近では2010年に発生)。介卵感染が起こるため，着地検疫をすり抜けたとみられる輸入ひなで発生がみられる。介卵感染ひなは，多くが7日齢前後までに死亡し，孵化後に同居感染したひなは2～3日齢から10日齢前後をピークとして2～3週齢まで死亡が認められる。
診 断
＜症 状＞ 急性例では無症状で死亡するものがみられる。孵化直後あるいは孵化2～3日後に発病した幼雛は，一般的に元気・食欲を失い，体を寄せ合って集まり，羽毛は逆立ち光沢を失い，しばしば総排泄腔付近に白色下痢便が付着する(写真1)。中雛や成鶏は症状を示さず，不顕性感染となる場合が多く，その一部は保菌鶏となる。
＜病 理＞ ひな白痢の場合は介卵感染が主体である。また，幼雛は腸内細菌叢が未熟なため，サルモネラの組織内侵入が容易に起こる。そのため，幼雛はサルモネラに対する感受性が高く，同居感染が成立しやすい。現在では，抗菌薬の使用等で典型的な症例は少なくなっている。孵化後数日以内に死亡・淘汰されたひなでは，吸収不全で変色・硬化した卵黄嚢以外の病変は少ない。2週齢頃に死亡したひなでは，クリーム状あるいはチーズ状になった未吸収卵黄，肝臓の軽度の腫大と灰白色の小壊死巣(チフス結節)の散在，脾臓の腫大，心膜の混濁と心膜液の増量(心膜炎)等が認められる。成鶏では，一般的に無症状で経過している

保菌鶏は病変を示さない。しかし，産卵率の低下等を示す例では卵巣・卵管の異常が認められる場合が多い。卵胞は萎縮・変形し，半熟卵状を呈する。卵管は萎縮・硬化する。

<病原・血清診断> 全血急速凝集反応あるいは血清凝集反応を実施する（ひな白痢検査）。なお，ひな白痢菌とO抗原が同一の血清型である$S.$ Enteritidis等（後述）に感染した鶏や，それを含む不活化ワクチンを接種した鶏では，しばしば陽性反応を呈することがある。このような場合は菌分離を実施し，ひな白痢菌であることを確認する。

予防・治療　ひな白痢検査により保菌鶏を摘発淘汰し，種鶏群を清浄化する。治療はしない。海外では$S.$ Gallinarum生物型Gallinarumの弱毒生ワクチン（9R株）等が使用されているが，日本では使用されていない。

2）家きんチフス（家きんサルモネラ症(法)）
Fowl typhoid

> 概　要　家きんチフス菌（$S.$ Gallinarum生物型Gallinarum）による急性・慢性敗血症。中雛・成鶏でも高い病原性を示し，死亡率は比較的高い。

宿　主　主に鶏，七面鳥。あひるやうずらも感染する。

病　原　$S.$ Gallinarumのうち生物型Gallinarum。同じ血清型Gallinarumに属する前述の生物型Pullorumと同様に，菌体（O）抗原はO1，9，12，非運動性で硫化水素を産生しない。

分布・疫学　メキシコやブラジル等の中南米，アフリカ諸国の他，ロシア，中国，韓国，インド，バングラデシュ，パキスタン等のアジア諸国には常在しており，現在も発生が報告されているが，日本での発生は報告されていない。また，欧州の数カ国では現在も発生がある一方，米国では1981年の発生を最後に報告はない。

診　断

<症状・病理>　ひな白痢とほぼ同じであるが，ひな白痢に比べて中雛や成鶏における発生が多く，致死率も日齢にかかわらず非常に高い。甚急性例では無症状で死亡する。急性例では元気消失，食欲消失，沈うつ，羽毛逆立，翼下垂（写真2）がみられ，無反応を示すと1～2日後には死亡する。死亡鶏では肝臓の軽度腫大と灰白色の小壊死巣（チフス結節）の散在（写真3），脾臓の腫大・混濁，卵胞の萎縮・変形（写真4），心膜炎等が認められる。耐過した鶏では発育不良が認められる。

<病原・血清診断>　ひな白痢に準ずる。

予防・治療　ひな白痢に準ずる。

3）鶏パラチフス(人獣)
Avian paratyphoid

> 概　要　ひな白痢と家きんチフスの原因菌以外の血清型によるサルモネラ症を鶏パラチフスという。

宿　主　鶏，七面鳥，あひる，うずら

病　原　現在，サルモネラ属菌の血清型は2,600種類以上あり，このうち法定伝染病対象病原菌に指定されている$S.$ Gallinarum生物型PullorumおよびGallinarum以外の血清型のうち，鶏からは従来届出対象の$S.$ Enteritidis（採卵鶏），$S.$ Typhimurium（ブロイラー）が分離されていたが，近年は後述のように他の血清型もよく分離されている。

分布・疫学　世界中で発生しており，分離される血清型は年々変化する一方で，数種の血清型は常に高頻度で分離されている。日本ではブロイラーでの$S.$ Infantisの報告が多かったが，最近は$S.$ Schwarzengrund，$S.$ Manhattan，$S.$ Thompson等の分離頻度が高まっている。これらは市販鶏肉からも分離され，食中毒との関連も指摘されている。米国では$S.$ Enteritidis，$S.$ Typhimuriumの他，$S.$ Heidelbergや$S.$ Newport等が鶏から分離されている。また，$S.$ Infantis，$S.$ Montevideo，$S.$ Braenderup，$S.$ Typhimurium単相変異株（4,[5],12：i：-），$S.$ Mbandaka，$S.$ Muenchen等による人の感染事例が複数の州で同時に起こっており，その原因として庭先養鶏やメールオーダーで購入した鶏，あひる等のひなとの接触が報告されている。大部分は経口感染であり，その主体は飼料や環境からの伝播と考えられている。鶏舎を出入りするげっ歯類はサルモネラの増幅動物となり，糞便中に排菌することで汚染を拡大する。

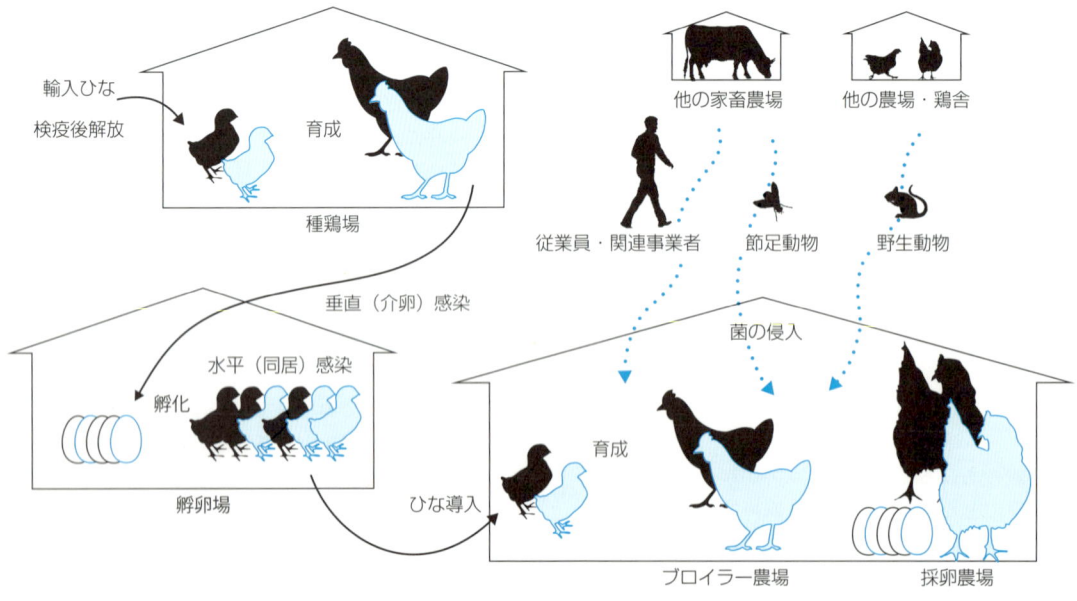

図　鶏におけるサルモネラの伝播経路

診　断
＜症状・病理＞　ひなの場合の病勢は，原因となったサルモネラの血清型や感染菌量，環境条件，複合感染の有無等によって大きく影響を受ける。直後の幼雛は感受性が高いため，ひな白痢と同様な症状を示すことがある。中雛や成鶏は経口的に感染しても発症はまれで，宿主体内に保菌ないし一時的通過菌として存在するに過ぎないことが多い。成鶏は感染してもほとんどが無症状に経過する。
＜病原・血清診断＞　感染後の血清学的診断は役に立たない場合が多いが，しばしば排菌が認められるため，糞便や敷料等の細菌学的検査を実施する。なお，糞便の場合は盲腸便からの分離が優れており，平飼いの場合は床面の牽引スワブによる採材が推奨されている。また，必要に応じて肝臓，脾臓，生殖器等の細菌学的検査を実施する。分離されたサルモネラについては市販の抗血清を用いた血清型別を実施する。
予防・治療　清浄ひなの導入，鶏舎の洗浄・消毒の励行，農場・鶏舎のバイオセキュリティの強化，ねずみ対策，鶏へのストレス軽減等を日常業務として励行する。また，飼料の汚染防止対策を実施する。日本では，現在 S. Enteritidis および S. Typhimurium に S. Infantis を加えた三価不活化ワクチンが使用され，これらは食中毒対策の一助と位置づけられている。さらに，腸内細菌叢の未熟な孵化直後のサルモネラに対する感受性の高い2週齢時までのひなに有効とされる競合排除(competitive exclusion：CE)法も実用化されている。なお，抗菌薬は完治が期待できないので通常は使用しないが，損耗を軽減する効果はあるため状況に応じて投与する場合がある。ただし，耐性菌の出現も問題となるため，適正使用に十分配慮する必要がある。

4) 鶏のサルモネラ症 (サルモネラ症[届出])[人獣]
Avian salmonellosis caused by S. Enteritidis and S. Typhimurium

概　要　S. Enteritidis および S. Typhimurium による感染症。成鶏ではほぼ無症状で糞便に排菌し，特に前者による鶏卵汚染は人の食中毒の原因として世界的に問題となった。

宿　主　届出伝染病としては鶏，七面鳥，あひる，うずらが対象動物
病　原　鶏パラチフスのうち，S. Enteritidis および S. Typhimurium によるものがサルモネラ症として届出伝染病に指定されている(1997年)。特に1980年代から S. Enteritidis に汚染された鶏卵による食中毒が世界的に急増して大きな問題となったが，現在は激減している。
分布・疫学　鶏パラチフスと同様。S. Enteritidis の場合は介卵感染が問題とされ，日本では海外から導入された種鶏群に存在した保菌鶏からコマーシャル鶏群に汚染が拡大したと考えられている。
診　断
＜症状・病理＞　孵化直後の幼雛ではひな白痢と類似した症状を示す。成鶏は感染してもほとんどが無症状に経過するが，解剖すると脾腫をみることがある。まれに敗血症を引き起こし，家きんチフスやひな白痢のように肝臓に灰白色の壊死巣がみられることがある。また，S. Enteritidis では卵巣や卵管に病変を形成すると産卵低下等を示す(写真5)。
＜病原・血清診断＞　鶏パラチフスに準ずる。
予防・治療　鶏パラチフスに準ずる。なお，日本では清浄ひなの導入，農場・鶏舎での衛生管理の徹底，鶏へのストレス軽減，ワクチンの市販等の他，食卵の消費期限の設定等により，S. Enteritidis による食中毒は減少した。

(岡村雅史)

34 家きんコレラ[法]
Fowl cholera

概　要　Pasteurella multocida の感染によって起こる鳥類の敗血症であり，慢性経過もみられるが，通常は急性経過をとり，発症率や死亡率は高い。

宿　主　家畜伝染病としては鶏，あひる，うずら，七面鳥が対象動物。その他の家きん類，水きん類，野鳥等が本菌に感染する。
病　原　極染色性を示すグラム陰性通性嫌気性の卵円形〜小桿菌である P. multocida によって起こる。カタラーゼ陽性，オキシダーゼ陽性，インドール産生陽性，ブドウ糖を発酵的に分解し，非運動性，非溶血性を示す。莢膜は病原性に関与し，その抗原性により5つ(A，B，D，E，F)に型別される。また，菌体抗原型によって1〜16型に分けられる。本病の起因菌は，莢膜抗原型A型が最も一般的で，まれにB，DまたはF型によっても起こる。菌体抗原型では，1，3，4型が一般的である。急性経過を示した鶏から分離された新鮮分離菌は莢膜を有し，透過光により蛍光を示すムコイド型集落を確認できるが，慢性型由来株は莢膜を有さない。
分布・疫学　鶏，あひる，七面鳥およびうずらが P. multocida に感染し，70%以上が急性敗血症で死亡するものを家きんコレラと定義している。アジア，アフリカ，中近東および欧米諸国で発生がみられる。日本では1954年以降，家畜伝染病予防法としての発生例はない。しかし1976年にタイから輸入された九官鳥に本菌による集団発生が起こり，それ以降，九官鳥，きじ，やまどり，がちょう，かも，七面鳥，鶉，うずら等で発生がみられ，沖縄県から北海道まで広がった。ただしこれらは死亡率が低かったため法的な対象とはなっていない。野鳥や七面鳥，水きん類は鶏よりも感受性が高い。死亡率は，鶏で0〜20%，七面鳥で17〜68%になる。また性成熟後に感受性が高まるため成鳥はひなよりも感受性が高く，16週齢以下の鶏での発生は少ない。本病の発生は年間を通じてみられるが，夏の終わりから秋，冬にかけての季節の変わり目に発生しやすい。また栄養，外傷や興奮等の環境ストレスが発生に影響を及ぼす。
　感染源としては不明な場合が多いが，野鳥等の野生動物，保菌家畜も感染源となりうる。群の中での伝播は病鳥からの排菌によって汚染された餌，飲水等を介して起こる。
　本菌は呼吸器粘膜を介して侵入するが，それ以外にも粘膜や皮膚の創傷部位からの侵入もある。介卵感染は起こらない。侵入後の菌は血流を介して全身に広がり，各臓器で増殖する。
診　断
＜症　状＞　甚急性の例では，臨床症状を示さず突然死す

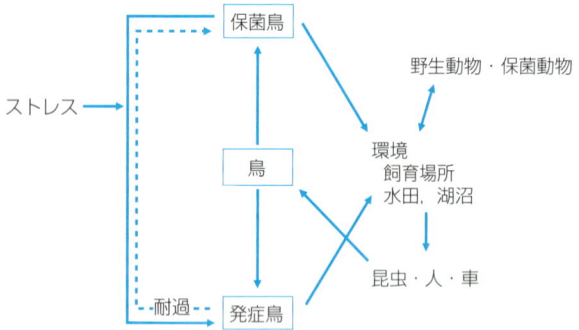

図　家きんコレラの感染環

る。急性例では沈うつ，発熱，食欲廃絶，羽毛の逆立，口からの粘液濾出，初期は白色水様性で，後に緑色の粘液が混じる下痢，呼吸促迫がみられ，2〜3日の経過で死亡する。肉冠の下垂やチアノーゼがみられた後に死亡する傾向がある。急性型から耐過した場合，その後削痩と脱水により死亡，もしくは慢性に移行し回復する例もある。慢性に移行した場合，侵された部位により症状が異なるが，肉垂，眼窩下洞，脚や翼の関節，足蹠，胸骨の粘液嚢が腫脹し，結膜と咽頭に滲出物がみられる。気管のラッセル音や斜頸がみられることもある。

＜病　理＞　甚急性で死亡した鳥では，肉眼的な著変はみられない。急性死亡例では肝臓と脾臓の腫大，肺の水腫性変化がみられ，さらに全身のうっ血，肝臓，脾臓，十二指腸，皮下織や心冠部脂肪織に広範囲な点状・斑状出血が認められる。組織学的には，うっ血した血管内に多数の菌が，肝臓や脾臓には菌塊と偽好酸球浸潤を伴う多発性巣状壊死が，十二指腸出血巣では粘膜上皮の剥離と菌塊が認められる。慢性型では呼吸器，粘膜，中耳，頭蓋骨骨洞内に黄色チーズ様滲出物が認められる。

＜病原・血清診断＞　甚急性および急性型では，血液や臓器の塗抹標本にメチレンブルー染色あるいはギムザ染色を行うと，極染色性の球桿菌もしくは短桿菌を観察できる。菌を分離する場合は，血液，臓器乳剤もしくは病原部を滅菌綿棒等で採材して血液寒天培地に接種し，好気的な条件下で分離培養を行う。血液寒天培地上に，非溶血性の灰白色半透明の集落の発育がみられる。分離された純培養菌の生化学的性状試験ならびに莢膜抗原型別試験により，莢膜抗原型A型のP. multocidaと同定されたならば本病と診断できる。なお本菌特異的なPCR法による同定やPCR法を用いた莢膜抗原型別も可能である。

予防・治療
＜予　防＞　海外ではワクチンが使用されているが，日本では実用化されていない。日本では法定措置の対象となる家きんコレラと診断された場合には，法に基づいて発生群は淘汰し，飼育場は消毒を行う。
＜治　療＞　ペニシリン系，テトラサイクリン系，フルオロキノロン系等の抗菌薬の投与が有効ではあるが，抗菌薬投与による治療は保菌鳥を作り，本病を拡散するおそれがあるため，通常は治療を行わず淘汰する。

（田邊太志）

35　家きんのクロストリジウム症
Clostridial diseases in poultry　（口絵写真24頁）

概　要　クロストリジウム属菌による疾病で，主として原因菌が産生する毒素により多様な病態を呈する。

1）潰瘍性腸炎（うずら病）
Ulcerative enteritis, Quail disease

宿　主　うずら，鶏，七面鳥，きじ
病　原　Clostridium colinum。グラム陽性偏性嫌気性桿菌で，原因物質として本菌が産生する毒素の関与が疑われている。本菌の芽胞形成能は低いが成熟芽胞は100℃3分間の加熱に耐性を示す。
分布・疫学　世界各地で発生する。日本での発生はまれである。汚染飼料，水，床敷から感染し，幼若うずら（4〜12週齢）で最も感受性が高く，死亡率は80〜90％に達することがある。ブロイラーにおける死亡率は1〜5％である。
診　断
＜症　状＞　外見上健康な鳥で突発的に発生し，元気消失，下痢，翼下垂，嗜眠状態を呈する。発症から1週間以上経過した鳥では胸筋の萎縮が顕著である。
＜病　理＞　肉眼病変では出血性腸炎から潰瘍まで多様である。肝臓と脾臓に点在性壊死が認められる。組織学的には腸粘膜上皮の剥離，浮腫，充血，リンパ球の浸潤，筋層の壊死がみられる。
＜病原・血清診断＞　菌の分離と同定を行う。補助的診断として蛍光抗体法による抗原の検出が可能である。
予防・治療　治療としては抗菌薬（ストレプトマイシン，テトラサイクリン，バシトラシン等）の投与が有効である。

2）壊死性腸炎
Necrotic enteritis

宿　主　鶏，七面鳥
病　原　C. perfringens A型菌およびG型菌，まれにC型菌により発生する。A型菌ではα毒素，G型菌ではα毒素とNetBが病原性に関与している。本菌は腸管内における常在菌である。コクシジウムとの混合感染や給餌飼料の変更が菌増殖の促進要因となり，本病発症にかかわっている。
分布・疫学　世界各地で発生する。2〜5週齢のブロイラーで多発する。成長促進に使用された抗菌薬の飼料添加が禁止されたことにより本病発生の増加が認められる。
診　断
＜症　状＞　元気消失，食欲不振，血液が混ざった暗赤色便，急死。
＜病　理＞　病変は小腸（空腸・回腸）に限局している。小腸の膨張と腸壁が菲薄化し出血がみられる。小腸内にガスと血液が混ざった赤褐色の液体が充満している。肝臓の灰白病巣。組織学的には小腸粘膜上皮の壊死，脱落，粘膜固有層の水腫と充出血が確認される（写真1，2）。
＜病原・血清診断＞　菌の分離と同定を行う。糞便を卵黄加CW寒天培地で37℃，12〜24時間嫌気培養し，菌数を測定する。常在菌であるため，糞便1g当たりに本菌が10^6個以上検出された場合，本病と診断する。分離菌のPCRによる毒素遺伝子検出によりA〜G型菌の毒素型別を行う。コクシジウム症との鑑別が必要。

予防・治療 予防には鶏舎内の消毒および飼養管理の徹底が必要。治療はほとんど行わないが，抗菌薬（リンコマイシン，バシトラシン等）の投与が有効である。

3）壊疽性皮膚炎
Gangrenous dermatitis

宿 主 鶏
病 原 *C. septicum*, *C. perfringens* および *Staphylococcus aureus* の単独あるいは混合感染。
分布・疫学 世界各地で発生する。特に米国，英国，オーストラリア等での発生が多く，4～8週齢のブロイラーが罹患する。伝染性ファブリキウス嚢病に罹患等，免疫抑制により本病は誘発される。
診 断
＜症 状＞ 創傷あるいは免疫抑制を誘因とする翼先端の壊死性疾患。運動失調，食欲不振，脚弱。発病後24時間以内に死亡する。
＜病 理＞ 頭部，胸部，大腿部の脱毛と浮腫が認められる。皮下に赤色漿液の浸潤とガス貯留がみられる。肝臓が軽度に肥大する。
＜病原・血清診断＞ 菌の分離と同定を行う。本病に起因する免疫不全感染症の診断が重要。真菌性皮膚炎との類症鑑別が必要。
予防・治療 予防には鶏舎内の消毒および飼養管理の徹底が必要。治療はほとんど行わないが，抗菌薬（テトラサイクリン，エリスロマイシン等）の経口投与が有効である。

4）鳥類のボツリヌス症
Avian botulinum

宿 主 鶏，七面鳥，水きん類等の鳥類
病 原 *C. botulinum* C型菌が産生する毒素が原因物質となる。
分布・疫学 世界各地で発生。ブロイラーで発生が多く，大量死する場合がある。水きん類における中毒事例も世界各地で報告されている。土壌や泥中に存在する芽胞が経口的に取り込まれ，腸管（特に盲腸）で発芽し，増殖に伴って産生された毒素によって起こる。感受性の高い水きん類では，死亡鳥の体内で産生された毒素が蛆の体内に取り込まれ，健康な鳥が蛆を摂取することで感染が拡大していく場合がある。
診 断
＜症 状＞ 頭部，翼，脚の麻痺が特徴的。多くの事例で黄白色の下痢が認められる。筋肉の弛緩により，首を保持できないリンバーネック（limberneck）を呈する。
＜病 理＞ 著名な病変は認められない。
＜病原・血清診断＞ 血中，糞便からの毒素検出と抗毒素による中和テスト。PCRによる神経毒素遺伝子の検出も可能。
予防・治療 家きんの場合，特に治療は行わない。軽症の場合，隔離し十分な餌と水を与えれば治癒することもある。抗菌薬（ストレプトマイシン，テトラサイクリン，バシトラシン等）の経口投与は有効である。

（向本雅郁）

36 伝染性コリーザ
Infectious coryza

概 要 *Avibacterium paragallinarum* 感染による鼻水の漏出，顔面の浮腫性腫脹，流涙を特徴とする鶏の急性呼吸器病。

宿 主 鶏，うずら，きじ，がちょう
病 原 *A. paragallinarum*。パスツレラ科に属するグラム陰性，両端濃染性（極染色性），非運動性の短小桿菌で，培養条件により球桿菌状，短鎖状あるいは糸状等の多形性を示す。莢膜を形成するが，鞭毛や芽胞は認められない。

栄養要求性が高く，発育にはV因子（NAD）を必要とする。分離培養には，NADの他にNaCl（1～1.5%），鶏血清（1%）等を添加する必要がある。5% CO_2 存在下で良好な発育をする。近年，V因子を要求しない野外株が報告されている。血液寒天培地上で，直径0.3mm前後の灰白色半透明で光沢のある非溶血性の露滴状集落を形成する。実体顕微鏡を用いて反射透過斜光下で鏡検すると蛍光色を呈する。長時間培養により莢膜は失われ，蛍光色も消失する。

本菌は，HI反応に基づく血清型別により，A，B，Cの3型に型別され，分離株における血清型の分布は発生国により異なる。その他，赤血球凝集素の性状に基づく型別（I～Ⅲ，HA1～7）や型特異赤血球凝集素に対するモノクローナル抗体による型別（MAb1～6）等の血清型別が報告されている。

分布・疫学 1927年頃，欧州で発生し，急速に世界各地に広がった。1年を通じて発生するが，季節の変わり目や高温多湿の地域で発生しやすい傾向にある。発展途上国での発生は大きな経済損失を伴う。日本では，1960年に初めて報告され，AおよびC型の菌による発生が1975年以降多発し，特に春から梅雨期や秋から冬にかけて好発し，大きな経済的被害がもたらされた。現在では，有効なワクチンの野外応用に伴い発生は激減している。

鶏は日齢にかかわらず感染，成鶏，特に産卵鶏において潜伏期が短く，発症後の経過が長い。発症鶏もしくは保菌鶏から排出された菌を含む鼻汁や涙等の分泌物への直接接触や，菌に汚染された飲水・飼料を介して，急速に水平伝播する。回復後の鶏も感染源となりうるため常在化に留意する必要がある。介卵感染は報告されていない。

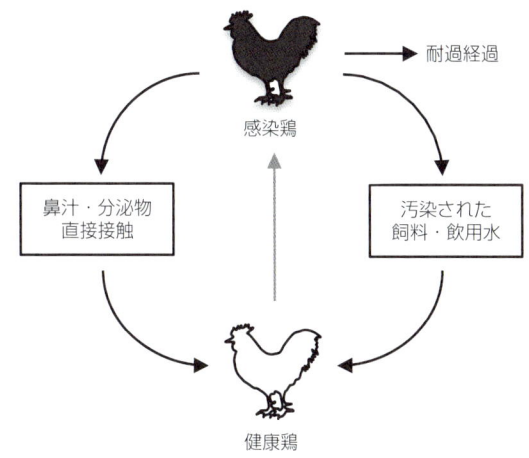

図　伝染性コリーザの感染環

診　断　症状や伝播様式から，容易に本症を疑うことが可能であるが，確定診断には菌の分離・同定を要する。

＜症　状＞　潜伏期間は1〜3日で，感染初期には，水様性ないし粘液性鼻汁の漏出，流涙，顔面の浮腫性腫脹，くしゃみがみられる。重症例では，結膜炎により眼が閉じ，感染が下部気道に及んだ場合，開口呼吸，ゴロゴロという異常呼吸音や奇声を発する。また，雄では肉垂が腫脹する。飲水および採食量が減少し，しばしば下痢もみられる。採卵鶏では産卵率の低下・停止（10〜40％）が起こる。

単独感染の場合，発症後2〜3週で回復し，死亡率は低い。しかし，マイコプラズマをはじめ様々な呼吸器系病原体との混合感染により症状は重篤化し，慢性化する。

＜病　理＞　肉眼所見では，鼻腔および眼窩下洞に漿液性滲出物の貯留，結膜のカタル性炎ないし線維素化膿性炎，顔面および肉垂の皮下における浮腫が認められる。組織学的には，粘膜上皮細胞の変性・腫大，粘膜下組織の水腫および偽好酸球の浸潤が認められる。鼻腔，眼窩下洞および気管内における粘膜組織の肥厚，脱落および崩壊がみられる。

＜病原・血清診断＞　発症鶏の鼻汁および眼窩下洞の滲出液を塗抹し，メチレンブルー染色により両端染色性の短桿菌ないし球桿菌を観察する。菌分離には，新鮮な鼻汁，鼻腔内および眼窩下洞の滲出物を血液寒天培地に塗抹し，5〜10％ CO_2 下，37℃で培養する。培養24〜48時間後に，微小な半透明の露滴状集落が観察される。また，血液寒天培地に画線塗抹した分離菌の上に，NADを産生するブドウ球菌を点状または線状に塗抹し培養すると，ブドウ球菌の周辺では産生されたNADにより *A. paragallinarum* の増殖が促進される（衛星現象）ので，鑑別に有用である。生化学的性状は，カタラーゼ非産生でトレハロースおよびガラクトースを発酵しないため，他の *Avibacterium* 属菌と鑑別できる。また，PCRにより菌の同定ができる。

本病は急性に経過するため，血清学的診断は難しい。しかし，新鮮および固定鶏赤血球に対する凝集性（A型菌は両方を凝集，C型菌は固定血球のみ凝集）により型別が可能である。血清反応は，本菌のHA抗原が感染防御に関与し，抗体価と防御能の相関性が高いことから，ワクチン接種後の免疫応答を判断する目的として用いられている。

予防・治療　本菌の主要な感染経路は病鶏との同居または飼育者を介した伝播であるため，一般的な防御対策と衛生管理の徹底により本菌の侵入を防止することが重要である。

不活化全菌体とアジュバントを混合したワクチンが広く応用されており，極めて有効である。不活化ワクチンは血清型特異的に効果を発揮する。日本では，A型およびC型菌抗原を混合した2価のワクチンが用いられている。また，ニューカッスル病ウイルス，伝染性気管支炎ウイルス，産卵低下症候群ウイルス等との混合ワクチンが市販されている。内毒素を含むワクチンなので，接種後の副反応には十分な注意が必要である。

本菌は多くのサルファ剤や抗菌薬に感受性を持っているので，治療にはエリスロマイシンやオキシテトラサイクリン等が有効である。早期の治療，病勢の悪化防止，二次感染の阻止が原則である。

（胡　東良）

37 鶏の大腸菌症（人獣）
Colibacillosis in chickens

概　要　大腸菌の局所感染または全身感染による多様な病型の疾病で，敗血症，気嚢炎，腹膜炎，卵管炎，関節炎，眼球炎，蜂窩織炎，頭部腫脹等を呈する。

宿　主　鶏，七面鳥，あひる，きじ科の鳥類も感染する。

病　原　*Escherichia coli*。血清型O1，O2，O78が多いとされているが，他の血清型（型別不能を含む）の大腸菌による発生も多い。本症の起因菌を avian pathogenic *E. coli*（APEC）と称し，その指標となる病原因子は特定されていないが，人の腸管外大腸菌感染症の原因菌（extraintestinal pathogenic *E. coli*：ExPEC）に認められる病原因子や抗菌薬耐性遺伝子等を保有する場合があり，APECの公衆衛生学上の意義が議論されている。

分布・疫学　世界的に家きん産業において発生がある。病型により罹患率や死亡率は大きく異なる。ブロイラーでは3週齢以降に多発するとされるが，それ以下の週齢や介卵感染による初生ひなの発生もある。近年，産卵鶏，種鶏による発生も報告される。大腸菌は健康な鶏の腸管内に常在する。鶏舎内で，大腸菌を含む塵埃を吸入することによる呼吸器感染が主な感染経路で，肺胞壁から毛細血管に到達し，敗血症を呈するとされている。他の病原体の先行感染，寒冷や換気不良により傷害された上部気道の上皮細胞においては大腸菌の付着・定着を容易にする。一部の病原体や飼養管理の失宜に伴うストレスが大腸菌に対する感受性を増大させる。ブロイラーでは，皮膚の擦過傷から感染する場合もある。

診　断

＜症　状＞　元気消失，呼吸器症状，発育不良，羽毛逆立を呈し，敗血症に陥り回復しない場合は死亡する。鳥メタニューモウイルス等の上部呼吸器感染後の大腸菌の二次感染による皮下組織の蜂窩織炎に伴い頭部の腫脹を認める。

＜病　理＞　肉眼的には心膜，肝被膜，気嚢に黄白色滲出物を認め，混濁肥厚する。卵管炎，腹膜炎，関節炎，眼球炎もみられる。ブロイラーにおける皮膚の蜂窩織炎は食鳥検査で発見される場合がある。初生ひなでは臍帯炎を呈する。組織学的には，前記臓器の線維素化膿性漿膜炎を特徴とする。サルモネラ症，鳥マイコプラズマ症，パスツレラ症，ブドウ球菌症等との類症鑑別が必要である。

＜病原診断＞　病変部の検査材料を腸内細菌科菌群選択培地に直接接種することにより，大腸菌が純培養状に分離される。

予防・治療　一般的衛生管理を徹底し，他の病原体による呼吸器感染やストレスを起こす要因を排除する。また，孵卵衛生を改善する。生および不活化ワクチンの使用に際し，対象鶏種や接種対象日齢を遵守する。原因菌は薬剤耐性を示すものが多いので，抗菌薬により治療する場合は薬剤感受性試験を実施することが望ましい。

（村瀬敏之）

38 鶏のブドウ球菌症
Staphylococcosis in chickens

概 要 黄色ブドウ球菌による鶏の浮腫性皮膚炎，骨髄炎，関節炎，趾底膿瘍，趾瘤症，壊死性肝炎，敗血症等の多様な病型の総称である。

宿 主 鶏，その他の鳥類

病 原 主として*Staphylococcus aureus*。本菌はグラム陽性の球菌で，普通寒天平板上で黄色集落を形成し，血液寒天平板上で溶血性を示す。コアグラーゼ産生性，食塩耐性，カタラーゼ陽性，マンニトール分解性を有し，他菌種と鑑別できる。また，Voges-Proskauer(VP)反応およびクランピング因子は陽性で，フィブリノリジン，ヒアルロニダーゼ，耐熱性DNase，スーパー抗原毒素等，多様な病原因子を産生する。

分布・疫学 原因菌は自然界に広く分布しており，鶏の皮膚，粘膜，気道等から体内に侵入する。発生は1年中みられ，特に梅雨期や寒冷期に，また中・大雛に多くみられる傾向がある。日本を含む世界各国で発生。発生率・死亡率は飼育環境，ワクチン接種，断嘴等による汚染状況によって異なる。また，大腸菌症，鶏痘，クロストリジウム症等との合併症としても発生する。

診 断

＜症 状＞ 本症の最も典型的な病型は翼下，胸部，腹部皮下等の広範なびまん性浮腫(浮腫性皮膚炎)であり，翼下部皮下や皮膚のびらん部からビール色あるいは帯赤色漿液性滲出液の漏出等がみられ，特有の異臭を放つ。発症鶏は下痢および沈うつ状態となり，死亡することが多く，かつてバタリー病と呼ばれていた。また，化膿性骨髄炎を起こした個体は，脚弱，歩行困難，へたり込み，起立不能，羽毛逆立，沈うつを示し，数日の経過で死亡するため，かつてヘタリ病あるいは骨脆弱症と称されていた。関節炎，趾底膿瘍，趾瘤症では，患部腫脹および跛行がみられ，趾を床面に着けることや歩行を嫌がる。内臓型および敗血症では，壊死性肝炎，臍帯炎，胸部水疱等の病態もみられる。

＜病 理＞ 浮腫性皮膚炎では皮膚の水腫性肥厚，壊死，菌塊および偽好酸球の浸潤がみられ，骨髄炎，関節炎，趾底膿瘍，趾瘤症では混濁滲出液の貯留，膿瘍の形成，チーズ様物がみられ，菌塊および偽好酸球の浸潤が観察される。内臓型や敗血症では，実質臓器の変性・壊死と偽好酸球の浸潤がみられる。肝臓は脆弱，黄色あるいは灰白色壊死像がみられ，壊死性肝炎を呈する。脾臓，肺等にも同様の壊死巣がみられる。

＜病原・血清診断＞ 病巣から菌を分離し，上記の*S. aureus*の生化学的性状の特性に従って同定する。また，16S～23S rDNA遺伝子間領域およびsuperoxide dismutase遺伝子中の特異的塩基配列を標的としたPCRによる同定も可能である。菌の型別や疫学調査には，ファージ型別，遺伝子型別multilocus sequence typing(MLST)，スーパー抗原毒素型別等が利用できる。血清学的診断法はない。

予防・治療 本症は発病する鶏側にも誘発要因があると考えられているので，鶏舎内の換気，温度，湿度等の環境に配慮し，密飼いやストレスによる鶏の喧騒・闘争の防止に努める。免疫抑制を引き起こす疾病を予防する。ワクチンはない。治療にはノボビオシン，ペニシリン系，テトラサイクリン系，マクロライド系およびニューキノロン系抗菌薬等を早期投与するが，耐性菌があった場合は効果が期待できない。発症個体は淘汰し，十分な消毒等，環境衛生に留意する。

(胡　東良)

39 鳥結核 (届出)
Avian tuberculosis

概 要 鳥型結核菌*Mycobacterium avium*の経口感染による鳥類の慢性伝染病。臨床症状を示さないことが多く，内臓に特徴的な結核結節が形成される。

宿 主 家きんおよび野生鳥類。届出伝染病の対象は鶏，あひる，うずら，七面鳥。七面鳥は特に感受性であるのに対し，あひる，がちょうおよび他の水鳥は比較的抵抗力がある。

病 原 主に鳥型結核菌の1亜種である*M. avium* subsp. *avium*の感染による。*M. avium*以外に鳥類へ病原性を示す抗酸菌では，*M. genavense*が問題となる。

分布・疫学 20世紀前半まで世界的に発生し，養鶏産業に大きな被害を与えたが，現在，先進国での発生は激減している。日本では愛玩鳥や展示鳥等を中心にまれに発生し，鶏では2018年に秋田，2019年に静岡で報告がある。主要な感染経路は汚染糞便を介した経口感染であるが，飛沫等による経気道感染もある。糞便中に排出された菌は飼育環境を汚染し，土壌中で数年間感染力を保つ。*M. genavense*は，人の免疫不全患者における日和見感染菌としても知られているが，国内では2005年に動物園展示鳥，愛玩鳥や野鳥から相次いで分離されている。

診 断

＜症状・病理＞ ほとんどの感染鳥は臨床症状を示さず，死亡後の剖検ならびに組織学的に本病と診断されることも多い。終末期には衰弱，嗜眠状態，時に下痢，関節の腫大，鶏冠や肉垂の退行・退色を認める。呼吸器症状はまれである。肉眼的には，肝臓や脾臓の腫大，肝臓，脾臓，腸管における粟粒から小豆大の灰黄白色の結核結節が認められる。病理組織学的には，乾酪壊死を伴う慢性肉芽腫性病変が特徴である。

＜病原・血清診断＞ 生前診断として鳥型ツベルクリンによる皮内反応を行うことが可能。剖検により肝臓や脾臓の結核結節を確認し，病変部材料を塗抹後チール・ネールゼン染色で赤紅色に染まる抗酸菌を確認する。さらに病変部および糞便からの菌分離と種(亜種)同定を行う。*M. avium*は4亜種が存在し，このうち遺伝子挿入配列IS*901*とIS*1245*を保有する2亜種(*avium*と*silvaticum*)のみが鳥類に病原性を有する。亜種*avium*の分離は小川培地等の卵培地を用いて2～3週間以上培養する。亜種*silvaticum*および*M. genavense*の分離には，マイコバクチンが添加された培地を用いる必要がある。

予防・治療 ワクチンによる予防法はない。化学療法による治療は困難であり，罹患鳥は淘汰する。発生歴のある群からの導入や野鳥との接触は本病侵入のリスクとなる。*M. avium*は環境中でも長期間生存するため，発生施設では土壌を含め十分な消毒を行う。消毒薬には塩素剤や石灰等が有効である。

(川治聡子)

家きんおよび鳥類●細菌病

40 オルニソバクテリウム・ライノトラケアレ症
Ornithobacterium rhinotracheale infection

宿 主 鶏，七面鳥
病 原 *Ornithobacterium rhinotracheale*。本菌はフラボバクテリウム科に属するグラム陰性多形性の桿菌。通性嫌気性で増殖が遅い。血液寒天上に小さな集落を形成する。オキシダーゼ陽性，ガラクトシダーゼ陽性。
分布・疫学 南アフリカの呼吸器症状を呈したブロイラーから初めて菌が分離され，その後，ドイツで七面鳥の新しい症候群の原因菌として確認された。米国や日本等，多くの国で分離されている。飛沫や飲水器からの水平感染。孵化場では卵殻や卵殻膜に付着した細菌による介卵感染もある。
診 断
＜症状・病理＞ くしゃみ，気嚢炎，気管支炎，肺炎等の呼吸器症状，緑色便，首曲がり。ブロイラーでは死亡淘汰率の上昇。産卵鶏では産卵率および卵質の低下。呼吸器ウイルスワクチンの接種やウイルスとの混合感染等により重症化し多様な症状を呈する。
＜病原・血清診断＞ 気管，気嚢，肺から検体を採取し，羊血液寒天培地，チョコレート寒天培地を用いて微好気下で菌分離。煮沸抽出抗原(血清型A, B, C)を用いたELISAによる抗体検査。
予防・治療 徹底的な衛生管理，不活化ワクチン接種(欧州ではブロイラー種鶏用に認可されている)。アモキシシリン，クロルテトラサイクリン等の抗菌薬による治療。

(胡 東良)

41 鶏のカンピロバクター症(人獣)
Campylobacteriosis in chickens

宿 主 鶏，七面鳥，うずら，がちょう等の鳥類。哺乳動物
病 原 *Campylobacter jejuni*および*C. coli*。グラム陰性らせん菌，一端または両端に1本の鞭毛があり，コルクスクリュー様回転運動をする。微好気性菌。
分布・疫学 世界各国に分布。鶏の保菌率は20～100％と高いが，発症はまれ。養鶏場における主な伝播経路は保菌鶏。近年，フルオロキノロン耐性のカンピロバクターが分離されており，問題視されている。人への感染源として重要。
診 断
＜症状・病理＞ 鶏は本菌に感染しても不顕性に経過し，無症状のまま保菌鶏となる。他の病原体との混合感染やストレス等が誘因で発育遅延，産卵率の低下，軽度の下痢等を発症する。死亡例では肝臓の腫大，出血斑，点状壊死がみられる。
＜病原・血清診断＞ 臨床症状と病理所見を参考に細菌検査を実施する。病鶏の肝臓，胆嚢，保菌鶏の臓器，腸内容等から菌分離を行う。
予防・治療 飼育衛生管理の改善，ストレス等の誘発因子の除去。ゲンタマイシン，エリスロマイシン等の抗菌薬による治療。
付 記 2000年代より，オーストラリアおよび英国において，spotty liver disease/syndromeと呼ばれる新たな疾病が，主に放し飼いの飼養形態の産卵鶏において認識され，いずれも新菌種である*C. hepaticus*および*C. bilis*が病原として報告された。その後，諸外国で発生が報告されているものの，日本においてはまだ問題となっていない。本症は，肝臓における多発性の径1～2mmの灰白色病変を特徴とする。一方，1950～1960年代に，主に米国で多く報告された鳥ビブリオ肝炎においても極めて類似した病変が形成される。本症には*C. jejuni*あるいは*C. coli*の関与の可能性があるとされているが，鶏では十分に明らかでない。ただし，うずらにおける*C. jejuni*の実験感染で同様の病変が形成されている。今後，これらの病態に関する整理が期待される。

(胡 東良)

42 鳥類の仮性結核
Pseudotuberculosis in birds

宿 主 鳥類，哺乳動物
病 原 *Yersinia pseudotuberculosis*。本菌は腸内細菌目エルシニア科に属するグラム陰性の通性嫌気性桿菌。発育至適温度は25～30℃だが，4℃でも発育する。
分布・疫学 鳥類や野生哺乳動物等の腸管内に分布する。日本では野生たぬきの保菌率が高い。感染動物の分泌・排泄物に汚染された土壌，飼料，水を介して伝播し，菌は消化器あるいは創傷を介して体内へ侵入する。
診 断
＜症状・病理＞ 鳥類の*Y. pseudotuberculosis*感染の多くは不顕性感染であるが，発症する場合，急性型と慢性型に大別される。急性型では3～6日の潜伏期を経て，突発性下痢や急性敗血症を起こし死亡する。病変としては，腸炎や肝臓および脾臓の腫大がみられる。慢性型では，2週間以上の潜伏期を経て呼吸困難，下痢を呈し死亡する。病変としては腸炎，諸臓器，特に肝臓，脾臓，筋肉に栗粒大の結核様病変形成がみられる。
＜病原・血清診断＞ 急性例では血液から，慢性例では病巣部からそれぞれ菌を分離し，同定する。
予防・治療 野生動物や豚等の糞便による汚染防止によって飼育環境の清浄化を図る。

(胡 東良)

43 家きんの豚丹毒菌症
Erysipelothrix infection in poultry

宿 主 鶏，七面鳥，水きん等
病 原 *Erysipelothrix rhusiopathiae*。グラム陽性非運動性の小桿菌で，通性嫌気性。16の血清型があり，鶏からは1a，1b，2，4，5，8，9，11，15および16型等が分離されている。
分布・疫学 世界各国に分布。高致死率。発育遅延や品質低下による経済的被害を起こす。日本ではこれまで，うずら，あひる，七面鳥，きじの他，4採卵養鶏場での発生例が報告されている。伝播経路は脱羽後の羽痕部や皮膚粘膜の創傷部から感染。
診 断
＜症状・病理＞ 発症経過は甚急性。元気・食欲の低下あ

るいは消失，肉冠のうっ血，緑色下痢便，産卵低下等を呈し，一般に急性経過で死亡する。死亡率は1～30%と様々である。病理所見は，皮下組織のうっ血，筋肉のびまん性あるいは点状出血，漿膜の出血，肝臓，脾臓および腎臓の腫大，肝臓および腎臓における壊死。
<病原・血清診断> 血液および主要臓器からの菌分離・同定。
予防・治療 北米では七面鳥に不活化ワクチンが使用されており，最近は生ワクチンも導入されている。日本では豚用ワクチンのみ。治療にはペニシリン系，テトラサイクリン系抗菌薬の飲水投与あるいは飼料添加。

（胡　東良）

44 家きんのアナチペスティファー症
Riemerella anatipestifer infection in poultry

宿　主　主に七面鳥，あひる，がちょう，かも等。鶏，きじ，他の水鳥も感受性がある。
病　原　*Riemerella anatipestifer*（現 *Riemerella anatipestifera*）。グラム陰性の極染色性小桿菌，莢膜あり。
分布・疫学　特に5週齢以下のひなに好発。発症1～2日後に死亡。致死率は5～75%で，高い罹患率を示す。経気道感染，足の創傷からも感染。
診　断
<症状・病理> 元気消失，流涙，鼻汁，咳，くしゃみ，緑色下痢，頭頸部の振戦，昏睡を呈する。病理所見では心膜，肝臓および気嚢表面の線維素性炎。
<病原・血清診断> 十分な湿度環境下で，微好気培養して菌分離を行う。
予防・治療 飼育環境の整備が最も重要。海外では不活化多価ワクチンが用いられているが，日本にはない。抗菌薬とサルファ剤による治療が可能。

（胡　東良）

45 家きんのレンサ球菌症および腸球菌症
Streptococcosis and enterococcosis in poultry

宿　主　鶏，七面鳥等
病　原　レンサ球菌では *Streptococcus equi* subsp. *zooepidemicus*，*S. mutans*。腸球菌では *Enterococcus* 属，*E. faecalis*，*E. faecium* 等
分布・疫学　世界各地で発生。原因菌は鳥類の腸内や粘膜の正常細菌叢構成菌の一部であるため，本症はそれらの日和見感染に起因する。致死率は0.5～50%。
診　断
<症状・病理> *S. equi* subsp. *zooepidemicus* による感染症では急性敗血症を呈し，頭部周辺組織あるいは羽毛に血液斑点，肉冠・肉垂の青白色変化を示す。*Enterococcus* による感染症では，急性敗血症型の場合，沈うつ，嗜眠，肉冠・肉垂の青白色変化，下痢，頭部振戦，羽毛逆立。亜急性型あるいは慢性型の場合，沈うつ，体重減少，跛行等がみられる。
<病原・血清診断> 肝臓，脾臓，腎臓および血液等からの菌の分離・同定。
予防・治療 ストレスの軽減，免疫抑制を惹起する疾病や環境因子の防除。鶏舎清掃や消毒も重要。急性あるいは亜急性の場合，ペニシリンやエリスロマイシン等の抗菌薬が有効。

（胡　東良）

46 家きんのボレリア・アンセリナ症
Borrelia anserina infection in poultry

宿　主　鶏，七面鳥，あひる，がちょう等
病　原　*Borrelia anserina*。ボレリア科，らせん状菌体，運動性を有し，微好気性を好む。
分布・疫学　熱帯～亜熱帯に分布。3週齢以内の幼鳥が易感染性。ダニ媒介性感染症で，ニワトリダニはレゼルボアであり，主要なベクターである。
診　断
<症状・病理> 発熱，肉冠・肉垂のチアノーゼ，体重減少，緑色下痢便。感染後期は全身麻痺，貧血，嗜眠，昏睡，回復後も麻痺。脾臓の顕著な肥大と白い斑点形成，肝臓小出血巣における白斑。
<病原・血清診断> ダニ幼虫の存在や，刺咬痕の確認。血液から病原体を検出。鍍銀染色によるスピロヘータの証明。凝集反応，寒天ゲル内沈降反応，蛍光抗体法による抗体の検出。
予防・治療 ニワトリダニの拡散阻止が最良の方策。ペニシリン，クロラムフェニコール，カナマイシン等の抗菌薬による治療。

（胡　東良）

47 七面鳥コリーザ
Turkey coryza

宿　主　鶏，七面鳥，あひる
病　原　*Bordetella avium*。グラム陰性好気性桿菌，上部気道に付着し侵入。線毛，赤血球凝集素を持つ。
分布・疫学　北米，オーストラリア，欧州，イスラエル，南アフリカ等に分布。強い伝播性を有す。感染家きんとの直接接触または汚染敷料や飲料水等との間接接触による感染。2～6週齢の七面鳥は発症率80～100%，致死率10%以下。大腸菌等の二次感染により致死率が上昇する。
診　断
<症状・病理> くしゃみ，開口呼吸，透明鼻汁，上部気道の炎症・粘液性滲出物による呼吸困難。
<病原・血清診断> 菌の分離同定。モノクローナル抗体を用いたラテックス凝集反応や間接蛍光抗体法，PCRによる病原遺伝子の検査。凝集反応やELISAによる抗体の検出。
予防・治療 海外では温度感受性変異株を用いた生ワクチンが用いられている。抗菌薬による治療効果は期待できない。汚染した水，飼料，敷料等は強い感染性を有するので確実に滅菌することが重要である。

（胡　東良）

48 七面鳥のアリゾナ症
Arizona infection in turkeys

宿　主　七面鳥
病　原　*Salmonella enterica* subsp. *arizonae*。グラム陰性

通性嫌気性桿菌

分布・疫学 世界的に発生していたが，1970年代以降激減。介卵感染と接触感染で伝播。日本での報告なし。

診断
＜症状・病理＞ ひなには急性敗血症を起こす。症状として，下痢，沈うつ，脚麻痺，斜頸，失明。成熟七面鳥が経口的に感染すると菌は腸管に定着後，キャリアーとなり排菌。病変は鶏のパラチフス感染に類似。

＜病原・血清診断＞ 糞便を分離培地(SS寒天，DHL寒天等)に塗抹し，病原菌を分離培養する。分離培地上に硫化水素を産生，中心部黒色，周辺部無色半透明を示す集落を鑑別培地(TSIおよびLIM)に接種・培養後，生化学的性状により同定する。また，サルモネラ診断用血清を用いO抗原の型別を行い，血清型を決定する。

予防・治療 ワクチンはない。清浄ひなの導入等，鶏のサルモネラ症と同様，徹底した飼育衛生管理を行う。

(胡　東良)

49-1 鳥マイコプラズマ症(届出)
(家きんの呼吸器性マイコプラズマ症)
Avian mycoplasmosis(Respiratory mycoplasmosis in poultry)

概要 *Mycoplasma gallisepticum* あるいは *M. synoviae* 感染により引き起こされる鶏の眼窩下洞炎，気管炎，気嚢炎，肺炎等を呈する慢性呼吸器病である。

宿主 届出伝染病の対象動物である鶏，七面鳥の他，うずら，クジャク，ほろほろ鳥にも感染する。

病原 *M. gallisepticum* と *M. synoviae*。特に *M. gallisepticum* は呼吸器に対する病原性が最も強く，形成される病変も重度である。マイコプラズマは一般細菌と異なり細胞壁を欠くため，宿主体外へ排出されると短期間で感染性を失う。一般的な消毒薬によっても容易に死滅するが，低温環境では飲水中あるいは鶏舎内塵埃・羽毛等に付着して約1カ月間も生存する。*M. gallisepticum* は宿主の粘膜上皮細胞に付着できるブレブ(bleb)と呼ばれる特殊な付着小器官を有し，それを介して気道上皮細胞に強固に付着すると考えられている。多くの株は鶏，七面鳥，モルモット，人等の赤血球を凝集する。Freyの寒天平板に接種し，37℃，5％ CO_2 存在下で培養すると，通常は2～3日後から目玉焼き状集落が発育する。*M. synoviae* は *M. gallisepticum* に比べて病原性は弱いが，感染力が強く，また長期間持続感染するため，*M. gallisepticum* より清浄化が難しい。

分布・疫学 世界中に広く分布。日本では1960年代の抗体調査で20～40％の鶏群に陽性鶏が認められたが，1976年の調査では3.4％まで減少した。現在，種鶏場では清浄化が進んだが，採卵鶏やブロイラー群では今なお発生が認められる。家畜伝染病予防法において届出伝染病に指定されており，対象動物は鶏，七面鳥である。

　M. gallisepticum と *M. synoviae* は介卵感染による垂直伝播と気道感染等による水平伝播が起こる。鶏群内の伝播速度は比較的遅く，感染率は高いが症状や持続の程度は様々である。鶏舎の換気不良，密飼によるアンモニア濃度や塵埃の増加あるいは寒冷化等の飼育環境の悪化，生ワクチンの接種等で鶏群にストレスが負荷された時に，不顕性感染が顕在化される。呼吸器病の原因ウイルスや細菌との混合感染によって発症し，重症化または慢性化がみられる。感染は長期間にわたって持続するため，感染鶏は回復後も生涯にわたってキャリアーとなる。

診断
＜症状＞ 菌株の病原性や混合感染の有無によって大きく異なる。マイコプラズマ単独感染では無症状に経過することが多い。採卵鶏では食欲減退，性成熟の遅延，育成率の低下，産卵の減少等が認められる。また，ブロイラーでは体重の減少，飼料効率や育成率の低下，気嚢炎(写真1)の多発，廃棄率の増加等による大きな経済的損害が起こる。他の細菌やウイルスとの混合感染またはストレスにより症状は悪化し，気管のガラガラ音，開口呼吸，鼻汁漏出，くしゃみ，湿性の咳等の呼吸器症状がみられる。眼窩下洞炎による顔面の腫脹，流涙，結膜炎等の症状を呈する。七面鳥は *M. gallisepticum* に感受性が高く，症状も重いとされている。

＜病理＞ マイコプラズマ単独感染においては，肉眼病変は軽度で，鼻腔，眼窩下洞，気管および肺に多量な粘液，カタル性滲出液が認められる。炎症の進展により呼吸器粘膜の肥厚・粘液の増量，気嚢の混濁・肥厚，チーズ様滲出物が出現する(写真2)。気嚢内や気嚢壁にも同様の病変が認められるようになる。肉眼病変は他の微生物との混合感染や劣悪な環境因子の影響によりさらに重篤となる。

　組織学的な病変では，呼吸器粘膜上皮の増生，肥大および浮腫が認められ，線毛は脱落し，リンパ球や形質細胞の浸潤が顕著である。また，呼吸器組織全体にわたって単核球浸潤，粘液腺およびリンパ濾胞の過形成が認められる。

＜病原・血清診断＞
病原診断：鼻腔，眼窩下洞，気管上部や気嚢の滲出物を綿棒で採取し，豚血清，β-NAD，グルコースを添加したFreyの寒天平板および液体培地に接種する。マイコプラズマは寒天平板上では目玉焼き状のコロニーを形成するが，液体培地ではわずかに混濁するのみで，*M. gallisepticum* および *M. synoviae* はグルコースの分解により培地は黄変する。分離株はPCRあるいはコロニーの間接酵素抗体法による免疫染色で同定できる。発病鶏では検体から直接PCRで検出できる可能性もあるが，不顕性感染鶏ではPCR検査前に増菌培養が必須である。

血清診断：*M. gallisepticum* および *M. synoviae* の急速平板凝集反応用診断液が市販され，主としてIgM抗体を検出し，野外でも実施可能である。また，HI反応やELISAキ

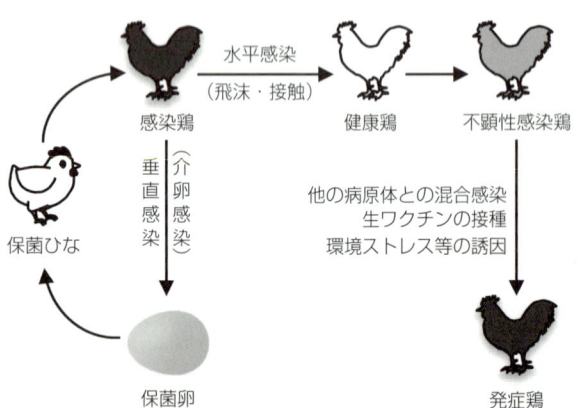

図　鳥マイコプラズマ症の感染経路

ットも用いられる。伝染性コリーザ，伝染性気管支炎等の呼吸器病と症状が似ており，混合感染することも多いため，鑑別診断が必要である。

予防・治療　本病の予防対策の基本は種鶏群の清浄化である。清浄な種鶏群由来のひなを清浄な鶏舎へ導入し，外部からの汚染防止対策を徹底する他，外部からの人，物品の出入対策，野鳥の侵入防止，十分な衛生管理，飼育環境の改善等を徹底することが重要である。採卵鶏群における不活化あるいは弱毒生ワクチンの投与は産卵率の低下や症状をある程度軽減できるが，感染を阻止することはできないため，注意が必要である。

抗菌薬として，テトラサイクリン，エリスロマイシン，タイロシン，チアムリンおよびニューキノロン系抗菌薬が用いられる。しかし，タイロシン等のマクロライド系抗菌薬には耐性菌の出現が報告されている。近年，治療にはニューキノロン系合成抗菌薬が使用されることが多いが，カンピロバクターにも耐性を与える可能性があり，慎重な投薬が望まれる。

ワクチンや薬剤による対策では完全な清浄化は困難であるため，種鶏群の清浄化には投薬による介卵感染菌数の抑制と種卵の加温処理による介卵感染の阻止の併用，その後の隔離飼育の徹底，抗体検査によるモニタリング等が重要である。

（胡　東良）

49-2　鳥マイコプラズマ症(届出)
（家きんのマイコプラズマ滑膜炎）
Avian mycoplasmosis(Mycoplasmal synovitis in poultry)

概　要　*Mycoplasma synoviae*感染による鶏および七面鳥の滲出性滑膜炎，腱鞘炎。

宿　主　届出伝染病の対象動物は鶏，七面鳥。他にほろほろ鳥にも感染する。

病　原　*M. synoviae*。*M. synoviae*は*M. gallisepticum*より液体培地での増殖が速い。寒天平板上での集落は乳首状を示す目玉焼き状の乳首部がやや大きい。発育にはNADの添加が必要である。滑膜炎由来株は滑膜に，気嚢炎由来株は気嚢に起病性が強い。菌株によっては鶏や七面鳥の赤血球を凝集するものもあるが，その程度は*M. gallisepticum*に比して弱く，培養が古くなると吸着能は著しく低下する。*M. synoviae*はグルコースとマルトースを分解して酸を産生するが，ガスは産生しない。乳糖，ズルシトール，サリシン，トレハロースを分解しない。

分布・疫学　日本を含め世界中に広く分布する。*M. synoviae*は鶏，七面鳥，ほろほろ鳥に自然感染するが，実験的にがちょうやきじにも感染する。届出の対象動物は鶏，七面鳥である。4〜12週齢の育成期に多発し，感染率が高いが死亡率は低い。ストレスや他の病原体との混合感染が引き金となり，滑膜炎や関節炎を惹起すると考えられている。感染経路は*M. gallisepticum*と同様に，病鶏との直接あるいは間接的な接触による水平感染の他に，卵を介して母鶏からひなに伝達する介卵感染がある。伝播性は*M. gallisepticum*よりも強く，鶏舎が汚染されると短期間で全体に感染が広がる。免疫機能を低下させる伝染性ファブリキウス嚢病ウイルス感染は本病の発症要因として知られている。また，鶏オルソレオウイルスとの混合感染により関節病変が重篤化する。

診　断

＜症　状＞　*M. synoviae*感染の場合は，無症状で抗体の上昇によってのみ感染を知る。発症鶏群の中には，肉冠が蒼白となり，発育遅延，跛行を呈する場合もある。病勢の進行に伴い，羽毛の逆立，肉冠の萎縮，沈うつ，脱水状態に陥り，しばしば緑色便が排泄される。足関節と趾底は腫脹し，滑膜炎による関節炎が起こり，病鶏の足関節と足底を圧迫すると波動感を呈する。また，竜骨突起部に胸部水疱(breast blister)といわれる腫脹がみられる。

＜病　理＞　感染初期には関節，腱鞘，滑膜腔，胸骨稜骨液嚢の病変部にクリーム色ないし灰白色の粘稠な滲出物が貯留し，病勢の進行に伴い滲出物はチーズ状となり，その範囲も拡大する。組織学的には，滑膜や腱鞘の偽好酸球の浸潤を伴う水腫が主体であるが，次第に病変部は肥厚し，滑膜細胞の増殖や形質細胞，リンパ球の浸潤が認められる。

＜病原・血清診断＞　急性期の関節内滲出液等を検体として，マイコプラズマの分離・同定を行う。血清診断では*M. synoviae*の急速平板凝集反応，HI反応やELISAキットが用いられる。

予防・治療　種鶏群においてマイコプラズマの検査と血清反応による摘発・淘汰，薬剤投与，種卵の抗菌薬処理，徹底した衛生管理により清浄化を図る。外部からの汚染防止対策を徹底する他，不活化あるいは弱毒生ワクチンを投与する。抗菌薬としてはテトラサイクリン，タイロシン，スペクチノマイシン等が用いられてきたが，治療効果は顕著ではない。また，タイロシンには耐性菌の出現が報告されている。

（胡　東良）

50　七面鳥のマイコプラズマ・メリアグリデス症
Mycoplasma meleagridis infection in turkeys

宿　主　七面鳥，宿主の特異性が高い。

病　原　*Mycoplasma meleagridis*。七面鳥に感染する細胞壁のない病原体で，ギムザ染色では球状体を呈し，単在，双菌または小さな集まりを示す。

分布・疫学　世界中に分布し，七面鳥の感受性は極めて高い。接触や飛沫による水平感染とともに，介卵感染する。雌雄間の交尾感染も報告されている。

診　断

＜症　状＞　介卵感染の場合，孵化率の低下，発育不良。ホック関節，関節周囲組織，頸部椎骨および隣接する骨の早期段階の成長に影響し，関節炎および首の変形または脚の変形といった骨格異常を呈する。呼吸音の異常（水泡音）。単独感染では不顕性の気嚢炎を起こす程度だが，他の病原体との混合感染やストレス等により重篤化。

＜病　理＞　ひなでは胸部気嚢の肥厚，混濁。気管支炎，細胞浸潤，チーズ様滲出物。1〜6週後に骨髄炎や骨格変形がみられる。

＜病原・血清診断＞　気嚢病巣や関節液からのマイコプラズマの分離と同定。PCRによる遺伝子の検出。急速凝集反応，HI反応やELISAを用いた抗体検査。

予防・治療　ワクチンはない。予防には，清浄種鶏場から

種卵やひなを導入する。種卵の抗菌薬処理等，徹底した衛生管理を行う。治療には，タイロシン等の投与。

（胡　東良）

51　鳥類のクラミジア症(人獣)　（口絵写真25頁）
Avian chlamydiosis

病名同義語：オウム病(Psittacosis)

概要　オウム病クラミジアによる呼吸器と下痢を主徴とする全身感染症。

宿主　オウム・インコ類およびドバト等の鳥類，人も感染する。特にオカメインコ，セキセイインコ，ドバトは人への主な感染源となる。

病原　Chlamydia psittaci。偏性細胞内寄生性細菌で，形態学的変化を伴う増殖環を示す。感染性粒子は基本小体，増殖型粒子は網様体と呼ばれる。基本小体は直径0.2〜0.4μmで感受性上皮細胞に吸着し，食作用により小胞に包まれて細胞内に侵入する。侵入後，網様体に変化し小胞内で2分裂増殖を繰り返し，封入体を形成する。分裂を繰り返した後，中間体を経て基本小体となり細胞破壊により放出される。呼吸器から感染後，マクロファージ系細胞により体内播種される。

分布・疫学　輸入オウム・インコ類の C. psittaci 保有率は数％である。死亡鳥では約30％に C. psittaci 感染がみられる。ドバトでは群により0〜100％と保有率が異なる。欧米では七面鳥のクラミジア症が問題になるが，日本では七面鳥におけるクラミジア症の発生報告はない。

鳥類間では接触，吸入，経口等により伝播する。親鳥からひなへの垂直感染があるが，介卵感染については不明である。ひなが感染すると発症し，死亡する。一部の感染ひなは耐過してクラミジアが潜伏感染し，間欠的にクラミジアを排出する保菌鳥となる。

輸送，密飼い等のストレス，栄養不良等により発症する。発症鳥は大量のクラミジアを糞便等に排出するため，人や他の鳥への感染源となる。ドバトや野生化したワカケホンセイインコ等は野外における感染源として重要である。

診断

＜症状＞　感染鳥の症状は日齢や鳥種により異なる。ひなの初感染では発症し死亡する。通常，元気消失，食欲減退，羽毛逆立，鼻腔からの漿液性ないし化膿性鼻漏がみられる。緑灰色下痢便がみられることもある。

無症状のまま死亡する場合もある。オカメインコやセキセイインコでは結膜炎もみられる。鳩ではクラミジアによる単独発症はまれである。治療が適切でない場合，予後不良となる。

＜病理＞　肉眼病変として，脾臓に2〜10倍の腫大がみられる。剖検時に脾腫がみられた場合，本病を疑い，剖検を中止するとともにクラミジアの研究を行っている機関に検査を依頼する。肝臓の腫大(写真)も認められ，脆弱，黄白色に変化し，時として灰白色の小壊死巣が多数みられる。気嚢の混濁や線維素性滲出物がみられる。不顕性感染では脾腫がみられる程度である。

組織学的には肝臓と脾臓の壊死性病変が特徴である。肝臓には大小壊死巣がみられ，脾臓は主として莢組織周囲の網内系細胞の活性化に伴うマクロファージの浸潤増殖がみられる。また，変性壊死巣もみられる。

＜病原・血清診断＞　診断は臓器や糞便および滲出物を用いた病原体検出による。PCRは特異性，感度が高く，菌を短時間で検出することができる。分離には発育鶏卵卵黄嚢内接種法ないしHeLa229細胞，L929細胞等の培養細胞接種法を用いる。クラミジアの同定に直接法用蛍光抗体が市販されている。

オウム・インコ類や鳩抗体等，それぞれの動物種抗体に対する二次抗体が入手可能であれば，感染細胞を抗原とする間接蛍光抗体法を用いることができる。

予防・治療　ワクチンはない。

保菌鳥にはドキシサイクリン，マクロライド系抗菌薬，キノロン系抗菌薬を飲水や飼料に混合し，投与(45日間)することによって排菌が阻止できる。投薬方法は飲水，果汁，穀物飼料等，それぞれの鳥の嗜好に合わせ工夫する必要がある。

（福士秀人）

52　エジプチアネラ症(海外)
Aegyptianellosis

宿主　鶏，七面鳥，ほろほろ鳥，その他鳥類

病原　主として Aegyptianella pullorum

分布・疫学　アフリカ，アジア，欧州，南米，北米の主に熱帯および亜熱帯地域に発生がある。病原体は偏性細胞内寄生性で，鳥類の赤血球内にみられる。ナガヒメダニが感染を媒介する。主に，放し飼いによる飼養形態の家きんで発生する。日本における報告はない。

診断

＜症状＞　常在地では，軽度あるいは無症状。重症例では，羽毛逆立，発熱，貧血に続き，腹水，右心室の循環不全を認める。死亡率が増加する。

＜病理＞　右心室の肥大，肝臓および脾臓の腫大，腎臓の褪色，漿膜の点状出血。

＜病原診断＞　末梢血塗抹標本において赤血球内に形成された0.3〜0.4mmの印形封入体を確認する。Plasmodium のトロホゾイトや Haemoproteus のガメトサイトと鑑別が必要である。

予防・治療　市販ワクチンはない。ダニとの接触を避ける。テトラサイクリン系薬が有効である。

（村瀬敏之）

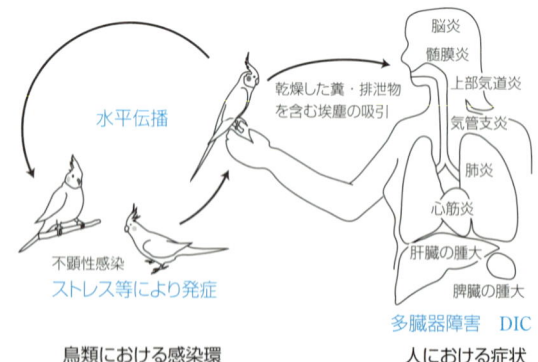

図　クラミジア症の感染環と人における症状

53 鶏のコクシジウム症 (口絵写真25頁)
Coccidiosis in chickens

概　要　鶏コクシジウム原虫の腸管感染による血便や下痢便を主徴とする疾患。

宿　主　鶏

病　原　*Eimeria*属原虫。全7種(8種ともされる)のうち，*E. tenella*と*E. necatrix*が最も病原性が強い。次いで，*E. brunetti*, *E. maxima*, *E. acervulina*が中程度の病原性を示す。これ以外の種では病原性は弱い。*E. tenella*と*E. necatrix*は無性生殖期において，腸管の粘膜固有層の深部で大型のメロント(多数のメロゾイトを含む。シゾントともいう)を形成する。血便は，このメロントの発育により組織が破壊され，出血を呈することによる。*E. brunetti*も粘膜固有層に侵入するが，メロントの大きさは中型であり，出血は軽度である。*E. maxima*と*E. acervulina*は，主に腸管粘膜の表層部で発育するため，出血は認められない。

分布・疫学　世界各地に分布する。国内の養鶏施設においても高率に存在する。感染しても耐過し，免疫を獲得した鶏では抵抗性を有する。幼若鶏では発症しやすく，*E. tenella*では3～6週齢，*E. necatrix*では8～18週齢の鶏で発症する傾向がある。*E. brunetti*では週齢による発生の傾向はない。

感染経路は，成熟オーシストの経口感染である。感染鶏の糞便とともに排出された直後のオーシストには感染性はない(写真1)。好適な温度と湿度の下，おおよそ2日で内部にスポロシストとスポロゾイトを形成し，感染性を獲得する。オーシストは，鶏舎内に侵入した小動物や昆虫，器具類や塵埃に付着し，機械的に伝播され汚染エリアが拡大する。このオーシストは環境中で長期間生存可能で，一般的に使用される消毒薬にも極めて強い抵抗性を有する。そのため，一旦，養鶏農場が本原虫に汚染された場合は，清浄化することは困難である。

診　断
＜症　状＞　血便や下痢による脱水および貧血，元気・食欲の低下等が一般的な症状。産卵鶏であれば，産卵率が低下する。*E. tenella*は鶏の盲腸に寄生し，感染した鶏は鮮血便を多量に排泄し，病態が悪化した場合は死亡する(写真2)。また，*E. necatrix*は主に小腸に寄生し，小腸は血様の内容物を貯留して膨満し，黒色を帯びた粘血便が多量に排泄される(写真3)。*E. brunetti*は小腸上部から直腸，*E. acervulina*は十二指腸，*E. maxima*は小腸中部に寄生し，水様性の下痢が認められる。*E. brunetti*では時に血便を呈する。

＜病　理＞　病変は，鶏コクシジウム原虫が寄生する腸管に限局する。出血性またはカタル性の炎症像が認められる。上皮組織は壊死または脱落し，病原性の強い種による感染では絨毛の萎縮等が認められる。感染期間はおおよそ1～2週間であり，死亡せずに耐過した場合，組織は速やかに修復される。

＜病原・血清診断＞　種により腸管内の寄生部位や病原性が異なるため，病態および病変部位により原因種を推定できる。原虫の検出は糞便や腸内容物を用いて，含まれる虫体数が多い場合は直接塗抹法により，また少ない場合はショ糖や飽和食塩水を用いて浮遊法により行う。オーシスト

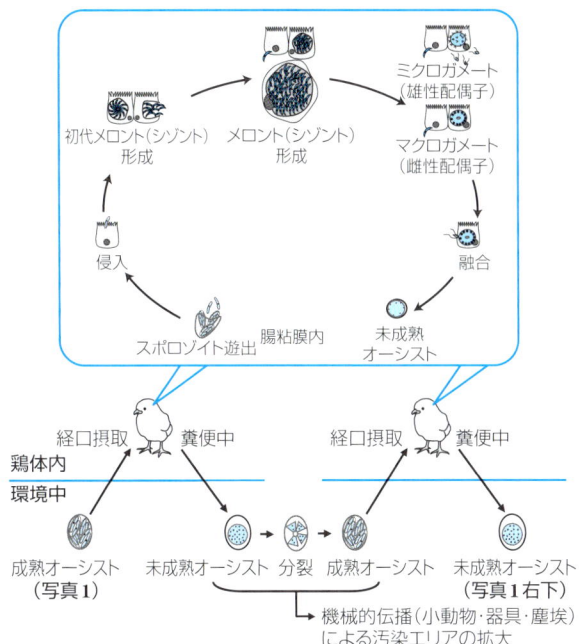

図　鶏コクシジウム原虫の感染環
(川原史也氏原図)

は種間で類似し，また実際には複数種による混合感染が多いため，検出されたオーシストの形態のみから種を鑑別することは実際には難しい。正確な種の同定は，糞便または鶏コクシジウム原虫が感染している腸管組織(オーシスト以外の発育期の虫体であっても実施が可能)から抽出したゲノムDNAを用いたPCRにより行われる。

鶏コクシジウム原虫の感染により抗体が産生されるが，一般的に実施されている血清診断はない。種間で抗原が共通する場合が多く，抗体は交差反応をする可能性が高い。交差反応性が低い組換え体蛋白質を抗原とするELISAが報告されている。

予防・治療　感染源となるオーシストは，一般的な消毒薬に強い抵抗性を有する。オルソ系消毒薬はオーシストに有効であるが，殺滅に時間がかかるため，踏み込み槽を中心に使用されている。ただし，熱，乾燥および凍結等の物理的な要因には比較的弱い。そのため，オールアウト後，鶏舎の空舎期間を十分に設けることは，感染性を有するオーシスト数を減らすために有効である。

＜予　防＞　ポリエーテル系抗菌薬(サリノマイシン，ナラシン，ラサロシド等)が飼料添加されている。これらはイオノフォアとして作用し，虫体の細胞膜のイオン透過性を傷害する。薬剤耐性株の出現が問題となっているため，肥育前期と後期で薬剤を替えるシャトル(デュアル)プログラム，また年間で薬剤を切り替えるローテーションの実施が望ましい。

ワクチンは，弱毒株を含有する生ワクチン製剤が市販されている。この弱毒株は，野外株を鶏で数十代以上継代して早熟化したものであり，増殖性および病原性が減弱されている。このワクチンによる獲得免疫は，投与した種に対してのみ免疫が賦与される。そのため，養鶏農場に存在する種を考慮し，適した種を含有するワクチン製剤を選択する。

＜治　療＞　サルファ剤，または葉酸拮抗薬との合剤を用いる。3～5日間の連用または反復投与を行う。本症には

54 ロイコチトゾーン症(届出) （口絵写真25頁）
Leucocytozoonosis in chickens

概　要　ロイコチトゾーン原虫の感染による出血および貧血を主徴とする鶏の急性致死性疾病。

宿　主　鶏。日本でみられる鶏のロイコチトゾーン原虫も宿主特異性が強く，近縁のきじ等の鳥類では感染がみられない。

病　原　主に *Leucocytozoon caulleryi*, *L. sabrazesi* の2種。日本では前者のみがみられる。ロイコチトゾーン原虫の多くの種はブユにより媒介されるが，*L. caulleryi* はニワトリヌカカにより媒介される。

　ニワトリヌカカが鶏を吸血する際に，唾液腺で形成されたスポロゾイトが鶏体内に注入されて感染する。スポロゾイトは血管内皮細胞に侵入し，シゾントへと発育する。シゾントは直径200μm以上に達し，塊を形成する。この時，血管が破壊され，出血する。ひなでは死亡する場合もある。

　生残した鶏では，シゾント内に形成されたメロゾイト（写真1）が赤血球内に寄生して，ミクロガメトサイトおよびマクロガメトサイトへと発育する。この発育過程で赤血球が破壊され，貧血が起きる。この血液をニワトリヌカカが吸血し，唾液腺内でスポロゾイトが形成される。*L. caulleryi* は *L. sabrazesi* に比べ病原性が非常に強い。

分布・疫学　*L. caulleryi* は北海道を除く日本各地，海外では中国，韓国，台湾，タイ，インドネシア，マレーシア等の東南アジア諸国に，*L. sabrazesi* は台湾，タイ，マレーシア，インドネシア等の東南アジア諸国に分布する。日本では，ニワトリヌカカの発生する夏，特に7～9月を中心に *L. caulleryi* による本症の発生がみられる。

診　断

<**症　状**>　鶏の日齢，体重，感染スポロゾイト数により異なる。日齢の高い，体重の重い鶏では症状は軽く，また一度に注入されるスポロゾイト数が多いほど重い。重症の場合，沈うつ，うずくまり，羽毛を逆立て死亡する。生残鶏では，犬座姿勢，貧血，緑色便の排泄，削痩，産卵の低下や停止がみられる（写真2）。

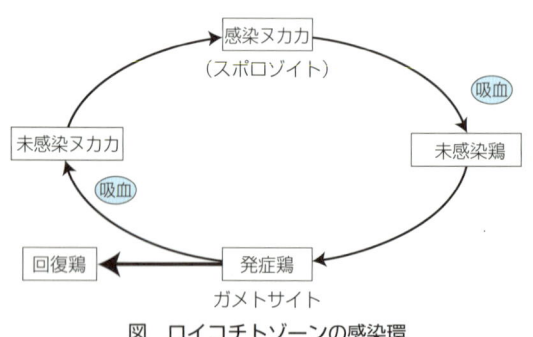

図　ロイコチトゾーンの感染環
（磯部尚氏原図）

<**病　理**>　喀血または出血死した鶏では，皮下，腎臓，ファブリキウス囊等の全身の各臓器に針尖大，大豆大の点状出血あるいは不整出血斑がみられる。また，腹腔，気管および嗉囊内に血液貯留を認める場合もある。さらに心外膜，肝包膜，膵臓に針尖大のシゾントがみられることもある。貧血により鶏冠が退色し，緑色便を排泄している鶏では，脾臓の腫大がみられる。組織学的には，シゾントによる血管の栓塞，破綻性または漏出性出血，うっ血および水腫が認められ，壊れたシゾント周囲には，異物巨細胞，マクロファージ，リンパ球等の細胞浸潤がみられる。

<**病原・血清診断**>　喀血や出血により死亡した鶏では，出血部位の新鮮圧平標本や組織切片中のシゾントを確認する。貧血や緑色便を排泄している場合は，末梢血液塗抹標本を作製し，ギムザ染色後，メロゾイトまたはガメトサイトを検出する。抗体検出方法としては，寒天ゲル内沈降反応がある。

予防・治療

<**予　防**>　出荷1週間前までのブロイラーおよび10週齢までの採卵用ひなには，アンプロリウム-エトパベート-スルファキノキサリン合剤またはハロフジノンポリスチレンスルホン酸カルシウムの飼料添加により予防する。

　10週齢以降，産卵開始前までの採卵用大雛にはスルファモノメトキシン等のサルファ剤単剤，あるいはスルファモノメトキシンとオルメトプリムの合剤，サルファ剤とピリメタミン関連化合物の合剤等の動物用医薬品を用いて予防する。

　産卵中の鶏には，カーバメイト系，ピレスロイド系または有機リン系殺虫剤を散布し，ニワトリヌカカの数を減らして感染原虫数の軽減を図る。

<**治　療**>　有効な治療法はない。

（松林　誠）

55 鶏マラリア
Avian malaria

宿　主　鶏

病　原　*Plasmodium gallinaceum*, *P. juxtanucleare*

分布・疫学　*P. gallinaceum* は東南アジアにみられ，日本には分布しない。*P. juxtanucleare* は南米，東南アジア，日本を含む東アジアに分布。媒介動物はヤブカ属，イエカ属，ハマダラカ属，クロヤブカ属の蚊。

診　断

<**症状・病理**>　*P. gallinaceum* で病原性は強い。貧血，食欲減退，黄疸，緑色便がみられる。感染死した鶏の肝臓および脾臓は暗黒褐色，脾腫を呈し，網内系細胞は増殖し，肝臓や脾臓にマラリア色素の沈着がみられる。

<**病原診断**>　血液塗抹ギムザ染色標本による赤血球内のシゾント，トロフォゾイトやガメトサイトの確認。また，臓器塗抹標本により赤外型虫体を検出。

予防・治療　サルファ剤やその合剤等を用いる。防虫網や殺虫剤を用いて蚊の吸血を防止し，場合により感染鶏は淘汰。

（松林　誠）

56 ヒストモナス・メレアグリディス症
Histomonosis

宿　主　鶏，七面鳥，ほろほろ鳥等，キジ目の鳥類等
病　原　*Histomonas meleagridis*
分布・疫学　世界的に分布。主に本原虫を包蔵する鶏盲腸の虫卵を摂取することで感染。クジャク，七面鳥で感受性が強く，死亡率も高い。
診　断
＜症状・病理＞　黄白色の下痢が認められる。盲腸組織と肝臓実質に寄生するが，細胞内には侵入しない。盲腸は壊死性・潰瘍性腸炎を呈し，肝臓はやや腫大し，菊花状や円型の巣状壊死がみられる。
＜病原診断＞　糞便からの虫体の検出は困難。肝臓および盲腸の病理組織標本で，エオジン好性，PAS陽性の原虫を検出。
予防・治療　予防は鶏盲腸虫の駆虫と糞便の適切な処理が重要。

（松林　誠）

57 鶏のクリプトスポリジウム症
Cryptosporidiosis of chicken

宿　主　鶏，七面鳥，うずら，愛玩鳥等
病　原　*Cryptosporidium baileyi*，*C. meleagridis*。*C. meleagridis*の病原性は低い。
分布・疫学　世界的に分布。オーシスト内にスポロシストはなく，直接4つのスポロゾイトを含有する。感染はオーシストの経口摂取による。
診　断
＜症状・病理＞　小腸，ファブリキウス嚢，総排泄腔に寄生するが，症状はみられないことが多い。*C. baileyi*は気管にも寄生し，この場合，咳や鼻汁等の呼吸器症状がみられ，時に呼吸困難となる。
＜病原診断＞　糞便中からのオーシストの検出。検出には比重1.2程度のショ糖液を使った浮遊法を用いる。
予防・治療　有効な治療薬はない。

（松林　誠）

犬・猫 ● ウイルス病

1 狂犬病 (複)(法)(人獣)(海外)(四類感染症) （口絵写真26頁）
Rabies

概　要　狂犬病ウイルス感染による重篤な神経症状と，ほぼ100％の致死率を特徴とする脳脊髄炎。

宿　主　犬，牛，馬，めん羊，山羊，豚，水牛，鹿，いのしし。この他，猫，アライグマ，きつね，スカンク。人を含むすべての哺乳動物が狂犬病ウイルスに対して感受性を持つ。自然宿主は不明。ただし，家畜伝染病予防法の対象宿主は牛，馬，めん羊，山羊，豚等で，犬，猫等は狂犬病予防法の適用動物。

病　原　Rhabdoviridae, Lyssavirusに属する狂犬病ウイルス（Lyssavirus rabies）。ウイルス粒子は特徴的な弾丸状の形態をとり（平均サイズ：直径75nm，長さ180nm），その内部に5種類のウイルス蛋白質（N，P，M，G，L）をコードするマイナス1本鎖RNAゲノム（約1.2万塩基）を含む。エンベロープを持つため，アルコール等の有機溶剤により容易に失活する。また，熱や紫外線に対しても感受性である。狂犬病ウイルスの抗原性は株間でよく保存されており，その血清型は単一。三種病原体等。野外株はBSL3での取り扱い。

分布・疫学　全世界的に分布。清浄国は日本，英国，オセアニア，スカンジナビア半島等のごく一部の島国・半島国に限定される。毎年，5.9万人以上が本病により死亡していると推定され，特に発展途上国において被害が著しく，全死者数の99％以上を占める。

日本では，狂犬病予防法（1950年に制定）に基づき，ワクチン接種や放浪犬の捕獲等が行われた結果，1957年の猫における発生を最後に本病の撲滅に成功した。しかし，1970年に1件（ネパール），2006年に2件（いずれもフィリピン），2020年に1件（フィリピン）の輸入症例が人において確認されている。

感染動物の唾液中のウイルスが咬傷を介して他個体に伝播される（創傷感染）。発展途上国では主に犬がレゼルボア（病原巣）となるのに対し，先進国では食肉目（きつね，たぬき，アライグマ，スカンク，マングース，コヨーテ，オオカミ等）や翼手目（各種コウモリ）等の野生動物の間でウイルスが維持される。これらのレゼルボアは，人や家畜への感染源となる。最も重要な感染源は犬で，狂犬病の犠牲者の99％以上が犬による咬傷により感染している。人や家畜は通常，終末宿主となるため，感染環を形成しない。

診　断
<症　状>
動　物：長く不定の潜伏期（1週間〜数カ月，平均1カ月）の後，非特異的な前駆症状（食欲不振，発熱，嘔吐，下痢等）が確認される。狂躁型では，やがて流涎，下顎下垂等の症状とともに，異常行動が次第に出現する。発症後1〜2日目には，知覚過敏，興奮，痙攣，運動障害等の神経症状が顕著となり，攻撃行動も認められ，唾液中のウイルスによる創傷感染の原因となる（**写真1**）。神経症状が数日間持続した後，沈うつや昏睡を特徴とする麻痺期を経て，発症後7〜10日目に死に至る（**写真2**）。

感染動物の約80％が上記のような狂躁型の病型を示す一方，約20％は攻撃性亢進や興奮等の所見を欠く麻痺型を示す。病型の違いにかかわらず，発症動物はほぼ100％

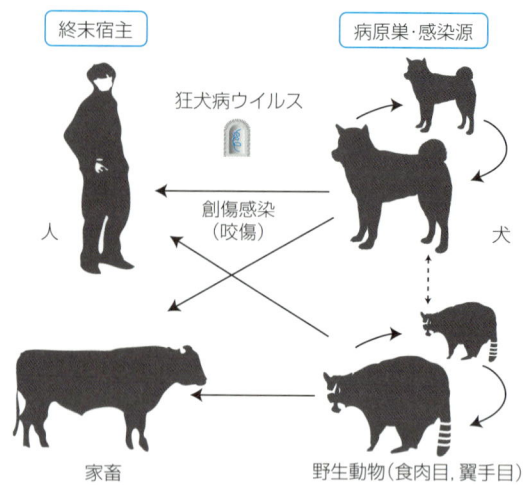

図1　狂犬病ウイルスの感染環と伝播

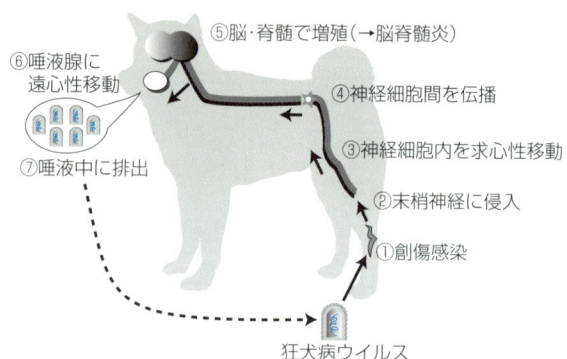

図2　狂犬病ウイルスの体内動態と本症の発病機序

死亡する。

人：動物の症状と大きな違いはない。50〜80％の患者は，飲水に対する恐怖を訴える，いわゆる恐水症を発症する。風への恐怖も確認される場合がある（恐風症）。

<発病機序>　潜伏期におけるウイルスの潜伏部位は不明。体内に侵入したウイルスは，末梢神経に感染し，その軸索を求心性に移動する。ウイルスはシナプスを越えて感染を拡大し，脊髄および脳に到達すると活発に増殖する。その後，再び軸索内を遠心性に移動し，唾液腺を含む全身の臓器の神経に移行する。その結果，唾液腺上皮細胞が感染し，唾液中に大量のウイルスが排出される。

<病　理>　感染動物の脳に肉眼的な病変は認められない。病理組織学的には，非化膿性脳脊髄炎を示すが，顕著な炎症像は一般に確認できない。大脳皮質，海馬アンモン角，小脳等の神経細胞の細胞質に好酸性封入体（ネグリ小体：**写真3**）が検出される（検出率66〜93％）。

<病原・血清診断>　潜伏期における生前診断法は確立されていない。最も普及している診断法は，脳組織塗抹標本上のウイルス抗原の直接蛍光抗体法による検出である。本法で陰性となった検体については，マウスや培養神経細胞を用いたウイルス分離の後，ウイルス抗原を検出する。また，脳組織中のウイルス遺伝子をRT-PCRにより検出する。古典的な診断法であるネグリ小体の検出は，感度および特異性が低いため，現在は補助的に使用されるのみである。

予防・治療　治療法は確立されていない。ワクチン接種が本病に対する唯一の予防法である。通常，人や動物の免疫

には，安全性の高い不活化ワクチンが使用されるが，海外では，野生動物の免疫に弱毒の狂犬病ウイルスや，そのG蛋白質を発現する組換えワクチニアウイルス，組換えアデノウイルスを含む経口生ワクチンが使用されている。

人の場合，曝露後免疫が行われる。また，獣医師，動物商，長期滞在者等の高リスク者に対しては，曝露前免疫（予防接種）も重要となる。

（伊藤直人）

2 犬ジステンパー （口絵写真26頁）
Canine distemper

概　要　犬ジステンパーウイルス感染による犬の代表的感染症。呼吸器症状，消化器障害，神経症状を引き起こし，致死率は高い。

宿　主　犬および多くの食肉目動物（犬科，イタチ科，アライグマ科，大型猫科，ジャコウネコ科，アザラシ科等）が感受性である。実験動物ではフェレットが高感受性。

病　原　犬ジステンパーウイルス（canine distemper virus：CDV）は，*Paramyxoviridae*，*Morbillivirus*，*Morbillivirus canis*に属するマイナス1本鎖RNAウイルスである。構造蛋白質はN，P/C/V，M，F，H，Lからなる。血清型は単一とされているが，病原性や生物学的性状の面では流行株間に差異が認められる。また，1980年代後半以降の流行株は，遺伝子変異により病原性と抗原性がやや変異した。ウイルスは培養細胞に融合性多核巨細胞を形成する。熱に弱く，クロロホルムやエーテル，フェノール，脂質溶解性の消毒薬で不活化される。

分布・疫学　世界各地に存在。犬では，1950年代初頭の弱毒生ワクチンの開発とその後の世界的な普及によって本病の発生数は激減し，世界的によく制御されていると考えられていた。ただし，ミンク飼育場等の毛皮獣での流行により毛皮産業に大きな被害を与えたことがある。しかし，1980年代後半から世界各地で犬での散発的流行の発生が報告された。日本でも，同時期から犬で散発的流行が認められ，たぬき，アライグマにも流行が観察された。野生動物では，1980年代後半から1990年代前半にかけてカスピ海のアザラシとアフリカの国立公園のライオンに大規模なCDV感染症の流行が発生し，それぞれ数千頭の動物が死亡した。米国でもいのしし科獣や動物園の猫科獣で感染と死亡例が確認された。これら世界各地での流行は遺伝子変異による新たなウイルス株の出現によるものであった。日本での2000年以降の疫学調査では，アライグマ，たぬき，イタチ，テン，きつね，アナグマ，虎，ライオン，鹿，いのしし，熊への感染が確認され，在来野生動物に広くまん延し，動物園動物にも伝播していることが明らかになった。また霊長類では，2008年に日本に輸入されたカニクイザルコロニーでの集団感染による多数の死亡例の報告がある。

ウイルスは鼻汁，唾液，眼分泌液，血液，尿に排出され，尿中には長期間排出される。発症犬は長期にわたり感染源になる可能性がある。完全に回復した犬ではウイルスは排出されない。

感染経路は，罹患犬との直接接触や，分泌物，排泄物との接触，飛沫の吸入による。ウイルスは，排出後長時間は生存しないので，感受性動物の密度が感染効率の重要な要因となる。

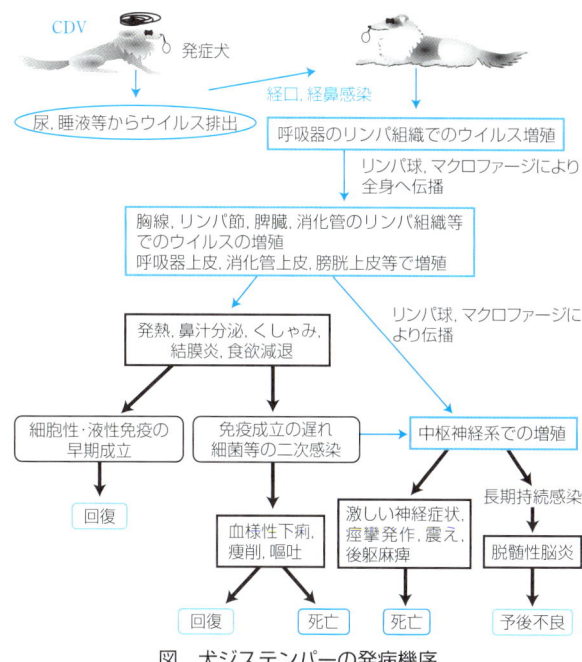

図　犬ジステンパーの発病機序

診　断

＜症　状＞　潜伏期間は1週間以内から4週間以上で，長い場合は発症時に神経症状のみを示すことがある。臨床症状はほとんど示さないものから非常に重篤な症状まで多様である。感染後3～7日に発熱があり，数日後または断続的に再び発熱する。通常鼻汁分泌，くしゃみ，結膜炎，食欲減退，白血球減少を呈する。自然感染では内股部に発疹がみられる。続いて胃腸および呼吸器症状が起こり，血様下痢や削痩がみられる。

症状は二次感染によってしばしば重篤になる。（写真1）。ウイルスが脳内に侵入し，ジステンパー脳炎を起こし，痙攣発作，震え，後躯麻痺等の神経症状を示すものもある。その頻度は10～30％とされているが，近年は，神経症状発症頻度はこれよりも高いと考えられる。

脳神経症状を呈すると予後は不良で，痙攣等の後遺症が残ることが多い。また脳内での持続感染により脱髄性脳脊髄炎が起こることもある。足蹠と鼻の角質化（硬蹠症：hard pad disease）がみられる例もある（写真2）。ワクチン歴のない若齢犬での致死率は高く，神経症状を呈した場合には90％という報告もある。一度感染すると終生免疫を獲得する。

＜病　理＞　ウイルスの主要標的組織はリンパ系組織と上皮組織である。胸腺の萎縮は必ず認められる。リンパ系組織ではウイルスがリンパ球や網内系の細胞で増殖し，初期にリンパ球の脱落が起こる。自然感染例では二次感染により激しい肺病変を引き起こし，間質性およびカタル性肺炎がよく観察される。エオジン好性の細胞質内および核内封入体が特徴的で，膀胱上皮，腎盂，グリア細胞，神経細胞，気管支上皮，肺胞上皮，脾臓，リンパ節の細網細胞，腸管上皮で観察される。脳内にウイルスが侵入しても組織学的には軽度の病変しかみられないことが多い。アストロサイトの増加，脱髄，囲管性細胞浸潤が観察される。

＜病原・血清診断＞

病原診断：生検では鼻粘膜や結膜の塗抹標本，剖検では膀

胱粘膜や気管支上皮，リンパ節等の塗抹標本や組織切片について，封入体の観察（写真3）や抗体を用いた免疫染色により抗原を検出して診断する。また感染初期の分泌・排泄液やリンパ節，脳乳剤を用いたRT-PCRは有効である。ウイルス分離は新鮮臓器を用いれば可能である。
血清診断：ELISAや中和テストによる抗体の検出。
予防・治療
＜予　防＞　ワクチンによって予防できる。犬では，発育鶏卵漿尿膜または培養細胞継代による弱毒生ワクチンが有効である。イタチ科やアライグマ科の動物では，生ワクチンでも病原性がみられるため不活化ワクチンが用いられることがある。母犬からの移行抗体の95～99％は初乳を主とする乳汁を介して移行する。母犬からの移行抗体消失時期は個体によって異なるため，通常は生後8～9週に1回，15週頃2回目等のワクチン接種方法がとられており，さらに毎年1回の追加接種を行うことが望ましい。
＜治　療＞　直接の治療法はない。発病した場合は，早期から二次感染による増悪を防ぐための抗菌薬投与とともに対症療法を行う。

（甲斐知恵子）

3　犬パルボウイルス感染症（口絵写真26頁）
Canine parvovirus infection

概　要　犬パルボウイルスによる嘔吐や血便を伴う消化器症状，白血球減少，流死産，新生子犬の心筋炎を主徴とする疾患。免疫のない子犬では死亡率が高い。

宿　主　犬を含むすべての犬科動物，猫科動物，ハクビシン，テン，カワウソ，レッサーパンダ，ジャイアントパンダ，アライグマ等も感染。

病　原　犬パルボウイルス（canine parvovirus：CPV）。*Parvoviridae*, *Parvovirinae*, *Protoparvovirus*に属する*Protoparvovirus carnivoran 1*に分類される。ミンク腸炎ウイルス，アライグマパルボウイルス，猫パルボウイルスとともに猫汎白血球減少症ウイルスの亜種である。犬微小ウイルス（canine minute virus）とは区別される。エンベロープのないDNAウイルスで，理化学的に抵抗性が強く，室温では数カ月から数年間感染性を保持できる。ウイルスの増殖には細胞由来のDNAポリメラーゼ等を必要とするため細胞周期のS期に依存してウイルスが増殖する。このため，標的臓器が限定される。

分布・疫学　世界各国。CPV感染症は1978年に北米で顕在化し，またたく間に世界中に広まった。1979年にはCPV-2a，1984年にはCPV-2b，2000年にはCPV-2c等の変異ウイルスが出現した。CPV-2a，-2b，-2cは猫にも感染する。飼育ケージや床に付着したウイルスは5カ月以上も感染性を保持しているため，糞便中に排出されたウイルスによって直接的あるいは汚染器物等から間接的に経口感染する。3カ月齢未満の子犬，ストレス，不衛生な犬舎，多頭飼育，混合感染が重症化のリスクファクターである。犬コロナウイルスとの混合感染で死亡率が高くなる。

診　断
＜症　状＞　CPV感染症は腸炎型と心筋炎型に大別される。
腸炎型：潜伏期は通常4～6日。不顕性から急性致死性腸

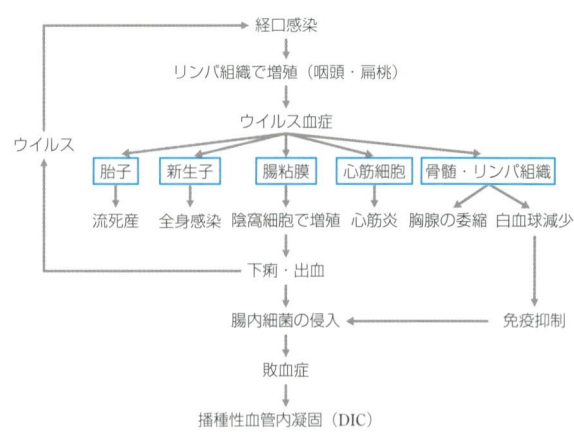

図　犬パルボウイルス感染症の発病機序

炎まで様々である。発熱，激しい嘔吐，食欲減退から始まる。その後，灰白色ないし黄灰白色の下痢が起こる。下痢は次第に粘液状となり，重症例では血液が混ざったタール状下痢や血液がそのまま排泄される（写真1）。激しい嘔吐と下痢に伴い脱水症状を呈する。著しい脱水ではショック症状を呈する。白血球減少は，全く認められないものから100～400/μLまで減少する場合等，様々である。重篤な腸炎発症例では，全身性の細菌感染や播種性血管内凝固（DIC）により発症2日以内に死亡する例もある。細菌性敗血症や内毒素症に陥ると低体温，黄疸，DICによる出血傾向とショック症状が認められる。臨床病理学的には，脱水，低カリウム血症，白血球減少症，低血糖症，低アルブミン血症が認められる。
心筋炎型：胎子期あるいは8週齢以下の免疫のない子犬が感染した場合，非化膿性心筋炎が認められる。同腹の子犬すべてにおいて発症することが多い。前駆症状として，嘔吐，不整脈を伴うことがあるが，外見上健康な子犬が突然呼吸困難を起こして急死することもある。急性期にはクレアチンホスホキナーゼの上昇が認められる。多くの場合，発症後数日以内に死亡する。一時的に回復する例もあるが，予後不良で，数週間から数カ月後に心不全により死亡する。

＜発症機序＞　感染したCPVは扁桃や咽頭のリンパ組織で増殖し，血流を介して全身臓器に広がる。標的臓器は細胞分裂が盛んな小腸，特に空回腸の陰窩上皮細胞と隣接する粘膜上皮細胞，骨髄，胸腺・脾臓・リンパ節等のリンパ系組織である。感染細胞や組織は破壊される。感染後3～4日目よりウイルスが糞便へ排出され，その後1～2週間にわたり大量のウイルスが糞便中に排出される。
腸炎型：腸管へのウイルス感染により，小腸粘膜の変性・壊死・脱落が起こり，蛋白喪失性の低アルブミン血症を呈する。また骨髄に拡散したウイルスは骨髄前駆細胞に感染し，造血細胞の著しい退行性変化が認められる。消化管粘膜の脱落と白血球減少症のため，消化管の細菌やその内毒素が全身に達し，細菌性敗血症や内毒素血症が引き起こされる。また，クロストリジウムやカンピロバクター等の細菌や腸内寄生虫を有している子犬は腸炎の症状が悪化する傾向にある。死亡する最大の理由はグラム陰性桿菌敗血症のDICによると考えられている。
心筋炎型：主な標的細胞は心筋であり，非化膿性心筋炎のため甚急性あるいは急性の経過をたどって死亡する

<病　理>　病理組織学的所見としては小腸陰窩上皮細胞の変性・壊死，腸絨毛の脱落，脱落・壊死した細胞残屑により拡張した小腸陰窩腔が認められる(写真2，3)。心筋炎型では非化膿性心筋炎が特徴的でリンパ球と形質細胞を中心とする単核細胞の浸潤を伴う心筋の水腫・変性・壊死を認める。心筋細胞には核内封入体が形成される。

<病原・血清診断>　急性期の糞便を用いてラテックス凝集反応，イムノクロマト法でCPV抗原が検出されれば，臨床症状とともにCPV感染であると診断できる。蛍光抗体により小腸病変部のウイルス抗原を検出して確定診断を行う。また，PCRによるウイルス遺伝子の検出や細胞培養によるウイルス分離も診断的な意義が高い。ペア血清を用いた中和テストあるいはHI反応による抗体価の上昇確認や特異的IgM抗体の検出も有用である。

予防・治療

<予　防>　CPV感染犬は糞便中に長期にわたり大量にウイルスを排出するので，排泄物の適切な処理と犬舎や水飲み・食器等の十分な消毒が必要である。有効な消毒薬は0.2％の次亜塩素酸ナトリウム，4％ホルマリン溶液，1％グルタールアルデヒドである。また，回復した犬も1週間は他の犬と隔離する。

　ワクチンとしては不活化あるいは弱毒生ワクチンが有効である。不活化ワクチンは妊娠犬にも接種可能であるが，移行抗体の影響を受けにくい弱毒生ワクチンが多く使われている。ワクチンは他のコアワクチンとともに接種し，8～9週齢で初回，3～4週間隔で14～16週齢まで追加接種を行う。1年目に再度追加接種し，さらに3年以上の間隔を空けて追加のワクチンを打つことが推奨されている。

<治　療>　細菌感染を防ぐ目的で抗菌薬療法を行う。広域抗菌薬のセフェム系抗菌薬を非経口投与する。重症例ではアンピシリンとアミカシン，アンピシリンとゲンタマイシン等の併用療法が選択される。エンドトキシンショックやDICにより突然死する例もあるため，抗菌薬とともにコルチコステロイドが併用される。

　嘔吐が止まり経口で水分・食べ物を摂取できるようになるまで，塩化カリウム添加乳酸加リンゲルの輸液を実施して脱水と電解質不均衡を是正する。低アルブミン血症の場合血漿もしくはヘタスターチを投与する。

　腸管出血のため貧血がひどい場合は，全血輸血を実施する。嘔吐が激しい場合は，クロルプロマジン，メトクロプラミド，H₂ブロッカー等を投与する。

　下痢にはロペラミドやビスマス製剤の経口投与を行う。猫組換えインターフェロンωも犬パルボウイルスの治療薬として市販されており，感染初期に処方するとウイルスの複製を阻止し，症状の重篤化を防止することができる。

（前田　健）

4　犬伝染性肝炎　Infectious canine hepatitis

(口絵写真27頁)

概　要　犬アデノウイルス1型感染による肝炎を主徴とする，主として犬科動物の全身性疾患。

宿　主　主に犬ときつねであるが，オオカミ，コヨーテ，スカンクも感受性が高い。クロクマ，ホッキョクグマでの流行例もある。

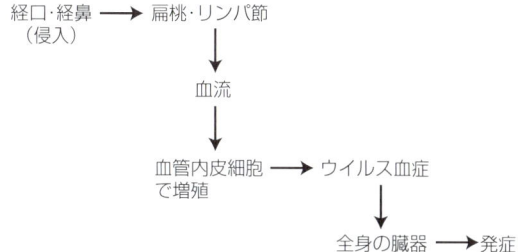

図　犬伝染性肝炎の発病機序

病　原　犬アデノウイルス1型(CAdV-1)。*Adenoviridae*，*Mastadenovirus*に属する*Mastadenovirus canidae*に分類される。同じウイルス種には呼吸器症状のみを起こす犬アデノウイルス2型(CAdV-2)も含まれているが(「犬伝染性喉頭気管炎」242頁参照)，CAdV-1とは血清学的に区別され，ゲノムDNAの制限酵素切断パターンも異なる。人，ラット，モルモット，鶏を含む種々の動物の赤血球を4℃で凝集する。

分布・疫学　世界各国で発生報告あり。日本では，1950年代まで高い発生率が認められていたが，その後ワクチンの普及とともに発生が減少し，特に顕性の本病発生はほとんどみられない。

　ウイルスは感染犬の尿，糞便，唾液等に存在し，罹患犬との直接あるいは間接接触により，主に経口感染する。尿中へは回復後も半年以上，時には2年にわたりウイルスが排出されることがあり，重要な持続的感染源である。

　ワクチン未接種の犬が罹患し，不顕性感染が大部分であるが，離乳後から1年未満の若齢犬の発症率，致死率が高い。致死率は10～30％とされている。

診　断

<症　状>　突然死型，重症型，軽症型，不顕性型の4型に分けられる。一般に犬ジステンパーの感染初期との鑑別が難しい。2～8日の潜伏期の後，元気消失，水様鼻汁，流涙，時に41℃に達する発熱が4～6日間みられるが，犬ジステンパーのような2相性ではなく，いわゆる鞍型で1相性の熱型である。

　背の弯曲，腹部圧痛，渇き，食欲不振，下痢，嘔吐，粘膜発赤，口腔内点状出血，扁桃発赤・腫大，頭部皮下水腫等がみられ，時に神経症状を呈することもあるが，黄疸の発現はまれである。死亡する場合は感染後2～12日が多い。

　回復期の初期に片眼または両眼にしばしば白ないし青白色の角膜混濁(ブルーアイと呼ばれる)(写真1)がみられるが，2～8日程度で徐々に消失するので，治療の必要はないと考えられる。

　呼吸器疾患，新生子感染，慢性感染，間質性腎炎，脳疾患等も認められる。

<発病機序>　経口または経鼻で侵入したウイルスは扁桃からリンパ組織へと移行後，血流に入る。ウイルスは血管内皮細胞で増殖してウイルス血症を起こし，肝臓，腎臓，眼，リンパ節，骨髄等の全身の臓器で増殖し，発病に至る。

<病　理>　急性死亡例では腹腔に血様腹水がみられ，肝臓は腫脹し，胆嚢壁の水腫性肥厚，諸リンパ節の発赤・腫脹，胸腺の点状出血が認められる。

　組織学的所見としては，肝細胞および諸臓器の内皮細胞

犬・猫 ● ウイルス病

に核内封入体が認められ(写真2),肝臓の小葉中心性から全葉性の巣状壊死,類洞の激しい局所的のうっ血および血行停止がみられる。脾臓,腸間膜リンパ組織には出血や退行性病変がみられ,間質性結合組織には水腫,出血がみられる。

<病原・血清診断>
病原診断:直接的な診断法はアセトン固定した罹患犬の肝臓,腎臓の凍結切片や組織スメアを用いた蛍光抗体法によるウイルス抗原の検出。ウイルス分離は検査材料を犬腎初代培養細胞または犬由来株化細胞へ接種して,アデノウイルスに特徴的なCPE(細胞の円形化)および核内封入体を検出し,同定を行う。ウイルス同定の際には,CAdV-1はCAdV-2と交差反応性を有しているので,それぞれのウイルスに対して特異的な抗血清を用いて比較する必要がある。接種材料は,リンパ組織,肺,腎臓を用いるが,生体では発熱期血液,尿,扁桃スワブを用いる。PCRによるウイルス遺伝子の検出とCAdV-2との型別も可能である。
血清診断:発病期と回復期のペア血清を用いて,中和テストまたはHI反応による特異抗体の上昇により行う。血清診断の場合もCAdV-1とCAdV-2を併用して比較する必要がある(「犬伝染性喉頭気管炎」参照)。

予防・治療
<予 防> CAdV-1より副反応が少ないCAdV-2が弱毒生ワクチンとして用いられている。主に犬ジステンパーや犬パルボウイルス等と混合多価ワクチンとして,子犬に皮下または筋肉内接種。
<治 療> 特異的な治療法はない。輸血,補液,細菌の二次感染による症状の増悪を防ぐために抗菌薬投与等の対症療法を行う。

(遠矢幸伸)

5 犬伝染性喉頭気管炎
Infectious canine laryngotracheitis

概 要 犬アデノウイルス2型感染による犬の上部気道感染症。

宿 主 犬,犬科の動物
病 原 犬アデノウイルス2型(CAdV-2)。Adenoviridae, Mastadenovirusに属するMastadenovirus canidaeに分類される。同じウイルス種には犬伝染性肝炎の原因であるCAdV-1も含まれている。人およびラットの赤血球を凝集する。
分布・疫学 日本を含む世界各国。感染経路は罹患犬との接触や,ウイルスを含む飛沫を介する経口・経鼻感染。実験用犬舎,ペットショップ,繁殖場等の高密度で飼育されている幼犬の間で流行する。短期間でまん延し,高い罹患率を示す。

細菌の二次感染や他のウイルスの混合感染によって症状が重くなるが,本ウイルス単独での病原性は弱い。多数の病原体が関与する犬伝染性気管気管支炎(kennel cough)の原因の1つである。

診 断
<症 状> 短く,乾いた咳を特徴とし,数日ないし2～3週間続くことがある。さらに,漿液性から膿性の鼻漏を伴う鼻炎,体温上昇,食欲不振等がみられる。他の病原体との混合感染を起こして重篤化した場合では肺炎に至ることもある。
<発病機序> 侵入したウイルスは呼吸器上皮で増殖し,感染3～6日後に増殖のピークに達し,症状が発現する。その後,局所免疫応答の始まる感染8～10日後にウイルスの増殖と排出は止まり,ウイルス血症や全身感染には至らないが,ウイルスはさらに数週間にわたり体内に残存する。
<病 理> 軽いカタル性鼻炎や気管気管支炎から重篤な気管支肺炎まで認められる。変性した呼吸器上皮細胞に核内封入体がしばしば観察される。

<病原・血清診断>
病原診断:鼻腔,咽喉頭拭い液を用いて犬腎初代培養細胞または犬由来株化細胞でのCPE(細胞の円形化)を指標としてウイルスを分離し,特異抗血清を用いた中和テストや蛍光抗体法で同定する。PCRによるウイルス遺伝子の検出とCAdV-1との型別も可能である。
血清診断:ペア血清を用いた抗体価の上昇をHI反応または中和テストで証明する。ウイルス同定や血清診断の際にはCAdV-1との鑑別が必要である(「犬伝染性肝炎」241頁参照)。

予防・治療
<予 防> CAdV-2の弱毒生ワクチンは本病ばかりでなく,犬伝染性肝炎に対しても有効であるとともに,CAdV-1生ワクチンで認められる角膜混濁やワクチンウイルスの排出が認められないため,犬ジステンパー等との混合ワクチンとして広く用いられている。施設の換気や消毒等の通常の衛生管理に加え,集団飼育犬では飼育空間の確保が重要。
<治 療> 対症療法と二次感染菌に対する抗菌薬の投与。

(遠矢幸伸)

6 犬パラインフルエンザウイルス感染症
Canine parainfluenza virus infection

概 要 犬パラインフルエンザウイルス感染による犬の上部気道感染症。

宿 主 犬
病 原 Paramyxoviridae, Rubulavirinae, Orthorubulavirusに属するOrthorubulavirus mammalisに分類される犬パラインフルエンザウイルス(canine parainfluenza virus)。ゲノムはマイナス1本鎖RNAでエンベロープを有する。犬を含む種々の動物由来培養細胞でCPE(多核巨細胞形成)を伴い増殖し,細胞質内封入体を形成する。様々な動物の赤血球を凝集する。
分布・疫学 日本を含む世界各国。集団飼育犬の間で流行しやすく,犬伝染性気管気管支炎(kennel cough)の主要病原体の1つである。

感染経路は経口・経鼻感染で,罹患犬からくしゃみや発咳により排出されるエアロゾルが最も重要な感染源と考えられている。単独での病原性は弱く,他のウイルスとの同時感染や細菌の二次感染により症状が悪化する例が多い。

診 断
<症 状> 軽い上部気道炎に起因する発熱,発咳,くしゃみ,鼻漏,扁桃の発赤や腫脹。犬の伝染性気管気管支炎

の様々な病原体との混合感染があり，臨床症状からは本ウイルスの関与を確定することは難しい。

＜発病機序＞　経口・経鼻で侵入したウイルスは鼻粘膜，咽頭，気管，気管支で増殖し，感染後6～8日間は鼻腔，咽頭にウイルスが検出される。その後ウイルスは排除され，持続感染や全身感染は起こさないと考えられている。

＜病　理＞　本ウイルス単独の自然感染では病理所見に乏しいが，実験感染例においては気道およびリンパ節における各種炎症反応が認められる。

＜病原・血清診断＞

病原診断：鼻腔，咽頭拭い液を用いて培養細胞によりウイルス分離を行うが，分離当初はCPEが明瞭でないため，赤血球吸着現象や蛍光抗体法を併用してウイルス増殖の検出を行う。ウイルス遺伝子RNAを標的とし，RT-PCRも応用可能である。

血清診断：ペア血清を用いて，抗体価の有意上昇を中和テストまたはHI反応で証明する。

予防・治療

＜予　防＞　弱毒生ウイルスワクチンが犬ジステンパーや犬伝染性肝炎等との混合ワクチンとして用いられている。集団飼育の幼犬に発生することが多いので，ワクチンに加えて飼育環境の一般的な向上も重要である。本ウイルスはエンベロープを有しているので，消毒薬で比較的容易に不活化できる。

＜治　療＞　細菌の二次感染による症状の増悪を防ぐために抗菌薬の投与と対症療法を行う。

（遠矢幸伸）

7 犬ヘルペスウイルス感染症
Canine herpesvirus infection　　（口絵写真27頁）

概　要　犬ヘルペスウイルス1感染による4週齢以下の子犬における全身性の出血性・壊死性急性感染症。成犬では不顕性感染が主。

宿　主　すべての犬科動物に感染すると考えられる。飼育犬，きつね，カワウソ等で報告がある。

病　原　Herpesvirales, Orthoherpesviridae, Alphaherpesvirinae, Varicellovirusに属する犬ヘルペスウイルス1（Varicellovirus canidalpha 1, canid alphaherpesvirus 1：CaAHV1）。ウイルス粒子は，130kbpの2本鎖DNAをゲノムとして含む正二十面体のカプシドの周りを脂質二重膜からなるエンベロープが取り巻く。

大きさは約115～175nm。乾燥等の外的要因に弱く，一般的な消毒薬で死滅する。血清型は存在せず，分離株間の違いはあまりない。犬由来初代培養細胞や培養細胞で増殖し好酸性核内封入体を形成する。

分布・疫学　世界中の飼育および野生犬に感染している。繁殖施設では子犬の病気を引き起こすことなく抗体保有率100％近くまで及ぶこともある。感染は，感染性ウイルス粒子を含んだ分泌物との直接接触や産道を通過する時に起こる。

高度獣医療を実施する動物病院での集団感染が報告されている。高齢犬が多く，手術のために免疫抑制剤の投与等，多くの入院動物が免疫低下状態であったためと考えられている。高等医療が進み，高齢の犬が増えてくることか

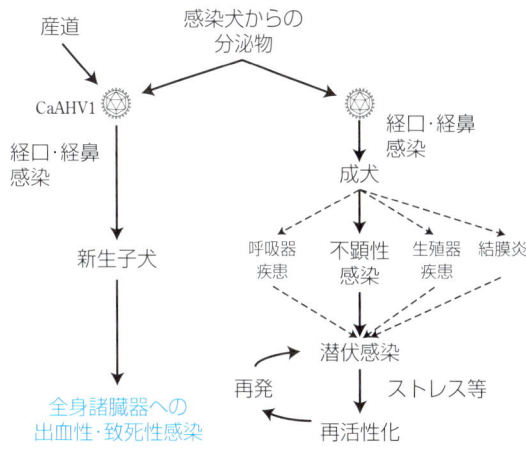

図　犬ヘルペスウイルス感染症の発病機序

ら，今後注意が必要な感染症である。

感染後は三叉神経節や，まれに腰仙椎神経節等に潜伏感染し，移動や導入等のストレス，ステロイド等の免疫抑制剤等により再活性化され，鼻腔あるいは生殖器に排出される。免疫不全状態にある犬の初感染は重篤である。

診　断

＜症　状＞　ウイルスに曝露される時期が1～2週齢以上の場合には一般的に無症状である。移行抗体の存在しない新生子犬が感染した場合は致死的となる。新生子犬は産道あるいは感染犬の分泌物により感染し，ウイルスは鼻腔粘膜，扁桃，咽頭で増殖し，血流を介し，全身に広がる。潜伏期は6～10日で，発症するのは生後1～3週経ってからである。

食欲不振，呼吸困難，腹部の圧痛，運動失調，しばしば黄色または緑色下痢便を伴う。鼻からの漿液性あるいは出血性の分泌物，および点状出血が粘膜に認められる。発熱はない。

発症した子犬の致死率はほぼ100％である。死亡した子犬には血小板減少症が報告されている。妊娠中期に子宮内感染した場合は虚弱あるいは死産となり，妊娠後期に感染した場合は出産直後死の原因となる。腟や陰茎の充血，点状あるいは斑状出血，水疱の形成も発情前期に認められる。

犬伝染性気管気管支炎（kennel cough）との関連も示唆されているが，他の病原体による呼吸器疾患の結果として二次感染の可能性が高い。

＜病　理＞　腎臓に点状あるいは斑状出血，灰白色壊死が認められる（写真1）。同様の出血と壊死は，肺，肝臓，脳，腸にも認められる。リンパ節や脾臓は腫大し，髄膜脳炎，妊娠犬では胎盤の壊死も認められる。壊死部の細胞には核内封入体が認められる（写真2）。生殖器感染はリンパ性結節と充血が特徴で，しばしば点状あるいは斑状出血を呈する。

＜病原・血清診断＞

病原診断：確定診断は，ウイルス分離，ウイルス抗原あるいは遺伝子の検出。ウイルス分離には犬腎由来株化細胞であるMDCK細胞等を用いる。PCRによる遺伝子の検出も有効である。

血清診断：56℃30分非働化したペア血清にモルモットの補体を添加した補体要求性中和テストを行う。また，ELISAも抗体の検出には有効である。抗体陽性の犬は潜

伏感染によりウイルスを体内に保有していることを意味するため，防疫上血清診断は重要である。

予防・治療
＜予　防＞　日本ではワクチンはない。欧州では妊娠犬のためのサブユニットワクチンが市販されている。

　出産1カ月前の免疫を持たない妊娠犬の移動には注意を要する。その他，一般的な衛生管理は，潜伏感染からの再活性化の防止のためにも重要である。

＜治　療＞　感染した新生子犬への抗ウイルス薬は一般的に有効ではない。抗ウイルス薬による治療により，中枢神経系や心臓への感染による後遺症が残る可能性がある。

(前田　健)

8　犬コロナウイルス感染症
Canine coronavirus infection

概　要　犬コロナウイルス感染による軽い下痢。成犬は主に不顕性感染。Ⅱ型猫コロナウイルスの発生に関与。

宿　主　犬とその他の犬科動物

病　原　犬コロナウイルス(CCoV)。遺伝子学的に近縁な猫コロナウイルスおよび伝染性胃腸炎ウイルスとともに*Coronaviridae*, *Orthocoronavirinae*, *Alphacoronavirus*, *Alphacoronavirus suis*に分類される。2つの血清型(Ⅰ型CCoVとⅡ型CCoV)が存在。Ⅱ型CCoVはⅡ型猫コロナウイルスおよび伝染性胃腸炎ウイルスと抗原的に交差する。Ⅱ型猫コロナウイルスはⅡ型CCoVとⅠ型猫コロナウイルスの組換え変異体である。Ⅱ型CCoVはⅡa型とⅡb型のサブタイプに分類される。後者はⅡa型と伝染性胃腸炎ウイルスの組換え変異体。2006年頃から欧州で散発的に発生している致死性CCoV感染症の病原体(pantropic CCoV)は従来のCCoVと同じⅡa型。

分布・疫学　日本を含む世界各国に分布。感染犬との接触または糞便を介した経口，経鼻感染。潜伏期は3～11日。糞便へのウイルス排出は発症時期が最も盛んであり，症状回復後もしばらく排出し続ける。不顕性感染の犬もウイルスを排出する。症状の有無にかかわらずCCoVに感染している犬は多く，再感染も容易に成立する。家庭飼育環境よりシェルターや保護施設等の多頭飼育環境で発生する傾向がある。子犬(生後約2カ月齢)が発症しやすい。米国や中国では野生の犬科動物におけるCCoVの循環が確認されており，これらの動物は犬への感染源や変異ウイルスの発生源として懸念されている。

診　断
＜症　状＞　元気消失，食欲不振や発熱とともに下痢が認められる。下痢の症状としては軟便から水様便と様々である。他の病原体(特に犬パルボウイルス)の混合感染によって症状が悪化するが，それがない場合は1週間程度で回復する。感染犬の多くは不顕性感染である。欧州における致死性のCCoV感染症では下痢以外に白血球減少や神経症状が認められる。

＜病　理＞　病変は主に小腸に限局される。組織学的には小腸絨毛上皮細胞の壊死および絨毛の脱落。犬パルボウイルス感染症と異なり，腸陰窩上皮細胞は傷害を受けにくい。重症例では腸管の拡張や管腔壁の菲薄化が認められる。

＜病原・血清診断＞　糞便材料を用いたRT-PCRによるウイルス遺伝子の検出。Ⅱ型CCoVは猫腎由来のCRFK細胞，猫胎子由来のfcwf-4細胞を用いてウイルス分離や中和テストを実施。

予防・治療　日本では他の病原体との混合ワクチンとして不活化ワクチンが使用されている。治療は対症療法のみ。一般的な衛生管理に従い，ケージ，トイレや床の消毒を定期的に実施する。

(髙野友美)

9　猫白血病ウイルス感染症 (口絵写真27頁)
Feline leukemia virus infection

概　要　猫白血病ウイルス感染により持続性ウイルス血症を呈した家猫に様々な疾患が発生する予後不良の感染症。リンパ腫や白血病，骨髄異形成症候群，免疫抑制，貧血の他，免疫介在性疾患，繁殖障害等がみられる。

宿　主　家猫。その他チーター，フロリダパンサー，スペインオオヤマネコ，ヨーロッパヤマネコ，スナネコ，ボブキャット，オセロット，ジャガーネコ等の野生猫科動物で感染が報告されている。

病　原　猫白血病ウイルス(feline leukemia virus：FeLV)は*Retroviridae*, *Orthoretrovirinae*, *Gammaretrovirus*, *Gammaretrovirus felleu*に分類される。エンベロープを有するプラス1本鎖RNAウイルス。ウイルスゲノムは逆転写酵素の働きによってDNAとなった後，宿主細胞内のゲノムへ挿入されプロウイルスとなる。

　FeLVゲノムは両端に発現調節にかかわるLTRおよび，基本的な構造遺伝子である*gag*, *pol*, *env*からなる。構造蛋白質としてコア主要蛋白質(p27)およびエンベロープ主要蛋白質(gp70)がある。

　FeLVにはA，B，C，DおよびEおよびTのサブグループが存在し，これらはgp70によって規定され，ウイルス受容体がそれぞれ異なる。干渉試験における感染性によって分類されている。家猫の間で伝播するウイルスはFeLV-Aであり，内在性FeLV様配列や，猫内在性レトロウイルス(ERV-DC)との組換えによってFeLV-BあるいはFeLV-Dが出現する。その他のサブグループはgp70のアミノ酸変異によって発生する。FeLVは遺伝子型Ⅰ，ⅡおよびⅢに分類され，日本では遺伝子型ⅠおよびⅡ，欧米では遺伝子型Ⅲがまん延しており，各国で異なる。FeLVは石けん，消毒薬，熱，乾燥等の処置で容易に感染性を失う。

分布・疫学　FeLV感染症は全世界の猫に認められる。日本では，2008年度の調査において外出する家猫を対象とした場合に12.2％が陽性を示しており，FIVとの混合感染が4.1％と報告されている。日本において温暖な地域ではFeLV陽性率が高い傾向にある。欧米の一部では，FeLVの発生頻度が著しく低下しており，日本とは状況が異なる。

　ウイルスは外界では不安定のため，糞便，尿を介した伝播の頻度は低い。グルーミング等の猫同士の親密な接触や食器の共有により唾液を介して水平伝播する。母猫から胎子への経胎盤感染もありうるが，分娩時および哺育中に感染母猫から子猫に感染することが多い。加齢によるFeLV感染抵抗性が増大するが，成猫では喧嘩等によってFIVとの混合感染が生じる場合がある。その他感染リスク要因は，高い個体群密度および劣悪な衛生環境である。日本で

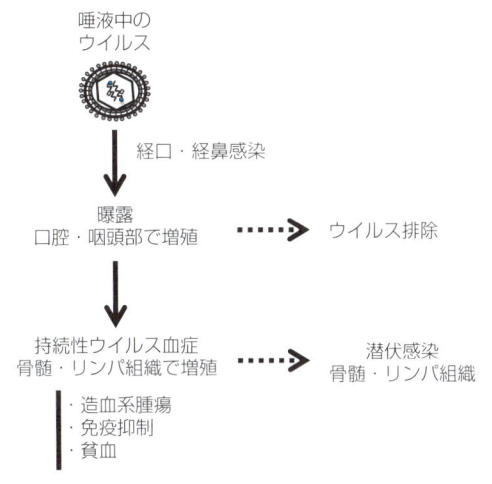
図 猫白血病ウイルス感染症の発病機序

はFeLVの保有率は2歳でピークを示し、加齢とともに減少する。雄・雌の性差による感染率に違いはない。

診 断

<症 状> 最もよく認められる臨床症状は造血系腫瘍、免疫抑制および貧血である。リンパ腫は代表的な造血系腫瘍で、解剖学的な好発部位によって前縦隔型(胸腺型)、消化器型、多中心型または非定型に分類される。前縦隔型(写真1)は頻度が高く、胸水の貯留、呼吸促迫や困難等の症状が認められる。消化器型リンパ腫は消化管に認められ、嘔吐と下痢の症状を示す場合がある。多中心型リンパ腫は複数のリンパ節で発生し、高頻度に発生する。非定型リンパ腫は鼻腔、腎臓、中枢神経、眼、喉頭、皮膚等で発生する。

FeLV感染による急性骨髄性白血病(写真2)は様々な血液の骨髄球系細胞(赤血球系、顆粒球系、単球系、血小板系)の悪性腫瘍である。骨髄異形成症候群(写真3)は造血幹細胞の異常で、血液細胞の異形成、末梢血液では赤血球数や血小板数の減少、白血球数の異常が認められる。急性リンパ芽球性白血病の発生も認められる。胸腺の萎縮、リンパ球減少症、好中球減少症、免疫機能異常等による免疫抑制が起こり、易感染状態となって慢性的な口内炎や鼻炎の原因となる。貧血は非再生性貧血がほとんどであり、その他、赤芽球癆、免疫介在性疾患、流産や死産、神経症状が認められることもある。

<発病機序> 持続性ウイルス血症を有する猫の唾液中のウイルスが、経口・経鼻感染により口腔咽頭部のリンパ組織において増殖する。FeLVに対する免疫応答が不十分の場合には、引き続きウイルスが骨髄や全身のリンパ系組織で増殖し、持続性ウイルス血症となり臨床症状が現れる。しかし、持続性ウイルス血症であっても無症候性キャリアーのままでいる場合もある。免疫系の働きによって血中ウイルス抗原が陰性になる場合があり、これは潜伏感染の状態である。ウイルスによる骨髄抑制効果によって貧血が引き起こされる。また、腫瘍細胞が骨髄に浸潤することによって貧血が引き起こされることもある。腫瘍化はプロウイルスが細胞性癌遺伝子(c-onc)に組み込まれることや、ウイルス性癌遺伝子(v-onc)を保持したFeLVの出現により、それら遺伝子の発現異常が細胞増殖や分化の異常を引き起こすことが原因である。

<病 理> リンパ腫の発生部位にリンパ系腫瘍細胞が増生し、しばしば全身各臓器に転移する。急性白血病では、腫瘍化した骨髄細胞の増生とそれに伴う正常な造血細胞の減少が認められ、腫瘍細胞が末梢血液中に認められることがある。ウイルス特異抗体を用いた免疫組織化学検査あるいはサザンブロット解析によってFeLVが原因の腫瘍発生かどうかを判明できる。

<病原・血清診断> ウイルス血症の検出には血漿や血液等を検体とし、FeLV p27抗原を免疫クロマトグラフィー法やELISA法を用いて検出する。臨床現場では簡易検査キットの利用が可能である。FeLV感染の有無が確定できない潜伏感染の場合や、輸血用の血液はPCRによるプロウイルスDNAの検出が可能である。その他、上記材料等を猫胎子線維芽細胞等に接種することによってウイルスを分離することができる。

予防・治療

<予 防> FeLV陰性猫は陽性猫との接触を避けて飼育する。ウイルス曝露の可能性がある場合には、ワクチン接種が推奨される。不活化ワクチンやカナリア痘ウイルス組換えワクチンがある。ワクチンはFeLV感染を完全に防御できないが、疫学的にはその効果が認められる。FeLV感染猫は易感染状態であるため、他の動物から病原体の感染を受けないようにする。生肉等の摂取は避ける。

<治 療> 定期的に健康診断を受けることが推奨される。何らかの疾患を伴う場合は、それぞれの疾患に対して用いられる対症療法を行う。感染猫は猫コアワクチンの接種を推奨するが、免疫応答が不完全なことがある。造血系腫瘍に対する化学療法のプロトコールがあり治療に反応する場合もあるが、一般には難治性である。

(西垣一男)

10 猫免疫不全ウイルス感染症(口絵写真28頁)
Feline immunodeficiency virus infection

概 要 猫免疫不全ウイルス感染による長い無症候キャリアー期を経て、免疫不全状態に陥り、遂にはエイズを発症して死に至る家猫の疾病。

宿 主 自然宿主は家猫。ピューマ、ライオン、マヌルネコ等の野生猫科動物では、それぞれの種に固有の猫免疫不全ウイルスと近縁ウイルスの感染が報告されている。

病 原 Retroviridae, Orthoretrovirinae, Lentivirus, Lentivirus felimdefに属する猫免疫不全ウイルス(feline immunodeficiency virus:FIV)。ウイルスゲノムはプラス1本鎖RNAであり、ゲノムRNAは、ウイルス粒子内の逆転写酵素の働きによって2本鎖DNAとなった後、プロウイルスDNAとして宿主ゲノム内に組み込まれる。FIVゲノムは、両端にあるLTR、基本的な構造遺伝子であるgag, pol, env, およびウイルスの増殖や感染性を調節する数種類の遺伝子(vif, rev, orf-A等)からなる。env遺伝子の配列から、A〜FとU-NZenvの7つのサブタイプ(クレード)に分けられる。

分布・疫学 世界各地に存在。感染率は地域によって異なっており、健康猫における感染率は米国で1〜5%と低いのに対し、日本では3〜12%と高い。

感染猫は若齢から高齢まで広い年齢範囲で認められ、また雄の感染率は雌の2倍以上高い。ウイルスは血液、唾

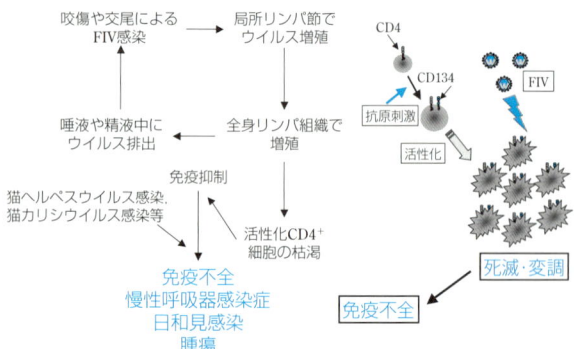

図　猫免疫不全ウイルス感染症の発病機序

液，乳汁，精液中等に存在し，主に喧嘩の際の咬傷による感染によって水平伝播される。経乳汁感染等の母子感染の報告もあるが，野外における垂直感染の頻度は低いと考えられている。

診　断

<症　状>　FIVに感染した猫のすべてが発症するわけではないが，FIVにより発症した猫の臨床病期は5つに分類されている。

急性期(acute phase)：発熱，下痢，全身性のリンパ節腫大といった症状が認められ，感染後数週間〜数カ月間持続する。

無症候キャリアー(asymptomatic carrier：AC)期：急性期を過ぎると感染猫には臨床症状が全く認められなくなり，長い無症候キャリアー期に入る。AC期は数年から10年以上続くと考えられており，その間，FIV感染症に関連した症状は認められない。

一部の猫においてはその後，全身のリンパ節が腫大する持続性全身性リンパ節症(persistent generalized lymphadenopathy：PGL)期が認められることもある。PGL期は数カ月〜1年程度持続するといわれているが，明らかではない。

エイズ関連症候群(AIDS-related complex：ARC)期：ARC期の猫では，様々な程度の免疫異常に基づく慢性感染症や慢性炎症性疾患がしばしば認められる。慢性感染症，炎症性疾患としては歯肉炎，口内炎(写真1)，上部気道感染症等が多い。ARC期は数カ月〜数年程度持続するものと思われる。

エイズ期：FIV感染症の末期であるエイズ期には，ARC期の症状に加えて著しい体重減少や日和見感染が認められる。日和見感染症としてはクリプトコックス，皮膚糸状菌，トキソプラズマ，常在細菌等の感染があり，対症療法によるコントロールは困難である(写真2)。また，リンパ腫をはじめとする様々な腫瘍が認められることも多く，腫瘍の発生にはFIV感染に伴う免疫不全状態も関与しているものと考えられる。エイズを発症した症例は数カ月以内に死に至ることが多い。エイズ期に進行した場合には，多くの例で末梢血中のリンパ球数の減少が認められ，また好中球減少症や貧血，血小板減少症といった様々な血液学的異常が認められることもある。

<発病機序>　体内に侵入したウイルスは，様々な細胞に感染する。主要な感染細胞は末梢およびリンパ系組織に存在するTおよびBリンパ球であるが，その他に単球，マクロファージ，アストロサイト等への感染も認められる。リンパ球指向性のFIVの感染には，細胞側に2つの受容体(CD134分子およびCXCR4分子)が発現していることが必要である。CD134は主に，活性化したCD4$^+$ヘルパーT細胞に発現する分子である。そのため，FIVはウイルスを排除しようとして増殖したヘルパーT細胞に感染し増殖する。FIV感染Tリンパ球は，アポトーシスにより死滅するため，FIV感染個体では，長い年月をかけて，ヘルパーT細胞が枯渇していくことになる。ヘルパーT細胞の減少により，免疫不全状態に陥るものと考えられる。

<病　理>　リンパ節は感染初期には腫大し，多数の胚中心が観察される濾胞過形成が認められるようになる。感染中期から後期にかけて退行，消耗，あるいはその混合型を呈するようになる。免疫不全症によって様々な感染症を発症している場合には，それぞれの感染症に起因した病変が観察される。

<病原・血清診断>　イムノクロマト，ELISA，間接蛍光抗体法，およびウエスタンブロットによりFIVの構成蛋白質に対する血清抗体を検出する方法が一般的である。白血球や血漿を用い，PCRもしくはRT-PCRによりプロウイルスDNAやウイルスRNAを増幅・検出する方法もある。

予防・治療

<予　防>　FIVに対するワクチンは，日本では2008年から販売されている。国内で行われた実験では，ワクチンの感染防御効果は約70％であった。最も確実な予防はFIV感染猫との接触を防ぐことである。猫を屋内で飼育すること，新しく猫を飼う場合にはウイルス検査を行うまで隔離すること，野良猫との接触をなくすために避妊，去勢手術を行うこと等は有効な方法である。また，FIV感染猫は，室内で飼育することにより，他の病原体に曝露されにくくなり，二次感染による発症予防が期待できる。

<治　療>　主に対症療法によって行われる。細菌や真菌の感染症に対しては有効な抗菌薬を選択して用いる。ジドブジン等の逆転写酵素阻害薬がFIVの増殖を抑制することが報告されているが，副作用も認められるために，臨床に用いるには注意が必要である。インターフェロンの投与も用いられる。

(宮沢孝幸)

11　猫汎白血球減少症 (口絵写真28頁)
Feline panleukopenia

概　要　猫汎白血球減少症ウイルスによって引き起こされる急性の下痢・嘔吐・白血球減少あるいは流産や異常子出産を特徴とする猫の重症感染症である。

宿　主　猫科動物とそれ以外のジャコウネコ科，イタチ科，アライグマ科の動物にも感染する。

病　原　猫汎白血球減少症ウイルス(feline panleukopenia virus：FPLV)。*Parvoviridae, Parvovirinae, Protoparvovirus*に属する*Protoparvovirus carnivoran 1*に分類される。ミンク腸炎ウイルス，アライグマパルボウイルス，犬パルボウイルスは猫汎白血球減少症ウイルスの亜種である。消毒薬や気温等の環境要因に対する抵抗性が強い。細胞由来のDNAポリメラーゼをウイルスの増殖に利用するため，細胞分裂が盛んな細胞で増殖する(S期に依存)。

分布・疫学　世界中に存在する。糞便に排出されたウイル

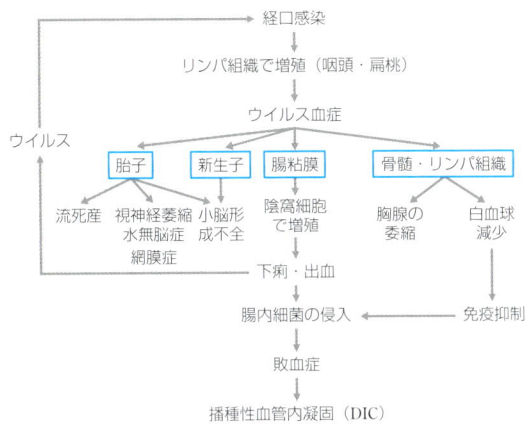

図　猫汎白血球減少症の発病機序

スが直接あるいは汚染器具を介して感染する。ウイルスは通常の環境で数カ月から数年感染性を維持している。

診　断

＜症　状＞　潜伏期は通常4～6日である。40℃以上の発熱，元気消失，食欲不振から始まる。二峰性発熱を示すことも多い。第二期発熱時に白血球数減少が最も激しく，50～3,000/μLにまで減少する。嘔吐や下痢は必発ではないが，多く認められる。下痢は後期に発現しやすく，食欲不振や下痢が続くと脱水や体重減少が顕著となる。通常5～7日の経過で細菌の二次感染が加わり，体温低下し死亡する。若齢猫ほど発症しやすく，重篤化する。幼若な猫では75～90％にまで致死率が達することがある。これを耐えると回復に向かう。

妊娠動物が感染した場合，妊娠初期は流産，後期は小脳形成不全が起き，出生後，歩行するようになって運動失調症として顕在化する。多くの場合，予後不良である。

＜病　理＞　腸炎型の場合は空・回腸部の漿膜下や粘膜面の充出血，腸間膜リンパ節の腫大と出血が認められる（写真1）。1～2カ月齢の子猫は胸腺萎縮が顕著である。

組織学的には腸陰窩，小腸粘膜，リンパ系組織，骨髄に変性壊死と核内封入体が認められる（写真2）。異常子は小脳形成不全が認められ，小脳皮質胚細胞やプルキンエ細胞壊死のため，分子層，神経細胞層，顆粒層構造が認められない。

＜発病機序＞　糞便に排出されたウイルスが直接あるいは汚染器具を介して感染する。口腔や鼻腔より感染し，咽喉頭粘膜のリンパ系組織で増殖後，血流を介し全身へ広がるが，細胞の増殖に依存するため，猫の年齢あるいは感染組織によって増殖が左右される。子猫（2週齢以内）に感染すると，ウイルスは細胞増殖が盛んな骨髄や腸管粘膜を標的として増殖する。そのため，白血球減少症や下痢が起こる。腸の陰窩細胞で増殖するため，粘膜は損傷され，出血傾向も強い。この場合，予後不良である。FPLV単独で死亡することはなく，腸管内のグラム陰性桿菌が腸の損傷部位から侵入し，敗血症と，それに続く播種性血管内凝固（DIC）による壊死と出血が直接の死因である。

妊娠動物が感染すると胎盤を介し，胎子に感染する。胎子の感染時期により，妊娠初期では流産が起こり，後期では小脳のプルキンエ細胞や皮質胚細胞の形成不全が起きる。

＜病原・血清診断＞　臨床症状から仮診断は可能であるが，確定診断は病原学的および血清学的に行う。ワクチン未接種の子猫が，元気消失，発熱，嘔吐，下痢等を呈し，好中球減少を主とする白血球減少が検出されれば仮診断して治療を開始する。糞便からの猫由来細胞を用いたウイルス分離を試みる。PCRによるウイルス遺伝子の検出は迅速で感度も高いので汎用されている。臨床の現場では犬パルボウイルス抗原検査用キットであるイムノクロマトによるウイルス検出が有用である。血清学的にはペア血清を用いた中和テストやHI反応による抗体価の上昇を確認する。また，FPLV特異的IgMの検出も急性期の診断には有用である。

予防・治療

＜予　防＞　子猫の移行抗体持続期間を考慮し，抗体消失後できるだけ早い時期に不活化あるいは弱毒生ワクチンを接種する。猫ウイルス性鼻気管炎と猫カリシウイルス感染症に対する他のコアワクチンとともに8～9週で初回接種，3～4週間後に2回目接種，16週齢またはそれ以降で3回目の投与，1年後の追加免疫，その後3年ごとの追加接種が推奨される。

ウイルスは環境中で長期間感染性を保持するため徹底した消毒が重要である。有効な消毒薬は0.2％の次亜塩素酸ナトリウム，4％ホルマリン溶液，1％グルタールアルデヒドである。また，新しく導入する猫は必ず予防接種後に導入するとともに，飼い主がウイルスを媒介する可能性もあるので，他の動物と接した場合は，手洗いや衣類の交換等衛生管理に注意する。

＜治　療＞　消化器症状による脱水や抵抗力の低下，腸内細菌の二次感染による増悪，敗血症とそれに続く出血傾向に対する対症療法が重要となる。

脱水症状には乳酸加リンゲル液を皮下投与する。摂食できない場合はビタミンB製剤の添加が必要である。食事や飲水を制限し，給餌は下痢や嘔吐が回復した後，徐々に与える。

細菌感染に関しては広域の抗菌薬を非経口投与する。アンピシリン，セファゾリン，ゲンタマイシン等である。

場合により，クロルプロマジン，メトクロプラミド，プロクロルペラジン等の制吐剤，シメチジンやラニチジン等の胃保護剤も投与する。

市販されていないが受動免疫療法も選択肢の1つであるので，供血猫の血漿や血清の投与，全血輸血も有効である。

小脳形成不全により運動失調症を呈している子猫に治療法はない。予後が悪いため，動物愛護的な処置が望まれる。

（前田　健）

12　猫伝染性腹膜炎／猫腸コロナウイルス感染症

（口絵写真28頁）

Feline infectious peritonitis/
Feline enteric coronavirus infection

概　要　猫コロナウイルスによる致死性の免疫介在性血管炎（猫伝染性腹膜炎）または軽度の下痢（猫腸コロナウイルス感染症）。

宿　主　猫とその他の猫科動物

病　原　猫コロナウイルス（FCoV）。遺伝子学的に近縁な

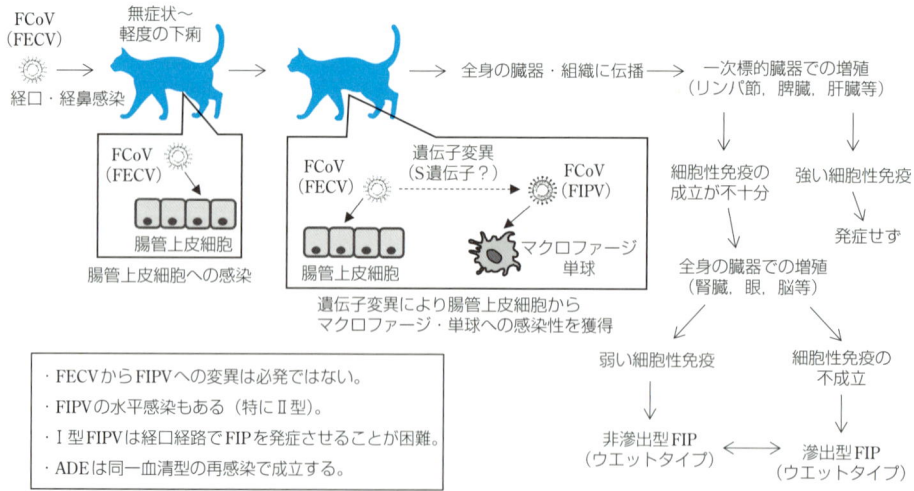

図　FIP発症までの過程

犬コロナウイルスおよび伝染性胃腸炎ウイルスとともにCoronaviridae, Orthocoronavirinae, Alphacoronavirus, Alphacoronavirus suisに分類される。FCoVは2つの血清型（Ⅰ型FCoVとⅡ型FCoV）が存在し，野外優勢株はⅠ型FCoVである。Ⅱ型FCoVはⅡ型犬コロナウイルスとⅠ型FCoVの組換え変異体である。Ⅱ型FCoVはⅡ型犬コロナウイルスおよび伝染性胃腸炎ウイルスと抗原的に交差する。また，FCoVは2つの生物型として猫腸コロナウイルス感染症（FECV感染症）の病原体であるFECVと猫伝染性腹膜炎（FIP）の病原体であるFIPVに分類される。遺伝子変異によってFIP起病性を獲得したFECVがFIPVとされる。S蛋白質はFCoVの生物型と血清型の違いに深く関与する。

分布・疫学　日本を含む世界各国に分布。糞便に排出されたFCoV（FECV）が経口・経鼻感染する。感染後1週間以内にウイルスが排出され始め，症状の有無にかかわらず数週間から数カ月の排出が認められる。一般的にFIP発症猫は糞便へのウイルス排出が乏しいが，Ⅱ型FCoV（FIPV）感染猫では糞便だけでなく唾液，尿等にウイルスが排出される。猫におけるFCoVの感染率は20～40％であり，多頭飼育環境では90％を超える場合もある。FCoV感染猫のうちFIPを発症する猫は約5％（最大12％）である。FIPは致死率が高く，年齢が2歳未満，純血種，未去勢の雄で発症しやすい。環境変化や手術等のストレスもFIP発症の一因とされる。猫白血病ウイルスや猫免疫不全ウイルスの感染による免疫抑制はFIPの発症率を高める。

診　断

＜症　状＞

FECV感染症：食欲低下および一過性の下痢。不顕性感染も多い。下痢を呈した猫では健康猫と比べて糞便へのFECV排出が高頻度に認められる。

FIP：初期症状は食欲不振，元気消失，体重減少，発熱，リンパ節の腫脹等。病勢が進むにつれてFIPの症状が出現する。FIPは腹腔や胸腔における滲出液の有無により滲出型（ウェットタイプ）と非滲出型（ドライタイプ）の2つの病型に分けられる。これらの病型は必ずしも独立したものではなく，互いに移行することも少なくない。滲出型では腹水貯留による腹囲膨満，胸水貯留による呼吸困難が認められる。眼病変（ぶどう膜炎，脈絡網膜炎，瞳孔不同等）や中枢神経症状（異常行動，情緒不安，姿勢反射障害，知覚過敏等）は非滲出型で比較的多く認められる。

＜発病機序＞

FECV感染症：口や鼻から体内に侵入したウイルスが腸上皮細胞で増殖する。下痢はFECVが感染した上皮細胞の変性に伴うと考えられる。

FIP：FIPVあるいは遺伝子変異を生じたFECVは単球やマクロファージに感染し，これらの細胞は血流を介して全身に移行する。FIPでは中小静脈において血管炎が生じるが，これは血管内皮細胞への免疫複合体の沈着もしくはウイルス感染によって活性化した単球の接着に起因する。血管炎は腹水や胸水の貯留，臓器や組織における化膿性肉芽腫病変の形成と関連し，髄膜や眼球でも観察される。中枢神経組織における炎症や脳脊髄液の過剰貯留は中枢神経症状をもたらす。FIPの病態形成は宿主の免疫状態に強く依存し，液性免疫の誘導は無効かむしろ症状を悪化させる（抗体依存性感染増強：ADE）。

＜病　理＞

FECV感染症：肉眼的な病理所見はまれ。組織学的には小腸上皮細胞の融合や萎縮等。

FIP：腹水や胸水は黄褐色透明で粘稠性があり（**写真1**），空気に触れると徐々に凝固する。臓器表面にはフィブリンが付着し偽膜を形成することがある。臓器，脳・脊髄には大小様々な白色結節（化膿性肉芽腫病変）を形成する。腎臓は化膿性肉芽腫病変の好発臓器である（**写真2**）。化膿性肉芽腫病変は壊死層を中心とし，これを取り囲む好中球，B細胞，形質細胞，マクロファージからなる。これらの細胞成分はFIPの病期によって変化する。リンパ節や脾臓ではアポトーシスによるT細胞の減少が認められる。血球検査ではリンパ球の減少や好中球の増加が観察される。血液生化学検査では高グロブリン血症（アルブミン・グロブリン比の低下），高ビリルビン血症，炎症マーカー（SAAおよびα1-AGP）の増加が認められる。

＜病原・血清診断＞

FECV感染症：RT-PCRを用いた糞便からのウイルス遺伝子の検出。

FIP：腹水や胸水，病変組織の細胞からのウイルス抗原もしくはウイルス遺伝子の検出。血液からのウイルス遺伝子の検出は診断的意義が低い。ウイルス分離には猫胎子株化

細胞(fcwf-4細胞)を用いる。Ⅰ型FIPVの分離は非常に困難。抗体検査はFCoVの生物型を区別することが不可能なのでFIP診断には不適。ただし、抗体陰性所見はFIPの否定を示す要因となる。

予防・治療 核酸アナログのGS-441524およびレムデシビルの長期投与はFIPに対して高い治療効果を示すことが証明されている(一部の国では動物用医薬品として使用)。日本ではFECV感染症およびFIPに対するワクチンは使用されていない。多頭飼育環境では糞便で汚染された容器、環境を定期的に消毒する。

(髙野友美)

13 重症熱性血小板減少症候群(SFTS) (人獣)(四類感染症)
Severe fever with thrombocytopenia syndrome(SFTS)

概要 マダニによって媒介される、致死率の高い重篤な感染症(出血熱)。猫で病原性が高い。

宿主 多くの動物が感染。人のみならず猫、犬、チーターも発症。野生動物は不顕性感染が多いと考えられている。

病原 *Bunyaviricetes*, *Hareavirales*, *Phenuiviridae*, *Bandavirus*, *Bandavirus dabieense*に属する重症熱性血小板減少症候群ウイルス(severe fever with thrombocytopenia syndrome virus:SFTSウイルス)。三種病原体等。BSL3での取り扱いが必要。

分布 日本、中国、韓国、台湾、ベトナム、タイ。日本では西日本で主に発生。米国には抗原性が交差するHeartlandウイルスが存在。

疫学 主にフタトゲチマダニによって媒介されるが、他のマダニも関与。1年中発生はあるが、マダニの活動期の春先5月頃から患者の発生が多い。猫では3月から多く発生。人では高齢者になるほど感染のリスクが高く、死亡率も高い。マダニを介さない感染様式として、患者との濃厚接触、発症猫や発症犬との濃厚接触による感染がある。

診断
<症状> 人や猫では発熱、血小板減少、白血球減少、肝酵素群の上昇を伴う重篤な症状を呈する。犬も同様な症状を呈する場合もあるが、多くは不顕性感染。ウイルス血症を示し、全身にウイルスが散布され、口腔や糞便中に排出される。多くの野生動物が抗体を保持しているが、症状に関してはいまだ不明である。
<病理> 脾臓、リンパ節、パイエル板等のリンパ系臓器に抗原が分布。Bリンパ球への感染が示唆されている。
<病原・血清診断> 基本的には血清、それ以外に口腔拭い液、肛門拭い液等の材料からRT-PCRによる遺伝子検出。アフリカミドリザル腎由来Vero細胞を用いたウイルス分離も比較的容易。ELISAならびに間接蛍光抗体法によるIgM抗体検出。

予防・治療 ワクチン開発が急がれている。基本はマダニ対策。発症した猫や犬の排泄物との直接接触を防ぐ。0.5％次亜塩素酸ナトリウムでの消毒の実施。

人用にファビピラビルがSFTS治療薬として承認された。動物用の治療薬はまだない。

(前田 健)

14 猫カリシウイルス感染症(口絵写真29頁)
Feline calicivirus infection

概要 猫カリシウイルス感染による猫の上部気道感染症。

宿主 猫、および猫科の動物

病原 *Caliciviridae*, *Vesivirus*, *Vesivirus felis*に属する猫カリシウイルス(feline calicivirus)。プラス1本鎖RNAウイルスで、エンベロープはない。猫の腎臓初代培養細胞や株化細胞で培養後12～24時間のうちに、急激に主として細胞の円形化を伴うCPEを呈して増殖する。血清型は1つとされているが、野外株の中和抗原性に多様性が認められている。環境要因に対する抵抗性は比較的高く、塩素系、ヨウ素系およびホルマリン系の消毒薬が有効である。

分布・疫学 世界各国。主要感染経路は、罹患猫からの分泌物に含まれる病原体への直接接触による経口または経鼻感染であるが、汚染器具や人を介した感染もありうる。本ウイルスに感染した猫は回復後もキャリアーとなることが多く、感染源として重要である。

回復猫は無症状で数週から数カ月、場合によっては一生涯、ウイルスを断続的に排出する慢性感染状態となる。持続感染部位は扁桃上皮と考えられている。慢性の歯肉炎や口内炎から本ウイルスが分離されることが多いが、その病原としての役割は不明な点が残されている。

診断
<症状> 数日の潜伏期の後、元気消失、発熱、くしゃみ、鼻汁漏出、流涙等の一般的呼吸器症状に加え、舌や口腔内に水疱とそれから派生する潰瘍が頻発し(写真1, 2)、肺炎や跛行を併発することもある。

臨床症状から猫ウイルス性鼻気管炎や猫のクラミジア症と鑑別することは、混合感染もあるため困難なことが多い。
<発病機序> 経口、経鼻で侵入したウイルスは舌、口蓋、鼻腔から肺までの気道粘膜上皮および結膜で増殖し、各種炎症を引き起こす。ウイルス血症はまれと考えられている。二次感染が起きなければ、1週間程度で回復し始め、2～3週で治癒する。
<病理> 呼吸器上皮の炎症に加え、肺炎に至った場合には初期は滲出性肺炎で、再生期には間質性肺炎となる。関節炎が発生した場合には滑膜の肥厚と滑液の増加が認められる。
<病原・血清診断>
病原診断:感染猫の分泌物や咽頭拭い液を培養細胞に接種し、CPEを指標にウイルスを分離。特異抗体を用いた蛍光抗体法や中和テスト等の血清反応で同定する。ウイルス

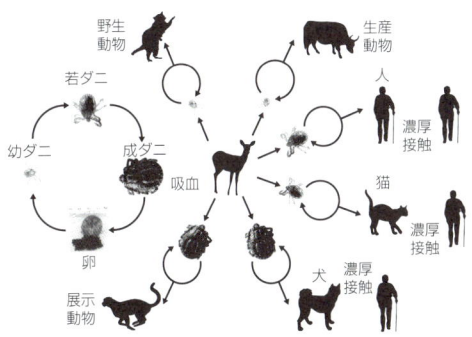

図 SFTSウイルスの感染環

犬・猫●ウイルス病

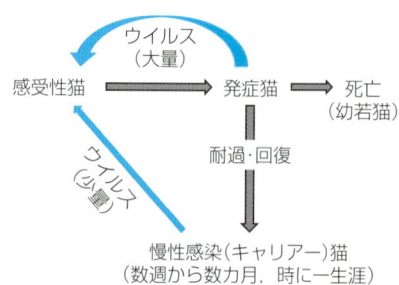

図　猫カリシウイルス感染症の感染環

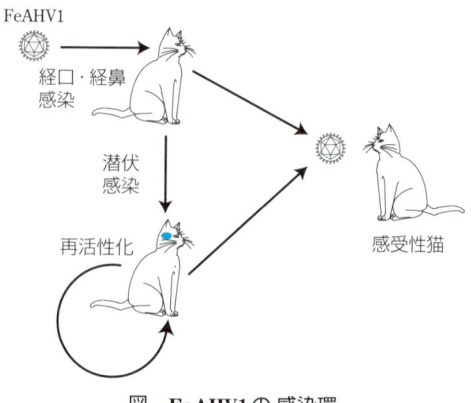

図　FeAHV1の感染環

RNAを標的として逆転写反応後にPCRを行うRT-PCRによるウイルス遺伝子の検出も可能であるが，遺伝子変異により検出されない場合を考慮する必要がある。
血清診断：発病期と回復期のペア血清を用いた中和テストにより特異抗体の上昇を証明する。
予防・治療
＜予　防＞　弱毒生および不活化ワクチンが猫ウイルス性鼻気管炎や猫汎白血球減少症に対するワクチンとの混合ワクチンとして用いられている。本感染症ワクチンの場合，臨床症状を抑制する防御能は付与できるが，ウイルスの感染を防ぐには至らない。

近年，本ウイルス野外株の多様な抗原性に対応するために，従来のワクチン株に加えて抗原性の異なるワクチン株を追加して，より広い免疫を付与しうるワクチンも使用されている。
＜治　療＞　猫カリシウイルス感染症に対してはインターフェロン療法が実用化されている。対症療法を行うとともに細菌の二次感染による症状の増悪防止のために抗菌薬を投与する。

＜付　強毒全身性猫カリシウイルス感染症＞
1998年に米国カリフォルニア州において，全身性で出血性の猫カリシウイルス感染症の発生があり，その後米国内と欧州およびオーストラリアで散発的流行が報告されている。

ワクチン接種済の成猫も罹患し，50％を超える高い死亡率に加えて，浮腫，脱毛，潰瘍等の皮膚病変，肝炎，膵炎を発症する等の従来の猫カリシウイルス感染症にはみられない特徴を有している。

各流行間に疫学的関連性はなく，病原性以外の原因ウイルスに共通する特徴はまだ明らかとはなっていない。欧米，中国，韓国とオーストラリア以外での発生は知られていないが，日本においても警戒すべき新興感染症と考えられる。

（遠矢幸伸）

15　猫ウイルス性鼻気管炎　（口絵写真29頁）
Feline viral rhinotracheitis

概　要　猫ヘルペスウイルス1感染による結膜炎，鼻汁，くしゃみ等を主徴とする上部気道炎。

宿　主　感染はすべての猫科動物に起こると考えてよい。飼育猫，野生猫，ライオン，ピューマ，ヤマネコ，チーターでの報告がある。

病　原　Herpesvirales, Orthoherpesviridae, Alphaherpesvirinae, Varicellovirusに属する猫ヘルペスウイルス1（Varicellovirus felidalpha 1, felid alphaherpesvirus 1：FeAHV1）。約136kbpの2本鎖DNAをゲノムに持ち，正二十面体のカプシドを脂質二重膜からなるエンベロープが取り巻く。大きさは約150～200nm。乾燥等の外的要因に弱く，一般的な消毒薬で死滅する。血清型は存在せず分離株間の違いはあまりない。

分布・疫学　FeAHV1は，主に発症猫から感受性猫への直接接触あるいは飛沫感染により伝播する様式と，回復猫がキャリアーとなって排出ウイルスを伝播する2種類の様式で猫の間を伝播している。多頭飼育や移行抗体が消失した若齢猫がFeAHV1による上部気道炎発症の危険因子である。FeAHV1は三叉神経節に潜伏感染し，密飼いや飼育形態の変化，分娩等のストレスや免疫抑制剤の使用等に応じて間欠的にウイルスを排出する。特に7～42日齢の子猫の死亡が多い。

診　断
＜症　状＞　発症までの潜伏期間は実験感染においては2～4日であり，自然感染においては10日までかかる場合もある。病気の徴候は沈うつ状態と散発的なくしゃみで始まる。24時間以内に目やにを伴う結膜炎が出現し，発咳も頻回認められ，おびただしい鼻汁漏出がある（写真1）。食欲は減少し，体温は時に40℃以上になる。中和抗体の出現とともに症状は軽減し始める。不顕性感染もある。

猫ウイルス性鼻気管炎の症状が出てから2～3日後に細菌の二次感染が起こり，重篤な気管支肺炎や副鼻腔炎となる場合がある。

結膜炎は一般的に両側性で重症には至らない。羞明やほそ目はFeAHV1感染による角結膜炎の特徴である。流産，膣炎，多発性皮膚炎，中枢神経症状および歯肉口内炎等も報告されている。

＜病　理＞　病理所見としては，肉眼では肺がピンク様の赤色に変色し，凝固している（肝変化）。組織所見では気管に潰瘍と粘膜下組織にリンパ球による炎症像が認められる。好酸性の核内封入体は気管上皮細胞，咽喉等の粘膜細胞に認められる（写真2）。
＜病原・血清診断＞
病原診断：確定診断は，ウイルス分離，ウイルス抗原あるいは遺伝子の検出による。ウイルス分離には，猫腎臓由来株化細胞であるCRFK細胞が用いられる。発症猫の鼻粘膜あるいは結膜塗抹標本を作製し，蛍光標識したFeAHV1

特異抗体を用いて蛍光抗体法により特異抗原を検出する。遺伝子の検出にはPCRが用いられる。角膜のフルオレセイン染色検査を行い，ヘルペスウイルス性角膜炎の診断を行う。

血清診断：中和テスト，間接蛍光抗体法による。ペア血清の回復期において4倍以上抗体価が高ければFeAHV1感染であると判断する。

予防・治療
<予　防>　低温で高継代された弱毒株を用いた生ワクチンと野外株を不活化した不活化ワクチンの2種類がある。他のコアワクチンとともに8～9週齢で1回目，3～4週後に2回目，16週齢以降に3回目，1年後に追加接種し，その後は3年ごとあるいはそれ以下の間隔で接種する。ストレスの軽減，感染の機会の減少等の良好な飼育管理が重要である。

猫ウイルス性鼻気管炎は幼若な猫で重篤であることから，特に幼若期の猫を他の猫から隔離する等の措置も有効である。
<治　療>　眼疾患にはイドクスウリジン，トリフルオロチミジン，ガンシクロビルの点眼，また，全身投与としてはファムシクロビル，アシクロビル，インターフェロン-α，L-リジンの経口投与が有効であるといわれている。

特異的治療に加えて，鼻汁や目からの分泌物を取り除き，脱水等が認められれば補液を行う等の対症療法が重要である。抗炎症目的のステロイドは使ってはならない。

（前田　健）

16　犬のパピローマウイルス感染症
Papillomavirus infections in dogs

宿　主　犬
病　原　犬乳頭腫ウイルス(Canine papillomavirus：CPV)。CPVには20以上のウイルス型が存在し，これまで知られているものは*Papillomaviridae, Firstpapillomavirinae*の*Lambdapapillomavirus, Taupapillomavirus, Chipapillomavirus*いずれかに属する。

直径50～60nmの2本鎖DNAウイルスでエーテルおよび酸に耐性。

分布・疫学　日本を含む，世界中に分布。直接接触で伝播し，特に口腔内乳頭種は，子犬で発生率が高い。宿主域が狭く，猫や人には感染しない。

診　断
<症状・病理>　口腔内や皮膚の乳頭種(papilloma)，あるいは皮膚の色素性ウイルス局面(pigmented viral plaque)を引き起こす。口腔内乳頭種症(oral papillomatosis)は子犬でしばしばみられるが，多くは1～2カ月で自然退縮する。体表にはあらゆる場所で乳頭種が単独あるいは多発性に発生する。免疫抑制犬では感染が持続・悪化し，咽頭閉塞・嚥下障害を引き起こすことがある。色素性ウイルス局面は，色素沈着した扁平に隆起した病変で，皮膚に単独あるいは多発性に発生し，パグ犬等が好発種として知られる。病理組織学的には，パピローマウイルス感染に特徴的なコイロサイトーシス(細胞質の空洞化と核異形を特徴とした細胞所見)や核内封入体がしばしば観察される。
<病原診断>　免疫組織化学染色によるウイルス抗原の検出，*in situ*ハイブリダイゼーション。超薄切片法を用いた電子顕微鏡によるウイルス粒子の観察。

予防・治療　自然治癒することが多いが，病変が大きく，かつ多い場合は外科的に切除する。ワクチンはない。

（芳賀　猛）

17　犬呼吸器コロナウイルス感染症
Canine respiratory coronavirus infection

宿　主　犬
病　原　犬呼吸器コロナウイルス(CRCoV)。遺伝子学的に近縁な人コロナウイルスOC43および牛コロナウイルスとともに*Coronaviridae, Orthocoronavirinae, Betacoronavirus, Embecovirus, Betacoronavirus gravedinis*に分類される。

分布・疫学　日本を含む世界各国に分布。接触または飛沫を介した経口，経鼻感染。ウイルス排出期間は感染後6～10日。すべての年齢の犬に感受性があるが，若齢犬で発症する傾向。多頭飼育施設で顕在化しやすい。

診　断
<症　状>　鼻汁漏出，くしゃみ，乾性の咳が認められる。通常は軽症であるが，犬感染性呼吸器複合疾患(CIRDC)に関連する他の病原体との混合感染で症状が悪化する。臨床症状のみで他のCIRDCと区別することは困難。不顕性感染も多い。
<病　理>　気管上皮細胞の線毛の脱落，粘膜固有層における炎症細胞の浸潤。
<病原・血清診断>　鼻腔および咽喉頭スワブ等の材料を用いたRT-PCRによる遺伝子検出や人直腸腺癌由来HRT-18細胞を用いたウイルス分離(免疫染色で感染細胞を検出)。間接蛍光抗体法(IFA)による抗CRCoV抗体の検出。

予防・治療　ワクチンはない。治療は対症療法のみ。

（髙野友美）

18　猫のポックスウイルス感染症（人獣）
Poxvirus infection in cats

宿　主　げっ歯類，猫科動物，人，牛等
病　原　*Poxviridae, Chordopoxvirinae, Orthopoxvirus, Orthopoxvirus cowpox*に属する牛痘ウイルス(cowpox virus：CPV)。CPVはげっ歯類が自然宿主であり，宿主域が広い。猫はCPVに対する感受性が高い。

分布・疫学　ユーラシア大陸に分布。欧州では夏から秋にかけて発生が多い。CPVに感染したげっ歯類との接触(捕食)による直接伝播(経口，経皮または経気道感染)。CPV感染猫との接触で人が感染。

診　断
<症　状>　初期の症状として頭部，頸部または四肢の丘疹。丘疹はやがて痂皮を伴う潰瘍を形成する。その後，数週間で治癒する。重症化した場合，広範囲の蜂窩織炎や全身性の潰瘍および壊疽を伴う。猫白血病ウイルスや猫免疫不全ウイルスの感染およびステロイドの使用は症状の悪化に影響する。
<病　理>　表皮の細胞における空胞変性を伴う過形成。角化細胞の細胞質内には好酸性封入体が形成。
<病原・血清診断>　病変組織を用いた電子顕微鏡によるウイルス粒子の確認。アフリカミドリザル腎由来Vero細

胞、猫株化細胞や発育鶏卵を用いたウイルス分離。PCRによる遺伝子検出。ELISAや中和テストによる抗CPV抗体の検出。
予防・治療　ワクチンはない。治療は対症療法のみ。

（髙野友美）

19 犬インフルエンザ
Canine influenza

宿主　犬、まれに猫
病原　病原体は*Orthomyxoviridae*, *Alphainfluenzavirus*の*Alphainfluenzavirus influenzae*（インフルエンザAウイルス：influenza A virus）である。H3N8とH3N2亜型のウイルスが犬に感染するが、現在流行しているのはH3N2亜型のウイルスである。エンベロープを有するためアルコールや界面活性剤による消毒が有効である。
分布・疫学　2004年にH3N8犬インフルエンザは、米国のフロリダ州でH3N8馬インフルエンザが犬に感染して発生した。その後、全米各地での流行がみられたが、2016年を最後にH3N8ウイルスは検出されていない。H3N2犬インフルエンザは2007年に韓国で流行が確認されて以降、中国、タイ、米国、カナダ等で流行している。日本での発生の報告はない。呼吸器由来の飛沫やエアロゾルを介して犬間で感染・伝播する。発症した場合の致死率は1〜5％程度と考えられている。
診断
＜**症　状**＞　感染犬の80％は犬伝染性気管気管支炎（kennel cough）と類似した軽い上気道炎を引き起こし、20％は不顕性である。細菌等の二次感染によって重症化する場合もある。多くの場合2〜3週間で回復する。
＜**病原・血清診断**＞　犬伝染性気管気管支炎の症状と類似しているため、診断にはRT-PCRやHI反応による抗ウイルス抗体の検出等、特異的な検査が必要となる。
予防・治療　米国ではH3N8およびH3N2インフルエンザに対する不活化ワクチンが用いられている。特異的な治療法はなく、抗インフルエンザ薬を用いた治療は推奨されていない。

（村上　晋）

20 猫モルビリウイルス感染症
Feline morbillivirus infection

宿主　猫、ヒョウ属の猫科野生動物、犬、シロミミオポッサム
病原　*Paramyxoviridae*, *Orthoparamyxovirinae*, *Morbillivirus*, *Morbillivirus felis*に属する猫モルビリウイルス（feline morbillivirus：FeMV）。
分布・疫学　日本を含む世界各地でウイルスが検出されている。1型と2型の遺伝子型が知られており、組織の指向性と病原性の違いが示唆されているが、1型は世界の各地で報告されているのに対し、2型の検出報告はドイツに限定されている。
診断
＜**症　状**＞　感染猫における尿細管間質性腎炎との関連が示唆されているが、急性症状については不明なことが多い。猫における持続感染が確認されており、尿細管上皮細胞に感染した慢性感染猫の腎臓では、非感染猫に比較して、尿細管と間質における病変の発生が有意に高い報告がある。実験感染では、遺伝子型1型は感染後の発熱と免疫不全、2型では感染後の腎臓病変と肝臓病変が報告されている。
＜**病原・血清診断**＞　尿検体から抽出したRNAを用いたRT-PCRによるウイルスゲノム遺伝子の検出。ウイルス抗原に対する特異抗体の検出（N蛋白質、P蛋白質）。間接蛍光抗体法（IFA法）による特異抗体の検出。
予防・治療　尿による経口感染が最も有力な感染経路である。現在、有効な予防法や治療法はない。野外猫との接触を避けることによる予防が有効と考えられる。

（古谷哲也）

21 犬のレプトスピラ症（届出）（人獣）
Leptospirosis
（口絵写真29頁）

概要　病原性レプトスピラ感染による腎不全や肝不全を伴う急性熱性疾患。

宿主　ねずみやいのしし等の野生動物が病原性レプトスピラの自然宿主（維持宿主）であり、特定の血清型のレプトスピラを腎臓に長期間保菌し尿中に排出する。犬は血清型Canicolaの維持宿主とされている。
病原　レプトスピラ症の起因病原体は、レプトスピラ目レプトスピラ科レプトスピラ属の細菌（スピロヘータ）である（写真）。レプトスピラ属は69種からなり、凝集素交差吸収試験に基づいた免疫学的性状により300以上の血清型に分類され、抗原性の似た血清型は29の血清群にグループ化されている。家畜伝染病予防法（家伝法）では、Australis, Autumnalis, Canicola, Grippotyphosa, Hardjo, Icterohaemorrhagiae, Pomonaの7血清型によるレプトスピラ症が、牛、水牛、鹿、豚、いのしし、犬で届出対象（届出伝染病）となっている。
　レプトスピラは維持宿主の腎臓の尿細管に定着しており尿とともに排出されるが、湿潤、中性の環境下では少なくとも数週間は病原性を維持したまま生存できるとされている。レプトスピラは熱（50℃10分で死滅。ただし血液中では30分）、乾燥、酸に弱く、消毒用アルコール、次亜塩素酸ナトリウム溶液、ヨード剤等で消毒できる。
分布・疫学　犬のレプトスピラ症の発生は世界各地で報告されているが、国内の報告数は年間約20〜50例ほどである。しかしながら、家伝法の届出対象となっていないHebdomadisによる感染が多く、実態は過小評価されていると考えられる。病原性レプトスピラは維持宿主の腎臓の近位尿細管に定着しており、尿とともに排出される。したがって、維持宿主の尿や尿に汚染された淡水や土壌を介して、経皮的あるいは経粘膜的にレプトスピラに感染する。
診断
＜**症　状**＞　発熱、倦怠感、食欲不振、嘔吐、脱水等の初期症状の後に、腎不全や肝不全が発展する亜急性型が多いとされているが、臨床症状を示すことなく急速に死亡する例（甚急性型）や、腎不全や肝不全が発展せずに死亡する例（急性型）もある。
＜**病　理**＞　黄疸や点状出血が臓器や皮下組織、粘膜に認められる。腎臓は腫大し出血がみられる。組織学的には、

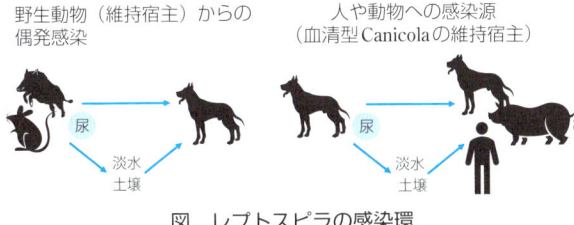

図　レプトスピラの感染環

腎臓では尿細管の変性や壊死，リンパ球の間質への浸潤がみられる。肝臓では小葉中心の壊死，胆汁うっ滞による胆汁栓の形成がみられる。

＜病原・血清診断＞　病原体の分離は，急性期の場合，抗菌薬投与前の発熱期の血液や尿を用いて行う。一方，レプトスピラ保菌を明らかにする場合は尿および腎臓が検体となる。血液や尿は採取後速やかに1，2滴を5mLのコルトフ培地やEMJH培地（液体あるいは半固形培地）に接種する。腎臓は皮質部分を5mm角程度に切り出して磨砕し，培地に接種する。培養は30℃で最長3カ月間行う。EMJH培地では培養が困難なレプトスピラのためにT80/T40/LH培地やHAN培地がある。

これらの検体は，コンベンショナルあるいはリアルタイムPCRによるDNA検出の検体にもなる。DNA検出のための検体は採材後速やかに凍結する。

抗体検出によるレプトスピラ症確定診断のためには，発症直後の血清，発症後10日から2週間程度の血清（ペア血清）とレプトスピラ生菌を用いて顕微鏡下凝集試験を行い，抗体陽転あるいは4倍以上の抗体価上昇を確認する。

予防・治療　血清型CanicolaおよびIcterohaemorrhagiae，またこの2血清型に加えてGrippotyphosa，Pomonaを含むワクチンが入手可能である。これらのワクチンの効果は血清型特異的とされている。急性感染の治療には，ドキシサイクリンおよびペニシリン系の有効性が明らかとなっている。腎臓に定着した菌の除去にはドキシサイクリンが有効である。抗菌薬治療とともに，急性腎不全に対しては輸液療法や透析等の適切な対症療法を行う必要がある。

（小泉信夫）

22　犬のブルセラ症（人獣）　（口絵写真29頁）
Canine brucellosis

概　要　*Brucella canis*の感染による流産，不妊，精巣上体炎等の繁殖障害を主徴とする疾病。

宿　主　犬。人への感染も報告されている。

病　原　*B. canis*。三種病原体等，BSL3に指定。偏性好気性，無芽胞，非運動性の短桿菌で，ブルセラ培地，血清加TSA培地等に37℃で発育し，菌の増殖にCO_2を必要としない。発育はやや遅く，3～5日で直径1.0～1.5mmの半透明集落を形成する。分離当初からR型抗原を保有し，*B. abortus*等のS型菌とは血清学的に交差しない。人への感染例も報告されているが，波状熱のような重篤な例はまれである。ブルセラ属菌に関する分類上の留意点については，牛のブルセラ症（118頁）を参照。

分布・疫学　世界各国。米国において*B. canis*が分離された後，日本においてもビーグル犬の繁殖場で流産胎子から

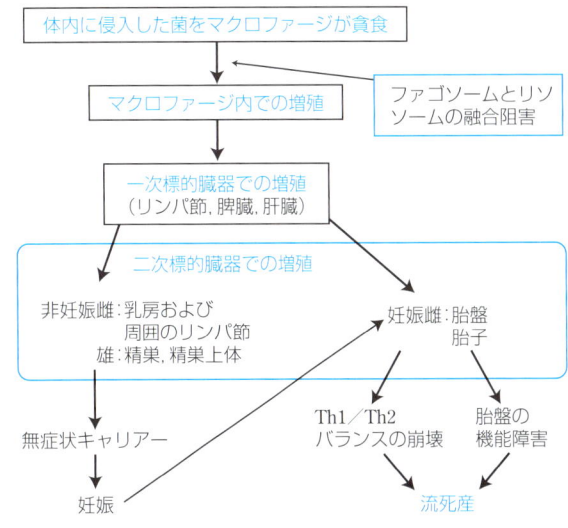

図　犬のブルセラ症の発病機序

*B. canis*が検出され，本症の存在が確認された。その後，感染はメキシコ，アルゼンチン，ドイツ等でも確認され，広く世界の犬科野生哺乳動物にも存在することが明らかにされた。訓練所，ペットホテル，実験動物施設の汚染は感染を急速に拡大させる。

*B. canis*の主要な感染経路は交尾感染である。経口および経皮感染等すべての経路において感染が成立し，動物間のみならず，感染動物から人への感染もほぼ同様の経過による。感染した犬の多くは無症状のまま長期間菌を保有し続ける。最初に菌に曝露されてから約3週間で菌血症になり，その後，菌は標的臓器である生殖器系の組織へ移行し，数カ月から数年は菌を排出し続ける。

雄の場合，前立腺，精巣上体等で菌は増殖し，精液中に菌が含まれるため，感染拡大の原因となる。感染後2カ月間は高濃度の菌が精液中に含まれ，その後，数年間は低濃度の菌を含む精液を排出し続ける。この間，犬に明確な症状は認められない。

犬舎内において，流産した雌は感染を広げる危険性が非常に高い。流産後4～6週間程度子宮から分泌物の排泄が続く場合がある。流産時に排出される胎盤組織および体液には大量の菌が含まれている。*B. canis*は感染した雌の乳汁の中にも含まれており，垂直感染の原因となっている。菌が尿に混入するため，感染源として尿も注意が必要である。

診　断

＜症　状＞　一般症状はほとんどない。雌では妊娠後期45～55日頃に流産や死産がみられる（写真）。雄では精巣，精巣上体，前立腺の腫脹，後には精巣の萎縮，精液性状の悪化がみられる。

＜発病機序＞　ブルセラ属菌は宿主細胞内で増殖する細胞内寄生菌である。菌はマクロファージ内においてファゴソームとリソソームの融合を阻害し，細胞内での消化を回避し増殖する。菌は感染初期においてリンパ節，脾臓，肝臓等広く全身に分布する。その後は乳房およびその周囲のリンパ節に限局する傾向がみられる。妊娠雌の場合，他の臓器に比較して胎盤および胎子において菌の増殖がみられる。これにより胎盤の機能が阻害され，流産が起こる。また，母体のTh1/Th2のバランスの崩壊が流産を引き起こ

犬・猫●細菌病

す一因であると考えられている。

＜病　理＞　肉眼的にはリンパ節と脾臓の腫大，胎盤炎，精巣炎，精巣上体炎および前立腺の腫大等がみられる。急性から慢性化した壊死性動静脈炎がみられる。主な組織所見として，リンパ組織のリンパ性過形成，形質細胞増生，種々の臓器での小肉芽腫形成がみられる。

＜病原・血清診断＞

病原診断：流産や死産胎子の消化管内容，胎盤，悪露，乳汁，精液，リンパ節，主要臓器を採取して菌の分離培養を行う。

血清診断：加熱殺菌ブルセラ・カニス菌液を用いた試験管凝集反応を行う。被検血清を20倍希釈から，2倍段階希釈で7段階の希釈系列を用意し，抗原菌液を加えて50℃で24時間静置後，判定する。血清の最終希釈倍数が160倍以上で50％以上の凝集を示すものを陽性とする。寒天ゲル内沈降反応は加熱抽出した可溶性抗原で行う。*B. canis*と*B. ovis*は同じR型で共通抗原を保有し，凝集反応，寒天ゲル内沈降反応ともに，いずれかの抗原が診断に共用できる。

予防・治療　ワクチンは実用化されていない。集団飼育施設では血清診断により抗体陽性犬を摘発し，隔離および淘汰。また，新たに導入する犬の検疫により，抗体陰性のもののみを収容するようにする。

B. abortus, *B. melitensis*, *B. suis*等による牛，水牛，めん羊，山羊，豚のブルセラ症は家畜伝染病に指定されているので，感染動物は治療は行わず淘汰する。*B. canis*による犬のブルセラ症に法的規制はないが，感染拡大を防ぐために牛や豚と同様に摘発・淘汰が望ましい。テトラサイクリン系とアミノグリコシド系抗菌薬等で治療することも可能だが，完全に菌を体内から排除することは困難である。また，細胞内寄生菌であるため長期間の薬剤投与が必要であり，中止後再び発症する場合が多い。

（度会雅久）

23　犬のライム病(人獣)(四類感染症)　(口絵写真30頁)
Canine Lyme disease (Lyme borreliosis)

概　要　ライム病ボレリア感染による関節炎，心内膜炎，髄膜炎，顔面麻痺等の神経症状を引き起こす疾病である。

宿　主　野ねずみを中心とした野生鳥獣，犬，人

病　原　ライム病ボレリアには11菌種が報告されており，このうち病原性が強く問題となるのは，*Borrelia burgdorferi* sensu stricto, *B. garinii*, *B. afzelii*の3菌種である。本属菌は長さ4～30μm，幅0.18～0.25μmのらせん状を呈し，多数の鞭毛を有し，暗視野顕微鏡下で容易に観察できる。外膜蛋白質のうち，脂質分子にアンカーしている菌体表層膜蛋白質(outer surface protein：OspA-F)は感染における重要な役割を持つ生物活性分子として重要である。培養はBarbour-Stoenner-Kelly II (BSK II)培地を用い，31～34℃，微好気性条件下で数週間行う。

分布・疫学　ライム病は*Ixodes*属のマダニ分布地域に一致して発生し，主に世界各地の温帯から亜熱帯の森林地域に分布する。日本では*B. burgdorferi* sensu strictoは分離されず，シュルツェマダニ(写真1)から*B. garinii*や*B. afzelii*，ヤマトマダニ(写真2)から*B. japonica*が分離される。

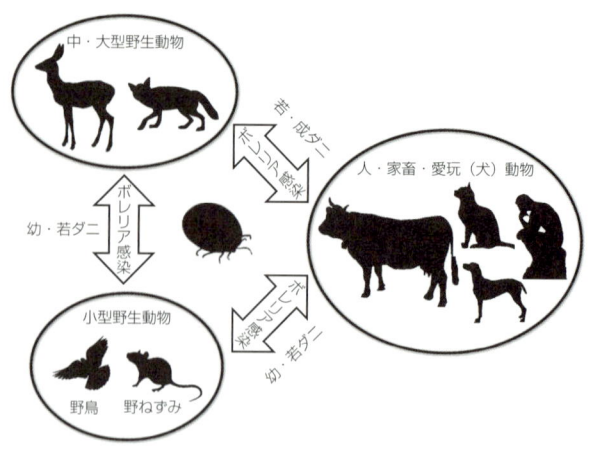

図　ライム病ボレリアの伝播様式

ライム病ボレリアは野生鳥獣とそれらに寄生するマダニによって維持されている。幼ダニと若ダニの寄生対象は野ねずみ等の小型哺乳類と野鳥であり，自然界でのボレリア伝播の主要サイクルを形成している。ボレリア陰性幼ダニは保菌小型野生鳥獣から吸血する際にボレリアに感染する。飽血した幼ダニは落下し，脱皮してボレリア陽性若ダニとなる。保菌若ダニは小型野生鳥獣の他に鹿やきつね等の中・大型哺乳類を吸血してボレリアを伝播するとともに，飽血落下後成ダニとなる。さらに，成ダニは，人，家畜，愛玩動物を吸血後産卵する。経卵感染は認められないため，幼ダニはボレリア陰性である。このような感染伝播サイクルを経発育期感染と呼ぶ。

診　断

＜症　状＞　犬では多くの場合不顕性感染であるが，一部が発症する。発症した場合，病期に応じて皮膚，神経，循環器，筋骨格系に種々の症状がみられる。急性症状として発熱，食欲不振，元気消失，リンパ節の腫脹等の一般的なかぜ様の症状や関節痛等がみられる。慢性症状として関節炎が前肢部によくみられ，寛解と発症を繰り返す特徴がある。また，急性腎不全や糸球体腎炎を起こし，それに伴う症状が現れることもある。犬のライム病は神経症状が主体であり，髄膜炎や脳炎，顔面麻痺等がみられる。循環器症状として，心筋壊死や心内膜炎と，それに伴う房室ブロックが認められる。

人のライム病に特徴的な皮膚の游走性紅斑(erithema migrans)は，犬での観察は難しい。

＜病　理＞　関節炎，中枢および末梢神経の脱髄病変，結膜炎，ぶどう膜炎，慢性萎縮性肢端皮膚炎，肝炎，肺炎，腎炎等の病変の部位と程度は多様である。マダニは皮膚に深く頭部をめりこませ，周囲組織は壊死する。初期病変は血管周囲性の細胞浸潤で，好中球，次いでリンパ球が出現する。出血や紅斑はマダニ刺傷部のみならず，遠隔部の皮下にも認められる。

マダニの吸血に際し皮膚内に侵入したボレリアは，皮膚に局在するだけでなく血管内皮に付着し，血流に乗って全身へ運ばれる。炎症性サイトカインが誘導され，凝固・線溶系の活性化とともに全身性の炎症病変が形成される。

＜病原・血清診断＞

病原診断：病原体の分離と同定が望ましいが，実用的ではない。PCRは簡便で迅速な方法なので，病原遺伝子の検

出に用いる。
血清診断：ドットブロット，ウエスタンブロット，ELISA，間接蛍光抗体法等を組み合わせて用いる。感染の早期に抗菌薬を使用すると血清抗体が陰性となる場合があり，総合的に判断することが必要である。

予防・治療
<予　防>　マダニとの接触を回避する。マダニが付着した場合，早期に駆虫薬等で除去する。吸血された場合，抗菌薬の予防的投与も有効である。また，マダニ，ノミの忌避剤を含んだ首輪の使用も効果がある。犬用ワクチンが北米で実用化されているが，国内ではない。北米の犬用ワクチンや人用の遺伝子組換え型ワクチンは効果が期待できず，副反応だけでなく，菌種が異なると重症化することがあるので輸入して使うべきではない。
<治　療>　各種の抗菌薬が有効である。犬に対する治療としてはテトラサイクリン（22mg/kg，1日3回，経口もしくは静脈注射）等を少なくとも2週間以上続ける。その他，ドキシサイクリンやアモキシシリン等が治療効果を示す。

（田仲哲也）

24　犬・猫のカンピロバクター症(人獣)
Campylobacteriosis in dogs and cats

概　要　カンピロバクター属菌が犬や猫に感染し，嘔吐，下痢，食欲不振，脱水等を引き起こすことがある。犬・猫では*Campylobacter jejuni*, *C. coli*, *C. upsaliensis*等の保菌が確認。

宿　主　*C. jejuni*, *C. coli*は鶏，豚，牛，犬，猫および野鳥が保菌。犬，猫では，この他に*C. lari*, *C. upsaliensis*, *C. helveticus*等の保菌も確認されている。
病　原　主に*C. jejuni*と*C. coli*。グラム陰性，S字状に弯曲した微好気性桿菌で，コルク栓抜き（コルクスクリュー）様運動を示す。オキシダーゼ陽性，カタラーゼ陽性，前者は馬尿酸分解陽性。いずれも42℃でも発育することから，「thermophilic *Campylobacter*」とも呼ばれる。乾燥に弱い。少ない菌数でも腸管に定着できると考えられている。
分布・疫学　家畜，家きん，野生動物の消化管に広く分布し，河川や下水からも分離され，世界各国に存在する。*C. jejuni*は鶏で，*C. coli*は豚で保菌率が高いことが知られている。世界的に犬の保菌率は5～87％，猫の保菌率は9～75％と報告によりばらつきがあり，これは飼育環境の違い（家庭飼育，ペットショップ，シェルター保護等）によるところが大きいと考えられている。日本での調査報告はあまり多くないが，諸外国の状況と類似している。保菌している犬・猫は，グルーミング後の濃厚接触等を介して人のカンピロバクター症の感染源となることが知られている。
診　断
<症状・病理>　犬・猫のカンピロバクター症は通常不顕性感染が多いが，若齢の動物で感受性が高い他，成獣でも他の病原体（ジアルジア，コクシジウム等）との混合感染によって発症することがある。有症例では一般的に，水様性または粘血下痢便，嘔吐，食欲不振，脱水等が認められる。下痢は小腸下部から結腸にかけての粘膜への侵入が原因と考えられるが，症例報告が乏しく，詳しい発症機序は不明である。
<病原・血清診断>　糞便塗抹標本でグラム陰性の弯曲した桿菌を確認することにより暫定診断を行う。確定診断は選択培地を用いた微好気培養による菌の分離同定。位相差顕微鏡による観察も同定の補助となる。平板での菌の増殖には2日程度必要なため，その後の生化学検査での確定診断も含めると時間がかかる。近年は菌種特異的PCR等の遺伝子検査やイムノクロマト法による抗原検査等の簡易診断法に基づいて治療を開始することが多い。
予防・治療　ワクチンはない。一般的な予防法，治療法はサルモネラ症に準ずる。*C. jejuni*, *C. coli*はエリスロマイシンに感受性があり，治療によく反応する。セファロスポリン等のセフェム系抗菌薬やトリメトプリムには自然耐性を示すため，治療効果はない。ニューキノロン系抗菌薬には本来感受性であるが，容易に耐性を獲得するため，使用には注意を要する。なお，抗菌薬の多用は耐性菌の出現を助長するだけでなく，腸内細菌叢を撹乱して症状を増悪させる場合があるので注意が必要である。難吸収性抗菌薬の経口投与は，粘膜下に侵入した細胞内寄生菌には無効なため，保菌状態の延長につながることがある。下痢に対する一般的な対症療法として，輸液により水分と電解質を補給する。フード類や給餌用ボウルが感染源になっていることがあるので，可能なものは洗浄消毒し，感染経路を断つ。症状が改善してからも長期間にわたり糞便への排菌がみられることがあるので，糞便の取り扱いに注意し，他の動物や人への感染を防止する。

（岡村雅史）

25　犬・猫のサルモネラ症(人獣)
Salmonellosis in dogs and cats

概　要　サルモネラ属菌が犬や猫に感染し，嘔吐と下痢を伴った胃腸炎の原因となることがある。

宿　主　哺乳動物，鳥類，両生類，爬虫類が腸管に保菌。
病　原　*Salmonella*属菌。運動性を有するグラム陰性通性嫌気性桿菌で，多くの血清型に分類されている（「牛のサルモネラ症」121頁参照）。一部の血清型は特定の動物種にのみ強い病原性を示すが，犬・猫では多くの動物でも腸炎を起こす，いわゆる非チフス性血清型（Typhimurium等）が分離される。
分布・疫学　サルモネラ属菌は自然界に幅広く存在する。犬と猫のサルモネラ保菌率は1～20％程度といわれており，飼育環境の違いによるばらつきが大きいと考えられている。日本での調査報告はあまり多くないが，諸外国の状況と類似している。保菌している犬・猫は，グルーミング後の濃厚接触等を介して人のサルモネラ症の感染源となることが知られている。犬・猫のサルモネラ感染のリスク因子として，国内外で生肉の給餌や汚染されたペットフードが指摘されている。日本では，2019年に鶏ささみを原料とする市販のペット用トリーツのサルモネラ汚染により犬14頭が死亡した疑いがあるとされ，問題になった。
診　断
<症状・病理>　犬・猫で発熱，嘔吐を伴った下痢がみられることがあるが，多くは幼獣であり，成獣ではほぼ不顕性に経過する。サルモネラ属菌による下痢は，小腸下部か

ら結腸にかけての粘膜への菌の侵入が原因となる。
<病原・血清診断> 確定診断は糞便材料からの菌の分離と性状検査による同定。菌血症の場合は血液を培養する。
予防・治療 犬・猫用のワクチンはない。治療にはトリメトプリム，クロラムフェニコール，セファロスポリン系やニューキノロン系の抗菌薬等が有効ではあるが，近年，多剤耐性菌の出現が認められているため，薬剤感受性試験の結果に基づいて慎重に使用する。菌が全身に伝播して敗血症へ移行する危険性がある時は抗菌薬の全身投与が必要。なお，抗菌薬の多用は耐性菌の出現・増殖を助長するばかりでなく，正常細菌叢を撹乱し症状を増悪させる場合があるので注意が必要である。難吸収性の抗菌薬の経口投与は，粘膜下に侵入した細胞内寄生菌には無効なため，保菌状態を長引かせることがある。下痢に対する一般的な対症療法として，輸液により水分と電解質を補給する。フード類や給餌用ボウルが感染源になっていることがあるので，可能なものは洗浄消毒し，感染経路を断つ。

症状が改善した後も長期間にわたり糞便への排菌がみられることがあるので，糞便の取扱いに注意し，他の動物もしくは人への感染を防止する。

(岡村雅史)

26 犬・猫のボルデテラ・ブロンキセプチカ症
Bordetellosis in dogs and cats

宿 主 犬，猫，家畜，家きん，実験動物
病 原 *Bordetella bronchiseptica*による伝染性気管気管支炎。
分布・疫学 排泄物や鼻汁等の分泌物による接触または飛沫により感染する。
診 断
<症状・病理> 乾いた咳，水様性の鼻汁，嘔吐等が起こる。犬では，犬ジステンパーウイルス，犬アデノウイルス2型，犬パラインフルエンザウイルス等のウイルスやマイコプラズマ，猫では猫ヘルペスウイルス1等との混合感染がより症状を重篤化させる。病理組織学的には絨毛性呼吸器粘膜への好中球浸潤が最も顕著な所見である。
<病原・血清診断> 咽頭スワブや気管支肺胞洗浄液をボルデー・ジャング培地で培養し菌を分離・同定する。
予防・治療 テトラサイクリン系，フルオロキノロン系抗菌薬が有効である。犬には犬アデノウイルス2型，犬パラインフルエンザウイルスに本菌を混合した不活化ワクチンがある。

(田邊太志)

27 猫ひっかき病(人獣)
Cat-scratch disease

宿 主 猫，マングース，ハクビシン
病 原 グラム陰性，多形性短桿菌*Bartonella henselae*
分布・疫学 世界各国。人は，保菌猫からの掻傷，咬傷により感染。患者は小児や猫ノミが多数寄生した子猫を飼育している人に多い。日本の猫の約1割が保菌しており，特にノミが多数寄生している猫や外猫の保菌率が高い。猫ノミが猫間のベクター。近年，野生のマングース，ハクビシンから本菌が分離されている。ハクビシンが原因の猫ひっかき病も報告されている。
診 断
<症 状> 猫は特に臨床症状を示さない。人の定型的な猫ひっかき病では，3～10日の潜伏期の後，受傷部に丘疹・水疱が現れる。その1～2週後に発熱と有痛性のリンパ節炎が受傷部付近の腋下部，鼠径部，頸部リンパ節等に現れる。非定型的な症状は，5～10％の割合で発生する。その症状は，パリノー症候群(耳周囲のリンパ節炎，眼球運動障害等)，脳炎，心内膜炎，肉芽腫性肝炎，あるいは血小板減少を伴う紫斑等が報告されている。
<病 理> リンパ節炎は中心部膿瘍を伴う肉芽腫像を示す。Warthin-Starry染色像では，血管内皮細胞，リンパ節洞およびマクロファージ内に黒色に染色された*B. henselae*が観察される。
<病原・血清診断> 病原巣の猫では血液から菌を分離する。5％うさぎ血液寒天培地を用い，35～37℃，5％CO_2下で4週間培養を続ける。患者の血清診断には間接蛍光抗体法を用い，IgG抗体価が128倍以上(単独血清)，ペア血清で4倍以上の上昇を示したものを陽性とする。
予防・治療 人，猫ともにワクチンはない。予防は受傷部の消毒と一般的な衛生対策。猫では定期的にノミ駆除を行う。定型的な猫ひっかき病患者に対し，アジスロマイシン，クラリスロマイシン，シプロフロキサシン，セフジニル等の抗菌薬が適用されるが，治療効果は低い。

(丸山総一)

28 犬・猫のカプノサイトファーガ症(人獣)
Capnocytophaga infection in dogs and cats

宿 主 犬，猫，人
病 原 グラム陰性で滑走運動性を示す長桿菌*Capnocytophaga canimorsus*，他の*Capnocytophaga*属菌
分布・疫学 世界各国。*Capnocytophaga*属菌(12菌種)のうち，犬・猫は5菌種を保菌し，うち4菌種で人への感染例がある。最も重要なのは敗血症を呈し重症化する*C. canimorsus*であり，犬の74％，猫の57％が保菌している。主に保菌動物による咬傷や掻傷によって感染する。
診 断
<症 状> 犬・猫は通常無症状だが，犬で角膜炎の報告がある。人では*C. canimorsus*感染の場合，創部には炎症が目立たず1～14日の潜伏期の後，急激に全身症状が現れ重症例では敗血症に至る。その他の菌種では創部の蜂窩織炎等。
<診 断> 血液や創部からの菌分離および同定。血清診断法は確立していない。
予防・治療 人，動物ともワクチンはない。予防は人では動物との接触後の手洗い等の衛生対策，受傷時は創部の洗浄，消毒。治療は$β$-ラクタマーゼ阻害薬配合ペニシリン系抗菌薬が第一選択となる。

(鈴木道雄)

29 犬・猫のパスツレラ症(人獣)
Pasteurellosis in dogs and cats

宿 主 犬，猫，人

病　原　*Pasteurella multocida* 他，パスツレラ属菌
分布・疫学　本属菌は健康な犬の約75％，猫ではほぼ100％と高率に保菌し，それら保菌動物による咬傷，ひっかき傷等により人が感染する。
診　断
＜症状・病理＞　犬や猫のほとんどは無症状で不顕性感染を示す。まれに皮下膿瘍や肺炎症状を示すこともある。人では創傷部位の発赤，腫脹，疼痛やリンパ節の腫脹等がみられる。
＜病原・血清診断＞　病巣部からの菌の分離・同定を行う。
予防・治療　犬や猫に対しては，症状等がない場合は特に治療等の必要性はない。人は，保菌動物との接触には気をつけ，傷口等はよく洗浄し，ペニシリン系やセフェム系抗菌薬の投与が有効である。

（田邊太志）

30　犬・猫の非結核性抗酸菌症(人獣)
Non-tuberculous mycobacterium infection in dogs and cats

宿　主　犬，猫，家畜，人
病　原　*Mycobacterium avium*, *M. kansasii*, *M. fortuitum* 等の非結核性抗酸菌
分布・疫学　原因菌は環境中に広く分布しているため経皮的または菌を吸引することにより感染する。
診　断
＜症状・病理＞　慢性的に感染が進行し，鼠径部や尾根部周辺の皮膚結節や潰瘍等の形成がみられ，付属リンパ節の腫大も認められる。真皮の浮腫や皮下織に慢性化膿性肉芽性炎症像を認める。
＜病原・血清診断＞　病巣部の塗抹標本の抗酸菌染色により原因菌の確認を行う。菌の分離・同定は行うべきであるが発育に数日から数週間かかるため，PCR法による同定法も有用である。
予防・治療　ワクチンはない。治療は病変部の外科的切除と抗菌薬の投与であるが，長期投与が必要な場合もあり，耐性菌に注意する必要がある。

（田邊太志）

31　猫ヘモプラズマ症（赤血球指向性マイコプラズマ症）
（口絵写真30頁）
Feline hemoplasmosis, Feline hemotropic mycoplasmosis

概　要　猫ヘモプラズマの赤血球寄生による溶血性貧血を主徴とする疾患。

宿　主　猫
病　原　ヘモプラズマは，細胞壁のない保護膜に包まれたグラム陰性細菌である。猫に感染するヘモプラズマは，以前はリケッチアの一種とされていたヘモバルトネラ（*Haemobartonella felis*）に分類されていたが，その後の遺伝子解析の結果，マイコプラズマの一種であることが確認された。かつて大型の *H. felis* とされていた株は *Mycoplsma haemofelis*（Mhf）に，また小型の *H. felis* 株は "*Candidatus* Mycoplasma haemominutum"（現 "*Candidatus* Mycoplasma haematominutum"：CMhm）に再分類されている。その後，猫に感染するヘモプラズマとして "*Candidatus* Mycoplasma turicensis"（現 "*Candidatus* Mycoplasma turicense"：CMt）が同定されたことにより，現在のところこれら3種のヘモプラズマが猫において重要であると考えられている。この中でもMhfの病原性が，他のCMhmとCMtの2種と比較すると高いとされている。
分布・疫学　2010年に報告された日本の屋外飼育あるいは屋内外飼育されている猫を対象とした分子疫学調査では，約26％の猫が3種のヘモプラズマのいずれか，あるいは混合感染しており，Mhf，CMhm，CMtともに日本全国にまんべんなく分布していることが判明した。個々のヘモプラズマの陽性率は，Mhfが約5％，CMhmが約20％，CMtが約7％であった。さらに混合感染している猫は約6％確認され，MhfとCMhmが約2％，MhfとCMtが約0.3％，CMhmとCMtが約3％，3種すべてが約0.8％の頻度で感染していることが判明した。猫のシグナルメントや飼育環境とヘモプラズマ感染との関連については，雄であること，中高齢であること，咬傷歴を有すること，外出頻度の高いこと，レトロウイルスに感染していることが，ヘモプラズマ感染における危険因子として同定された。

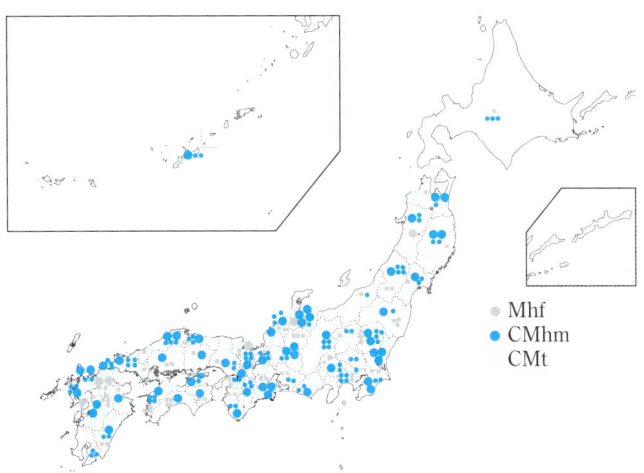

図　1,770頭の猫を対象に行った分子疫学調査におけるMhf，CMhmならびにCMtの日本における分布
（Tanahara M, et al.：J Vet Med Sci 2010を一部改変）

犬・猫●マイコプラズマ病／リケッチア病

　ヘモプラズマの感染経路については完全には解明されていないが，これまでの報告では唾液から病原体が検出されたことから，食器の共有等による間接的な感染経路が存在する可能性が示された。しかしそのような経路では感染が成立しないという報告もあり，現在のところ外部寄生虫による吸血や，猫同士の闘争による咬傷，垂直感染といった経路が主要な感染経路であろうと考えられている。

診　断

＜症状・発病病理＞　急性期における症状としては，元気消失，食欲不振，沈うつ等の非特異的な症状に加え，貧血，黄疸，発熱，可視粘膜蒼白，脱水，脾腫，呼吸促迫といった溶血性貧血に関連した症状が認められる。血液検査では，骨髄抑制につながるような基礎疾患を有していなければ，基本的に再生性貧血を呈する。猫で溶血性貧血が認められた際には，本症を鑑別診断リストに挙げておくべきである。また血液化学検査では，しばしば高ビリルビン血症が認められる。各種治療により回復してもキャリアーとなることが知られており，再発もまれではあるが起こりうる。また発症には基礎疾患を有していることが危険因子であるとされており，特に猫免疫不全ウイルス(feline immunodeficiency virus：FIV)や猫白血病ウイルス(feline leukemia virus：FeLV)に感染している猫で発症例が多いとされる。

＜病原・血清診断＞　急性発症例における猫ヘモプラズマ症の診断は，通常，血液塗抹標本の観察によって行われる。ロマノフスキー染色を施した血液塗抹標本では，赤血球表面に散在，あるいは直線上に配列した好塩基性の点状物として認められる(写真)。もしこれが観察されれば，猫ヘモプラズマ症と診断できる。ただしヘモプラズマは赤血球表面に感染する非常に小さな病原体で，しばしば塗抹上のゴミと誤認される可能性があるため，血液塗抹標本の作成や染色に際しては，アーティファクトが入らないよう努めなければならない。またヘモプラズマの血液中への出現は，必ずしも貧血の程度や発症時期とは一致しないことも考慮しなければならない。

　最近では，PCRによる定性検査や，その判定に定量性を持たせたリアルタイムPCRを用いた遺伝子診断法が応用されている。前述のような急性発症例だけではなく，キャリアーとなっている状態でも，ヘモプラズマ由来DNAを検出できる程度の感度と特異性を有しているため利用できる。原因を特定する場合や，血液塗抹の観察だけでは検出できない被疑症例の鑑別診断に有効とされる。

治療・予防

＜予　防＞　予防薬やワクチンは開発されていない。したがって，本菌のキャリアーとの接触を避ける必要がある。感染経路にはいまだ不明な点が残されているものの，感染予防に関しては可能性のある感染経路である，吸血性節足動物による媒介，猫同士の闘争による咬傷，垂直感染の予防や防止が有効と思われる。また基礎疾患やストレスといった因子が発症に大きくかかわっていることから，それらを適切に管理することによって発症予防につながると思われる。

＜治　療＞　ヘモプラズマに対してはテトラサイクリン系抗菌薬の投与が有効とされており，ドキシサイクリンが一般に選択される。用量は5mg/kg，1日2回，経口的に3週間の投与が推奨されている。ただし本剤の投与により，食道炎や食道狭窄が誘発されることがあるため，薬剤が完全に胃まで到達するように，投与後に十分な飲水をさせるか，あるいは薬剤自体を液剤の形で投与すべきである。経口的な投与が困難な症例に対しては，オキシテトラサイクリンの注射薬を用いることもできるが，こちらは産業動物用の薬剤であるため，その点を考慮する必要がある。また最近では，ニューキノロン系抗菌薬であるエンロフロキサシンも，ヘモプラズマに対して有効であることが示されている。本剤は5mg/kgの用量で1日1回，2週間の投与が推奨されている。

　重度の貧血を呈する症例には，対症療法として輸血を行う。また赤血球の免疫学的破壊を伴っている可能性が考えられる場合には，抗菌薬の投与とともにプレドニゾロンを2mg/kg，1日1回の用量で数日間のみ使用する。

（遠藤泰之）

32　犬のエールリヒア症(人獣)
Ehrlichiosis in dogs

概　要　*Ehrlichia*属および*Anaplasma*属細菌によって引き起こされる犬の感染症。

宿　主　犬，人，牛，馬，野生動物
病　原　*Rickettsiales*，*Ehrlichiaceae*に属する*E. canis*，*E. chaffeensis*，*E. ewingii*，*A. phagocytophilum*，*A. platys*(培養不能)。マダニと犬や野生動物の間で維持されており，マダニがベクターとなる。*E. canis*と*E. chaffeensis*は単球，*E. ewingii*は好中球と好酸球，*A. phagocytophilum*は好中球，*A. platys*は血小板に感染する。*E. chaffeensis*と*E. ewingii*は人に，*A. phagocytophilum*は人，牛，馬等の様々な哺乳類に感染し，症状を引き起こす。

分布・疫学　*E. canis*は世界中で報告されており，日本では海外で飼育歴のある犬やマダニから検出された報告があるが，国内での感染例は報告されていない。*E. chaffeensis*と*E. ewingii*は主に北米で報告されており，国内でも近縁な*Ehrlichia*属細菌が検出されているが，犬の感染報告はない。*A. phagocytophilum*は米国，欧州，中近東，アジアと広範囲に分布しており，日本でも犬や人における感染が報告されている。*A. platys*は世界中に分布しており，日本では沖縄，九州，本州の犬およびマダニから検出されている。

診　断

＜症　状＞　*E. canis*に感染すると急性期では発熱，沈うつ，食欲不振，体重減少，呼吸促拍といった非特異的症状の他に，点状出血や斑状出血といった出血症状，リンパ節腫大，頻度は低いが眼鼻からの漿液性もしくは化膿性の分泌物，呼吸困難，神経症状等がみられる。1～4週間の急性期ののち数カ月から数年の無症状期に移行する。この間も軽度の血小板減少がみられる。無症状期の間に回復しなかった犬は慢性期に移行し，急性期の症状がより重度にみられる他，肺炎や末梢の浮腫，二次感染が起こることがある。*E. chaffeensis*と*E. ewingii*でも同様の症状が認められるが，*E. canis*感染に比べると症状は軽度である。*A. phagocytophilum*感染でも*E. canis*と同様の症状がみられるが，多発性関節炎による跛行が起こることが多い。*A. platys*は犬の周期性血小板減少症の原因であり，重度の血小板減少症と出血傾向を引き起こすことがある。

<病理> 血液塗抹標本で感染細胞にmorula(桑の実状に増殖した菌体)がみられることがある。
<病原・血清診断> 血清抗体検査。抗体検査キットが販売されている。末梢血のPCR検査。
予防・治療 ワクチンはない。マダニの防除。ドキシサイクリン。支持療法。

(松本高太郎)

33 ロッキー山紅斑熱 (人獣)(海外)
Rocky Mountain spotted fever (RMSF)

宿 主 犬,人,野生動物
病 原 *Rickettsia rickettsii* 保有マダニ〔*Dermacentor andersoni*, *D. variabilis*, クリイロコイタマダニ(*Rhipicephalus sanguineus*)等〕寄生により感染。マダニから小型哺乳類および経卵巣伝播によりマダニ体内で維持。
分布・疫学 米国,カナダ,中南米。
診 断 マイクロ免疫蛍光法,PCR,免疫組織化学。
<症 状> 犬では発熱,嗜眠,食欲不振,眼障害,振戦,皮疹,血小板減少,白血球増多等。人では発熱,頭痛,倦怠感,筋肉痛,浮腫,嘔吐,点状出血,斑状出血,呼吸困難,中枢神経症状等。
<病原・血清診断> 血清の陽転,ペア血清の抗体価上昇,PCR検査(血液,体液,組織),それらの組み合わせ。
予防・治療 ワクチンはない。マダニ防除。ドキシサイクリン,クロラムフェニコールの投与。

(松本高太郎)

34 サケ中毒 (海外)
Salmon poisoning disease

宿 主 犬,犬科動物,熊。
病 原 *Neorickettsia helminthoeca* 保有吸虫(*Nanophyetus salmincola*)に感染した魚を食べることで感染する急性熱性疾患。
分布・疫学 米国とカナダの太平洋岸北西部,ブラジル。*N. helminthoeca* を保有する吸虫に感染した魚(主にサケ)を摂取後2〜14日で発症。
診 断 居住地,食事歴(生魚),小川や湖との接触から疑う。
<症 状> 発熱,食欲低下,体重減少,嘔吐,下痢,血便,リンパ節腫大。重篤度は様々。
<病原・血清診断> 糞便検査での吸虫卵の検出。リンパ節のFNA(穿刺吸引)・生検による病理組織検査もしくはPCRによる病原体の検出。
予防・治療 ワクチンはない。テトラサイクリン系抗菌薬,対症療法。プラジカンテルによる吸虫の駆除。大部分は治療に反応するが,治療しなければ致死的。

(松本高太郎)

35 クラミジア・フェリス症 (猫のクラミジア症)
Chlamydia felis infection (Feline chlamydiosis)

宿 主 猫,まれに人,犬等
病 原 偏性細胞内寄生細菌の *Chlamydia felis*
分布・疫学 世界各国。猫の結膜炎の約30%は本菌が原因といわれている。動物実験施設やブリーダー等,生息密度が高い環境で飼育されている猫で発生しやすい。
　野良猫は家猫に比べ高率に本菌に感染している。猫は感染個体の分泌物を介して感染する。
診 断
<症 状> 猫の潜伏期は2〜5日間。結膜炎や結膜浮腫が主な症状で,初期の眼症状は一側性であるが,1〜2日以内に両側性に移行する。粘液性・粘液膿性の目やに,鼻汁,くしゃみ等の上部呼吸器症状がみられ,まれに肺炎を引き起こす。新生猫では重症化しやすい。妊娠猫では,まれに流産を起こすこともある。
<病 理> 組織学的には結膜上皮の剥離,粘膜下組織への炎症細胞浸潤,間質性肺炎,脾臓リンパ濾胞の増生が認められる。
<病原・血清診断> 結膜上皮スワブや鼻汁からPCRによって病原体遺伝子を検出する。
予防・治療
<予 防> クラミジア抗原を含む不活化・弱毒生多価ワクチンが,感染予防や発症後の症状軽減および発症期間の短縮等に有効である。感染猫の隔離と治療により本症のまん延を防ぐ。
<治 療> テトラサイクリン系のドキシサイクリン,ミノサイクリンやマクロライド系のエリスロマイシン,クラリスロマイシン,アジスロマイシン等が有効である。治療期間が不十分だと症状の再発や慢性結膜炎を引き起こす可能性がある。

(丸山総一)

36 犬・猫のクリプトコックス症 (人獣)
Cryptococcosis in dogs and cats (口絵写真30頁)

概 要 *Cryptococcus* 属に分類される酵母様真菌(国内では主に *C. neoformans*)によって起こる呼吸器,皮膚,神経系が侵される疾病。日和見感染症と考えられる。

宿 主 人を含めた哺乳類,鳥類,爬虫類
病 原 *Cryptococcus* 属には現在約35種の菌が知られているが,病原菌として重要なのは *C. neoformans*, *C. deneoformans*, *C. gattii* の3種で3菌種は遺伝子解析によって分けられる。
　本属菌は,サブローブドウ糖寒天培地上に37℃で培養すると集落は急速に発育し,表面平滑,湿潤性,粘質,初め白色で後にクリーム色,黄色,オレンジ色等になる。また,ヒマワリ培地およびニガーシード培地で培養すると,メラニンを産生するため,褐色の集落になるのが特徴である。菌の形態は球形から卵形,3.5〜8μm,薄壁で粘着性多糖体の莢膜に包まれている。そのため,本属菌を水で約2〜3倍に希釈した墨汁に懸濁して,顕微鏡下で観察すると,菌体周囲に莢膜が認められる(写真1)。その他,ウレアーゼの産生,メラニン産生(フェノールオキシダーゼ陽性),莢膜産生,炭素源資化性,硝酸塩を同化しない等の性質を持つ。また,多極性に出芽し,娘細胞は薄い頸部によって母細胞に接続している。
分布・疫学 世界中の湿潤な気候で,温暖な土壌や鳩の糞等に菌が存在し,散発的に疾病が発生する。犬よりも猫での報告が多い。塵埃とともに気道に吸引され,病変を形成

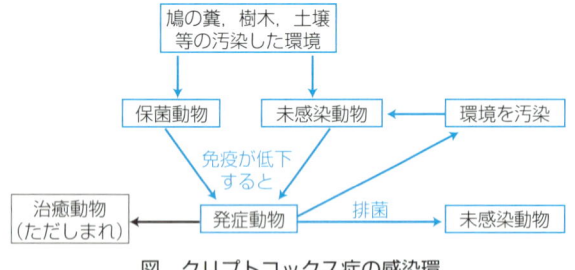

図　クリプトコックス症の感染環

する。また、日和見感染症で、健康な犬および猫の鼻腔内から10数％の率で菌が分離された報告がある。

診　断
＜症　状＞　上部呼吸器の症状が主で、鼻汁漏出（片側、両側）、くしゃみ、鼻梁部の堅い腫脹や下顎リンパ節の腫脹が認められる。頭部や他の体表の皮膚に丘疹や結節を形成し、肉芽腫性の病変を形成する（写真2）。滲出性の潰瘍が認められることもある。沈うつ、痴呆、発作、運動失調、後駆麻痺等の神経症状が認められる。中枢神経の疾患や播種性の疾患に伴い失明や網膜炎等の眼病変が起こる。

本症の発病には宿主の免疫状態が強く関連する。
＜病　理＞　気道、肺、皮膚、眼、リンパ節、腎臓、脾臓等の感染した組織内で、肉芽腫性病変を形成する。病巣は莢膜の厚い菌体が集塊を形成し、囊腫状態を呈し、その周囲には著しい炎症反応を伴わないのが特徴である。髄膜炎、末梢神経炎、肉芽腫性脈絡網膜炎が認められる場合もある。

＜病原・血清診断＞　病変部位の生検材料や滲出液、膿汁、喀痰、脳脊髄液からスタンプ標本を作製し、菌体を確認する（写真3）。さらに標本と菌体の墨汁標本を作製して直接鏡検によって莢膜を検出する（写真1）。菌の分離培養はサブローブドウ糖寒天培地等を用いて25℃と37℃で行う。特にヒマワリ培地およびニガーシード培地上で培養し、褐色の集落を確認する。

免疫学的には、血液、髄液、尿中に存在する莢膜多糖類抗原を市販の診断キットを用いたラテックス凝集反応で検出する。この検出法は猫の本症の診断に有用であると報告されている。しかし、局所感染の場合には、陰性結果の場合もある。

病変部位に存在する本菌のCAP59遺伝子をPCRによって特異的に検出する方法が検討されている。

迅速同定法として、生物学的性状を基に同定する。

予防・治療　有効なワクチンはない。クリプトコックス症の成立には種々の要因が関与しているため、有効な予防対策の明示は困難である。予防法としては汚染土壌や鳩の糞への曝露を避ける。本症は日和見感染症なので、猫では猫白血病ウイルス、猫免疫不全ウイルス感染を防止する。また、猫や犬に免疫抑制剤および抗癌薬を投与する時には本症に注意する。アムホテリシンBやアゾール系薬剤が有効である。

本症は分泌物等に多数の菌体が存在しているため、治療時にはマスク、手袋を着用し分泌物、排泄物および開放性病巣の扱いには注意する。

（加納　塁）

37　犬・猫の皮膚糸状菌症（人獣）
Dermatophytosis in dogs and cats　（口絵写真30頁）

概　要　皮膚糸状菌（dermatophyte）の感染による脱毛、紅斑、水疱、痂皮、落屑等の皮疹を主徴とする疾病。

宿　主　人を含めた哺乳類、鳥類、爬虫類
病　原　犬への感染の約70％がMicrosporum canisで、Nannizzia gypseaおよびN. incurvataが20％、Trichophyton mentagrophytesおよびT. benhamiaeが約10％といわれている。極めてまれにT. rubrumの感染が報告されている。

猫への感染の約90％以上がM. canisであるが、不顕性感染の例も少なくない。その他、N. gypsea、N. incurvataおよびT. mentagrophytesの感染が報告されている。

M. canisは、サブローブドウ糖寒天培地上に24℃で培養すると急速に発育する。集落は扁平で薄く、最初白色で、明るい黄色の色素を産生するため、1～2週間後表面は淡黄褐色の粉末状ないし綿状となる（写真1）。

大分生子は紡錘形（60～80μm×15～25μm）、壁は厚く粗造で、隔壁によって数室に分かれる（写真2）。また、小分生子も認められる。本菌が感染した被毛はウッド灯下で蛍光を発するのが特徴である。

N. gypsea、N. incurvataは、サブローブドウ糖寒天培地上、24℃培養で速やかに発育する。集落の表面は扁平で、辺縁部は白色短絨毛性を呈するが、表面全体は粉末状を呈する。多数の大分生子が認められ、形は樽型（45～50μm×10～13μm）で、壁は薄く、表面に棘がある。また、隔壁によって3～7室に分けられている。小分生子は単細胞、棍棒状を呈し、菌糸に側生している。本菌は通常土壌中に生息し、罹患動物から直接人へ感染することはほとんどないと考えられる。

T. mentagrophytesおよびT. benhamiaeは、サブローブドウ糖寒天培地上、24℃培養で発育良好である。株によって様子は様々で、扁平で顆粒状粉末集落、隆起と皺襞がある絨毛性ないし短絨毛性のもの、さらに主として扁平な絨毛性のものである。産生色素も黄色、赤色、褐色と異なる。多数の大分生子が認められる株もあれば、ほとんど認められない株もある。その他、らせん菌糸等も認められる。

診　断
＜症　状＞　皮膚の脱毛、紅斑、水疱、痂皮、落屑、爪の変色や変形等が認められる（写真3）。皮下の肉芽腫病変を形成することもある。
＜病原診断＞
直接鏡検：病巣の周辺部等新しい病巣から採取した被毛、落屑を10～20％のKOH溶液に15～20分間浸してから検鏡する。菌糸と分節分生子が検出される（写真4）。
ウッド灯検査：M. canisに感染している被毛に360nmの波長の紫外線を照射すると、蛍光を発するので診断に応用されている。
菌の同定：病変部位の被毛、落屑をクロラムフェニコールおよびシクロヘキサミド添加サブローブドウ糖寒天培地またはdermatophyte test medium（DTM）上で24～28℃培養し、形態学的特徴により菌を同定する。

感染病巣のPAS染色を行い、菌を検出する。

感染病巣の被毛または鱗屑からPCRによって皮膚糸状菌のCHS1遺伝子を検出する方法が報告されている。

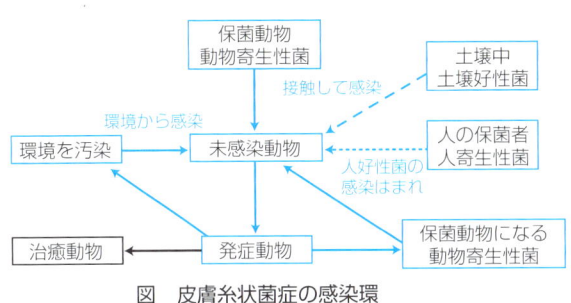

図　皮膚糸状菌症の感染環

予防・治療
<予　防>　海外ではワクチンの報告があるが，日本にはない。予防は罹患動物および保菌動物を隔離して治療する。汚染物の除去，焼却，消毒。
<治　療>　外用療法剤として，各種抗真菌薬が添加されている液剤，クリーム剤，軟膏等があるが，動物の使用には限界がある。抗真菌薬添加のシャンプーを用いた洗浄が有効であるとする報告がある。
　内服療法として，イトラコナゾール，テルビナフィン投与。

（加納　塁）

38　犬・猫のヒストプラズマ症(人獣)
Histoplasmosis in dogs and cats

宿　主　犬，猫，牛，猿，人
病　原　*Histoplasma capsulatum*。*H. capsulatum* var. *capsulatum*，*H. capsulatum* var. *duboisii* の2亜種がある。二形性真菌で，サブローブドウ糖寒天培地上25℃での培養では菌糸形，同じ培地上37℃での培養では酵母形を示す。
分布・疫学　世界中に分布。特に中米から北米の南部で発生が多い。日本では犬の感染報告がある。分生子を吸入する経気道感染と傷口からの経皮的感染が考えられる。
診　断
<症　状>　発熱，衰弱，元気消失，慢性の発咳，喀血，貧血，水様から血様下痢。全身性のヒストプラズマ症では，内臓のリンパ節腫大，肝膿瘍，黄疸，腹水，肺炎による発咳，呼吸困難。
<病　理>　感染組織に，直径2〜4μmの酵母細胞を貪食した多数の組織球からなる肉芽腫性炎症がみられる。
<病原診断>　喀痰，排膿液中の菌体をギムザまたはライト染色して確認するか，専門施設の下で培養によって菌を証明する。ヒストプラスミンによる皮内反応もある。
予防・治療　汚染土壌への曝露を避ける。治療はアムホテリシンB，アゾール系抗真菌薬の投与。

（加納　塁）

39　犬・猫のカンジダ症(人獣)
Candidiasis in dogs and cats

宿　主　犬・猫を含めた哺乳類，鳥類，爬虫類
病　原　原因菌で最も多いのは *Candida albicans* で，サブローブドウ糖寒天培地上で滑らかで，クリーム色の集落を呈する。鏡検するとほとんどが出芽酵母で，わずかに菌糸が認められる。牛血清に接種して37℃で1〜3時間培養すると発芽管を形成する。他に，*C. glabrata*（現在は *Nakaseomyces glabratus*），*C. guilliermondii*，*C. krusei*（現在は *Pichia kudriavzevii*），*C. parapsilosis*，*C. tropicalis* も感染する。カンジダの分類については，近年，再検討されているため，菌種名が変更される可能性がある。
分布・疫学　動物の皮膚，口腔粘膜，消化管，腟，外陰部等の粘膜に常在。
診　断
<症　状>　長期の抗菌薬，ステロイド，免疫抑制剤投与によって免疫が低下した動物に認められる。皮膚の紅斑，びらん，膿疱や，口腔内，消化管，呼吸器，生殖道，尿道，膀胱に炎症を引き起こす。
<病　理>　各臓器に白色点状の病巣がみられる。この病巣には多数の膿瘍と壊死像が，時に分芽胞子，仮性菌糸，真性菌糸等が認められる。
<病原・抗原診断>　病変部からの材料の直接鏡検，菌の分離培養，ラテックス凝集反応による血清中カンジダ抗原の検出。
予防・治療　日和見感染を防ぎ，治療にはアムホテリシンB，アゾール系抗真菌薬，キャンディン系抗真菌薬を投与する。

（加納　塁）

40　犬・猫のマラセチア症(人獣)
Malasseziosis in dogs and cats

宿　主　犬・猫を含めた哺乳類
病　原　*Malassezia* 属に分類される酵母菌。ピーナッツ状，ボーリングのピンのような特異な形態をしている。脂質を好む特徴がある。原因菌で最も多いのは *M. pachydermatis*。
分布・疫学　動物の体表，外耳道に常在し，世界各国で発生。
診　断
<症　状>　外耳炎では悪臭を伴う耳漏，発赤，痒みや疼痛が認められる。炎症が続くと外耳が肥厚する場合もある。脂漏性皮膚炎では，悪臭を伴う脂状の落屑とともに，紅斑，脱毛，苔癬化が認められる。
<病　理>　組織内に菌は証明されないが，多数の菌が体表で増殖している例がほとんどである。
<病原診断>　直接鏡検による異常増殖した菌の確認。
予防・治療　抗真菌薬の塗布や抗真菌薬が添加されているシャンプーによる洗浄。アゾール系抗真菌薬の内服も有効であったが，耐性化の問題がある。アレルギー性皮膚炎，内分泌疾患等の皮膚の基礎疾患が問題となっていることが多いので，基礎疾患に対処する必要がある。

（加納　塁）

41　犬・猫のニューモシスチス肺炎
Pneumocystis pneumonia in dogs and cats

宿　主　犬・猫を含めた哺乳類に常在
病　原　犬に感染するのは主に *Pneumocystis canis*。遺伝学的解析によって現在は真菌に分類されている。人のニューモシスチス肺炎の起因菌は *P. jiroveci* に分類されている。
分布・疫学　世界各地に分布。動物の肺組織内に常在しているが，免疫不全になると肺炎を引き起こす。

261

犬・猫●真菌症

診 断
＜症状・病理＞ 呼吸困難，咳等の呼吸器症状。発熱，元気消失。画像検査で間質性肺炎像を認める。肺胞組織はエオジン好染性の泡沫物が充満しているが，これは*P. canis*のシストとトロフォゾイトの菌塊である。グロコット染色，トルイジン青染色，メセナミン銀染色を行うと4～7μmの円形や半月状の菌体が確認しやすい。
＜病原診断＞ 肺胞洗浄液，肺生検材料から*P. canis*をギムザ染色や上記の染色法で直接鏡検する。PCRによる診断も報告されている。
予防・治療 免疫不全状態の時には本症の発症に注意する。ST(スルファメトキサゾール-トリメトプリム)合剤の投与。

診 断
＜症 状＞ 発熱，呼吸不全，リンパ節腫大，食欲不振，倦怠，下痢，消耗。全身性のコクシジオイデス症では，肝・腎機能不全，骨の腫大，跛行，皮膚の潰瘍や瘻管を形成，中枢神経症状，眼疾患(ぶどう膜炎，角膜炎)を認める。
＜病 理＞ 主に化膿性肉芽腫性炎を呈する。
＜病原・血清診断＞ 病巣内における，内生胞子または球状体の確認。菌体抽出抗原を用いた皮内(遅延型アレルギー)反応の他，免疫沈降反応，CF反応，ラテックス凝集反応による抗体の検出。菌分離は感染の危険性が高く，専門施設に依頼する。
予防・治療 アムホテリシンB，アゾール系抗真菌薬の投与。

(加納 塁)

42 犬・猫のブラストミセス症 (人獣)(海外)
Blastomycosis in dogs and cats

病名同義語：北アメリカ分芽菌症(North American blastomycosis)(South American blastomycosisは，原因菌が*Paracoccidioides brasiliensis*で，異なる感染症)

宿 主 犬，猫，野生動物，人
病 原 *Blastomyces dermatitidis*で，子嚢菌類に分類される。酵母形と菌糸形を呈する二形性真菌である。
分布・疫学 米国，カナダ，南米，アフリカ，アジアでの報告があるが，日本での発生はない。猫や人よりも，犬で発生が多い。湿度の高い地方の土壌や腐敗した植物に生息しており，自然界ではねずみやビーバー等が感染していると考えられている。土壌を激しく嗅ぎ回ったり，疾走したりすると呼吸器や傷から感染する。
診 断
＜症 状＞ 犬では呼吸器感染が最も多いが，皮膚病変，眼球炎，気管支肺炎，中枢神経障害等が認められる。
＜病 理＞ 感染病巣は化膿性から肉芽腫性炎症で，病巣内に酵母様菌体(直径8～20μm)が認められる。
＜病原・血清診断＞ 病巣からの生検材料のスタンプ標本を作製し，顕微鏡で酵母様菌体を検出する。分離培養は特殊な施設でのみ可能。血清反応，皮内反応，PCRがある。
治療・予防 ワクチンはない。アムホテリシンB，アゾール系抗真菌薬の投与。

(加納 塁)

43 犬・猫のコクシジオイデス症 (人獣)
Coccidioidomycosis in dogs and cats

宿 主 犬，猫，野生動物，人
病 原 遺伝子解析によって，*Coccidioides immitis*および*C. posadasii*の2種に分かれる。前者は主にカリフォルニアの砂漠地帯，後者はアリゾナからメキシコの砂漠地帯および中南米に分布。感染組織内では，球状体の内部に多数の内生胞子が認められ，土壌や培地上では菌糸と分節分生子を呈する二形性真菌である。
分布・疫学 日本では発症例はあるものの分離されておらず，輸入真菌と考えられる。土壌中で生育した分節分生子の吸入および外傷から感染する。感染力が強く，全身に播種しやすく，人，動物ともに死亡率が高い。

44 犬・猫のスポロトリコーシス症 (人獣)
Sporotrichosis in dogs and cats

宿 主 猫，人。海外では犬，猫，牛，馬，豚，らば，らくだ，アルマジロ，海生哺乳類のイルカ，鶏等で報告。
病 原 *Sporothrix schenckii*は1属1菌種であったが，現在，*S. brasiliensis*，*S. schenckii* sensu stricto，*S. globosa*，*S. mexicana*，*S. luriei*，*S. pallida*(*S. albicans*)の6菌種に細分類されている。そのうち*S. brasiliensis*，*S. globosa*，*S. schenckii* sensu stricto，*S. luriei*に病原性が認められる。日本では*S. globosa*および*S. schenkii* sensu strictの2種が確認。二形性真菌で，感染組織内では酵母形，サブローブドウ糖寒天培地上で30℃以下では菌糸形を呈する。
分布・疫学 熱帯，亜熱帯地域で発症が多い。湿った土壌や腐敗した植物に生育。汚染物からの創傷感染。猫は感受性が高く，保菌猫によるひっかき傷や咬傷によって感染する場合もある。
診 断
＜症状・病理＞ 皮下腫瘤，びらん，潰瘍。リンパ組織に沿って感染が拡大しやすく，リンパ管に沿って求心性かつ飛び石状の転移病巣形成や，リンパ節腫大が認められる。皮膚病巣を舐め，顔面や鼻に感染し，新たな肉芽腫性炎を形成。感染病巣の肉芽腫性炎症部にPAS陽性の酵母様菌体が確認。
＜病原診断＞ 病変部位の塗抹標本をライト染色して，酵母様の菌体を確認。生検材料，膿汁等の検査試料から菌を分離。
予防・治療 有効なワクチンはない。アゾール系抗真菌薬の内服。

(加納 塁)

45 犬・猫のリノスポリジウム症 (人獣)
Rhinosporidiosis in dogs and cats

宿 主 犬，猫，馬，らくだ，鳥類，魚類，人
病 原 mesomycetozoaに分類される*Rhinosporidium seeberi*。厚い細胞壁で直径100～400μmの球状体(胞子嚢)内に直径4～10μmの内生胞子が存在。分離培養は成功していない。自然界における生息状態についても不明。
分 布 主にアジア，アフリカ，南米の熱帯から亜熱帯地域で発生。まれに北米でも報告。日本では過去に沖縄で散

発したが，最近の発症は不明。吸入と傷口から感染。
診 断
＜症　状＞ くしゃみ，鼻汁，呼吸困難，いびき，鼻腔内の肉芽腫性炎および腫瘤形成，角膜炎。
＜病　理＞ 肉芽腫または血管線維腫様の腫瘤形成。
＜病原診断＞ 病変部位の塗抹標本をライト染色やPAS染色して，菌の確認。
予防・治療　菌生息地域における環境からの創傷感染や感染動物との接触を避ける。治療は病巣部の外科的切除。有効な薬剤は報告されていない。

（加納 塁）

46 犬・猫のプロトテカ症(人獣)
Prototheccosis in dogs and cats

宿　主　犬，猫，人，牛
病　原　*Prototheca wickerhamii*，*P. bovis* および *P. ciferrii*。藻類であるが，葉緑素が退化しているために外界から栄養を摂取している。
分布・疫学　世界中の河川，沼，湿地帯，湿潤な土壌，植物の表面，動物の皮膚・粘膜や消化管内から分離。創傷感染ないし免疫不全時の消化管感染の場合がある。
診 断
＜症　状＞ 日和見感染の場合は，皮膚や粘膜のびらん，潰瘍，痂皮，下痢。全身に播種した場合には肉芽腫性炎症を伴う多臓器不全を引き起こし，重篤になる。
＜病　理＞ 化膿性から肉芽腫性炎症で病巣内に大小の酵母様または桑実様の藻類を認める。PASやグロコット染色を行うと検出しやすい。
＜病原診断＞ 病理組織診断とともに，サブローブドウ糖寒天培地を用いて分離。
予防・治療　河川や沼での創傷を避け，免疫状態や菌交代症を呈した慢性の下痢に注意する。アムホテリシンB，アゾール系抗真菌薬を投与するが，あまり感受性は高くない。病巣の外科的摘出を行う。

（加納 塁）

47 犬・猫のトキソプラズマ症(人獣)
Toxoplasmosis in dogs and cats　　（口絵写真30頁）

概　要　トキソプラズマ原虫感染による全身性疾患で，成獣では不顕性感染を呈することが多い。犬は中間宿主で，猫科動物が終宿主。

宿　主　終宿主は猫科動物。中間宿主はほとんどすべての哺乳類と鳥類。一般に成獣では不顕性感染であることが多いが，幼獣では急性の全身症状を呈することもある。
病　原　*Toxoplasma gondii*。真コクシジウム目に属する偏性細胞内寄生原虫。発育期については，トキソプラズマ症（206頁）を参照。
分布・疫学　世界中に分布。
犬：犬は中間宿主であるため，本疾病の伝播様式はトキソプラズマ症（206頁）記載の動物と同じである。主な感染経路は成熟オーシストや感染動物由来のシスト（ブラディゾイト虫体）の経口摂取であるが，胎盤感染もある。
猫：猫科動物（家猫，ライオン，チーター等）はトキソプラ

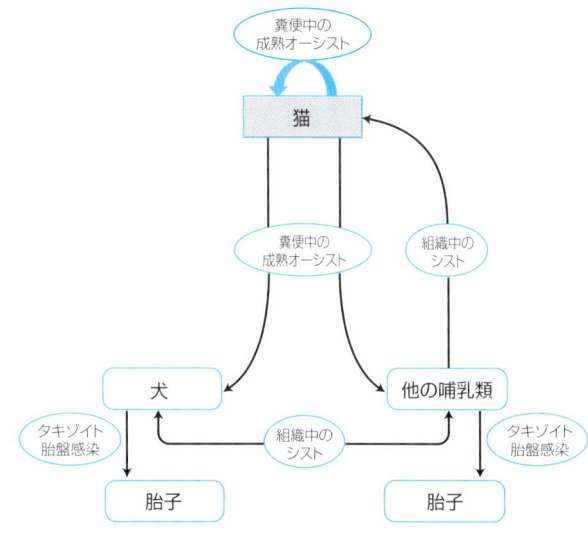

（オーシスト：写真1　タキゾイト：写真2）
図　犬・猫のトキソプラズマ症の感染環

ズマの終宿主であるが，中間宿主にもなりうる。主な感染経路はトキソプラズマ感染中間宿主体内のシストの経口摂取である。感染猫の糞便由来成熟オーシストを未感染猫が経口摂取することによる感染は成立しにくい。感染した場合でもオーシスト排出までの期間がシストの経口摂取では4〜7日のところ，20〜24日（実験感染例）に遅延したとの報告がある。猫が排出するオーシストは大きさ11〜14×9〜11μmで，新鮮糞便中では未成熟であるため感染性がない。未成熟オーシストが外界でスポロゾイトを形成して感染性を獲得するには24℃で2〜3日を要する。
診 断
＜症　状＞ 罹患動物の月齢，感染原虫の病原性や数によってかなり異なるが，一般に成獣では不顕性や慢性に経過することが多い。しかし，様々なストレスやウイルス病（犬では犬ジステンパー，猫では猫伝染性腹膜炎，猫汎白血球減少症，猫免疫不全ウイルス感染症等）との混合感染によって発病することがある。
猫：幼猫での発症例は死亡率が高い。抗菌薬に反応しない40℃以上の発熱，大葉性肺炎による呼吸困難，白血球の軽度〜中等度の減少，ビリルビン尿，腸間膜リンパ節腫大，網膜脈絡膜炎，虹彩炎等がみられる。
　まれに腹水や胸水が貯留する。胎盤感染では流・早・死産や出生後に様々な症状を呈して死亡することがある。過去の調査によると，20〜50％の猫が本原虫に感染している。
犬：症状は猫の場合と同じ。血清学的な調査では10〜30％の抗体陽性率であり，猫の場合より低い。
＜病　理＞ 急性感染時，リンパ節の腫大硬結と出血・壊死。肺の水腫。肝臓の混濁腫脹と針頭〜肝小葉大の出血巣や壊死巣。腎表面と割面に点状出血，心筋炎，脳脊髄炎等を呈する。
＜病原・血清診断＞ 現在普及している方法はイムノクロマト法やELISAによる抗トキソプラズマ抗体の検出である。虫体の直接検出には腹水や胸水等の炎症性滲出液や病変が認められる臓器のスタンプ標本をギムザ染色し鏡検するか，蛍光抗体法による。他にSabin-Feldman色素試験（ダイテスト）がある。これらに加えて猫では比重1.2〜1.6

犬・猫●原虫病

のショ糖液を用いて浮遊法を実施し，糞便中のオーシストを検出する。

予防・治療
＜予　防＞　犬・猫とも有効なワクチンはない。犬や猫に生肉を与えないことや野ねずみ等の野生動物を捕食させないこと，猫の糞便をオーシストが成熟する前（排泄後24時間以内）に適切に処理することが重要である。

オーシストは消毒薬や化学薬品に極めて強い抵抗性を示すが，60℃30分，70℃2分，100℃では瞬時に死滅する。
＜治　療＞　サルファ剤を25〜50mg/kgの用量で皮下・筋肉内注射する。サルファ剤はタキゾイトに対してのみ有効で，シストに有効な薬は今のところない。

(井上　昇)

48 犬・猫の腸管内原虫感染症
Enteric protozoal infections in dogs and cats

概　要　腸管内寄生原虫による犬猫の下痢を主徴とする疾病。

1) ジアルジア症（人獣）（五類感染症）
Giardiasis

宿　主　犬，猫，牛，豚，羊，げっ歯類，人等
病　原　*Giardia lamblia*（別名 *G. intestinalis*, *G. duodenalis*）。ディプロモナス目，ヘキサミタ科に属し，複数の遺伝型がある。生活環は栄養体（トロホゾイト）と嚢子（シスト）の二形態からなる。体内に侵入したシストは，小腸でトロホゾイトを脱嚢する。トロホゾイト（7〜11×12〜17μm）は左右対称の洋梨型で2個の核と4対の鞭毛を有する。腹部に吸着円盤があり，十二指腸から小腸上部の腸管壁に付着し大腸で卵円形のシスト（7〜9×9〜13μm）となり，糞便とともに環境中へ排出される。シストは適度な湿気の下で数カ月生存。
分布・疫学　世界各地に広く分布。動物はシストが付着した食物や水を介して経口感染する。
診　断
＜症　状＞　多くは不顕性感染。幼若な動物や，基礎疾患や薬剤投与による免疫の低下によって発症。小腸性下痢が認められる。
＜病　理＞　十二指腸〜空腸粘膜における炎症性病変。原虫の上皮細胞への侵入は認められない。
＜病原・血清診断＞　糞便中のトロホゾイトあるいはシストの検出。下痢便の直接顕微鏡検査によって「木の葉が舞うような」運動性を示すトロホゾイトを検出する。正常便にはシストしか排出されない場合も多く，数が少ない場合には検出が困難なこともある。市販ELISAキットによる糞便中の原虫抗原の検出が可能。PCRによる原虫遺伝子検出も有用。
予防・治療　メトロニダゾールを犬に対して15〜30mg/kg，猫は10〜25mg/kgを1日2回，5〜7日間経口投与する。メトロニダゾールの長期間投与によって神経毒性が発現することがあるため注意して使用する。フェバンテル30mg/kg，1日1回，3日間の連続投与も有効。いずれの治療薬も完全に駆虫することが困難な場合がある。消毒は無効なものが多いため，感染予防には飼育環境を熱湯で洗浄した後，乾燥し清潔に保つことが重要。

2) トリコモナス症（人獣）
Trichomoniasis

宿　主　トリコモナス目の腸トリコモナス（*Pentatrichomonas hominis*）は犬，猫，人，牛胎子トリコモナス（*Trichomonas foetus*）は犬，猫，牛，豚。
病　原　*P. hominis* は2分裂による増殖を行うトロホゾイトのみで，シストを形成しない。トロホゾイト（3〜14μm×8〜20μm）は楕円〜洋梨型で，前方に3〜5本の鞭毛，後方に1本の鞭毛を有し，虫体には波動膜を有する。感染動物から排出されたトロホゾイトを摂食することによって感染。
分布・疫学　両原虫とも世界各地に広く分布。
診　断
＜症　状＞　*P. hominis* は不顕性感染が多いが，血液や粘液を伴う大腸性下痢を起こすことがある。*T. foetus* は猫の大腸性下痢を引き起こし，慢性かつ難治性の下痢症の原因となる。
＜病　理＞　回腸，盲腸，結腸のリンパ球形質細胞性および好中球性炎症，陰窩上皮細胞の肥大や杯細胞の消失が認められる。
＜病原・血清診断＞　糞便の直接顕微鏡検査によって，早いスピードで直線状に動く虫体を検出する。あるいは糞便の塗抹標本を作製し，ギムザ染色によって染色された虫体を検出。PCRによる糞便中のトリコモナス遺伝子の検出も有用。
予防・治療　*P. hominis* にはメトロニダゾールが第一選択薬として使用される。犬に対して15〜30mg/kg，猫は10〜25mg/kgを1日2回，5〜7日間経口投与。メトロニダゾールの長期間投与によって神経毒性が発現することがあるため注意。*T. foetus* 感染症では効果は一時的な場合が多く，再発する可能性がある。トロホゾイトは湿性の環境中で長期間生存するため，飼育環境を乾燥させ，糞便は滅菌消毒を行う。

3) アメーバ症（人獣）（五類感染症）
Amebiasis

宿　主　犬，猫，人および霊長類
病　原　赤痢アメーバ（*Entamoeba histolytica*）はシスト（10〜20μm）とトロホゾイト（20〜40μm）の二形態からなり，感染した人の糞便中に排出されたシストによって汚染された水や食物を動物が経口的に摂取することで感染。犬や猫から人へ感染することはまれ。シストは小腸内で脱嚢してトロホゾイトとなる。まれに肝臓，肺，脳，肛門周囲の皮膚，外陰部にも感染することがある。
分布・疫学　熱帯〜亜熱帯地域の途上国に分布。日本国内での発生は近年増加傾向にあり，人の届出数は年間500例を超える。
診　断
＜症　状＞　不顕性感染が多いが，出血や粘液を伴う下痢等の潰瘍性大腸炎の症状がみられることがあり，食欲低下，体重減少等を伴う。
＜病　理＞　粘膜下層のトロホゾイトによる大腸粘膜のびらんおよび潰瘍性病変形成。
＜病原・血清診断＞　糞便の直接顕微鏡検査によって運動

性のあるトロホゾイトを検出する。ヨード染色によって4核のシストを検出できるが，糞便中に排出される数は少ない。

治療　メトロニダゾールが第一選択薬として使用される。犬に対して15～30mg/kg，猫は10～25mg/kgを1日2回，5～7日間経口投与する。メトロニダゾールの長期間投与によって神経毒性が発現することがあるため注意。環境の消毒には1％次亜塩素酸ナトリウム(30分以上)や2％グルタールアルデヒドが有効。

4）大腸バランチジウム症
（バランチジウム・コリ症）(人獣)
Balantidiasis

宿主　犬，豚，猿，げっ歯類，人
病原　大腸バランチジウム($Balantidium\ coli$)はトロホゾイトとシストの二形態からなる。トロホゾイト(30～100μm×20～70μm)は大型の卵円型で大腸に寄生もしくは片利寄生する。感染動物から糞便とともにシスト(40～70μm)が排出され感染源となる。
分布・疫学　世界各地に広く分布するが，国内の発生はまれ。
診断
＜症状＞　血液を伴う持続性の下痢。腹痛，食欲不振，体重減少等を伴う。
＜病理＞　大腸の潰瘍性病変と，病変部に豆型で大型の核と線毛を有するトロホゾイトが認められる。
＜病原・血清診断＞　糞便の直接顕微鏡検査により運動性のある虫体を検出する。シストは硫酸亜鉛浮遊法で回収し，顕微鏡検査で検出。
治療　犬の治療についての報告はわずかであり，人の治療法に基づいてメトロニダゾールやテトラサイクリンが有効であると考えられる。

（松鵜　彩）

49　犬・猫のバベシア症　（口絵写真31頁）
Babesiosis in dogs and cats

概要　バベシア原虫の赤血球内寄生により引き起こされる発熱，溶血性貧血，血小板減少および血色素尿症を主徴としたマダニ媒介性の疾患。

宿主　犬，猫およびそれらの近縁種。
病原　胞子虫類，ピロプラズマ網，バベシア科原虫。犬には$Babesia\ gibsoni$(写真1)，$B.\ canis$(写真2)，$B.\ conradae$，$B.\ vulpes$や$B.\ odocoilei$-like piroplasmが，猫には$B.\ felis$や$B.\ cati$，$B.\ herpailuri$，$B.\ lengau$が感染することが報告されている。赤血球内では無性生殖，マダニ体内では有性生殖で増殖する。近年，遺伝子解析の進歩によりこれまで同一と思われていたものが別種であると証明されたり，新種が発見されていることから，犬および猫に感染するバベシア原虫の種類が増加している。

赤血球内で$B.\ gibsoni$は小型で(直径1.0×3.2μm)の単一の環状型として観察される。$B.\ canis$は大型(直径2.4×5.0μm)の双洋梨型として観察される。$B.\ canis$は分布，病原性，ベクターの違い，遺伝子解析から3種($B.\ canis$，$B.\ rossi$および$B.\ vogeli$)に分類されたが，亜種として$B.\ canis\ canis$，$B.\ canis\ rossi$および$B.\ canis\ vogeli$と表記されている場合がある。$B.\ conradae$，$B.\ vulpes$，$B.\ odocoilei$-likeは$B.\ gibsoni$に似た小型のバベシア原虫である。$B.felis$と$B.\ cati$は小型の，$B.\ herpailuri$は大型の猫のバベシア原虫である。$B.\ lengau$はチーターから飼い猫に感染したとの報告がある。

分布・疫学　$B.gibsoni$はアジア(日本，韓国，マレーシア，インド，スリランカ等)，エジプトおよび北米に，$B.\ canis$は欧州からアジアの一部にかけて，$B.\ rossi$はアフリカ(南アフリカ，スーダン等)に，$B.\ vogeli$は世界中に広く分布する。$B.\ conradae$は北米で，$B.\ vulpes$はスペイン，$B.\ odocoilei$-likeは日本にて同定された種である。

$B.\ felis$，$B.\ herpailuri$および$B.\ lengau$はアフリカ，$B.\ cati$はインドに分布する。

日本では，$B.\ gibsoni$が近畿以西の西日本を中心に関東にも広く分布している。ベクターは主にフタトゲチマダニで，この他ツリガネチマダニ，ヤマトマダニ，クリイロコイタマダニである。感染の成立にはマダニの吸血を2日以上受ける必要がある。青森県では闘犬用の土佐犬の間で感染が広がっていることから血液を介した犬から犬への直接伝播，あるいは胎盤感染も疑われている。輸血によっても感染する。

$B.\ vogeli$は沖縄県にのみ分布するとされているが，近年その遺伝子が本州のダニから検出されており，分布の広がりが懸念されている。ベクターはクリイロコイタマダニである。

$B.\ odocoilei$-likeは東北地方で感染が報告されているが，いずれも脾摘を受けた犬であり，ベクターや自然宿主も不明である。

診断
＜症状＞　バベシア症の重症度は感染したバベシア原虫の病原性と宿主の免疫力の強弱に依存する。

甚急性では，食欲不振，低体温，ショックおよび昏睡を起こし，幼犬と老犬では致死率が高い。

急性では，感染後貧血が徐々に進行し，7～10日後に発熱と貧血で，粘膜蒼白，頻脈，頻呼吸，抑うつ，食欲不振，衰弱を示す。血管内溶血の結果，血色素尿症や黄疸がみられ，さらに血色素による腎臓障害が起こることがある。血液検査では溶血性貧血と軽度から重度の血小板減少症がみられる。脾腫や肝腫を起こす。重症例では播種性血管内凝固(DIC)や代謝性アシドーシスが起こることがある。

慢性感染では，軽度の溶血性貧血と血小板減少が持続してみられ，体重減少と食欲不振を示す。

＜発病機序＞　バベシア症による貧血は，①バベシア原虫の脱出に伴う赤血球の血管内溶血，②脾臓における赤血球および血小板のうっ滞，③抗赤血球抗体の産生と結合(オプソニン化)，④原虫の代謝および白血球の放出した活性酸素による赤血球の酸化傷害，⑤前記③・④で傷害を受けた赤血球のマクロファージによる貪食等，複雑な免疫反応の相互作用の結果起こる。⑤は非感染赤血球でも起こる。また，機序は不明であるが血小板減少がしばしばみられる。

＜病理＞
肉眼所見：脾臓，肝臓，リンパ節の腫大，貧血，黄疸，皮下浮腫等がみられる。

組織所見：骨髄や脾臓，肝臓で盛んな赤血球の再生像。脾臓とリンパ節でマクロファージによる赤血球の貪食。さら

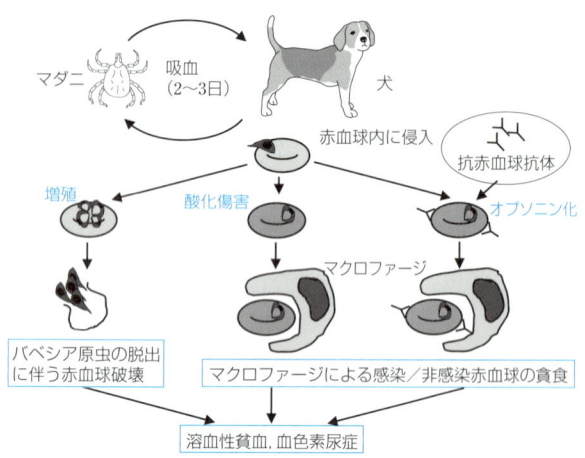

図 犬・猫のバベシア症の発病機序

に脾臓での赤血球のうっ滞とヘモジデリンの沈着。
＜病原・血清診断＞
病原診断：薄層血液塗抹標本をライトギムザ、あるいはギムザ染色し原虫を検出する。しかし、貧血の程度に比べて末梢血における原虫数が少なく、検出が困難な場合がある。
血清診断：血清中の抗バベシア原虫抗体のELISAや間接蛍光抗体法等による検出、PCRによるバベシア原虫の遺伝子の検出が行われている。間接蛍光抗体法で80倍以上の抗体価は陽性とされるが、病犬の状態により偽陰性となる。
予防・治療
＜予　防＞　マダニ等を吸血完了前に駆除することで予防できる。欧州では*B. canis*に対するワクチンが利用できるが、症状を軽くするのみで感染防御はできない。
＜治　療＞　イミドカルブ、ジミナゼン、フェナミジン、ペンタミジンが*B. canis*に有効である。*B. gibsoni*にはジミナゼンやアトバコンが有効であるが、耐性を獲得することで完全には原虫を排除できず再発をみるため、近年では多剤併用療法が開発されている。アトバコンとアジスロマイシンの併用や、クリンダマイシンとジミナゼン、イミドカルブの併用等が有効であるとされているが、やはり再発がみられるため、その後に長期間メトロニダゾール、クリンダマイシンとドキシサイクリンを投与することで原虫が排除できたことが報告されている。プリマキンが*B. felis*に対して有効である。貧血や衰弱の程度に合わせて輸血、輸液等の対症療法を行う。

治療による回復後も原虫が排除されないことが多く、体内に持続感染しており、宿主の抵抗力の低下により再発、重症化するため、グルココルチコイドおよび免疫抑制剤の使用、あるいは摘脾には注意が必要である。

（山崎真大）

50　犬・猫のクリプトスポリジウム症 （人獣）（五類感染症）
Cryptosporidiosis in dogs and cats

概　要　クリプトスポリジウム属原虫による疾患で、オーシストの経口摂取により下痢を起こす場合がある。

宿　主　哺乳動物全般
病　原　アピコンプレックス門*Cryptosporidium*属原虫。犬では*C. canis*、猫は*C. felis*の感染が多くみられるが、*C. parvum*や*C. muris*が検出されることがある。*C. parvum*の遺伝子型1，2は四種病原体等に指定。感染動物から排出されたオーシストの経口接種によって伝播。宿主消化管内でオーシストからスポロゾイトが脱嚢し、腸管上皮細胞の微絨毛に侵入し寄生胞を形成する。その内部で無性生殖（メロゴニー）によるメロゾイト形成を行う。放出されたメロゾイトはさらに別の部位で寄生胞を形成して増殖を繰り返す。メロゾイトの一部は有性生殖を行い、4つのスポロゾイトを含むオーシストを形成する。成熟オーシストは糞便とともに体外へ排出されて感染源となるが、一部は体内でスポロゾイトを放出して自家感染を繰り返す。
分布・疫学　世界各地に分布。国内で飼育されている犬の*Cryptosporidium*属保有率は数％とされている。
診　断
＜症　状＞　犬や猫の多くは不顕性感染で、若齢、基礎疾患や薬剤投与等による免疫抑制状態では下痢や体重減少を引き起こすことがある。
＜病　理＞　粘膜上皮細胞の絨毛萎縮、細胞内小器官の膨化および空胞化、固有粘膜層におけるリンパ球、形質細胞、マクロファージ浸潤が認められる。
＜病原・血清診断＞　糞便中のオーシストの検出。硫酸亜鉛法やショ糖浮遊法により糞便中のオーシストを回収した後、抗酸染色や蛍光染色し、光学顕微鏡もしくは蛍光顕微鏡を用いて観察する。虫体が小型のため診断が難しいことがあり、PCRによる遺伝子検出も有用である。
治　療　アジスロマイシン5〜10mg/kg（犬）、7〜15mg/kg、1日2回、14日間経口投与を行う。オーシストは消毒薬に耐性であることから、環境中を乾燥させ衛生管理を徹底することが予防につながる。

（松鵜　彩）

51　犬のネオスポラ・カニナム症
Canine neosporosis

概　要　*Neospora caninum*感染による犬の麻痺を主徴とする疾病。

宿　主　犬（終宿主ならびに中間宿主）、牛、めん羊、山羊、鹿（中間宿主）。コヨーテ、ディンゴ等、他の犬科動物も終宿主となることが確認あるいは類推されている。
病　原　*N. caninum*。アピコンプレックス門ザルコシスティス科ネオスポラ属に属する原虫で、トキソプラズマと同様の生活環をとる。犬科動物は糞便中にオーシストを排出する。
分布・疫学　1988年に初めて報告されて以降、多数の国で本症の発生または抗体陽性が報告されており、その分布は世界的であると考えられる。回顧的な病理学的研究により、本病は1957年に米国ですでに存在していたことが明らかになっている。

日本では本病の発生報告は数件しかないが、抗体陽性率は酪農家で飼育されている犬で31％、都市部で飼育されている犬では7％と報告されている。発生に地域性および季節性はない。犬種や性別による感受性の差異はない。感染経路には垂直感染と水平感染の両方がある。不顕性感染犬では、妊娠中にシストからブラディゾイトが遊出してタキゾイトとなり、感染が再活性化して胎子感染が起こる。

垂直感染のみでは犬群内の感染は持続しないと報告されている。

診　断
<症　状>　年齢にかかわらず発症するが，通常は不顕性であることが多い。胎子感染した6カ月齢以下の子犬で症状がより重篤である。同腹犬が複数発症することもある。主な症状は運動失調や麻痺で，麻痺は後肢から起きることが多い。皮膚炎や中枢神経系の症状を呈することもある。
<病　理>　病理解剖学的には皮膚の炎症や筋肉に黄白色線状病変が観察されることがある。本症の確定診断は病理組織学的および免疫組織化学的検査による。病理組織学的には，非化膿性脳脊髄炎，骨格筋炎，心筋炎および肝臓の巣状壊死が観察される。皮膚炎症例では潰瘍性皮膚炎がみられる。病変部では，タキゾイトが高頻度に観察される。シストは中枢神経（まれに骨格筋）でみられる。上記組織病変を有する症例で，免疫組織化学的にタキゾイトあるいはシストを検出することにより，確定診断がされる。
<病原・血清診断>　PCRによる本原虫の特異的核酸の検出，間接蛍光抗体法，ELISA，ドットブロットおよび凝集法による抗体検査が可能である。ジステンパー，蓄積病等との類症鑑別が必要。
予防・治療　ワクチンはない。生肉や生臓器を与えない。感染雌犬を繁殖に使用しない。治療にはクリンダマイシン等の抗菌薬の投与が有効な場合もある。

（木村久美子）

52　犬・猫の腸管内コクシジウム病
Enteric coccidiosis of dogs and cats

宿　主　犬，猫
病　原　犬では*Cystoisospora canis*と*C. ohioensis*が主な原因で，その他に*C. heydorni*，*C. burrowsi*および*Sarcocystis*属のコクシジウムが腸管に寄生。
　猫では*C. felis*と*C. rivolta*が主な原因で，その他に*Toxoplasma gondii*，*Hammondia hammondi*，*H. pardalis*，*Besnoitia*属および*Sarcocystis*属のコクシジウムが腸管に寄生。
分布・疫学　世界的に分布。成熟オーシスト（スポロゾイト形成オーシスト）や被鞘原虫（ユニゾイトシスト）を持つ媒介動物等を摂取することにより感染。
診　断
<症　状>　感染後約1週に泥状および水様の下痢が起こる。まれではあるが，血便や衰弱死もみられる。若齢動物で発症しやすい。
<病　理>　腸管上皮細胞の壊死，脱落。
<病原診断>　糞便中のオーシストまたはスポロシスト（*Sarcocystis*属）を浮遊法で検出。
予防・治療　サルファ剤やトルトラズリル製剤の投与は有効。臨床症状に対する対症療法，すなわち，止寫薬の投与，輸液，栄養補給，保温等もしばしば行われる。汚染源となる糞便は適切に処理・消毒する。

（平　健介）

53　犬・猫のトリパノソーマ症（人獣）（海外）
Trypanosomiasis in dogs and cats

宿　主　哺乳動物全般
病　原　*Trypanosoma cruzi*は，感染したサシガメの排泄物を介して経皮的に伝播。*T. brucei*はツェツェバエが媒介。動物体内に侵入した*Trypanosoma*属原虫は循環血液中に入り，マクロファージおよび単球内に寄生し各臓器へ移動するが，特に心臓および脳へ侵入する。
分布・疫学　*T. cruzi*によるアメリカトリパノソーマ症は中南米，北米。*T. brucei*によるアフリカトリパノソーマ症はアフリカ大陸で認められる。日本での発生はない。
診　断
<症　状>　*T. cruzi*に感染した犬の急性例では全身性リンパ節の腫大，急性心筋炎が，慢性的に進行するとうっ血性心不全による症状が認められる。猫も感受性があるものの発症例はこれまで報告されていない。*T. brucei*の感染は発熱，顔面の浮腫，リンパ節腫大，髄膜脳炎を引き起こす。
<病　理>　びまん性肉芽腫性心筋炎が特徴で，全身臓器，特に心筋，眼，中枢神経における重度の細胞変性および局所壊死が認められる。病変部には原虫の無鞭毛体（アマスティゴート）が検出される。
<病原・血清診断>　末梢血液や，リンパ節，骨髄，脳脊髄液の塗抹標本の鏡検によって虫体を検出。ELISAや間接蛍光抗体法を利用したトリパノソーマ特異抗体の検出。
治　療　*T. cruzi*に対して痛風および高尿酸血症治療薬であるアロプリノールが有効とされ，30mg/kg，1日2回経口投与が行われる。*T. brucei*に対してはジミナゼンやペンタミジンが用いられる。

（松鵜　彩）

54　犬のリーシュマニア症（人獣）（海外）
Canine leishmaniasis

宿　主　犬科動物，人
病　原　*Leishmania*属原虫が原因。犬を宿主とする種は*L. infantum*，*L. tropica*，*L. major*，*L. braziliensis*。サシチョウバエの刺咬により動物皮内に侵入した後，マクロファージの中で無鞭毛型原虫となる。刺咬部位に原発巣が形成され，感染したマクロファージが循環することで骨髄，脾臓，肝臓へと感染が拡大。
分布・疫学　中南米，北米，中東アジア，南欧。日本国内の発生はない。
診　断
<症　状>　感染初期にはサシチョウバエの刺咬部位（顔面や趾間，耳介内側等が好発部位）に鱗屑を伴う皮膚炎や脱毛が認められ潰瘍に進行する。爪周囲炎として認められることもある。体重減少，脾腫，リンパ節腫大，眼病変（ぶどう膜炎等），貧血，腎不全，腸炎，筋炎，骨髄炎等の多臓器不全が認められる。いずれの症状も必発ではなく，臨床症状のみで診断は困難。多くの症例で単一あるいは二峰性のγグロブリン血症が認められる。
<病　理>　皮膚，粘膜，内臓における肉芽腫性病変形成。
<病原・血清診断>　皮膚病変やリンパ節の生検材料，血液の塗抹標本から無鞭毛型の虫体を検出。PCRによる遺伝子検査やELISA，間接蛍光抗体法による血清学的診断も可能。
治　療　アロプリノールやアムホテリシンBが用いられる。一部の発生国では犬用ワクチンが市販。

（松鵜　彩）

犬・猫●原虫病

55 犬・猫のエンセファリトゾーン・クニクリ症(人獣)
Encephalitozoonosis in dogs and cats

宿　主　犬，猫，うさぎ，げっ歯類，人等の哺乳動物全般

病　原　微胞子虫門エンセファリトゾーン原虫が原因。犬や猫では *Encephalitozoon cuniculi* が主に感染。宿主細胞内に寄生体胞を形成し，その内部で発育する偏性細胞内寄生性原虫。

分布・疫学　世界各地に広く分布。国内ではペットや動物園等で飼育されているうさぎに多く感染が認められており，不顕性感染が多いものの腎不全や中枢神経傷害を発症することがある。近年犬や猫の抗体陽性例が多く存在することが報告。感染動物から排泄される尿や糞便中に含まれる胞子を経口的に摂取することで感染。胎盤感染や外傷からの感染も報告がある。

診　断

＜症　状＞　成犬や成猫の多くは不顕性感染。犬の発症は新生子や子犬で認められ，腎不全や神経症状を示す。猫の場合は痙攣，眼瞼痙攣を伴う角膜炎，抑うつ等で，突然死亡することもある。

＜病　理＞　肝臓，腎臓，脳における壊死性病変が認められる。

＜病原・血清診断＞　尿，糞便，組織生検材料から微胞子虫胞子を光学顕微鏡や電子顕微鏡を用いて検出。PCRによる原虫遺伝子の検出。また，ELISAや間接蛍光抗体法による抗体の検出も有用だが，不顕性感染が多いことから慎重な判断が必要。

治　療　犬や猫の有効な治療薬は報告されていない。人で用いられるベンゾイミダゾール系薬剤が有効である可能性がある。

（松鵜　彩）

56 犬のヘパトゾーン症
Hepatozoonosis in dogs

宿　主　犬

病　原　アピコンプレックス門ヘパトゾーン科の *Hepatozoon canis* と *H. americanum*。原虫を保有するマダニを経口摂取することによって感染。犬の消化管内でマダニからスポロゾイトが放出され，骨格筋にシストを形成する。シスト内で成熟したメロゾイトは好中球に寄生し，血液を循環する。

分布・疫学　*H. canis* はクリイロコイタマダニによって媒介され，南米，アフリカ，欧州等の世界各地に分布。日本でも九州南部で認められる。*H. americanum* は *Amblyomma maculatum* によって媒介され，北米の一部の地域に限局。

診　断

＜症　状＞　*H. canis* は比較的軽度で不顕性感染も多い。通常白血球の上昇は伴わず，高グロブリン血症を伴う非再生性貧血が認められる。*H. americanum* の感染は明らかな白血球の増加と全身の疼痛を伴い，急激な全身状態の悪化がみられる。

＜病　理＞　脾臓および肝臓，リンパ節の腫大が認められ，車輪状の成熟メロントが多数観察される。

＜病原・血清診断＞　ギムザ染色した血液塗抹を観察し，感染好中球を確認。末梢血を材料としてPCRによる遺伝子検査も有用。

治　療　ジミナゼン3mg/kgを3日に1回筋肉内投与，あるいはドキシサイクリン10mg/kgを1日1回約2週間経口投与。マダニ駆除剤を用いて予防。

（松鵜　彩）

57 自由生活性アメーバ感染症
Free-living ameba infection

宿　主　なし。犬や人は偶発的に感染。

病　原　自由生活性アメーバの *Naegleria* 属，*Acanthamoeba* 属，*Balamuthia* 属および *Sappinia* 属。自然環境中に生息し，動物宿主を必要としない。

分布・疫学　日本ではこれまでに数例の人の臨床例が報告。

診　断

＜症　状＞　疾患の原因となることはまれ。犬の臨床症状はジステンパーに類似。初期には鼻汁，眼脂，食欲不振，発熱を呈し，その後，神経症状が進行する。人では脳炎，角膜炎。

＜病　理＞　肺と脳に肉芽腫性炎症性病変が確認。また，腎臓や肝臓の小結節性病変も認められることがある。

＜病原・血清診断＞　確立された診断法はなく，生前診断は困難。

治　療　確立された治療法は報告されていない。

（松鵜　彩）

58 サイトークゾーン・フェリス症(海外)
Cytauxzoonosis

宿　主　猫科動物

病　原　ピロプラズマ目タイレリア科に属する *Cytauxzoon felis*。感染するとシゾントが臓器の組織球で無性生殖（シゾゴニー）を行い，放出されたメロゾイトが赤血球や単球に感染。

分布・疫学　北米。日本国内の発生はない。自然宿主はボブキャットやフロリダピューマ等の野生猫科動物で，家猫への伝播はマダニ媒介性に起こると考えられる。

診　断

＜症　状＞　食欲不振，リンパ節の腫大，発熱，活動性の低下等を示し，脱水，呼吸困難，黄疸，起立困難と急激に進行し，多くは致死的。

＜病　理＞　脾臓，膀胱粘膜，肺，心臓における点状出血，リンパ節の腫大と充出血および壊死，脾腫や肺浮腫が顕著で血管内には感染マクロファージの集簇が認められる。

＜病原・血清診断＞　ギムザ染色した血液塗抹標本上で，赤血球内，単球，マクロファージに寄生するピロプラズマ虫体を検出。PCRによる遺伝子検出も有用。

治　療　イミドカルブ，ジミナゼンが用いられるが，予後は不良の場合が多い。

（松鵜　彩）

1 Bウイルス感染症(人獣)(四類感染症)
B virus infection in monkeys

宿　主　アカゲザル，カニクイザル，タイワンザル，ベニガオザル，ニホンザル等のアジア産マカク属猿

病　原　*Herpesvirales*，*Orthoherpesviridae*，*Alphaherpesvirinae*，*Simplexvirus*に属する2本鎖DNAウイルス(*Simplexvirus macacinealpha 1*)で，人の単純ヘルペスウイルス(HSV)と近縁。三種病原体等。BSL3での取り扱いが必要。

分布・疫学　群飼育の場合は80～90％の個体がウイルスキャリアー。幼若期に感染母猿から離すとウイルスフリーの猿として飼育可能。ウイルスは三叉神経節等に潜伏感染。人の感染例は米国で1932年に研究者が感染死亡したケースが最初で，その後も数十例報告。

診　断

＜症　状＞　人では最初水疱が出現し，潰瘍形成，局所リンパ節の腫脹，発熱，頭痛，嚥下困難等の神経症状の後，麻痺が進行し死亡する。

＜病　理＞　脳脊髄の広範な変性・壊死。時に核内封入体形成。初感染の猿は最初舌の背側，口唇の粘膜・上皮移行部，口腔粘膜，時には皮膚に小水疱形成。病巣は直ちに潰瘍となり，痂皮が形成され7～14日で治癒。

＜病原診断＞　ELISAやウエスタンブロットで行う。

予防・治療　有効なワクチンはない。抗ヘルペス薬であるアシクロビル，ガンシクロビル，バラシクロビルが有効。

(下島昌幸)

2 マールブルグ病(人獣)(一類感染症)
Marburg disease

宿　主　猿，人。アフリカ・中近東のエジプトルーセットオオコウモリが自然宿主として疑われている。

病　原　*Filoviridae*，*Orthomarburgvirus*に属する*Orthomarburgvirus marburgense*。マイナス1本鎖RNAウイルスで，ウイルス粒子はひも状等の多形性を示す。一種病原体等。BSL4での取り扱いが必要。

分布・疫学　1967年，ドイツのマールブルグ等で，ウガンダからの輸入アフリカミドリザルを感染源とした大流行が発生。その後，南アフリカ，ケニア，コンゴ民主共和国，アンゴラおよびウガンダ等で本病の発生が確認。人での致死率は約80％。

診　断

＜症　状＞　感染した人あるいは動物の血液，体液，分泌物，排泄物等の汚染物との濃厚接触により感染。人の潜伏期は2～21日。高熱，頭痛，結膜炎，咽喉頭痛，筋肉痛に始まり，皮膚の発疹，斑状出血，消化管出血がみられる。猿類では，アフリカミドリザルが本ウイルスに対して高い感受性を示す。

＜診　断＞　ウイルス分離，血清学的検査，抗原捕捉ELISAによる抗原検出，RT-PCRによるウイルスゲノム検出。

予防・治療　ワクチンはない。治療は対症療法。

(下島昌幸)

3 エボラ出血熱(人獣)(一類感染症)
Ebola hemorrhagic fever

宿　主　猿，人。自然界での生活環は不明。フルーツコウモリが自然宿主と推定されている。

病　原　*Filoviridae*，*Orthoebolavirus*に属する*Orthoebolavirus bundibugyoense*，*Orthoebolavirus restonense*，*Orthoebolavirus sudanense*，*Orthoebolavirus taiense*，*Orthoebolavirus zairense*の5種が感染性ウイルスとして知られている。*Orthoebolavirus restonense*は猿には病原性があるが，人にはないといわれている。一種病原体等。BSL4での取り扱いが必要。

分布・疫学　*Orthoebolavirus restonense*以外はアフリカに分布。1976年のザイール(現：コンゴ民主共和国)での発生が最初。その後20数回発生。2014～2015年に西アフリカで大流行し，約29,000人の患者が発生し，そのうち約11,000人が死亡。

診　断

＜症　状＞　人の発症は突発的で進行が早い。潜伏期は2～21日。発熱，悪寒，筋肉痛，頭痛等のインフルエンザ様症状に続き，腹痛，嘔吐，下痢，皮膚の発疹がみられ，末期には出血および多臓器不全で死亡。動物の感受性や病態は動物種によって異なる。

＜病原診断＞　RT-PCRによるウイルスゲノムの検出。蛍光抗体法やELISAによる血清抗体の検出。

予防・治療　ワクチンはない。治療は対症療法のみ。本病を疑う患者の血液等を素手で触れないことが重要。空気感染はないとされている。

(下島昌幸)

4 エムポックス(人獣)(四類感染症)
Mpox

宿　主　げっ歯類，リス，猿

病　原　*Poxviridae*，*Chordopoxvirinae*，*Orthopoxvirus*に属する*Orthopoxvirus monkeypox*(エムポックスウイルス：mpox virus)。長径300nmを超え，特徴的なレンガ状の形態を持つ2本鎖DNAウイルス。感染性ウイルス粒子は細胞内成熟ウイルスと，さらに細胞膜由来脂質膜を被った細胞外外皮ウイルスからなる。三種病原体等。BSL3での取り扱いが必要。

分布・疫学　1957年，コペンハーゲン動物園にいた捕獲猿で初めて報告。1970年代からアフリカのサハラ砂漠周辺国で人のエムポックス(旧サル痘)が報告。2003年には米国でアフリカから輸入されたげっ歯類を原因とする流行があった。2014年，野生のスーティーマンガベイから分離された。人への感染は感染動物との接触による。動物では猿，うさぎ，プレーリードッグ等が高感受性。

診　断

＜症　状＞　人におけるエムポックスの潜伏期間は5～21日。従来の臨床症状としては発疹，発熱，頭痛，悪寒，咽頭痛，リンパ節腫脹等がみられる。重症例では臨床的に痘瘡と区別できない。致死率は数～10％。しかし，2022年5月以降の欧米を中心とした流行では，発熱やリンパ節腫脹等の前駆症状がみられないこと，病変が局所(会陰部，肛門周囲や口腔等)に集中し，全身性の発疹がみられない

猿類●ウイルス病／細菌病／原虫病

こと，異なる段階の皮疹が同時にみられること等，従来とは異なる臨床症状が指摘されている。
＜病原診断＞　ウイルス分離，電子顕微鏡検査，PCR，ELISA，中和テスト，病理組織学的検査等が用いられる。
予防・治療　特異的な治療法はない。種痘がエムポックスに対しても有効との報告がある。

（下島昌幸）

5　サル出血熱
Simian hemorrhagic fever

宿　主　ヒヒ，アフリカミドリザル，パタスモンキー，コロブスモンキー等のアフリカ産猿類
病　原　*Arteriviridae*, *Simarterivirinae*, *Deltaarterivirus*, *Hedartevirus* に属する *Deltaarterivirus hemfev*（simian hemorrhagic fever virus）
分布・疫学　アフリカ産猿類は不顕性感染であり，キャリアーとなっている。野生のアフリカ産猿類での陽性率は1〜10％といわれている。1960年代に米国研究所のマカク属猿類コロニーで本疾患のアウトブレイクが発生。入れ墨あるいはツベルクリンの針を介して，アフリカ産猿類からマカク属猿類にウイルスが伝播した可能性が指摘されている。
診　断
＜症　状＞　マカク属猿類の臨床症状は発熱，顔面紅疹，食欲不振，沈うつ，皮膚出血等。発病後10〜15日でほぼ100％死亡。
＜発病機序＞　アフリカ産猿類では不顕性感染で，生涯持続感染する（キャリアー）。一方，アジア産マカク属猿類が感染すると発症し，死亡する。
＜病　理＞　多臓器での巣状出血。リンパ濾胞壊死。
＜病原・血清診断＞　ウイルス分離。中和テスト，CF反応による抗体検査。RT-PCR，塩基配列解析可能。
予防・治療　治療法はない。アフリカ産猿とアジア産猿の同居を避ける。他のウイルス性出血熱との鑑別診断が必要。

（下島昌幸）

6　猿の赤痢（人獣）（三類感染症）
Dysentery in monkeys

宿　主　猿，人
病　原　*Shigella flexneri*, *S. sonnei*, *S. dysenteriae*, *S. boydii*。本属菌は腸内細菌科に属するグラム陰性通性嫌気性桿菌。鞭毛を持たず，菌には自発的な運動性はない。
分布・疫学　自然界では人と猿類のみが感染。野生の猿類にはみられないので，捕獲後あるいは飼育中に人から猿類に感染すると推定されている。菌で汚染された食物等による経口感染が主な感染経路。
診　断
＜症　状＞　潜伏期間は2〜9日。発症例では死亡率が高い（70％のこともある）。主な臨床症状は下痢，粘血便，元気消失，嘔吐。健康保菌猿も存在。
＜発病機序＞　腸管上皮細胞に感染する通性細胞内寄生性菌で，細胞内ではアクチンを利用して細胞質内を移動。同様に，隣接する細胞に侵入し感染を広げる。

＜病　理＞　病変は概ね大腸に限局。粘膜の充血，出血，びらんおよび潰瘍。組織学的にはカタル性炎，偽膜性炎。
＜病原診断＞　糞便からの赤痢菌分離。無症状の場合，菌分離は3日間以上の間隔で，3回以上の検査が必要。
予防・治療　衛生管理を徹底するとともに，検査等により迅速に感染個体を摘発する。感染個体は隔離し，リファンピシン，アンピシリン，ネオマイシン，クロラムフェニコール等の抗菌薬を投与。乳酸リンゲル液による維持療法。人への感染や施設内での感染拡大のリスクを考慮し，感染した個体やそれと同居する個体を淘汰する場合が多い。

（佐々木宣哉）

7　猿の結核（人獣）
Tuberculosis in monkeys

宿　主　猿。類人猿，マカク属猿類は特に感受性が高い。
病　原　*Mycobacterium tuberculosis*, *M. bovis*。両菌種はBSL3の実験室で取り扱う。
分布・疫学　世界中に分布。繁殖・飼育猿，動物園の猿類が人から感染。飛沫核感染，経気道感染，経口感染による。
診　断
＜症　状＞　感染が進行した状態で発症。発咳，体重減少，被毛粗造，下痢，呼吸困難，食欲不振，元気消失等が一般な症状。
＜病　理＞　主に肺や腸管およびそれら臓器の付属リンパ節にいわゆる結核結節を形成する。
＜病原・血清診断＞　ツベルクリン検査（眼瞼皮内にオールドツベルクリンを接種）。特異的抗原によるインターフェロンγ遊離試験。塗抹標本，組織標本における菌の証明（チール・ネールゼン染色）。遺伝子増幅技術を用いた手法としては，菌体に含まれる16S rRNAを増幅対象とし，増幅産物を特異的なDNAとハイブリダイゼーションさせて検出する *M. tuberculosis* direct test（MTD）法がある。
予防・治療
＜予　防＞　衛生管理の徹底。検査等により，迅速に感染個体を摘発する。
＜治　療＞　感染類人猿は隔離し，抗菌薬投与（イソニアジド，リファンピシン，エタンブトールの3剤）による治療。通常，マカク属猿類は治療しないで安楽死措置。

（佐々木宣哉）

8　猿のマラリア（人獣）（四類感染症）
Simian malaria

宿　主　猿類，人（中間宿主）
病　原　*Plasmodium knowlesi*, *P. cynomolgi*
分布・疫学　マレーシアを中心とした東南アジアに分布。ハマダラカ属の蚊が媒介する。
診　断
＜症　状＞　無症状の場合が多い。重度の場合は発熱，不隠行動，自発運動の低下，嘔吐，黒褐色尿の排泄，貧血，昏睡がみられる。
＜病原診断＞　末梢血液塗抹ギムザ染色標本で虫体を検出。
予防・治療　飼育施設搬入時に血液検査を行い，陽性動物

を摘発。

（佐々木宣哉）

9 猿のアメーバ赤痢(人獣)(五類感染症)
Amebiasis in monkeys

宿　主　猿類，人，豚，犬，猫，うさぎ，げっ歯類
病　原　*Entamoeba histolytica*
分布・疫学　世界各地に分布。熱帯・亜熱帯地方に多い。糞便中の成熟シストの経口摂取により感染。

診　断
＜症　状＞　不顕性感染が主。発症した場合は下痢，粘血便。大腸粘膜の壊死と潰瘍が認められる。
＜病原診断＞　新鮮便から栄養体または球形のシストを検出。非病原性の *E. dispar* との鑑別(PCR)が必要。
予防・治療　適切な糞便の処理と検疫の徹底。大腸炎に対してはメトロニダゾールの経口投与が，シストキャリアに対してはパロモマイシンの経口投与が用いられる。

（佐々木宣哉）

1 腎症候性出血熱(人獣)(四類感染症)
Hemorrhagic fever with renal syndrome

宿 主 げっ歯類(セスジネズミ, ドブネズミ)

病 原 Bunyaviricetes, Elliovirales, Hantaviridae, Mammantavirinae, Orthohantavirusに属する各種ハンタウイルス(Orthohantavirus hantanense, Orthohantavirus seoulense, Orthohantavirus dobravaense, Orthohantavirus puumalaense)。三種病原体等

分布・疫学 野生げっ歯類を感染源として, 極東アジア(中国, ロシア, 韓国:患者数年間数万人)と欧州(北欧, 東欧, 中欧:年間数千人)で発生。

実験用ラットによる実験室内流行もあり。糞尿中のウイルスにより人やげっ歯類間で呼吸器感染する。

診 断
＜症　状＞ 哺乳マウス・ラットやヌードマウス, SCIDマウスのみが実験感染により死亡。成熟動物では一過性感染。
＜病　理＞ 免疫組織学的検査によって, 自然感染げっ歯類の肺や腎臓の小血管の内皮細胞中にウイルス抗原が検出されるが, 病理的変化は認められない。
＜病原・血清診断＞ 抗体検出(間接蛍光抗体法, ELISA)やゲノム検出(RT-PCR)による。ELISAキットが市販。人の診断は感染症法の届出基準に従う。

予防・治療 げっ歯類の駆除。実験用ラットでは血清モニタリング, 摘発・淘汰。感染腫瘍細胞や株化細胞のラットへの接種によって感染拡大の事例がある。人の治療は対症療法による。不活化ワクチンが中国と韓国で開発。

(下島昌幸)

2 センダイウイルス感染症
Sendai virus infection

宿 主 宿主域が広く, マウス, ラット, モルモット, うさぎ, フェレット, マーモセット等

病 原 Paramyxoviridae, Feraresvirinae, Respirovirusに属するセンダイウイルス〔Respirovirus muris:Sendai virus (hemagglutinating virus of Japan:HVJ)〕。ssRNA(−), エンベロープを有する。ゲノム長15,384bp(NC_001552)。BSL2(ATCC)。

分布・疫学 世界中の実験用げっ歯類に感染がみられていたが, 近年はほとんどみられない。鼻汁にウイルスが排出され, 感染個体との直接感染, 飛沫・鼻汁の汚染飼育器材や飼育者の手指を介した間接感染が認められる。免疫機能の正常なマウスでも感染後2週間はウイルス排出が続き, 伝播力は強い。感受性に系統差がある。

診 断
＜症　状＞ 感染マウスは摂餌・摂水量の低下, 不活発, 立毛, 円背, 異常呼吸音等を呈するが, この時期を耐過すれば治癒に向かう。乳子では死亡率, 発育不良の割合が高い。繁殖マウスでは妊娠率の低下, 妊娠期間の延長, 産子数の減少, 喰殺がみられる。不顕性感染もある。免疫不全動物では持続感染を起こし, 肺炎を伴う消耗性疾患を呈して死亡する。
＜病　理＞ ウイルスは呼吸器系上皮細胞で増殖する。肺病変は一肺葉または肺葉内の一部分に現局し, 充血, 赤色肝片化, 肺葉の萎縮等が特徴。組織学的には感染初期に肺の浮腫, 充出血, 次いで気管支細気管支上皮細胞の変性脱落, 気管支周囲の好中球浸潤。
＜病原・血清診断＞ ELISAや間接蛍光抗体法による血清検査。

予防・治療 ワクチンはなく治療もしない。導入動物の検疫を徹底し, 感染動物は体外受精等により清浄化する。本病発生の場合, 伝播防止のため全群淘汰すべきである。

(池　郁生)

3 マウス肝炎ウイルス感染症 (マウスコロナウイルス感染症)
Mouse hepatitis, murine coronavirus infection

宿 主 マウス

病 原 Coronaviridae, Orthocoronavirinae, Betacoronavirusに属するマウスコロナウイルス〔Betacoronavirus muris(murine hepatitis virus:MHV)〕。臓器特異性や病原性の異なる多くの分離株が存在する。ssRNA(+), エンベロープを有する。ゲノム長31,526bp(AC_000192)。BSL2(ATCC)。

分布・疫学 世界中の実験用マウスに感染。国内でも2〜3％程度の感染率で推移し, 感染事故の発生が現在も散発的にみられる。便中に排出されたウイルスに経口・経鼻感染する。通常, 感染耐過マウスは強い免疫を獲得するが, 一部の感染マウスでは数週間にわたりウイルスを排出する。

診 断
＜症　状＞ 通常, 成熟マウスは不顕性感染。乳飲みマウスでは発症し, 下痢や死亡することもある。ヌードマウスやSCIDマウス等の免疫不全マウスは持続感染してウイルス排出が続き, 消耗性疾患を呈して死亡することがある。多数の株が分離され, 肝炎・脳炎等を起こす多臓器親和性の株と, 腸炎を主病変とする腸管親和性の株に大別される。近年の自然感染例は, 病原性の低い腸管親和性の株による感染がほとんどである。
＜病　理＞ 肝臓表面の白色斑散在, 小腸の水腫性肥厚等。肝臓では巣状壊死の周囲に炎症性細胞浸潤を伴い, 消化管では絨毛の萎縮が観察される。
＜病原・血清診断＞ ELISAや間接蛍光抗体法による血清検査。糞便や盲腸内容物のRT-PCRおよび増幅産物のシークエンス。

予防・治療 ワクチンはなく治療もしない。導入動物の検疫を徹底し, 感染動物は体外受精等により清浄化する。

(池　郁生)

4 マウスノロウイルス感染症
Mouse norovirus infection

宿 主 マウス

病 原 Caliciviridae, Norovirus, Norovirus norwalkenseに属するマウスノロウイルス(mouse norovirus)。直径約30nmの小型球形でエンベロープを持たず, 物理化学的に安定で不活化されにくい。ssRNA(+)。ゲノム長7,382bp(NC_008311)。培養細胞で増殖可能。BSL2(ATCC)。

分布・疫学 世界中の実験用マウスに感染。日本でもSPF環境を含め高率に感染が認められる。糞便中に排出されたウイルスが経口感染し, 同居によって容易に感染が成立す

る。不顕性感染例でも腸管や腸間膜リンパ節では長期間感染が持続し，ウイルス株に依存するが，ウイルス排出は感染後8週間以上続く。

診　断
＜症　状＞　通常のマウスでは不顕性感染。インターフェロン系機能に異常があるマウスでは発症し，死亡する場合もある。
＜病　理＞　腸間膜リンパ節，小腸，脾臓のマクロファージや樹状細胞で主に増殖する。感染1日目の腸管で好中球等の炎症細胞が増加するが，病理組織学変化は多くの場合，軽微。
＜病原・血清診断＞　糞便や盲腸内容物のRT-PCRおよび増幅産物のシークエンス。
予防・治療　ワクチンはなく治療もしない。導入動物の検疫を徹底し，感染動物は体外受精等により清浄化する。

（池　郁生）

5 兎粘液腫 (届出)(海外)
Rabbit myxomatosis

宿　主　うさぎ
病　原　Poxviridae, Chordopoxvirinae, Leporipoxvirusに属するLeporipoxvirus myxoma（粘液腫ウイルス：myxoma virus）
分布・疫学　アメリカ大陸に生息するワタオウサギ属のうさぎが自然宿主。欧州およびオーストラリアでは人為的に持ち込まれ，地域的に流行している。日本で発生はない。直接的接触，あるいは吸血昆虫（ウサギノミの他，蚊等）により伝播する。

診　断
＜症　状＞　アナウサギ属は高感受性で，眼瞼，鼻，口，生殖器周辺等に浮腫性の腫脹を起こし，細菌の二次感染により肺炎等の全身症状に移行することが多い。ウイルス株により20〜100％の死亡率を示す。
＜病　理＞　感受性のうさぎでは眼瞼，鼻，口，生殖器周辺の皮下に粘液様の腫瘍（myxoma）を形成する。低感受性のワタオウサギ属のうさぎでは皮膚に限局した線維腫を形成するのみ。
＜病原・血清診断＞　臨床症状，病理学的所見の他，ウイルスゲノム，抗体検出あるいはウイルス分離により診断する。
予防・治療　欧州では弱毒生ワクチンが使用されている。有効な治療法はない。

（山中仁木）

6 兎出血病 (届出)
Rabbit hemorrhagic disease

宿　主　うさぎ
病　原　Caliciviridae, Lagovirus, Lagovirus europaeusに属する兎出血病ウイルス（rabbit hemorrhagic disease virus）。遺伝子解析および抗原性から，RHDV，RHDVaおよびRHDV2の3型に分けられる。
分布・疫学　1984年以降，アジア，欧州，アフリカ，アメリカ大陸，オーストラリアで発生し，日本では1994年の初発以降散発している。血液や分泌物を介した直接的接触，あるいはハエ等の昆虫による機械的伝播による。

診　断
＜症　状＞　RHDVとRHDVaにはアナウサギ属が高感受性で，8週齢以上の成うさぎで症状を認め，80％以上の死亡率を呈す。RHDV2にはアナウサギ属とノウサギ属が感受性で，若齢でも症状を認める。1〜3日の潜伏期間後，元気消失，発熱，呼吸器症状，神経症状，黄疸を呈し，発症後数日で死亡する。甚急性の場合，症状を示さず突然死する。
＜病　理＞　肝臓の壊死，脾臓の腫大，各種諸臓器の出血。
＜病原・血清診断＞　臨床症状，肝臓や脾臓からRT-PCR，ELISA，電子顕微鏡，免疫染色によるウイルス遺伝子または抗原の検出，ELISAあるいはHI反応による抗体検出。
予防・治療　海外ではワクチンが使用されているが，日本ではない。有効な治療法はない。

（山中仁木）

7 リンパ球性脈絡髄膜炎 (人獣)
Lymphocytic choriomeningitis

宿　主　げっ歯類（マウス，ハムスター等）。犬，豚，猿類，人にも感染する。
病　原　Bunyaviricetes, Hareavirales, Arenaviridae, Mammarenavirusに属するリンパ球性脈絡髄膜炎マムアレナウイルス（Mammarenavirus choriomeningitidis）。
分布・疫学　世界中に分布。経気道あるいは経皮感染により水平感染する。マウス，ハムスターでは垂直感染もみられる。2005年，フランスから輸入されたマウスが感染していたことが発覚し，問題となった。

診　断
＜症状・発病機序・病理＞　マウスやハムスターが胎子期あるいは新生子期に感染すると免疫寛容が成立し，長期の無症状ウイルスキャリアーとなり，糞尿等にウイルスを生涯排出する。しかし，老齢の無症状ウイルスキャリアーでは腎臓等に免疫複合体病形成が認められることがある。成熟マウスが本ウイルスに初感染すると，リンパ球性脈絡髄膜炎を発症する。人が発症すると，発熱，頭痛，筋肉痛，倦怠感等のインフルエンザ様症状を示し，まれに髄膜炎，髄膜脳炎等を引き起こす。
＜病原・血清診断＞　培養細胞を用いたウイルス分離と間接蛍光抗体法やELISAによる抗体の証明。
予防・治療　動物に対するワクチンや治療法はない。動物および動物由来試料の検疫が重要。

（下島昌幸）

8 アルゼンチン出血熱 (人獣)(一類感染症)
Argentinian hemorrhagic fever

宿　主　げっ歯類（Calomys musculinus）
病　原　Bunyaviricetes, Hareavirales, Arenaviridae, Mammarenavirusに属するアルゼンチン出血熱ウイルス（別名フニンウイルス，Mammarenavirus juninense）。一種病原体等。BSL4での取り扱いが必要。
分布・疫学　アルゼンチンで農業従事者を中心に1958年から発生。不顕性に持続感染したげっ歯類（C. musculinus）が自然宿主。糞尿中のウイルスによりげっ歯類と人に呼吸器感染する。1991年に生ワクチンが導入され，患者数は

げっ歯類・うさぎ類●ウイルス病

年間30～50人に激減した。日本での発生はない。
診 断
＜症 状＞ 発熱，筋肉痛，倦怠感，皮膚・消化器・性器からの出血，中枢神経障害を示す。南米出血熱に共通した症状である。
＜病理・血清診断＞ 臨床材料（血液，脳脊髄液，尿）からのウイルスの分離・同定ないしRT-PCRによる病原体の遺伝子の検出。ELISAまたは蛍光抗体法によるIgMもしくはIgG抗体の検出。一類感染症を診断した医師は直ちに届出が必要。
予防・治療 流行地の感染げっ歯類の摘発・淘汰。治療は対症療法による。回復期患者血清・リバビリン投与が有効。弱毒生ワクチンが開発されている。院内感染防止のため，患者の隔離とバリアー看護が必要。

（下島昌幸）

9 ボリビア出血熱(人獣)(一類感染症)
Bolivian hemorrhagic fever

宿 主 げっ歯類（*Calomys callosus*）
病 原 Bunyaviricetes, Hareavirales, Arenaviridae, Mammarenavirus に属するボリビア出血熱ウイルス（別名マチュポウイルス，*Mammarenavirus machupoense*）。一種病原体等。BSL4での取り扱いが必要。
分布・疫学 ボリビア北東部で1959年初発。げっ歯類（*C. callosus*）が自然宿主。糞尿中のウイルスによりげっ歯類間および人に経口，経皮感染。げっ歯類は不顕性に持続感染。人に重篤な出血熱を起こす。1964年までに千数百例発生（死亡率15％）。1973～1993年には1例のみ発生。日本での発生はない。
診 断
＜症 状＞ 発熱，筋肉痛，倦怠感，皮膚・消化器・性器からの出血，中枢神経障害を示す。南米出血熱に共通した症状である。
＜病原・血清診断＞ 臨床材料（血液，脳脊髄液，尿）からのウイルスの分離・同定ないしRT-PCRによる病原体の遺伝子の検出。ELISAまたは蛍光抗体法によるIgMもしくはIgG抗体の検出。
予防・治療 流行地の感染げっ歯類の摘発・淘汰。治療は対症療法による。回復期患者血清・リバビリン投与が有効。院内感染防止のため，患者の隔離とバリアー看護が必要。

（下島昌幸）

10 ベネズエラ出血熱(人獣)(一類感染症)
Venezuelan hemorrhagic fever

宿 主 げっ歯類（*Zygodontomys brevicauda*）
病 原 Bunyaviricetes, Hareavirales, Arenaviridae, Mammarenavirus に属するベネズエラ出血熱ウイルス（別名グアナリトウイルス，*Mammarenavirus guanaritoense*）。一種病原体等。BSL4での取り扱いが必要。
分布・疫学 ベネズエラ中央部草原で農業従事者を中心に1989年に発生。不顕性，持続感染げっ歯類（*Z. brevicauda*）が自然宿主。糞尿中のウイルスによる呼吸器および経皮感染。人に重篤な出血熱を起こす。1991年までに104例発生（26例死亡）。日本での発生はない。
診 断
＜症 状＞ 発熱，筋肉痛，倦怠感，皮膚・消化器・性器からの出血，中枢神経障害を示す。南米出血熱に共通した症状である。
＜病原・血清診断＞ 臨床材料（血液，脳脊髄液，尿）からのウイルスの分離・同定ないしRT-PCRによる病原体の遺伝子の検出。ELISAまたは蛍光抗体法によるIgMもしくはIgG抗体の検出。
予防・治療 流行地の感染げっ歯類のコントロール。治療は対症療法による。回復期患者血清・リバビリン投与が有効。院内感染防止のため，患者の隔離とバリアー看護が必要。

（下島昌幸）

11 ハンタウイルス肺症候群(人獣)(四類感染症)
Hantavirus pulmonary syndrome（HPS）

宿 主 げっ歯類〔シカシロアシマウス（北米），コメネズミ（南米）〕
病 原 Bunyaviricetes, Elliovirales, Hantaviridae, Mammantavirinae, Orthohantavirus に属するハンタウイルス（*Orthohantavirus sinnombreense*, *Orthohantavirus andesense*, *Orthohantavirus bayoui*, *Orthohantavirus nigrorivense*, *Orthohantavirus mamorense*）
分布・疫学 南北アメリカ大陸に生息するげっ歯類が自然宿主。不顕性・持続感染する。糞尿中に排泄されたウイルスによりげっ歯類および人に呼吸器感染する。咬傷でも伝播する。1993以降，米国で合計700例以上，南米で1,000例以上発生。日本での発生はない。
診 断
＜症 状＞ 人では急性の発熱，呼吸困難（肺浮腫），ショック症状を示し高い死亡率（約40％）。
＜病原・血清診断＞ 臨床材料（血液，肺組織材料）からのウイルスの分離・同定ないしRT-PCRによる病原体の遺伝子の検出。ELISAまたは蛍光抗体法によるIgMもしくはIgG抗体の検出。
予防・治療 げっ歯類の駆除。対症療法，特にショックへの対応。ワクチンは未開発。

（下島昌幸）

12 ラッサ熱(人獣)(一類感染症)
Lassa fever

宿 主 げっ歯類（*Mastomys natalensis*）
病 原 Bunyaviricetes, Hareavirales, Arenaviridae, Mammarenavirus に属するラッサウイルス（*Mammarenavirus lassaense*）。一種病原体等。BSL4での取り扱いが必要。
分布・疫学 ナイジェリアのラッサ村で1969年に初発。以後，サハラ砂漠以南の西アフリカ諸国（ナイジェリア，リベリア，セネガル，ギニア，シエラレオネ）で毎年流行がある。感染者の約80％は軽症だが，毎年10万人以上が感染し，5,000人程度が死亡しているものと考えられている。日本での発生はないが輸入事例はある。
診 断
＜症 状＞ 発熱，頭痛，倦怠感，咽頭痛，嘔吐，下痢，下血を示す。脳炎症状や聴覚障害を示す場合もある。

<病原・血清診断> 臨床材料（血液，咽頭拭い液，尿）からのウイルスの分離・同定ないしRT-PCRによる病原体の遺伝子の検出．ELISAまたは蛍光抗体法によるIgMもしくはIgG抗体の検出．
予防・治療　流行地の感染げっ歯類のコントロール．ワクチンはない．治療は対症療法による．リバビリン投与が発症早期には特に有効．院内感染防止のため，患者の隔離とバリアー看護が必要．

（下島昌幸）

13　唾液腺涙腺炎
Sialodacryoadenitis

宿　主　ラット
病　原　*Coronaviridae, Orthocoronavirinae, Betacoronavirus*に属する唾液腺涙腺炎ウイルス（*Betacoronavirus muris*）
分布・疫学　世界中に分布．自然感染はラットのみ（実験的にはマウスにも感染する）．伝播力は強く，発病率も高い．日本の汚染率は以前に比べ，低率となった．伝播は飛沫・接触感染．
診　断
<症状・発病機序>　経過は急性で，唾液腺周囲皮下の浮腫による頸部の腫大，涙腺腫脹による眼球の突出と眼周囲や鼻端部への赤色分泌物（ポルフィリン）付着を主徴とする．感染ラットは光に対して過敏（羞明）．死亡例はほとんどない．発病後，数日で回復．唾液腺，顎下腺，涙腺の上皮細胞に感染し，炎症と腫脹を引き起こす．
<病　理>　肉眼的には，唾液腺周囲におけるゼラチン様浮腫．組織学的には，唾液腺（特に顎下腺）とハーダー腺における上皮細胞の変性，壊死等．
<病原・血清診断>　マウス肝炎ウイルスと共通抗原を有するので，この抗原を用いた間接蛍光抗体法やELISAによる抗体検査が一般的．唾液腺の腫脹，眼・鼻周辺の赤色分泌物等による臨床診断．RT-PCRもある．
予防・治療　動物導入時の厳格な検疫により予防．バリアーシステムの完備とその適切な運用が重要．感染個体を摘発し，淘汰する．治療法はない．

（林元展人）

14　マウスパルボウイルス感染症
Mouse parvoviruses infection

宿　主　マウス
病　原　*Parvoviridae, Parvovirinae, Protoparvovirus*に属するマウス微小ウイルス（minute virus of mice：MVM），マウスパルボウイルス（mouse parvovirus：MPV，遺伝型，血清型によりMPV-1～5に分類），また*Protoparvovirus*とは遺伝学的に区別されるマウスチャップパルボウイルス（murine chapparvovirus：MuCPV，国際ウイルス分類委員会による暫定的な名称），*Rodent protoparvovirus 1*（ラットパルボウイルス感染症参照）．
分布・疫学　自然宿主はマウスのみ．ウイルスは環境中で安定であり，感染力は強い．主に糞や尿を介した感染．汚染した生物材料によっても伝播．MVMは垂直感染する．MPV，MuCPVは欧米の実験用マウスにおいて陽性例が散見されるが，日本ではほとんどみつからない（その理由は不明）．
診　断
<症状・発病機序>　自然感染では不顕性．MVMやMPVは細胞増殖が活発な消化管，骨髄・リンパ系組織で増殖する．MVMは持続感染しないが，MPV-1は感染個体内で持続する．MPV-1感染マウスではT細胞異常活性化が認められ，それにより免疫関係の動物実験の成績に悪影響が及ぶ．MuCPVは自然感染では不顕性であるが，免疫不全マウスにおいては様々な腎疾患を引き起こすことがある．
<病　理>　病原性はほとんどない（MVM，MPV）．病原性は低いものの，免疫不全マウスの尿細管上皮細胞に核内封入体を伴う変性，壊死等（MuCPV）．
<病原・血清診断>　ELISAが一般的であるが，PCRでも診断可能（MVM，MPV）．MVMとMPV-1を鑑別するELISAやPCRもある．PCRが一般的である（MuCPV）．
予防・治療　予防は動物導入時の厳格な検疫，バリアーシステムの完備とその適切な運用．治療法はない．体外受精による汚染マウス系統の清浄化は他の病原体より難しい．

（林元展人）

15　ラットパルボウイルス感染症
Rat parvoviruses infection

宿　主　ラット
病　原　*Parvoviridae, Parvovirinae, Protoparvovirus*に属する．以前は，*H-1 parvovirus*，Kilham rat virus（KRV），rat parvovirus（RPV），rat minute virus（RMV）等のウイルスが知られていたが，現在はRPV1を除くこれらのウイルスおよびマウス微小ウイルス，マウスパルボウイルス1を統合し，その種名は*Rodent protoparvovirus 1*とされている．また，RPV1は*Rodent protoparvovirus 2*とされている．
分布・疫学　ウイルスは感染性，伝播性とも強く，各種不活化処理に対する抵抗性が高い．尿や乳汁に排泄され，経鼻あるいは経口感染する．米国の実験用ラットのパルボウイルス汚染率は日本に比べて著しく高い（ほとんどはRPV）．
診　断
<症状・発病機序>　胎子期あるいは哺乳期のKRV感染により流産，小脳低形成，運動失調，黄疸等が起こる．成獣では通常，不顕性持続感染．KRV以外のウイルスは不顕性．ウイルスはリンパ組織，血管内皮，尿細管上皮等で増殖．
<病原・血清診断>　抗体検査が一般的．本ウイルスは持続感染するため，感染個体の摘発にはPCRによる遺伝子診断も用いられる．
予防・治療　予防は厳格な検疫．対策としては汚染コロニーの淘汰が一般的．

（林元展人）

16　マウス幼子下痢
Infantile diarrhea of mice

宿　主　マウス
病　原　*Reovirales, Sedoreoviridae, Rotavirus*に属する*Rotavirus alphagastroenteritidis*．マウス幼子下痢症ウイルス（epizootic diarrhea of infant mice virus）とも呼ばれる．
分布・疫学　世界中に分布．経口感染により伝播．不顕性

感染動物は2週間以上にわたり、糞便中にウイルスを排出する。乾燥や熱に強く、伝播力は強い。垂直感染はない。日本の実験用マウスにおける陽性率は極めて低いと考えられる。

診 断
<症状・発病機序> 発症は10日齢前後までの哺乳マウスに限定。水様性下痢を主徴とし、下痢便が肛門周囲から広範な体表の被毛に付着し、汚れた外観を呈する。削痩するも死亡例はまれで、症状は一過性。2週齢以上では発病率が低下し、成獣では不顕性感染。ウイルスは腸粘膜上皮に感染する。
<病 理> 黄色の下痢便をみる。組織学的には腸粘膜上皮細胞の腫脹、空胞変性、脱落、粘膜固有層の浮腫。炎症像は乏しい。
<病原・血清診断> 血清診断が一般的。RT-PCRも可能。アフリカミドリザル胎子腎由来MA104細胞を用いた病変部からのウイルス分離も可能。幼子に下痢症を起こす他の疾病との鑑別が必要。
予防・治療 予防は厳格な検疫と衛生管理。対策としては汚染コロニーの淘汰が一般的。

（林元展人）

17 エクトロメリア（奇肢症）
Ectromelia

宿 主 マウス
病 原 *Poxviridae*, *Chordopoxvirinae*, *Orthopoxvirus*に属する*Orthopoxvirus ectromelia*(ectromelia virus)。マウス痘(mousepox)とも呼ばれる。
分布・疫学 病原性、伝播力は極めて強い。皮膚の病変部位からの接触感染が主な感染ルート。環境中でウイルスは安定。近年、日本での発生はない。2000年頃に米国の研究機関で輸入マウス由来の生物試料を汚染源とする感染事故が発生している。

診 断
<症 状> 急性の経過では肝臓や脾臓の腫大、巣状壊死が認められ、数日〜数週間以内に一般状態が悪化し、50〜90％が死亡。亜急性から慢性に経過した例では感染10日頃より皮膚表面に発疹（ポック）が出現し、四肢末端部、耳翼、尾端に壊疽が発生し脱落することがある。不顕性感染も認められる。
<病 理> 皮膚上皮細胞に好酸性のタイプA封入体が、すべての感染細胞に好塩基性のタイプB封入体が存在。ただし、後者は一般に発見しにくい。皮膚病変の他に肝臓や脾臓の出血・壊死、消化管の充出血がみられる。
<病原・血清診断> ワクシニアウイルスを抗原とする抗体検査が一般的。PCRによる遺伝子診断や組織病理検査による封入体検査も可能。典型例は臨床症状により診断可能。
予防・治療 予防は厳格な検疫。汚染コロニーは淘汰。実験動物領域では最重要な疾病の1つ。

（林元展人）

18 乳酸脱水素酵素上昇ウイルス感染症
Lactate dehydrogenase-elevating virus infection

宿 主 マウス
病 原 *Arteriviridae*, *Variarterivirinae*, *Gammaarterivirus*に属する*Gammaarterivirus lacdeh*(lactate dehydrogenase-elevating virus)。
分布・疫学 感染マウスは常時ウイルス血症を呈し、ウイルスを糞便、尿、唾液、乳汁等に排出。マウスで継代されてきた株化腫瘍細胞はしばしば汚染されている。2000年頃に市販のマウス腫瘍由来試薬に混入がみられた事例がある。

診 断
<症 状> マウスは感染すると血中乳酸脱水素酵素(LDH)値が著しく上昇するが、無症状。近交系のC58マウスでは、加齢による細胞性免疫の低下に伴い脳脊髄炎を起こす。
<病原・血清診断> 血中LDHレベルの測定。RT-PCRによるウイルスRNAの検出。
予防・治療 ワクチン、治療法はない。動物および動物由来試料の検疫が重要。

（林元展人）

19 マウス白血病
Mouse leukemia

宿 主 マウス
病 原 *Retroviridae*, *Orthoretrovirinae*, *Gammaretrovirus*に属する*Gammaretrovirus murleu*(murine leukemia virus)。
分布・疫学 ウイルスゲノムは逆転写され、マウスゲノムに組み込まれる（プロウイルス）。生殖細胞を介して垂直感染する。また、乳汁中に含まれるウイルスにより哺乳マウスに伝播する。ウイルスの分布はマウスの生息域と同じと考えられる。

診 断
<症状・発病機序> すべての近交系マウスはウイルスゲノムを保有。マウスの*Fv-1*遺伝子型により白血病好発系と嫌発系がある。生後6カ月以降発症。末期には削痩、腹部膨満、脾臓・リンパ節の肥大、貧血、呼吸困難。ヌードマウスやヘアレスマウスは、非感染性のレトロポゾンが遺伝子内に挿入された突然変異により誕生。
<病 理> リンパ性白血病。リンパ腫。近交系マウスで頻繁に発生するが、系統により病態が異なる。特にAKRマウスは好発系で、6〜12カ月で大部分の個体が発病。
<病原・血清診断> ウイルス分離。細胞中のウイルス抗原検出(ELISA、間接蛍光抗体法、免疫沈降法、イムノブロット)。逆転写酵素活性検出。
予防・治療 予防は導入動物の検疫。治療法はない。

（林元展人）

20 マウスアデノウイルス感染症
Mouse adenovirus infection

宿 主 マウス
病 原 *Adenoviridae*, *Mastadenovirus*に属する*Mastadenovirus encephalomvelitidis*(MAV-1)、*Mastadenovirus muris*(MAV-2)。
分布・疫学 マウスアデノウイルスの疫学に関する情報は多くないが、実験用マウスでの陽性率は低いと考えられている。野生マウスに関しては不明。感染は主に糞口感染。

診　断
<症　状>　成熟マウスにMAV-1を実験感染すると不顕性であるが，持続感染しウイルスが尿中に長期間排出される。MAV-1を幼若マウスに実験的に接種すると激しい臨床症状を示し，10日以内に死亡。成熟マウスにMAV-2を実験感染すると，約3週間は糞にウイルスが排出されるが最終的には回復する。自然感染においてはMAV-2が多く，ほとんど臨床症状を示さないが，幼若マウスでは一時的な丸背がみられる。
<病　理>　MAV-1接種幼若マウスでは褐色脂肪，心筋，副腎皮質，唾液腺，腎臓等で激しい壊死が認められる。心筋，副腎皮質等に核内封入体がみられる。MAV-2は小腸，大腸に核内封入体を形成する。
<病原・血清診断>　診断は血清検査が一般的。PCRも可。病理組織学検査による腸管上皮の封入体は特徴的で，他のウイルス感染症と鑑別できる。
予防・治療　予防は導入動物の検疫。治療法はない。

（林元展人）

21　モルモット・うさぎの仮性結核（人獣）
Pseudotuberculosis in guinea pigs and rabbits

宿　主　げっ歯類，うさぎ，豚，犬，猫，鳥類，猿類，人
病　原　*Yersinia pseudotuberculosis*
分布・疫学　愛玩動物のモルモット・うさぎともに病原体保有状況は不明である。実験動物のモルモット・うさぎはSPF化が進んでいるため陽性率は低い。感染動物の糞便や汚染された飼料からの経口感染が主である。
診　断
<症　状>　多くの場合，不顕性感染であるが，時に腸炎ならびに腸間膜リンパ節，肝臓，脾臓等に壊死巣を形成し，敗血症を起こして死亡する。
<病原・血清診断>　病変部，血液，糞便から血液寒天培地を用いて，低温増殖法により菌の分離。凝集反応により抗体検出。
予防・治療　本菌フリーのコロニーを作出し，野生動物との接触防止。

（佐々木宣哉）

22　げっ歯類のサルモネラ症（人獣）
Salmonellosis in rodents

宿　主　マウス，ラット，ハムスター，モルモット等の多くのげっ歯類，鳥類，爬虫類，両生類にも感染。
病　原　*Salmonella enterica* subsp. *enterica*
分布・疫学　感染動物の糞便，汚染された飼料・床敷からの経口感染。実験動物で重要な血清型はEnteritidisとTyphimurium。
診　断
<症　状>　マウス，モルモットの場合，急性経過では敗血症死。亜急性で脾腫，肝腫大による腹部膨大。慢性感染では立毛，食欲不振，下痢，流産，結膜炎。
<病原・血清診断>　糞便，盲腸内容物，病変部よりDHL寒天，マッコンキー寒天，SS寒天を用いて菌の分離を行った後，血清型別を行う。
予防・治療　実験動物の場合はSPF動物を施設に導入。

定期的に微生物モニタリングを行う。人の治療ではアンピシリン，ホスホマイシンおよびニューキノロン系抗菌薬の投与。

（佐々木宣哉）

23　ストレプトバチラス・モニリフォルミス症（人獣）
Streptobacillus moniliformis infection, Rat-bite fever(RBF)

宿　主　自然宿主はラット。
病　原　*Streptobacillus moniliformis*
分布・疫学　野生ラットの口腔内常在菌。ラットからマウスや人へ創傷感染，空気感染，汚染食品からの経口感染。
診　断
<症　状>　ラットは不顕性感染。マウスでは頸部リンパ節炎，結膜炎，下痢を呈し，敗血症死。慢性感染では化膿性多発性関節炎。人に対する創傷感染を鼠咬症，経口感染をハーバーヒル(Haverhill)熱という。咬傷部の腫脹，発赤に続いて頭痛，発熱，リンパ節腫大等が現れる。
<病原・血清診断>　咽喉頭粘液等からATCC medium488寒天培地を用いて菌分離。PCRによる遺伝子検出。ELISAによる抗体検出。
予防・治療　本菌フリーのコロニーを作出し，野生動物との接触防止。

（佐々木宣哉）

24　ティザー病
Tyzzer's disease

宿　主　マウス，ラット，ハムスター，モルモット，うさぎ，犬，猫，猿類等多くの動物に感染。
病　原　*Clostridium piliforme*。グラム陰性の大型桿菌。偏性細胞内寄生性で，芽胞を形成，周毛性鞭毛を有する。人工培地には発育しない。
分布・疫学　感染動物の糞便中の芽胞を摂取することによる経口感染。
診　断
<症　状>　肝炎と腸炎，心筋炎を伴う場合もある。発症例では元気消失，下痢，削痩。急性例では無症状で死亡する場合がある。
<病　理>　腸管の肥厚，肝臓の巣状壊死や心臓に大きな壊死巣を形成。
<病原・血清診断>　ギムザ染色により細胞質中にアズール顆粒を有する針状の桿菌および芽胞を確認。鍍銀染色やPAS染色による菌体の確認。肝臓，心臓，盲腸，糞便を用いたPCR検出。間接蛍光抗体法，ELISAによる抗体検出。
予防・治療　実験動物の場合はSPF動物を施設に導入。定期的に微生物モニタリングを行う。

（佐々木宣哉）

25　ネズミコリネ菌症
Murine corynebacteriosis

宿　主　マウスとラット。ハムスター，モルモット，ハタネズミにも感染。

げっ歯類・うさぎ類 ● 細菌病

病　原　*Corynebacterium kutscheri*。通性嫌気性グラム陽性で，松葉状あるいは棍棒状形態をとる桿菌。
分布・疫学　糞便や汚染飼料からの経口感染。多くが不顕性感染。免疫抑制や放射線照射によって顕在化。マウスでは感受性に系統間で差がみられ，雌雄間の感受性については雄で高い。
診　断
＜症　状＞　発症例では元気消失，立毛を呈する。出血性，潰瘍性腸炎や四肢の関節炎。
＜病　理＞　肺，肝臓，腎臓における灰白色の化膿性壊死性結節形成。
＜病原・血清診断＞　血液寒天培地を用いて病変部を培養し，灰白色の光沢のないコロニーを分離。不顕性感染動物では，口腔拭き取り材料と盲腸内容物あるいは糞便を用いてFNC寒天培地で培養。
予防・治療　実験動物の場合はSPF動物を施設に導入。定期的に微生物モニタリングを行う。

（佐々木宣哉）

26　げっ歯類のローデンティバクター症
Rodentibacter infection in rodents

宿　主　マウス，ラット，ハムスター等多くのげっ歯類
病　原　*Rodentibacter pneumotropicus*および*R. heylii*。旧分類の*Pasteurella pneumotropica*には生化学的性状が異なるJawetsとHeylの2つの生物型があり，それぞれ*R. pneumotropicus*と*R. heylii*に再分類された。なお，後者はゲノム解析により，かつての*Pasteurella caecimuris*との関係が明らかになり，*R. caecimuris*が正式な学名とされた。
分布・疫学　感染動物の分泌物や汚染との接触による経鼻・経口・経腟感染。正常な動物では不顕性感染。
診　断
＜症　状＞　マイコプラズマ，センダイウイルス等との混合感染により，肺炎，皮膚の膿瘍形成。免疫不全動物では眼周囲の膿瘍，死亡を伴う重篤な肺炎。
＜病　理＞　化膿性炎（皮膚炎，結膜炎，涙腺炎，乳腺炎等）を起こす。
＜病原・血清診断＞　咽喉頭や気管粘液スワブを血液寒天培地で培養，得られる灰白色コロニー（*R. pneumotropicus*）または淡黄色コロニー〔*R. heylii*（*R. caecimuris*）〕を市販の生化学検査キットにて同定。抗血清を用いたスライド凝集試験。
予防・治療　実験動物の場合はSPF動物を施設に導入。定期的に微生物モニタリングを行う。免疫不全動物飼育施設では特に注意が必要。

（佐々木宣哉）

27　うさぎのパスツレラ症
（うさぎのパスツレラ・マルトシダ症）
Pasteurellosis in rabbits

宿　主　うさぎ，犬，猫，豚，牛，鳥類等に感染する。
病　原　*Pasteurella multocida*
分布・疫学　感染うさぎの鼻腔粘液，汚染給水管からの経鼻感染。飛沫核による空気感染も起こる。
診　断

＜症　状＞　激しいくしゃみ，膿性鼻汁，膿性目やに（結膜炎），斜頸（中・内耳炎），肺炎，子宮筋腫，髄膜脳脊髄炎，敗血症がみられる。
＜病原・血清診断＞　鼻腔粘液，病変部より血液寒天やクリンダマイシン加培地あるいは改良K-B培地培地で培養。ELISA，寒天ゲル内沈降反応による抗体検出。
予防・治療　実験動物の場合は非感染動物を施設に導入。感染動物との接触防止。

（佐々木宣哉）

28　げっ歯類のヘリコバクター症
Helicobacteriosis in rodents

宿　主　自然宿主はマウス。
病　原　*Helicobacter hepaticus*, *H. bilis*
分布・疫学　経口感染によって伝播する。免疫異常のない動物では通常，不顕性感染。
診　断
＜症　状＞　本属菌に対する感受性にはマウス系統間で差がある。感受性系統では肝病変を発現するが，抵抗性系統では不顕性感染となる。雌より雄で病変発現率が高い。
＜病　理＞　感染後数週間で肝臓に小さな壊死斑（白斑）が認められる。免疫不全動物では下痢や直腸脱の臨床症状が認められ，肝臓に加えて大腸炎を引き起こし，腸管壁の肥厚がみられる。
＜病原・血清診断＞　盲腸，糞便あるいは病変の認められた肝臓からのPCR検査。病変部組織切片標本のWarthin-Starry染色。
予防・治療　実験動物の場合はSPF動物を施設に導入。免疫不全動物の場合，微生物モニタリングを行う。

（佐々木宣哉）

29　げっ歯類の溶血レンサ球菌症
Hemolytic streptococcosis

宿　主　主な宿主はモルモット。
病　原　*Streptococcus pneumoniae*, *S. equi* subsp. *zooepidemicus*
分布・疫学　空気感染および結膜や腟から感染。菌は粘膜を通過してリンパ管に入り，頸部の所属リンパ節に達し，増殖して病変を形成する。
診　断
＜症　状＞　慢性例では頸部リンパ節の腫脹・膿瘍形成。時に斜頸，鼻汁や目やにの排出。急性経過では軽度の鼻炎，副鼻腔炎，結膜炎，表在リンパ節の腫脹，敗血症死。
＜病原・血清診断＞　生前診断では鼻汁粘液，目やに，剖検では頸部リンパ節病変，化膿巣，鼻粘膜，結膜から血液寒天で菌分離。コロニー周辺の大きい透明溶血環（α溶血）。
予防・治療　実験動物の場合はSPF動物を施設に導入。感染動物との接触防止。本菌フリーのコロニーを作出。

（佐々木宣哉）

30　げっ歯類の肺炎球菌症
Pneumococcosis in rodents

宿　主　ラット，ハムスター，モルモット，猿類等に感染

し，特にラットとモルモットは感受性が高い。
病　原　*Streptococcus pneumoniae*。血液寒天培地上でα溶血を示すグラム陽性のレンサ球菌。多糖体で構成される莢膜を有する。
分布・疫学　空気感染，接触感染，出産時の産道感染。菌は上部気道に生息。
診　断
<症　状>　多くが不顕性感染だが，ストレスや栄養不良により発症。急性例では死亡率が高く，亜急性例では元気消失，目やに，くしゃみ・咳，斜頸，流産，時に死亡することがある。
<病　理>　化膿性炎が主。フィブリン化膿性胸膜炎，心膜炎，化膿性肺炎，中耳炎，子宮内膜炎等がある。
<病原・血清診断>　鼻腔および気管粘膜から血液寒天培地を用いて菌の分離・同定を行う。オプトヒン感受性等の生化学的性状を調べるとともに，多価抗体あるいは型血清を用いた膨化反応によって同定。
予防・治療　実験動物の場合はSPF動物を施設に導入。定期的に微生物モニタリングを行う。人が感染源となるので，人からの感染を防止する。

（佐々木宣哉）

31　気管支敗血症菌症
Bordetellosis

宿　主　マウス，ラット，モルモット，うさぎ，フェレット等多くの動物に感染。
病　原　*Bordetella bronchiseptica*。偏性好気性，ブドウ糖非発酵性のグラム陰性微小球桿菌。
分布・疫学　咳，くしゃみを介した経鼻感染により伝播。伝播力は強く，感染動物からの菌の排出は感染後2～3日後から始まり，同居動物は4～5日後にほぼ全例が感染。また本菌は乾燥に強く，飼育器材に付着した後もしばらく生存するため，これらを介して伝播する。
診　断
<症　状>　モルモットは通常不顕性であるが，発症例では立毛，食欲不振，削痩，鼻汁漏出，呼吸困難，時に肺炎による呼吸困難で死亡。うさぎでは無症状で長期間にわたって保菌。
<病　理>　肺では，線維素性あるいは線維素性化膿性気管支肺炎の病巣を形成。
<病原・血清診断>　気管粘液から血液寒天培地やDHL寒天培地を用いて菌分離。グラム染色と抗血清を用いたスライド凝集反応。ELISAにより抗体検出。
予防・治療　実験動物の場合はSPF動物を施設に導入。定期的にラットやうさぎの微生物モニタリングを行う。

（佐々木宣哉）

32　マウスの腸粘膜肥厚症
Megaenteron of mice

宿　主　多くのげっ歯類
病　原　*Citrobacter rodentium*。乳糖遅分解性のグラム陰性で，通性嫌気性無芽胞短桿菌。
分布・疫学　感染動物の糞便，糞便で汚染された飼料・床敷からの経口感染。

診　断
<症状・発病機序>　2～3週齢のマウスで発症率が高い。下痢，立毛，被毛の汚れ，体重減少，直腸脱。発症個体の多くは死亡。成熟マウスの多くは不顕性感染。経口感染した菌は結腸の粘膜に付着して微絨毛を消失させ定着する。
<病　理>　病理組織学的には，粘膜上皮細胞の過形成による粘膜の著しい肥厚を認める。粘膜下織にはほとんど変化はみられず，細胞浸潤も認めない。
<病原・血清診断>　糞便材料をマッコンキーやDHL寒天に塗布し，中心部がピンクで周辺が透明な光沢のあるコロニーを，市販のキットにて菌種同定する。さらに病原性に関与する*eaeA*遺伝子をPCRで検出。
予防・治療　実験動物の場合はSPF動物を施設に導入する。定期的に微生物モニタリングを行う。

（佐々木宣哉）

33　うさぎのスピロヘータ症
Rabbit syphilis

宿　主　うさぎ目のすべての動物が感染。
病　原　*Treponema paraluiscuniculi*
分布・疫学　うさぎ間でのみ感染が成立，多くは不顕性感染。子うさぎ（母子感染）の場合は2～3カ月齢で発症。感染部位は口唇ならびに鼻孔周囲，生殖器。
診　断
<症　状>　口唇ならびに鼻孔周囲，生殖器に潰瘍・びらん，水疱，紅斑，痂皮形成。鼻孔周囲にびらん・潰瘍がある場合は，くしゃみ。
<病原・血清診断>　病変部の塗抹標本のギムザおよび鍍銀染色。梅毒血清反応には，カルジオリピン，レシチンのリン脂質を抗原とする脂質抗原検査と梅毒トレポネーマ由来の抗原を用いるRPR法がある。
予防・治療　感染うさぎとの接触を避ける。クロラムフェニコールを数週間投与する。

（佐々木宣哉）

34　緑膿菌感染症
Pseudomonas aeruginosa infection

宿　主　げっ歯類，うさぎ，鳥類等多くの動物に感染。
病　原　*Pseudomonas aeruginosa*。土壌や水中等自然界に広く分布する日和見感染病原体。
分布・疫学　環境中の菌が人，器材等を介して飼育室に侵入し，動物の給水瓶中で自動給水装置の配管内で増殖して感染。ほとんどが不顕性感染。免疫不全動物やストレスにより発症。
診　断
<症状・発病機序>　発症例では鼻汁漏出，結膜炎，体重減少，頭部の浮腫。マウスではまれに中耳炎による旋回症状。放射線照射や免疫抑制剤の投与により敗血症が誘発される。また，ウイルスの感染により本菌の感染が増強される場合がある。
<病　理>　菌血症に続発する肝臓，脾臓等の臓器における壊死と膿瘍形成。
<病原・血清診断>　病変部，盲腸内容物，糞便，口腔お

よび飲水からNAC寒天を用いて緑色色素(ピオシアニン)産生菌を分離。市販のキットを用いた同定が可能。
予防・治療　実験動物の場合はSPF動物を施設に導入する。定期的に微生物モニタリングを行う。飼育室の消毒および塩素添加飲水を供給する。

(佐々木宣哉)

35 マウス・ラットのフィロバクテリウム症（CARバチルス症）
Filobacterium infection in rats and mice (CAR bacillus infection)

宿　主　げっ歯類(主にラット，まれにマウス)
病　原　*Filobacterium rodentium*（バクテロイデス門 *Bacteroidota, Sphingobacteriales, Filobacteriaceae*)。
　グラム染色陰性フィラメント状桿菌，ゲノム長1.44Mb (SMR-C^T = JCM19453^T)。BSL2(JCM)。*F. rodentium*は液体培養可能。*Filobacterium*属菌はげっ歯類の他，豚，牛，猫等からも報告があり，それぞれ*F. rodentium*とは種が異なるが，寒天培地による分離培養が困難なため解析は遅れている。
分布・疫学　野生げっ歯類を含め，世界中に分布。呼吸器系の線毛上皮細胞に付着して増殖し，形態的に線毛と類似する。*F. rodentium*を含む*Filobacterium*属菌分離株は滑走運動(gliding motility)を示す。鞭毛や線毛等の既知の運動機構はみられない。
診　断
＜症状・発病機序＞　げっ歯類の慢性呼吸器疾患の一因となり，宿主は特異抗体を産生するが治癒することはない。牛の*Filobacterium*属菌は呼吸器系常在菌叢の構成因子であり，病原性には関与しないとされる。猫の*Filobacterium*属菌は気道下部の菌叢を構成し，慢性気管支炎や自発性喘息に関与する。
＜病　理＞　*F. rodentium*の感染部位では，気管支周囲粘膜固有層へ単核細胞の浸潤ならびに過形成が起き，慢性呼吸器疾患の一因となる。走査電顕像には，上皮細胞の線毛と並行して菌端が丸く，線毛と類似する細長いフィラメント状桿菌が観察される。菌体の断面透過電顕像では，中心に電子密度の低い領域とその周囲を3層の膜が囲む。
＜病原・血清診断＞　ELISAや間接蛍光抗体法による血清検査。鼻腔や気管拭い液，あるいは病変部からのPCRによる菌DNAの検出および増幅産物のシークエンス。病理学的検査により線毛上皮細胞への感染確認(鍍銀染色)。
予防・治療　ワクチンはなく治療もしない。導入動物の検疫を徹底し，感染動物は体外受精等により清浄化する。

(池　郁生)

36 マウス・ラットのマイコプラズマ肺炎
Mycoplasma pneumonia in mice and rats

宿　主　マウス，ラット
病　原　*Mycoplasma pulmonis*。
　グラム染色陰性，細胞壁を欠く。ゲノム長962.8kb (NCTC10139^T, GCF_900660575.1)。PPLO培地等を用いて培養可能。BSL2(ATCC)。

分布・疫学　直接接触や飛沫による経鼻感染が主。本菌は雌生殖器から分離され，帝王切開による清浄化では注意を要する。中耳や脳に菌が侵入することがある。日本の実験用マウス・ラットで検出されるが，汚染率は低下している。
診　断
＜症　状＞　不顕性感染が多いが，急性期には異常鼻音を認める。他の呼吸器感染症との重複感染では慢性化し，呼吸困難，食欲欠乏，体重減少等がみられる。
＜病　理＞　肺病変部は肝変化し，無気肺あるいは膿瘍形成が認められる。慢性例では，気管支に沿った灰白色の連珠状結節性病変。気管支および肺胞内への好中球滲出，気管支周囲のリンパ球浸潤が特徴。慢性例では関節の結節性病変がみられることもある。
＜病原・血清診断＞　ELISAや間接蛍光抗体法による血清検査。鼻腔や気管拭い液，あるいは病変部からマイコプラズマの分離・同定(PPLO寒天培地)。PCRによる菌DNAの検出および増幅産物のシークエンス。
予防・治療　ワクチンはなく治療もしない。導入動物の検疫を徹底し，感染動物は体外受精等により清浄化する。

(池　郁生)

37 ラットの関節炎
Mycoplasma polyarthritis in rats

宿　主　ラット
病　原　*Mycoplasma arthritidis*。
　グラム染色陰性，細胞壁を欠く。ゲノム長806.2kb (NCTC10162^T, GCF_900660715.1)。PPLO培地等を用いて培養可能。BSL2(ATCC)。
分布・疫学　1～数週齢の若いラットに多発。本菌は関節炎病巣部の他，鼻腔，気管，中耳，顎下腺等からも分離される。日本および欧米においてもまれ。
診　断
＜症状・発病機序＞　自然感染例の四肢の関節腔は膿性滲出物で充満し，関節部が発赤，腫張。慢性経過をとる例では指や爪を失ったり，脚が関節部で切れたりする例がある。
＜病　理＞　化膿性の滲出液による腫瘍の形成，滑膜の肥厚，浮腫，好中球等の浸潤。
＜病原・血清診断＞　ELISAや間接蛍光抗体法による血清検査。急性期の関節病巣部からマイコプラズマの分離・同定(PPLO寒天培地)。病理学的検査を併用。PCRによる菌DNAの検出および増幅産物のシークエンス。
予防・治療　ワクチンはなく，治療もしない。導入動物の検疫を徹底し，感染動物は体外受精等により清浄化する。

(池　郁生)

38 マウスの回転病
Rolling disease in mice

宿　主　マウス
病　原　*Mycoplasma neurolyticum*。
　グラム染色陰性，細胞壁を欠く。ゲノム長979.6kb (NCTC10166^T, GCF_900660485.1)。BSL2(ATCC)。
分布・疫学　本菌は普通環境下のマウスの眼結膜，鼻粘

膜，肺，脳から分離されるが，本病の自然発生例は報告されていない。

診 断

<症　状>　非経口に大量の菌投与あるいは毒素の静脈接種により，マウスは頭部を背側に反らし突然走り出して，胴体を軸として樽を転がすように回転。痙攣，後駆麻痺，昏睡状態を示し死亡。

<病原・血清診断>　発症個体の脳や汚染材料からのマイコプラズマの分離・同定（PPLO寒天培地）。PCRによる菌DNAの検出および増幅産物のシークエンス。

予防・治療　ワクチンはなく，治療もしない。予防は導入動物の検疫および清浄環境下での飼育。

（池　郁生）

39　実験動物のコクシジウム症
Coccidiosis of laboratory animals

宿　主　マウス，ラット，モルモット，うさぎ等の実験動物

病　原　*Eimeria*属原虫が主な原因。マウスには*Eimeria falciformis*等13種，ラットには*E. nieshulzi*等の9種，モルモットには*E. caviae*，うさぎには*E. stiedai*や*E. perforans*等12種が知られている。*Eimeria*属原虫は通常消化管に寄生するが，うさぎの*E. stiedai*は胆管上皮に寄生。

*Eimeria*属以外では，マウスの小腸に*Cryptosporidium muris*や*C. parvum*，モルモットの腎臓に*Klossiella cobayae*が寄生。

分布・疫学　世界的に分布。

診 断

<症　状>　*E. stiedai*の病原性は強く，幼齢うさぎでの死亡率は高い。激しい下痢と食欲廃絶で，鼓腸や黄疸がみられることもある。感染した肝臓は著しく肥大し，胆管には腫脹と大小不同の壊死巣がみられる。

その他のコクシジウム原虫については，概して，症状を示さない軽度感染がほとんどであり，病原性は低いあるいは不明。しかし，うさぎの*E. magna*，*E. matsubayashii*，ラットの*E. nieshulzi*，マウスの*E. krijgsmanni*については，比較的病原性が高いとする報告もある。

<病原診断>　糞便中のオーシストを浮遊法で検出。*Klossiella cobayae*では尿中のスポロシストを検出。

予防・治療　サルファ剤の投与は原虫の殺滅に有効だが，薬剤が実験成績へ影響する可能性についての慎重な検討が必要。

（平　健介）

40　うさぎのエンセファリトゾーン症（人獣）
Encephalitozoonosis in rabbits

宿　主　主にうさぎ，その他マウス，ラット，ハムスター，モルモット，犬，猫等

病　原　*Encephalitozoon cuniculi*が主

分布・疫学　世界各地に分布。尿あるいは糞中に排泄されたsporeの経口あるいは吸入による感染の他，胎盤を介した垂直感染。

診 断

<症　状>　通常は不顕性感染。発症した場合，運動失調，斜頸，痙攣や腎不全，ぶどう膜炎や白内障がみられる。

<病　理>　主に脳，腎臓，眼が標的臓器となり，炎症や肉芽腫病変がみられる。

<病原・血清診断>　組織学的検査による病理像やsporeの観察の他，PCRによる遺伝子検出。補助的にELISAや間接蛍光抗体法による抗体検出。

予防・治療　衛生的な飼育管理の徹底。

（山中仁木）

41　げっ歯類のジアルジア症（人獣）
Giardiasis in rodents

宿　主　マウス，ラット，ハムスター，スナネズミ，モルモット他，犬，猫，牛，豚，羊，人等

病　原　*Giardia muris*, *G. microti*, *G. cricetidarum*, *G. duodenalis*（遺伝子型A～G群）。このうち，上記宿主の人あるいは犬，猫，牛，豚，羊等に感染するのは*G. duodenalis*の特定遺伝子型である。

分布・疫学　世界各地に分布。糞便中に排出されたシスト（囊子）の経口摂取。

診 断

<症　状>　成個体の多くが不顕性感染。免疫不全動物，あるいは免疫機能が未成熟の若齢個体で感受性が高い。主に下痢を起こす。

<病　理>　十二指腸を主に小腸上皮に吸着し，炎症反応を誘導する。

<病原・血清診断>　糞便や小腸内容物を用いて，塗抹標本からシストあるいは栄養体（trophozoite）を検出し，形状から同定する（栄養体：洋梨型で4対の鞭毛を有する）他，PCRによる遺伝子の検出。

予防・治療　衛生的な飼育管理の徹底。ニトロイミダゾール系薬剤の投与。

（山中仁木）

42　スピロヌクレウス・ムリス症
Spironucleosis

宿　主　マウス，ラット，ハムスター

病　原　*Spironucleus muris*

分布・疫学　糞便中に排出されたシスト（囊子）の経口摂取。

診 断

<症　状>　成個体は通常不顕性感染。免疫不全動物あるいは若齢個体で感受性が高い。主に下痢，発育不良を起こす。

<病　理>　十二指腸を主に小腸上皮に吸着し，炎症反応を誘導する。

<病原・血清診断>　糞便や小腸内容物を用いて，塗抹標本からシストあるいは栄養体（trophozoite）を検出し，形状から同定する（栄養体：細長い卵型で前部に6本，後部に2本の鞭毛を有する）他，PCRによる遺伝子の検出。

予防・治療　衛生的な飼育管理の徹底。

（山中仁木）

ミンク●ウイルス病／プリオン病／細菌病

1 ミンクアリューシャン病
Aleutian disease of mink

宿　主　ミンク，フェレット，スカンク，アライグマ
病　原　Parvoviridae, Parvovirinae, Amdoparvovirus, Amdoparvovirus carnivoran 1に属するアリューシャンミンク病パルボウイルス（Aleutian mink disease virus：ADV）。フェレットではADVの変異株が感染。
分布・疫学　世界各国に分布。唾液，尿，糞便等に排出されたウイルスが経口感染する。毛色関連遺伝子の1つが潜性ホモ接合（aa）のアリューシャン系ミンクで重症化。一般的に潜伏期が長く，感染動物は症状の有無にかかわらずウイルスを排出する感染源となる。
診　断
＜症　状＞　食欲不振，体重減少，消化管出血に伴う黒色便，腎不全。幼若ミンクでは急性肺炎。症状の程度はミンクの年齢やウイルス株に依存。
＜病　理＞　腎臓，脾臓，肝臓，腸間膜リンパ節の腫大。病変組織における形質細胞の増加。壊死性動脈炎および糸球体腎炎。免疫複合体の蓄積に伴う組織損傷。
＜病原・血清診断＞　脾臓やリンパ節の乳剤を接種した猫腎由来CRFK細胞でウイルス抗原を免疫染色で確認。脾臓，リンパ節，血液を用いたPCR。向流免疫電気泳動法による抗体の検出（高ガンマグロブリン血症）。
予防・治療　ワクチンは使用されていない。治療は対症療法のみ。

（髙野友美）

2 ミンク腸炎
Mink enteritis (Mink viral enteritis)

宿　主　ミンク
病　原　Parvoviridae, Parvovirinae, Protoparvovirus, Protoparvovirus carnivoran 1に属するミンク腸炎ウイルス（mink enteritis virus）。本ウイルスは猫汎白血球減少症ウイルスと極めて近縁。
分布・疫学　世界各国に分布。糞便中に排出されたウイルスが経口感染する。ウイルスは環境中で長期間活性を維持する。
診　断
＜症　状＞　食欲不振，嘔吐，重度の下痢（水様便，血便），脱水，白血球減少症。すべての年齢が感受性を示す。幼若個体は致死率が高い。潜伏期間は4～7日（実験感染）。
＜病　理＞　小腸のうっ血および浮腫。腸管内に水様性または粘性の液体の貯留。小腸粘膜の絨毛の萎縮。小腸粘膜上皮細胞やリンパ節の細胞における核内封入体の形成。脾臓およびリンパ節の胚中心におけるリンパ球減少および壊死。
＜病原・血清診断＞　糞便材料を用いたPCRおよびウイルス分離。ウイルス分離には猫腎由来株化細胞であるCRFK細胞を使用する。抗体検査はELISAまたは豚赤血球を用いたHI反応を行う。
予防・治療　不活化ワクチン接種による予防が試みられている。治療は対症療法のみ。

（髙野友美）

3 伝達性ミンク脳症
Transmissible mink encephalopathy

宿　主　自然感染はミンク。実験感染ではアライグマに経口感染が成立。
病　原　プリオン
分布・疫学　米国で1948～1985年に発生。散発的な発生はカナダ，フィンランド，旧東ドイツ，旧ソ連で報告があるが，現在は発生なし。プリオンを経口摂取して感染する。汚染飼料摂取の他，感染ミンクを共食いすることによる水平感染も認められている。
診　断
＜症　状＞　6～12カ月の潜伏期の後，飲食が困難になり，毛づくろいをしなくなる。その後，興奮して咬みつくようになり，尾をリスのように背中に持ち上げる特徴的な姿勢をとる。末期には嗜眠，無反応となり，発症後2～8週で死亡。
＜病　理＞　脳脊髄灰白質の神経細胞の空胞変性。
＜病原診断＞　他のプリオン病と同様に病理組織学的検査と異常プリオンの検出。
予防・治療　予防，治療法ともにない。汚染飼料を与えない。発症したミンクを隔離。

（堀内基広）

4 ミンクの出血性肺炎
Hemorrhagic pneumonia in mink

宿　主　ミンク
病　原　Pseudomonas aeruginosa。グラム陰性偏性好気性桿菌で，青緑色の色素であるピオシアニンを産生する。複数の色素に加えて外毒素Aやエラスターゼ等の毒素や有害酵素が本菌の病原性に関与する。表面抗原の相違によりA～Nの14群に血清型別可能である。
分布・疫学　ミンクの養殖場において高温多湿期に発生する。病原は飼育環境中に広く分布する。糞尿の除去，消毒，換気が不十分な環境で発生しやすい。世界的に血清型G群の分離頻度が高い。死亡率は1～50％。
診　断
＜症　状＞　元気食欲の消失，呼吸困難，口腔や鼻腔からの出血，肺出血。
＜病　理＞　出血性肺炎と敗血症。肺に化膿性炎症と広範な出血がみられる。
＜病原・血清診断＞　血液や主要臓器からの菌分離と同定。市販の抗血清により血清型別を行う。
予防・治療　衛生管理の徹底によりストレスを軽減し，発生を予防する。重篤な症状を示す個体では抗菌薬治療の効果は期待できない。

（秋庭正人）

5 ミンクのボツリヌス症
Botulism in mink

宿　主　ミンク
病　原　Clostridium botulinum C型菌が産生する神経毒素が原因物質となる。
分布・疫学　欧州や北米で発生。日本でも発生したことが

あるが，ミンクの飼育がほとんど行われていないので，現在はまれな疾病である．動物性飼料中に含まれる本菌により産生された毒素を経口的に摂取することで発症する．

診　断

＜症　状＞　毒素は末梢神経に作用し，弛緩性の麻痺を起こす．歩行が困難となり横臥姿勢をとり，横隔膜の弛緩による呼吸困難で死亡する．

＜病　理＞　病理学的な特徴はほとんどみられない．

＜病原・血清診断＞　胃内容物や血液から毒素を検出する．給与飼料からの菌分離と毒素検出が有効であるが，菌分離は困難な場合が多い．菌の検出には毒素遺伝子を標的としたPCRが有効である．

予防・治療　ミンク腸炎ウイルスとC型菌培養上清（毒素）の混合不活化ワクチンが市販されている．治療はほとんど期待できない．

（向本雅郁）

蜜蜂●ウイルス病／細菌病

1 サックブルード病
Sacbrood disease

宿 主 蜜蜂
病 原 プラス1本鎖RNAウイルスのSacbrood virus（*Morator aetatulas*：サックブルードウイルス）。本ウイルスは*Picornavirales*, *Iflaviridae*, *Iflavirus*に属する。幼虫に経口感染し、蛹化不全を生じさせて死亡させる。
分布・疫学 本病がウイルス感染によることは1917年に示されたが、ウイルスの単離は1964年である。遺伝子型にセイヨウミツバチ型およびトウヨウミツバチ型が知られ、いずれもトウヨウミツバチに感染すると症状が重く、セイヨウミツバチに感染したものは影響が小さい。ミツバチヘギイタダニはこのウイルスを媒介しない。
診 断
＜症　状＞ セイヨウミツバチでは感染幼虫は褐色化するが、トウヨウミツバチでは白色を維持することが多い。前蛹期に頭部が透明な袋状（病名の由来）になって水が溜まる。巣房の蓋掛け後に発症し、働き蜂が蓋を破って除去する過程で感染に気がつく。
＜病原診断＞ RT-PCR用のプライマーは用意されている。ただし、日本でもニホンミツバチから本ウイルスが検出されているが、典型的な外観にはならず、死亡要因との因果関係については特定されていない。
予防・治療 感染した働き蜂から幼虫への再感染が主要経路となるため、育児中断が有効な場合がある。

（中村　純）

2 腐蛆病(法)　　　　　　　　　　（口絵写真31頁）
Foulbrood

概 要 蜜蜂の幼虫、蛹を致死させる細菌による感染症。アメリカ腐蛆病とヨーロッパ腐蛆病がある。

1) アメリカ腐蛆病
American foulbrood

宿 主 蜜蜂
病 原 *Paenibacillus larvae*。芽胞形成性のグラム陽性桿菌（写真1、2）。菌株により毒力は異なる。
分布・疫学 日本を含め、養蜂が行われている多くの国で確認されており、季節を問わず発生する。幼虫は*P. larvae*の芽胞を経口的に摂取して感染する。本菌に対する感受性は孵化後時間とともに低下し、53時間後以降は感染が成立しない。
　感染幼虫は巣房に蓋がされる前に敗血症死する場合と、有蓋巣房内で変態時に死亡する場合がある。前者の場合は、働き蜂により死んだ幼虫が巣箱外に捨てられ、空の巣房が残る。後者の場合は、働き蜂による清掃除去が遅れて粘稠性のある腐蛆となり、その後、乾燥して巣房の下面に扁平状に固着した死骸（スケイル）となる。腐蛆およびスケイル中には大量の芽胞が含まれる。芽胞はスケイルや環境中で長期間生存し、次の感染源になる。
診 断
＜症　状＞ 蓋が凹んだり、穴が空いた巣房がみられ（写真3）、それらの巣房内に薄茶色から茶褐色の腐蛆を認め

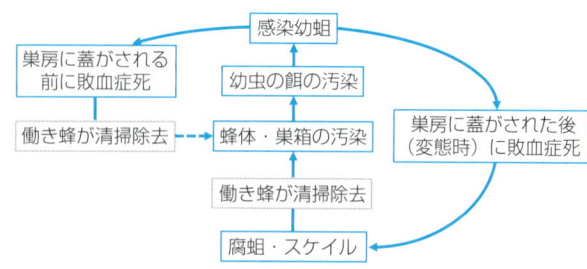

図1　アメリカ腐蛆病の感染環

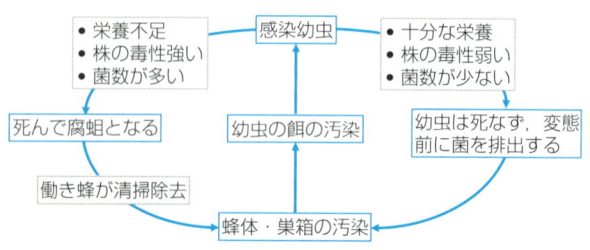

図2　ヨーロッパ腐蛆病の感染環

る。腐蛆は楊枝や綿棒等ですくい上げると糸を引く（写真4）。症状が進むと巣箱内に異臭が漂い、産卵圏の乱れが顕著になる。
＜病原・血清診断＞ 腐蛆を0.5～1w/v%スキムミルク水溶液に入れて、室温ないし37℃で10～20分放置すると菌が産生した蛋白質分解酵素の働きで液が透明になる（Holstのミルクテスト）。*P. larvae*が存在していてもミルクテストが陰性になる場合もある。スライドグラスに塗抹した腐蛆をチール・ネールゼンカルボールフクシン染色液で染色するか、ニグロシン溶液と混和した腐蛆をスライドグラスに塗抹・乾燥させて鏡検すると、アメリカ腐蛆病による腐蛆中には多数の芽胞が観察される。菌分離は、腐蛆をJ寒天培地、MYPGP寒天培地またはコロンビア血液寒天培地に接種して、37℃、5～10% CO_2下で2～4日間培養して行う。*P. larvae*は白色～灰白色またはオレンジ～赤色の集落を形成する。分離菌はPCRで同定可能。また、腐蛆の乳剤から抽出したDNAを用いて、腐蛆中の*P. larvae*の遺伝子を直接、PCRで検出することも可能。
予防・治療 予防薬として、マクロライド系抗菌薬であるタイロシンが利用可能。発症蜂群は治療せず、焼却処分する。

2) ヨーロッパ腐蛆病
European foulbrood

宿 主 蜜蜂
病 原 *Melissococcus plutonius*。卵円形または槍先状のグラム陽性菌で連鎖状に配列（写真5）。菌株により毒力は異なる。
分布・疫学 ニュージーランド等の一部の国や地域を除き、養蜂が行われている多くの国で発生が認められている。日本国内でも発生がある。幼虫は、*M. plutonius*に汚染された餌を経口的に摂取することで感染し、摂取された菌は幼虫の中腸内で増殖する。蜂群が原因菌に汚染されている場合、流蜜期（花蜜集めが盛んな時期）に幼虫の世話をする育児係の働き蜂が不足し、幼虫が栄養不足になると発

症する傾向がある。
診　断
＜症　状＞　巣房に蓋がされる前の4〜5日齢の幼虫が死ぬことが多い。腐蛆は原型をとどめたまま乳白色〜褐色・灰黒色を呈し，粘稠性はなく，水っぽい（写真6，7）。
＜病　理＞　死んだ幼虫を解剖するとチョークの粉様の白い凝集塊が中腸内に観察される。
＜病原・血清診断＞　菌分離は，乳剤化した腐蛆をKSBHI寒天培地，Basal培地またはBailey培地に接種し，35〜37℃，嫌気下で4日以上培養して行う。M. plutoniusは，白色〜灰白色の微小集落を形成する。分離菌はPCRで同定可能。また，腐蛆の乳剤から抽出したDNAを用いて，腐蛆中のM. plutoniusの遺伝子を直接，PCRで検出することも可能。
予防・治療　予防薬はない。発症蜂群は治療せず，焼却処分する。

（髙松大輔）

3　チョーク病(届出)（チョークブルード）
Chalk disease, Chalkbrood

宿　主　蜜蜂
病　原　アスコスファエラ科（Ascosphaeraceae）の子囊菌Ascosphaera apis（ハチノスカビ）。胞子は乾燥に強く，巣箱内や土壌，花粉，ハチミツ中で長期間生存が可能である。幼虫へは胞子で汚染された餌とともに経口で感染するが，経皮感染も起きる。
分布・疫学　1913年にドイツで記録されて以降，全世界に広がっており，日本へは1970年代に侵入し，1979年以降にまん延した。
診　断
＜症　状＞　感染幼虫は菌糸に覆われて乾燥したミイラとなり，白色のチョーク様の外見を呈す（病名の由来）。やがて胞子囊の形成に伴いミイラは暗黒色になる。育児温度を下回る低温への曝露が，蓋掛け後の幼虫での発症を促す。
＜病原診断＞　働き蜂が巣の外に排出したミイラの視認によって感染に気づくことが多い。ミイラから真菌を分離し，PCRによって菌種を確定する。
予防・治療　現在，利用できる薬剤はない。多くは自然治癒するが，一度発生すると再発性が高い。低温や高湿条件を避け，巣箱の通気口の適正使用および蜂場環境の整備が有効である。

（中村　純）

4　ノゼマ症(届出)
Nosemosis

宿　主　蜜蜂
病　原　ノゼマ科（Nosematidae）のNosema apis（セイヨウミツバチ微胞子虫）およびNosema ceranae（トウヨウミツバチ微胞子虫）。なお2020年に分子系統解析の結果，両微胞子虫はNosema属から近縁のVairimorpha属に移行しており，今後症名の変更の可能性がある。ミツバチの成虫腸管内の中腸上皮細胞で増殖した胞子は，糞とともに排泄され，乾燥した排泄物中で長期間生存可能である。
分布・疫学　セイヨウミツバチ微胞子虫は1909年に，トウヨウミツバチ微胞子虫は1996年に記録されている。現在，両微胞子虫は全世界的に分布し，セイヨウミツバチおよびトウヨウミツバチにおいて交差感染が確認されている。
診　断
＜症　状＞　感染群では糞による巣箱の汚染が目立つが，トウヨウミツバチ微胞子虫ではこの特徴がない。野外の簡易診断では，成蜂の消化管を腹部端から引き抜き，中腸が健康な蜂では黄褐色であるのに対して，感染した蜂では白色に濁る点で見分ける。
＜病原診断＞　顕微鏡下で中腸内容物を観察することで発見できる。PCRによる診断も行う。
治療・予防　利用できる薬剤はない。症状が深刻ではないケースも多いが，トウヨウミツバチ微胞子虫の場合は越冬の失敗等に直結しやすい。働き蜂の寿命の短い時期に強群管理（蜂量を増やし，免疫機能を高めた状態での飼養管理）を行うことが有効である。

（中村　純）

5　バロア症(届出)
Varroosis

宿　主　蜜蜂
病　原　トゲダニ科（Laelapidae）のVarroa destructor（ミツバチヘギイタダニ）。体長1.1mm，体幅1.6mmの扁平で，赤褐色をしており視認できる。
分布・疫学　アジアに分布するトウヨウミツバチ（ニホンミツバチを含む）を原寄生とするダニで，養蜂でのセイヨウミツバチの導入に伴い寄生転換したのはJ（日本）型とK（韓国）型の遺伝子のものであり，現在はK型が世界を席巻している。日本には1876年にセイヨウミツバチが導入されており，ニホンミツバチからの寄生転換は，比較的早い時期に起きたと推定される。近年，ニホンミツバチに寄生しているものを含めてK型への置換が進んでいる。蜂群の人為的および非意図的移動によって世界各地に拡散し，2022年にそれまで清浄国であったオーストラリアにも侵入して，養蜂上の最大の脅威となっている。
診　断
＜症　状＞　本ダニは蛹に寄生して増殖するが，成蜂上でも長期にわたって生存可能である。寄生された蛹では体液の減少に伴って羽化不全や成育不全が起き，寿命の短縮もみられる。また数種のウイルスを媒介しており，多様な症状を経て蜂群が壊滅することが多い。
＜病原診断＞　ダニも視認できるが，ダニおよび媒介するウイルスによる働き蜂の翅の伸展異常である「縮れ翅」が特異的にみられる。ダニの感染率を調べるシュガーロール法等があるが，成蜂への寄生率1％を即時管理点として対策を講じる必要がある。
治療・予防　現在2種の接触剤および1種の蒸散剤が登録されている。いずれも巣房内のダニには効果がなく，成蜂体表にいるダニにのみ有効で，蜂子の多い時期には効果が低い。人工的な育児中断（女王蜂の産卵停止，蜂子の除去等），雄蜂トラップ法等と薬剤の組み合わせがダニの駆除には有効である。

（中村　純）

蜜蜂 ● 原虫病

6 アカリンダニ症(届出)
Acarapisosis

宿 主 蜜蜂

病 原 ホコリダニ科(*Tarsonemidae*)の *Acarapis woodi*(アカリンダニ)で，成蜂の気管内部で増殖する。雌は体長143〜173μm，体幅77〜81μmで雄はそれよりやや小さく，視認は不可能である。雌1匹あたり気管内で20匹近い子ダニを生産可能とされる。

分布・疫学 1905年に英国ワイト島で発生した蜂病の原因として1921年に記録された。日本では2009年に浸潤が確認され，2010年にはニホンミツバチでの本症が確認された。その後ニホンミツバチにおいては広範な浸潤状況となっている。

診 断
<**症 状**> 感染蜂群では働き蜂の這い出し(徘徊)がみられる。
<**病原診断**> 感染蜂群から採集した働き蜂の胸部第一気門内部の気管の剖検によって，ダニそのものまたは吸血痕を確認することで診断が可能である。PCR用のプライマーも用意されている。

治療・予防 セイヨウミツバチでのアカリンダニ感染はほぼ無症状であるが，ニホンミツバチでは特に働き蜂の日齢が延長される時期に影響がみられやすく，蜂群の崩壊もみられる。米国ではメントールがアカリンダニの防除に利用する薬品として環境保護庁に登録されており，民間療法的にこれを用いる場合が多い。

(中村　純)

1 伝染性膵臓壊死症
Infectious pancreatic necrosis

宿　主　サケ科魚類。淡水，海水の様々な魚類や軟体動物からも分離されている。

病　原　伝染性膵臓壊死症ウイルス（infectious pancreatic necrosis virus）。Birnaviridae, Aquabirnavirus, Aquabirnavirus salmonidaeに属し，2分節の2本鎖RNAをゲノムとする。直径約60nmの正二十面体構造で，エンベロープを持たない。多くの血清型があり，病原性は多様。有機溶媒に強く，淡水，海水中で長期間安定。

分布・疫学　世界各国で1g未満の幼稚魚に大量死を起こすが，日本では現在沈静化している。病魚は大量のウイルスを排出し，接触，経口，介水等により水平伝播する。成魚は不顕性感染によりキャリアー化。ウイルスが卵内に侵入し垂直感染で伝播する。

診　断
＜症　状＞　短期間に稚魚の大量死がみられる。狂奔，旋回等の異常遊泳，体色黒化，眼球突出，腹部膨満，肛門から白色糸状の粘液便を下垂する。

＜病　理＞　腸管内に乳白色の粘液物が貯留，幽門垂の点状出血，膵臓外分泌腺房細胞の壊死残渣による細胞質内封入体様構造が観察される。

＜病原診断＞　魚類由来株化細胞（BF-2, CHSE-214, RTG-2）を用いたウイルス分離。蛍光抗体法によるウイルス検出。中和テストによる血清型別。RT-PCRによる遺伝子検出。

予防・治療　有効な治療法なし。日本ではワクチンなし。発生した場合は安楽死措置，次亜塩素酸による施設消毒の実施によりウイルス拡散を防止する。

（和田新平）

2 伝染性造血器壊死症
Infectious hematopoietic necrosis（IHN）

宿　主　サケ科魚類で発症するがニジマスでの被害が最も大きい。ギンザケは抵抗性あり。

病　原　Rhabdoviridae, Gammarhabdovirinae, Novirhabdovirusの Novirhabdovirus salmonid。伝染性造血器壊死症ウイルス（infectious hematopoietic necrosis virus：IHNV）と呼ばれる。ゲノムは1本鎖RNA。ウイルスは直径約80nmで弾丸状，エンベロープを有する。至適増殖温度は12〜18℃である。日本のIHNVの遺伝的多様性は米国株より大きく，強毒化している。

分布・疫学　北米，欧州，アジア，日本の他，ロシアや南米等，世界中で発生している。春先の低水温期（8〜15℃）に多発。主に病魚との直接接触および飼育水を介して水平感染する。また，不顕性感染した親魚の生殖腺，精液，体腔液中のウイルスが卵表面を汚染して垂直感染する。近年，伝染性膵臓壊死症との混合感染事例が多数みられる。

診　断
＜症　状＞　幼稚魚の突然の大量死。狂奔遊泳や不活発，摂餌不良等の異常行動，体色黒化，鰓の白色化，眼球突出，腹水貯留，腹部膨満がみられる。鰭基部の出血と筋肉に沿ったV字状出血をみる。

＜病　理＞　腎臓・脾臓の造血組織の壊死が特徴的。症状が進行すると，肝細胞の巣状壊死や腸管粘膜固有層の顆粒細胞の壊死がみられる。膵臓腺房細胞，ランゲルハンス島細胞の変性像も頻繁に観察される。

＜病原診断＞　魚類由来株化細胞（RTG-2, CHSE-214, FHM）によるウイルス分離。蛍光抗体法，ELISAおよびRT-PCRによるIHNVの直接検出。

予防・治療　有効な治療法なし。日本ではワクチンは実用化されていない。発生群は淘汰し，施設や器具の消毒。湧水・地下水の利用，ウイルスフリー魚の導入，魚卵のポビドンヨード消毒（50ppm, 15分）。飼養管理の徹底。

（和田新平）

3 コイヘルペスウイルス感染症（特定）
Koi herpesvirus disease

宿　主　コイのみ（マゴイ，ニシキゴイ）

病　原　Herpesvirales, Alloherpesviridae, Cyvirusに属するCyvirus cyprinidallo 3。コイヘルペスウイルス（koi herpesvirus）と呼ばれる。ゲノムは2本鎖DNAで，正二十面体構造のカプシドがエンベロープに覆われた球状粒子。

分布・疫学　イスラエル，英国，ドイツ，オランダ，ベルギー，米国，台湾，インドネシア。日本では2003年に初めて発生。水温20〜25℃程度で発生する（13℃以下あるいは28℃以上の水温では発生しない）。自然治癒や昇温治療したコイの一部は保菌魚となり，ストレス等で免疫が低下した場合に発生し，感染源となる。病魚との接触感染と介水伝播による感染拡大。

診　断
＜症　状＞　魚齢に関係なく高い死亡率（90〜100％）。目立った外部所見に乏しい場合が多い。2〜3週間の潜伏期後，食欲不振，遊泳緩慢，平衡失調等の行動異常。眼球や皮膚の陥没，体表粘液の過多がみられる。鰓の退色，びらん，鰓基部のうっ血や出血。Flavobacterium columnare等との複合感染による鰓ぐされも認められる。

＜病　理＞　鰓の退色，びらん，鰓上皮細胞の増生，肥大および巣状壊死，二次鰓弁（さいべん）の癒合，内臓の癒着等がみられる。

＜病原診断＞　PCRによる遺伝子検査，コイ由来株化細胞（KF-1, CCB）によるウイルス分離。

予防・治療　有効な治療法，ワクチンなし。焼却，埋却による安楽死措置，発生域のコイの移動禁止。ウイルスフリー魚の導入，厳重な検疫。

（片倉文彦）

4 マダイイリドウイルス感染症
Red sea bream iridoviral disease　（口絵写真32頁）

宿　主　多種海水魚。日本ではマダイの他，カンパチ，シマアジ，クロマグロ等のスズキ目を中心に，カレイ，ヒラメ，フグ等に魚齢を問わず発生。

病　原　Iridoviridae, Alphairidovirinae, Megalocytivirus, Megalocytivirus paqrus1に属するマダイイリドウイルス（red sea bream iridovirus）。正二十面体構造で，2本鎖DNAを有し，エンベロープは持たない。

分布・疫学　輸入種苗の導入により日本に侵入した可能性。水平感染により伝播。夏の高温期を中心に発生。

魚類●ウイルス病

診　断
＜症　状＞　緩慢遊泳，摂餌不良。体色黒化，著しい貧血，鰓の白色化を認める。軽度の眼球突出もみられる。
＜病　理＞　鰓弁の点状出血，囲心腔内の出血，内臓諸器官の退色，脾臓の腫大が認められる。細胞質が塩基性色素で染まる異形肥大細胞が心臓，腎臓，肝臓，鰓，特に脾臓に多数観察される。
＜病原診断＞　脾臓スタンプのギムザ染色による異形肥大細胞の観察(写真)，蛍光抗体法による異形肥大細胞中のウイルス抗原検出，PCRによるウイルス遺伝子の検出。
予防・治療　有効な治療法はない。不活化ワクチン接種による予防。ウイルスフリー種苗の導入，厳重な検疫。

（片倉文彦）

5　ウイルス性腹水症
Viral ascites

宿　主　ブリ，ヒラマサ，カンパチ，イサキ，カワハギ，スズキ，ヒラメ等多くの海産魚種より検出されるが，現在問題となっているのはブリ人工種苗およびヒラメ稚魚。
病　原　ブリウイルス性腹水症ウイルス(yellowtail ascites virus)。*Birnaviridae*, *Aquabirnavirus*, *Aquabirnavirus ascitae* に属する2本鎖RNAウイルス。直径約60nm。
分布・疫学　4〜7月に採捕されるブリ天然種苗(モジャコ)にすでに感染。水温20℃前後で発症し，25℃以上で沈静化。親魚の卵巣および精巣からウイルスが検出される。
診　断
＜症　状＞　体色黒化ないし黄色化，鰓の褪色，腹部膨満，肝臓の顕著な発赤が特徴的で，肛門から白色ないし黄色の糸状便を下垂する。
＜病　理＞　膵臓外分泌腺房細胞の広範な壊死および肝細胞の巣状壊死。
＜病原診断＞　魚類由来株化細胞(サケ科由来のRTG-2細胞やCHSE-214細胞，ウナギ由来のEK-1細胞等)を用いてウイルス分離。中和テストにより同定。RT-PCRによるウイルス遺伝子検出。
予防・治療　有効な治療法，予防法なし。

（和田新平）

6　コイの春ウイルス血症 (特定)(海外)
Spring viremia of carp

宿　主　コイ科魚類全般だが特にコイで多発。実験的にはグッピー，ナマズ類，パイク，サンフィッシュ類にも感染が確認されている。
病　原　*Rhabdoviridae*, *Alpharhabdovirinae*, *Sprivivirus* に属するコイ春ウイルス血症ウイルス(*Sprivivirus cyprinus*：spring viremia of carp virus)で，1本鎖のRNAウイルス。4つの遺伝子型(Ⅰa：アジア，ⅠbとⅠc：東欧，Ⅰd：欧州中央部)と1つの血清型が存在。
分布・疫学　欧州，米国，中東，中国，南米で発生。日本では未発生。水温が10〜15℃で最も被害が大きい。23℃を超えると死亡率は下がる。病魚とキャリアー化した感染耐過魚が感染源となる。潜伏期間は1〜2週間。接触，介水による水平感染の他，ウオジラミおよびウオビル，ないしサギ類等の魚食性鳥類による機械的伝播も示唆されている。

診　断
＜症　状＞　致死率が高い(90%)。1歳以下で多発するが性成熟した個体でも発生。遊泳緩慢，腹部膨満，眼球突出，粘液便，鰓の褪色・出血，筋肉や心臓，肝臓，腹膜，腹部脂肪組織，鰾(うきぶくろ)に点状出血がみられる。腹水の貯留，浮腫も認める。発生初期や終期において，コイ以外の魚種では外観症状が明確でない場合がある。
＜病　理＞　実験感染では肝細胞の巣状壊死，膵外分泌腺房細胞の巣状壊死の他，腹腔内臓器に出血を伴った血管周囲炎および血管炎がみられる。
＜病原診断＞　魚類由来培養細胞(コイ由来EPC細胞等)によるウイルス分離，蛍光抗体法，RT-PCRによる同定。
予防・治療　有効な治療法，予防法なし。持続的養殖生産確保法の特定疾病，水産資源保護法の輸入防疫対象疾病に指定されている。

（和田新平）

7　ヒラメラブドウイルス感染症
Hirame rhabdovirus disease

宿　主　ヒラメ，クロダイ，マダイ，メバル，アユ等
病　原　*Rhabdoviridae*, *Gammarhabdovirinae*, *Novirhabdovirus* に属するヒラメラブドウイルス(*Novirhabdovirus hirame*)。20℃以上では増殖しない。
分布・疫学　日本，韓国，中国。冬から春にかけて発生。近年，日本での発生はない。水温が15℃以上になると自然終息する。
診　断
＜症　状＞　体色黒化，体表や鰭の充出血，腹部膨満(腹水貯留)，生殖腺や筋肉の出血を認める。
＜病　理＞　腎臓・脾臓の造血組織の壊死，生殖腺結合織の出血，腸管粘膜固有層の出血がみられる。
＜病原診断＞　魚類由来培養細胞(RTG-2，FHM)によるウイルス分離，蛍光抗体法，RT-PCRによる同定。
予防・治療　有効な治療法なし。ウイルスフリー親魚の確保，受精卵消毒，衛生管理の徹底。水温を20℃以上にすると被害軽減。

（和田新平）

8　ウイルス性出血性敗血症 (特定：Ⅳa型を除く)
Viral hemorrhagic septicemia

宿　主　サケ科魚類(特にニジマス)の他，100種を超える海水・淡水魚種が罹患。
病　原　*Rhabdoviridae*, *Gammarhabdovirinae*, *Novirhabdovirus* に属する *Novirhabdovirus piscine*。ウイルス性出血性敗血症ウイルス(viral hemorrhagic septicemia virusまたはEgtved virus)と呼ばれる。発生地域および感受性魚種ごとに主要な4つの遺伝子型と亜型が知られている(Ⅰa・Ⅰd：欧州のニジマス等のサケ科魚類，Ⅰb・Ⅱ：北海・バルト海の天然海水魚，Ⅰe：黒海周辺の天然海水魚，Ⅲ：北海の天然海水魚，Ⅳa：北太平洋の天然・養殖海水魚，Ⅳb：北米五大湖の天然淡水魚)。
分布・疫学　欧州，米国，カナダ，日本(ヒラメとカンパチのⅣa型のみでサケ科魚類のⅠa型は未侵入)。北半球に

のみ分布。魚齢に関係なく感染する。感染源は病魚とキャリアー化した感染耐過魚で介水および介卵伝播する。持続的養殖生産確保法の特定疾病，水産資源保護法の輸入防疫対象疾病に指定されている。

診　断
<症　状>
急性型（流行初期）：体色黒化，鰓の褪色，眼球突出，鰓・眼球の出血，鰭基部等の出血を示し高死亡率。
慢性型（流行中期）：体色黒化，鰓の褪色，腹水貯留，各部の出血は中等度から軽度で死亡率は低い。
神経型（流行終期）：異常遊泳，体色黒化，鰓の褪色，眼球突出を示す。
<病　理>　全身（躯幹筋，腹腔内脂肪組織，鰓，腸管等）に点状出血および肝臓の褪色。腎臓実質と造血組織および脾臓造血組織の壊死，肝臓の巣状壊死，心筋壊死がみられる。
<病原診断>　魚類由来培養細胞（BF-2，EPC）によるウイルス分離。中和テスト，蛍光抗体法，RT-PCRによるウイルス同定。

予防・治療　ウイルスフリー魚の導入，飼養管理と防疫の徹底，卵の消毒。

（和田新平）

9　サケ科のヘルペスウイルス感染症
Herpesvirus disease

宿　主　サケ，マス類（ウイルス感受性が高い順に，ヒメマス，サケ，サクラマス，ギンザケ，ニジマス。これらの他にヤマメ等野生のサケ，マス類）
病　原　*Herpesvirales*，*Alloherpesviridae*，*Salmovirus*に属する*Salmovirus salmonidallo 2*。サクラマス（ヤマメ）の*Oncorhynchus masou* virus（OMV）の他，分離魚種により様々に命名されてきた。
分布・疫学　日本。クウェートで報告あり。病魚およびキャリアー魚の排泄物，卵，体腔液，体表の粘液中のウイルスが接触感染や水系環境を介した水平伝播（鰓や消化管が侵入門戸）および垂直伝播する。

診　断
<症　状>　通常，15℃以下の水温で発生。実験感染での潜伏期は2週間ほど。感染魚は食欲不振，不活発となり，体色黒化，皮膚潰瘍がみられる。稚魚や幼魚では致死率が高く，感受性の高い魚種では時に死亡率80％以上。感染耐過した魚では数カ月～1年後に頭部や顎を中心に鰭や鰓蓋，体表に腫瘍を形成。
<病　理>　急性感染では，浮腫および出血がみられる。腎臓，肝臓の白点および壊死。腫瘍は基底細胞癌で，頭部や体表の他，腎臓や肝臓にも観察される。
<病原・血清診断>　潰瘍部位や腫瘍組織をサケ科魚類由来培養細胞（CHSE-214等）に接種しウイルス分離。中和テスト，免疫染色，ELISA等による血清学的診断，PCRによる遺伝子診断。

予防・治療　効果的な治療法はなく，速やかに病魚を淘汰。キャリアー魚の摘発，淘汰，発眼卵のヨード消毒。また，ウイルス汚染器具や水槽等も汚染源となるため，衛生的な飼養管理。バイオセキュリティの強化。

（片倉文彦）

10　コイの上皮腫（ヘルペスウイルス性乳頭腫，ポックス病，鯉痘）
（口絵写真32頁）
Carp epithelioma, Koi carp pox

宿　主　コイ科魚類（特にニシキゴイ，ドイツゴイ）。キンギョ
病　原　*Herpesvirales*，*Alloherpesviridae*，*Cyvirus*に属する*Cyvirus cyprinidallo 1*
分布・疫学　米国，欧州，ロシア，イスラエル，マレーシア，中国，韓国，日本。水温が低下すると発症し，水温の上昇（15℃以上）により自然治癒するが，キャリアー化し，水温変化により再発もみられる。

診　断
<症　状>　頭部や尾部，鰭等の体表に滑らかな乳白色から灰色の腫瘍性隆起を形成。腫瘍が直接の死因になることはほとんどないが，感染魚では免疫力低下により，細菌等による二次感染が起きやすい。幼稚魚では致死率が高い。
<病　理>　良性，非壊死性の上皮腫（乳頭腫）（写真）。
<病原診断>　肉眼病変と皮膚の病理所見の他，魚類培養細胞（FHM等）を用いたウイルス分離。中和テスト，PCRによるウイルス同定。電子顕微鏡によるウイルス粒子の検出。

予防・治療　昇温以外に効果的な予防・治療法はなく，病魚の淘汰，隔離を行う。

（片倉文彦）

11　リンホシスチス病
（口絵写真32頁）
Lymphocystis disease

宿　主　多種の海水，汽水，淡水魚。日本ではヒラメ等カレイ目，スズキ目で多く発生。
病　原　*Iridoviridae*，*Alphairidovirinae*，*Lymphocystivirus*に属するリンホシスチス病ウイルス1（lymphocystis disease virus 1）。血清型は1つ。感染経路は接触，創傷感染。
分布・疫学　世界的に分布。

診　断
<症　状>　頭部，口腔周囲，鰭等の体表に不規則な白色，灰白色，黒色の腫瘤を形成。重度の場合を除き，死亡率は低い（自然治癒）が，外観を損ねるため市場価値を失う。
<病　理>　巨大化した結合織細胞（リンホシスチス細胞）の集塊が形成される（写真）。細胞質内に塩基性封入体を認める。
<病原診断>　肉眼病変から容易に診断が可能。培養によるウイルス分離は困難。電子顕微鏡によるウイルス粒子の検出。

予防・治療　効果的な予防・治療法はなく，病魚の駆除，隔離，移動禁止により感染拡大を防ぐ。過密養殖を避ける。

（片倉文彦）

12　ウイルス性神経壊死症
Viral nervous necrosis

宿　主　海水魚と一部の淡水魚等50魚種以上。日本ではシマアジ，カンパチ，イシダイ，ヒラメ，トラフグ，ハタ類，マツカワ，マダラ，スズキ等。海水魚では種苗生産における重要疾病であり，ハタ類では成魚でも感染発症する。

魚類●ウイルス病

病　原　Nodaviridae, Betanodavirusに属するウイルス性神経壊死症ウイルス(nervous necrosis virus)。直径20～30nm，エンベロープなし，2分節1本鎖RNA。宿主ごとに4種の遺伝子型（シマアジ：SJNNV，マツカワ：BFNNV，キジハタ：RGNNV，トラフグ：TPNNV）がある。

分布・疫学　南米以外の世界各国で発生。野生魚でウイルスの保有率が高いとの報告あり。保菌魚からの水平，垂直伝播の他，汚染された生餌を介した感染の可能性。

診　断

＜症　状＞　シマアジ子魚では回転・旋回遊泳，不活発な遊泳，浮遊等の遊泳異常。体表や内臓諸器官には異常が認められない。子稚魚では100%の死亡率。ハタ類成魚では鰾の膨大。

＜病　理＞　脳，脊髄の中枢神経および網膜組織の神経細胞の壊死，崩壊，空胞変性が認められる。

＜病原診断＞　魚類株化細胞(E-11等)を用いたウイルス分離，ELISAや蛍光抗体法によるウイルス抗原の検出，外殻蛋白質遺伝子を標的としたRT-PCR，電子顕微鏡によるウイルス粒子の検出。

予防・治療　有効な治療法はないが，日本ではハタ類を対象として不活化ワクチンが承認されている。RT-PCRによるウイルスフリー親魚の選別と採卵，受精卵消毒してオゾン消毒した飼育水での飼育。餌料魚の消毒も重要。

（和田新平）

13 トラフグの口白症
Kuchijirosho

宿　主　フグ類（トラフグ，クサフグ，コモンフグ，ヒガンフグ）。

病　原　分類不明のウイルス

分布・疫学　日本では西日本各地で発生。現在，被害は減少傾向にある。種苗期に発生すると経済的被害が大きい。

診　断

＜症　状＞　狂奔遊泳と噛みつき行動を示す。口吻部の発赤，潰瘍，壊死がみられる。病状が進行すると緩慢遊泳を示して死亡する。

＜病　理＞　延髄から脊髄の大型神経細胞の核内に核小体とクロマチンの凝集塊を形成。

＜病原診断＞　トラフグ由来培養細胞(PFG)を用いたウイルス分離，電子顕微鏡によるウイルス粒子の検出。

予防・治療　有効な治療法，予防法はない。病魚の取り上げ，ウイルスフリー魚の導入。

（和田新平）

14 赤血球封入体症候群
Erythrocytic inclusion body syndrome

宿　主　マスノスケ，大西洋サケを含むサケ科魚類（日本ではギンザケの重要疾病）

病　原　赤血球封入体症候群ウイルス(erythrocytic inclusion body syndrome virus)。全ゲノム解析結果からReovirales, Spinareoviridae, Orthoreovirusに属するPiscine orthoreovirus(PRV)の新種と判明し，Piscine orthoreovirus 2(PRV-2)という名称が提唱されている。直径約75nm，エンベロープなし，10分節2本鎖RNAを持つ。ウイルス分離はなされていない。

分布・疫学　米国，欧州。日本では現在でも散発している。感染耐過魚は抗体価の上昇により再発しないが，未感染魚に対して感染源となる。

診　断

＜症　状＞　食欲低下，成長不良，重度の貧血による鰓の褪色，肝臓の黄変，胃内水分貯留がみられる。時に大量死を引き起こす。

＜病　理＞　感染初期の軽症魚では赤血球内封入体の形成が認められる。

＜病原診断＞　貧血が顕著で，ヘマトクリット値が10%以下を示す場合あり。赤血球内封入体の検出，電子顕微鏡ないしRT-PCRによるウイルス粒子の検出。

予防・治療　有効な治療法はない。ギンザケ内水面飼育段階で卵消毒と飼育池の消毒。16℃以上での飼育により病勢は沈静化する。海面養殖では過密飼育や過剰給餌を避ける。

（和田新平）

15 ウイルス性血管内皮壊死症
Viral endothelial cell necrosis

病名同義語：鰓うっ血症

宿　主　ウナギ

病　原　Japanese eel endothelial cells-infecting virus (JEECV)。未分類の環状2本鎖DNAウイルス。ニホンウナギの血管内皮由来細胞(JEEC)で増殖し，CPEを示す。

分布・疫学　日本各地の加温ハウス養鰻場で発生。ウナギにおける被害は甚大。実験感染では，20～35℃の広い水温域で感染・発病するが，28～31℃での死亡率が高い。

診　断

＜症　状＞　鰓弁中心静脈洞のうっ血により鰓弁中心部が異常に赤くみえる。鰓蓋・鰭の発赤。鰓蓋部の膨満。

＜病　理＞　鰓，鰭，肝臓の血管や腎臓の糸球体毛細血管等における血管内皮細胞の壊死を特徴とする。鰓弁中心部・肝臓の広範囲なうっ血・出血や腹水貯留がみられる。

＜病原診断＞　特徴的な症状と病理所見により診断可能。PCRによるウイルス遺伝子検出。

予防・治療　有効な予防手段はない。飼育水温を数日間，35℃前後に上げて飼育する昇温療法と餌止めにより死亡率が低減したとする報告がある。

（片倉文彦）

16 流行性造血器壊死症 (特定)(海外)
Epizootic haematopoietic necrosis

宿　主　ニジマスおよびレッドフィンパーチ

病　原　Iridoviridae, Alphairidovirinae, Ranavirusに属するRanavirus percal (epizootic haematopoietic necrosis virus)。魚類由来株化細胞で増殖し，CPEを形成する(22℃，14日間)。極めて乾燥に強く，水中で数カ月間生存可能。

分布・疫学　発生はオーストラリアに限定。ニジマスでは主に若齢魚が感染。不顕性感染もある。レッドフィンパーチの感受性は高く，幼魚成魚を問わず死亡する。

診　断

＜症　状＞　ニジマスは外観症状がほとんどなく，多くは

死亡して感染が確認される。摂餌不良，緩慢遊泳，体色黒化を認める。

レッドフィンパーチは旋回遊泳，脳および外鼻孔周辺の発赤，鰓基部の点状出血。

<病理> 腎臓造血組織・肝臓・脾臓の壊死が特徴。腎臓・肝臓・脾臓の腫大。肝臓の小白斑。

<病原診断> ウイルス分離，PCRおよびPCR産物の制限酵素断片長解析，またはPCR産物の塩基配列解析から確定診断を行う。

予防・治療 有効な予防・治療法はない。サケ科魚類は輸入検疫の対象で，WOAHリスト疾病。

(片倉文彦)

17 せっそう病　(口絵写真32頁)
Furunculosis

宿 主 サケ科魚類。

病 原 エロモナス目エロモナス科エロモナス属の*Aeromonas salmonicida* subsp. *salmonicida*で，非運動性，通性嫌気性のグラム陰性短桿菌。普通寒天培地やトリプトソーヤ寒天培地上で水溶性の褐色色素を産生。カタラーゼ，オキシダーゼ陽性。

分布・疫学 世界各国で発生。接触および経口，経鰓感染により水平伝播。

診 断
<症 状> 体色黒化，体表の膨隆，化膿性潰瘍(写真)。感染耐過魚はキャリアー化。
<病 理> 鰓，鰭，筋肉や内臓の出血性病変，腸管内粘液物の貯留，腎臓，肝臓の点状出血，筋肉壊死。
<病原・血清診断> スライド凝集反応，蛍光抗体法，PCR。16S rRNA遺伝子塩基配列は種同定に不適。

予防・治療 早期では抗菌薬治療が可能。ヨード剤による卵消毒，体表のスレやストレスを軽減する適正な飼育密度。

(川本恵子)

18 非定型エロモナス・サルモニサイダ症　(口絵写真32頁)
Atypical *Aeromonas salmonicida* infection

宿 主 キンギョやニシキゴイ，ウナギ等。

病 原 非定型*Aeromonas salmonicida*。褐色色素非産生性と糖利用能の違い，サケ科以外の魚類から分離されることから，せっそう病原因菌と区別される。カタラーゼ，オキシダーゼ陰性。

分布・疫学 キンギョやニシキゴイでは「穴あき病」，ウナギでは「頭部潰瘍病」とも呼ばれる。

診 断
<症 状> 脱鱗，充出血後，体表に穴が空き，皮下組織が露出する(写真)。通常，穴あき病では病変は体側におおむね1カ所だが，ニシキゴイで病変箇所が多く，致死率が高い場合は「新穴あき病」と呼ぶ。ウナギでは頭部，口吻部に重度の潰瘍や欠損を認める。通常，内臓に異常は認められない。
<病 理> 皮膚組織の変性脱落や壊死。
<病原・血清診断> トリプトソーヤ寒天培地や血液寒天培地で分離培養。強い自己凝集性を示す株もあるので，間接血球凝集反応や蛍光抗体法の方が判定性は良い。その他，PCR等。

予防・治療 せっそう病に準じる。その他，昇温治療(キンギョ：25℃以上，ニシキゴイ：30℃以上)。新穴あき病は昇温処理に効果なく，治療困難。

(川本恵子)

19 エロモナス・ハイドロフィラ症
Motile aeromonas disease

宿 主 淡水，汽水域の多様な魚種。

病 原 *Aeromonas hydrophila*, *A. caviae*, *A. sobria*, *A. veronii*等。グラム陰性の短桿菌。極単毛性鞭毛を持ち，活発な運動性を示すことから，運動性エロモナスと総称される。普通寒天培地で，乳白色の円形コロニーを形成。カタラーゼ，オキシダーゼ陽性。

分布・疫学 病原菌は水系常在菌で，環境ストレスが引き金となる日和見感染症。魚種や病状の外観により様々な病名で呼ばれる〔ウナギ：鰭赤病，コイやキンギョ：立鱗病(松かさ病)，コイやドジョウ：赤斑病〕。

診 断
<症 状> ウナギでは臀鰭，胸鰭とその基部，肛門や肛門から尾側に向かって腹側の皮膚に発赤がみられ，進行すると腹部内出血による出血斑が現れる。コイやドジョウでは皮下出血による出血斑等。キンギョでは立鱗と腹水貯留による腹部膨満。
<病 理> 肝臓のうっ血，腎臓の腫脹，出血性腸炎が特徴。キンギョでは鱗嚢水腫。
<病原・血清診断> リムラー・ショット選択培地で黄色コロニー。生化学的性状やPCRによる菌種同定。

予防・治療 過密飼育，水質悪化等環境ストレスを避け，病魚は速やかに除去する。

(川本恵子)

20 ビブリオ症
Vibriosis

宿 主 宿主域が広く，海水，汽水，淡水の様々な魚種に感受性がある。

病 原 本症はビブリオ属菌による感染症の総称で，主な起因菌は*Listonella*(*Vibrio*) *anguillarum*, *V. ordalii*, *V. ichthyoenteri*, *V. harveyi*, *V. vulnificus*等。グラム陰性通性嫌気性桿菌で，やや彎曲した菌体に極単毛性鞭毛を持ち，活発な運動性を示す。本菌はカタラーゼ陽性，オキシダーゼ陽性，好塩性で発育に1％のNaClを要する。血清型はO抗原に基づき分類され，J-O-1(A型)は淡水アユやニジマス，J-O-2(B型)ではウナギや海産アユ，J-O-3(C型)ではブリ，カンパチ，マダイ等の病魚から分離される。

分布・疫学 世界各国で発生。春から初秋の水温上昇期に発生。過密飼育や輸送ストレス，ハダムシ等の寄生虫感染等で体表のスレや創傷から菌が侵入し，最終的には敗血症に至る。

診 断
<症 状> 体表，鰭基部，肛門部の出血，潰瘍。眼球の突出と出血，遊泳異常等。
<病 理> 脾臓や腎臓の肥大，肝臓のうっ血，腸管，腹

膜等に点状出血。
<病原・血清診断> 病変部のスタンプ標本の染色，鏡検で菌を確認。血清診断(スライド凝集反応)やPCRで同定。16S rRNA遺伝子塩基配列は種同定には不向きとされる。
予防・治療　抗菌薬の早期投与。ワクチン接種(対象魚種：ブリ属，サケ科魚類，アユ)。水質管理の徹底と飼育密度の緩和，ストレスや体表のスレ発生の軽減。

(川本恵子)

21 エドワジエラ症
Edwardsiellosis

宿　主　ウナギ，マダイ，ヒラメ，アユ，ナマズ等。
病　原　本症は腸内細菌目ハフニア科エドワジエラ属菌による感染症の総称。魚類に強い病原性を示すのはグラム陰性通性嫌気性桿菌の*Edwardsiella anguillarum, E. piscicida, E. ictaluri*の3菌種。*E. ictaluri*は淡水魚から分離される。
分布・疫学　日本を含む世界各国で発生。日本ではマダイ，ヒラメ，ウナギ，米国ではナマズ養殖での被害が大きい。高水温期に多発するが，加温式ハウス養殖のウナギでは，通年発生する。
診　断
<症　状>　ウナギではパラコロ病とも呼ばれ，肛門の拡大突出，その周囲の発赤腫脹が特徴。ヒラメでは腹部膨満，肛門の発赤拡張，脱腸。マダイでは頭部や体表の潰瘍。*E. ictaluri*感染アユでは眼球突出，肛門拡張，腹部膨満，血性腹水。
<病　理>　腎臓の褪色および腫大，肝臓の白い小結節。強い悪臭の化膿性潰瘍，膿瘍等。
<病原・血清診断>　*E. anguillarum, E. piscicida*は硫化水素を産生し，DHLやXLD寒天培地で中心部が黒色の小コロニーを形成する。病原株を抗原とした抗血清による血清診断。
予防・治療　抗菌薬の早期投与。病魚や死亡魚の速やかな除去。衛生管理と適切な飼育密度。以前はヒラメ用のワクチンがあったが，現在，承認ワクチンはない。

(川本恵子)

22 細菌性冷水病 (口絵写真32頁)
Bacterial cold-water disease

宿　主　アユやサケ科魚類。
病　原　グラム陰性通性嫌気性で長桿菌の*Flavobacterium psychrophilum*。鞭毛を欠くが，弱い滑走運動性がある。サイトファーガやTYES寒天培地にて15～20℃の培養で，光沢のある黄色円形のコロニーを形成。
分布・疫学　世界各国で発生。日本では河川や養殖アユで大量死等の深刻な被害となる。水温が20℃以下の低水温期で多発。アユの大量死。
診　断
<症　状>　出血による貧血，失血死。口吻部や体表，尾柄部の出血，びらん，潰瘍，壊死による欠損(写真)。
<病　理>　鰓や内臓の褪色，コラーゲン組織や筋肉での炎症性病変。
<病原・血清診断>　鰓や病変組織標本で多数の長桿菌を確認。スライド凝集試験や蛍光抗体法，PCR。

予防・治療　28℃の温水療法が知られるが，水温を下げると再発する場合もある。卵のヨード消毒。

(川本恵子)

23 カラムナリス病
Columnaris disease

宿　主　多種の淡水魚。
病　原　*Flavobacterium columnare*。グラム陰性好気性の長桿菌で，鞭毛を欠くが，滑走運動や屈曲運動をする。サイトファーガ寒天培地で25℃，48時間培養で，半透明，黄色で平坦，辺縁が樹根状に広がるコロニーを形成。2％以上のNaClを含む培地では発育しない。
分布・疫学　世界中の多種淡水魚で発生。15℃以上の水温で多発。鰓や口吻部，鰭等の擦れやすい箇所から感染，発症。
診　断
<症　状>　鰓，口吻部，鰭に黄白色から茶褐色の潰瘍。進行すると広範囲な欠損がみられる。
<病　理>　病変部の壊死，円柱状またはドーム状に隆起した菌塊。
<病原・血清診断>　PCRによる菌種同定。
予防・治療　過密飼育を避け，適正な水質管理を行う。早期では投薬治療可能。

(川本恵子)

24 細菌性鰓病
Bacterial gill disease

宿　主　サケ科魚類
病　原　*Flavobacterium branchiophilum*。グラム陰性好気性の長桿菌。非運動性または弱運動性。サイトファーガ寒天培地で淡黄色の小コロニー形成。
分布・疫学　世界的に分布。国内ではアユ養殖場で毎年発生。春先から初夏にかけての発生が多い。
診　断
<症　状>　遊泳緩慢，鰓病変により呼吸困難を呈し，死に至る。鰓のうっ血，多量の粘液分泌，鰓弁の棍棒化。鰓の腫脹により鰓蓋が開いたままになり，やがて排水口付近に漂う。
<病　理>　鰓薄板上皮の増生，癒合。
<病原・血清診断>　病変部のスタンプ標本や鰓のウェットマウント標本での長桿菌の確認。PCRによる菌種同定。長期培養を要するため迅速診断に培養は不適。
予防・治療　病魚は餌止めし塩浴治療を行う。飼料の多給と過密飼育を避ける。飼育環境の消毒。

(川本恵子)

25 類結節症 (口絵写真32頁)
(ブリのフォトバクテリウム症)
Photobacteriosis

宿　主　ブリ，カンパチの稚魚，その他の海水魚。
病　原　*Photobacterium damselae* subsp. *piscicida*。ビブリオ科のグラム陰性短桿菌。非運動性で両端染色性。発育至適温度は22～30℃。粘稠性のあるコロニーを形成。
分布・疫学　世界各国で発生。日本では春から初夏や梅雨

の海水塩濃度の低下時に発生。
診　断
<症　状>　遊泳緩慢，摂餌不良の後，水底に沈み，大量に急死する。体色青色化（ブリ）や黒化，脱鱗。
<病　理>　鰓の貧血やうっ血。脾臓や腎臓に白色結節（写真）。
<病原・血清診断>　病変部スタンプ標本のグラム染色やギムザ染色。診断用抗血清によるスライド凝集反応。
予防・治療　抗菌薬の早期投薬。ワクチン接種（ブリ属）。稚魚導入時の検疫強化と感染魚の早期摘発。

（川本恵子）

26 海水魚のノカルジア・セリオレ症
Nocardiosis in marine fishes

宿　主　ブリ，カンパチ，シマアジ，ヒラメ，カワハギ，ウマヅラハギ
病　原　*Nocardia seriolae*。弱抗酸性の分枝したグラム陽性好気性糸状菌。BHI，小川，7H11等の培地上で橙黄色の緻密な固い集落を形成。
分布・疫学　日本，韓国，中国および東南アジア諸国で発生。富栄養化の進んだ海域に定着していると考えられる。7〜2月にかけて流行する（最盛期は9〜10月）が，秋から初冬の低水温移行期は低い死亡率が長期間継続する。経口・創傷感染する。ブリ類では*Lactococcus*属との混合感染もみられる。ハダムシの寄生は病状を悪化させる。
診　断
<症　状>　慢性感染症。躯幹部に膿瘍や結節が形成される躯幹結節型と，鰓に結節が多発する鰓結節型に大別される。腹腔内では腎臓・脾臓に白色結節が多発する。
<病　理>　躯幹部，鰓，心臓，腎臓，脾臓，鰾に肉芽腫性病変が多発し，肉芽腫内部に分枝する糸状菌が多数伸長する。
<病原診断>　膿汁塗抹標本をグラム染色し，グラム陽性糸状菌を検出して推定診断。確定診断には7H11，小川（1％ないし3％）等の培地を用いて菌を分離し，本菌種を特異的に検出するPCRによる遺伝子解析で同定。
予防・治療　過密飼育を避け，自家汚染を防止する。選別時等の網ズレ防止。サルファ剤の経口投与，ハダムシ対策を実施。

（和田新平）

27 ラクトコッカス・ガルビエ症
Lactoccosis

宿　主　ブリ属魚類，カワハギ，アジ類，その他海産魚。
病　原　*Lactococcus garvieae*。卵形の2連または連鎖状のグラム陽性球菌。血液寒天培地上でコロニー周辺に緑色の溶血環を示すことから，本菌による感染症はα溶血性レンサ球菌症とも呼ばれる。莢膜産生株は高い病原性を示す。Ⅰ型とⅡ型の血清型があり，Ⅱ型は従来の診断用抗血清（抗KG-型血清）で凝集しない。
分布・疫学　夏から晩秋にかけて多発。Ⅱ型による発生は2012年に西日本で確認されて以来，被害が拡大，問題視されている。
診　断

<症　状>　体色黒化，眼球の突出，白濁や眼窩周辺の出血。尾柄部の潰瘍，壊死。脳炎で躯幹が弯曲。
<病　理>　腎臓と脾臓の肥大，心外膜炎，脳炎。
<病原・血清診断>　スタンプ標本の染色，鏡検で2連または短い連鎖状の球菌を確認。莢膜産生株では菌体周囲が抜けてみえる。スライド凝集反応による血清型識別。PCR法。
予防・治療　抗菌薬治療が有効だが，耐性菌が一部存在するため，薬剤感受性試験で適切な抗菌薬を選択することが重要。Ⅰ型に対する承認ワクチン（ブリ属魚種，カワハギ）があるが，Ⅱ型に対する予防効果が低い可能性がある。

（川本恵子）

28 魚類のレンサ球菌症（人獣）
Strepotococcosis in fish

宿　主　宿主域が広く，淡水から海水まで様々な魚種で感受性あり。
病　原　*Streptococcus iniae*。グラム陽性レンサ球菌。血液寒天培地上で完全溶血環（β溶血性）を伴う白色コロニーが観察されることから，本菌による感染症はβ溶血性レンサ球菌症とも呼ばれる。莢膜産生株では粘稠性のあるムコイド様コロニーを形成。
分布・疫学　夏場の高水温期に発生。日本ではヒラメ，マダイで特に被害が大きく，その他，カワハギ，ブリ類，サケ科魚類，アユ等。新型感染症として，*S. parauberis*による被害（ヒラメ）や，ランスフィールドC群レンサ球菌の*S. dysgalactiae*によるブリ，カンパチでの発生が報告されている。これらは*S. iniae*と異なり，α溶血性を示す。
診　断
<症　状>　眼球突出，鰭基部や体表の発赤，出血。肛門の拡張，腹部膨張。
<病　理>　脾臓および腹腔内壁の出血や炎症性腸炎。腹水の貯留。
<病原・血清診断>　トッド・ヒューイット寒天培地やBHI寒天培地で菌を分離。抗血清によるスライド凝集反応。PCR法。
予防・治療　抗菌薬治療。ワクチン接種（マダイ，ヒラメ，カワハギ）。過度の給餌や過密養殖を避けて飼育。

（川本恵子）

29 細菌性腎臓病　（口絵写真32頁）
Bacterial kidney disease

宿　主　サケ科魚類，その他アユ，ヒメマス。
病　原　*Renibacterium salmoninarum*。グラム陽性短桿菌で，非運動性の細胞内寄生菌。システインと牛血清含有KDM-2培地等の特殊培地で，コロニー確認に数週間かかる等，遅育性で培養困難。
分布・疫学　欧州や南米，北米等。日本ではギンザケで問題。冬から初春，秋の低水温期（10〜15℃前後）に発生し，18℃以上では病勢が衰える。慢性感染で潜伏期が長い。病原菌は水平感染の他，垂直感染で卵内に侵入する。
診　断
<症　状>　体色黒化，両眼球突出，腹部膨満が主徴。感染から発症まで時間がかかり，慢性的な死亡がみられる。

魚類●細菌病

<病　理> 後腎の肉芽腫による白点，白斑，白色肥大（写真）。
<病原・血清診断> 培養困難なため，病変部の直接鏡検や蛍光抗体法，PCR，ELISAによる抗体価測定等で診断。
予防・治療　種苗の導入前検査。保菌魚の摘発，淘汰。受精前の洗卵，卵消毒。

（川本恵子）

30 滑走細菌症
Gliding bacterial disease

宿　主　海水魚。
病　原　*Tenacibaculum maritimum*。グラム陰性好気性の長桿菌で，滑走運動により移動する。海水サイトファーガ寒天培地で25℃分離培養。表面が粗で，辺縁が樹根状の扁平，淡黄色コロニーを形成。
分布・疫学　世界中で発生。日本ではマダイ，ヒラメの被害が大きい。水温が上昇する5月以降から発生。
診　断
<症　状> 鰓，口吻部，尾のびらん，潰瘍，壊死による欠損。介水伝播し，接触や創傷により感染，発症。
<病原・血清診断> 病変部のスタンプ標本や鰓のウェットマウント標本での長桿菌の有無を観察。
予防・治療　創傷の原因となる過密養殖を避ける。ハダムシの駆除等。

（川本恵子）

31 レッドマウス病(特定)
Enteric redmouth diseases

宿　主　サケ科魚類。他，コイ科魚類。
病　原　*Yersinia ruckeri*。腸内細菌目エルシニア科エルシニア属のグラム陰性通性嫌気性短桿菌。トリプトソーヤ寒天培地上で，乳白色，半透明，円形で半球状に隆起し，表面や辺縁は平滑，明瞭な小コロニーを形成する。
分布・疫学　宿主域は広いが，サケ科魚類は感受性が高く，中でもニジマスは被害が多い。日本では2015年に石川県のシロサケ孵化場で初めて発生し，それ以降の発生はない。通年みられるが，特に春から夏の水温上昇期の稚魚に発生すると，死亡率が高い。感染耐過魚はキャリアーとなり，過密飼育，低酸素，高水温等のストレスにより発症し，環境中へ排菌，感染源となる。
診　断
<症　状> 遊泳緩慢，体色黒化。眼球突出，口吻部や口腔内，下顎や鰭基部の皮下出血による赤変。
<病　理> 脾臓や腎臓の腫大，肝臓，膵臓，腸管や腸管膜，筋肉の点状出血。腸管内に黄色粘液貯留。
<病原・血清診断> 病性鑑定指針に基づき診断する。菌の分離，グラム染色とチトクロームオキシダーゼ試験（陰性）後，PCRによる確定診断。
予防・治療　ヨード剤による卵消毒，発生地域からの種卵や魚の導入禁止。施設，器具類，手指等の消毒。本病は持続的養殖生産確保法の特定疾病で，輸入検疫の対象である。

（川本恵子）

32 非結核性抗酸菌症(人獣)
Nontuberculous mycobacteriosis

宿　主　100種を超える淡水・海水魚。日本の養殖魚ではブリ類，シマアジ，ヒラメ，アユに感染する。
病　原　*Mycobacterium marinum*, *M. fortuitum*, *M. chelonae*, *M. pseudoshottsii*, *M. paragordonae*, *M. salmoniphilum*等
分布・疫学　世界各地で報告がある。7～10月の高水温期に好発する。魚類病原菌である*M. marinum*はしばしば人の皮膚患部からも分離され，公衆衛生学上注意すべき菌種である。
診　断
<症　状> 一般に慢性的だがブリ幼魚では急性に進行する場合がある。熱帯魚では眼球突出，腹部膨満（腹水）。海水魚では削痩，遊泳緩慢，腹部膨大（腹水貯留），衰弱。ブリでは黄疸を呈する個体もみられ，細菌性溶血性黄疸との鑑別が必要。脾臓・腎臓等に多数の白色結節を認める。
<病　理> 腹腔内臓器，心臓，鰓，鰓，躯幹筋，中枢神経系に類上皮細胞性（ヒラメ・アユは単核細胞性）肉芽腫が形成され，多臓器不全となる。肉芽腫内には多数の抗酸菌が存在。
<病原診断> 剖検で白色結節を確認し，それら結節病変部のスタンプ標本や病理組織標本の抗酸菌染色によって予診。7H11や小川等の培地で分離培養。分離菌ないし結節病変部を用いて遺伝子解析（ハウスキーピング遺伝子，全ゲノム）。
予防・治療　病魚を淘汰し，瀕死魚や死亡魚を除去する。水族館飼育魚や観賞魚では抗菌薬投与も行うが効果は確定していない。

（和田新平）

33 アユのシュードモナス症
（細菌性出血性腹水症）
Pseudomoniasis

宿　主　ウナギ，アユ。
病　原　*Pseudomonas anguilliseptica*（ウナギ），*P. plecoglossicida*（アユ）。グラム陰性好気性桿菌。普通寒天培地等一般培地で乳白色，円形のコロニーを形成。
分布・疫学　春に発生し，水温が26℃以上になると終息する。
診　断
<症　状> ウナギでは赤点病とも呼ばれ，体表全体の点状出血，毛細血管の怒張がみられる。アユでは大量の血性腹水の貯留が大きな特徴。鰓や内臓，肛門の拡張，出血もみられる。
<病　理> 体表や内臓の出血性病変が特徴。脾臓の肥大，腎臓の腫脹。
<病原・血清診断> 内臓からの菌分離，血清学的検査，PCR等。
予防・治療　アユでの使用が承認されている水産医薬品に耐性を示し，治療は困難。水質や飼養密度を適切に管理する。

（川本恵子）

34 ピシリケッチア・サルモニス症（特定）（海外）
Piscirickettsiosis

宿　主　主に海面養殖サケ科魚類。ギンザケが最も感受性が高いが，大西洋サケ，マスノスケ，カラフトマス，サクラマス，ニジマスも罹患する。淡水飼育サケ科魚類，地中海のシーバスや北米のシーバスでも報告あり。

病　原　非運動性グラム陰性細菌で偏性細胞内寄生性の *Piscirickettsia salmonis*。

分布・疫学　チリ，ノルウェイ，アイルランド，ギリシャおよびカナダ東西海岸で報告される。チリのサケ養殖では最重要疾病。日本未侵入。すべての魚齢で感受性を示す。月間累積死亡率は90％に達する。水平伝播するが垂直伝播については不明。

診　断
＜症　状＞　不活発遊泳，食欲不振，体色黒化，貧血による鰓の退色，体表の小型潰瘍，腹部膨大（腹水貯留）がみられる。
＜病　理＞　腹腔内脂肪，胃，鰓，腹膜，躯幹筋に小出血点。脾臓・腎臓はしばしば腫大。腸管内に黄色粘稠物貯留。肝臓に大型，白色から黄色でしばしば癒合する結節多発。これら肝結節が破綻すると類円形陥凹患部を形成。全身臓器に敗血症性病変および血管炎。しばしば壊死性，肉芽腫性病変を伴う。
＜病原診断＞　ヘマトクリット値2％に達する貧血，肉眼病変の確認，内臓スタンプや血液塗抹標本で肝細胞ないしマクロファージの細胞質内に菌体を確認。原因菌の細胞培養，蛍光抗体法，ELISAやPCRで同定。
予防・治療　病原体フリー親魚の選別，受精卵消毒，海水飼育前の親魚に抗菌薬投与。

（和田新平）

35 細菌性溶血性黄疸
Bacterial hemolytic jaundice

宿　主　大型ブリ
病　原　*Ichthyobacterium seriolicida*。グラム陰性，運動性の長桿菌（4〜6μm）。
分布・疫学　水温が20℃以上で発生。2年魚以上のブリ大型魚で頻発。

診　断
＜症　状＞　鰓の褪色（重度の溶血による貧血），口唇・眼窩・腹部体表の黄色化がみられる。脾臓および肝臓の腫大・脆弱化（ことに巨脾）。腹壁・内臓漿膜・筋肉の黄色化も認める。ヘマトクリット値が10〜20％に低下し血漿が黄色化。血漿総ビリルビン量は1mg/dL以上に増加。
＜病　理＞　血液塗抹中の血球周辺に糸状の長桿菌が観察される。
＜病原診断＞　特徴的な外観症状や剖検所見から予診可能。血液塗抹標本のギムザ染色によって菌体の確認。L-15培地（牛胎子血清10％加）での菌分離。
予防・治療　原因菌は多くの抗菌薬に感受性を示すが，効能が承認された水産薬は存在しない。過密飼育を避けて発症魚を除去する。

（和田新平）

36 ミズカビ病
Saprolegnia infection

宿　主　サケ科魚類，アユ，ウナギ，コイ等の淡水魚
病　原　*Saprolegnia parasitica* を代表とする *Saprolegnia* 属菌。「水カビ病」は，*Saprolegnia* 属，*Achlya* 属および *Aphanomyces* 属の淡水性卵菌類を原因とする感染症の総称。
分布・疫学　全世界に分布。外傷部位が感染門戸。ウナギやコイ等の温水性淡水魚は水温低下時に発生。

診　断
＜症　状＞　体表や鰓に白色綿毛状の菌糸が繁茂。
＜病原診断＞　患部を直接鏡検し，無隔壁の菌糸を確認。培養後，無性生殖器官の形態観察およびリボゾームRNA遺伝子の塩基配列解析から同定。
予防・治療　有効な予防および治療法はない。

（倉田　修）

37 流行性肉芽腫性アファノマイセス症（真菌性肉芽腫症）
Epizootic granulomatous aphanomycosis

宿　主　アユ等の淡水魚および汽水魚
病　原　*Aphanomyces invadans*
分布・疫学　全世界に分布。

診　断
＜症　状＞　体表，鰓蓋表面，下顎等にびらんおよび潰瘍を形成。筋肉内に菌糸を伸長させ，肉芽腫性炎症反応を誘導。
＜病原診断＞　患部を直接鏡検し，無隔壁の菌糸を確認。培養後，無性生殖器官の形態観察および特異プライマーを用いたPCRにより同定。
予防・治療　有効な予防および治療法はない。

（倉田　修）

38 サケ科魚類稚魚の内臓真菌症
Visceral mycosis

宿　主　サケ科魚類の稚魚
病　原　*Saprolegnia diclina*
分布・疫学　サケ科魚類種苗生産施設。餌づけ後に発症。発生から20日程度で終息。

診　断
＜症　状＞　腹部膨満。経口摂取した原因菌が胃から侵入し，腹腔内で繁殖。
＜病原診断＞　患部を直接鏡検し，無隔壁の菌糸を確認。培養後，生殖器官の形態観察により同定。
予防・治療　残餌の除去等，本菌の繁殖を防ぐ環境維持が有効。

（倉田　修）

39 オクロコニス症
Ochroconis infection

宿　主　海産稚魚，サケ科魚類
病　原　*Ochroconis humicola*，*O. tshawytschae*
分布・疫学　海産魚種苗施設。サケ科魚類生息地域。海産

魚類●真菌症／原虫病

稚魚では外傷部位が感染門戸。
診　断
＜症　状＞　海産稚魚は口部周囲，頭部，背鰭前端基部に潰瘍形成。サケ科魚類は体表の潰瘍形成や腹部膨満。患部に肉芽腫性炎症反応を誘導。
＜病原診断＞　患部を直接鏡検し，隔壁を有する菌糸を確認。培養後，黒色のコロニー形成，無性生殖器官の形態観察により同定。
予防・治療　有効な予防および治療法はない。

（倉田　修）

40 胃鼓脹症
Tympanites ventriculi

宿　主　サケ科魚類
病　原　*Candida sake*（酵母）
分布・疫学　サケ科魚類養殖施設。慢性的な感染症。
診　断
＜症　状＞　腹部膨満。胃が拡張し，液体およびガスが充満。
＜病原診断＞　患部を直接鏡検し，酵母を確認。培養後，性状検査により同定。
予防・治療　有効な予防および治療法はない。

（倉田　修）

41 白点病
White spot disease

宿　主　ほとんどの淡水魚および海水魚
病　原　繊毛虫類の *Ichthyophthirius multifiliis*（淡水魚），*Cryptocaryon irritans*（海水魚）
分布・疫学　世界中で発生。
診　断
＜症状・病理＞　水槽壁等に身体を擦りつける異常遊泳（フラッシング）。体表，鰓，鰭に白色の小型類円形異物が多数形成される。栄養体は体表や鰓の上皮内に寄生する。大量寄生を受けると皮膚や鰓の上皮組織が剝落して，浸透圧調整機能や鰓機能が障害を受ける。
＜病原診断＞　表皮の顕微鏡観察により栄養体の大核の形態を確認（*I. multifiliis* は馬蹄形，*C. irritans* は四連楕円形）。
予防・治療　メチレンブルー，二酸化塩素等（食用魚には使用禁止）による薬浴（*I. multifiliis*），水産用医薬品として認可された塩化リゾチームの経口投与（マダイ，*C. irritans*）。

（和田新平）

42 イクチオホヌス・ホフェリ症
Ichthyophonosis

宿　主　淡水魚および海水魚。無胃魚は発症しない。
病　原　*Ichthyophonus hoferi*
分布・疫学　全国に分布。慢性的な感染症で年間を通して発症。経口摂取した原因菌の多核球状体が胃で発芽し，全身に広がる。原因菌は20℃以上で繁殖できないことから，水温が20℃を超えると自然終息する。
診　断
＜症　状＞　腹水貯留による腹部膨満および貧血。腎臓の腫大。腎臓，脾臓，肝臓および心臓に白色結節形成。患部に肉芽腫性炎症反応を誘導。
＜病原診断＞　患部を直接鏡検し，多核球状体を確認。
予防・治療　飼育環境の消毒による殺菌。

（倉田　修）

43 アミルウージニウム・オセラタム症
Amyloodiniosis

宿　主　温水性海水魚（水族館飼育魚，養殖魚ではトラフグ，マダイ，ヒラメ等）
病　原　渦鞭毛藻の一種である *Amyloodinium ocellatum*
分布・疫学　世界中の温暖な地域に広く分布。
診　断
＜症状・病理＞　鰓弁上に，最大350μmに達する体内にデンプン顆粒を多数含む虫体が寄生。仮根状突起で固着し鰓弁上皮の増生を引き起こす。
＜病原診断＞　鰓や体表の顕微鏡観察によりルゴール・ヨウ素液染色で褐色に染まる栄養体を確認。
予防・治療　観賞魚および水族館飼育魚では硫酸銅溶液で治療するが，養殖魚では使用不可。

（和田新平）

44 イクチオボド症
Ichthyobodosis

宿　主　国内で淡水飼育されるサケ科魚類，その他の多くの淡水魚，ヒラメ等の海水魚。
病　原　サケ科魚類に寄生するのは鞭毛虫類の *Ichthyobodo salmonis*，その他の魚種に寄生するのは別種の *Ichthyobodo* と考えられている。
分布・疫学　サケ科魚類のイクチオボド症は低水温期に発生する。海水魚のイクチオボド症は水温15〜25℃で発生。
診　断
＜症状・病理＞　食欲廃絶し遊泳不活発となる。寄生部位の鰓や体表は白濁し，やがて潰瘍化。表皮は肥厚して粘液過剰分泌が起こるが，やがて剝落。
＜病原診断＞　鏡検で2本の鞭毛を持つ虫体を確認する。
予防・治療　観賞魚および水族館飼育魚ではホルマリンで治療するが，養殖魚では使用不可。

（和田新平）

45 ミクロスポリジウム・セリオレ症
Microsporidiosis

病名同義語：ブリのベコ病（Beko disease in yellowtail）
宿　主　ブリ種苗・稚魚
病　原　微胞子虫類の *Microsporidium seriolae*。胞子2.9〜3.7μm，幅1.9〜2.4μm。
分布・疫学　5月頃から秋が感染期。日本でのみ発生。
診　断
＜症　状＞　躯幹筋内に白色不整形で数mm〜1cm大のシスト形成（この段階までは外部症状なし）。シスト内で胞子が形成されるとシストが崩壊し，筋組織の融解壊死が起こり，体表の陥没がみられる（「ベコ」症状）。本症で死亡する個体はまれだが商品価値を失う。

<病原診断> 特徴的な臨床所見から診断可能。患部のウェットマウント，塗抹標本，病理組織標本のUvitex 2B染色による胞子確認。PCRによる遺伝子診断も可能。
<予防・治療> 砂濾過海水を用いた沖出し前陸上飼育。シスト形成抑制効果のあるベンゾイミダゾール系の水産用医薬品が認可されている。

(和田新平)

46 グルゲア・プレコグロッシ症
Glugeosis

宿　主　アユ
病　原　微胞子虫類の *Glugea plecoglossi*
分布・疫学　日本各地のアユの養殖場，種苗生産場の他，天然河川のアユでも発生する。
診　断
<症状・病理>　腹腔内臓器の漿膜面，腹膜に径数mmの白色シストを多数観察。皮下や躯幹筋内にシストが形成されると体表に隆起部を形成。寄生体が宿主細胞内に寄生して複合体(キセノマ)を形成し，球形シスト(グルゲアシスト)となる。本症で死亡する個体はまれだが商品価値を失う。
<病原診断>　患部のウェットマウント標本観察により胞子確認。
予防・治療　採卵・採精時にシストの有無を確認して親魚からの汚染を防除。種苗導入後早期に28〜29℃で5日間飼育し，7日後に再度高水温飼育することで防除可能。

(和田新平)

47 ヘテロスポリス・アンギラルム症
Heterosporiosis

病名同義語：ウナギのベコ病(Beko disease in Japanese eel)
宿　主　ニホンウナギ
病　原　微胞子虫類の *Heterosporis anguillarum*
分布・疫学　日本，台湾で確認。現在，日本での発生はまれ。
診　断
<症状・病理>　体表に顕著な凹凸が観察されて「ベコ病」と呼ばれる。寄生体が躯幹筋内でシストを形成し，それが崩壊する際に蛋白分解酵素を放出し，それによって躯幹筋が融解する。死亡率は高くないが，商品価値を失う。
<病原診断>　筋肉患部のウェットマウント標本観察により胞子確認。回復期には胞子が検出されない症例がある。
予防・治療　選別により病徴のある魚を除去。治療法はなし。

(和田新平)

48 キロドネラ症
Chilodonellosis

宿　主　多くの淡水魚
病　原　いずれも繊毛虫類。低水温期は *Chilodonella piscicola*，高水温期は *C. hexasticha*。
分布・疫学　世界中に分布。低水温期はニシキゴイやキンギョ等のコイ科およびサケ科魚類で発生し，高水温期はディスカス等の熱帯性観賞魚で発生。
診　断
<症状・病理>　鰓蓋を開き体色が黒化する。食欲廃絶して成長低下・衰弱・死亡する個体が慢性的に出現する。体表，鰓に寄生して上皮増生，粘液の多量分泌，鰓薄板の癒合を引き起こす。
<病原診断>　患部組織の擦過標本ないし生検標本の鏡検による扁平・卵形の虫体の確認。
予防・治療　飼育密度の低減，水質改善で防除。0.5〜0.7％塩水の1時間薬浴で治療。

(和田新平)

49 エピスチリス症
Epistylis infection

宿　主　多くの淡水魚
病　原　有柄繊毛虫類の *Epistylis* 属寄生虫
分布・疫学　世界中の水域で確認される。水温上昇期に頻発し，低水温期には収束する。
診　断
<症　状>　体表に白色膿瘍状・隆起患部を形成。外観的にカラムナリス病に類似。原因虫は宿主から栄養を摂取しないが，寄生部位が *Aeromonas hydrophila* 等の細菌の二次感染で潰瘍化する。
<病原診断>　白色患部の直接鏡検で線毛運動する有柄繊毛虫を確認。
予防・治療　0.2% NaClで5〜8時間，2.0% NaClで5分間の塩水浴。細菌感染には抗菌薬を併用。

(和田新平)

50 トリコジナ症
Trichodiniosis

宿　主　多くの淡水魚，海水魚
病　原　繊毛虫類の *Trichodina* 属寄生虫。水中に常在し，健康魚でも鰓や体表に少数観察される。
分布・疫学　世界中の水域で確認される。
診　断
<症状・病理>　ストレスを受け生体防御能が低下した際に発症(条件性・日和見性病原体)。体表，鰭，鰓に寄生し粘液過剰分泌，不活発遊泳・摂餌不良・成長不良，サケ科魚類では異常遊泳を示す。上皮面で大量寄生し上皮を著しく損傷。
<病原診断>　顕微鏡観察により円形で歯状構造を持ち回転運動する虫体を確認。
予防・治療　淡水魚では3.0% 15分間の塩水浴ないし0.4% 10分間の食酢浴。観賞魚では過マンガン酸カリウム0.005％で5分間薬浴。養殖魚ではストレスの低減および換水率上昇。

(和田新平)

51 マイアミエンシス・アビダス症
Miamiensis infection

病名類似語：スクーチカ症(Scuticociliatosis)
宿　主　ヒラメその他の異体類の種苗・稚魚

魚類 ● 原虫病／粘液胞子虫病

病原 スクーチカ類繊毛虫の*Miamiensis avidus*。20～45μm，涙滴型で長軸に沿って8～12本の線毛列，尾端に1本の長線毛を有する。
分布・疫学 日本の南西海域。
診断
＜症　状＞　軽症魚は体色黒化，重症魚は体色の白化，びらん，出血。皮下組織，鱗嚢内にも寄生。脳内に寄生した場合には外観症状を示さない症例がある。
＜病原診断＞　体表患部直下の躯幹筋，腹腔内臓器，中枢神経組織のウェットマウント標本観察による虫体の確認。
予防・治療 侵入経路不明。有効な防除・治療法はないが，飼育密度を適切に保ちストレスを軽減。

(和田新平)

52　旋回病（特定）（海外）
Whirling disease

宿主 ニジマス，ベニザケ，カワマス，マスノスケの順に感受性が強い。
病原 粘液胞子虫類の*Myxobolus cerebralis*（交互宿主のイトミミズ内では放線胞子虫となる）
分布・疫学 世界中（孵化場・養殖場・天然河川）。日本には未侵入で持続的養殖生産確保法の特定疾病，水産資源保護法の輸入防疫対象疾病に指定されている。
診断
＜症状・病理＞　頭骨・脊椎の変形，尾柄部の黒化，旋回遊泳。頭蓋骨や脊椎が原因虫の寄生を受けて変形し，肉芽腫性炎症が起きて神経組織を損傷。
＜病原診断＞　頭骨等を酵素処理して虫体検出ないし18S rDNAのPCR検査。
予防・治療 有効な予防・治療法はないが，飼育場の天日干しやコンクリート池への改築，飼育環境中からイトミミズの除去。放線胞子虫除去のために飼育水の砂濾過や紫外線照射。

(和田新平)

53　粘液胞子虫性側弯症
Myxosporean scoliosis

宿主 ブリ，マサバ，マハゼ，ホウボウ，キタマクラ，ムツ等宿主範囲は広い。
病原 粘液胞子虫類の*Myxobolus acanthogobii*（分布・生活環は不明）
分布・疫学 西日本を中心に養殖ブリで発生。他種の天然魚でもみつかっている。
診断
＜症状・病理＞　養殖ブリでは脊椎が左右側方に1～2回弯曲，ないし尾部が上方に弯曲するが死亡はまれ。養殖サバでは腹側と背側に弯曲。マハゼでは重度寄生でも無症状。脳内（第4脳室，視蓋，下葉，延髄等）にシストが形成され，その物理的刺激で神経系が損傷して躯幹筋の強度の収縮等が起こる。
＜病原診断＞　脳内のシストを検出して極嚢が2つある虫体を確認。特異的PCR法が開発されている。
予防・治療 有効な駆虫法はない。

(和田新平)

54　粘液胞子虫性やせ病
Myxosporean emaciation disease

宿主 多くの海水魚
病原 粘液胞子虫類の*Enteromyxum leei*，*Sphaerospora fugu*（=*Leptotheca fugu*）
分布・疫学 *E. leei*は世界中に分布し，養殖魚のトラフグ，ヒラメ，マダイ，イシガキダイ，ヤイトハタ，ヨーロッパヘダイの成魚等，および水族館飼育魚のハギ類やベラ類等で発生。*S. fugu*はトラフグからのみ報告されている。トラフグには上記2種が同時寄生するが，ヒラメ，マダイ，イシガキダイ，ヤイトハタには*E. leei*のみ寄生。*E. leei*は栄養体が他個体に経口的に直接伝播。*S. fugu*の伝播経路は不明。
診断
＜症　状＞　眼窩が落ち凹み，背部・頬部の高度の削痩・衰弱死。腸管上皮内に寄生し，脱出時に上皮を破壊して消化吸収不全を招く。腸管内に水様性物（腸水）の貯留，ヤイトハタでは緑肝もみられる。
＜病原診断＞　腸管上皮ないし内容物のウェットマウント・ディフクイック染色検査で多核栄養体ないし胞子の確認。種特異的PCR法による遺伝子診断。
予防・治療 有効な防除・治療法なし。種苗導入前のPCR検査による検疫等，病魚が検出された群の導入回避。

(和田新平)

55　コイ稚魚の鰓ミクソボルス症
Branchial myxobolosis

宿主 コイ（0歳魚）。他の魚種での発症報告なし。
病原 粘液胞子虫類の*Myxobolus koi*。水中に常在し，健康魚の鰓にも少数みられる。
分布・疫学 1920年代から日本を含む東南アジア，欧州等。夏季の低酸素期に発生すると大量死を引き起こす。
診断
＜症状・病理＞　初夏から鰓に大型シストが多数形成され，鰓蓋が押し上げられる（頬腫れ）。鰓薄板内に多数の虫体を含む白色シストが多数観察される。
＜病原診断＞　大型シストを摘出し，ウェットマウント標本中で長さ約12～15μmで極嚢が2つある虫体を検出。
予防・治療 交互宿主が特定されていないので予防法は未確立。夏場の感染時に十分なエアレーションを行い，飼育密度を下げて水温変化に注意する。夏季から秋季以降は自然治癒。

(和田新平)

56　筋肉クドア症
Muscle kudoosis

宿主 ブリ，ヒラメ，タイセイヨウサケ
病原 *Kudoa amamiensis*（ブリ），*K. thyrsites*（ヒラメ，タイセイヨウサケ），*K. septempunctata*（ヒラメ）
分布・疫学 *K. amamiensis*は沖縄本島の本部海域およびオーストラリア東岸部，*K. thyrsites*は米国，欧州，日本等世界中，*K. septempunctata*は日本と韓国でのみ知られる。いずれも致命的な病態は引き起こさないが商品価値が損な

われる，あるいは食品衛生上の問題となる。クドア属は生活環が解明されていない。

診　断

＜症状・病理＞　本症は，クドア属粘液胞子虫が海水魚の躯幹筋に寄生する疾病の総称である。寄生種により，1.0〜2.0mm大の白色シストを形成する病型（*K. amamiensis*），筋肉融解（ジェリーミート）を呈する病型（*K. thyrsites*），不顕性感染で食中毒を引き起こす病型（*K. septempunctata*）の3病型が知られている。

＜病原診断＞　シストおよび筋肉内に径が5.0〜10μmで極嚢が4個以上ある虫体を検出。種によって近縁種との鑑別用PCR法が開発されている。

予防・治療

原因虫の分布海域で感受性魚種の飼育を行わない。陸上水槽飼育では飼育水の紫外線処理により防除される種もある。

（和田新平）

水生甲殻類●ウイルス病

1 バキュロウイルス性中腸腺壊死症 (特定)
Baculoviral midgut gland necrosis

宿　主　クルマエビ(幼生～稚エビ期)
病　原　Baculoviral midgut gland necrosis virus。以前は，バキュロウイルス科に属していたが，現在は未分類。
分布・疫学　日本では1993年以降発生報告なし。感染耐過した親エビ排出ウイルスの経口感染，垂直感染。
診　断
＜症状・病理＞　幼生は食欲不振，行動不活発，成長不良を呈し，稚エビでは中腸腺の白濁・軟化が特徴的。死亡率は高い。ウイルス感染細胞の核は暗視野顕微鏡下で白色にみえる。
＜病原診断＞　顕微鏡による中腸線細胞のウイルス感染核の観察，暗視野顕微鏡下で白色のウイルス感染核の確認。
予防・治療　受精卵の洗浄により，ウイルスの卵への付着を防止する。発症群の安楽死措置による水平感染の防止。

（片倉文彦）

2 クルマエビ急性ウイルス血症（ホワイト・スポット病）
Penaeid acute viremia(White spot disease)

宿　主　クルマエビ。宿主域が広く，天然甲殻類を含む多くのエビ・カニ類から検出される。
病　原　Nimaviridae，Whispovirusに属するWhite spot syndrome virus。penaeid rod-shaped DNA virusとも呼ばれる。
分布・疫学　日本を含むアジア諸国，北米，中南米，オーストラリア。世界のクルマエビ類養殖の最重要疾病であり，WOAHリスト疾病。死亡率は極めて高い(80～90％)。
診　断
＜症状・病理＞　体色の発赤や外骨格(甲殻)の白点形成が特徴的。皮下織，造血組織等の感染細胞核の肥大化と無構造化。
＜病原診断＞　PCRによる遺伝子診断。
予防・治療　PCRによりウイルスフリーの親エビを選別。受精卵のヨード消毒，衛生管理の徹底等。

（片倉文彦）

3 イエローヘッド病 (特定)(海外)
Yellow head disease

宿　主　ウシエビ，シロアシエビ(バナメイエビ)，クルマエビ，テンジクエビ，ヨシエビ等。実験感染では多くのクルマエビ類が感染。
病　原　Roniviridae，Okanivirinae，Okavirus，Okavirus flavicapitisに分類されるyellowhead virus genotype 1。
分布・疫学　中国，台湾，東南アジア諸国，スリランカ，インド，メキシコで発生。日本での発生はない。WOAHリスト疾病。
診　断
＜症状・病理＞　全身の退色，遊泳緩慢。病エビの頭胸部は黄色味を帯び，鰓の色も褐色に変わる。ウシエビでは累積死亡率が100％に達する場合もある。リンパ組織，造血組織，鰓，皮下，筋肉，腸等の組織に強い壊死と細胞質内封入体が観察される。
＜病原診断＞　病エビの材料を用いたRT-PCRによる遺伝子診断。
予防・治療　有効な予防，治療法はない。

（片倉文彦）

4 伝染性皮下造血器壊死症 (特定)(海外)
Infectious hypodermal and hematopoietic necrosis

宿　主　シロアシエビ(バナメイエビ)，ブルーシュリンプ，ウシエビ等クルマエビ科のエビ。実験的に多くのエビ類に感染。
病　原　Parvoviridae(属未確定)に分類されるInfectious hypodermal and hematopoietic necrosis virus
分布・疫学　アメリカ大陸太平洋沿岸，東アジア，東南アジア，中東，オーストラリア等。日本での発生はない。WOAHリスト疾病。感染耐過個体はキャリアーとなり水平感染，垂直感染の感染源となる。
診　断
＜症　状＞　食欲不振，緩慢遊泳等の行動異常。クチクラ上皮に白点の形成。
＜病原診断＞　PCR等による遺伝子診断。
予防・治療　有効な治療法はない。ヨード剤，塩素剤による養殖池の消毒。

（片倉文彦）

5 バキュロウイルス・ペナエイ感染症 (特定)(海外)
Tetrahedral baculovirosis

宿　主　多くのクルマエビ類の幼生および稚エビ
病　原　Baculoviridaeに属すると考えられているBaculovirus penaei。
分布・疫学　アメリカ大陸，ハワイ。日本での発生はない。汚染飼育水，排泄物を介する水平感染。感染雌エビから垂直感染。
診　断
＜症　状＞　幼生の大量死亡。稚エビの成長不良や生残率低下。重度感染により中腸腺(肝膵臓)の白濁。中腸腺や腸の上皮細胞に包埋体が認められる。
＜病原診断＞　ウェットマウント標本で包埋体確認。PCRによる遺伝子診断。
予防・治療　有効な治療法はない。受精卵のホルマリン，ヨード剤による消毒。

（片倉文彦）

6 タウラ症候群 (特定)(海外)
Taura syndrome

宿　主　シロアシエビ(バナメイエビ)，ブルーシュリンプ等。主に稚エビに発生。
病　原　Dicistroviridae，Aparavirus，Aparavirus tauraenseに属するTaura syndrome virus。
分布・疫学　中南米，ハワイ，東南アジア，中東。日本での発生はない。WOAHリスト疾病。感染耐過個体はキャリアーとなる。
診　断

<症　状＞　急性期の病エビの体色（特に尾節・遊泳脚）は赤みを帯び，脱皮中に死亡することが多い。急性から慢性への移行期にはしばしば甲殻に黒点が認められる。
<病原診断＞　RT-PCRによる遺伝子診断。
予防・治療　有効な治療法はない。養殖池の塩素剤，ヨード剤による消毒。

（片倉文彦）

7　クルマエビのビブリオ症
Vibriosis of kuruma prawn

宿　主　主にクルマエビ
病　原　*Vibrio penaeicida*。グラム陰性通性嫌気性の短桿菌。海外では多くのビブリオ属菌が原因となる。
分布・疫学　クルマエビ養殖池に常在し，外見上健康なエビの多くが保菌している。ストレス（環境悪化等）により発症。主に経口感染。
診　断
<症　状＞　外観はほぼ無症状。リンパ様器官の肥大，硬化，小黒点（小結節）の形成。病気が進行すると，リンパ様器官は黒変（黒変症）・壊死し，死亡する。
<病原診断＞　スライド凝集反応による同定。PCRによる遺伝子診断。
予防・治療　オキシテトラサイクリン，オキソリン酸等の化学療法剤の経口投与。不活化菌体の接種によりワクチン様の感染防御効果が付与できる可能性が報告されている。

（片倉文彦）

8　エビの急性肝膵臓壊死症(特定)
Acute hepatopancreatic necrosis disease（AHPND）

宿　主　シロアシエビ（バナメイエビ），ウシエビ，コウライエビ，クルマエビ
病　原　*Vibrio parahaemolyticus*, *V. campbellii*, *V. harveyi*, *V. owensii* 等のうち病原因子（*pirA*および*pirB*遺伝子）含有プラスミドを持つ特定の株。
分布・疫学　2009年から発生したエビの新たな疾病〔当初は早期死亡症候群（EMS）と呼称〕。中国，ベトナム，マレーシア，タイ，フィリピン，メキシコおよび米国で発生。WOAHリスト疾病。日本では2020年と2021年にバナメイエビの輸入種苗に発生。原因菌の産生する毒素によって発症する。経口および水を介した水平感染。
診　断
<症　状＞　肝膵臓の白色化や退色，黒点や黒縞の発生，顕著な萎縮・凝固。甲殻の軟化や消化管内容物が減少あるいは消失。瀕死の個体は池の底に沈む。養殖開始後10〜30日の間に急激な大量死が起こり，死亡率は100％に達する場合もある。
<病原診断＞　PCRによる遺伝子診断。
予防・治療　有効な治療法はない。抗菌薬の使用は耐性菌が出現していることから避ける。種苗の選択や飼育環境の配慮等により防疫に努める。まん延防止のため発生養殖場からのエビの移動禁止と処分。

（片倉文彦）

9　フサリウム症
Fusariosis

病名同義語：鰓黒病（Black gill syndrome）

宿　主　クルマエビ類，コエビ類，ロブスター類
病　原　*Fusarium solani*, *F. moniliforme*, *F. graminearum*（不完全菌類）。
分布・疫学　日本，南米，北米で発生。日本では*F. solani*や*F. moniliforme*等によるクルマエビの被害が大きい。
診　断
<症　状＞　メラニン色素沈着のため，鰓が黒色を呈し，鰓黒病と呼ばれる。鰓組織の崩壊，菌糸および壊死組織等が血管を閉塞することによる呼吸障害によって死亡すると考えられている。養殖場内で周年発生し，生産量の低下を招く。
<病原診断＞　病変部を直接鏡検し，菌糸および大・小分生子を検出。菌の分離・同定。
予防・治療　塩素剤等による養殖池の消毒等。

（片倉文彦）

野生動物 ● ウイルス病

1 海獣類のモルビリウイルス感染症(海外)
Morbillivirus infectious disease in marine mammals

宿　主　アザラシ，イルカ
病　原　*Paramyxoviridae, Orthoparamyxovirinae, Morbillivirus, Morbillivirus ceti*に属するアザラシジステンパーウイルス（phocine distemper virus）。
分布・疫学　北海のゼニガタアザラシの大量死として知られるアザラシジステンパーウイルスは，欧州の食肉目動物でみられる犬ジステンパーウイルスに類似する。
診　断
＜症　状＞　罹患動物は呼吸器症状と神経症状を示し，多くの動物が死に至る。アザラシジステンパーウイルスの他に，マイルカジステンパーウイルスやネズミイルカジステンパーウイルスが知られ，下痢，肺炎，脳炎等を引き起こす。
＜病原診断＞　病理学的診断である程度診断がつく。確定診断はRT-PCRを用いた遺伝子検査による。
予防・治療　ワクチン・治療法ともになし。

（坪田敏男）

2 ヤブノウサギ症候群(海外)
European brown hare syndrome

宿　主　ヤブノウサギ（*Lepus europaeus*）
病　原　*Caliciviridae, Lagovirus, Lagovirus europaeus*に属するEuropean brown hare syndrome virus。兎出血病ウイルスに類似。
分布・疫学　主に欧州で発生がみられ，汚染地域はヤブノウサギの分布域に一致している。主として糞口感染あるいは呼吸器感染により伝播する。
診　断
＜症　状＞　顕著な臨床症状は示さない。急性で重篤な壊死性肝炎を引き起こし，剖検時に発見される場合がほとんどである。
＜病原診断＞　確定診断はRT-PCRを用いた遺伝子検査による。
予防・治療　ワクチン・治療法ともになし。

（坪田敏男）

3 リッサウイルス感染症(人獣)(海外)
Lyssavirus infection

宿　主　コウモリ，げっ歯類，人
病　原　*Rhabdoviridae, Alpharhabdovirinae, Lyssavirus*に属する狂犬病ウイルス以外のrabies-related lyssviruses
分布・疫学　主として欧州，ロシア，アフリカ，オーストラリアに分布。これらのウイルスを保有する野生哺乳類の咬傷や接触により感染すると考えられる。
診　断
＜症　状＞　動物の症状は不明。人では狂犬病様症状を示す。
＜病原診断＞　臨床症状から狂犬病との鑑別診断は不可能。RT-PCRによる確定診断が必要。
予防・治療　流行地域ではコウモリ等との接触を避ける。ワクチンはない。

（坪田敏男）

4 重症急性呼吸器症候群(SARS)(人獣)(海外)(二類感染症)
Severe acute respiratory syndrome

宿　主　自然宿主はキクガシラコウモリ。ハクビシン，人等が感染。
病　原　SARSコロナウイルス（*Severe acute respiratory syndrome-related coronavirus*：SARS-CoV）は*Coronaviridae, Orthocoronavirinae, Betacoronavirus, Sarbecovirus, Betacoronavirus pandemicum*に分類。プラス1本鎖RNAで約30kbのゲノムを持つエンベロープウイルス。直径約120nmの球形。ウイルス受容体はACE2である。二種病原体等。BSL3。
分布・疫学　2002年11月中国で初発，2003年7月に終息。29の国および地域で8,098名が感染，うち774名が死亡。患者の60％は中国本土で発生。動物から人への直接の感染は不明。人−人感染は飛沫および糞口感染と考えられる。二類感染症。
診　断
＜症　状＞
動　物：ハクビシンを含む野生動物が感染したが，症状は不明。
人：中央値5日の潜伏期。咳，発熱，筋肉痛等のインフルエンザ様の前駆症状が続き，咳嗽，呼吸困難，大量の水様性下痢がみられる。患者の10〜20％は急性呼吸促迫症候群（ARDS）を呈する。致死率は9.6％。
＜病原・血清診断＞　アフリカミドリザル腎由来VeroE6細胞でのウイルス分離。RT-PCRやLAMPによる遺伝子診断。ELISAや中和テストによる血清抗体測定。
予防・治療　発生当時，特異的な予防法や治療法はなかった。

（水谷哲也）

5 中東呼吸器症候群(MERS)(人獣)(海外)(二類感染症)
Middle east respiratory syndrome

宿　主　自然宿主はヒトコブラクダ。ラマや人等が感染。
病　原　MERSコロナウイルス（*Middle East respiratory syndrome-related coronavirus*：MERS-CoV）は*Coronaviridae, Orthocoronavirinae, Betacoronavirus, Merbecovirus, Betacoronavirus cameli*に分類。プラス1本鎖RNAで約30kbのゲノムを持つエンベロープウイルス。直径約120nmの球形。三種病原体等。BSL3。
分布・疫学　2012年サウジアラビアで初発後，アラビア半島諸国を中心に世界27カ国で発生。2023年10月までに2,608名が感染，うち938名が死亡。致死率は30〜40％。
　アラビア半島，北アフリカ，東アフリカ地域のヒトコブラクダではMERS-CoV抗体の保有率が極めて高い。ヒトコブラクダが感染源であり，MERS発生地域ではヒトコブラクダとの接触，ヒトコブラクダの未加熱肉や未殺菌乳の摂取により感染のリスクがある。発症した人との濃厚接触により人−人感染が生じる。二類感染症。
診　断
＜症　状＞
ヒトコブラクダ：無症状か軽度の呼吸器症状。感染性ウイルスが鼻汁に検出される。
人：潜伏期間の中央値は5日。発熱や咳，息切れ等の症状

で始まり，急速に肺炎を発症する。下痢や腎不全等の多臓器不全を伴う場合がある。
<病原診断> 呼吸器分泌物を用いたRT-PCRによる遺伝子診断。
予防・治療 特異的な予防法や治療法はない。

(水谷哲也)

6 新型コロナウイルス（人獣）（五類感染症）（SARS-CoV-2）感染症
COVID-19

宿 主 コウモリが自然宿主と考えられている。主に人や猫科等の動物が感染。家庭の犬猫も感染。
病 原 SARSコロナウイルス2(*Severe acute respiratory syndrome-related coronavirus 2*：SARS-CoV-2)は*Coronaviridae*, *Orthocoronavirinae*, *Betacoronavirus*, *Sarbecovirus*, *Betacoronavirus pandemicum*に分類。プラス1本差RNAで約30kbのゲノムを持つエンベロープウイルス。直径約120nmの球形。ウイルス受容体はACE2である。
分布・疫学 2019年12月中国で初発し，全世界に拡大。2023年末までに世界で7億人以上が感染したとみられている。この時点の致死率は1％以下と推定されている。2020年1月30日に世界保健機関(WHO)は「国際的に懸念される公衆衛生上の緊急事態」を宣言，2023年5月に宣言を終了した。日本では二類相当から五類感染症に移行した。変異株により病原性が異なる。人以外では特に猫科の動物の感受性が高い。飼い猫，飼い犬，農場のミンク，猫科の動物園動物，オジロジカ等の野生動物等が感染。主として飛沫感染だが，エアロゾル感染（空気感染）も起こると考えられている。
診 断
<症 状>
動 物：猫科の動物では呼吸器症状を呈することがある。犬は無症状であることが多い。特にミンクは致死率が高い。
人：潜伏期の中央値は5日。発熱や咳等に始まり，重症化すると深刻な肺炎による呼吸困難を呈する。頭痛や下痢症状がみられることもある。倦怠感の持続，味覚障害や嗅覚障害の後遺症がみられることもある。変異株によって症状は異なる。
<病原・血清診断> 鼻腔，唾液，咽頭拭い液を用いたPCR。イムノクロマト法を用いた簡易抗原検査。
予防・治療 ワクチン(mRNAワクチン等)と抗ウイルス薬(中和抗体薬を含む)がある。抗ウイルス薬としてモルヌピラビル，リトナビル，エンシトレルビル(塩野義製薬のゾコーバ)が有効である。また，ロナプリーブ等の中和抗体薬が用いられている。

(水谷哲也)

7 慢性消耗病（海外）
Chronic wasting disease

宿 主 エルク，ミュールジカ，ヘラジカ等の鹿科動物
病 原 プリオン。BSEやスクレイピー病原体とは性質が異なる。
分布・疫学 米国，カナダ，ノルウェー，フィンランド。日本では発生なし。鹿から鹿への水平伝播の可能性。
診 断
<症状・病理> 削痩，衰弱，運動障害等の神経症状。神経細胞の空胞変性。
<病原診断> 病理組織学的検査および免疫染色による異常プリオン蛋白質の検出。
予防・治療 治療法はない。発症動物の速やかな淘汰。

(坪田敏男)

8 象の結核（人獣）（海外）
Tuberculosis in elephants

宿 主 象(アジアゾウ，アフリカゾウ)
病 原 マイコバクテリウム属細菌の結核菌(主に*Mycobacterium tuberculosis*)
分布・疫学 タイ，マレーシア，インド，スリランカ，ネパール等。東南アジアおよび南アジアの飼育および野生アジアゾウで発生がみられる。その他，米国，欧州および日本の動物園で飼育されているアジアゾウおよびアフリカゾウにおいて発生の報告がある。人の結核菌と同一であるので，人－象間で感染環が成立している可能性が高い。
診 断
<症 状> 慢性的な消耗性症状(体重減少，咳，運動失調等)を示し，死に至ることがある。症状からの診断は難しく，死亡後の剖検で発見されることが多い。
<病原・血清診断> 剖検時の肺およびリンパ節の病巣から菌を培養して，結核菌の分離または病巣部の結核菌DNAのPCRやLAMP法による検出が有効である。血清診断としては，市販のDPP(dual path platform)キットを用いた抗体検査またはインターフェロンγ遊離試験による。
予防・治療 結核に感染した象を隔離する以外に特異的な予防法はない。人で使われているイソニアジド，リファンピシンおよびエタンブトールの投薬による治療が行われている。人への感染を防ぐには，飼育象との直接的な接触を避ける。

(坪田敏男)

9 日本紅斑熱（人獣）（四類感染症）
Japanese spotted fever

宿 主 野生小動物や野鳥
病 原 *Rickettsia japonica*。紅斑熱群リケッチアの一種。三種病原体等。BSL3。
分布・疫学 感染経路はマダニの咬傷による。病原体はマダニの経卵巣感染により維持される。マダニは幼虫，若虫，成虫のいずれも哺乳動物を刺咬・吸血することから，ベクターであり，リザーバー（感染巣）でもある。自然界では小動物（特にげっ歯類や野鳥），あるいは野生の鹿等がリザーバーとなる。マダニは日本全土に分布するが，患者は主に関東以西の太平洋側の温暖な地域に多い。
診 断
<症 状> 人では，発熱，頭痛，発疹は全身性でしばしば出血性になる。ツツガムシ病との類症鑑別が必要。
<病原・血清診断> PCRによる遺伝子診断。蛍光抗体法による血清学的診断が有効である。
予防・治療 ダニ咬傷の防止。早期にテトラサイクリン系

野生動物 ● 原虫病

抗菌薬で治療する。

(坪田敏男)

10 アライグマの回虫症
Ascariasis in raccoons

宿　主　アライグマ（日本では特定外来生物）
病　原　*Baylisascaris*属に属するアライグマ回虫（*Baylisascaris procyonis*）
分布・疫学　アライグマ原産国の米国および外来種として持ち込まれた各国で発生がみられる。アライグマでは小腸に成虫が寄生する。アライグマ回虫の虫卵（幼虫包蔵卵）を人が摂取すると，成虫には発育せずに，幼虫のまま体内を移行して種々の症状を引き起こす，いわゆる幼虫移行症を呈する。日本では，飼育されたうさぎにおいて感染が確認されているが，人での発生は確認されていない。

診　断
＜症　状＞　アライグマでは目立った症状を示さない。人では，犬・猫回虫幼虫移行症のトキソカラ症とは異なり，アライグマ回虫は幼虫が脳組織に侵入しやすいので悪性度の高い劇的な神経症状を特徴とする幼虫移行症を引き起こす。
＜病原・血清診断＞　好酸球性髄膜炎が認められた場合には本症を疑う。脳脊髄液または血清を使った特異抗体の検出により診断できる。
予防・治療　アライグマの糞に含まれる回虫卵が唯一の感染源であるので，アライグマ生息地での砂場や土壌を直接口にしないことが重要である。感染初期であれば，抗線虫薬の投与により治療できるが，発症後では有効な治療薬はない。

(坪田敏男)

写真出典・提供者一覧

掲載書

犬と猫の感染症カラーアトラス（1996年　共立商事　発行）
獣医感染症カラーアトラス（1999年　文永堂出版　発行）
獣医住血微生物病（1986年　近代出版　発行）
増補版家畜疾病カラーアトラス（1997年　家畜伝染病予防法施行40周年記念出版事業協賛会　発行）
馬鼻肺炎（1984年　軽種馬防疫協議会　発行）
馬の感染症（1994年　日本中央競馬会馬事部　発行）
監視伝染病診断指針 牛編（2001年　日本獣医師会　発行）

写真		提供者（敬称略）
【牛】		
口蹄疫	写真1～4	宮崎県
牛疫	写真1	「図解海外家畜疾病診断便覧」（監視伝染病診断指針 牛編 4頁(6)）
	写真2	「図解海外家畜疾病診断便覧」（監視伝染病診断指針 牛編 3頁(3)）
	写真3	「図解海外家畜疾病診断便覧」（監視伝染病診断指針 牛編 4頁(10)）
イバラキ病	写真1～2	農研機構動衛研
牛伝染性鼻気管炎	写真1	農研機構動衛研（獣医感染症カラーアトラス 14頁写真1）
	写真2	農研機構動衛研（獣医感染症カラーアトラス 15頁写真5）
	写真3	農研機構動衛研（獣医感染症カラーアトラス 15頁写真7）
牛ウイルス性下痢	写真1	益田大動物診療所
	写真2	佐賀県中部家畜保健衛生所
	写真3	岩手県県南家畜保健衛生所
アカバネ病	写真1，2，4	鹿児島県
	写真3	明石博臣
牛伝染性リンパ腫	写真1～6	村上賢二
水疱性口内炎	写真1	農研機構動衛研（監視伝染病診断指針 牛編 25頁(2)）
	写真2	農研機構動衛研（監視伝染病診断指針 牛編 25頁(3)）
	写真3	農研機構動衛研（監視伝染病診断指針 牛編 25頁(4)）
牛流行熱	写真1	農研機構動衛研
	写真2	沖縄県八重山家畜保健衛生所
牛RSウイルス感染症	写真1	農研機構動衛研
	写真2～4	北海道十勝家畜保健衛生所
アデノウイルス感染症	写真	北海道十勝家畜保健衛生所
ロタウイルス感染症	写真	農研機構動衛研
アイノウイルス感染症	写真1，2	浜名克己
牛海綿状脳症	写真1	Veterinary Laboratories Agency, UK
	写真2	堀内基広
炭疽	写真1～4	農研機構動衛研
結核	写真1～3	農研機構動衛研
ブルセラ症	写真1，2	呂　栄修
	写真3	伊佐山康郎
ヨーネ病	写真1～3	農研機構動衛研
牛のサルモネラ症	写真1，2	農研機構動衛研
	写真3，4	埼玉県中央家畜保健衛生所
	写真5	岐阜県東濃家畜保健衛生所
牛の出血性敗血症	写真1，2	田邊太志
レプトスピラ症	写真	国立感染症研究所・細菌第一部
気腫疽	写真1，2	向本雅郁
子牛の大腸菌性下痢	写真1，2	末吉益雄
壊死桿菌症	写真1	浜名克己（獣医感染症カラーアトラス 324頁写真1）
	写真2	新城敏晴（獣医感染症カラーアトラス 323頁写真1）
牛の趾乳頭腫症	写真1，2	三澤尚明

牛肺疫	写真1	RAJ Nicholas(Veterinary Laboratories Agency, UK)(獣医感染症カラーアトラス 390頁写真1)
	写真2	RAJ Nicholas(Veterinary Laboratories Agency, UK)(獣医感染症カラーアトラス 390頁写真2)
牛のマイコプラズマ肺炎	写真1	北海道農政部 生産振興局畜産振興課(監視伝染病診断指針 牛編 158頁(1))
	写真2	北海道農政部 生産振興局畜産振興課(監視伝染病診断指針 牛編 158頁(2))
アナプラズマ症	写真1	農研機構動衛研
	写真2	(左)大城 守
		(右)農研機構動衛研(獣医住血微生物病 340頁写真148)
アスペルギルス症	写真	農研機構動衛研
牛のタイレリア症	写真1	農研機構動衛研(獣医住血微生物病 334頁写真116)
	写真2	農研機構動衛研(獣医住血微生物病 335頁写真120)
	写真3	農研機構動衛研(獣医住血微生物病 346頁写真183, 184)
牛のバベシア症	写真1	横山直明
	写真2	農研機構動衛研(獣医住血微生物病 329頁写真81)
	写真3	農研機構動衛研(獣医住血微生物病 328頁写真77)
牛のトリパノソーマ症	写真1	杉本千尋
	写真2	蛭海啓行

【めん羊・山羊】

スクレイピー	写真1～3	堀内基広

【馬】

馬伝染性貧血	写真1～3	日本中央競馬会競走馬総合研究所
馬鼻肺炎	写真1	日本中央競馬会競走馬総合研究所(馬鼻肺炎 2頁写真1)
	写真2, 3	岡本 実
破傷風	写真	日本中央競馬会競走馬総合研究所(馬の感染症 27頁図1)
馬伝染性子宮炎	写真	日本中央競馬会競走馬総合研究所
馬のロドコッカス・エクイ症	写真1, 2	樋口 徹
馬のピロプラズマ症	写真	横山直明
馬のトリパノソーマ症	写真1～3	井上 昇

【豚】

豚熱	写真1, 4, 5	岐阜県中央家畜保健衛生所
	写真2, 3, 6, 7	迫田義博
アフリカ豚熱	写真1, 2	農研機構動衛研
豚の日本脳炎	写真1	農研機構動衛研(獣医感染症カラーアトラス 66頁写真2)
	写真2	農研機構動衛研(獣医感染症カラーアトラス 66頁写真3)
オーエスキー病	写真1	農研機構動衛研(獣医感染症カラーアトラス 18頁写真2)
	写真2	農研機構動衛研(獣医感染症カラーアトラス 18頁写真3)
伝染性胃腸炎	写真	農研機構動衛研
豚繁殖・呼吸障害症候群	写真1, 2	農研機構動衛研
豚丹毒	写真	農研機構動衛研
豚の大腸菌症	写真1	末吉益雄(増補版家畜疾病カラーアトラス 118頁写真②)
	写真2	末吉益雄
豚のサルモネラ症	写真1	沖縄県家畜衛生試験場(増補版家畜疾病カラーアトラス 116頁写真①)
	写真2	沖縄県家畜衛生試験場(増補版家畜疾病カラーアトラス 116頁写真②)
豚赤痢	写真1, 2	末吉益雄
豚胸膜肺炎	写真1, 2	山本孝史
豚のレンサ球菌症	写真1, 2	大倉正稔
滲出性表皮炎	写真1	千葉県中央家畜保健衛生所
	写真2	群馬県家畜衛生研究所 瀧澤勝敏
腸腺腫症候群	写真1	農研機構動衛研
	写真2	末吉益雄
豚のマイコプラズマ症	写真1～4	農研機構動衛研
トキソプラズマ症	写真1, 2	農研機構動衛研

【家きんおよび鳥類】

ニューカッスル病	写真1, 3	堀内貞治
	写真2	農研機構動衛研
高病原性鳥インフルエンザ	写真1, 2	曽田公輔
鶏白血病	写真1	板倉智敏
	写真2	栃木県県央家畜保健衛生所(増補版家畜疾病カラーアトラス 162頁写真②)

マレック病	写真1	板倉智敏
	写真2	農研機構動衛研
鶏伝染性気管支炎	写真1	堀内貞治
	写真2	野牛一弘
	写真3	農研機構動衛研
鶏痘	写真1	山口剛士
	写真2	堀内貞治
伝染性ファブリキウス嚢病	写真1，2	山口剛士
家きんのサルモネラ症	写真1～5	岡村雅史
家きんのクロストリジウム症　壊死性腸炎	写真1，2	向本雅郁
鳥類のクラミジア症	写真	平井克哉
鶏のコクシジウム症	写真1～3	川原史也
ロイコチトゾーン症	写真1，2	磯部　尚

【犬・猫】

狂犬病	写真1	源　宣之（獣医感染症カラーアトラス112頁写真1）
	写真2	源　宣之
	写真3	源　宣之（獣医感染症カラーアトラス112頁写真2）
犬ジステンパー	写真1～3	橋本　晃
犬パルボウイルス感染症	写真1～3	橋本　晃
犬伝染性肝炎	写真1，2	橋本　晃
犬ヘルペスウイルス感染症	写真1，2	橋本　晃
猫白血病ウイルス感染症	写真1	西垣一男
	写真2，3	久末正晴
猫免疫不全ウイルス感染症	写真1	橋本　晃
	写真2	宮沢孝幸
猫汎白血球減少症	写真1，2	橋本　晃
猫伝染性腹膜炎/猫腸コロナウイルス感染症	写真1，2	髙野友美
猫カリシウイルス感染症	写真1	橋本　晃
	写真2	江尻紀子
猫ウイルス性鼻気管炎	写真1	前田　健
	写真2	橋本　晃
犬のレプトスピラ症	写真	小泉信夫
犬のブルセラ症	写真	筒井敏彦（犬と猫の感染症カラーアトラス57頁図2）
犬のライム病	写真1，2	山内健生，高田　歩
猫ヘモプラズマ症	写真	遠藤泰之
犬・猫のクリプトコックス症	写真1～3	加納　塁
犬・猫の皮膚糸状菌症	写真1～4	加納　塁
犬・猫のトキソプラズマ症	写真1，2	井上　昇
犬・猫のバベシア症	写真1，2	前出吉光

【蜜蜂】

腐蛆病	写真1，2，5	農研機構動衛研
	写真3	脇田嘉宏
	写真4	牛山市忠
	写真6，7	荒井理恵

【魚類】

マダイイリドウイルス感染症	写真	児玉　洋
コイの上皮腫	写真	児玉　洋
リンホシスチス病	写真	児玉　洋
せっそう病	写真	児玉　洋
非定型エロモナス・サルモニサイダ症	写真	児玉　洋
細菌性冷水病	写真	児玉　洋
類結節症（ブリのフォトバクテリウム症）	写真	児玉　洋
細菌性腎臓病	写真	児玉　洋

索　引

あ

アイノウイルス　107
アイノウイルス感染症　64, 107
アイパッチ　191
青脚　215
青目病　189
アカバネウイルス　100
アカバネ病　64, 99
アカリンダニ症　65, 286
悪性カタル熱　64, 108
悪性水腫　127
アクセサリーファクター　38
アクチンコメット　12
アザラシジステンパーウイルス　302
アジュバント　46, 47, 54
アスコリーテスト　117
アストロウイルス　114
アストロウイルス感染症　114
アスペルギルス症　142
アデノウイルス　105
アデノウイルス感染症　105
アドヘジン　12
穴あき病　291
アナフィラトキシン　14
アナプラズマ症　64, 137
アネルギー　53
あひるウイルス性肝炎　65, 218
あひるウイルス性腸炎　65, 219
あひる腸炎ウイルス　219
あひるのテンブスウイルス感染症　223
あひるペスト　219
アフラトキシン　141
アフリカ馬疫　64, 162
アフリカ馬疫ウイルス　162
アフリカ豚熱　64, 178
アフリカ豚熱ウイルス　178
アマスティゴート　267
アミノグリコシド　58
アミルウージニウム・オセラタム症　296
アメーバ症　264
アメリカ腐蛆病　284
アユのシュードモナス症　294
アライグマ回虫　304
アライグマの回虫症　304
アリューシャンミンク病パルボウイルス　282
アルゼンチン出血熱　273
アルゼンチン出血熱ウイルス　273
α溶血性レンサ球菌症　293
アルボウイルス　25

アルボウイルス感染症　25
アンギナ型　117
安全管理区域　41, 43
安全キャビネット　40, 41
アンフェニコール　58

い

イエローヘッド病　300
硫黄顆粒　132
囲管性細胞浸潤　177
易感染宿主　8
易熱性毒素　129
イクチオボド症　296
イクチオホヌス・ホフェリ症　296
異型免疫　106
胃鼓張症　296
萎縮性鼻炎　65, 191
異常型プリオン蛋白質　115
一元免疫拡散法　38
一類感染症　72
一種病原体等　72
1頭1針　25
遺伝子型　106
遺伝子組換え微生物　43
遺伝子組換えワクチン　46
遺伝子組み込み　29
遺伝子欠損ワクチン　46
遺伝子検査法　36
遺伝子再集合　106
遺伝子の水平伝播　61
移動制限　67
移動制限区域　79
犬アデノウイルス1型　241
犬アデノウイルス2型　242
犬インフルエンザ　252
犬呼吸器コロナウイルス　251
犬呼吸器コロナウイルス感染症　251
犬コロナウイルス　244
犬コロナウイルス感染症　244
犬ジステンパー　239
犬ジステンパーウイルス　239
犬伝染性肝炎　241
犬伝染性気管気管支炎　242, 243, 252
犬伝染性喉頭気管炎　242
犬乳頭腫ウイルス　251
犬・猫のエンセファリトゾーン・クニクリ症　268
犬・猫のカプノサイトファーガ症　256
犬・猫のカンジダ症　261
犬・猫のカンピロバクター症　255
犬・猫のクリプトコックス症　259
犬・猫のクリプトスポリジウム症　266

犬・猫のコクシジオイデス症　262
犬・猫のサルモネラ症　255
犬・猫のスポロトリコーシス症　262
犬・猫の腸管内原虫感染症　264
犬・猫の腸管内コクシジウム病　267
犬・猫のトキソプラズマ症　263
犬・猫のトリパノソーマ症　267
犬・猫のニューモシスチス肺炎　261
犬・猫のパスツレラ症　256
犬・猫のバベシア症　265
犬・猫の非結核性抗酸菌症　257
犬・猫のヒストプラズマ症　261
犬・猫の皮膚糸状菌症　260
犬・猫のブラストミセス症　262
犬・猫のプロトテカ症　263
犬・猫のボルデテラ・ブロンキセプチカ症　256
犬・猫のマラセチア症　261
犬・猫のリノスポリジウム症　262
犬のエールリヒア症　258
犬のネオスポラ・カニナム症　266
犬のパピローマウイルス感染症　251
犬のブルセラ症　253
犬のヘパトゾーン症　268
犬のライム病　254
犬のリーシュマニア症　267
犬のレプトスピラ症　252
犬パラインフルエンザウイルス　242
犬パラインフルエンザウイルス感染症　242
犬パルボウイルス　240, 244
犬パルボウイルス感染症　240
犬ヘルペスウイルス1　243
犬ヘルペスウイルス感染症　243
イバラキウイルス　96
イバラキ病　65, 96
疣状皮膚炎　133
イムノクロマト法　36
イモリ　4
陰核洞切除　171
インターフェロン　17
インテグレーション　29
インフルエンザAウイルス　165, 185, 209, 252
インフルエンザDウイルス　114
インベーシン　12
陰門腟炎　97

う

ウアシン・ギシュー病　167
ウイルス希釈法　38
ウイルス性血管内皮壊死症　290

ウイルス性出血性敗血症　288
ウイルス性出血性敗血症ウイルス　288
ウイルス性神経壊死症　289
ウイルス性神経壊死症ウイルス　290
ウイルス性腺胃炎　220
ウイルス性腹水症　288
ウイルス分離　34
ウイルス様粒子ワクチン　47
ウエスタンブロット　39
ウエストナイルウイルス　161
ウエストナイルウイルス感染症　161
ウェッセルスブロン病　154
ウェッセルスブロン病ウイルス　154
兎出血病　65, 273
兎出血病ウイルス　273
うさぎ馴化弱毒生ワクチン　96
兎粘液腫　65, 273
兎粘液腫ウイルス　4
うさぎのエンセファリトゾーン症　281
うさぎのスピロヘータ症　279
うさぎのパスツレラ症　278
うさぎのパスツレラ・マルトシダ症　278
牛RSウイルス　104
牛RSウイルス感染症　104
牛ウイルス性下痢　64, 98
牛ウイルス性下痢ウイルス　98
牛エンテロウイルス感染症　113
牛海綿状脳症　115
ウシカモシカ随伴型　108
牛カンピロバクター症　65, 125
牛丘疹性口内炎　65, 110
牛丘疹性口内炎ウイルス　110
牛呼吸器病症候群　99, 104, 109, 112, 114, 135
牛コロナウイルス　109
牛コロナウイルス感染症　109
牛伝染性胸膜肺炎　135
牛伝染性鼻気管炎　64, 97
牛伝染性鼻気管炎ウイルス　97
牛伝染性リンパ腫　51, 64, 101
牛伝染性リンパ腫ウイルス　101
牛トロウイルス　113
牛トロウイルス感染症　113
牛乳頭炎　110
牛乳頭炎ウイルス　110
牛乳頭腫　112
牛のアクチノバチルス・リグニエレジー症　133
牛のクリプトスポリジウム症　148
牛のコクシエラ症　138
牛のコクシジウム症　149
牛のサルモネラ症　121
牛の趾乳頭腫症　133
牛の出血性敗血症　123
牛の真菌性乳房炎　143
牛の真菌性流産　144
牛のタイレリア症　144

牛の多発性関節炎　139
牛のトリコモナス症　148
牛のトリパノソーマ症　146
牛の乳房炎　122
牛のネオスポラ症　147
牛のノカルジア症　134
牛のバベシア症　145
牛のヒストフィルス・ソムニ症　131
牛のベスノイティア症　149
牛の膀胱炎および腎盂腎炎　131
牛の放線菌症　132
牛のボツリヌス症　134
牛のマイコプラズマ乳房炎　136
牛のマイコプラズマ肺炎　135
牛の流産・不妊症　139
牛バエ幼虫症　65, 149
牛パピローマウイルス　112
牛パラインフルエンザ　109
牛パラインフルエンザウイルス3型　109
牛パルボウイルス感染症　113
牛免疫不全ウイルス　110
牛免疫不全ウイルス感染症　110
牛ライノウイルス感染症　112
牛流行熱　65, 103
牛流行熱ウイルス　103
うずら気管支炎　221
うずら病　226
ウッド灯検査　260
ウナギのベコ病　297
馬インフルエンザ　65, 165
馬ウイルス性動脈炎　65, 166
馬痘瘡　168
馬痘瘡ウイルス　168
馬増殖性腸症　200
馬伝染性子宮炎　65, 171
馬伝染性軟属腫様ウイルス　167
馬伝染性貧血　64, 160
馬伝染性貧血ウイルス　160
馬動脈炎ウイルス　166
馬のアクチノバチルス症　173
馬のゲタウイルス感染症　168
馬のトリパノソーマ症　175
馬の日本脳炎　160
馬のピロプラズマ症　175
馬のポトマック熱　174
馬のレンサ球菌症　173
馬のロドコッカス症　171
馬パラチフス　65, 172
馬鼻炎AおよびBウイルス感染症　168
馬鼻肺炎　65, 164
馬ライノウイルス感染症　168
運動障害　21

え

エアロゾル　6, 7, 26, 40
エイズ　5
エイズ関連症候群　246

衛星現象　198, 228
易感染宿主　23
液性免疫　44
エクトロメリア　276
壊死桿菌症　130
壊死性腸炎　226
エジプチアネラ症　234
エスケープ変異　29
壊疽性皮膚炎　227
越境性動物感染症　10
越境性動物疾病　10
エドワジエラ症　292
エピスチリス症　297
エピソーマル　29
エピトープ　46
エビの急性肝膵臓壊死症　301
エフェクター蛋白質　12, 121
エペリスロゾーン症　137
エボラ出血熱　269
エムポックス　44, 269
エムポックスウイルス　269
鰓うっ血症　290
鰓黒病　301
エロバクチン　13
エロモナス・ハイドロフィラ症　291
嚥下障害　96
エンテロトキシン　13
エンテロトキセミア　128
エンドトキシン　11, 13

お

オウシマダニ　138
オウム・インコ類の嘴羽毛病　223
オウム・インコ類のサーコウイルス感染症　223
オウム・インコ類のヘルペスウイルス感染症　222
オウム病　234
オーエスキー病　65, 180
オーエスキー病ウイルス　180
大型ピロプラズマ　145
オーシスト　235
オーフウイルス　150
オールアウトオールイン方式　22
尾咬り　201
小川培地　118
オクロコニス症　295
オプソニン化　14, 27
オルニソバクテリウム・ライノトラケアレ症　230

か

カーフハッチ　107
カーリング　212
回帰熱　147, 160
海獣類のモルビリウイルス感染症　302
海水魚のノカルジア・セリオレ症　293
疥癬　65, 159

外毒素　12, 13
回復期　31
外部媒介物　6, 25
潰瘍性腸炎　226
開裂　26
化学療法　56
化学療法薬　56
牙関緊急　170
家きんコレラ　45, 64, 225
家きんサルモネラ症　64, 223
家きんチフス　224
家きんのアナチペスティファー症　231
家きんのクロストリジウム症　226
家きんの呼吸器性マイコプラズマ症　232
家きんの鳥メタニューモウイルス感染症　218
家きんの豚丹毒菌症　230
家きんのボレリア・アンセリナ症　231
家きんのマイコプラズマ滑膜炎　233
家きんのレンサ球菌症および腸球菌症　231
核酸合成阻害薬　58
核酸ワクチン　47, 54
獲得耐性　60
隔離　66
鵞口瘡　142
カスパウイルス　108
仮性狂犬病　180
仮性狂犬病ウイルス　180
仮性皮疽　65, 174
家畜伝染病　21, 63, 64
家畜伝染病病原体の所持の許可　68
家畜伝染病予防法　2, 63, 78
家畜防疫員　69
家畜防疫官　69
家畜保健衛生所　79
がちょうウイルス性肝炎　222
がちょうパルボウイルス感染症　222
滑走細菌症　294
可動性遺伝因子　61
カナリア痘　214
カナリア痘ウイルス　214
化膿性肉芽腫性病変　132
芽胞菌　170
鎌状赤血球貧血　4
ガメトゴニー　149
ガラクタン　134
カラムナリス病　292
カルタヘナ議定書　43
環境性乳房炎　122
感作血球　38
カンジダ症　142
監視伝染病　21, 63
感受性　8
感受性試験　59
感受性宿主　6
干渉法　35

関節弯曲症　99, 107
感染　11
感染環　8
感染経路　6, 25
感染源　6, 25
感染症　2
感染症の成立要因　6
感染症の予防及び感染症の患者に対する医療に関する法律　2, 72
感染症法　2, 72
感染症法における疾病分類　73
感染巣　6
患畜　63, 67
患畜等の殺処分　67
患畜等の届出義務　66
寒天ゲル内沈降反応　36
寒天ゲル内免疫拡散法　36
肝膿瘍　130
ガンボロ病　214

き

機械的伝播　7, 25
危害分析重要管理点　23
気管支敗血症菌症　279
偽牛痘　112
偽牛痘ウイルス　112
疑似患畜　63, 67
奇肢症　276
気腫疽　65, 126
寄生　2
北アメリカ分芽菌症　262
亀頭包皮炎　97
キネトプラスト　146
基本小体　234
義務　66
ギムザ染色　36
逆受身凝集反応　36
キャリアー　6, 94, 95
キャリアー種雄馬　166
牛疫　49, 64, 95
牛疫ウイルス　95
牛疫根絶宣言　49
急性感染　25, 28
急性期　31
急性呼吸促迫症候群　302
急性骨髄性白血病　245
急性乳房炎　122
急速凝集反応　38
牛痘　44, 111
牛痘ウイルス　111, 251
牛肺疫　64, 134
休薬期間　59
狂犬病　45, 50, 64, 238
狂犬病ウイルス　238
狂犬病予防法　70, 238
競合ELISA　39
競合排除法　225
凝集反応　36, 38

共進化　2, 3
恐水症　238
共生　2
共選択　62
強直性痙攣　170
共同凝集反応　36
強毒全身性猫カリシウイルス感染症　250
恐風症　238
局所感染　11, 25
極染色性　123, 227
虚弱症候群　105
魚類のレンサ球菌症　293
キラーT細胞　17
偽ランピースキン型　110
キロドネラ症　297
筋胃びらん　217
菌血症　20, 27
菌交代現象　8
菌交代症　8
菌体外酵素　12
菌体凝集反応　36
禽痘　214
禽痘ウイルス　214
筋肉クドア症　298

く

グアナリトウイルス　274
空気感染　26
空気伝播　7, 94
駆虫薬　52
組換え植物経口ワクチン　55
クラミジア・フェリス症　259
グラム陰性菌　11, 12
グラム染色　33, 35
グラム染色法　35
グラム陽性菌　11, 12
クリーンベンチ　41
クリミア・コンゴ出血熱　112
クリミア・コンゴ出血熱ウイルス　112
グルゲア・プレコグロッシ症　297
クルマエビ急性ウイルス血症　300
クルマエビのビブリオ症　301
グレーサー病　197
クローン病　120
群共通抗原　38
クンジンウイルス　161

け

蛍光抗体法　36, 38
形質転換　35
鶏痘　65, 214
鶏痘ウイルス　214
経発育期感染　254
鶏卵抗体　129
係留期間　68
稽留熱　104
ゲタウイルス　168, 188

血液寒天培地　33
結核　64, 117
結核結節　118
血行性　26
血色素尿　126
げっ歯類のサルモネラ症　277
げっ歯類の肺炎球菌症　278
げっ歯類のヘリコバクター症　278
げっ歯類の溶血レンサ球菌症　278
げっ歯類のローデンティバクター症　278
血清学的検査法　37
血清型　94, 106, 121
血清型特異抗体　38
血清希釈法　38
血清診断　30
血栓性髄膜脳炎　131
血痰排泄　213
血中濃度曲線下面積　59
毛深い震え病　154
下痢　19
下痢原性大腸菌　129
検疫　22
嫌気培養　33
研究用微生物安全管理マニュアル　39
検査材料　30
顕微鏡下凝集試験　126, 253

こ

コアワクチン　251
コイ稚魚の鰓ミクソボルス症　298
鯉痘　289
コイの上皮腫　289
コイの春ウイルス血症　288
コイ春ウイルス血症ウイルス　288
コイヘルペスウイルス　287
コイヘルペスウイルス感染症　287
購疫　175
好気培養　33
抗菌剤　56
抗菌スペクトル　59, 60
抗菌性発育促進物質　55
抗菌性物質　26
抗菌薬　56
抗菌薬感受性　58
抗菌薬感受性試験　59
抗菌薬耐性　60
抗菌薬の慎重使用　62
抗菌薬の併用　60
抗原提示細胞　48
抗原変異　30, 52
交差中和テスト　35
交差免疫　106
抗酸菌染色　35
子牛の大腸菌性下痢　129
子牛のパスツレラ症　124
合成抗菌薬　56
高性能フィルター　41

抗生物質　56
硬蹄症　239
酵素抗体法　36, 38
抗体依存性感染増強　17, 248
口蹄疫　64, 70, 81, 94
口蹄疫ウイルス　94
口蹄疫ワクチン　50
後天性免疫不全症候群（エイズ）　5
喉嚢真菌症　174
高病原性鳥インフルエンザ　64, 70, 78, 209
小型ピロプラズマ症　144
呼吸器性疾病　19
国際的に懸念される公衆衛生上の緊急事態　44
黒布法　122
国立感染症研究所病原体等安全管理規程　41
古細菌　2
骨髄性白血病　210
虎斑心　95
コリスチン　58
五類感染症　72
コロニー　33
混合感染　6, 20
コンジュゲートワクチン　46
根絶　49

さ

サーベイランス　21
催奇形性ウイルス　28
細菌性鰓病　292
細菌性血色素尿症　128
細菌性出血性腹水症　294
細菌性腎臓病　293
細菌性溶血性黄疸　295
細菌性冷水病　292
細菌の表面構造　11
細菌ベクターワクチン　55
再興感染症　8
最高血中濃度　59
採取時期　30
採取部位　30
採取方法　30
最小発育阻止濃度　58
サイトークゾーン・フェリス症　268
細胞指向性　11
細胞傷害試験　39
細胞性免疫　44
細胞内寄生細菌　12
細胞破壊型　14
細胞非破壊型　14
細胞病原性　98
細胞変性効果　31
細胞膜阻害薬　58
細網内皮症ウイルス感染症　219
サイレージ　130
搾乳者結節　112

サケ科魚類稚魚の内臓真菌症　295
サケ科のヘルペスウイルス感染症　289
サケ中毒　259
殺菌作用　59
サックブルードウイルス　284
サックブルード病　284
サブユニットワクチン　46
サルコイド　112
サルコシスティス症　207
サル出血熱　270
猿のアメーバ赤痢　271
猿の結核　270
猿の赤痢　270
猿のマラリア　270
サルモネラ症　65
3型分泌機構　121
三種病原体等　72
散発性牛脳脊髄炎　139
散発性の牛リンパ腫／白血病　101
産卵低下症候群-1976　217
産卵低下症候群ウイルス　217
三類感染症　72

し

ジアルジア症　264, 281
ジェンブラナ病　113
志賀赤痢菌　5
志賀毒素　129
志賀毒素産生性大腸菌　129, 192
趾間腐爛　130, 157
色素試験　39
試験管凝集反応　38
自己伝達性プラスミド　61
死ごもり卵　216
ジステンパー脳炎　239
次世代シークエンス　37
自然選択圧　3
自然耐性　60
自然突然変異　61
自然免疫　52
持続感染　28, 98, 99
持続性全身性リンパ節症　246
持続性リンパ球増多症　101
七面鳥コリーザ　231
七面鳥のアストロウイルス感染症　222
七面鳥のアリゾナ症　231
七面鳥のウイルス性肝炎　221
七面鳥のコロナウイルス性腸炎　221
七面鳥の出血性腸炎　221
七面鳥のマイコプラズマ・メリアグリデス症　233
七面鳥のリンパ増殖病　222
七面鳥鼻気管炎　218
七面鳥ヘルペスウイルス　211
実験室内診断　30
実験動物接種法　35
実験動物のコクシジウム症　281
指定感染症　72

指定動物　72
シデロフォア　13
趾皮膚炎　133
弱毒化　3
弱毒生ウイルスワクチン　48
弱毒生菌ワクチン　48
弱毒生ワクチン　46, 49
十字型の4分裂虫体　175
重症急性呼吸器症候群　45, 302
重症熱性血小板減少症候群　10, 249
重症熱性血小板減少症候群ウイルス　249
自由生活性アメーバ　268
自由生活性アメーバ感染症　268
集団接種　6
集団免疫　8
終末宿主　7, 161, 162
種間伝播　106
宿主　2
宿主-寄生体関係　2
出荷制限　60
出血性梗塞　177
出血性敗血症　64
受動的免疫賦与　44
シュマレンベルクウイルス　114
シュマレンベルクウイルス感染症　114
腫瘍化　14
飼養衛生管理基準　66, 69
焼却等の義務　67
使用禁止期間　59
常在細菌　20
小動脈中膜の変性壊死　166
消毒　22
消毒薬　22
小脳形成不全　108, 247
小脳形成不全症候群　108
小反芻獣疫　64, 153
小反芻獣疫ウイルス　153
食中毒　130
新型インフルエンザ等感染症　72
新型コロナウイルス感染症　39, 303
新感染症　72
甚急性乳房炎　122
真菌性肉芽腫症　295
真菌中毒症　141
神経行性　27
神経症状　21
神経毒　170
新興感染症　8
新興・再興感染症　8
深在性真菌症　31, 35
新疾病　21, 63
人獣共通感染症　9
侵襲性　12
滲出性表皮炎　199
腎症候性出血熱　272
新生子犬の心筋炎　240
慎重使用　62

心内膜炎　189
侵入　11
侵入性細菌　12
侵入門戸　25
心膜水腫症候群　217

す

水心嚢　139
垂直伝播　7
水平伝播　7
水疱性口内炎　64, 102
水疱性口内炎ウイルス　102
水無脳症　99, 107
ズーノーシス　9
スーパー抗原　13
スーラ　146, 175
スクーチカ症　297
スクレイピー　155
スクレイピー関連線維　155
スクレイピープリオン　155
スケイル　284
ストリップカップ法　122
ストレプトバチラス・モニリフォルミス症　277
スピロヌクレウス・ムリス症　281
スピロヘータ　252
スプリットワクチン　46

せ

制圧　49
精液　26
静菌作用　59
性行為感染症　26
生産病　22
正常型プリオン蛋白質　29, 115
星状瘢痕　169
正常細菌叢　25
精度管理　39
西部馬脳炎　163
西部馬脳炎ウイルス　163
生物学的伝播　7, 96
生物災害　39
生物的伝播　25
生物テロリズム　40
成分　46
生理的耐性　60
脊柱のS字状弯曲　100
赤斑病　291
赤痢アメーバ　264
赤血球凝集素　38
赤血球指向性マイコプラズマ症　257
赤血球封入体症候群　290
赤血球封入体症候群ウイルス　290
接触伝播　7
せっそう病　291
節足動物媒介性　4
節足動物媒介性病原体　4
セネカウイルスA　189

セネカウイルス感染症　189
腺疫　173
旋回病　298
潜在性乳房炎　122
全身感染　11, 25
全身感染症　19
センダイウイルス　272
センダイウイルス感染症　272
選択圧　4
選択因子　33
選択培地　33
選択物質　34
先天異常子　99, 107
先天性振戦　188
潜伏　29
潜伏感染　17, 25, 28
線毛　12
全粒子ワクチン　46

そ

造腫瘍性ウイルス感染症　29
増殖　11
増殖性出血性腸症　200
増殖性腸症　200
象の結核　303
増幅動物　7, 161, 179
瘙痒症　181
ソンネ菌　5

た

ターラー斑　175
第一次ウイルス血症　19, 27
第一選択薬　59
体形異常　100
代謝阻害薬　58
耐性菌選択濃度域　62
大腸バランチジウム症　265
ダイテスト　206, 263
第二次ウイルス血症　19, 27
第二選択薬　59
耐熱性毒素　129
胎盤感染　20
ダイヤモンドスキン　190
大理石紋様　135
タウラ症候群　300
唾液腺涙腺炎　275
唾液腺涙腺炎ウイルス　275
タキゾイト　206
多剤排出ポンプ　60
多糖体ワクチン　47
ダニ　4
食べるワクチン　47, 55
ダルジー病　222
ダンス病　188
炭疽　45, 64, 116
担鉄細胞　160
蛋白質合成阻害薬　58

ち

チアノーゼ　177, 178
遅延型過敏反応　39
致死因子　116
遅発性感染　28
チフス様結節　121, 194
チュウザン病　64, 108
中東呼吸器症候群　302
中和抗体　17
中和テスト　38
腸管関連リンパ組織　26
腸管出血性大腸菌　129
腸管毒素原性大腸菌　12, 129, 192
腸腺腫症候群　200
腸内細菌目細菌　123
腸内細菌目細菌による乳房炎　123
超薄切片電子顕微鏡観察　36
跳躍病　153
跳躍病ウイルス　154
鳥類の仮性結核　230
鳥類のクラミジア症　234
鳥類のパラミクソウイルス感染症　220
鳥類のボツリヌス症　227
鳥類のポリオーマウイルス感染症　222
チョーク病　65, 285
チョークブルード　285
直接電子顕微鏡観察　36
直接塗抹標本　35
チョコレート寒天培地　33
沈降反応　36, 38

つ・て

通行の制限または遮断　66
ツェツェバエ　146
ツベルクリン反応　39, 117

手当金　69
抵抗性　3
ティザー病　277
定着　11
低病原性鳥インフルエンザ　64, 209
低病原性ニューカッスル病　65, 208
適合負担　62
テキサス熱　145
適正使用　62
テタノスパスミン　170
鉄イオン　13
鉄獲得能　13
テトラサイクリン　58
デルマトフィルス症　133
デルマトフィリス・コンゴレンシス症　133
伝染性胃腸炎　65, 181
伝染性胃腸炎ウイルス　181, 187
伝染性角結膜炎　132
伝染性眼炎　158
伝染性下痢　110

伝染性コリーザ　227
伝染性膵臓壊死症　287
伝染性膵臓壊死症ウイルス　287
伝染性造血器壊死症　287
伝染性造血器壊死症ウイルス　287
伝染性軟属腫　167
伝染性乳房炎　122, 136
伝染性膿疱性皮膚炎　65, 150
伝染性皮下造血器壊死症　300
伝染性ファブリキウス嚢病　65, 214
伝染性ファブリキウス嚢病ウイルス　214
伝染性無乳症　65, 157
伝染病　2
伝染病防疫組織　75, 77
伝達性海綿状脳症　64, 115, 155
伝達性ミンク脳症　282
天然痘　44, 49, 111
伝播経路　6

と

ドイル型　208
同型免疫　106
冬季赤痢　110
東部馬脳炎　162
東部馬脳炎ウイルス　162
頭部潰瘍病　291
頭部腫脹症候群　218
動物の愛護及び管理に関する法律　35
動物バイオセーフティレベル　41
トゥルエペレラ・ピヨゲネス症　201
トキソイド　46
トキソイドワクチン　13, 46, 47
トキソプラズマ症　65, 206
特定家畜伝染病防疫指針　31, 32, 49, 78, 95
特定病原体等　40, 72, 73, 75
毒力　3
と殺　66
土壌病　7
届出義務　63
届出伝染病　21, 63, 64
トラフグの口白症　290
トランスポゾン　61
鶏アデノウイルス　216
鶏アデノウイルス感染症　216
鳥インフルエンザ　65, 209
鳥型ツベルクリン　202
鳥結核　65, 229
トリコジナ症　297
トリコモナス症　65, 264
鶏腎炎ウイルス感染症　220
鶏伝染性気管支炎　65, 212
鶏伝染性気管支炎ウイルス　212
鶏伝染性喉頭気管炎　65, 213
鶏伝染性喉頭気管炎ウイルス　213
鶏伝染性貧血　217
鶏のⅠ群アデノウイルス感染症　216

鶏のウイルス性関節炎／腱鞘炎　215
鶏脳脊髄炎　216
鶏脳脊髄炎ウイルス　216
鶏のカンピロバクター症　230
鶏のクリプトスポリジウム症　237
鶏のコクシジウム症　235
鶏のサルモネラ症　225
鶏のⅢ群アデノウイルス感染症　217
鶏の大腸菌症　228
鶏のブドウ球菌症　229
鶏白血病　65, 210
鳥白血病ウイルス　210
トリ白血病・肉腫　210
トリパノソーマ　4, 146
トリパノソーマ症　65
鶏パラチフス　224
トリヒナ症　207
鶏貧血ウイルス　217
鶏貧血ウイルス感染症　217
鶏封入体肝炎　216
鳥マイコプラズマ症　65, 232, 233
鶏マラリア　236
鳥メタニューモウイルス　218
鳥レオウイルス　215
トロピズム　11
トロホゾイト　264, 265
豚コレラ　177
豚丹毒　45, 65, 189
豚痘　188

な

内在性レトロウイルス　29
内在耐性　60
内毒素　11, 13
内毒素ショック　13
ナイロビ羊病　65, 152
ナイロビ羊病ウイルス　152
ナガナ　146, 175

に

肉芽腫性リンパ節炎症　202
肉荳蔻（ニクズク）肝　160
二次感染　20
二重免疫拡散法　38
二種病原体等　72
ニパウイルス　184
ニパウイルス感染症　65, 184
日本紅斑熱　303
日本脳炎ウイルス　160, 179
2-メルカプトエタノール　37
ニューカッスル病　64, 208
ニューカッスル病ウイルス　208
乳酸脱水素酵素上昇ウイルス感染症　276
尿路コリネバクテリア　131
二類感染症　72
ニワトリヌカカ　236

ね

ネオスポラ症　65
ネガティブ染色　36
ネグリ小体　238
猫ウイルス性鼻気管炎　250
猫カリシウイルス　249
猫カリシウイルス感染症　249
猫コロナウイルス　247
猫腸コロナウイルス感染症　247
猫伝染性腹膜炎　247
猫のクラミジア症　259
猫のポックスウイルス感染症　251
猫白血病ウイルス　244
猫白血病ウイルス感染症　244
猫汎白血球減少症　246
猫汎白血球減少症ウイルス　246
猫ひっかき病　256
猫ヘモプラズマ症　257
猫ヘルペスウイルス1　250
猫免疫不全ウイルス　245
猫免疫不全ウイルス感染症　245
猫モルビリウイルス　252
猫モルビリウイルス感染症　252
ネズミコリネ菌症　277
粘液腫ウイルス　273
粘液胞子虫性側弯症　298
粘液胞子虫性やせ病　298
粘膜病　98, 99
粘膜ワクチン　54

の

ノイラミニダーゼ　209
脳血液関門　28
農研機構 動衛研微生物等取扱規程　43
農場HACCP　23
脳脊髄炎　99
能動的免疫賦与　44
能動免疫　44
脳バベシア症　145
ノゼマ症　65, 285

は

パールテスト　117
バイオセーフティ　41
バイオセーフティレベル　41
バイオセキュリティ　23
バイオテロ　40, 41
バイオハザード　30, 39
バイオフィルム　60
媒介節足動物　7
敗血症　27, 189
排出ポンプ　61
排除　49
肺膿瘍　171
ハイブリダイゼーション　37
培養細胞接種法　34
パイルアップ　177, 178
バキュロウイルス性中腸腺壊死症　300
バキュロウイルス・ペナエイ感染症　300
白点病　296
曝露後免疫　21, 239
曝露後予防　45
播種性感染　143
播種性血管内凝固　177
破傷風　65, 170
破傷風トキソイド　47
破傷風毒素　13, 170
バタリー病　229
パチェコ氏病　222
発育鶏卵接種法　35
ハッカーの変法　35
罰則　69
発熱　13
発病　11
馬痘　65, 167
馬痘ウイルス　167
波動膜　148
鳩痘　214
鳩痘ウイルス　214
鼻曲がり　191
バベシア原虫　265
パラコロ病　292
バランチジウム・コリ症　265
バリセロウイルス馬アルファ　164
パルスフィールドゲル電気泳動　37
バロア症　65, 285
搬出制限区域　79
ハンタウイルス　272, 274
ハンタウイルス肺症候群　274

ひ

ビーチ型　208
ピートンウイルス　115
ピートンウイルス感染症　115
皮下気腫　103, 104
非結核性抗酸菌　118
非結核性抗酸菌症　294
微好気培養　33
非細胞病原性　98
脾腫　178
微小循環内の播種性血管内凝固　13
ピシリケッチア・サルモニス症　295
ヒストモナス・メレアグリディス症　237
ビスナ/マエディウイルス　151
非選択培地　34
鼻疽　64, 169
脾臓の出血性梗塞　177
鼻疽結節　169
備蓄ワクチン　50
ヒツジキュウセンヒゼンダニ　159
羊随伴型　108
羊痘　65, 153
羊痘ウイルス　153
羊肺腺腫　154
羊ヒゼンダニ症　159
ヒッチナー型　209
非定型エロモナス・サルモニサイダ症　291
人Rotavirus alphagastroenteriridis検出キット　107
非働化　31, 38
人型結核菌　117
人と動物の共通感染症　9
ビトロネクチン結合蛋白質　12
ひな脳内病原性試験　209
ひな白痢　223
ひな白痢検査　224
ひね豚　177
非病原性　14
腓腹腱断裂　215
皮膚糸状菌　260
皮膚糸状菌症　140, 174, 260
ビブリオ症　291
飛沫　7, 25
飛沫核　26
飛沫核感染　7
飛沫感染　7
病原・血清診断　30
病原性　3, 12, 14
病原巣動物　179
病原体の所持　68
表在性真菌症　31, 35
標識抗体法　36
病性鑑定　77, 78
病性鑑定マニュアル　32
表皮剥脱毒素　199
病理組織学的検査法　35
日和見感染　8, 23
ヒラメラブドウイルス　288
ヒラメラブドウイルス感染症　288
ビルレンス　3
鰭赤病　291
ピロプラズマ症　64, 144, 145
ピロプラズマ　144
ピンクアイ　132

ふ

ファルシミノーズム型ヒストプラズマ症　174
フィットネスコスト　62
フィブロネクチン結合蛋白質　12
封入体鼻炎　187
フーリン　15
フォーマイト　6, 7, 25
不活化ワクチン　47, 48, 94
副作用　60
不顕性感染　11
フサリウム症　301
浮腫因子　116
腐蛆病　64, 284
豚インフルエンザ　185

豚エンテロウイルス　183
豚エンテロウイルス性脳脊髄炎　183
豚胸膜肺炎　196
豚血球凝集性脳脊髄炎　186
豚血球凝集性脳脊髄炎ウイルス　186
豚呼吸器コロナウイルス　181, 187
豚呼吸器コロナウイルス感染症　187
豚サーコウイルス　186
豚サーコウイルス関連感染症　186
豚サイトメガロウイルス　187
豚サイトメガロウイルス感染症　187
豚サペロウイルス　183
豚水疱疹　65, 184
豚水疱疹ウイルス　184
豚水疱病　64, 180
豚水疱病ウイルス　180
豚赤痢　65, 194
豚テシオウイルス　183
豚テシオウイルス性脳脊髄炎　65, 183
豚熱　49, 64, 70, 177
豚熱ウイルス　177
豚のアクチノバチルス症　203
豚のエルシニア症　203
豚のクラミジア症　205
豚のゲタウイルス感染症　188
豚の抗酸菌症　202
豚のサルモネラ症　193
豚の旋毛虫症　207
豚の大腸菌症　192
豚の大腸バランチジウム症　207
豚の日本脳炎　179
豚のニューモシスチス・カリニ症　206
豚の脳心筋炎　188
豚のバクテロイデス・フラジリス症　204
豚のパスツレラ肺炎　195
豚のブドウ球菌症　202
豚の膀胱炎および腎盂腎炎　204
豚のマイコプラズマ症　204
豚の離乳後多臓器性発育不良症候群　186
豚の緑膿菌症　204
豚のレンサ球菌症　198
豚パルボウイルス　185
豚パルボウイルス感染症　185
豚繁殖・呼吸障害症候群　65, 182
豚繁殖・呼吸障害症候群ウイルス　182
豚皮膚炎腎症症候群　187
豚流行性下痢　65, 70, 184
豚流行性下痢ウイルス　184
付着　12
物理的封じ込め　43
フニンウイルス　273
フラジェリン遺伝子　128
ブラディゾイト　147, 206
ブリウイルス性腹水症ウイルス　288
プリオン　29, 115, 282, 303
プリオン病　29, 115

ブリッジベクター　163
ブリのフォトバクテリウム症　292
ブリのベコ病　296
ブルーアイ　241
ブルータング　64, 150
ブルータングウイルス　150
フルオロキノロン　58
ブルセラ症　64, 118
プレバイオティクス　55
ブレブ　232
フレンチモルト　222
ブロイラーの発育不良症候群　220
プロウイルス　29, 101
プロバイオティクス　23, 55
プロバング　95
分子系統樹解析　32
分生子　34
分離用培地　33

へ

ペア血清　37
閉鎖的飼育　23
β溶血性レンサ球菌症　293
β-ラクタム系薬　58
ベクター　4
ベクターコントロール　52
ベクターワクチン　46
ヘタリ病　229
ヘテロスポリス・アンギラルム症　297
ペニシリン　56
ペニシリン結合蛋白質　58
ベネズエラ馬脳炎　164
ベネズエラ馬脳炎ウイルス　164
ベネズエラ出血熱　274
ペプチドグリカン　11, 56
ペプチドグリカン合成阻害薬　56
ペプチドワクチン　46
ヘモプラズマ　137, 257
ヘモプラズマ症　137
ヘルペスウイルス性乳頭腫　289
変異菌抑制濃度　62
ヘンドラウイルス　166
ヘンドラウイルス感染症　65, 166
片利共生　2

ほ

防疫指針　78
防御抗原　116
放射免疫拡散法　38
法定伝染病　63
放牧熱　139
ボーダー病　154
ボーデット型　208
撲滅　24, 95
ホスホリルコリン　189
保存　32
補体要求性の中和抗体　38
ボタン状の潰瘍　177

ポックス病　289
ボツリヌス毒素　13
哺乳類オルトボルナウイルス　167
哺乳類オルトレオウイルス　187
ポリアクリルアミドゲル電気泳動　39
ボリビア出血熱　274
ボリビア出血熱ウイルス　274
ボルナウイルス感染症　167
ボレリア菌　4
ホワイト・スポット病　300

ま

マールブルグ病　269
マイアミエンシス・アビダス症　297
マイコトキシン　141
マイコバクチン発育要求性　119
マウスアデノウイルス　276
マウスアデノウイルス感染症　276
マウス肝炎ウイルス感染症　272
マウスコロナウイルス　272
マウスコロナウイルス感染症　272
マウスチャップパルボウイルス　275
マウス痘　276
マウスの回転病　280
マウスの腸粘膜肥厚症　279
マウスノロウイルス　272
マウスノロウイルス感染症　272
マウス白血病　276
マウスパルボウイルス　275
マウスパルボウイルス感染症　275
マウス微小ウイルス　275
マウス幼子下痢　275
マウス幼子下痢症ウイルス　275
マウス・ラットのフィロバクテリウム症　280
マウス・ラットのマイコプラズマ肺炎　280
マエディ・ビスナ　65, 151
マカウイルスウシカモシカガンマ1　108
マカウイルスヒツジガンマ2　108
膜侵襲複合体　11
マクロファージ遊走阻止試験　39
マクロライド　58
マダイイリドウイルス　287
マダイイリドウイルス感染症　287
マチュポウイルス　274
マラリア　4
マレイン反応　39, 169
マレック病　65, 211
マレック病ウイルス　211
慢性感染　25, 28
慢性消耗　303
慢性肉芽腫性病変　229
慢性乳房炎　122

み

ミクロスポリジウム・セリオレ症　296

ミズカビ病　295
ミトコンドリア　2
脈絡叢　28
ミンクアリューシャン病　282
ミンク腸炎　282
ミンク腸炎ウイルス　282
ミンクの出血性肺炎　282
ミンクのボツリヌス症　282

む・め

ムーコル症　143
無症状キャリアー　25

メロゴニー　266
メロゾイト　144, 145, 149, 235
メロント　149, 235
免疫回避　52
免疫回避機構　52
免疫学的多様性　3
免疫寛容　8, 28, 29, 99
免疫血清　44
免疫チェックポイント分子　54
免疫電気泳動法　38
免疫疲弊化　53
免疫賦活化　53, 54
免疫複合体病　187
めん羊赤痢　156
めん羊のクロストリジウム症　156
めん羊の多発性関節炎　158
めん羊の伝染性趾間皮膚炎　156
めん羊の豚丹毒菌症　157
めん羊・山羊の仮性結核　156

も

網様体　234
モニタリング　21
モノクローナル抗体　39
モルテラロ病　133
モルモット・うさぎの仮性結核　277

や

ヤークジークテ羊レトロウイルス　154
山羊関節炎・脳炎　65, 151
山羊関節炎・脳炎ウイルス　151
山羊伝染性胸膜肺炎　65, 157
山羊痘　65, 153
山羊痘ウイルス　153
薬物動態　59
野兎病　65, 155

ヤブノウサギ症候群　303

ゆ

遊走子　133
有毛イボ　133
輸出入検疫　68
輸送　32
輸送熱　8, 19, 105, 109, 113, 124
輸入禁止　68
輸入検査　68

よ

ヨーニン反応　39
ヨーニン皮内反応　120
ヨーネ病　64, 119
ヨーロッパ腐蛆病　284
予防接種　44
四種病原体等　72
四類感染症　72

ら

ライム病ボレリア　254
ラクトコッカス・ガルビエ症　293
ラジオイムノアッセイ　36
ラッサウイルス　274
ラッサ熱　274
ラットの関節炎　280
ラットパルボウイルス感染症　275
卵殻形成異常　217
ランピースキン病　64, 111
ランピースキン病ウイルス　111

り

リアルタイムPCR　37
リステリア症　130
リッサウイルス感染症　302
立鱗病　291
離乳後多臓器性発育不良症候群　186
リフトバレー熱　64, 152
リフトバレー熱フレボウイルス　152
リポタイコ酸　12
リポ多糖　11
菱形疹　190
流行性感冒　97
流行性造血器壊死症　290
流行性肉芽腫性アファノマイセス症　295
流行性脳炎　64, 160, 161, 162, 163, 164, 179

流行性羊流産　65, 158
流行性リンパ管炎　174
流産　20
粒状担体　36
緑膿菌感染症　279
リングワクチネーション　50
リンコサミド　58
臨床型乳房炎　122
臨床的ブレイクポイント　59
リンパ球性脈絡髄膜炎　273
リンパ球性脈絡髄膜炎マムアレナウイルス　273
リンパ球の疲弊化　53
リンパ球幼若化反応　39
リンパ行性　27
リンパ性白血病　210
リンホシスチス病　289
リンホシスチス病ウイルス1　289

る

類結節症　292
類丹毒　190
類鼻疽　65, 169
ルーメンパラケラトーシス　130

れ

レオウイルス感染症　187
レシチナーゼ反応　128
レセプター　14
レゼルボア　6, 22
レッドウォーター病　128
レッドマウス病　294
レプトスピラ症　65, 125
レプリコンワクチン　47

ろ

ロイコチトゾーン症　65, 236
ロイコトキシン　20
老犬脳炎　28
ロケット免疫電気泳動法　38
ロタウイルス　106
ロタウイルス感染症　106
ロッキー山紅斑熱　259

わ

ワクチネーション　44
ワクチン　6, 23, 44, 45, 46, 48

A

Abortion and infertility in cows   139
ABSL   41
Acarapis woodi   286
Acarapisosis   286
Actinobacillosis in cattle   133
Actinobacillosis in horses   173
Actinobacillosis in swine   203
Actinobacillus equuli   173
Actinobacillus lignieresii   133
Actinobacillus pleuropneumoniae   196
Actinobacillus suis   203
Actinobaculum suis   204
Actinomyces bovis   132
Actinomycosis in cattle   132
Acute hepatopancreatic necrosis disease   301
Adenovirus infection   105
adherence   12
Aegyptianella pullorum   234
Aegyptianellosis   234
Aeromonas hydrophila   291
Aeromonas salmonicida   291
AE病変   129
African horse sickness   162
African swine fever   178
agar gel immunodiffusion technique   36
AIDS-related complex   246
Aino virus infection   107
Akabane disease   99
Aleutian disease of mink   282
Alexander Fleming   56
Amebiasis   264
Amebiasis in monkeys   271
American foulbrood   284
Amyloodiniosis   296
Amyloodinium ocellatum   296
Anaplasma   258
Anaplasma marginale   137
Anaplasma phagocytophilum   139
Anaplasmosis   137
Anthrax   116
antimicrobial resistance   60
Aphanomyces invadans   295
arbitrarily primed PCR   37
Arcanobacterium infection   201
Argentinian hemorrhagic fever   273
Arizona infection in turkeys   231
Ascariasis in raccoons   304
Ascosphaera apis   285
Aspergillosis   142
Aspergillus   142
Aspergillus nidulans   174
Astrovirus infection   114
Astrovirus infection of turkeys   222
Atrophic rhinitis of swine   191
attaching-effacing病変   129

Atypical *Aeromonas salmonicida* infection   291
Aujeszky's disease   180
Avian botulinum   227
Avian chlamydiosis   234
avian coronavirus 9203   221
Avian encephalomyelitis   216
Avian infectious bronchitis   212
Avian infectious laryngotracheitis   213
Avian influenza   209
Avian leukosis   210
Avian leukosis and sarcoma   210
Avian malaria   236
Avian mycoplasmosis   232, 233
avian nephritis virus   220
Avian nephritis virus infection   220
Avian paratyphoid   224
Avian polyomavirus infection   222
Avian pox   214
avian reticuloendotheliosis virus   219
Avian salmonellosis caused by *S.* Enteritidis and *S.* Typhimurium   225
Avian tuberculosis   229
Avibacterium paragallinarum   227

B

B virus infection in monkeys   269
Babesia bigemina   145
Babesia bovis   145
Babesia caballi   175
Babesia gibsoni   265
Babesiosis in dogs and cats   265
Bacillary hemoglobinuria   128
Bacillus anthracis   116
bacteremia   27
Bacterial cold-water disease   292
Bacterial gill disease   292
Bacterial hemolytic jaundice   295
Bacterial kidney disease   293
bactericidal action   59
bacteriostatic action   59
Bacteroides fragilis   204
Bacteroides fragilis infection in swine   204
Baculoviral midgut gland necrosis   300
Baculoviral midgut gland necrosis virus   300
Baculovirus penaei   300
bait vaccine   50
Balantidiasis   265
Balantidiosis in swine   207
Balantidium coli   207, 265
Bartholomew & Mittwer法   35
Bartonella henselae   256
Beko disease in Japanese eel   297
Beko disease in yellowtail   296
Besnoitia besnoiti   149

biohazard   39
biosafety   41
Black gill syndrome   301
Blackleg   126
Blastomyces dermatitidis   262
Blastomycosis in dogs and cats   262
bleb   232
blood-brain barrier   28
Blue eye disease   189
Bluetongue   150
Bocaparvovirus ungulate 1   113
Bolivian hemorrhagic fever   274
Bollinger 小体   214
Border disease   154
border disease virus   154
Bordetella avium   231
Bordetella bronchiseptica   191, 256, 279
Bordetellosis   279
Bordetellosis in dogs and cats   256
Bornavirus infection   167
Borrelia anserina   231
Borrelia anserina infection in poultry   231
Botulism in bovine   134
Botulism in mink   282
Bovine babesiosis   145
Bovine besnoitiosis   149
Bovine coccidiosis   149
Bovine coronavirus infection   109
Bovine cryptosporidiosis   148
Bovine cystitis and pyelonephritis   131
Bovine ephemeral fever   103
Bovine genital campylobacteriosis   125
Bovine immunodeficiency virus infection   110
Bovine leukosis   101
Bovine mammillitis   110
Bovine mycoplasmal mastitis   136
Bovine mycoplasmal pneumonia   135
Bovine neosporosis   147
Bovine nocardiosis   134
Bovine papillomatosis   112
Bovine papular stomatitis   110
Bovine parainfluenza   109
Bovine parvovirus infection   113
Bovine pasteurellosis   124
Bovine polyarthritis   139
Bovine respiratory syncytial virus infection   104
bovine rhinitis A virus   112
bovine rhinitis B virus   112
Bovine rhinitisvirus infection   112
Bovine spongiform encephalopathy   115
Bovine theileriosis   144
Bovine torovirus infection   113
Bovine viral diarrhea   98
Brachyspira hyodysenteriae   194

Branchial myxobolosis 298
BRDC 104, 109, 113, 135
Brucella canis 253
Brucella melitensis 118
Brucellosis 118
BSE 115
BSEプリオン 115
BSL 40, 41
Burkholderia malle 169
Burkholderia pseudomalle 169
Bウイルス感染症 269

C

California mastitis test変法 122
Campylobacter 255
Campylobacter coli 230
Campylobacter fetus 125
Campylobacter jejuni 230
Campylobacteriosis in chickens 230
Campylobacteriosis in dogs and cats 255
CAMP反応 131, 196
Canarypox 214
Candida 142
Candida albicans 261
Candida sake 296
Candidiasis 142
Candidiasis in dogs and cats 261
Canine brucellosis 236
Canine coronavirus infection 244
Canine distemper 239
Canine herpesvirus infection 243
Canine influenza 252
Canine leishmaniasis 267
Canine Lyme disease 254
Canine neosporosis 266
Canine parainfluenza virus infection 242
Canine parvovirus infection 240
Canine respiratory coronavirus infection 251
Capnocytophaga 256
Capnocytophaga infection in dogs and cats 256
Caprine arthritis-encephalomyelitis 151
CAR bacillus infection 280
Carp epithelioma 289
CARバチルス症 280
Caseous lymphadenitis in goats and sheep 156
Cat-scratch disease 256
CE法 225
CF反応 38
Chalk disease 285
Chalkbrood 285
chemotherapeutic 56
chemotherapy 56

Chicken anemia virus infection 217
Chicken infectious anemia 217
Chilodonella hexasticha 297
Chilodonella piscicola 297
Chilodonellosis 297
Chlamydia 205
Chlamydia abortus 139, 158
Chlamydia felis 259
Chlamydia felis infection 259
Chlamydia pecorum 140, 158
Chlamydia psittaci 234
Chlamydiosis in pigs 205
Choleraesuis 193
Chronic wasting disease 303
Chuzan disease 108
Circovirus parrot 223
Citrobacter rodentium 279
Classical swine fever 177
Clostridial diseases in poultry 226
Clostridial infection in sheep 156
Clostridium botulinum 134, 227, 282
Clostridium chauvoei 126
Clostridium colinum 226
Clostridium haemolyticum 128
Clostridium perfringens 128, 156, 226, 227
Clostridium piliforme 277
Clostridium septicum 227
Clostridium tetani 170
CMT変法 122
CO_2培養 33
Coccidioides immitis 262
Coccidioides posadasii 262
Coccidioidomycosis in dogs and cats 262
Coccidiosis in chickens 235
Coccidiosis of laboratory animals 281
COFALテスト 211
Colesiota conjunctiviae 158
Colibacillosis in chickens 228
Colibacillosis in swine 192
Coliform mastitis 123
Columnaris disease 292
competitive ELISA 39
Congenital tremor 188
Contagious agalactia 157
Contagious bovine pleuropneumonia 134
Contagious caprine pleuropneumonia 157
Contagious equine metritis 171
Contagious interdigital dermatitis in sheep 156
Contagious ophthalmia 158
Contagious pustular dermatitis 150
control 49
Corynebacterium kutscheri 278
Corynebacterium psuedotuberculosis 156

co-selection 62
COVID-19 39, 45, 303
Cowpox 111
Coxiella burnetii 138
Coxiellosis in cattle 138
CPE 31
CP株 98
Crimean-Congo hemorrhagic fever 112
Cryptocaryon irritans 296
Cryptococcosis in dogs and cats 259
Cryptococcus 259
Cryptosporidiosis in dogs and cats 266
Cryptosporidiosis of chicken 237
Cryptosporidium 266
Cryptosporidium baileyi 237
Cryptosporidium parvum 148
Cystoisospora 267
Cytauxzoon felis 268
Cytauxzoonosis 268
cytopathogenic 98
Cyvirus cyprinidallo 1 289

D

dead-end host 7, 161
Dermatophilosis 133
Dermatophilus congolensis 133
Dermatophytosis 140, 174, 260
Dermatophytosis in dogs and cats 260
Derzsy's disease 222
Diarrhea caused by *Escherichia coli* in calves 129
DIC 13, 177
Dichelobacter nodosus 156
Digital dermatitis 133
DNAワクチン 47
duck astrovirus 218
duck hepatitis A virus 218
Duck plague 219
Duck viral enteritis 219
Duck viral hepatitis 218
Dysentery in monkeys 270
D型インフルエンザ 114

E

Eastern equine encephalitis 162
EBL 101
Ebola hemorrhagic fever 269
Ectromelia 276
Edward Jenner 44
Edwardsiella 292
Edwardsiellosis 292
efflux pump 61
Egg drop syndrome−1976 217
Ehrlichia 258

Ehrlichia ristici 174
Ehrlichia ruminantium 139
Ehrlichiosis in dogs 258
Eimeria 149, 235, 281
elimination 49
ELISA 38
emerging infectious disease 8
Encephalitozoon cuniculi 268, 281
Encephalitozoonosis in dogs and cats 268
Encephalitozoonosis in rabbits 281
encephalomyocarditis virus 188
Encephalomyocarditis virus in swine 188
END法 35, 177
Entamoeba histolytica 264, 271
Enteric coccidiosis of dogs and cats 267
Enteric protozoal infections in dogs and cats 264
Enteric redmouth disease 294
Enteromyxum leei 298
Enterotoxemia 128
Enterovirus eibovi 113
Enterovirus fitauri 113
Enterovirus infection in cattle 113
Enzootic abortion of ewes 158
Eperythrozoonosis 137
Epistylis 297
Epistylis infection 297
Epizootic granulomatous aphanomycosis 295
Epizootic haematopoietic necrosis 290
epizootic haematopoietic necrosis virus 290
Epizootic lymphangitis 174
Equine coital exanthema 168
Equine infectious anemia 160
Equine influenza 165
Equine paratyphoid 172
Equine piroplasmosis 175
Equine rhinitis A and B virus infection 168
Equine rhinopneumonitis 164
Equine viral arteritis 166
eradication 49
Erysipelothrix 189
Erysipelothrix infection in poultry 230
Erysipelothrix infection in sheep 157
Erysipelothrix rhusiopathiae 157, 230
Erythrocytic inclusion body syndrome 290
Escherichia coli 129, 192, 228
ETEC 12, 129, 192
ETEEC 192
European brown hare syndrome 302
European brown hare syndrome virus 302

European foulbrood 284
exaltation of Newcastle disease virus法 35
Exudative epidermitis 199
E型肝炎 185
E型肝炎ウイルス 185

F

Feline calicivirus infection 249
Feline chlamydiosis 259
Feline enteric coronavirus infection 247
Feline hemoplasmosis 257
Feline hemotropic mycoplasmosis 257
Feline immunodeficiency virus infection 245
Feline infectious peritonitis 247
Feline leukemia virus infection 244
Feline morbillivirus infection 252
Feline panleukopenia 246
Feline viral rhinotracheitis 250
Filobacterium infection in rats and mice 280
Filobacterium rodentium 280
Flavobacterium branchiophilum 292
Flavobacterium columnare 292
Flavobacterium psychrophilum 292
fomite 6, 25
Foot-and-mouth disease 94
Foulbrood 284
Fowl adenovirus infection 216
Fowl cholera 225
Fowl typhoid 224
Fowlpox 214
Francisella tularensis 155
Free-living ameba infection 268
French molt 222
Furunculosis 291
Fusariosis 301
Fusarium solani 301
Fusobacterium necrophorum 130

G

Gammapolyomavirus avis 222
Gangrenous dermatitis 227
Ganjam virus 152
Getah virus infection in horses 168
Getah virus infection in swine 188
Giardia lamblia 264
Giardia muris 281
Giardiasis 264
Giardiasis in rodents 281
Glaesserella parasuis 197
Glanders 169
Glässer's disease 197
Gliding bacterial disease 294
Glugea plecoglossi 297
Glugeosis 297

Goatpox 153
goose parvovirus 222
Goose parvovirus infection 222
Goose viral hepatitis 222
GPE‐株 174, 177
GPIアンカー性糖蛋白質 147
Group I adenovirus infection of chickens 216
Group III adenovirus infection of chickens 217
group-specific antigen 38
Gumboro disease 214
gut-associated lymphatic tissue 26
Guttural pouch mycosis 174

H

HACCP 23
Hairy footwart 133
Hairy shaker disease 154
Hantavirus pulmonary syndrome 274
hard pad disease 239
Hazard Analysis Critical Control Point 23
Heartlandウイルス 249
heartwater 139
Helicobacter bilis 278
Helicobacter hepaticus 278
Helicobacteriosis in rodents 278
Hemolytic streptococcosis 278
Hemoplasmosis 137
Hemorrhagic enteritis of turkeys 221
Hemorrhagic fever with renal syndrome 272
Hemorrhagic pneumonia in mink 282
Hemorrhagic septicemia 123
Hendra virus infectious disease 166
Hepatitis E 185
Hepatozoon 268
Hepatozoonosis in dogs 268
HEPAフィルター 41
Herpesvirus disease 289
Heterosporiosis 297
Heterosporis anguillarum 297
high efficiency particulate air 41
High pathogenicity avian influenza 209
Hirame rhabdovirus disease 288
Histomonas meleagridis 237
Histomonosis 237
Histophilosis in cattle 131
Histophilus somni 131
Histoplasma capsulatum 261
Histoplasmosis farciminosi 174
Histoplasmosis in dogs and cats 261
HI反応 38
Hog cholera 177
Holstのミルクテスト 284
horizontal gene transfer 61

Horsepox 167
host-parasite relationship 2
HPAI 78
Hypoderma bovis 149
Hypoderma lineatum 149
Hypodermosis 149

I

Ibaraki disease 97
Ichthyobacterium seriolicida 295
Ichthyobodo salmonis 296
Ichthyobodosis 296
Ichthyophonosis 296
Ichthyophonus hoferi 296
Ichthyophthirius multifiliis 296
IgM抗体 37
IgM捕捉ELISA 37
Iltovirus psittacidalpha1 222
Iltovirus psittacidalpha5 222
in egg 8
inapparent infection 11
Inclusion body hepatitis 216
Inclusion body rhinitis 187
Infantile diarrhea of mice 275
infection 11
Infectious bovine rhinotracheitis 97
Infectious bursal disease 214
Infectious canine hepatitis 241
Infectious canine laryngotracheitis 242
Infectious coryza 227
Infectious hematopoietic necrosis 287
Infectious hypodermal and hematopoietic necrosis 300
Infectious hypodermal and hematopoietic necrosis virus 300
Infectious keratoconjunctivitis 132
Infectious pancreatic necrosis 287
Infectious polyarthritis in sheep 158
Intestinal adenomatosis complex 200
intracerebral pathogenicity index 209
intrinsic resistance 60
invasin 12

J

Jaagsiekte 154
Japanese eel endothelial cells-infecting virus 290
Japanese encephalitis in horses 160
Japanese encephalitis in swine 179
Japanese spotted fever 303
Jembrana disease 113
Jembrana disease virus 113
Joest-Degen小体 168
Johne's disease 119

K

kennel cough 242, 243, 252

knob 146
Kochの4条件 6
Koi carp pox 289
Koi herpesvirus disease 287
Kuchijirosho 290
Kudoa 298
Kunzendorf 193

L

lactate dehydrogenase-elevating virus 276
Lactate dehydrogenase-elevating virus infection 276
Lactoccosis 293
Lactococcus garvieae 293
Lamb dysentery 156
LAMP 37
Lassa fever 274
Lawsonia intracellularis 200
Leishmania 267
Leptospirosis 125, 252
Leptotheca fugu 298
Leucocytozoon caulleryi 236
Leucocytozoon sabrazesi 236
Leucocytozoonosis in chickens 236
Listeria ivanovii 130
Listeria monocytogenes 130
Listeriosis 130
Listonella anguillarum 291
local infection 25
loop-mediated isothermal amplification 37
Louis Pasteur 44
Louping ill 153
Low pathogenic Newcastle disease 208
Low pathogenicity avian influenza 209
LPS 11, 13
Lumpy skin disease 111
Lyme borreliosis 254
Lymphocystis disease 289
Lymphocytic choriomeningitis 273
Lymphoproliferative disease of turkeys 222
lymphoproliferative disease virus 222
Lyssavirus infection 302

M

Maedi-visna 151
Malassezia 261
Malasseziosis in dogs and cats 261
Malignant catarrhal fever 108
Malignant edema 127
maltese cross 175
Mammalian tuberculosis 117
Mannheimia haemolytica 124
Marburg disease 269

Mardivirus meleagridalpha1 211
Marek's disease 211
Mastitis 122
MHC機能阻害 53
Megaenteron of mice 279
Melioidosis 169
Melissococcus plutonius 284
MERS 302
MERSコロナウイルス 302
Metapneumovirus infection in poultry 218
MGIT 118
Miamiensis avidus 298
Miamiensis infection 297
MIC 58
microbial substitution 8
Microsporidiosis 296
Microsporidium seriolae 296
Microsporum 140
Middle east respiratory syndrome 302
milkers' nodule 112
minimum inhibitory concentration 58
Mink enteritis 282
Mink viral enteritis 282
mobile genetic element 61
monitoring 21
Moraxella bovis 132
Morbillivirus infectious disease in marine mammals 302
Mortellaro disease 133
morula 259
Motile aeromonas disease 291
Mouse adenovirus infection 276
Mouse hepatitis 272
Mouse leukemia 276
Mouse norovirus infection 272
Mouse parvoviruses infection 275
MPC 62
Mpox 269
mRNAワクチン 45, 47, 48
MSW 62
Mucormycosis 143
murine coronavirus infection 272
Murine corynebacteriosis 277
murine leukemia virus 276
Muscle kudoosis 298
mutant prevention concentration 62
mutant selection window 62
Mycobacterium 294
Mycobacterium avium 202, 229
Mycobacterium avium subsp. *paratuberculosis* 119
Mycobacterium bovis 117, 270
Mycobacterium infection in swine 202
Mycobacterium tuberculosis 270, 303
Mycoplasma 204
Mycoplasma agalactiae 157

Mycoplasma arthritidis 280
Mycoplasma bovis 135, 136
Mycoplasma capricolum 157
Mycoplasma gallisepticum 232
Mycoplasma meleagridis 233
Mycoplasma meleagridis infection in turkeys 233
Mycoplasma mycoides 134
Mycoplasma neurolyticum 280
Mycoplasma pneumonia in mice and rats 280
Mycoplasma polyarthritis in rats 280
Mycoplasma pulmonis 280
Mycoplasma synoviae 232, 233
Mycoplasmal synovitis in poultry 233
Mycotic abortion in cattle 144
Mycotic mastitis in cattle 143
Mycotoxicosis 141
Myxobolus acanthogobi 298
Myxobolus cerebralis 298
Myxobolus koi 298
Myxosporean emaciation disease 298
Myxosporean scoliosis 298
M蛋白質 12

N

NAD 197
NAD要求性 196
nagana 146
Nairobi sheep disease 152
NCP株 98
Necrobacillosis 130
Necrotic enteritis 226
Neorickettsia helminthoeca 259
Neorickettsia risticii 174
Neospora caninum 147, 266
Newcastle disease 208
Nipah virus infection 184
Nocardia 134
Nocardia seriolae 293
Nocardiosis in marine fishes 293
noncytopathogenic 98
non-pathogenic 14
Nontuberculous mycobacteriosis 294
Non-tuberculous mycobacterium infection in dogs and cats 257
North American blastomycosis 262
Nosema apis 285
Nosemosis 285
NSP4のエンテロトキシン活性 107

O

Ochroconis humicola 295
Ochroconis infection 295
Ochroconis tshawytschae 295
on egg 8
Oncorhynchus masou virus 289
onset of disease 11

Orf 150
Ornithobacterium rhinotracheale 230
Ornithobacterium rhinotracheale infection 230
Orthoebolavirus 269
Orthomarburgvirus marburgense 269
Ouchterlony法 38
Ovine enzootic abortion 158
Ovine pulmonary adenocarcinoma 154
Ovine pulmonary adenomatosis 154

P

Pacheco's disease 222
PAE 59
Paenibacillus larvae 284
Papillomatous digital dermatitis in cattle 133
Papillomavirus infections in dogs 251
Paramyxovirus infection of birds 220
parasitism 2
Paratuberculosis 119
Pasteurella multocida 123, 124, 191, 195, 225, 257, 278
Pasteurellosis in dogs and cats 256
Pasteurellosis in rabbits 278
Pasteurellosis in swine 195
Pasture fever 139
pathogenicity 12, 14
PBP 58
PCR 37
PD-1 53
PD-L1 53
Peaton virus infection 115
Penaeid acute viremia 300
penaeid rod-shaped DNA virus 300
penicillin binding protein 58
Pentatrichomonas hominis 264
persistent generalized lymphadenopathy 246
persistent lymphocytosis 101
Peste des petits ruminants 153
pharmacokinetics 59
PHEIC 44
phosphorylcholine 189
Photobacteriosis 292
Photobacterium damselae 292
Pigeonpox 214
pili 12
Pink eye 132
Piscirickettsia salmonis 295
Piscirickettsiosis 295
PK 59
Plasmodium cynomolgi 270
Plasmodium gallinaceum 236
Plasmodium juxtanucleare 236
Plasmodium knowlesi 270
PMWS 186

Pneumococcosis in rodents 278
Pneumocystis canis 261
Pneumocystis carinii 206
Pneumocystis carinii pneumonia in swine 206
Pneumocystis pneumonia in dogs and cats 261
Porcine circovirus associated disease 186
Porcine cystitis and pyelonephritis 204
Porcine cytomegalovirus infection 187
Porcine dermatitis and nephropathy syndrome 187
Porcine epidemic diarrhea 184
Porcine hemagglutinating encephalomyelitis 186
Porcine parvovirus infection 185
Porcine pleuropneumonia 196
Porcine reproductive and respiratory syndrome 182
Porcine respiratory coronavirus infection 187
Porcine teschovirus encephalomyelitis 183
post-antibiotic effect 59
Postweaning multisystemic wasting syndrome 186
Potomac horse fever 174
Poxvirus infection in cats 251
Prototheca 263
Prototheccosis in dogs and cats 263
PrP^C 115
PrP^{Sc} 115, 155
Pseudocowpox 112
Pseudofarcy 174
Pseudomonas aeruginosa 204, 279, 282
Pseudomonas aeruginosa infection 279
Pseudomonas aeruginosa infection in swine 204
Pseudomonas anguilliseptica 294
Pseudomonas plecoglossicida 294
Pseudomoniasis 294
Pseudorabies 180
Pseudorinderpest of small ruminants 153
Pseudotuberculosis in birds 230
Pseudotuberculosis in guinea pigs and rabbits 277
Psittacine beak and feather disease 223
Psittacine circovirus infection 223
Psittacine herpesvirus infection 222
Psittacosis 234
Psoroptic mange of sheep 159
Pullorum disease 223

Q

Q fever   138
Quail bronchitis   221
quail bronchitis virus   221
Quail disease   226
Q熱   138

R

Rabbit hemorrhagic disease   273
Rabbit myxomatosis   273
Rabbit syphilis   279
Rabies   238
rabies-related lyssviruses   302
random amplified polymorphic DNA   37
RAPD   37
Rat parvoviruses infection   275
Rat-bite fever   277
RDE   38
receptor destroying enzyme   38
Red sea bream iridoviral disease   287
Red water disease   128
reemerging infectious disease   8
Renibacterium salmoninarum   293
Reovirus infection   187
Respiratory mycoplasmosis in poultry   232
Reticuloendotheliosis virus infection   219
Rhinosporidiosis in dogs and cats   262
Rhinosporidium seeberi   262
Rhodococcus equi   171
Rhodococcus equi infection in foals   171
Rickettsia Japonica   303
Rickettsia rickettsii   259
Riemerella anatipestifera   231
Riemerella anatipestifer infection in poultry   231
Rift Valley fever   152
RIFテスト   35, 211
Rinderpest   95
Ringworm   140
RNA合成阻害薬   58
Rocky Mountain spotted fever   259
Rodent protoparvovirus 1   275
Rodentibacter heylii   278
Rodentibacter infection in rodents   278
Rodentibacter pneumotropicus   278
Rolling disease in mice   280
Rotavirus infection   106
RT-PCR   37
Runting stunting syndrome in broilers   220

S

Sabin-Feldman色素試験   206, 263
Sacbrood disease   284
Salmon poisoning disease   259
Salmonella   193, 223, 255
Salmonella bongori   121
Salmonella enterica   121, 172, 193, 231, 277
Salmonellosis in cattle   121
Salmonellosis in dogs and cats   255
Salmonellosis in rodents   277
Salmonellosis in swine   193
SA-MCF   108
Saprolegnia diclina   295
Saprolegnia infection   295
Sarcocystis   207, 267
Sarcocystosis   207
SARS   302
SARS-CoV-2   45, 303
SARSコロナウイルス   302
SARSコロナウイルス2   45, 303
SBL   101
Scabby mouth   150
Schmallenberg virus infection   114
Scrapie   155
Scuticociliatosis   297
self-transmissible plasmid   61
Sendai virus infection   272
Seneca Valley virus infection   189
sepsis   27
Severe acute respiratory syndrome   302
Severe fever with thrombocytopenia syndrome   249
SFTS   10, 249
Sheep scab   159
sheep-associated malignant catarrhal fever   108
Sheeppox   153
SHETB   199
Shigella   270
shipping fever   19, 109
Shwarzman現象   14
Sialodacryoadenitis   275
Simian hemorrhagic fever   270
simian hemorrhagic fever virus   270
Simian malaria   270
Simplexvirus macacinealpha 1   269
SPF動物   23
Sphaerospora fugu   298
Spironucleosis   281
Spironucleus muris   281
spontaneous mutation   61
Sporadic bovine enephalomyelitis   139
Sporothrix   262
Sporotrichosis in dogs and cats   262
Spring viremia of carp   288
Staphylococcosis in chickens   229
Staphylococcosis in swine   202
Staphylococcus aureus   202, 227, 229
Staphylococcus hyicus   199, 202
STD   26
STEC   129, 192
Strangles   173
Strepotococcosis in fish   293
Streptobacillus moniliformis   277
Streptobacillus moniliformis infection   277
Streptococcosis and enterococcosis in poultry   231
Streptococcosis in swine   198
Streptococcus   198
Streptococcus equi   173, 231, 278
Streptococcus infection in horses   173
Streptococcus iniae   293
Streptococcus pneumoniae   279
surra   146
surveillance   21
susceptibility   8
Swine dysentery   194
Swine erysipelas   189
Swine influenza   185
Swine mycoplasma infection   204
Swine trichinellosis   207
Swine vesicular disease   180
Swinepox   188
symbiosis   2
synthetic antimicrobial agent   56
systemic infection   25

T

taler-flecke   175
Talfan病   183
TaqManプローブ   37
Tarsonemidae   286
Taura syndrome   300
Taura syndrome virus   300
Taylorella equigenitalis   171
tembusu virus   223
Tembusu virus infection of duck   223
Tenacibaculum maritimum   294
Teschen病   183
Tetanus   170
Tetrahedral baculovirosis   300
Theileria annulata   144
Theileria equi   175
Theileria parva   144
Tick-borne fever   139
tiger heart   95
time above MIC   59
TLR   48
Toll-like receptor   48
Toll様受容体   48
Toxoplasma gondii   206, 263
Toxoplasmosis   206
Toxoplasmosis in dogs and cats   263
transboundary animal disease   10
Transmissible gastroenteritis   181

Transmissible mink encephalopathy 282
Treponema paraluiscuniculi 279
Trichinella spiralis 207
Trichinosis 207
Trichodina 297
Trichodiniosis 297
Trichomonas foetus 264
Trichomoniasis 148, 264
Trichophyton 140, 174, 260
Tritrichomonas foetus 148
Trueperella pyogenes 201
Trueperella pyogenes infection 201
Trypanosoma cruzi 267
Trypanosoma equiperdum 175
Trypanosomiasis in dogs and cats 267
Trypanosomosis in cattle 146
Trypanosomosis in horses 175
Tuberculosis in elephants 303
Tuberculosis in monkeys 270
Tularemia 155
turkey adenovirus 3 221
turkey astrovirus 222
Turkey coronaviral enteritis 221
Turkey coryza 231
turkey hepatitis virus 221
Turkey viral hepatitis 221
Tympanites ventriculi 296

Type D influenza 114
type-specific antibody 38
Tyzzer's disease 277

U・V

Ulcerative enteritis 226

vaccination 44
vaccine 44
Varicellovirus bovinealpha 1 97
Varroa destructor 285
Varroosis 285
Venezuelan equine encephalitis 164
Venezuelan hemorrhagic fever 274
Verrucous dermatitis 133
Vesicular exanthema of swine 184
Vesicular stomatitis 102
Vibrio anguillarum 291
Vibrio parahaemolyticus 301
Vibrio penaeicida 301
Vibriosis 291
Vibriosis of kuruma prawn 301
Viral arthritis/tenosynovitis in chickens 215
Viral ascites 288
Viral endothelial cell necrosis 290
Viral hemorrhagic septicemia 288
Viral nervous necrosis 289
Viral proventriculitis 220

virulence 12
Visceral mycosis 295
VLPワクチン 47
V字型産卵曲線 216

W

WA-MCF 108
Warthin-Starry法 195, 201
weak calf syndrome 105
Wesselsbron disease 154
West Nile virus infection 161
Western equine encephalitis 163
Whirling disease 298
White spot disease 296, 300
wildbeest-associated malignant catarrhal fever 108
wind-borne disease 7
WOAHリスト疾病 22

Y・Z

Yellow head disease 300
yellowhead virus genotype 1 300
Yersinia 203
Yersinia pseudotuberculosis 230, 277
Yersinia ruckeri 294
Yersiniosis in swine 203

zoonosis 9

動物の感染症 ＜第五版＞
Infectious Diseases of Animals 5th edition

2002年3月15日	初版発行
2006年5月20日	第二版発行
2011年5月10日	第三版発行
2019年3月1日	第四版発行
2023年1月31日	第四版2刷
2025年3月1日	第五版発行

編　集　　迫田義博／秋庭正人／末吉益雄／髙野友美
　　　　　長井　誠／芳賀　猛／村瀬敏之
発行者　　菅原律子
発行所　　株式会社 近代出版
　　　　　〒150-0002　東京都渋谷区渋谷2-10-9
　　　　　電話：03-3499-5191　FAX：03-3499-5204
　　　　　E-mail：mail@kindai-s.co.jp
印刷所　　シナノ印刷株式会社

ISBN978-4-87402-303-7　　　　　©2025 printed in Japan

JCOPY 〈(社)出版者著作権管理機構委託出版物〉
本書の無断複写は，著作権法上での例外を除き禁じられています。本書を複写される場合は，そのつど事前に(社)出版者著作権管理機構（電話 03-3513-6969，FAX 03-3513-6979，e-mail：info@jcopy.or.jp）の許諾を得てください。

獣医学教育モデル・コア・カリキュラム準拠

動物感染症学
日本獣医学会 微生物学分科会 編
編集　福士秀人／末吉益雄／杉山　誠／泉對　博
　　　芳賀　猛／前田　健／村瀬敏之

B5判204頁　本体価格4,500円＋税

獣医疫学〈第三版〉
獣医疫学会 編
編集　杉浦勝明／青木博史／小林創太
　　　筒井俊之／林谷秀樹

B5判224頁　本体価格5,800円＋税

獣医薬理学〈第二版〉
日本比較薬理学・毒性学会 編
編集　堀　正敏／池田正浩／海野年弘／太田利男
　　　乙黒兼一／竹内正吉／山﨑　純

B5判304頁　本体価格5,500円＋税

獣医毒性学〈第二版〉
日本比較薬理学・毒性学会 編
編集　寺岡宏樹／石塚真由美
　　　佐藤晃一／中村和市

B5判256頁　本体価格5,200円＋税

放射線生物学〈第二版〉
獣医放射線学教育研究会 編
編集　稲波　修／浅沼武敏／久保喜平／中山智宏
　　　林　正信／藤田道郎／宮原和郎

B5判200頁　本体価格4,000円＋税

獣医臨床薬理学
日本比較薬理学・毒性学会 編
編集　下田　実／堀　正敏／東　泰孝／尾﨑　博
　　　乙黒兼一／佐々木一昭／鈴木一由／高橋賢次
　　　寺岡宏樹

B5判240頁　本体価格5,000円＋税

ご購入はお近くの書店または弊社HPから
→https://www.kindai-s.co.jp/

近代出版　獣医学　検索

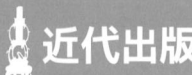

近代出版
〒150-0002　東京都渋谷区渋谷2-10-9
TEL 03-3499-5191　FAX 03-3499-5204
https://www.kindai-s.co.jp